국내 최초로 사진과 도해로 만든 궁중괄사

現代人의
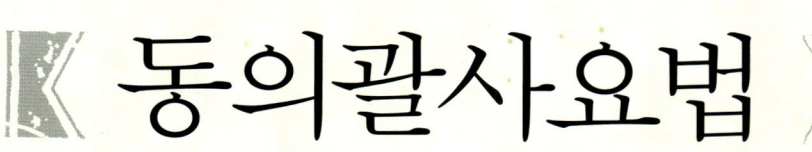
동의괄사요법
(東醫刮莎療法)

어혈 제거의 왕! 괄사법
| 경혈요법 | 긁어서 어혈 제거 | 만병의 근원 어혈 |
| 490가지 질병 괄사처방 총서 | 침/뜸/부항/지압법으로 응용 |

김두원 / 김승수 著

글로북스

| 서문 |

괄사요법이란……긁는 요법입니다.

몸의 어느 부위에 이상이 생기면 그 반응이 체표에 나타나게 되어 있는 사실은 가려움이나 동통이 갑자기 발생하는 것으로 쉽게 설명이 됩니다. 또한 수침, 이침, 족침법의 반사 대응구 진단법을 통해서도 어느 장부나 근골의 이상을 쉽게 진단할 수 있습니다. 피부 임피던스를 측정할 수 있는 침·전기자극기 전자침의 개발로 그 진단이 더욱 용이하게 되었습니다.

괄사요법은 경락기가 흐르는 길을 따라 긁어 주는 방법으로 이상부위의 색이 변하는 것을 찾아내어 그 곳을 집중적으로 풀어주어 그 대응 장부나 근골의 어혈혈전을 제거하는 『중국 황실에서 전해져 오는 비술』이라고 하나, 우리나라에서 집집마다 내려오는 민간요법인 – '할머니 손은 약손', '체했을 때 소상 혈 사혈법', '중풍 십선 사혈법' 등의 끊이지 않는 전통 괄사법이 전해져 내려오는 사실로 봐서는 우리나라 고유의 민간요법이라고 주장하는 바 입니다.

유래가 어떻든 중요한 것은 올바른 괄사법을 시술하여 질병을 쉽고 편하게 치료하고 환자의 통증을 신속히 소멸시키는 것입니다. 이에 저자는 지난 27년간 십여권의 침/뜸/부항 책을 쓰면서 괄사요법 책에 대한 소망을 가지고 있었던바 수년의 준비 끝에 동의괄사요법을 출간하게 되었습니다.

쉽게 이해하고 용이하게 시술할 수 있도록 내용을 도해가 아닌 사진으로 대체했으며 가능한 모든 질병을 수록하려고 노력하였습니다.

괄사는 주로 물소뼈를 사용하는 게 보편적이지만, 어떤 도구도 적용부위를 적절히 긁을 수 있는 것은 다 좋습니다. 없으면 손이나 발이나 팔꿈치 또는 무릎 등 신체를 사용하여 긁거나 압박해도 무관합니다. 그야말로 무료로 치료하는 겁니다. 치료하실 때 피부의 색 변하는 현상을 잘 관찰하셔야 합니다. 사람마다 차이가 많지만 질환의 경중에 따라 색의 진하고 옅은 정도가 다르고 장부에 따라 반응 위치가 다릅니다.

저자는 괄사요법을 처음 대하시는 분에게 권합니다. 등부위의 척추 양옆 1.5촌 방광경 제1라인을 사용하실 것을 추천합니다. 모든 장기의 이상 유무를 한 눈에 볼 수 있는 방광경맥입니다.

불치병 난치병 절대 포기하지 마십시오. 현대의학이 해결 못하는 병 – 침법·뜸법·부항법·괄사법으로 충분히 치료할 수 있습니다. 믿음을 갖고 시도해 보십시오. 두려워 마시고 놀라지 마시고 의심하지 마십시오. 여기 동양의학이 있습니다.

저자 _ 김두원 / 김승수

1. 괄사 자극 요법과 경락의 응용

1) 괄사 순서

> (1) 앞에서→뒤로
> (2) 위에서→아래로
> (3) 안에서→밖으로

괄사와 경락은 매우 밀접한 관계가 있다. 질병의 sign은 피부와 피하조직에서 나타나는 경락상의 반응점에 따라 나오므로 괄사요법을 순서대로 운용하여 효과적인 치료를 하는 것이 마땅하다. 괄사요법에 병용하여 침 전기자극기를 사용하면 득 3배~10배의 기운을 얻기도 한다. 이를 『체전공요법』이라 하는데 본서와는 별도로 소개하고자 한다.

2) 괄사 방법(물소뿔이나 도구로 피부를 자극하는 방법)

(1) 괄사 도구를 가볍게 쥐고 30도~60도 각도로 긁는다.

(2) 뼈나 관절의 부위는 모서리를 이용하여 속까지 긁어 어혈(혈전)을 빼야 한다.

(3) 자극하는 방향과 관계없이 가능한 길게 자극하여 어혈을 한 곳으로 모으듯이 해야 한다.

(4) 가슴과 배 어깨는 안에서 밖으로 긁는 괄사법을 사용한다.

(5) 괄사의 시술은 모든 질환에 경추(뒷목 중앙선)부터 시작한다.

(6) 괄사의 시간은 피부에 반점이 나올 때까지 실시한다.

(7) 괄사 후 2~3일간 자극 부위에 동통이 있을 수 있으나 정상 반응이므로 무시해도 무관하다.

(8) 수중 괄사를 하면 혈액 순환이 왕성하여 속효를 볼 수 있다고 주장하는 전문가도 있다.(선택은 자유임)

(9) 아로마 오일이나 올리브/호호바 오일을 병용하면 피부 자극을 줄일 수 있다. 환부나 경혈에 바르고 자극한다.

(10) 괄사의 방향은 위에서 아래로, 안에서 밖으로 긁는 방법이 기본이며, 상지/하지는 위에서 아래로, 얼굴/가슴/배/어깨는 안에서 밖으로, 머리와 등은 위에서 아래로 긁는다.

(11) 괄사를 몇 분간 시술하여 붉은 반점이 나타나면 경증이며, 검은 반점이 나타나면 중증이고, 반점이 없으면 정상이다.

(12) 괄사는 2~4일에 한 번씩 시술하며, 먼저 시술했을 때의 반점이 사라진 후 하는 것이 좋다. 물론 반점이 조금 남아 있을 때 하더라도 무관하다.

(13) 불치 난치병 치료 시 과도한 괄사를 시술할 수 있으나, 환자의 상태를 잘 봐가며 시술해야 하며, 과도한 자극으로 피부가 정상으로 회복되지 않을 수 있음을 명심해야 한다.

(14) 만약 환자와의 합의하에 피부가 부르틀 때 짜지 괄사를 시술했을 경우는, 피부에 더 이상 괄사 시술을 중지하고, 부항으로 속의 어혈(혈전)을 빨아내는 것이 권고된다. 감염의 우려가 있으므로 시술 후에는 반드시 9회 죽염으로 상처를 소독해야 한다. 알코올이나 화학적 소독제는 절대 금물이다. 이 방법은 전문가만 행해야 할 시술이다.

(15) 괄사 후에는 많은 수분을 보충해 주는 것이 도움이 된다.

2. 12경맥의 순환

1) 12경락의 명명법 (12경락을 명명하는 규칙이 설명되어 이해 도움)

- 장부,수족,음양에 근거하여 명명한다

(1) 장은 인체내의 모든 물질을 저장하는 기능을 하며 음의 기운이며 폐장, 비장,심장,신장,심포,간장 등 6개가 장에 속하며, 부는 소화, 배설의 기능을 하며 양의 기운이며 대장,위장,소장,방광,삼초,담낭 6개가 부에 속한다. 장과 부 6개씩의 기관은 각각 한 개씩의 경락을 형성하며 12경락이라 명명한다.

(2) 경락은 장부와 같이 음과 양으로 나뉘며, 음과 양은 또 각각 생, 사, 발전의 3단계로 나눈다.

> 소음(음기 발생) 태음(음기 대성) 궐음(음기 소멸)
> 양명(양기 극에 달함) 태양(양기 왕성) 소양(양기 쇠약)

2) 기의 유주 순서

폐(가슴)에서 시작하여 손끝으로, 손끝에서 머리로, 머리에서 발끝으로, 발끝에서 다시 폐(가슴)로 흘러 하나의 연결회로를 형성한다. 손과 발에는 안쪽과 바깥쪽으로 각각 3개의 경락이 흐르는데 안쪽으로 흐르는 것은 음경, 바깥쪽으로 흐르는 것을 양경이라 부른다.

+ 가슴에서 손으로 갈 때, 안쪽으로 흐르는 것을 '수삼음경'
+ 손에서 머리로 갈때, 바깥쪽으로 흐르는 것은 '수삼양경'
+ 머리에서 발로 갈때, 바깥쪽으로 흐르는 것은 '족삼양경'
+ 발에서 가슴으로 갈 때, 안쪽으로 흐르는 것을 '족삼음경'

이라 하고 총 12개의 경락이 있다.

정중선을 따라 등으로 흐르는 것은 '독맥', 정중선을 따라 앞으로 흐르는 것을 '임맥'이라고 한다. 즉, 14경맥으로 구성된다.
모든 경락의 361개 경혈을 세계보건기구(WHO)에서 정하고 있으며, 경혈은 '기'가 출입하는 곳이다.

수태음 폐경 : 폐경은 음기가 대성한 경락

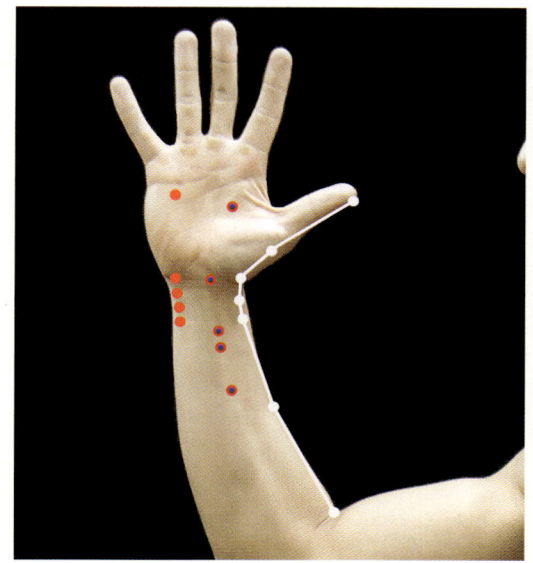

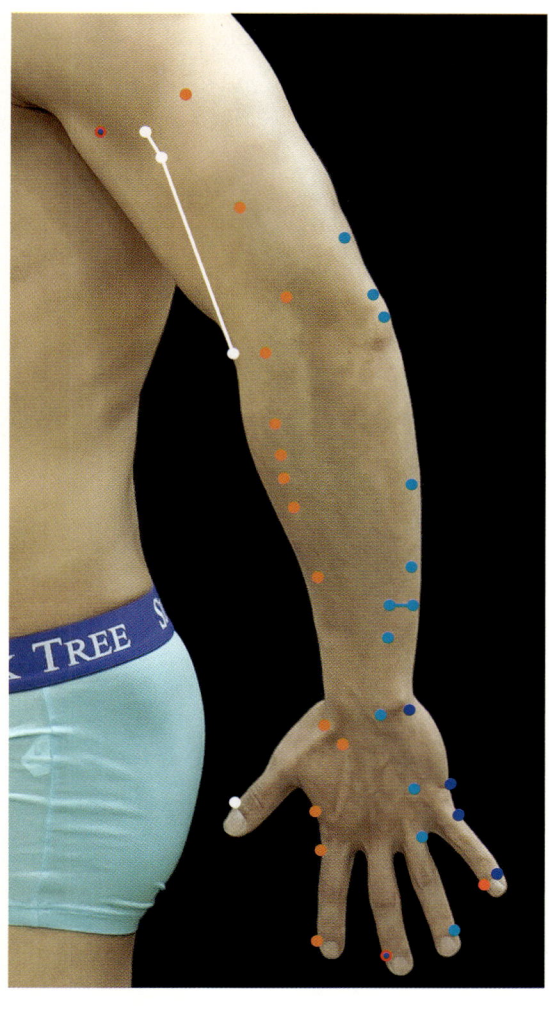

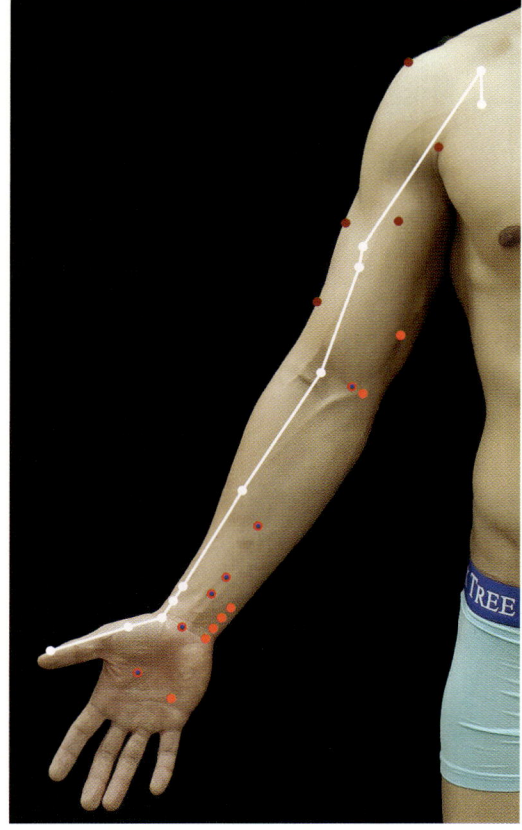

소상(少商, L11)
어제(魚際, L10)
태연(太淵, L9)
경거(經渠, L8)
열결(列缺, L7)
공최(孔最, L6)
척택(尺澤, L5)
협백(俠白, L4)
천부(天府, L3)
운문(雲門, L2)
중부(中府, L1)

수태음 폐경 : 폐경은 음기가 대성한 경락

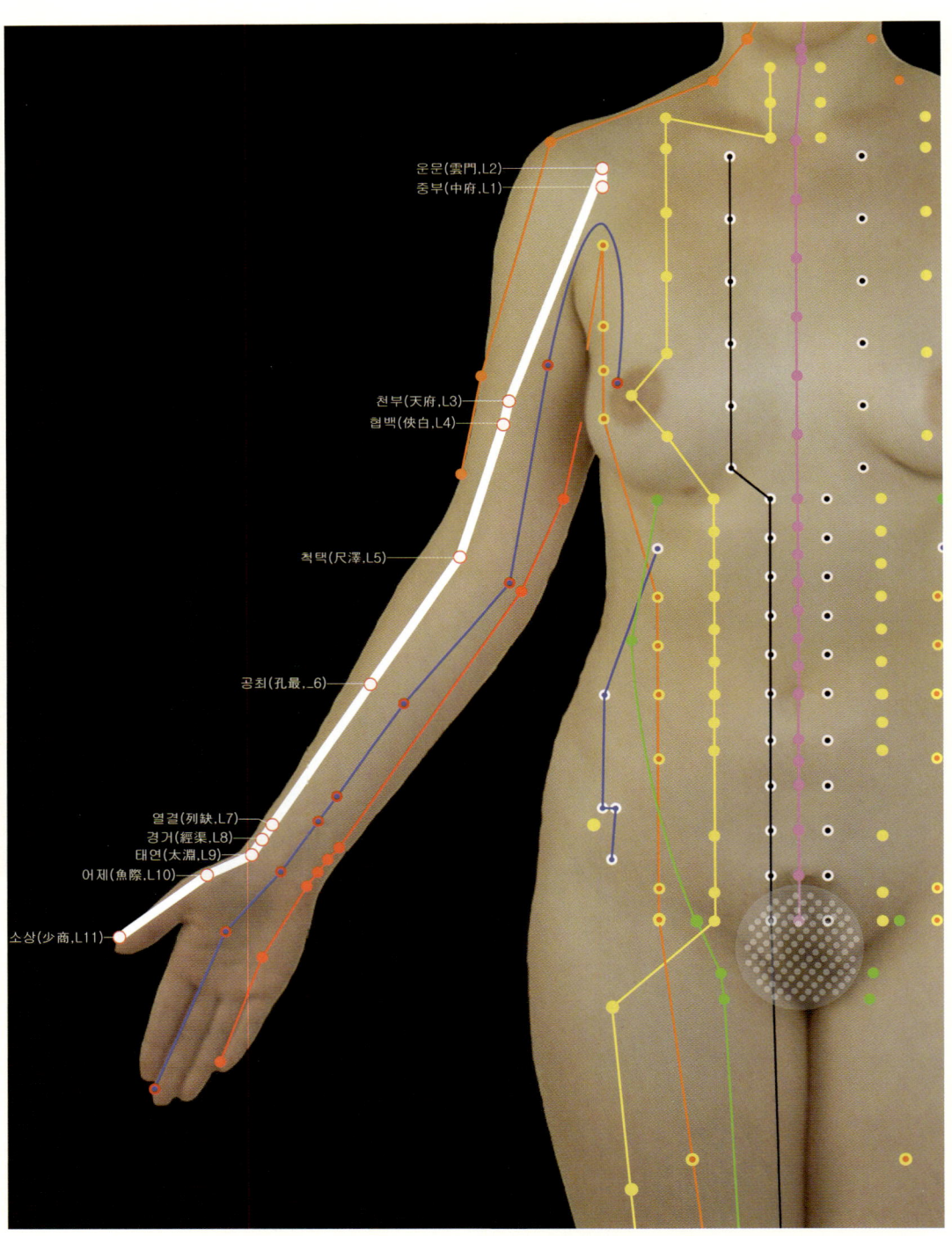

수양명 대장경 : 대장경은 양기가 매우 성한 경락

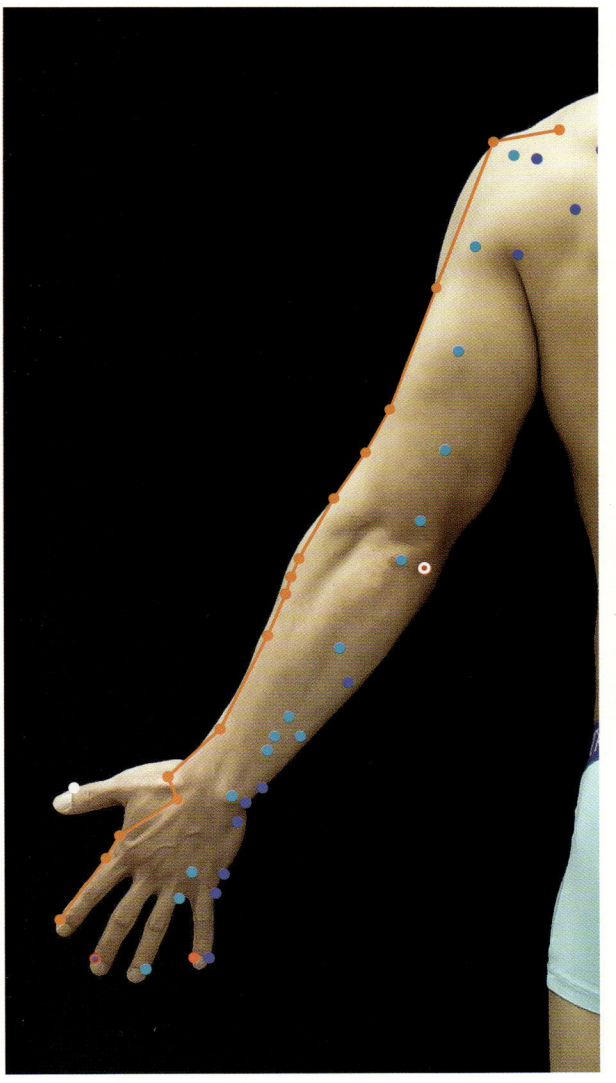
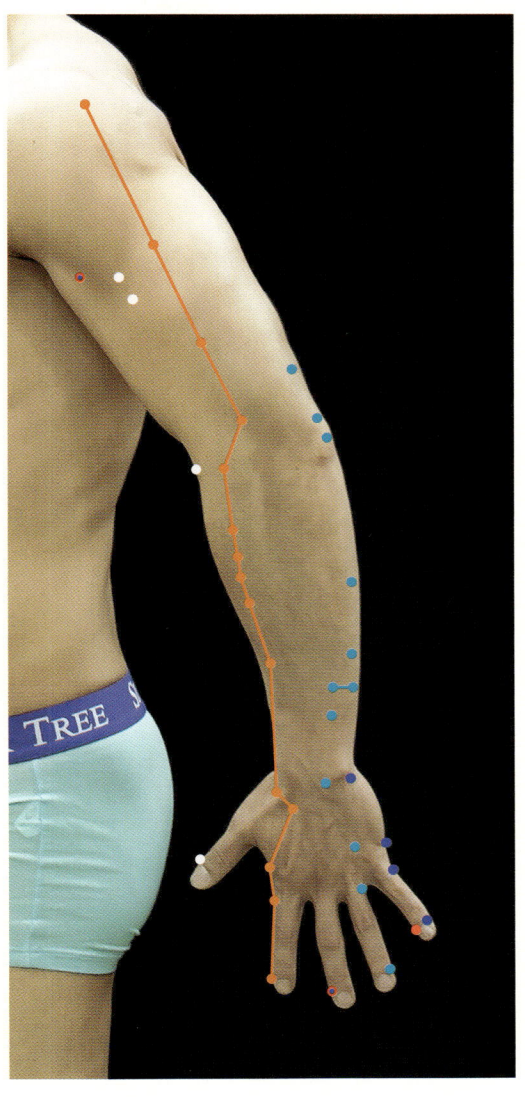

상양(商陽, LI1)
이간(二間, LI2)
삼간(三間, LI3)
합곡(合谷, LI4)
양계(陽谿, LI5)
편력(偏歷, LI6)
온류(溫留, LI7)
하렴(下廉, LI8)
상렴(上廉, LI9)
수삼리(手三里, LI10)
곡지(曲池, LI11)
주료(肘髎, LI12)
수오리(手五里, LI13)
비노(臂臑, LI14)
견우(肩髃, LI15)
거골(巨骨, LI16)
천정(天鼎, LI17)
부돌(扶突, LI18)
화료(禾髎, LI19)
영향(迎香, LI20)

수양명 대장경 : 대장경은 양기가 매우 성한 경락

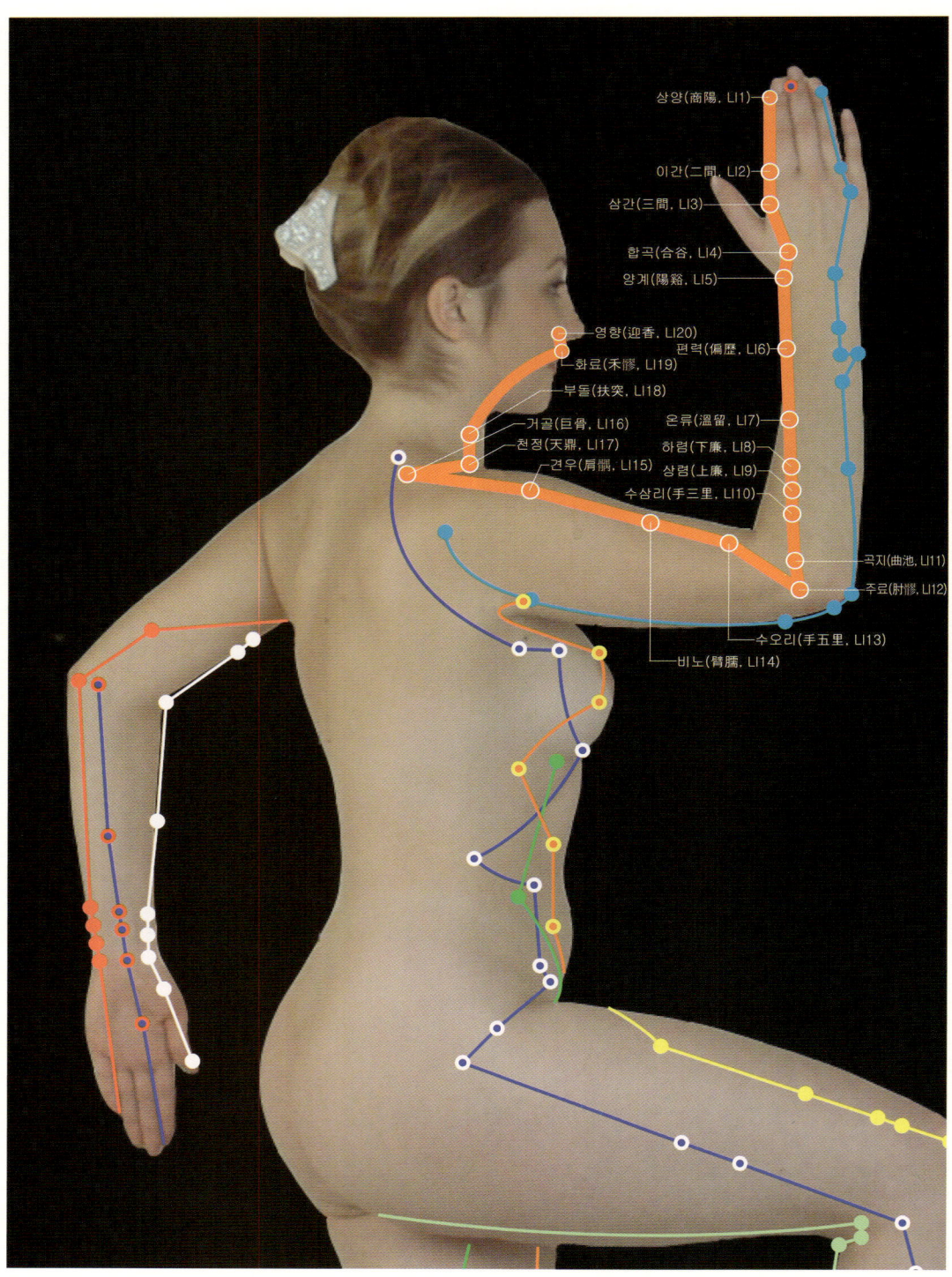

족양명 위경 : 위경은 양기가 극히 성한 경락

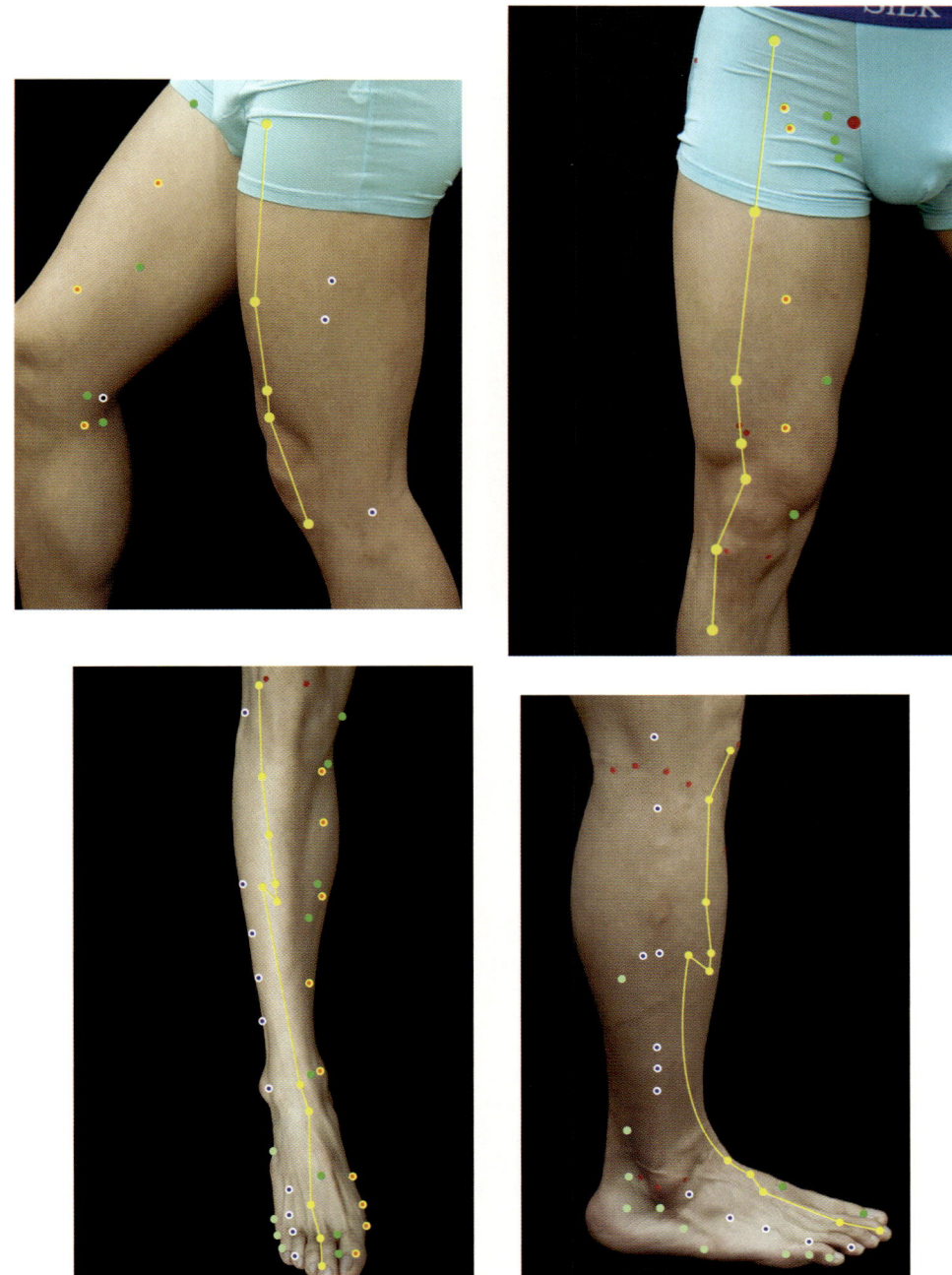

족양명 위경 : 위경은 양기가 극히 성한 경락

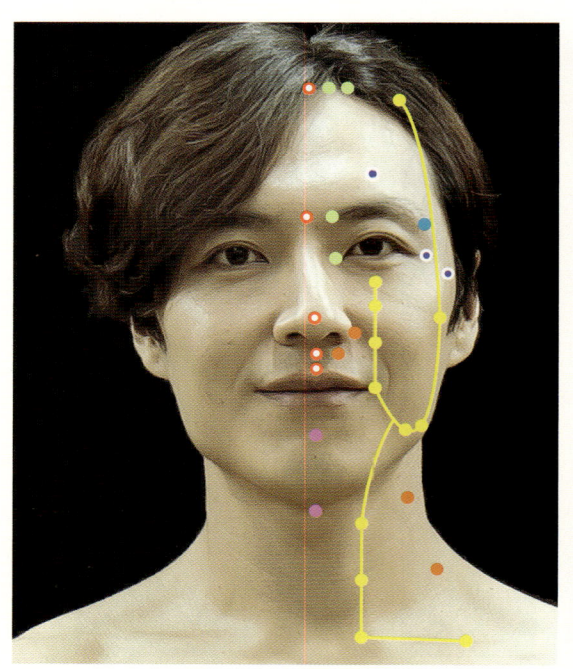 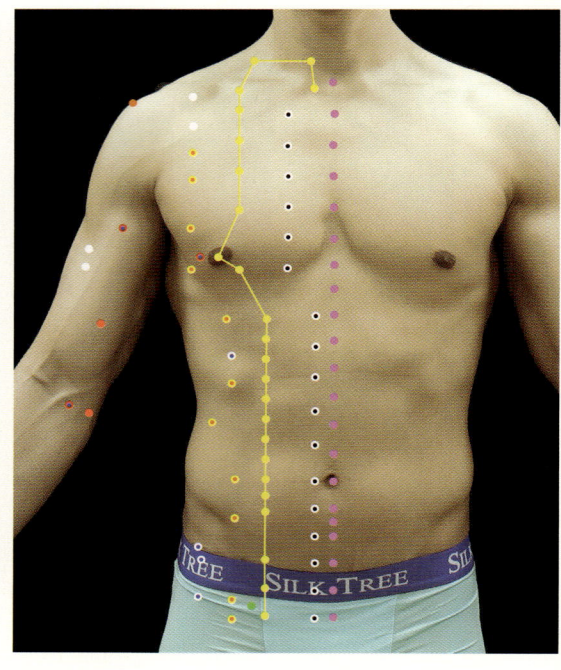

여태(厲兌, ST45)
내정(內庭, ST44)
함곡(陷谷, ST43)
충양(衝陽, ST42)
해계(解谿, ST41)
풍륭(豊隆, ST40)
하거허(下巨虛, ST39)
조구(條口, ST38)
상거허(上巨虛, ST37)
족삼리(足三里, ST36)
독비(犢鼻, ST35)
양구(梁丘, ST34)
음시(陰市, ST33)
복토(伏兎, ST32)
비관(脾關, ST31)

기충(氣衝, ST30)
귀래(歸來, ST29)
수도(水道, ST28)
대거(大巨, ST27)
외릉(外陵, ST26)
천추(天樞, ST25)
활육문(滑肉門, ST24)
태을(太乙, ST23)
관문(關門, ST22)
양문(梁門, ST21)
승만(丞滿, ST20)
불용(不容, ST19)
유근(乳根, ST18)
유중(乳中, ST17)
응창(膺窓, ST16)

옥예(屋翳, ST15)
고방(庫房, ST14)
기호(氣戶, ST13)
결분(缺盆, ST12)
기사(氣舍, ST11)
수돌(水突, ST10)
인영(人迎, ST9)
두유(頭維, ST8)
하관(下關, ST7)
협거(頰車, ST6)
대영(大迎, ST5)
지창(地倉, ST4)
거료(巨髎, ST3)
사백(四白, ST2)
승읍(承泣, ST1)

족양명 위경 : 위경은 양기가 극히 성한 경락

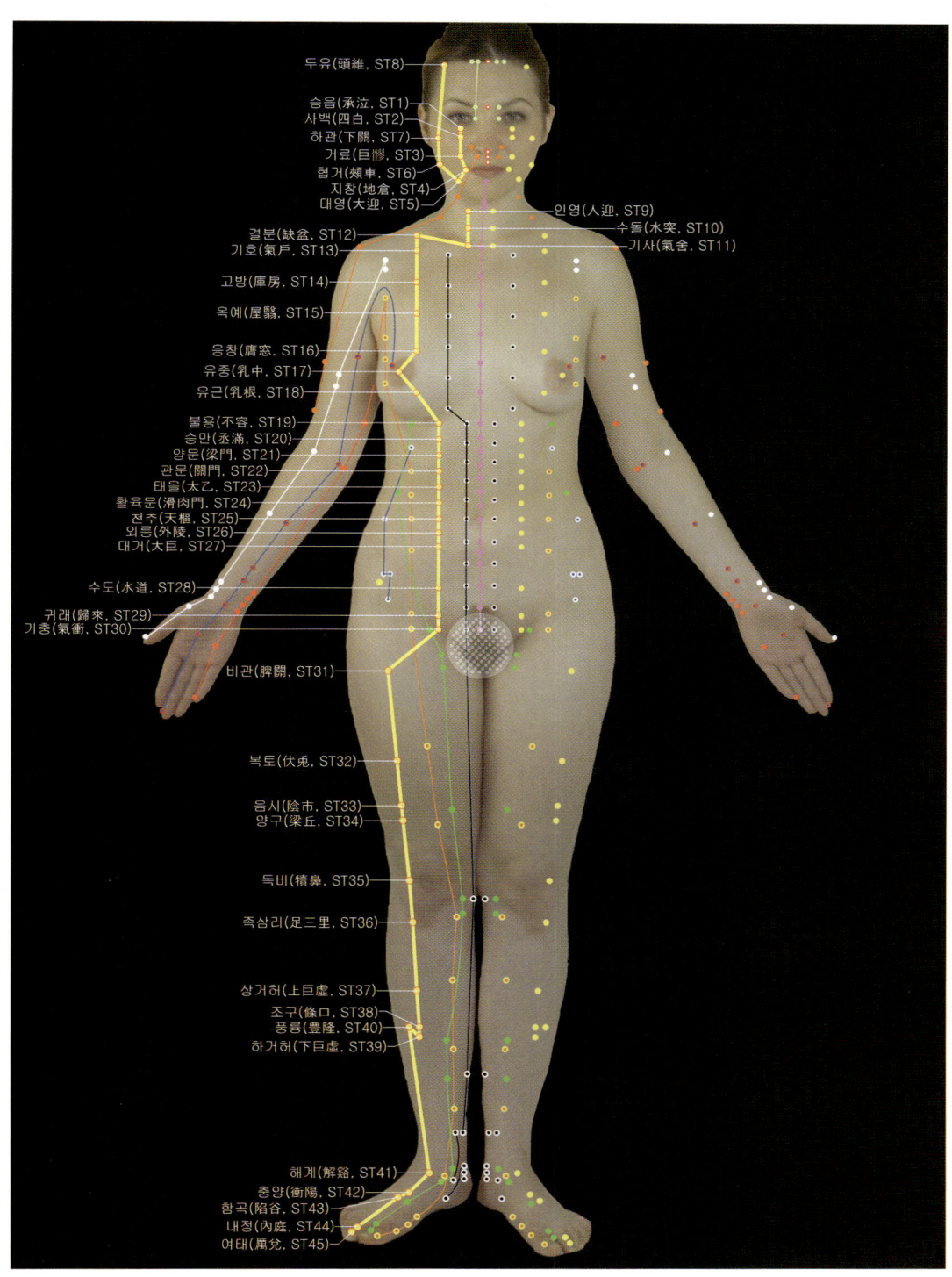

족태음 비경 : 비장경은 음기가 대성한 경락

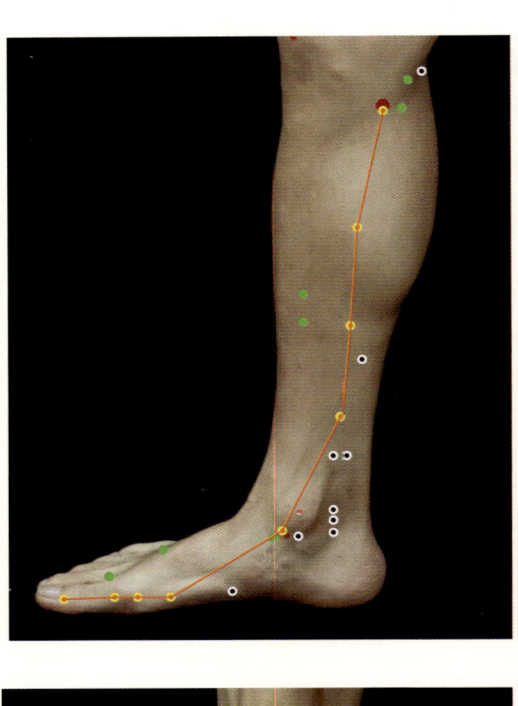
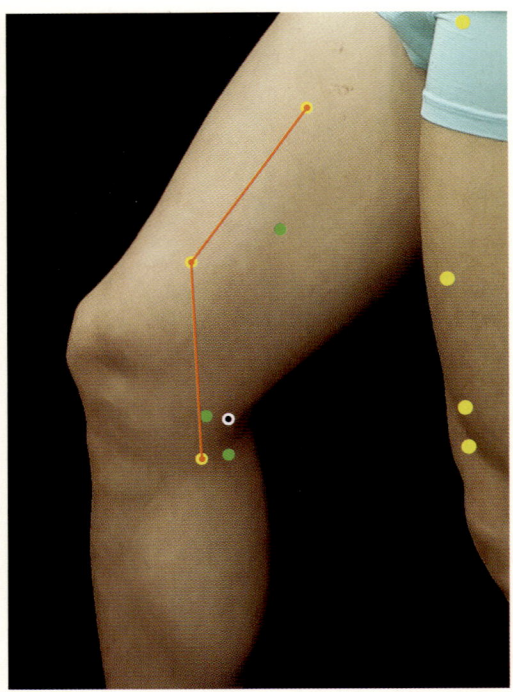
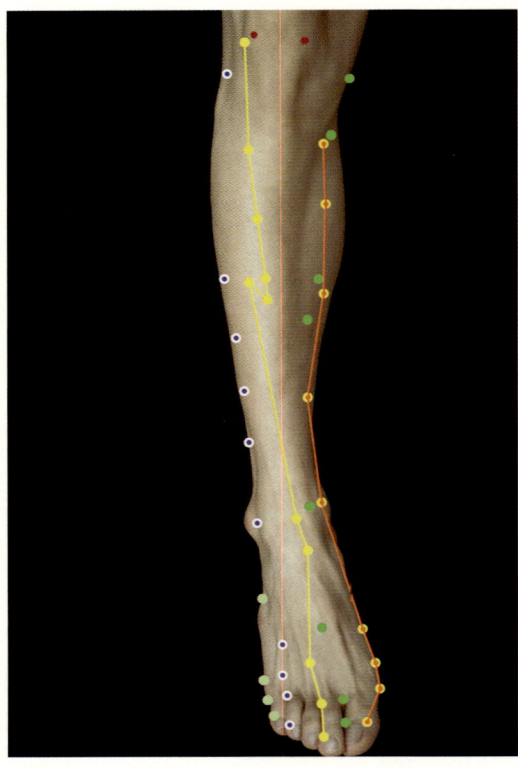
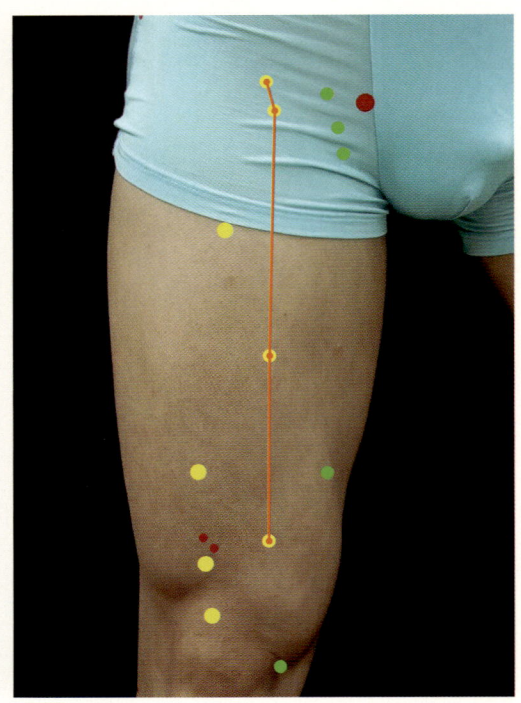

족태음 비경 : 비장경은 음기가 대성한 경락

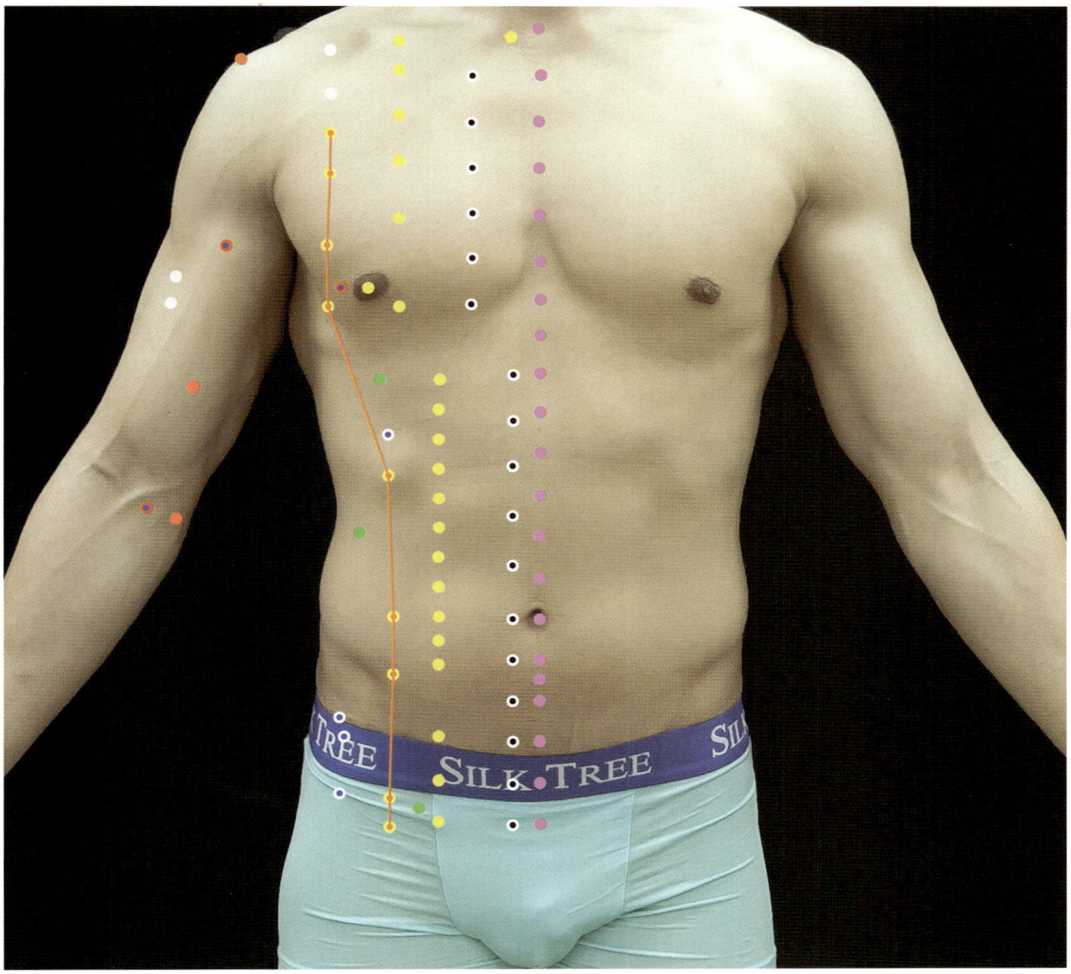

은백(隱白, SP1)
대도(大都, SP2)
태백(太白, SP3)
공손(公孫, SP4)
상구(商丘, SP5)
삼음교(三陰交, SP6)
누곡(漏谷, SP7)
지기(地機, SP8)
음릉천(陰陵泉, SP9)
혈해(血海, SP10)
기문(箕門, SP11)

충문(衝門, SP12)
부사(府舍, SP13)
복결(腹結, SP14)
대횡(大橫, SP15)
복애(腹哀, SP16)
식두(食竇, SP17)
천계(天谿, SP18)
흉향(胸鄕, SP19)
주영(周榮, SP20)
대포(大包, SP21)

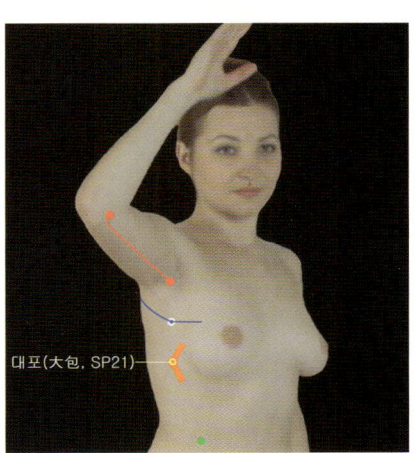

대포(大包, SP21)

족태음 비경 : 비장경은 음기가 대성한 경락

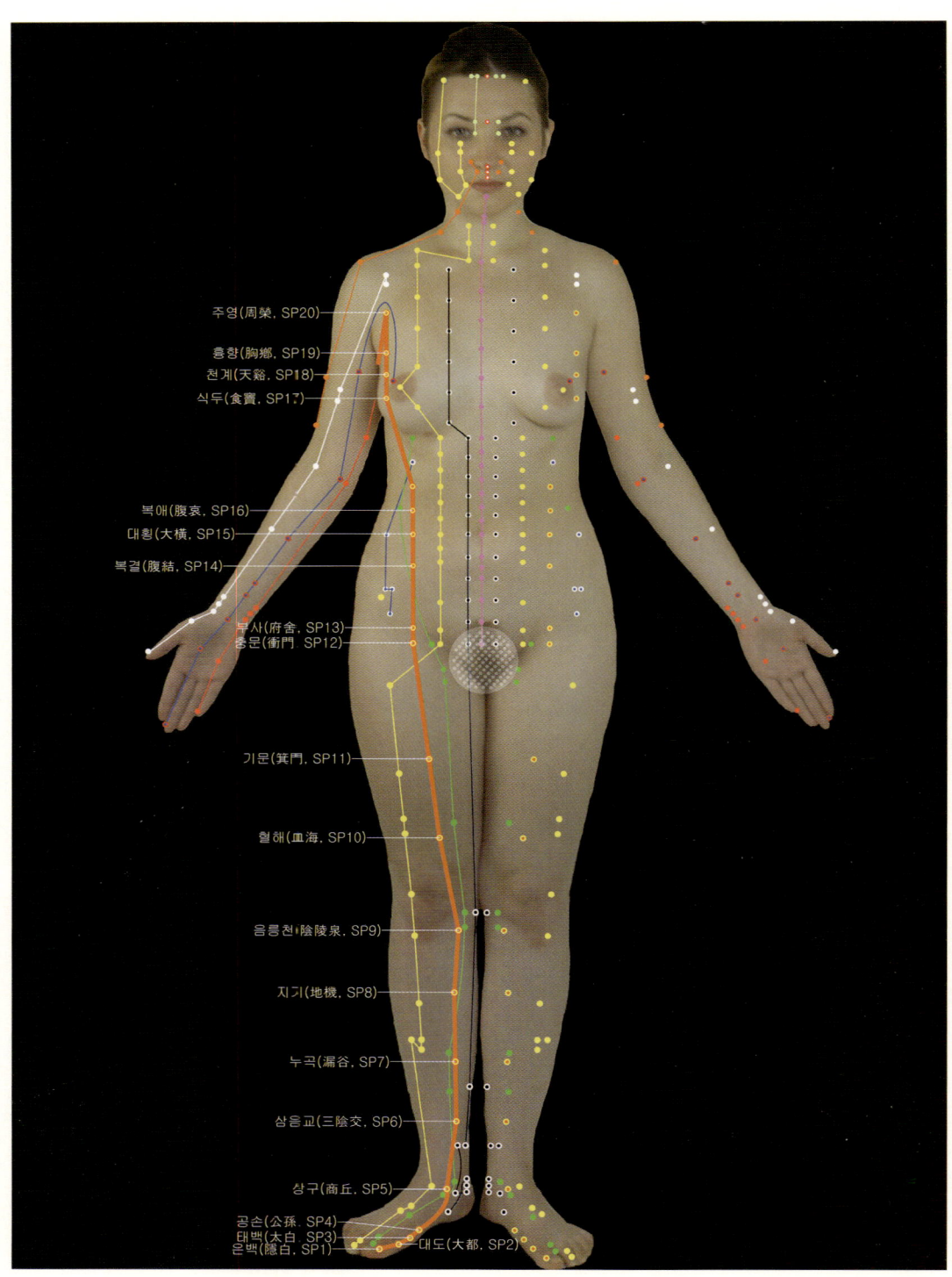

수소음 심경 : 심장경은 음기가 시발하는 경락

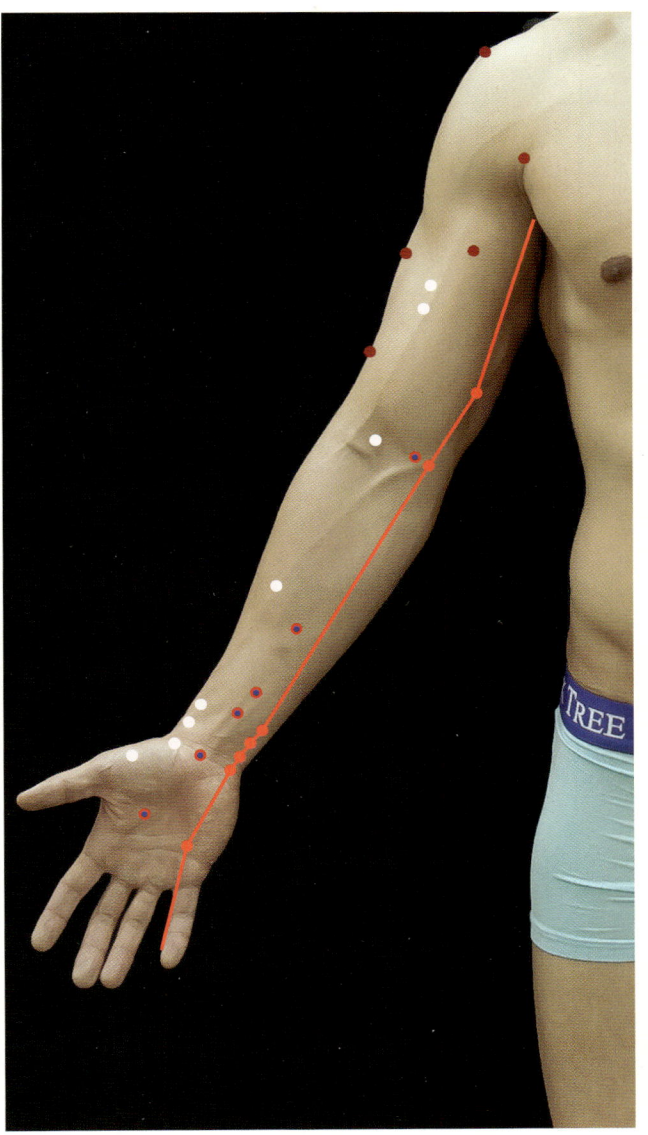
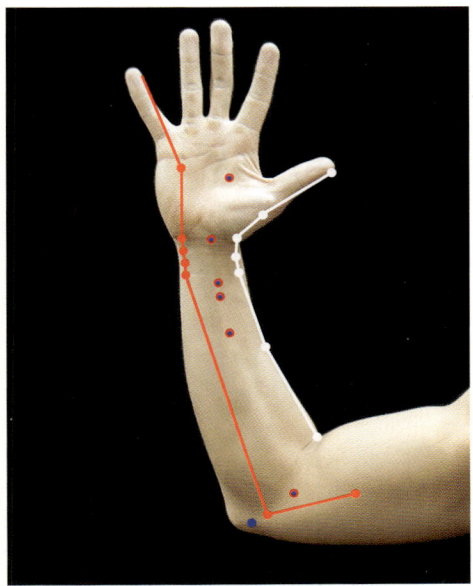
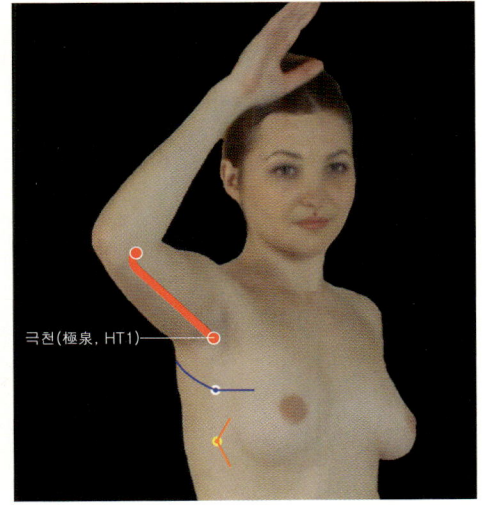

극천(極泉, HT1)

소충(少衝, HT9)
소부(少府, HT8)
신문(神門, HT7)
음극(陰郄, HT6)
통리(通里, HT5)
영도(靈道, HT4)
소해(小海, HT3)
청령(靑靈, HT2)
극천(極泉, HT1)

수소음 심경 : 심장경은 음기가 시발하는 경락

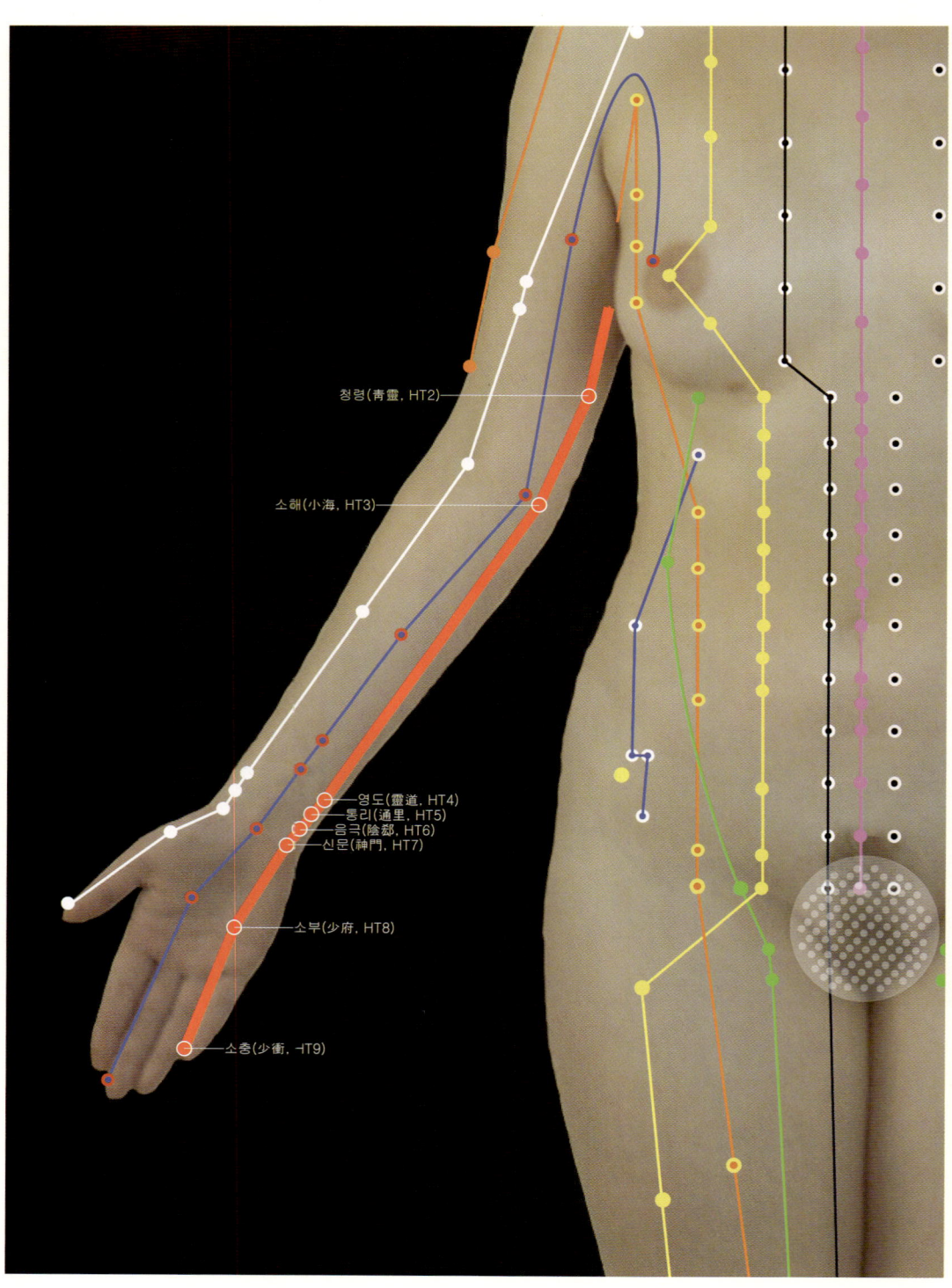

수태양 소장경 : 소장경은 양기가 왕성한 경락

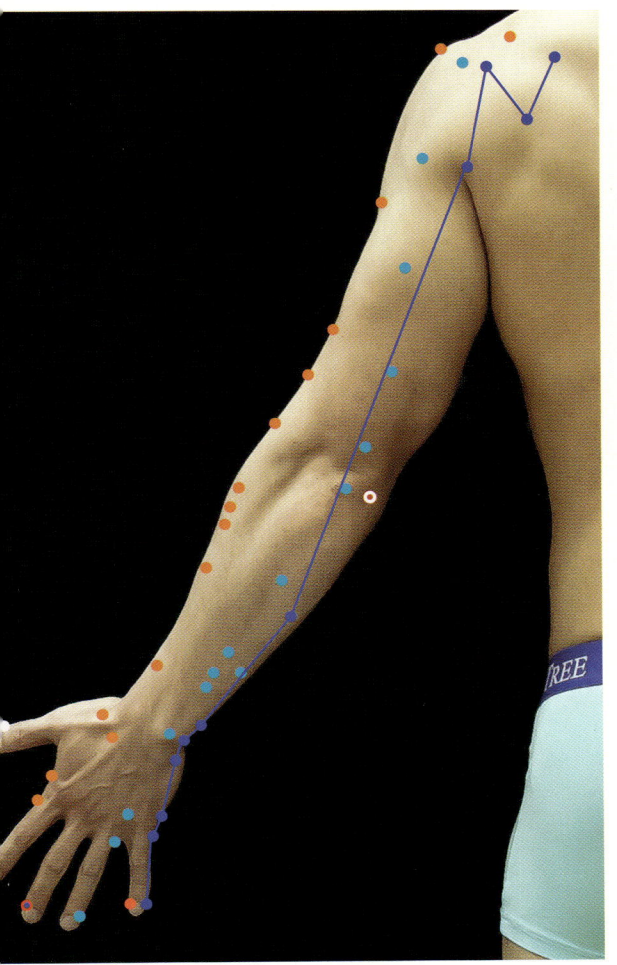

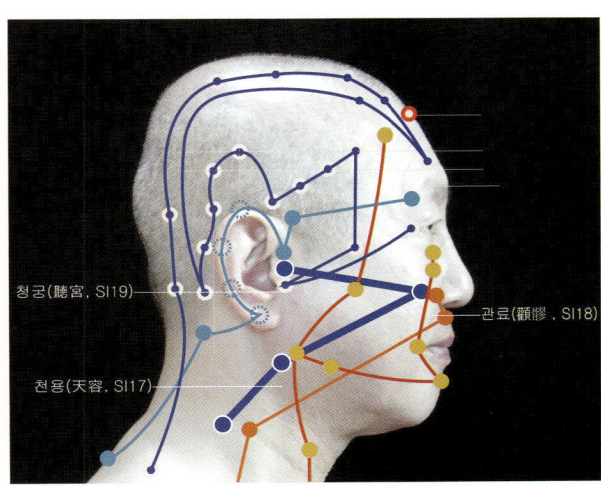

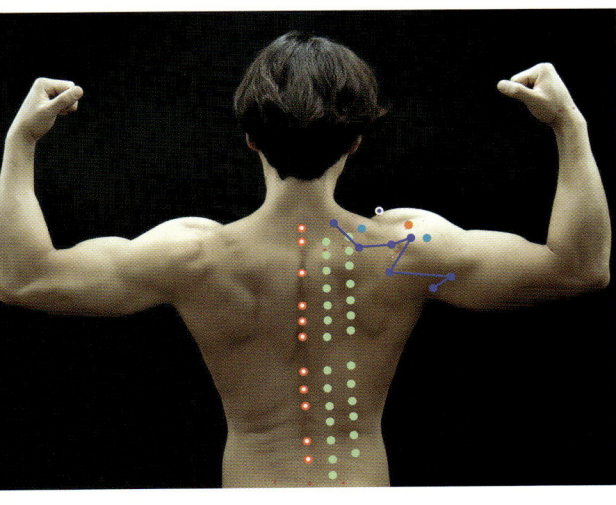

소택(少澤, SI1)
전곡(前谷, SI2)
후계(後谿, SI3)
완골(腕骨, SI4)
양곡(陽谷, SI5)
양로(養老, SI6)
지정(支正, SI7)
소해(小海, SI8)
견정(肩貞, SI9)
노수(臑兪, SI10)
천종(天宗, SI11)
병풍(秉風, SI12)
곡원(曲垣, SI13)
견외수(肩外兪, SI14)
견중수(肩中兪, SI15)
천창(天窓, SI16)
천용(天容, SI17)
관료(顴髎, SI18)
청궁(聽宮, SI19)

수태양 소장경 : 소장경은 양기가 왕성한 경락

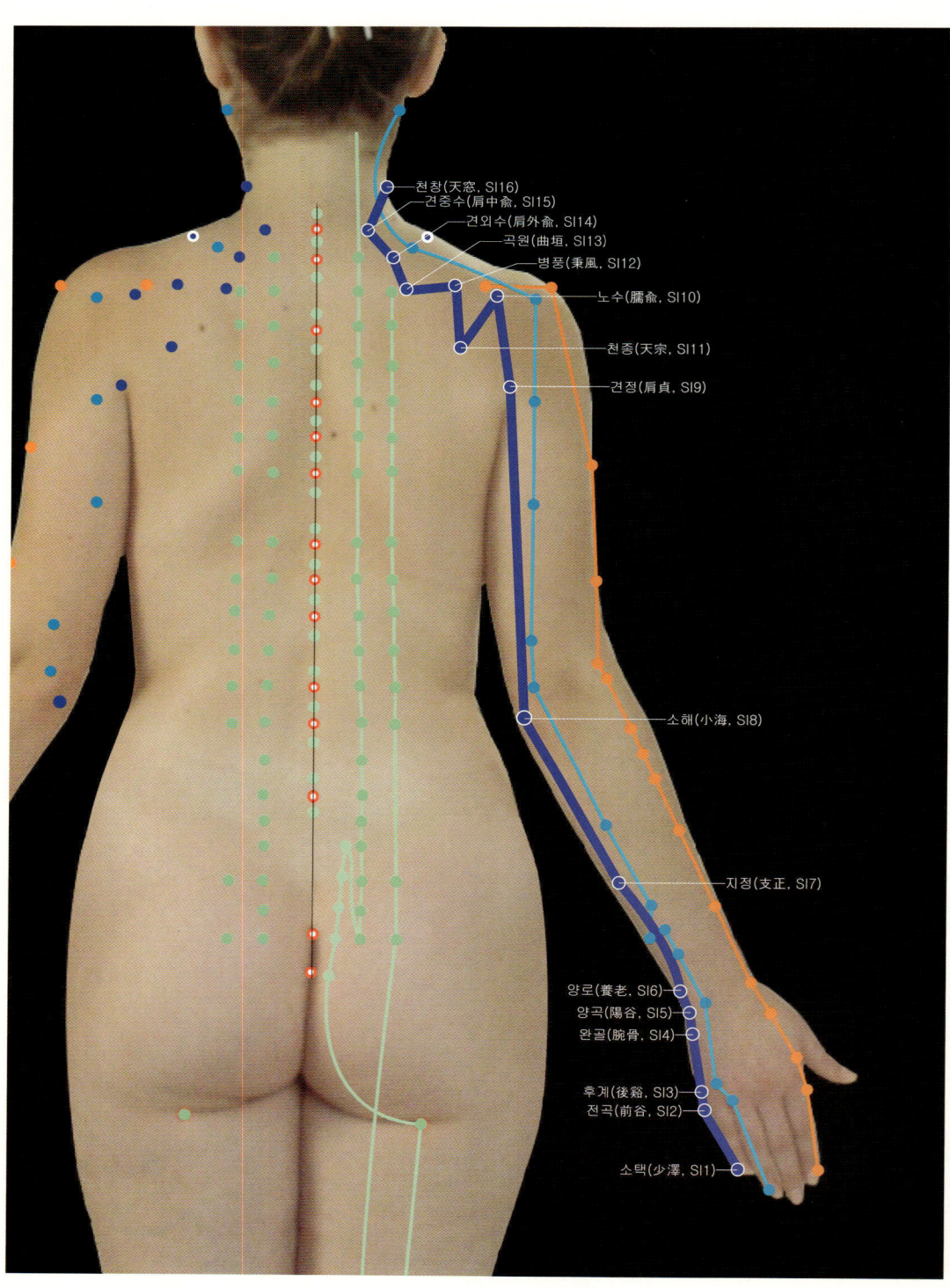

족태양 방광경 : 방광경은 양기가 왕성한 경락

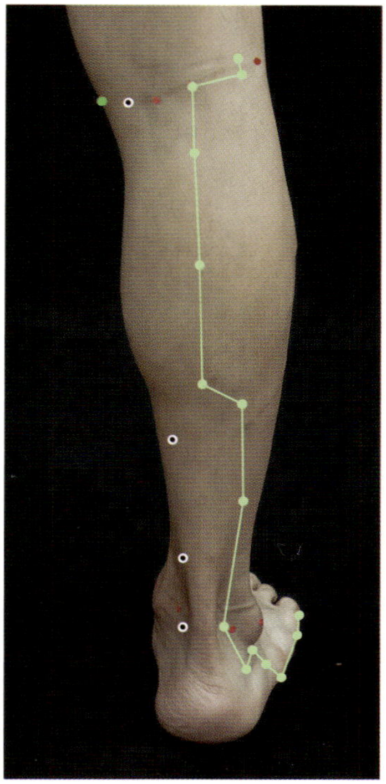

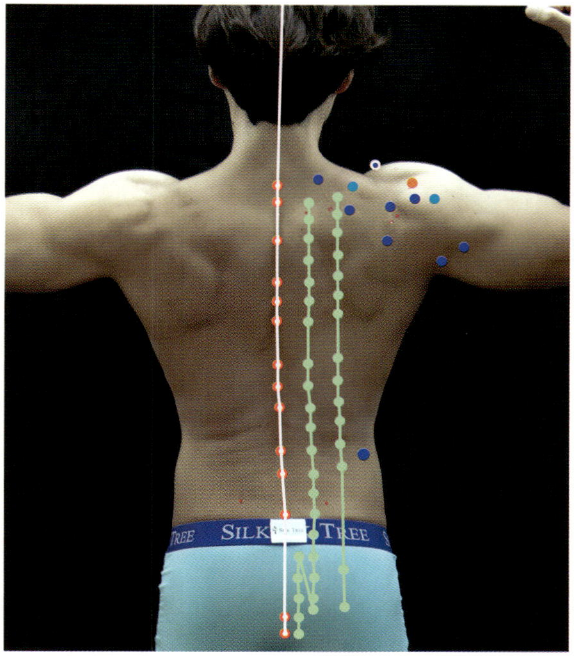

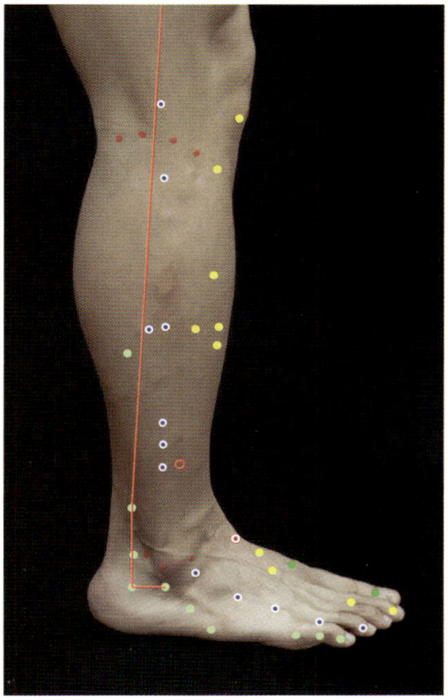

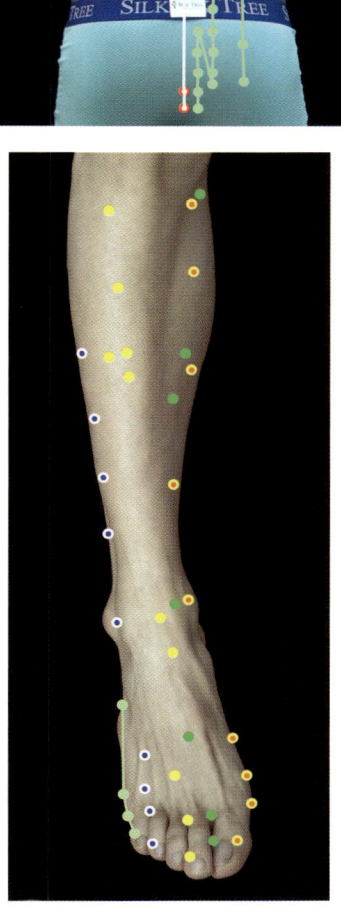

족태양 방광경 : 방광경은 양기가 왕성한 경락

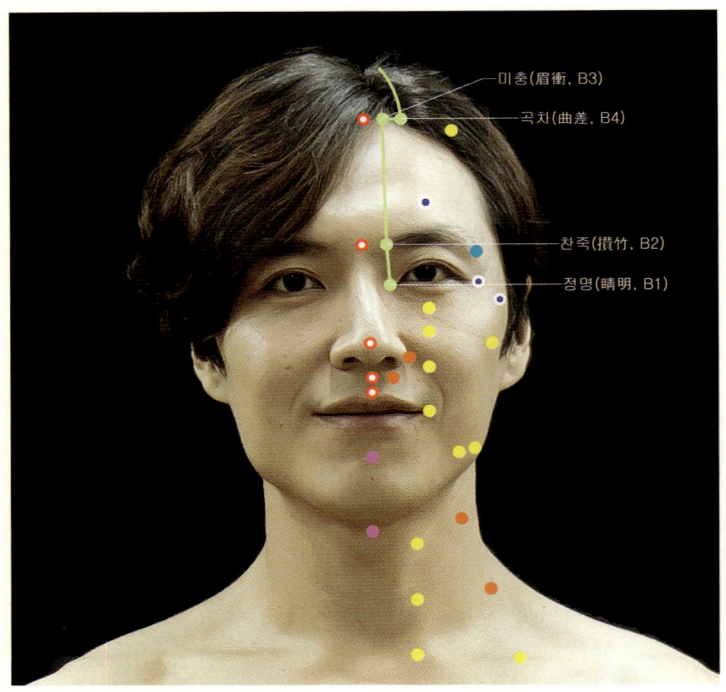

지음(至陰, B67)	고황(膏肓, B43)	담수(膽俞, B19)
족통곡(足通谷, B66)	백호(魄戶, B42)	간수(肝俞, B18)
속골(束骨, B65)	부분(附分, B41)	격수(膈俞, B17)
경골(京骨, B64)	위중(委中, B40)	독수(督俞, B16)
금문(金門, B63)	위양(委陽, B39)	심수(心俞, B15)
신맥(申脈, B62)	부극(浮郄, B38)	궐음수(厥陰俞, B14)
복삼(僕參, B61)	은문(殷門, B37)	폐수(肺俞, B13)
곤륜(崑崙, B60)	승부(承扶, B36)	풍문(風門, B12)
부양(跗陽, B59)	회양(會陽, B35)	대저(大抒, B11)
비양(飛陽, B58)	하료(下髎, B34)	천주(天柱, B10)
승산(承山, B57)	중료(中髎, B33)	옥침(玉枕, B9)
승근(承筋, B56)	차료(次髎, B32)	낙각(絡却, B8)
합양(合陽, B55)	상료(上髎, B31)	통천(通天, B7)
질변(秩邊, B54)	백환수(白環俞, B30)	승광(承光, B6)
포황(胞肓, B53)	중려수(中膂俞, B29)	오처(五處, B5)
지실(志室, B52)	방광수(膀胱俞, B28)	곡차(曲差, B4)
황문(肓門, B51)	소장수(小腸俞, B27)	미충(眉衝, B3)
위창(胃倉, B50)	관원수(關元俞, B26)	찬죽(攢竹, B2)
의사(意舍, B49)	대장수(大腸俞, B25)	정명(睛明, B1)
양강(陽綱, B48)	기해수(氣海俞, B24)	
혼문(魂門, B47)	신수(腎俞, B23)	
격관(膈關, B46)	삼초수(三焦俞, B22)	
의희(譩譆, B45)	위수(胃俞, B21)	
신당(神堂, B44)	비수(脾俞, B20)	

족태양 방광경 : 방광경은 양기가 왕성한 경락

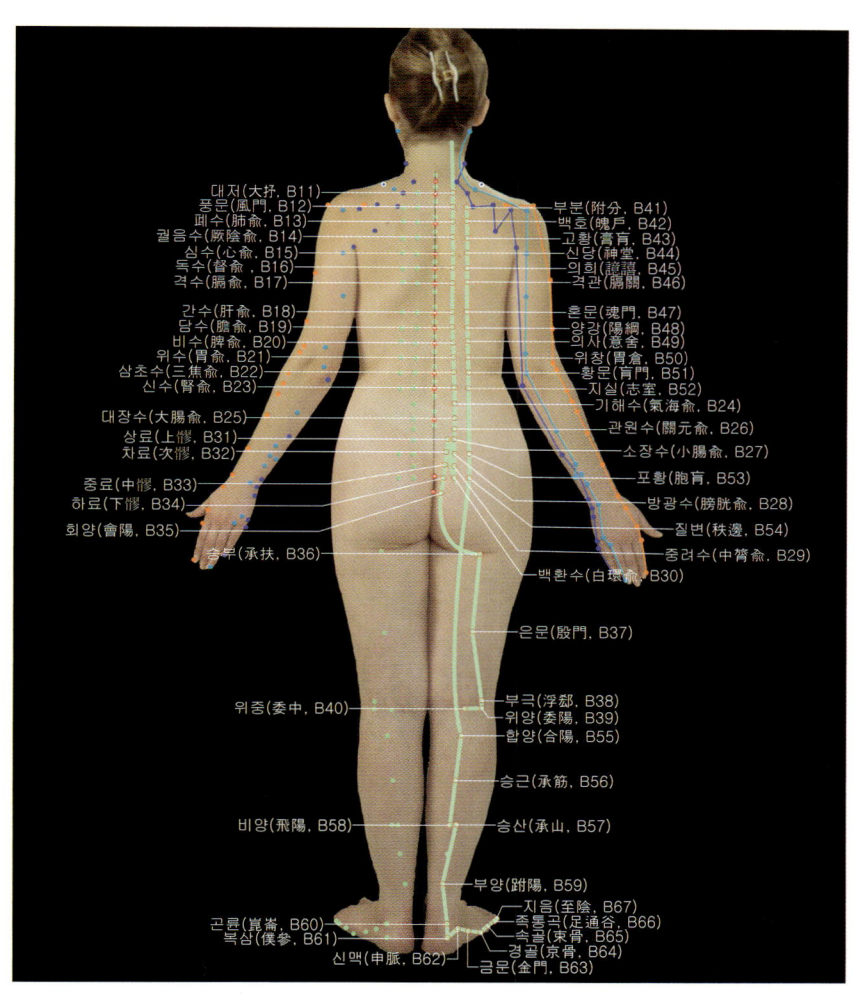

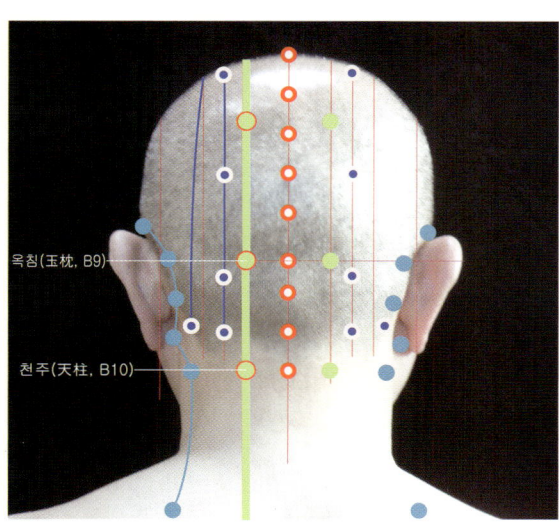

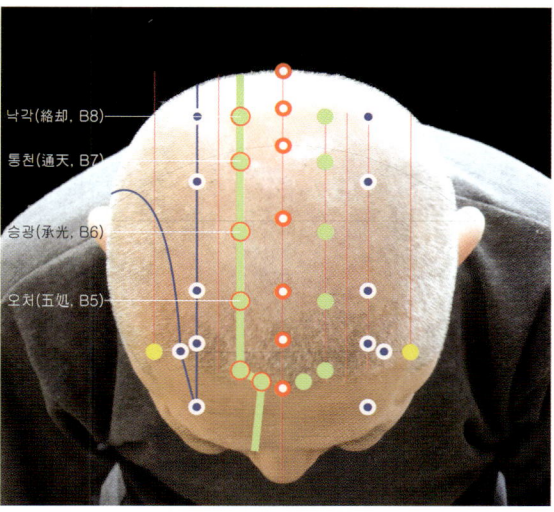

족소음 신경 : 신장경은 음기가 발생하는 경락

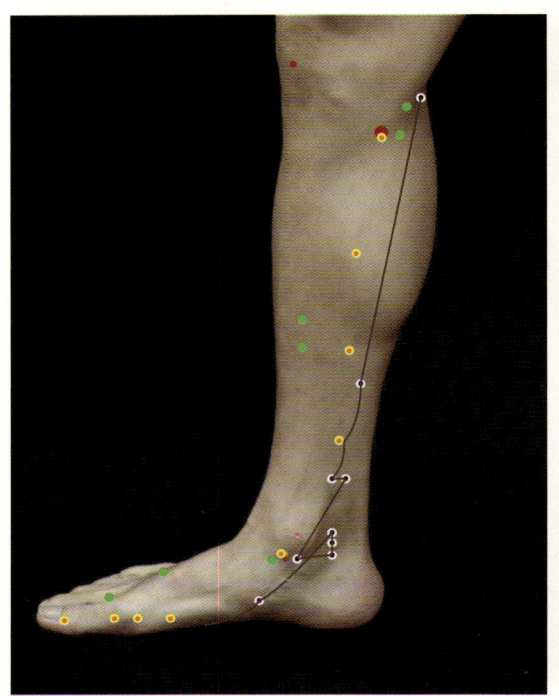
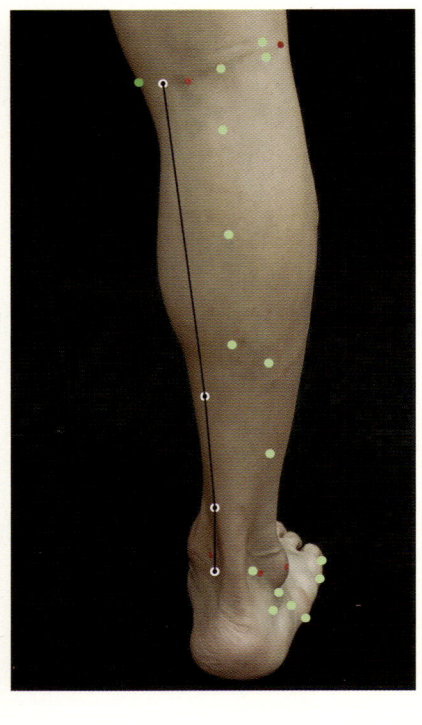
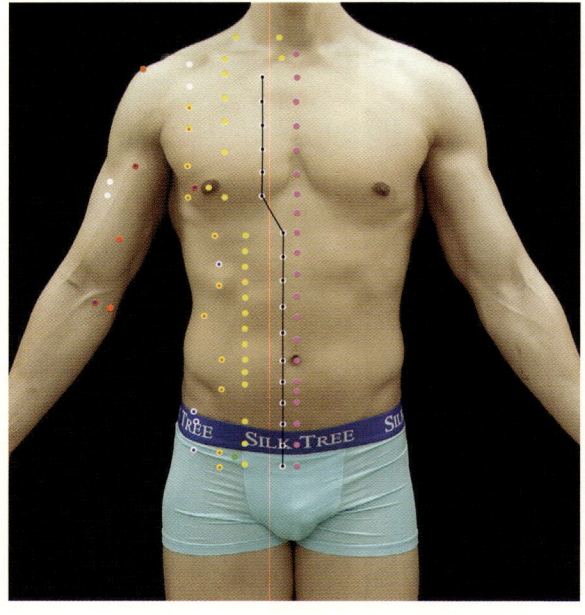

용천(涌泉, K1)
연곡(然谷, K2)
태계(太谿, K3)
대종(大鐘, K4)
수천(水泉, K5)
조해(照海, K6)
부류(復溜, K7)
교신(交信, K8)
축빈(築賓, K9)
음곡(陰谷, K10)
횡골(橫骨, K11)
대혁(大赫, K12)
기혈(氣穴, K13)
사만(四滿, K14)
중주(中注, K15)
황수(肓兪, K16)
상곡(商曲, K17)
석관(石關, K18)
음도(陰都, K19)
복통곡(腹通谷, K20)
유문(幽門, K21)

보랑(步郞, K22)
신봉(神封, K23)
영허(靈墟, K24)
신장(神臟, K25)
욱중(彧中, K26)
수부(兪府, K27)

족소음 신경 : 신장경은 음기가 발생하는 경락

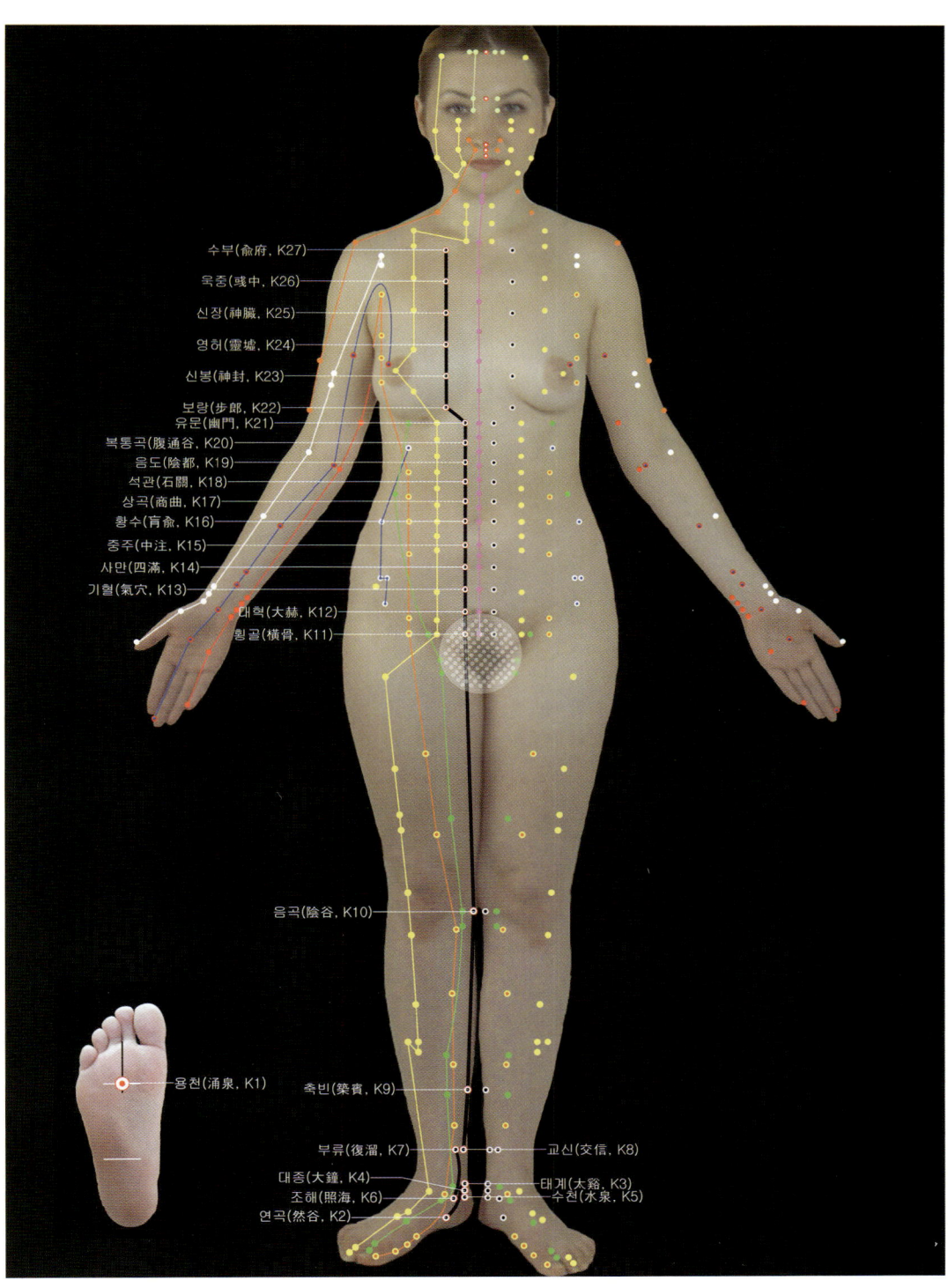

수궐음 심포경 : 심포경은 음기가 다한 경락

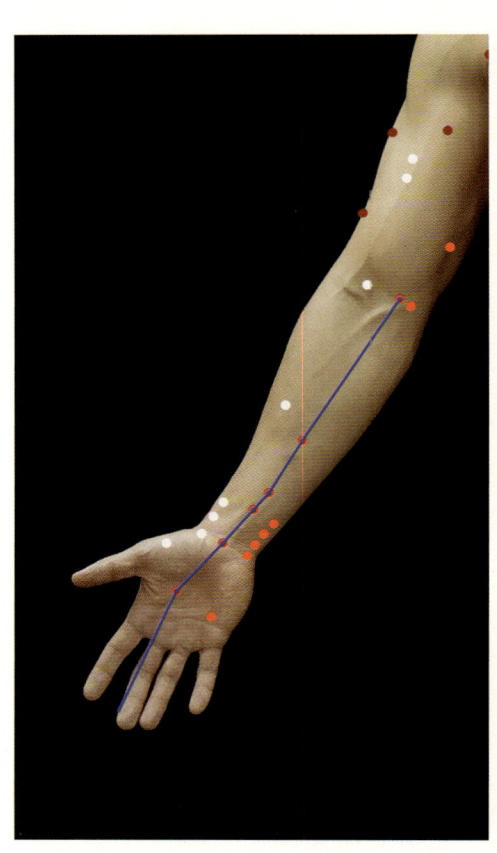

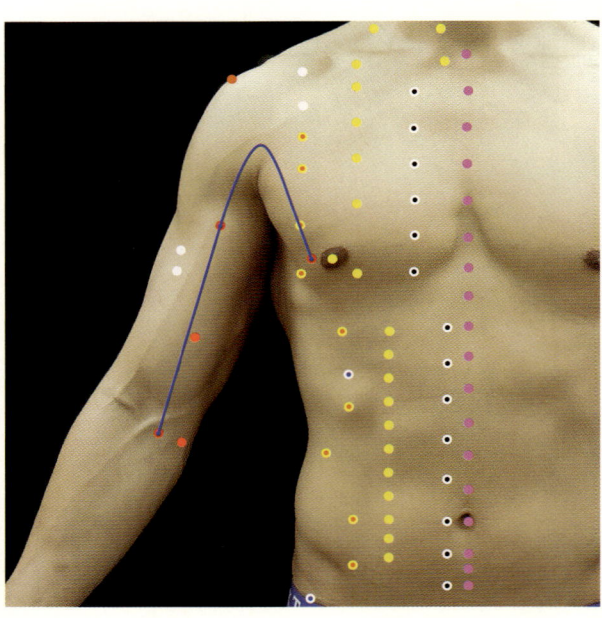

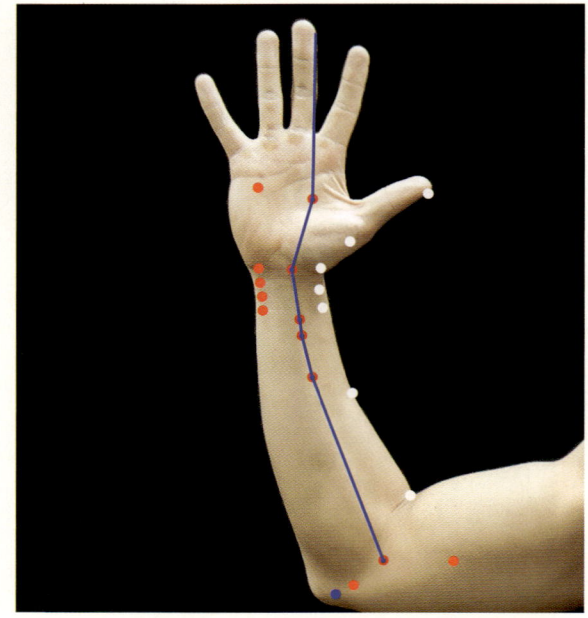

중충(中衝, P9)
노궁(勞宮, P8)
대릉(大陵, P7)
내관(內關, P6)
간사(間使, P5)
극문(郄門, P4)
곡택(曲澤, P3)
천천(天泉, P2)
천지(天池, P1)

수궐음 심포경 : 심포경은 음기가 다한 경락

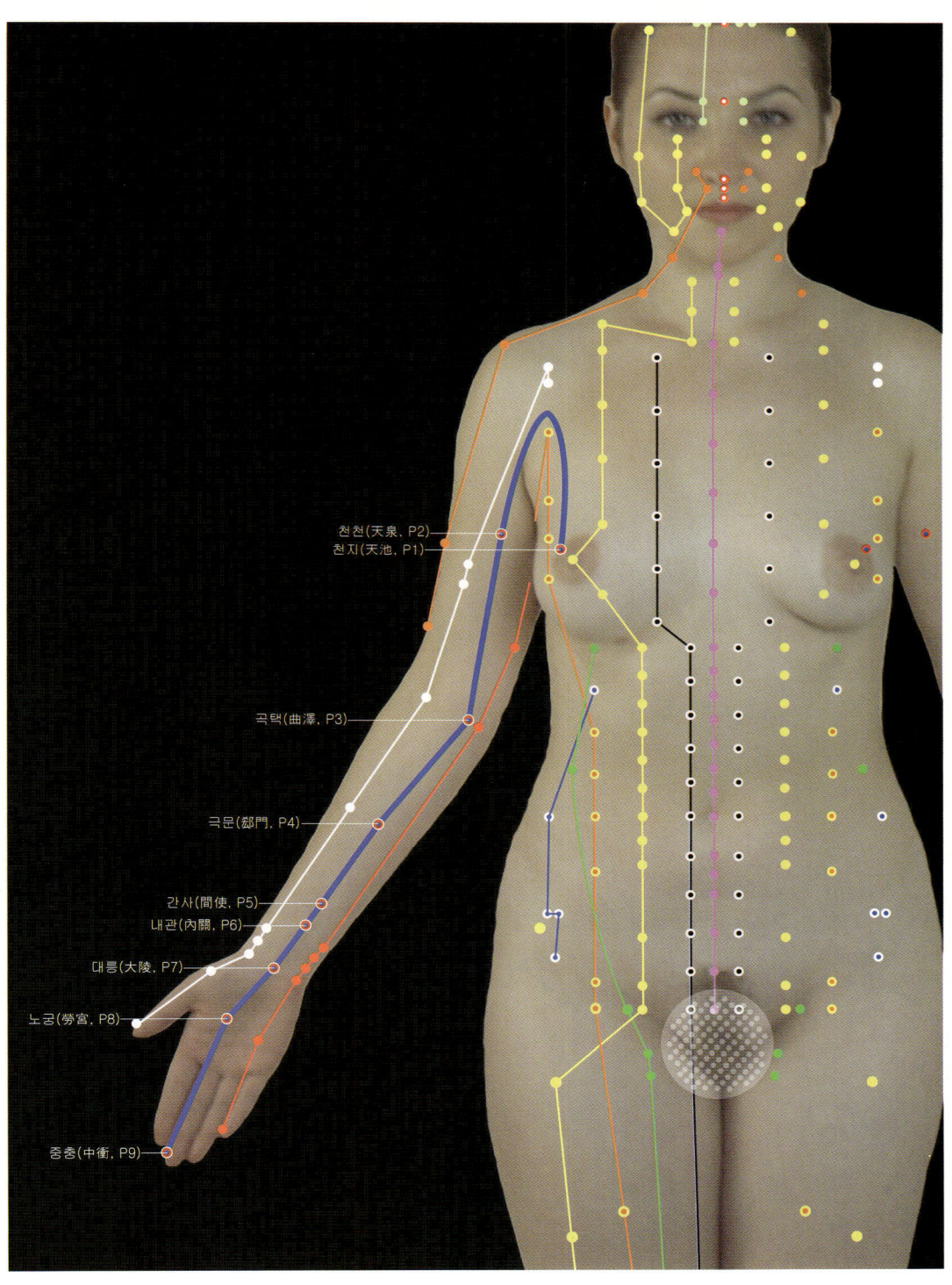

수소양 삼초경 : 삼초경은 양기가 쇄약한 경락

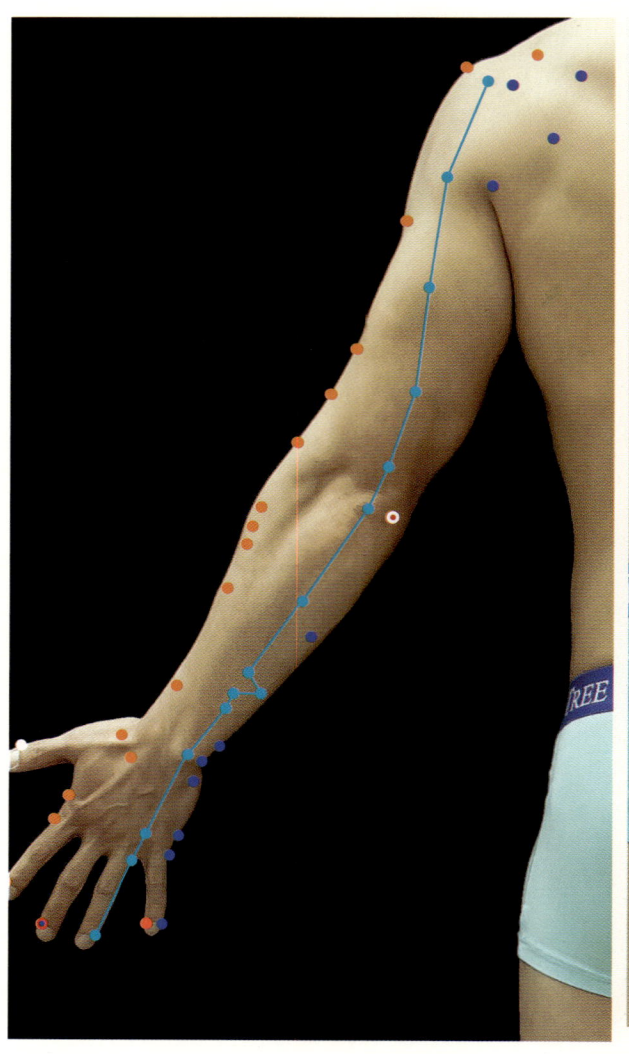
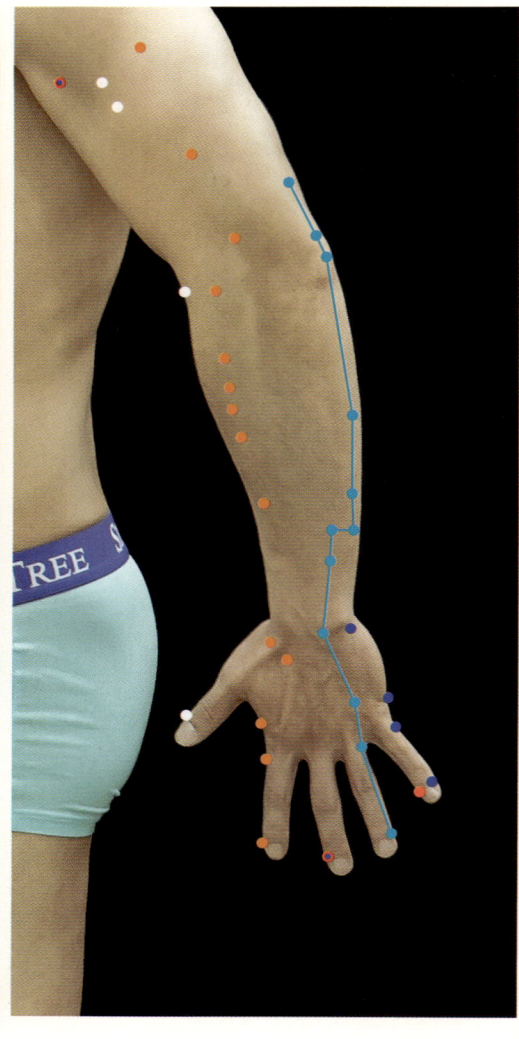

관충(關衝, TE1)
액문(液門, TE2)
중저(中渚, TE3)
양지(陽池, TE4)
외관(外關, TE5)
지구(支溝, TE6)
회종(會宗, TE7)
삼양락(三陽絡, TE8)
사독(四瀆, TE9)
천정(天井, TE10)
청냉연(淸冷淵, TE11)
소락(消濼, TE12)
노회(臑會, TE13)
견료(肩髎, TE14)

천료(天髎, TE15)
천유(天牖, TE16)
예풍(翳風, TE17)
계맥(瘈脈, TE18)
노식(顱息, TE19)
각손(角孫, TE20)
이문(耳門, TE21)
화료(和髎, TE22)
사죽공(絲竹空, TE23)

수소양 삼초경 : 삼초경은 양기가 쇠약한 경락

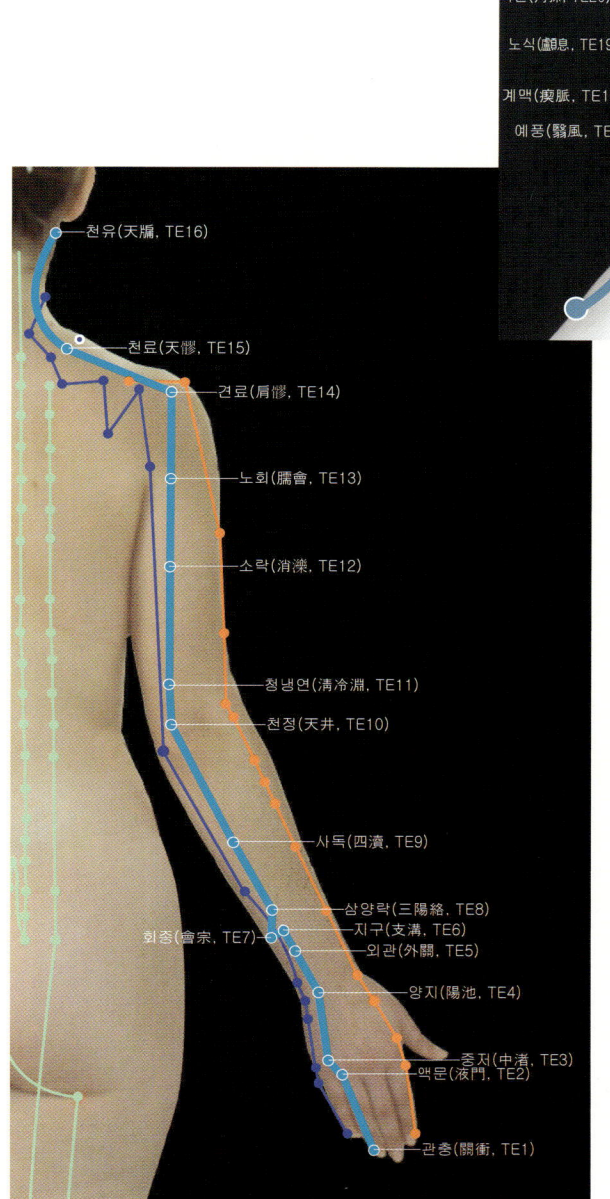

족소양 담경 : 담낭경은 양기가 쇄잔한 경락

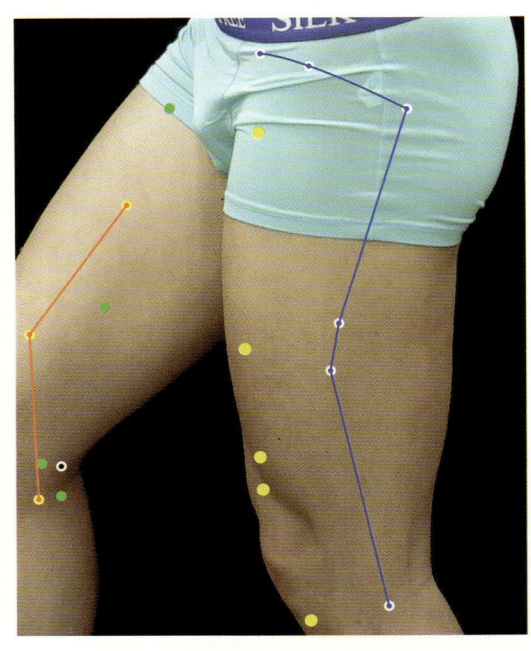

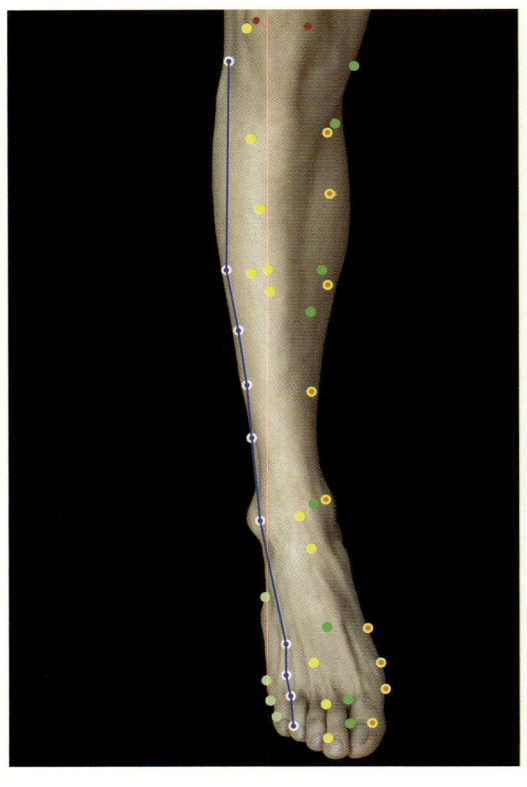

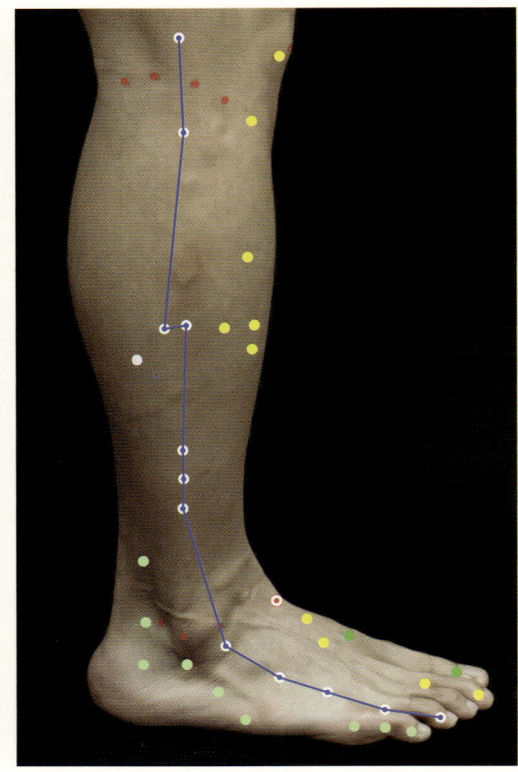

족소양 담경 : 담낭경은 양기가 쇠잔한 경락

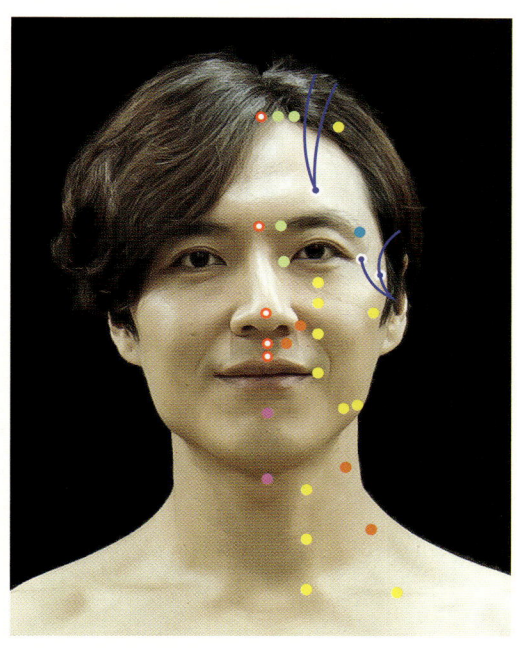

족규음(足竅陰, GB44)
협계(俠谿, GB43)
지오회(地五會, GB42)
족임읍(足臨泣, GB41)
구허(丘墟, GB40)
현종(懸鍾, GB39)
양보(陽輔, GB38)
광명(光明, GB37)
외구(外丘, GB36)
양교(陽交, GB35)
양릉천(陽陵泉, GB34)
슬양관(膝陽關, GB33)
중독(中瀆, GB32)
풍시(風市, GB31)
환도(環跳, GB30)
거료(居髎, GB29)
유도(維道, GB28)
오추(五樞, GB27)
대맥(帶脈, GB26)
경문(京門, GB25)
일월(日月, GB24)
첩근(輒筋, GB23)
연액(淵腋, GB22)
견정(肩井, GB21)
풍지(風池, GB20)
뇌공(腦空, GB19)
승령(承靈, GB18)
정영(正營, GB17)
목창(目窓, GB16)
두임읍(頭臨泣, GB15)
양백(陽白, GB14)
본신(本神, GB13)
완골(完骨, GB12)
두규음(頭竅陰, GB11)
부백(浮白, GB10)
천충(天衝, GB9)
솔곡(率谷, GB8)
곡빈(曲鬢, GB7)
현리(懸釐, GB6)
현로(懸顱, GB5)
함염(頷厭, GB4)
상관(上關, GB3)
청회(聽會, GB2)
동자료(瞳子髎, GB1)

족소양 담경 : 담낭경은 양기가 쇠잔한 경락

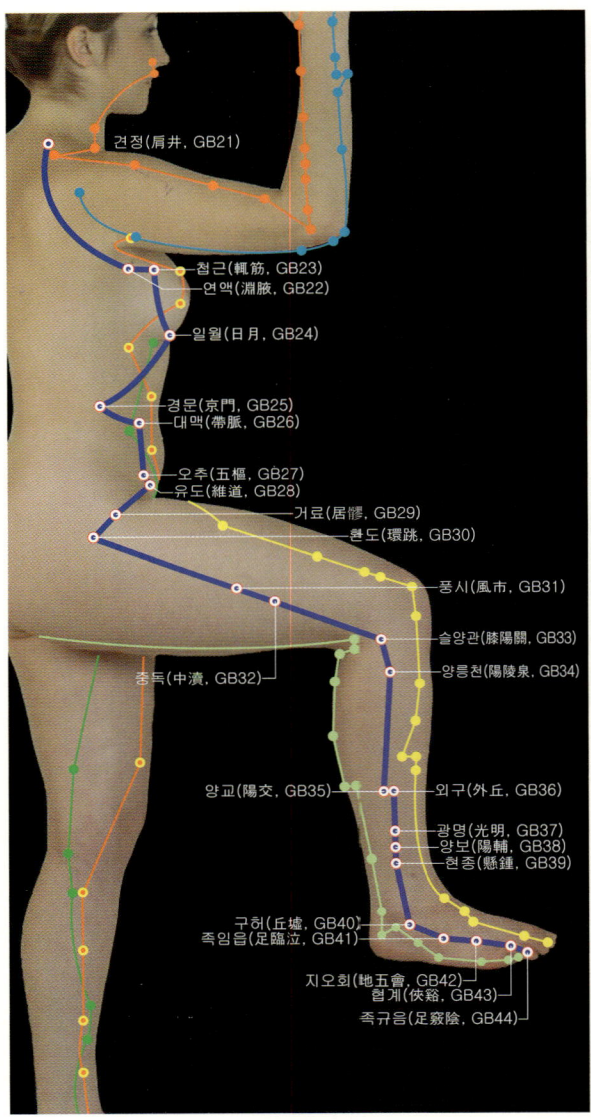
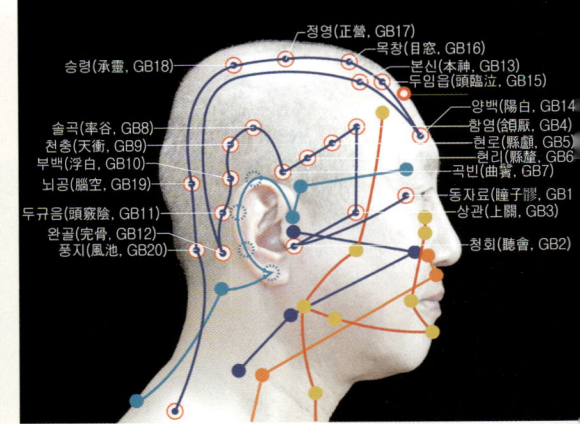
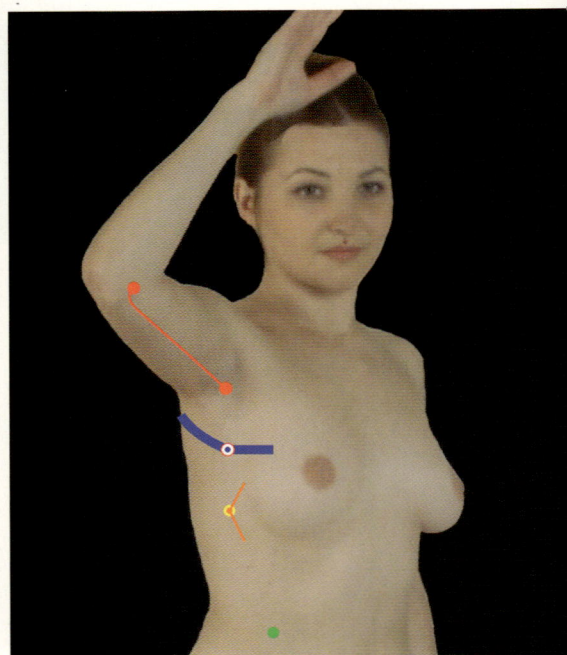

족궐음 간경 : 간장경은 음기가 다한 경락

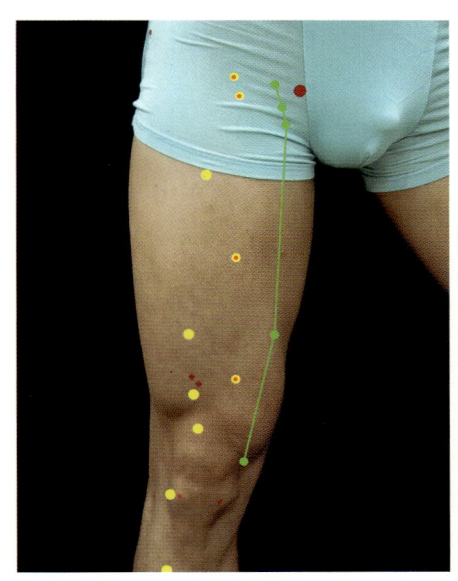

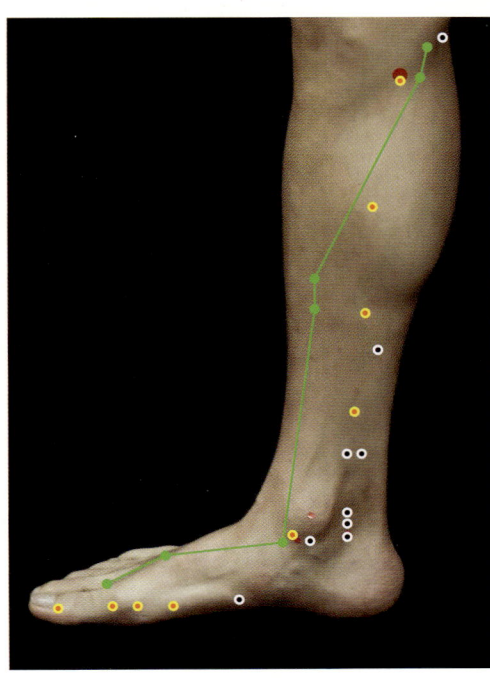

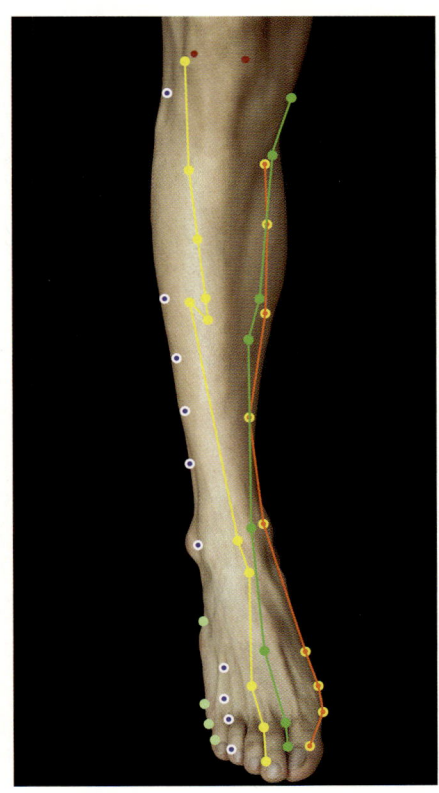

족궐음 간경 : 간장경은 음기가 다한 경락

대돈(大敦, Liv1)
행간(行間, Liv2)
태충(太衝, Liv3)
중봉(中封, Liv4)
여구(蠡溝, Liv5)
중도(中都, Liv6)
슬관(膝關, Liv7)
곡천(曲泉, Liv8)
음포(陰包, Liv9)
족오리(足五里, Liv10)
음렴(陰廉, Liv11)
급맥(急脈, Liv12)
장문(章門, Liv13)
기문(期門, Liv14)

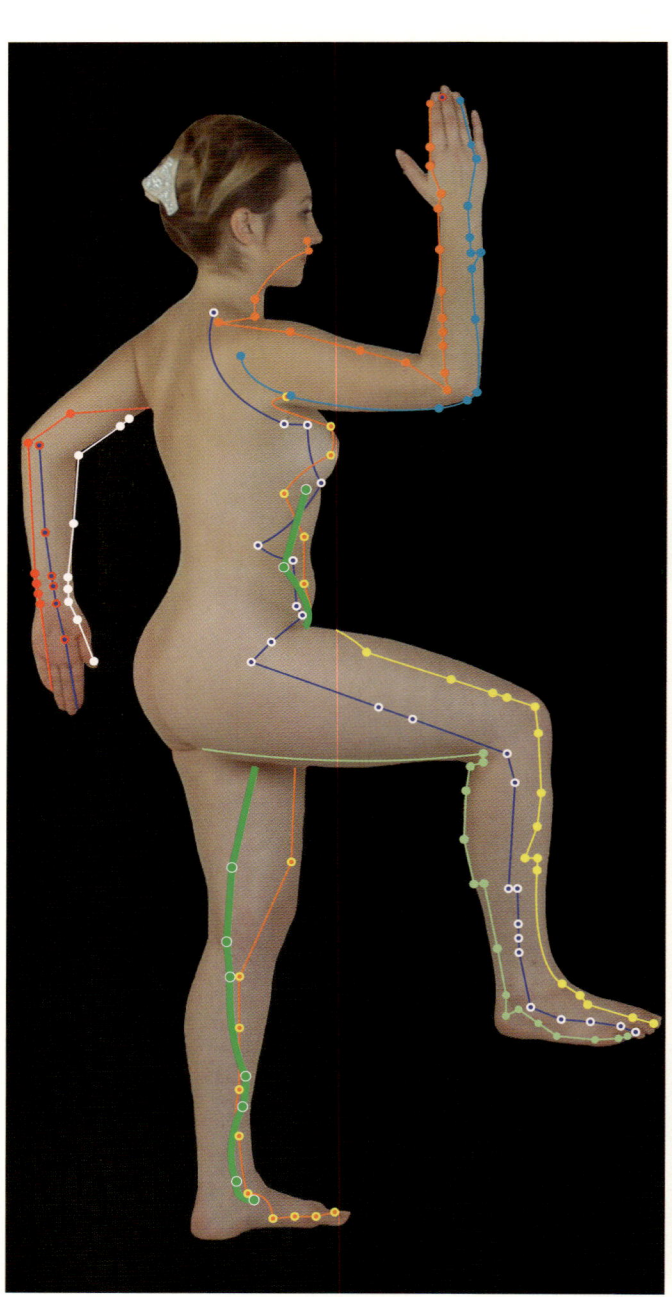

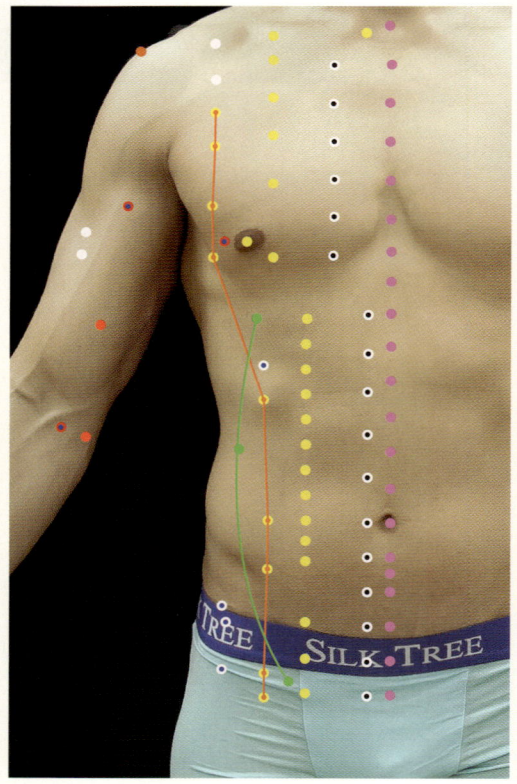

족궐음 간경 : 간장경은 음기가 다한 경락

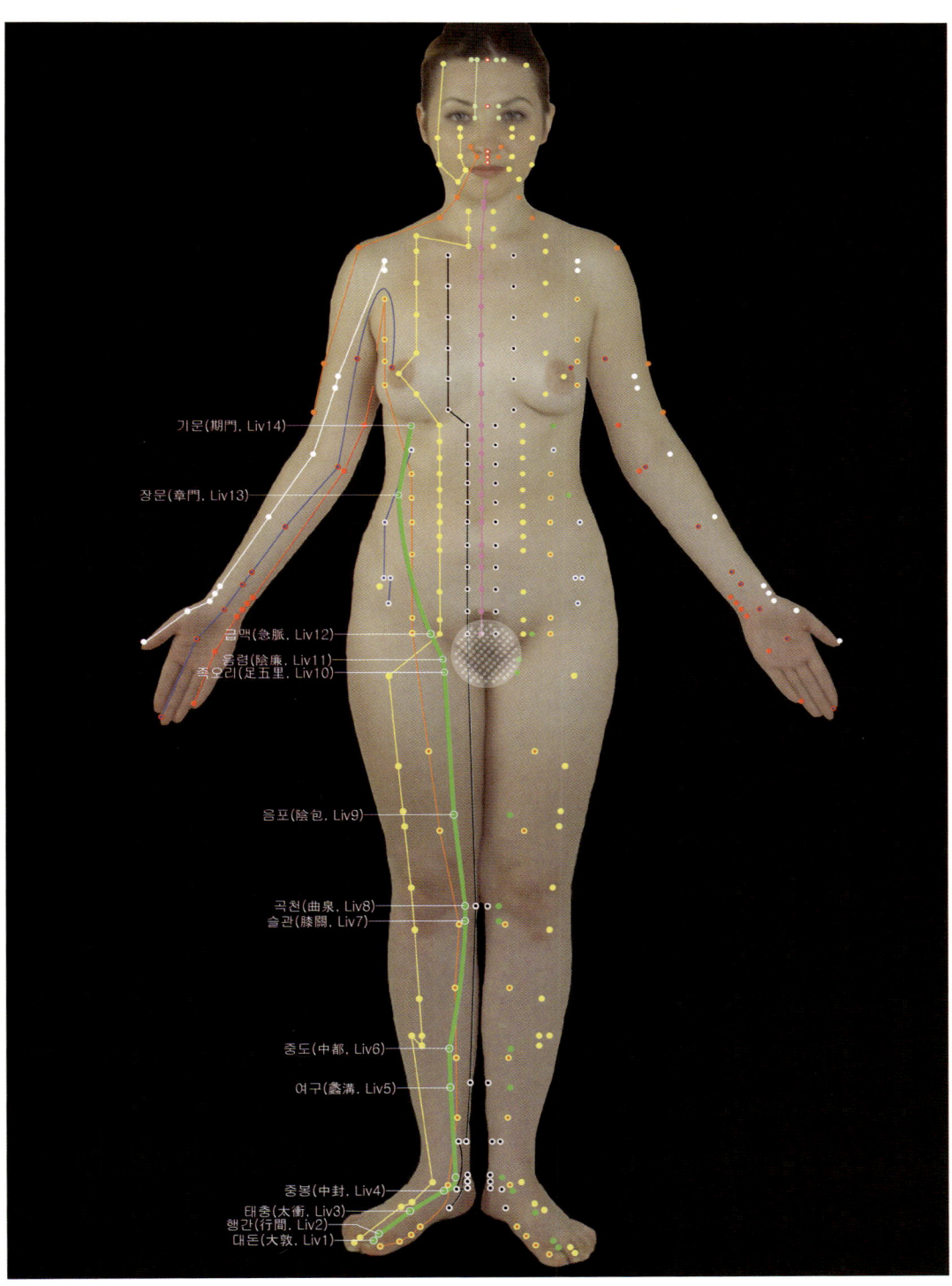

3. 기경팔맥 - 寄經 8脈 이란

『독맥,임맥,충맥,대맥,음유맥,양유맥,음교맥,양교맥』 이다.
6장 6부와 연계되지 않으며, 표리관계도 없어서 기경이라 한다.

陰經絡은 밑에서 위로, 땅기운이 하늘기운으로 승화된다.
  임맥은 인체의 앞 중심선에 위치하며 앞의 경락을 지배하며, 독맥은 인체의 뒤 중심선에 위치하며 뒤의 경락을 지배한다.
  나머지 6맥은 12경락간에 부속되어 있다.
  기경팔맥은 내장과 직접 관계된 12경맥과 교차되면서 운행하는 경맥을 기경이라하고 몸의 좌우에 8개씩 있으며 그 작용과 순환의 부위에 따라 이름이 지어졌으며 기(奇)는 "단독"의 뜻이고 기경8맥 상호간에 밀접한 음양의 관계가 있다.
  8개의 기경 가운데 임맥과 독맥은 자기의 독립된 경혈을 갖고 있지만, 다른 6개의 기경은 12경맥 사이에 부속되어 있으며 자기 부속의 경혈을 가지지 않는다. 12경맥과 임맥. 독맥을 같이하여 14경의 순환체계를 형성한다.
  기경8맥은 각각 하나의 통혈을 갖고 있어 그 대표혈(通穴)은 맥을 조절하고 그곳을 치료해야만 기경8맥들이 조절이 된다.

소주천(小周天) : 기가 임맥(任脈)과 독맥(督脈)을 관통하는 것을 말한다.

대주천(大周天) : 기가 기경팔맥(奇經八脈)을 관통하는 것을 말한다.

- 괄사치료의 근본 원리는 14경맥을 운용하여 경혈을 활성화시켜 기를 운행시키고 경락을 소통시켜 혈전(어혈)을 제거함으로써 장부에 생기(산소)를 불어 넣어 주면서 본연의 기능으로 회복시켜 주는 치료법이다.

4. 오색(五色)과 오행(五行)

	목(木)	화(火)	토(土)	금(金)	수(水)
맛	신맛	쓴맛	단맛	매운맛	짠맛
색깔	녹색	적색	황색	백색	흑색
오장육부	간(肝), 담(膽)	심장, 소장	비장, 위장	폐, 대장	신장, 방광
오행(五行)	노함	기쁨	생각	슬픔	놀람
육기(六氣)	자신감,우월감	열등감	부유함	빈곤	두려움

충맥

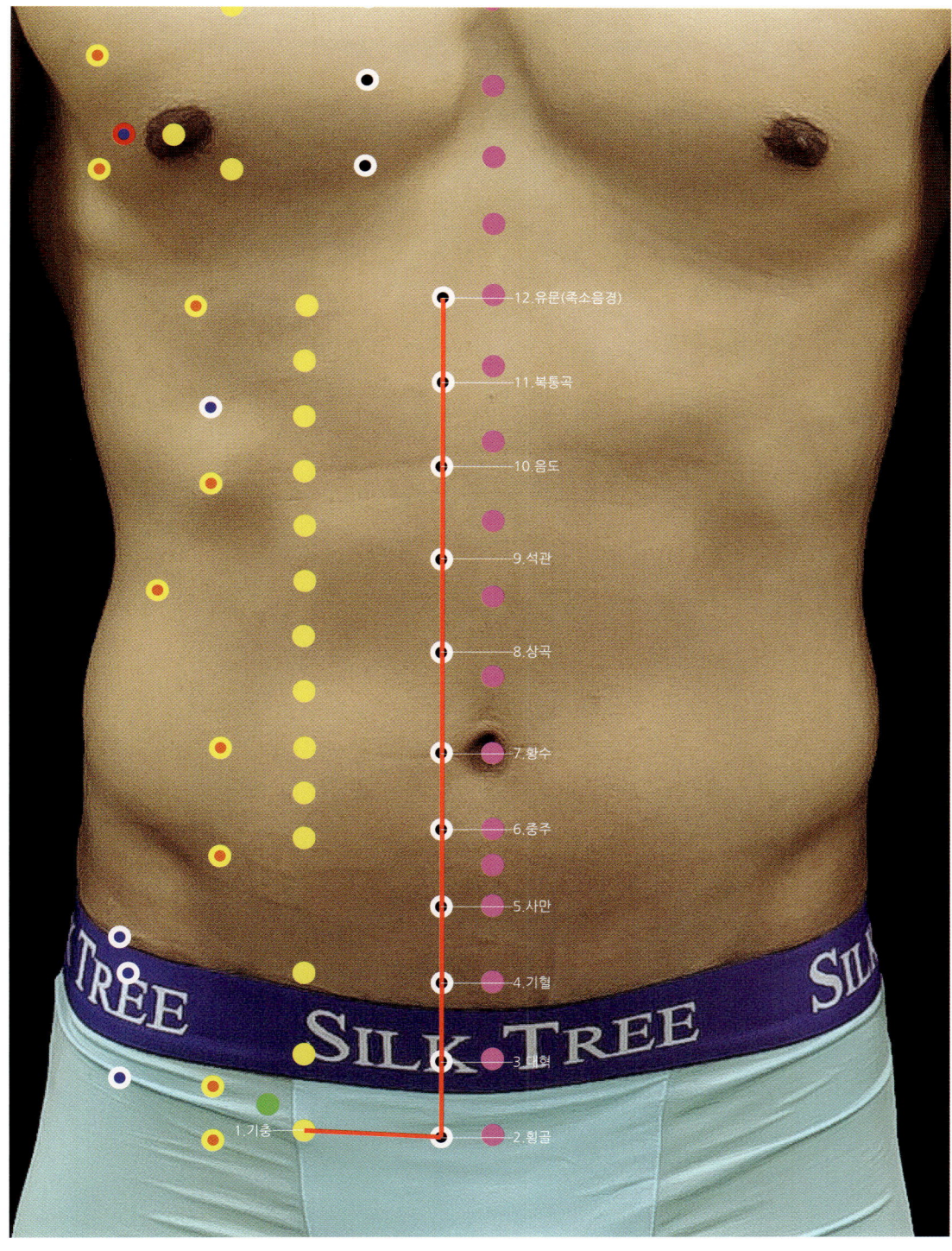

1.기충 2.횡골 3.대혁 4.기혈 5.사만 6.중주
7.황수 8.상곡 9.석관 10.음도 11.복통곡 12.유문(족소음경)

음유맥

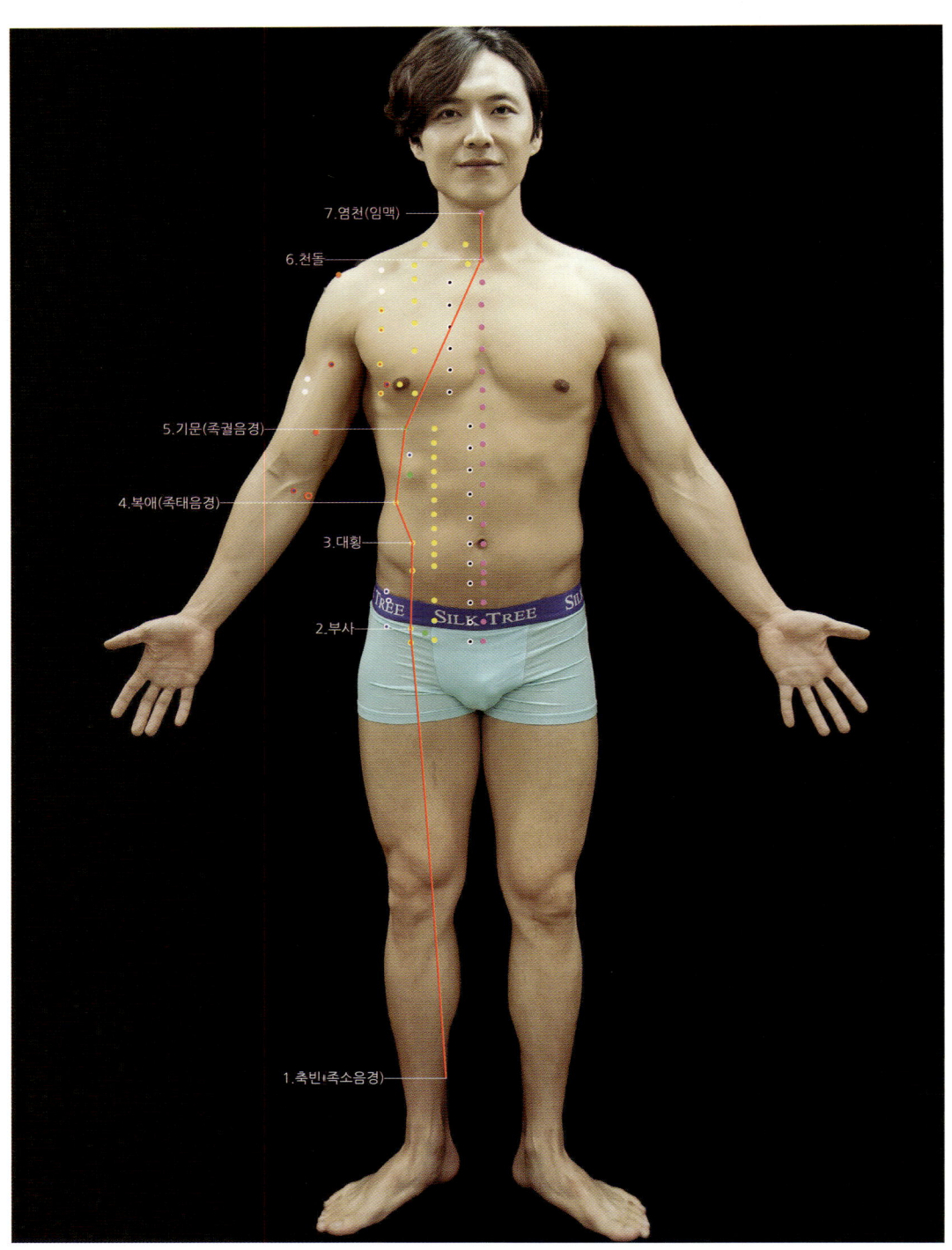

1.축빈(족소음경) 2.부사 3.대횡 4.복애(족태음경) 5.기문(족궐음경) 6.천돌 7.염천(임맥)

양교맥

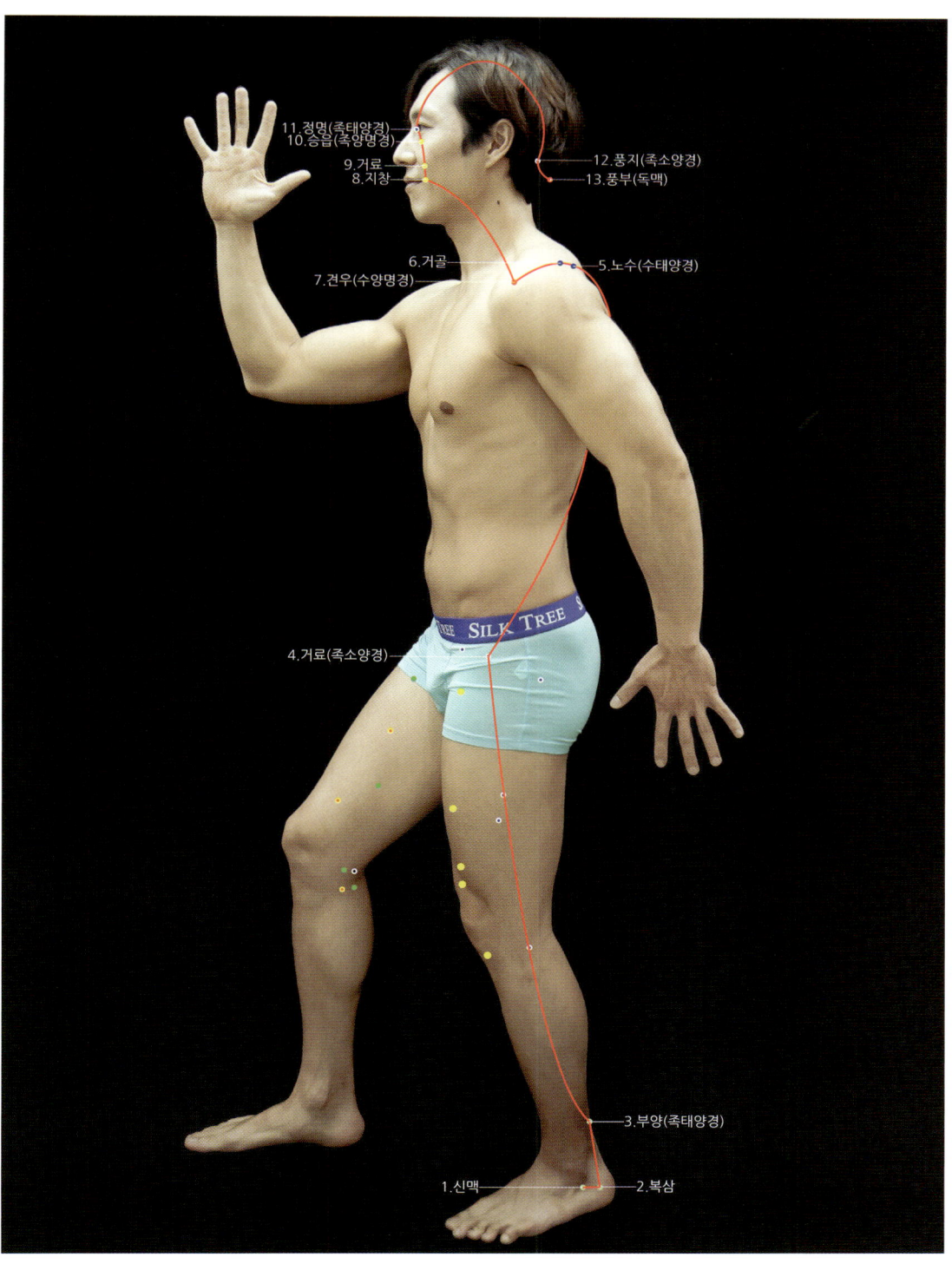

1.신맥 2.복삼 3.부양(족태양경) 4.거료(족소양경) 5.노수(수태양경) 6.거골 7.견우(수양명경)
8.지창 9.거료 10.승읍(족양명경)11.정명(족태양경)12.풍지(족소양경) 13.풍부(독맥)

대맥

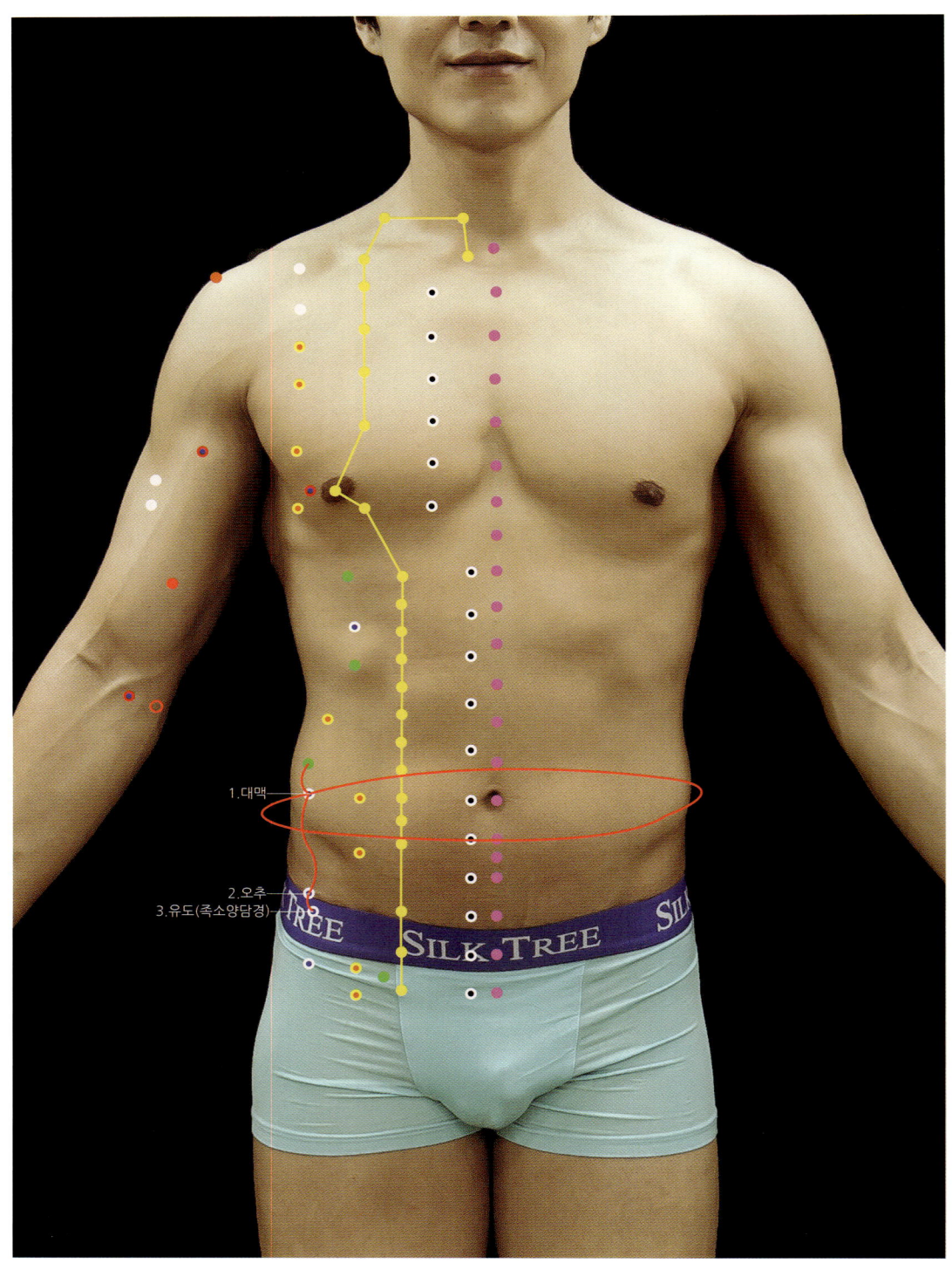

1.대맥 2.오추 3.유도(족소양담경)

양유맥

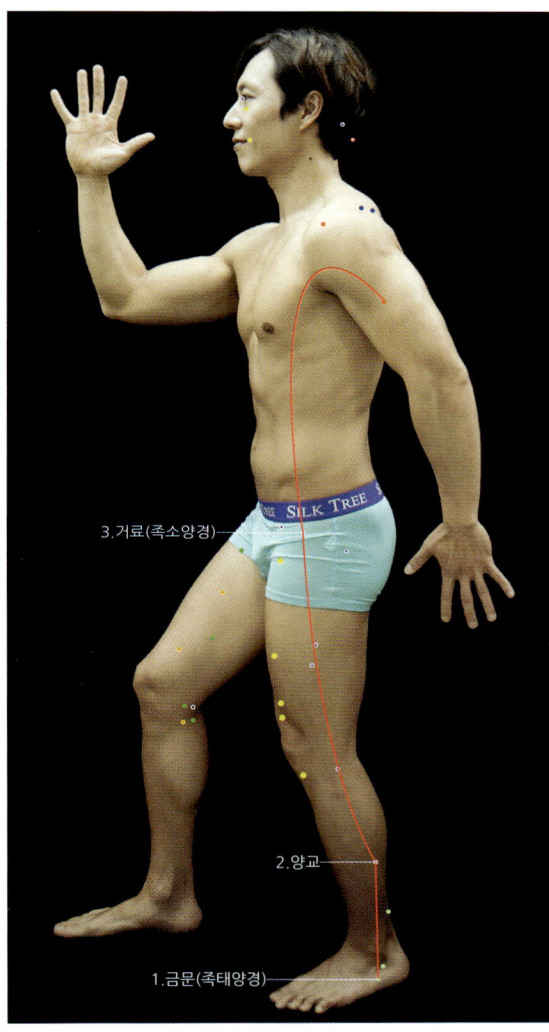
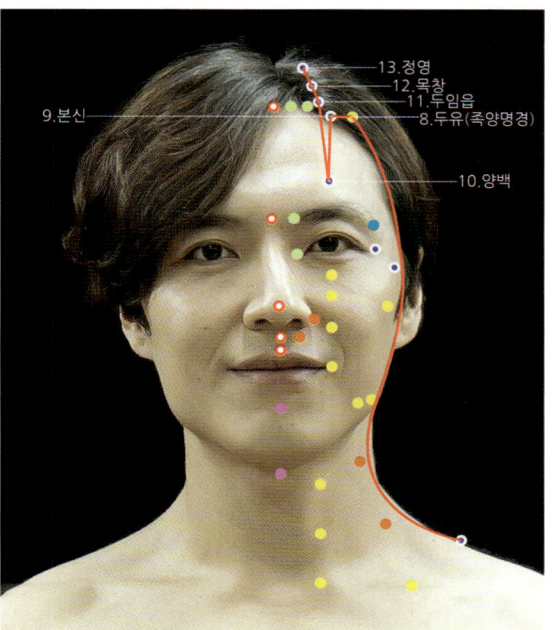
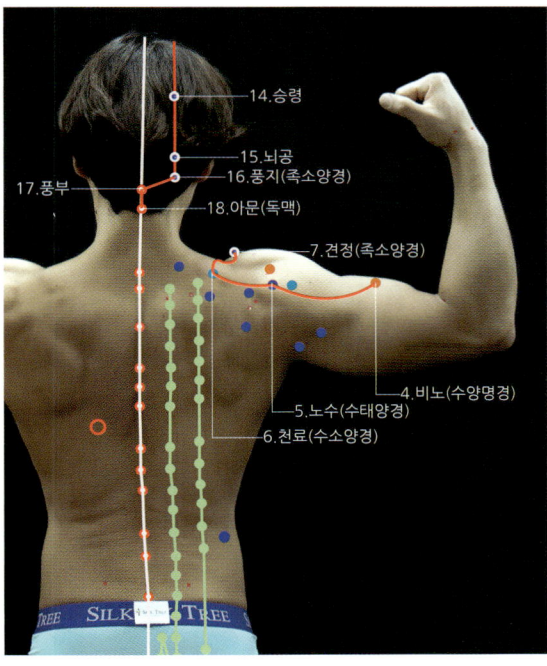

1. 금문(족태양경)
2. 양교 3. 거료(족소양경)
4. 비노(수양명경)
5. 노수(수태양경)
6. 천료(수소양경)
7. 견정(족소양경)
8. 두유(족양명경)
9. 본신 10. 양백
11. 두임읍 12. 목창
13. 정영 14. 승령 15. 뇌공
16. 풍지(족소양경)
17. 풍부 18. 아문(독맥)

음교맥

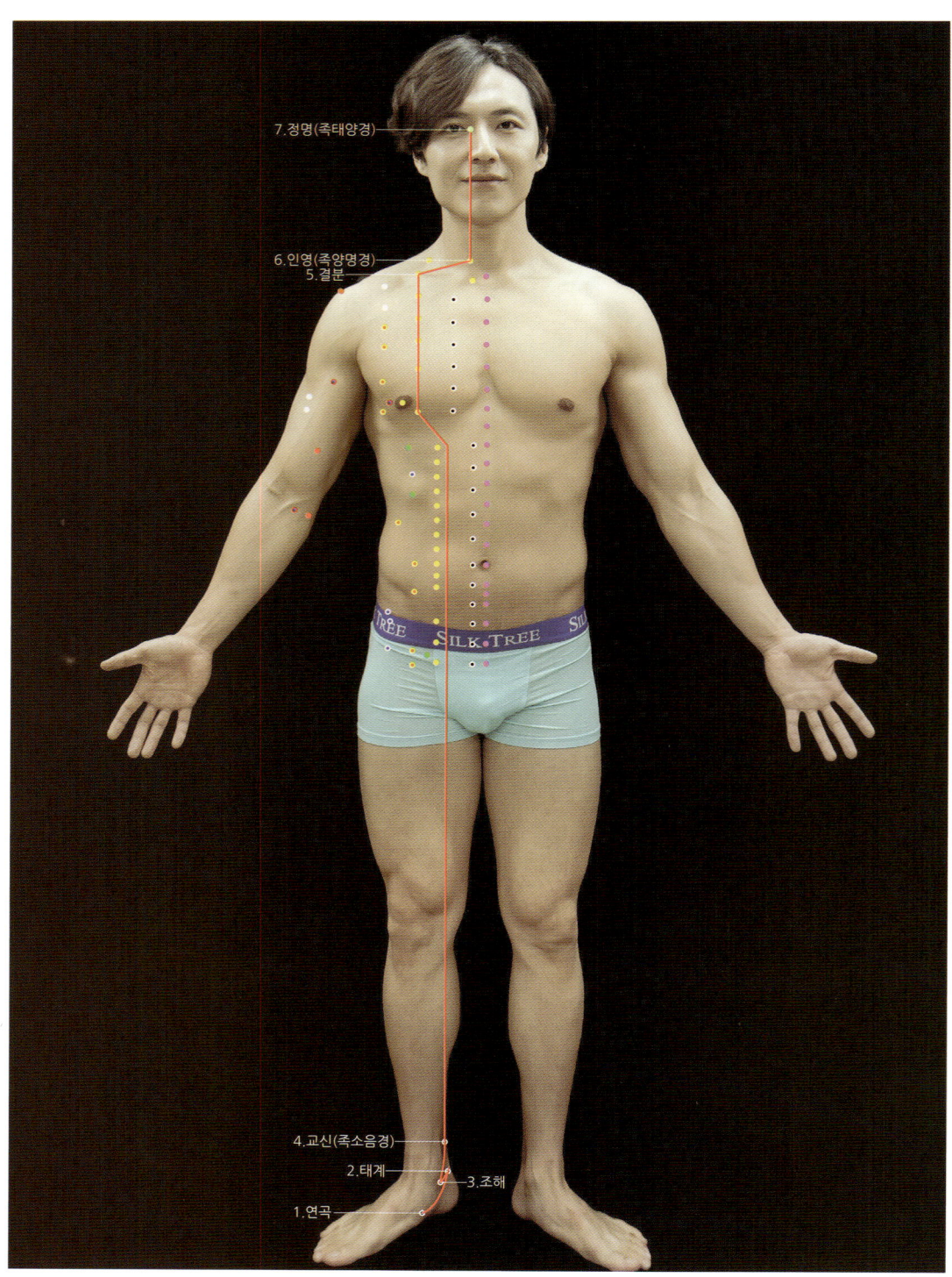

1.연곡 2.태계 3.조해 4.교신(족소음경) 5.결분 6.인영(족양명경) 7.정명(족태양경)

독맥

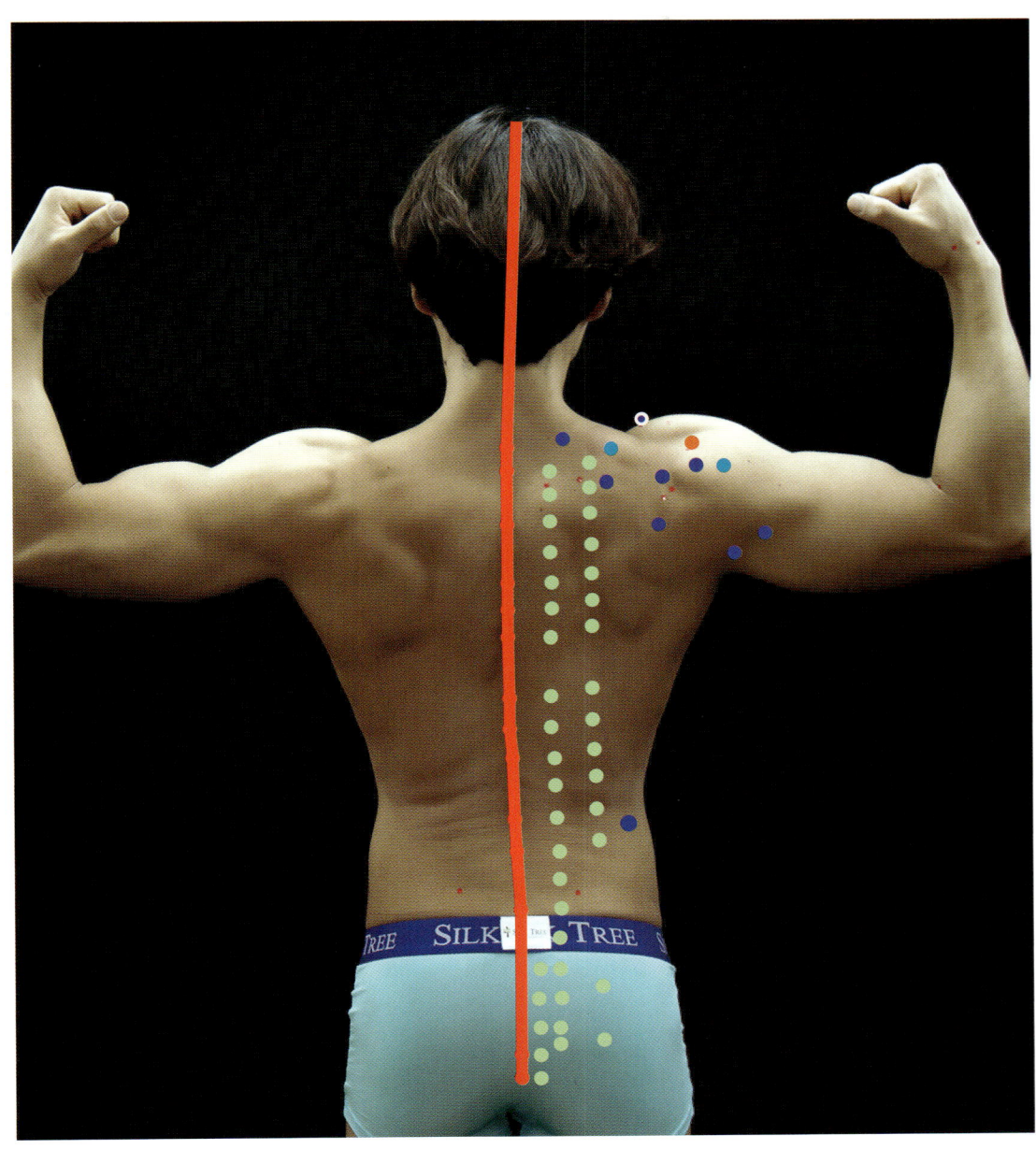

독맥

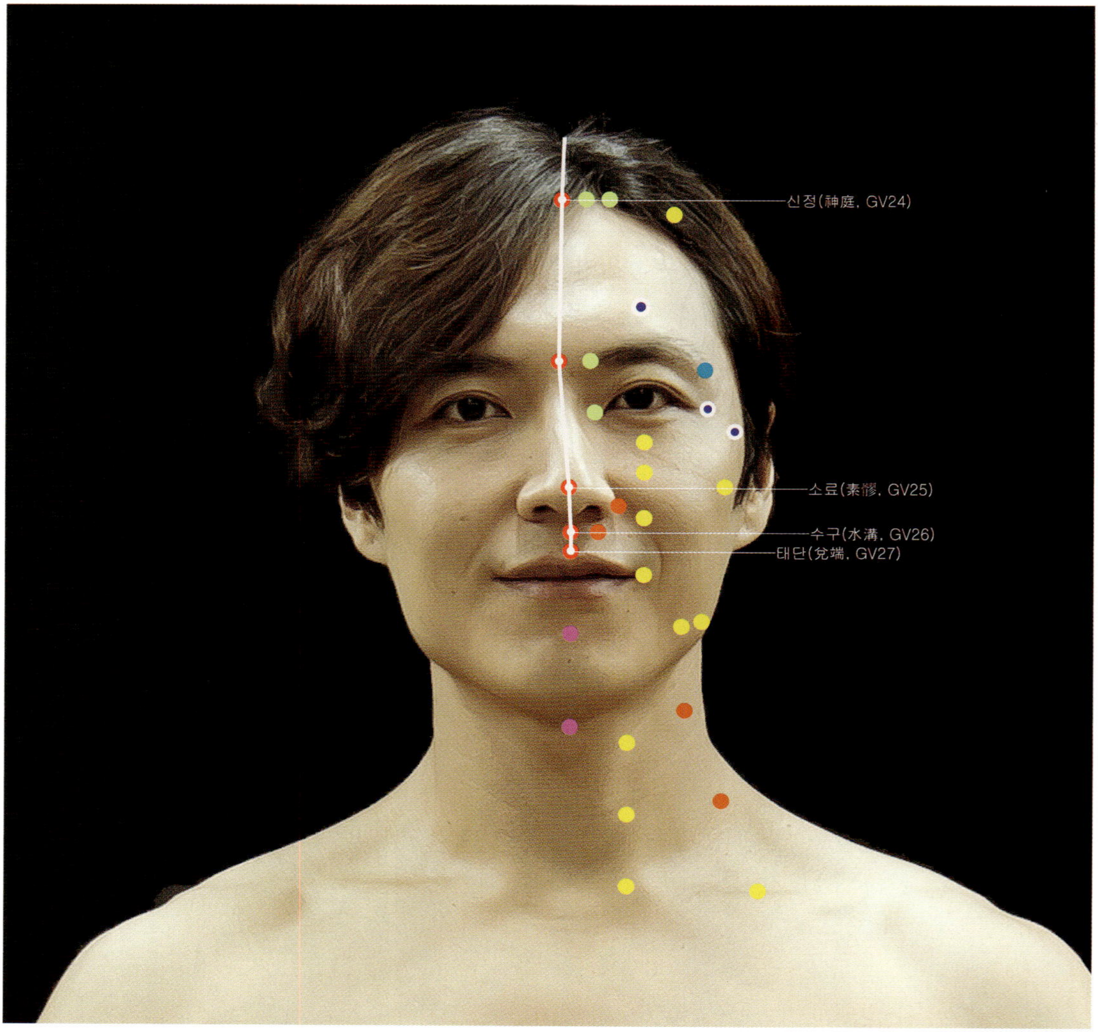

신정(神庭, GV24)
소료(素髎, GV25)
수구(水溝, GV26)
태단(兌端, GV27)

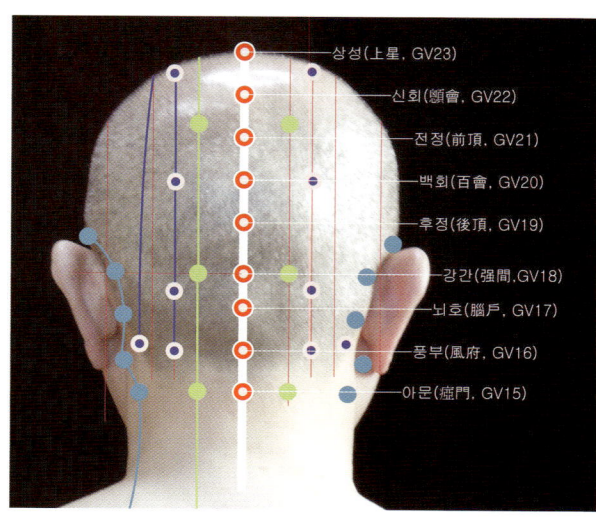

상성(上星, GV23)
신회(顖會, GV22)
전정(前頂, GV21)
백회(百會, GV20)
후정(後頂, GV19)
강간(强間, GV18)
뇌호(腦戶, GV17)
풍부(風府, GV16)
아문(瘂門, GV15)

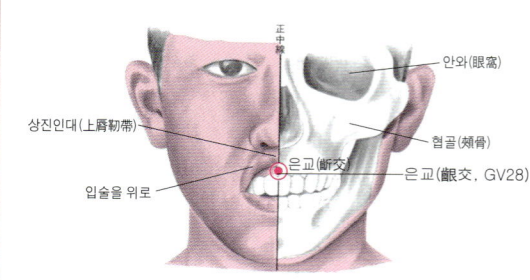

정중선(正中線)
안와(眼窩)
상진인대(上脣靭帶)
협골(頰骨)
입술을 위로
은교(齗交)
은교(齦交, GV28)

독맥

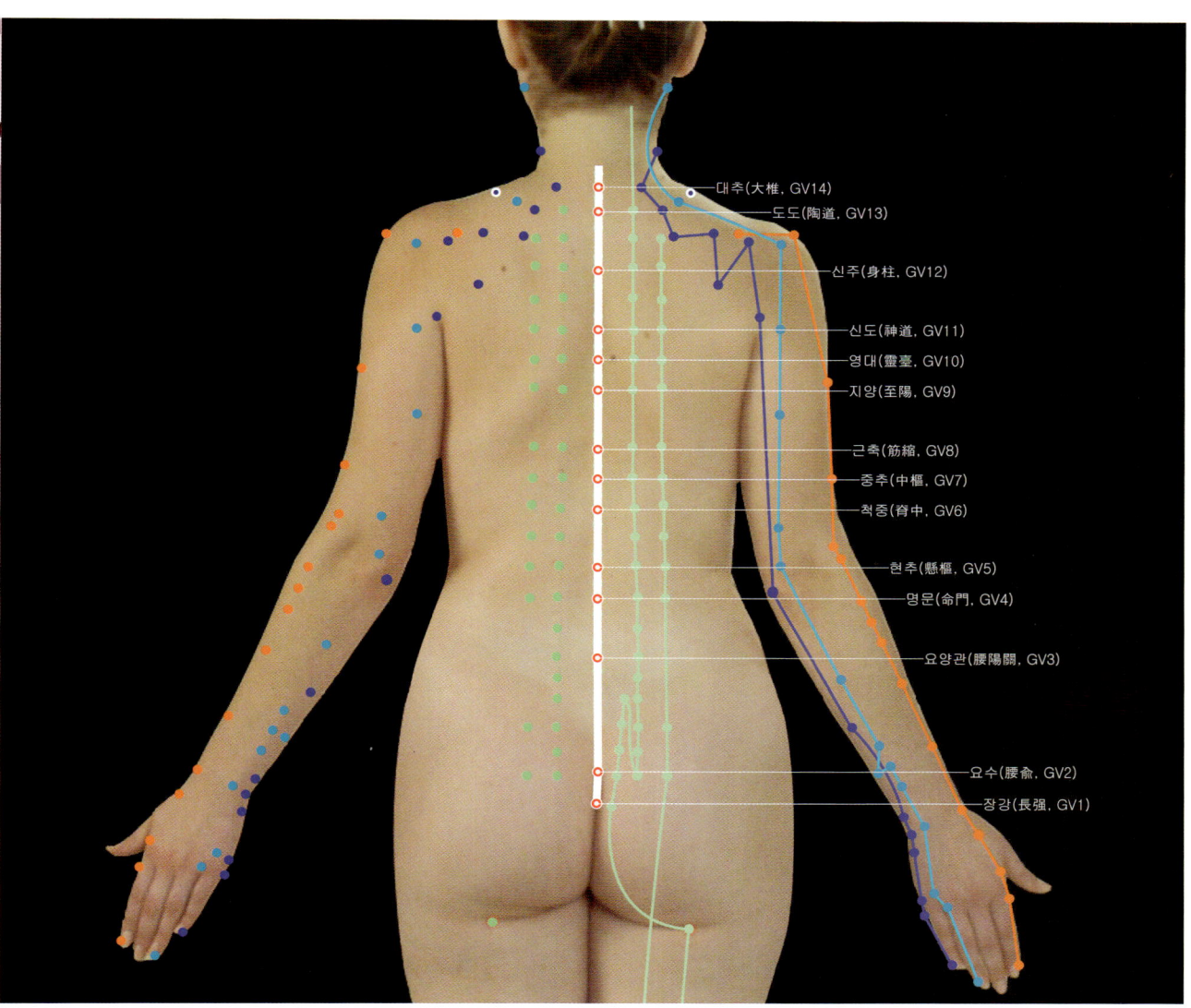

은교(齦交, GV28)
태단(兌端, GV27)
수구(水溝, GV26)
소료(素髎, GV25)
신정(神庭, GV24)
상성(上星, GV23)
신회(顖會, GV22)
전정(前頂, GV21)
백회(百會, GV20)
후정(後頂, GV19)
강간(强間, GV18)

뇌호(腦戶, GV17)
풍부(風府, GV16)
아문(瘂門, GV15)
대추(大椎, GV14)
도도(陶道, GV13)
신주(身柱, GV12)
신도(神道, GV11)
영대(靈臺, GV10)
지양(至陽, GV9)
근축(筋縮, GV8)
중추(中樞, GV7)

척중(脊中, GV6)
현추(懸樞, GV5)
명문(命門, GV4)
요양관(腰陽關, GV3)
요수(腰俞, GV2)
장강(長强, GV1)

임맥

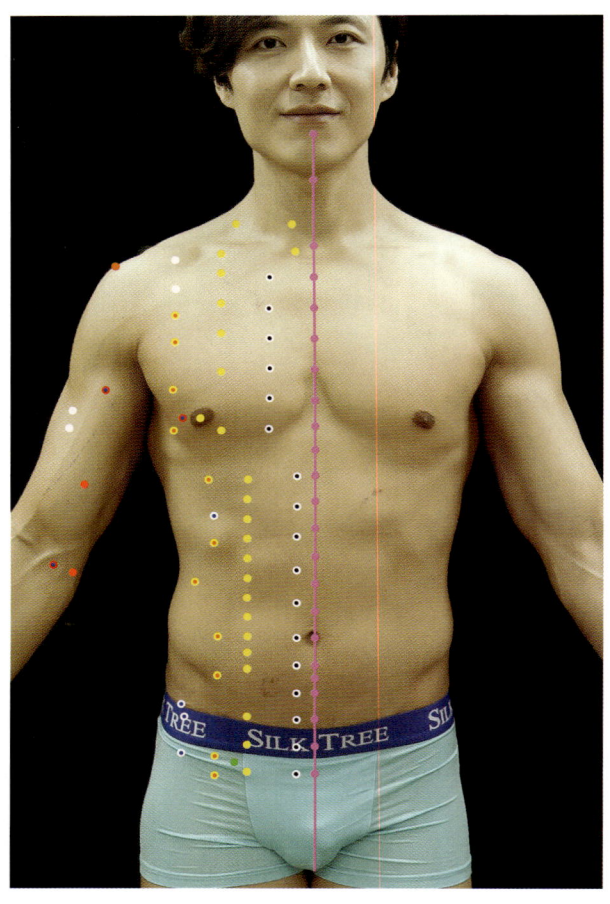
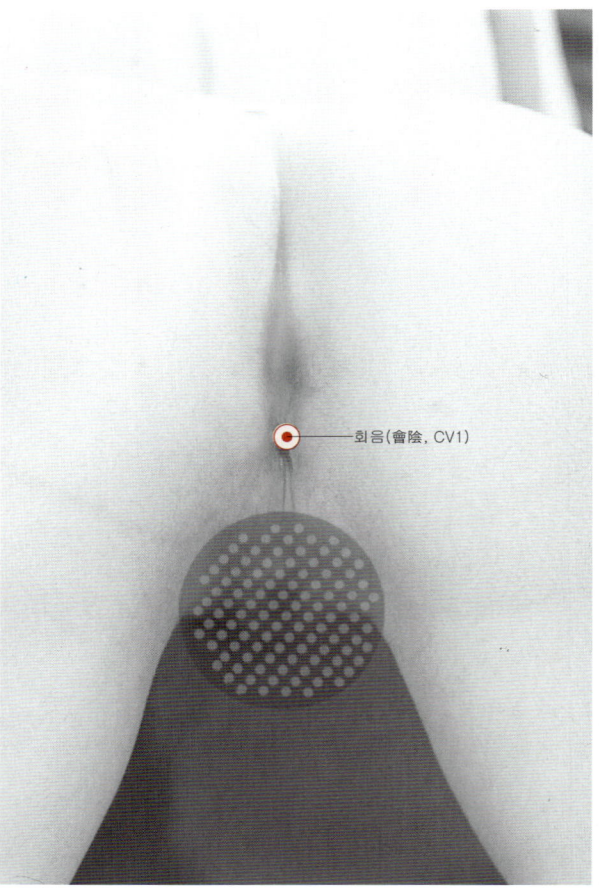

승장(承漿, CV24)
염천(廉泉, CV23)
천돌(天突, CV22)
선기(璇璣, CV21)
화개(華蓋, CV20)
자궁(紫宮, CV19)
옥당(玉堂, CV18)
단중(膻中, CV17)
중정(中庭, CV16)
구미(鳩尾, CV15)
거궐(巨闕, CV14)

상완(上脘, CV13)
중완(中脘, CV12)
건리(建里, CV11)
하완(下脘, CV10)
수분(水分, CV9)
신궐(神闕, CV8)
음교(陰交, CV7)
기해(氣海, CV6)
석문(石門, CV5)
관원(關元, CV4)
중극(中極, CV3)

곡골(曲骨, CV2)
회음(會陰, CV1)

임맥

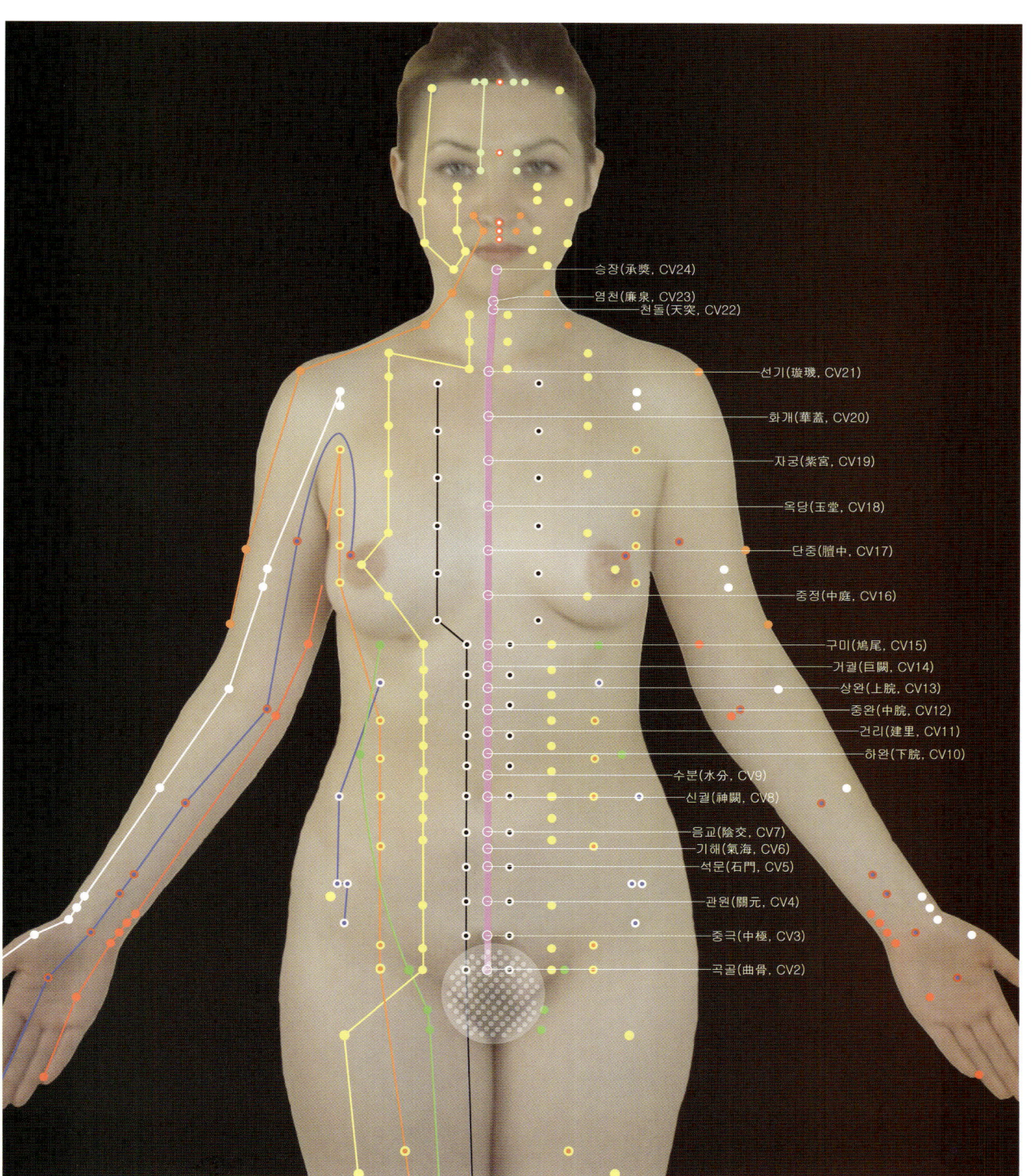

질병을 찾아 들어갑니다.

1. 구급괄사법(응급처치법)

- 가스중독 ······ 57
- 각혈 ······ 58
- 고열 ······ 59
- 기절/졸도/정신혼미 ······ 60
- 담도회충증 ······ 61
- 담석통/담낭염 ······ 62
- 신장통 ······ 63
- 심장마비(심교통) ······ 64
- 요폐(소변불능) ······ 65
- 익사 ······ 66
- 인사불성 ······ 67
- 일사병 ······ 68
- 중풍(뇌졸증) ······ 69
- 코피 ······ 70
- 탈진 ······ 71
- 혈뇨 ······ 72
- 혈변 ······ 73

2. 호흡기 질환

- 감기 ······ 77
- 고열 ······ 78
- 기관지염 ······ 79
- 기관지폐렴 ······ 80
- 기침/가래 ······ 81
- 독감급성폐렴(유행성감기) ······ 82
- 비연 ······ 83
- 임파결핵 ······ 84
- 천식 ······ 85
- 축농증 ······ 86
- 편도선염 ······ 87
- 폐결핵(발열) ······ 88
- 폐결핵(무열) ······ 89
- 폐렴 ······ 90
- 폐암 ······ 91
- 폐화농증 ······ 92
- 해소/해수 ······ 93
- 호흡근육마비 ······ 94
- 흉막염(늑막염) ······ 95
- 결장염 ······ 96
- 과민성 대장증상 ······ 97
- 구토(증) ······ 98
- 급성위장염 ······ 99

3. 소장/대장/위장/소화기 질환

- 급체 ······ 103
- 담도회충증 ······ 104
- 딸꾹질 ······ 105
- 만성설사 ······ 106
- 만성위장염 ······ 107
- 맹장염 ······ 108
- 멀미 ······ 109
- 변비 ······ 110
- 복막염 ······ 111
- 복부통증 ······ 112
- 설사 ······ 113
- 세균성 이질(만성) ······ 114
- 소화불량 ······ 115
- 습관성 변비 ······ 116
- 식도 경련 ······ 117
- 식도암 ······ 118
- 식욕부진 ······ 119
- 오심구토 ······ 120
- 위경련 ······ 121
- 위무력증 ······ 122
- 위비대증 (위확장) ······ 123
- 위산과다(증) ······ 124
- 위 십이지장 궤양 ······ 125
- 위암 ······ 126
- 위염만성 ······ 127
- 위통 ······ 128
- 위하수 ······ 129
- 유문협작 ······ 130
- 이질 ······ 131
- 장경련 ······ 132
- 장산통 ······ 133
- 장염(급성) ······ 134
- 장출혈(혈변) ······ 135
- 장폐색증 ······ 136
- 충수염(맹장염) ······ 137
- 치질 ······ 138
- 탈장 ······ 139
- 탈항 ······ 140

CONTENTS

4 치과질환 (구강질환)

구강궤양 ········· 143
구강(내)염 ········· 144
구고(입맛이 쓰다) ········· 145
구취(입냄새) ········· 146
상치통 ········· 147
치은염(치육염)(잇몸염증) ········· 148
치은출혈(잇몸출혈) ········· 149
치통 ········· 150
풍치 ········· 151
하치통 ········· 152

5 이비인후과 질환

건초열 ········· 155
목이물감 ········· 156
부비강염/축농증 ········· 157
비색(코가 마른다) ········· 158
비염(알러지성) ········· 159
급성비염 ········· 160
만성비염 ········· 161
비출혈(코피) ········· 162
쉰목(목쉼) ········· 163
이농(난청) ········· 164
이명(귀에서 소리가 남) ········· 165
이통 ········· 166
이하선염 ········· 167
인후염 ········· 168
인후통 ········· 169
중이염-급성농루 ········· 170
중이염-만성 ········· 171
코골음 ········· 172
불면/무호흡/코골음 ········· 173
콧물/코막힘 ········· 174
편도선염(급성) ········· 175
후두경련 ········· 176
후두염 ········· 177

6 신경정신과 질환 (정신 질환)

건망증 ········· 181

광장공포증 ········· 182
구안와사(주위성 안면 신경 마비) ········· 183
다면증 ········· 184
다몽 ········· 185
무도병 ········· 186
말더듬 ········· 187
맥관염(혈관염)-상지 ········· 188
맥관염(혈관염)-하지 ········· 189
몽유병 ········· 190
무맥증(맥이 낮고 고르지 않다) ········· 191
불면증 ········· 192
신경쇠약 ········· 193
실어증 ········· 194
울화병 ········· 195
음식삼키기 힘들 때 ········· 196
음식중독 ········· 197
의심증(히스테리) ········· 198
정신분열증 ········· 199
조(우)울증 ········· 200
중독 ········· 201
집중력 증강 ········· 202
치매 ········· 203
히스테리 ········· 204

7 신경외과/정형외과 질환/관절질환

전간(간질병) ········· 207
구안와사 ········· 208
늑간신경통 ········· 209
다발성 신경근염 ········· 210
대퇴신경통 ········· 211
디스크 ········· 212
곱추병(구루병) ········· 213
만성요통 ········· 214
뼈마디 저리는 증상 ········· 215
삼차신경통-상지 ········· 216
삼차신경통-중지 ········· 217
삼차신경통-하지 ········· 218
상지신경마비 ········· 219
아래턱관절질환 ········· 220
어깨 등 굳음 ········· 221
요골신경통 ········· 222

49

질병을 찾아 들어갑니다.

장딴지경련 ················· 223
좌골신경통 ················· 224
척추골반염증(강직성척추염) ········ 225
팔신경통 ·················· 226
어지럼증 ·················· 227
지간위축증 ················· 228
척골신경마비 ················ 229
척추골반염증 ················ 230
하지신경마비 ················ 231
허리 신경통 ················· 232
호흡 근육마비 ················ 233
흉복부 수술후 통증 ············ 234

8 비뇨(생식)기(신장)/방광 질환

고환염/음낭통 ··············· 237
발기불능 ·················· 238
방광결핵 ·················· 239
방광염 ···················· 240
방광염 및 요도염 ············· 241
부사정(사정이 안됨) ··········· 242
부종 ····················· 243
성기 위축증(왜소증)/소성기증 ······ 244
소변시 동통 ················· 245
신결석 ···················· 246
신결핵 ···················· 247
신염 ····················· 248
신장염(급성) ················ 249
신장염(만성) ················ 250
신장결석통(급성신장통) ········· 251
신장(공팥)위축 ··············· 252
야뇨증 ···················· 253
양위(발기부전) ··············· 254
요폐(요분비폐지) ············· 255
외음부 소양증 ··············· 256
요도통 ···················· 257
요로감염 ·················· 258
요붕증(오줌사태) ············· 259
요석증 ···················· 260
요실금 ···················· 261
유(乳우유)뇨증 ··············· 262
유정 ····················· 263

음낭염 ···················· 264
잔뇨감 ···················· 265
전립선염(전립선 비대증) ········· 266
정력감퇴/생식선기능감퇴증 ······· 267
정력증강 ·················· 268
조루(증)/조설 ··············· 269
통풍 ····················· 270
혈뇨 ····················· 271
항문소양증 ················· 272
항문통 ···················· 273

9 간장/담 질환

간경화 ···················· 277
간기능 이상 ················· 278
간암 ····················· 279
간염(황달) ················· 280
간(장)질환 ················· 281
담(결)석 ··················· 282
담낭염-급성 ················ 283
담낭염/담석증(담결석) ·········· 284
담석통(증) ················· 285
복수 ····················· 286
숙취 ····················· 287
황달 ····················· 288

10 뇌질환

기억력 감퇴 ················· 291
뇌수종(뇌부종) ··············· 292
뇌염 후유증 ················· 293
뇌일혈-의식불명 ·············· 294
뇌일혈-경락막힘 ·············· 295
뇌전증(간질) ················ 296
뇌진탕/뇌좌(외상) ············· 297
뇌출혈(중풍초기) ············· 298
뇌혈관 경련 ················· 299
뇌혈관질환휴유증-상지마비 ······· 300
뇌혈관질환 휴유증-실어증 ······· 301
뇌혈관질환 휴유증-안면마비 ······ 302

CONTENTS

뇌혈관질환 후유증-삼키기 곤란 ·········· 303
뇌혈관질환 -하지마비 ·········· 304
뇌혈전(증)/기저동맥 ·········· 305
두통 ·········· 306
두통-상두통(정수리통) ·········· 307
두통-전두통 ·········· 308
두통-편두통 ·········· 309
두통-후두통 ·········· 310
두훈-현기증 ·········· 311
무도병 ·········· 312
삼차신경통(안면근육경련) ·········· 313
안면 (신경)마비 ·········· 314
외상성 반신불수-상지마비 ·········· 315
외상성 반신불수-하지마비 ·········· 316
중풍예방 ·········· 317
중풍초기 ·········· 318
중풍후유증 ·········· 319
진행성 마비 ·········· 320
치매 ·········· 321

11 순환계(혈관)/심장 질환

고혈압 ·········· 325
관상(심장) 동맥경화증 ·········· 326
동맥경화 ·········· 327
류마틱(류마티스)심장병(풍습성 심장병) ·········· 328
무맥(증) ·········· 329
백혈병 ·········· 330
빈혈 ·········· 331
손발끝 감각이상 ·········· 332
손발 냉증/피 순환 개선 ·········· 333
심계항진 ·········· 334
심근경색 ·········· 335
심근염(심장근육염증) ·········· 336
심장마비 ·········· 337
심장 박동이 고르지않음 ·········· 338
저혈압 ·········· 339
정맥류 ·········· 340
충혈성 심장질환 ·········· 341
치질(출혈) ·········· 342
콜레스테롤 과다 ·········· 343
폐색성 혈전(증) 혈관염 ·········· 344

협심증 ·········· 345

12 피부질환

각화증(각질증) ·········· 349
갑상샘종 ·········· 350
결절성홍반 ·········· 351
기미, 주근깨 ·········· 352
노화방지(피부) ·········· 353
다한증 ·········· 354
단독 ·········· 355
담마진(두드러기) ·········· 356
대상포진 ·········· 357
동상(후유증) ·········· 358
두드러기(풍진) ·········· 359
두부/안면부 부스럼 ·········· 360
모든 피부병 ·········· 361
무좀 ·········· 362
부스럼(얼굴,머리) ·········· 363
부스럼/종기 ·········· 364
사마귀 ·········· 365
상지부스럼(두드러기) ·········· 366
소양증(피부 가려움증) ·········· 367
습진 ·········· 368
신경성 피부염 ·········· 369
아토피성 피부염/유전성·과민성 피부 ·········· 370
알러지/풍진 ·········· 371
어린선 ·········· 372
얼굴홍조 ·········· 373
여드름 ·········· 374
연주창 ·········· 375
원형탈모증 ·········· 376
음낭습진 ·········· 377
입술 물집 ·········· 378
자반(피부반점) ·········· 379
종기 ·········· 380
주름제거 ·········· 381
주사비(딸기코) ·········· 382
탈모(대머리) ·········· 383
피부병 ·········· 384
하지단독 ·········· 385
하지부스럼 ·········· 386

질병을 찾아 들어갑니다.

한센병/나병 ········· 387
항문가려움증 ········· 388

13 운동계통질환 (관절/팔,다리,목 질환)

강직성척추염/척추골반염증 ········· 391
견관절주위염/오십견/견관절통 ········· 392
골결핵 ········· 393
골프 전/후 ········· 394
곱추/구루병 ········· 395
관절질환-견부(어깨), 어깨관절통 ········· 396
관절질환-과부(복숭아뼈) ········· 397
관절질환-근부(발뒤꿈치) ········· 398
관절질환-둔부(엉덩이뼈) ········· 399
관절질환-목부 ········· 400
관절질환-슬부(무릎) ········· 401
관절질환-아래턱 ········· 402
관절질환-완부(손목) ········· 403
관절질환-요추부/허리디스크 ········· 404
관절질환-저가부(꼬리뼈) ········· 405
관절질환-주부(팔꿈치) ········· 406
관절질환-지부 ········· 407
관절질환-흉추부 ········· 408
관절통 ········· 409
낙침/목결림 ········· 410
다리 부종 ········· 411
다리 피곤 ········· 412
대퇴신경통 ········· 413
류마티스관절염 ········· 414
만성 요통 ········· 415
목염좌 ········· 416
무릎관절통(증) ········· 417
발뒤축통(증) ········· 418
발목관절통 ········· 419
비골신경마비 ········· 420
사경증(목이 옆으로 기울어짐) ········· 421
사지경련 ········· 422
상지근염 ········· 423
상지마비/저림 ········· 424
손가락 위축(오그라듦) ········· 425
손목관절통(손목관절증후군) ········· 426
손발 끝 감각 이상증 ········· 427

슬관절통 ········· 428
아킬레스건염 ········· 429
엘보우(골프,테니스) ········· 430
오십견 ········· 431
요통 ········· 432
장딴지 쥐(근육 경련) ········· 433
족저통(발바닥) ········· 434
좌골신경통 ········· 435
척수염-급성 ········· 436
턱관절염좌 ········· 437
팔꿈치 통(증)/주관절통 ········· 438
팔신경통 ········· 439
팔바깥/요골신경마비 ········· 440
팔안쪽/척골신경마비 ········· 441
하지마비/근육위축 ········· 442
하지마비/저림 ········· 443
허리염좌 ········· 444

14 부인과 질환 (여성 질환)

갱년기장애(폐경) ········· 447
난산 ········· 448
냉대하 ········· 449
불감증-여성 ········· 450
불임증 ········· 451
사산 ········· 452
산후 모유분비 촉진 ········· 453
산후 복통 ········· 454
산후 어지러움 ········· 455
산후 하혈 ········· 456
살빼기 ········· 457
습관성 유산 ········· 458
월경과다 ········· 459
월경불순 ········· 460
월경통(생리통) ········· 461
유방통/젖몸살 ········· 462
유방확대 ········· 463
유선염 ········· 464
유즙분비부족 ········· 465
임신 입덧 ········· 466
자궁암 ········· 467
해산통 ········· 468

CONTENTS

15 안질환

- 각막염 ······ 471
- 근시 ······ 472
- 난시 ······ 473
- 녹내장 ······ 474
- 눈을 아름답게 ······ 475
- 눈충혈(부종) ······ 476
- 눈피로 ······ 477
- 다래끼(맥립종) ······ 478
- 미릉골통(눈썹주위 뼈 통증) ······ 479
- 백내장 ······ 480
- 사시 ······ 481
- 색맹(색약증) ······ 482
- 시신경위축 ······ 483
- 야맹증 ······ 484
- 전기성안염(컴퓨터 안염) ······ 485

16 소아질환

- 경끼/놀람 ······ 489
- 발육부진 ······ 490
- 백일해 ······ 491
- 소아마비 ······ 492
- 소아 밤울음 ······ 493
- 설사 ······ 494
- (소아) 침흘림 ······ 495
- 토유 ······ 496
- 신생아 질식 ······ 497
- 신생아 파상풍 ······ 498
- 애가 낮밤 못가림 (소아 밤낮 바뀜) ······ 499
- 어린이 허약 (소아 허약) ······ 500
- 유뇨(우유빛 소변) ······ 501
- (유행성) 이하선염(볼거리) ······ 502
- 영양불량/발육부진 ······ 503
- 폐렴 ······ 504
- 폐임파결핵 ······ 505

17 미용법

- 무릎비만 ······ 509
- 발목비만 ······ 510
- 비만(아랫배,허리,내장) ······ 511
- 장단지 비만 ······ 512
- 처진 히프 ······ 513
- 허벅지 비만 ······ 514

18 기타 질환

- 갑상선기능 - 감퇴증 ······ 517
- 갑상선기능 - 항진증 ······ 518
- 갑상선종 ······ 519
- 권태, 나른함 ······ 520
- 근육경련/쥐 ······ 521
- 근육의 노화방지 ······ 522
- 금연 ······ 523
- 늑간신경통 ······ 524
- 다발성 신경 근염(급성 감염증) ······ 525
- 다한증 ······ 526
- 당뇨병 ······ 527

01

구급괄사법
(응급처치법)

1. 구급괄사법 (응급처치법)

가스중독:백회,소료,수구,풍지,내관,10선

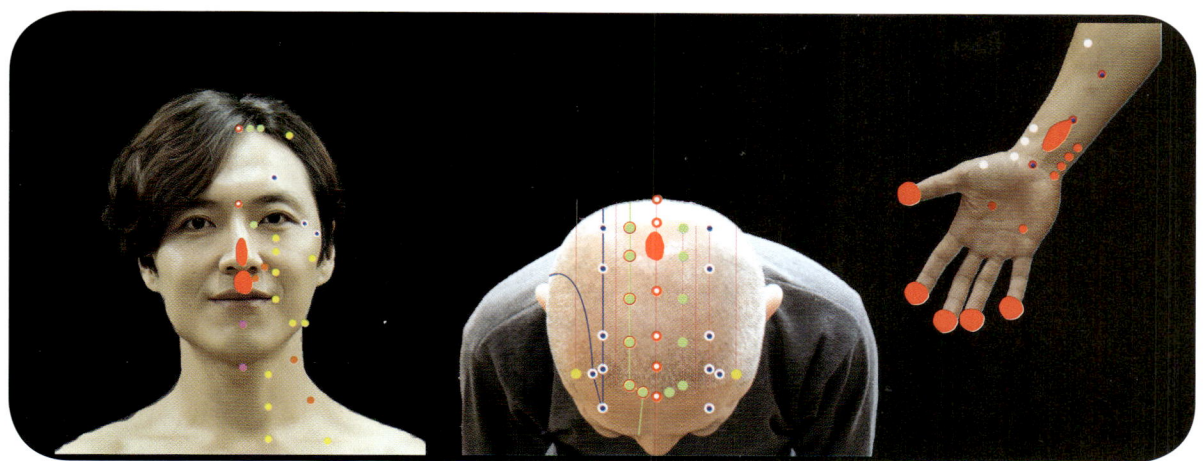

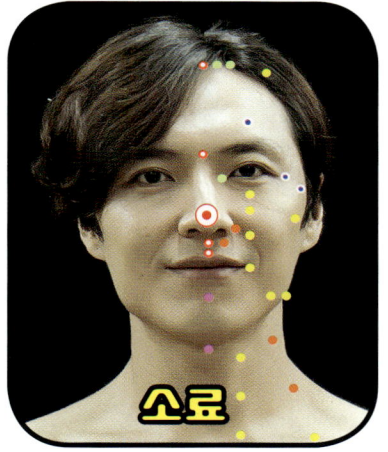
소료
코끝 최상단. 뜸No.

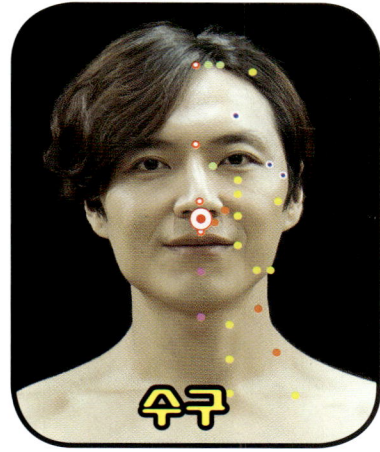
수구
인중구 상방 1/3.

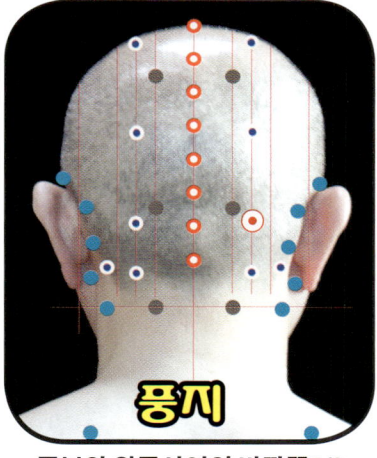
풍지
풍부와 완골사이의 바깥쪽1/3.
풍부:외후두융기밑 깊게 패인곳

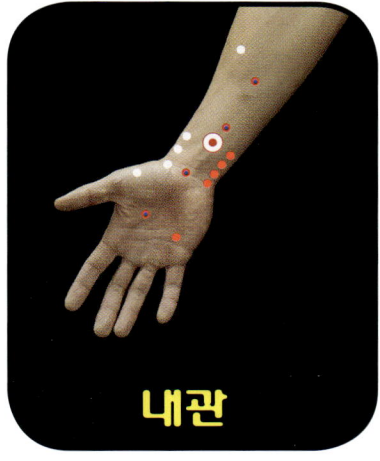
내관
곡택과 대릉 사이를 6등분하고
대릉에서 1/6지점 양건의 사이

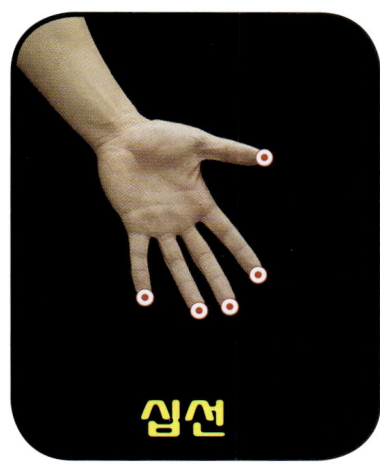
십선
열손가락 끝.
손톱으로부터 0.1촌.

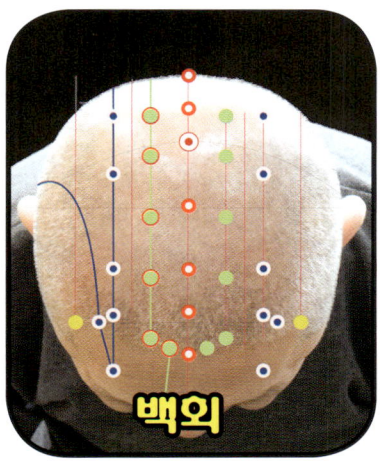
백회
이첨(귀끝)을 수직으로 올라가
정중선과 만나는 지점.

1. 구급괄사법 (응급처치법)

각혈:폐수,척택,곡지,삼양락,극문,혈해

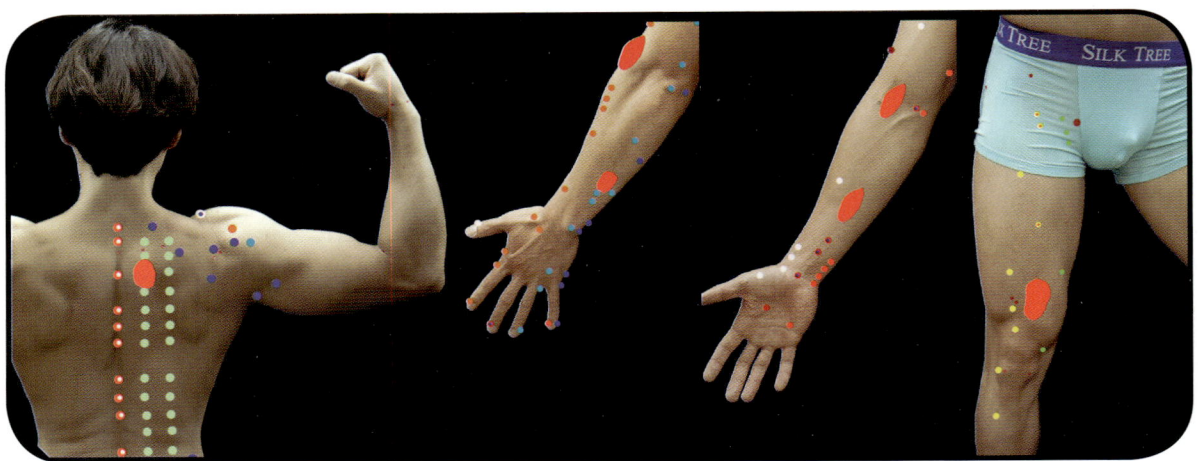

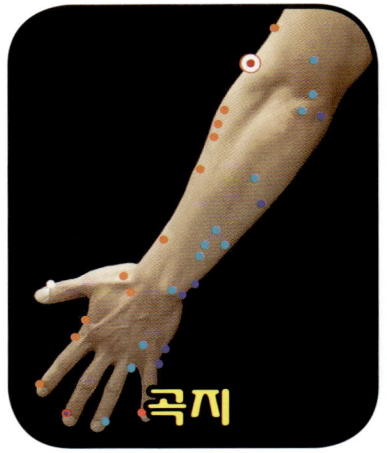

곡지
팔꿈치를 굽혔을때 바깥쪽 주름끝

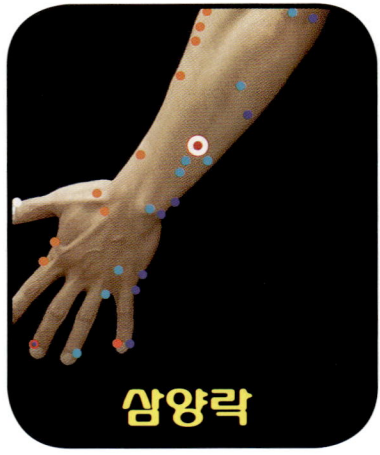

삼양락
小海 지구혈 위 1촌.

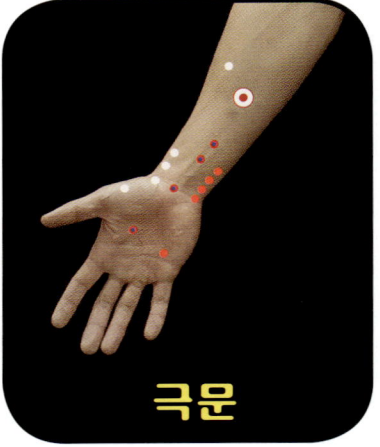

극문
곡택과 대릉의 중앙에서 대릉쪽 2cm 지점의 앞에서 두개의 힘줄 사이.

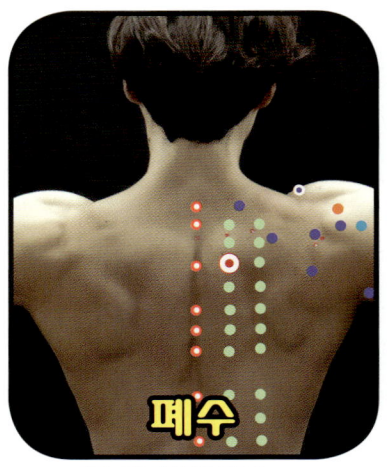

폐수
폐수배내선상에서 3,4 흉추극돌기의 사이.

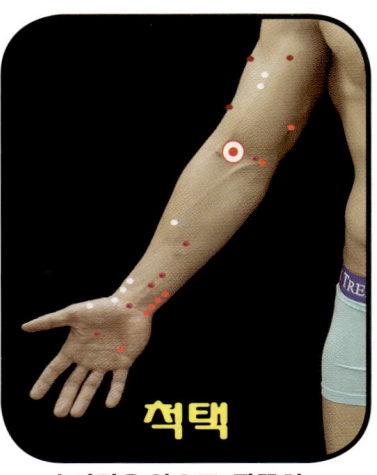

척택
손바닥을 앞으로, 팔꿈치 안주름위 엄지측 패인 곳.

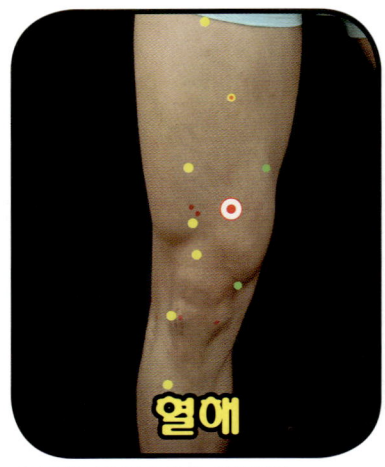

혈해
슬개골 외상점 3촌 위에있는 힘줄사이 흰살경계.

1. 구급괄사법 (응급처치법)

고열:이첨,인당,수구,대추,곡지,합곡,소상,십선

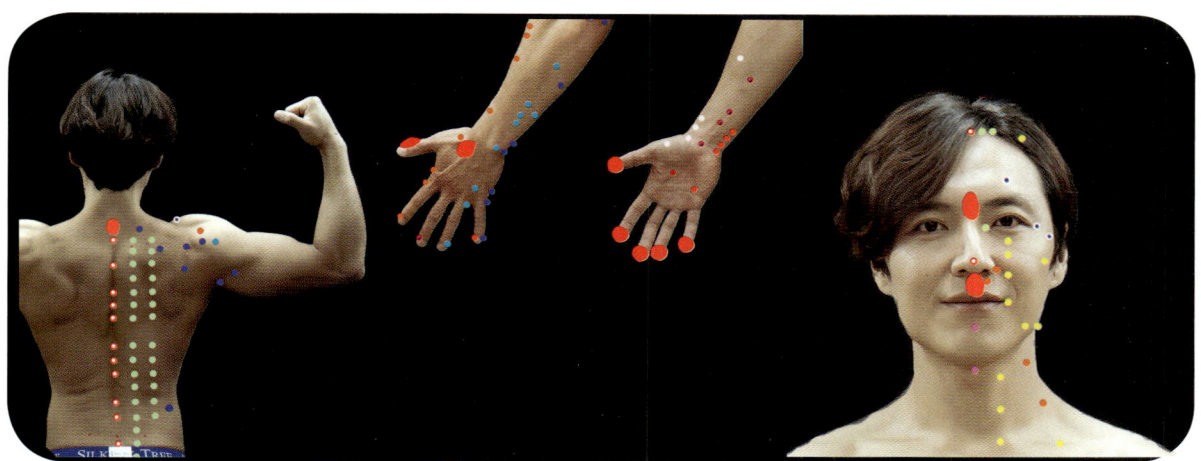

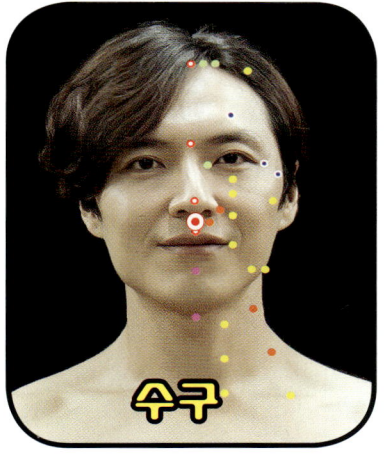

수구

인중구 상방 1/3.

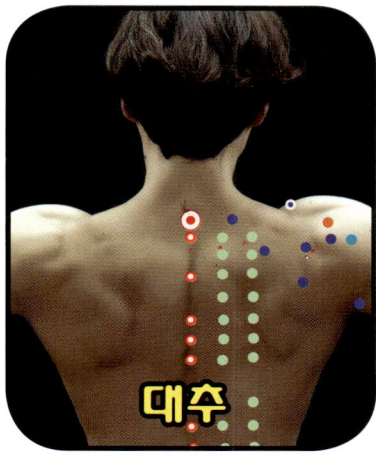

대추

제7경추와 제1흉추의 사이.

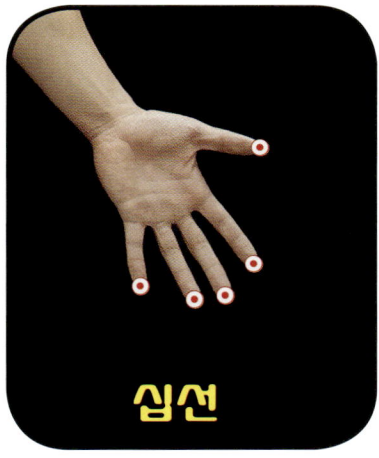

십선

열손가락 끝.
손톱으로부터 0.1촌.

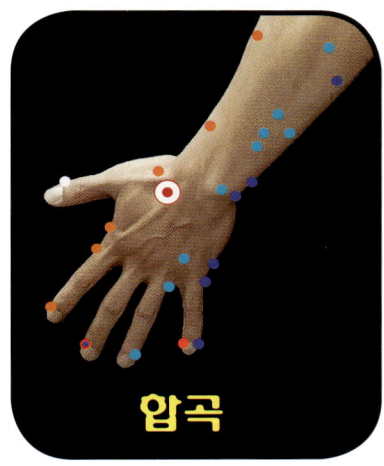

합곡

제1,2중수골저 사이에서
제2중수골저측의 뼈바로밑.

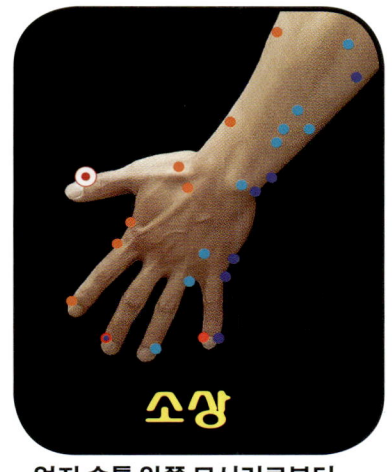

소상

엄지 손톱 안쪽 모서리로부터
상방 2~3mm

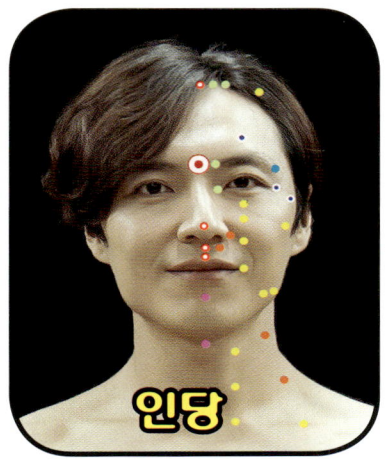

인당

양미간의 중앙.(양 눈썹 안쪽
끝의 중앙)

1. 구급괄사법 (응급처치법)

기절/졸도/정신혼미 : 십선,소료,수구,용천,백회,신궐,관원,합곡

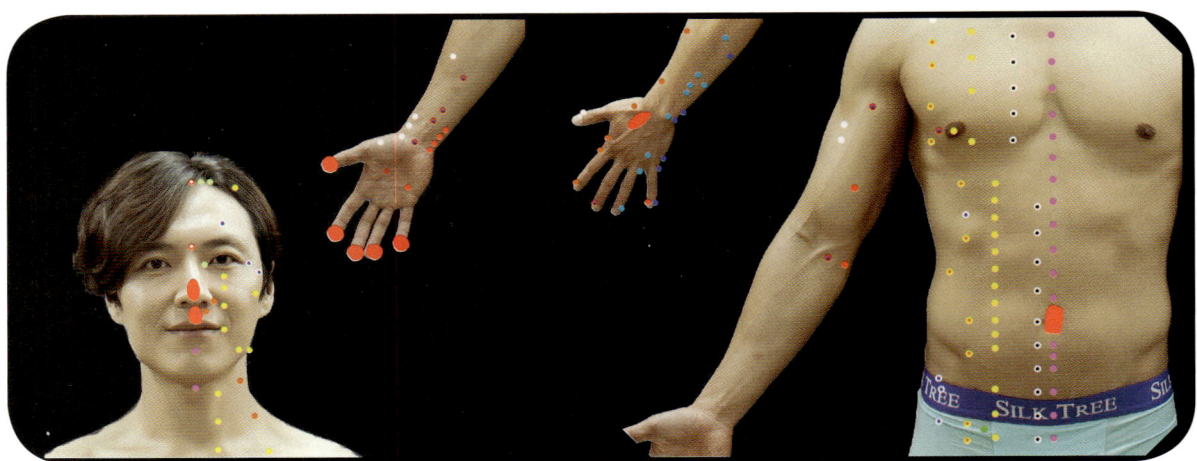

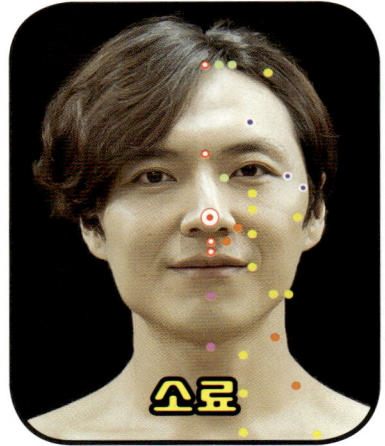
소료
코끝 최상단. 뜸No.

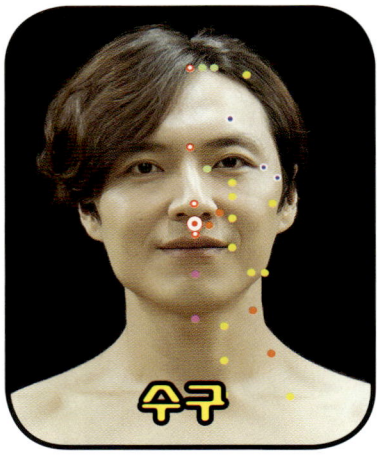
수구
인중구 상방 1/3.

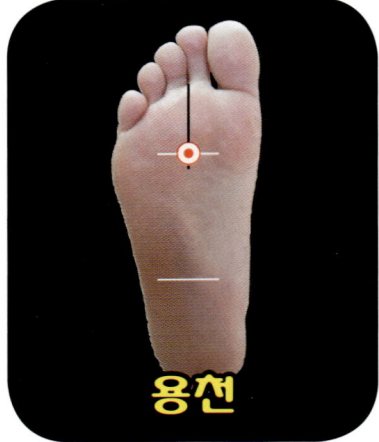
용천
2,3지사이. 발가락을 오무렸을때 앞쪽 1/3지점 함몰된 곳

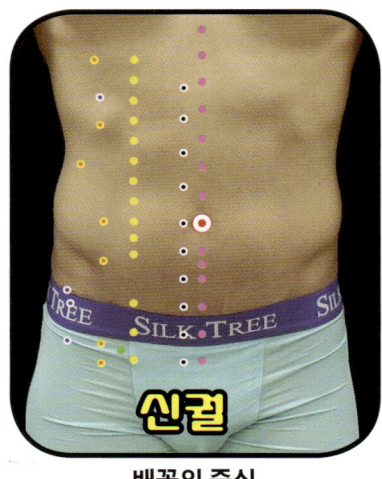
신궐
배꼽의 중심

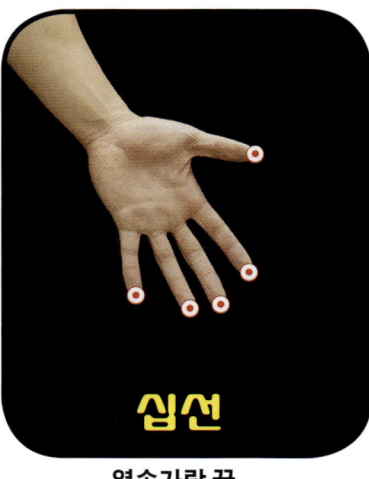
십선
열손가락 끝.
손톱으로부터 0.1촌.

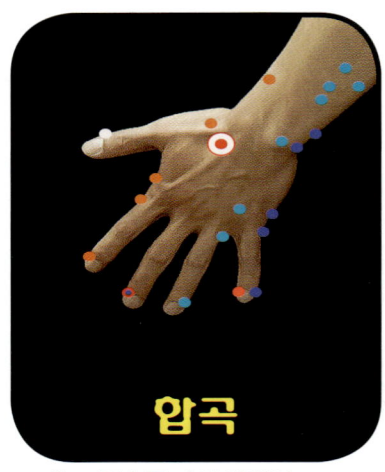
합곡
제1,2중수골저 사이에서
제2중수골저측의 뼈 바로 밑.

1. 구급괄사법 (응급처치법)

담도회충증: 대횡, 내관, 사봉, 양릉천, 족삼리, 담낭혈

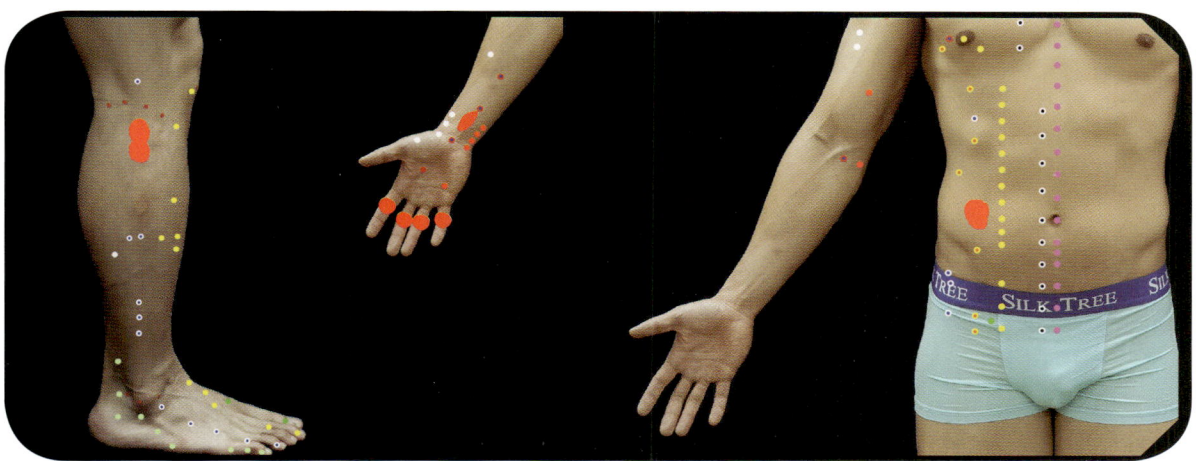

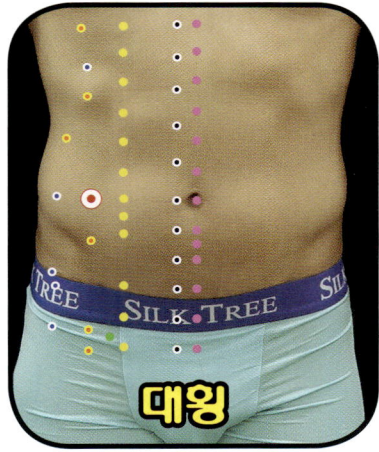

대횡
배꼽중심 (신궐)의 높이에서 복외선상에서 대횡을 취혈한다.

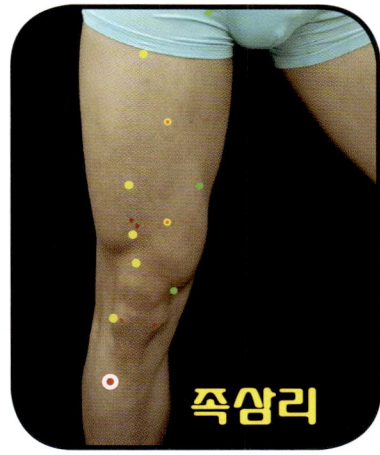

족삼리
슬개골첨 하방3촌에서 외측1촌.

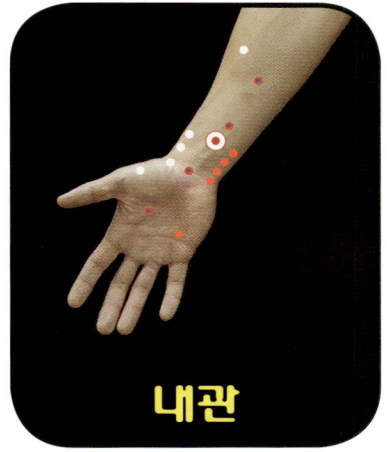

내관
곡택과 대릉의 사이를 6등분하고 대릉으로부터 1/6의점에서 양건의사이.

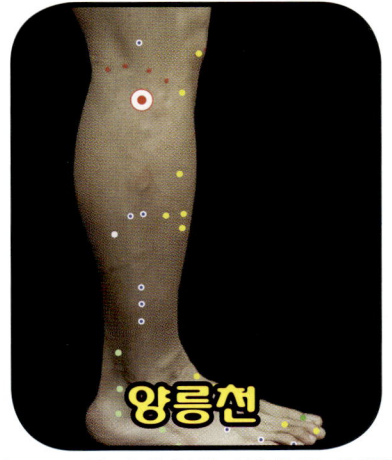

양릉천
비골소두앞 아래, 족삼리혈 후방1촌윗쪽.

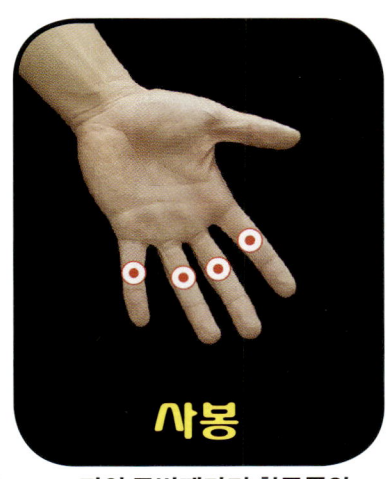

사봉
2-5지의 두번째마디 횡문중앙

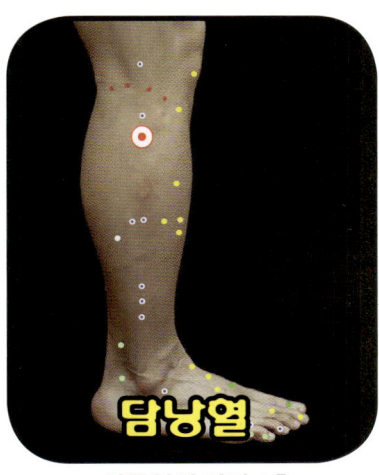

담낭혈
양릉천의 하방 2촌.

1. 구급괄사법 (응급처치법)

담석통/담낭염: 중완, 일월, 담수, 내관, 족삼리, 음릉천, 태충

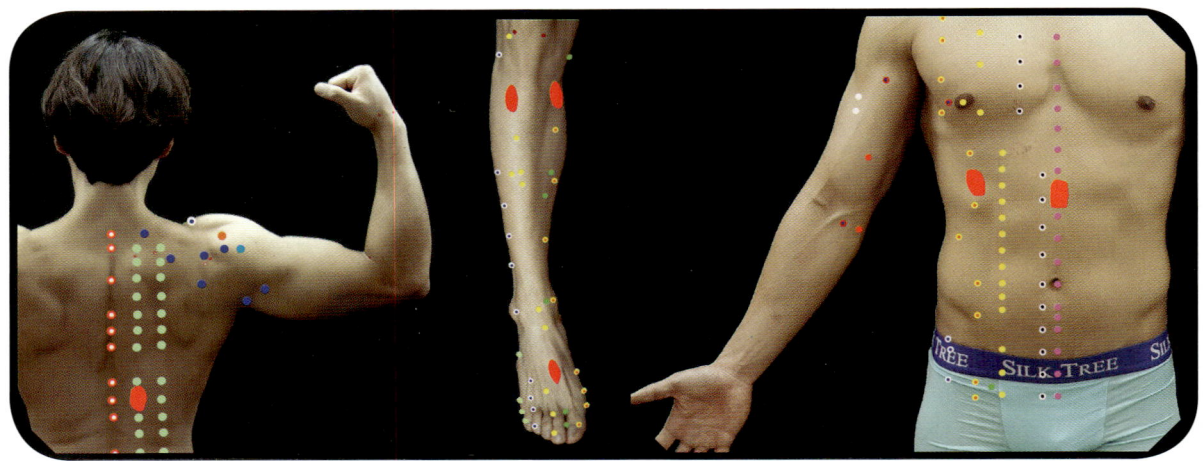

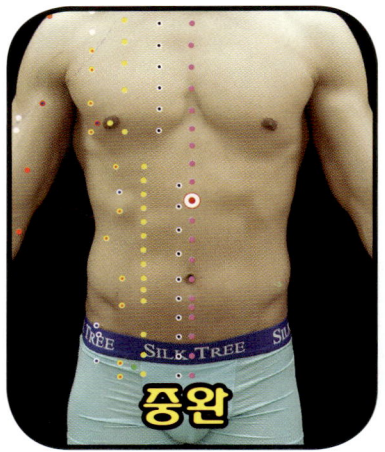
중완 — 배꼽위 4촌.

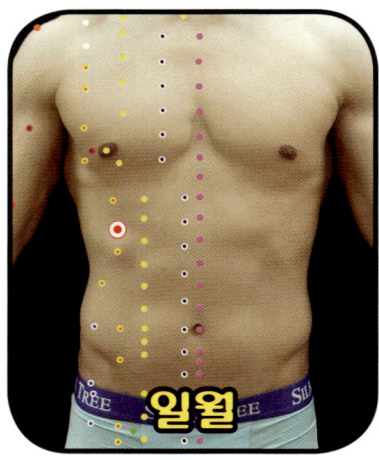
일월 — 복외선상에서 갈비뼈 바로아래.

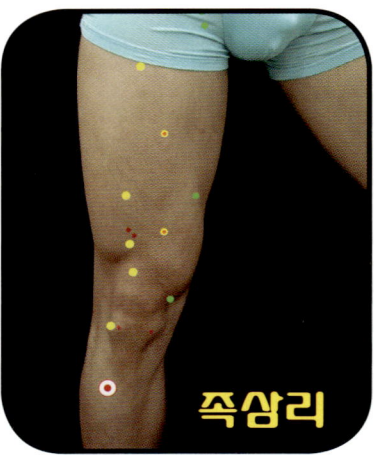
족삼리 — 슬개골첨하방 3촌에서 외측1촌.

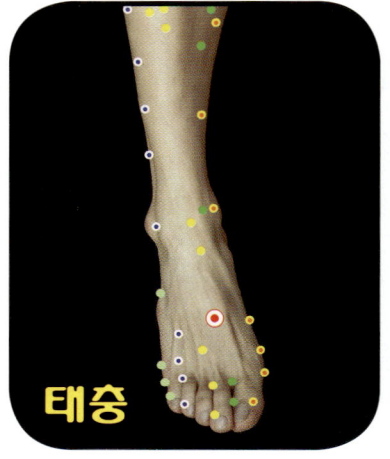
태충 — 제1,2중족골저의 사이.

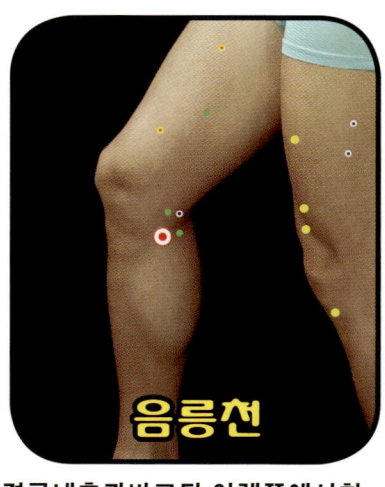
음릉천 — 경골내측과 바로뒤 아랫쪽에서 취혈한다. 뜸No 양릉천과 맞뚫리는 혈.

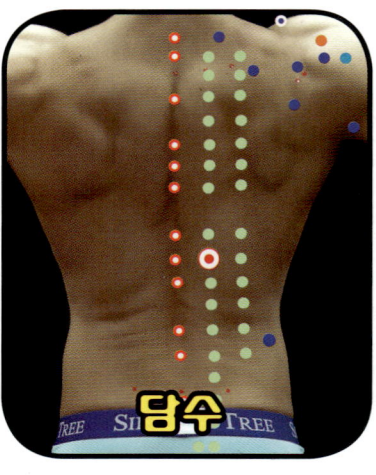
담수 — 배내선상에서 10,11흉추극돌기의 사이.

1. 구급괄사법 (응급처치법)

신장통: 관원, 경문, 신수, 지실, 음릉천, 삼음교, 태계

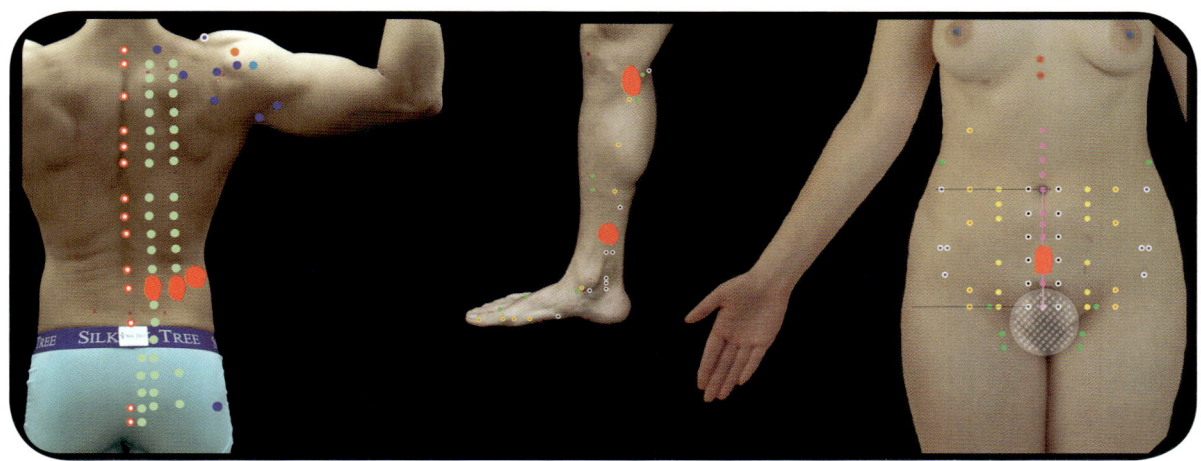

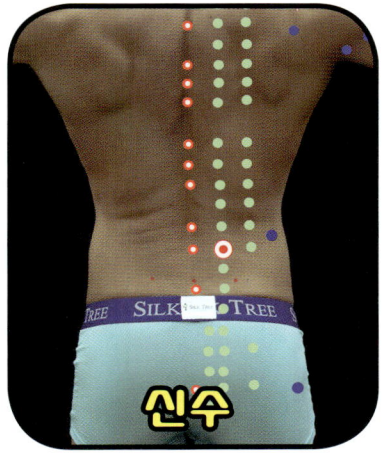

신수

배내선상에서 제2,3요추극돌기의 사이.

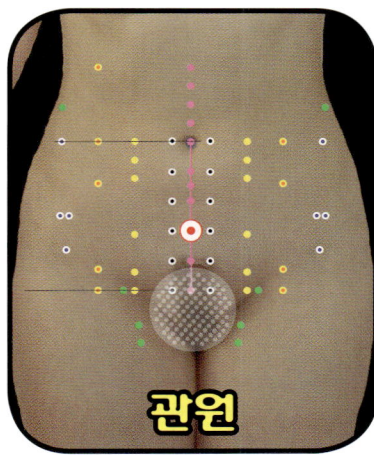

관원

배꼽아래 3촌

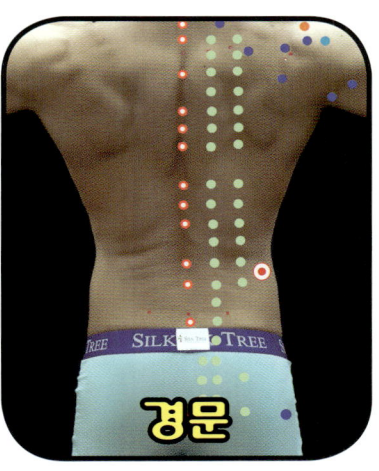

경문

제12늑골을 찾고, 그 선단부에서 조금패인 곳.

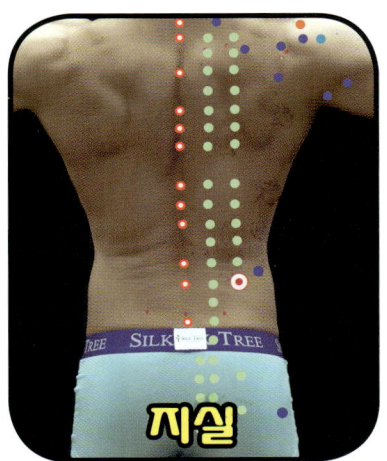

지실

배외선상에서 제2요추극돌기 밑

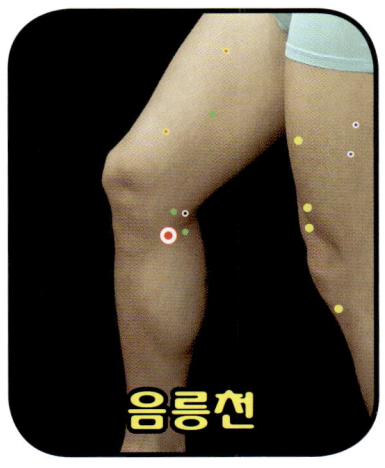

음릉천

경골내측과 바로뒤 아랫쪽. 뜸No 양릉천과 맞뚫리는 혈.

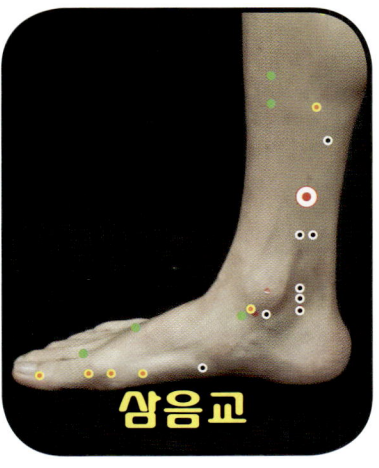

삼음교

내복사뼈 정점 상방3촌.경골과 근육의 경계.임산부 침No

1. 구급괄사법 (응급처치법)

심장마비(심교통) : 소료,수구,단중,극문,내관,십선

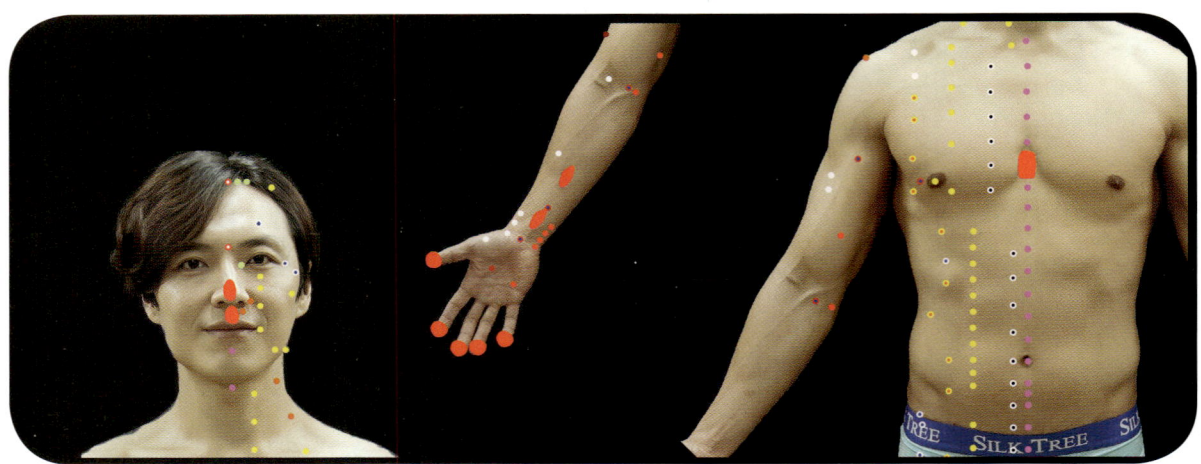

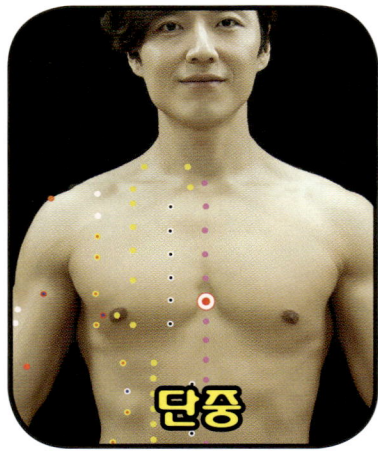

단중

양 유두 사이 중앙 약간 위..

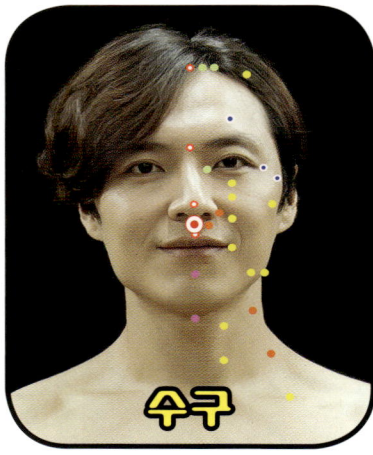

수구

인중구 상방 1/3.

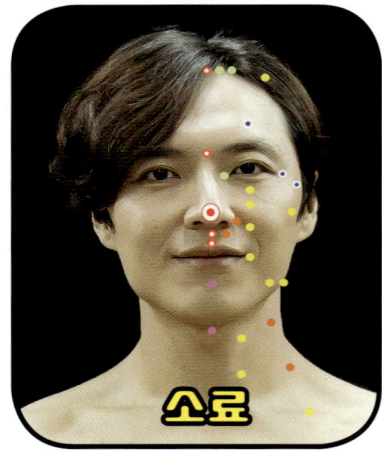

소료

코끝 최상단. 뜸No.

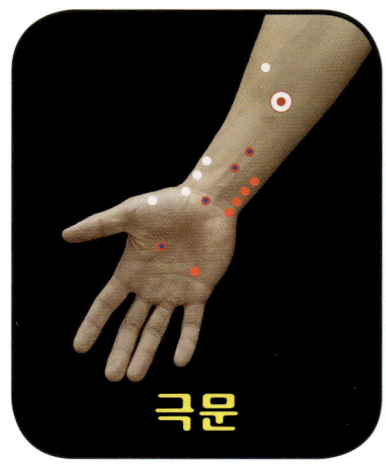

극문

곡택과 대릉의 중앙에서 대릉쪽 2cm
지점의 앞에서 두개의 힘줄 사이.

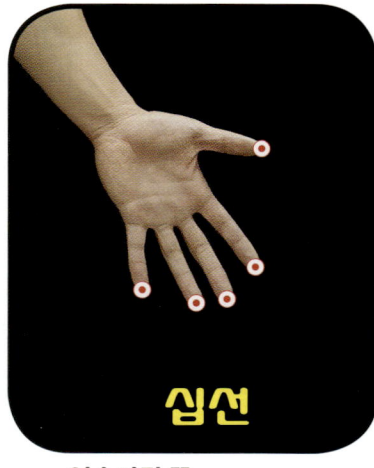

십선

열손가락 끝.
손톱으로부터 0.1촌.

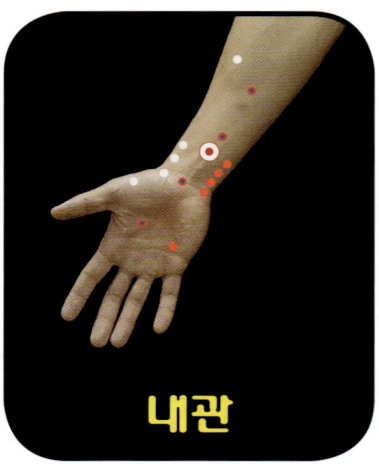

내관

곡택과 대릉 사이를 6등분하고
대릉에서 1/6지점 양건의 사이

1. 구급괄사법 (응급처치법)

요폐(소변불능) : 관원,신수,방광수,음릉천,삼음교,음곡

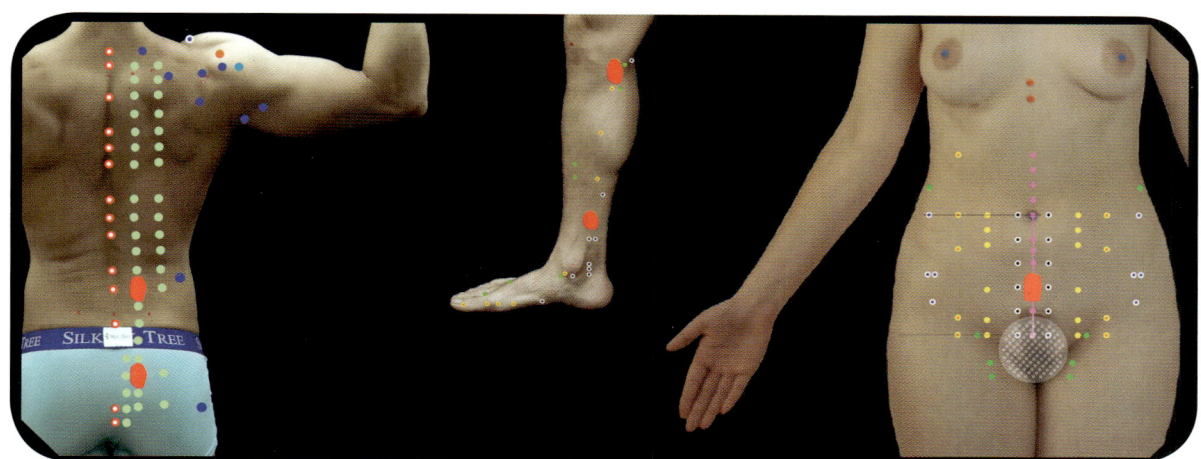

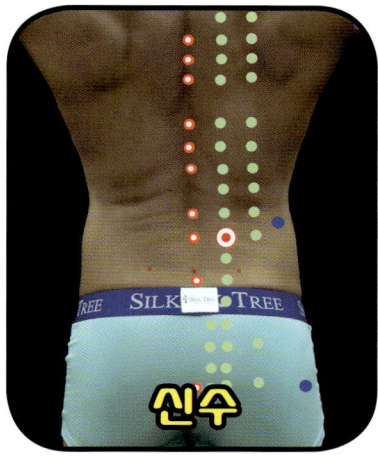
신수
배내선상에서
제2,3 요추극돌기의 사이.

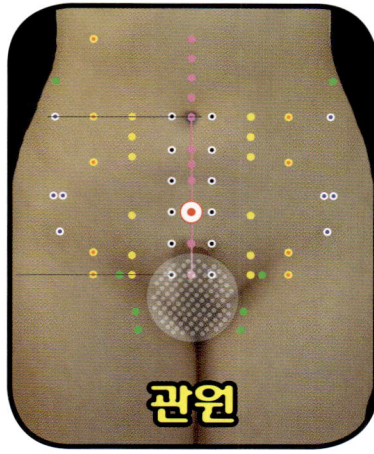
관원
배꼽아래 3촌

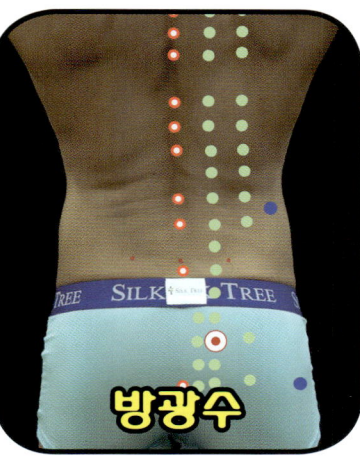
방광수
배내선상(정중선 옆1.5촌)
에서 제19척추밑의 높이.

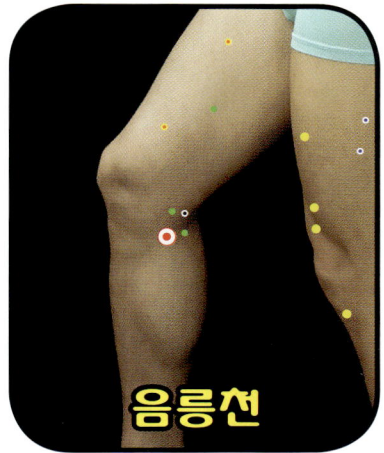
음릉천
경골내측과 바로뒤 아랫쪽.
뜸No 양릉천과 맞뚫리는 혈.

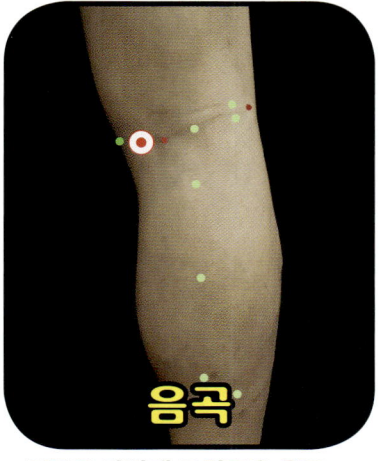
음곡
무릎을 가볍게 굽힌끝은 음곡
최대로 굽힌끝은 곡천.

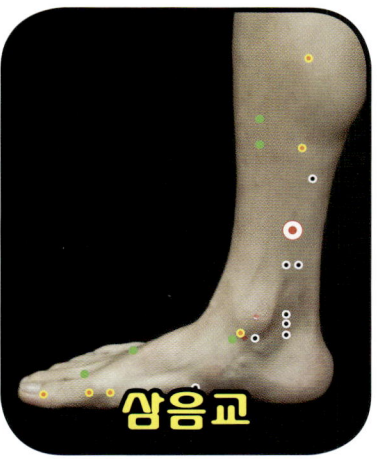
삼음교
내복사뼈 정점 상방3촌.경골과
근육의 경계.임산부 침No

1. 구급괄사법 (응급처치법)

익사:회음,수구,중충,태충,용천,십선

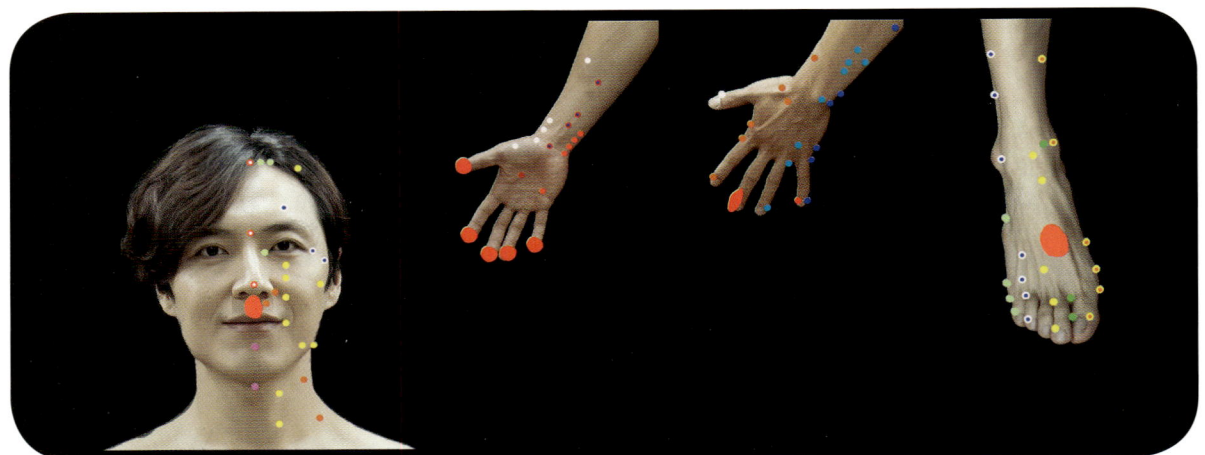

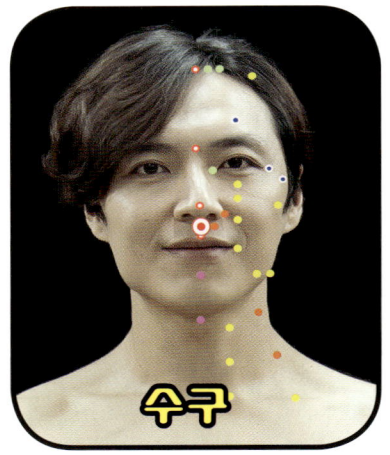
수구
인중구 상방 1/3.

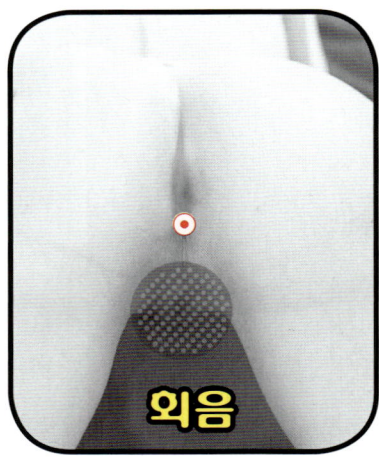
회음
질끝과 항문의 중앙 뒷쪽

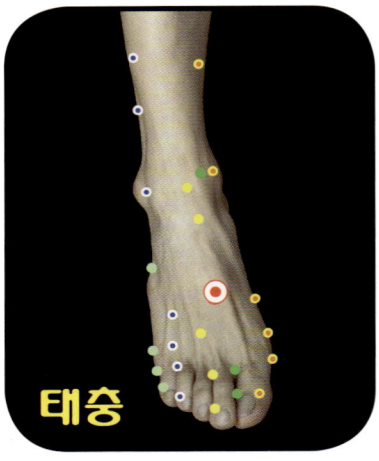
태충
제1,2중족골저의 사이.

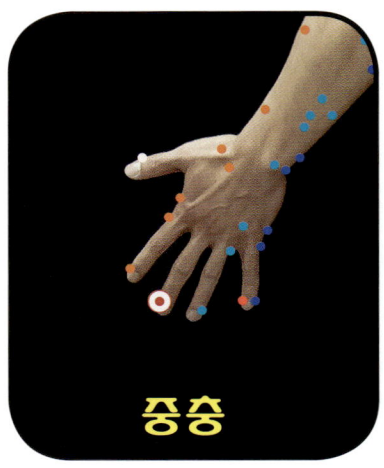
중충
중지의 엄지측 손톱모서리로부터 2mm 상방.

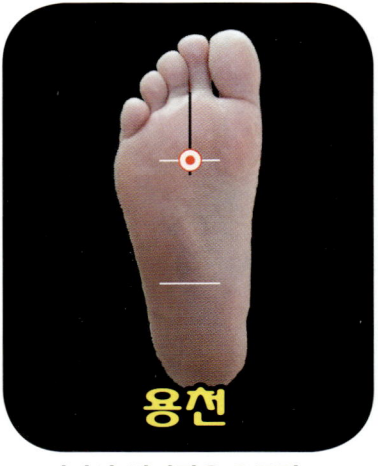
용천
2,3지사이. 발가락을 오무렸을때 앞쪽 1/3지점 함몰된 곳

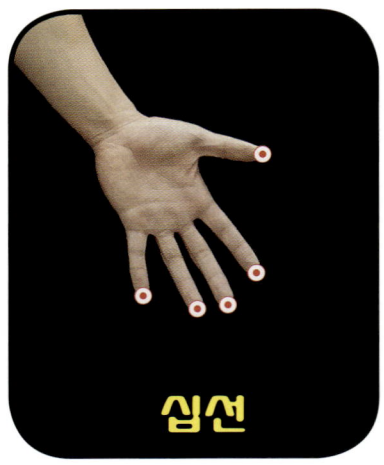
십선
열손가락 끝.
손톱으로부터 0.1촌.

1. 구급괄사법 (응급처치법)

인사불성: 소료, 수구, 십선, 합곡, 열결, 족삼리

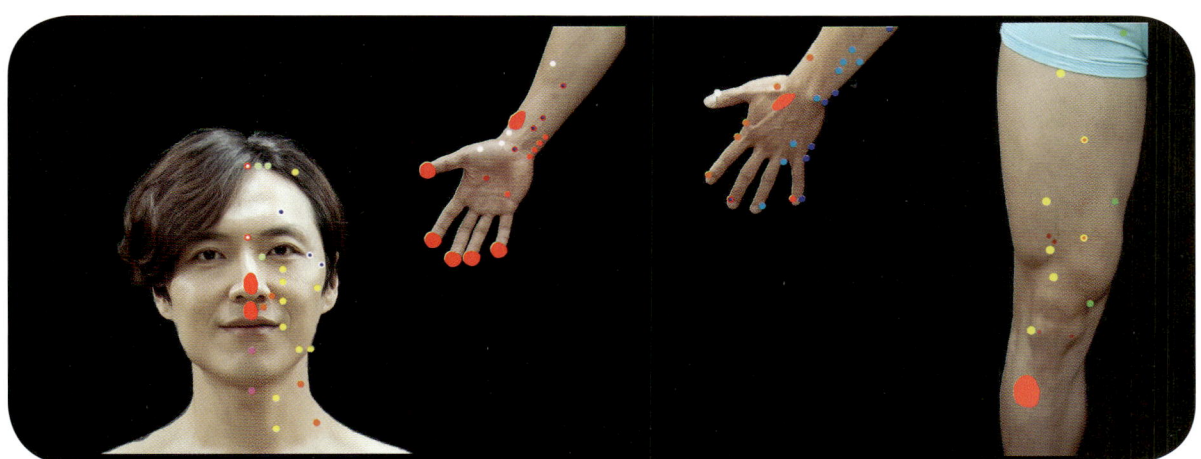

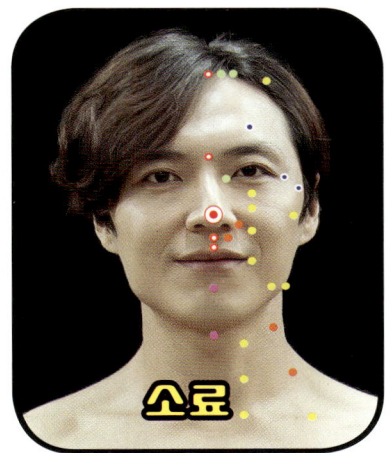

소료

코끝 최상단. 뜸No.

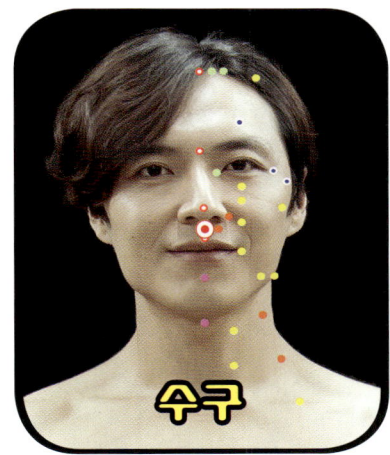

수구

인중구 상방 1/3.

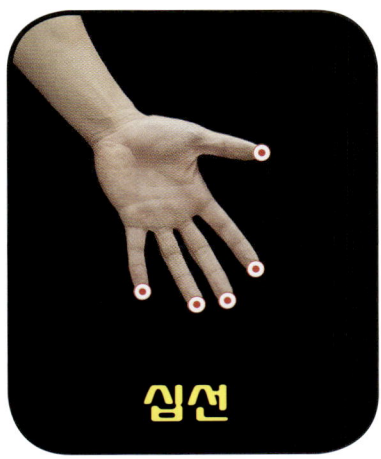

십선

열손가락 끝.
손톱으로부터 0.1촌.

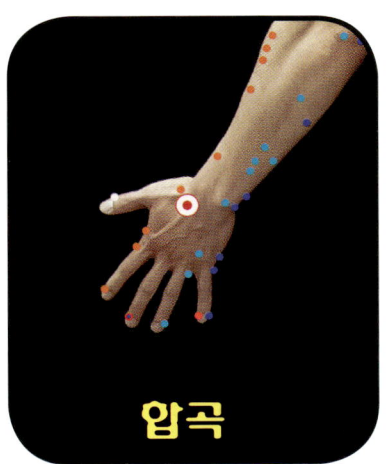

합곡

제1,2중수골저 사이에서
제2중수골저측의 뼈바로밑.

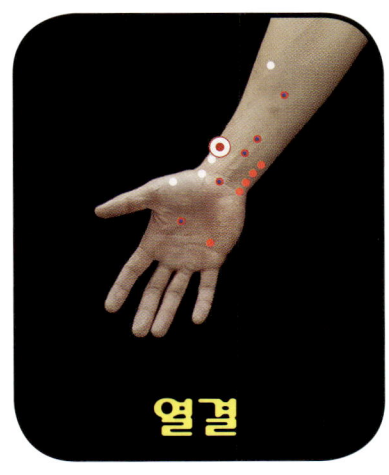

열결

요골경상돌기의 상방 1촌

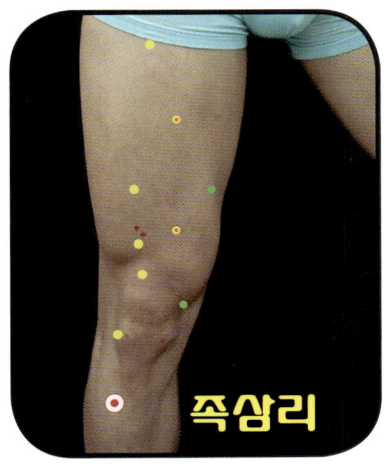

족삼리

슬개골 정점 하방 3촌에서
외측 1촌(2cm)

1. 구급괄사법 (응급처치법)

일사병:대추,열결,합곡,십선,족삼리,수구

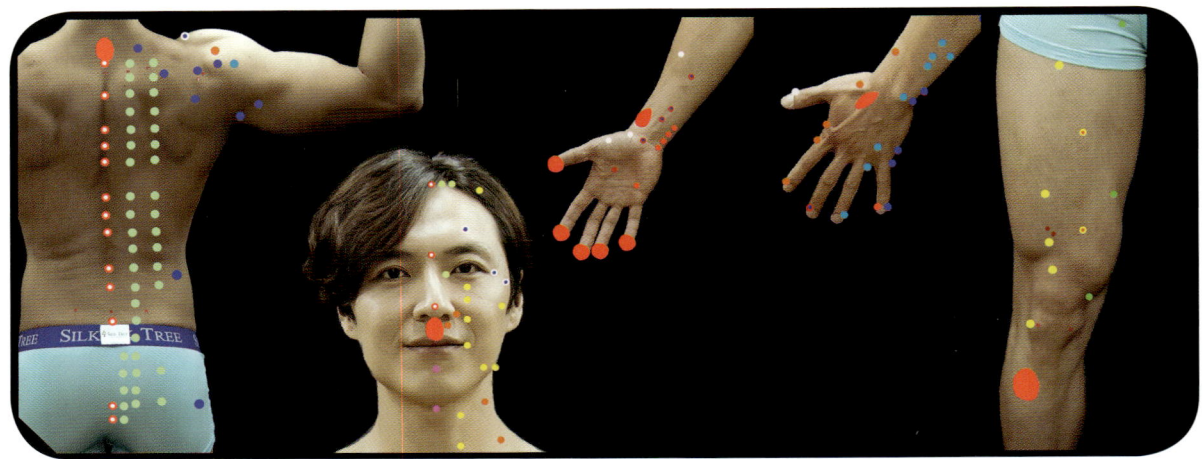

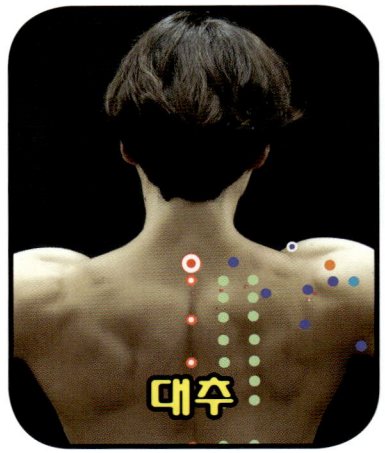

대추

제7경추와 제1흉추의 사이.

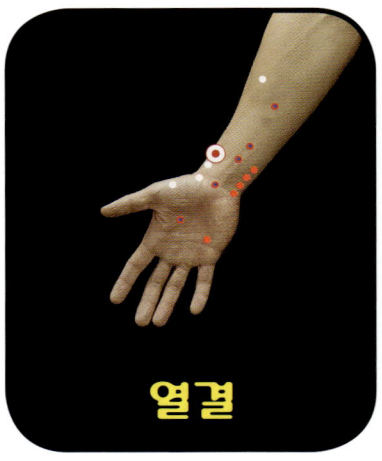

열결

요골경상돌기의 상방 1촌

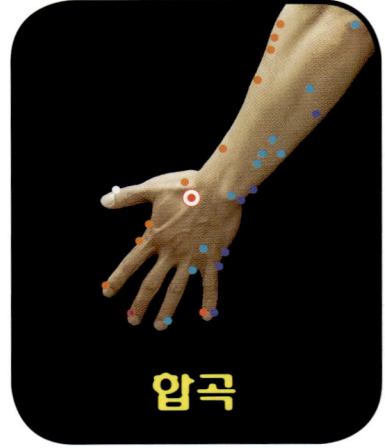

합곡

제1,2중수골저 사이에서
제2중수골저측의 뼈바로밑.

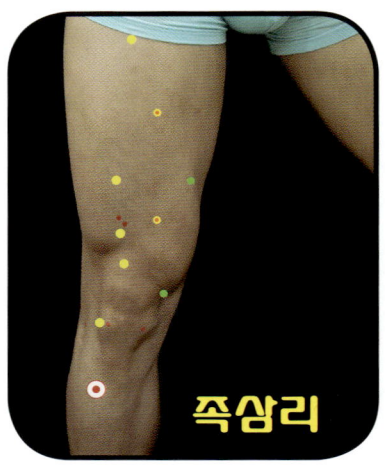

족삼리

슬개골 정점 하방 3촌에서
외측 1촌(2cm)

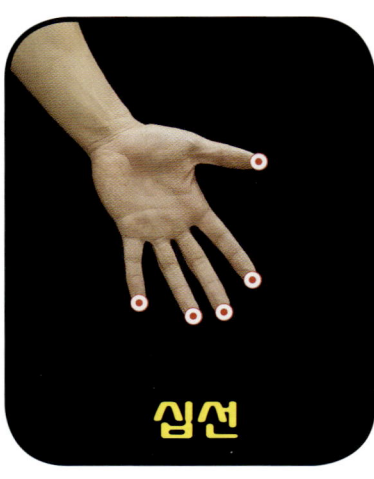

십선

열손가락 끝.
손톱으로부터 0.1촌.

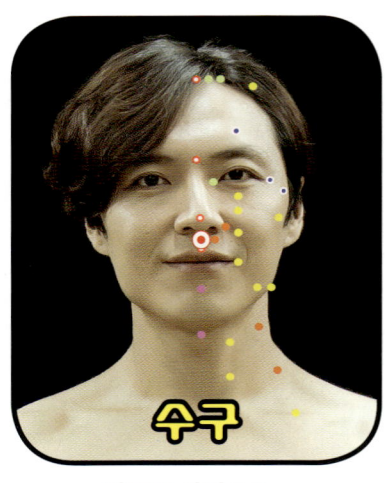

수구

인중구 상방 1/3.

1. 구급괄사법 (응급처치법)

중풍(뇌졸증): 설첨, 이첨, 이배정맥삼조, 십선, 절골(열발가락끝), 이첨, 백회

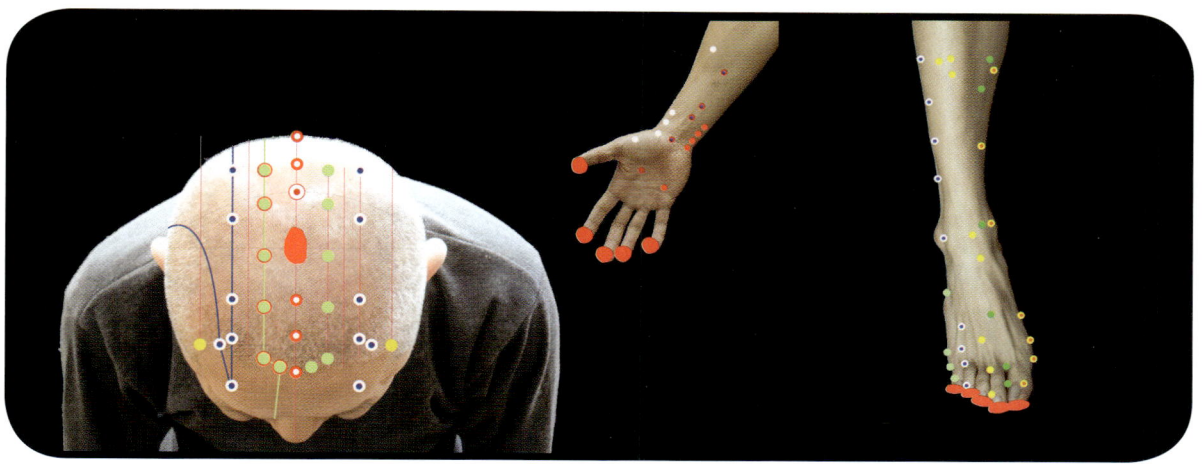

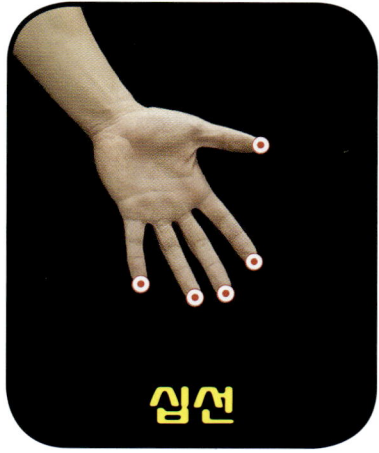

십선
열손가락 끝.
손톱으로부터 0.1촌.

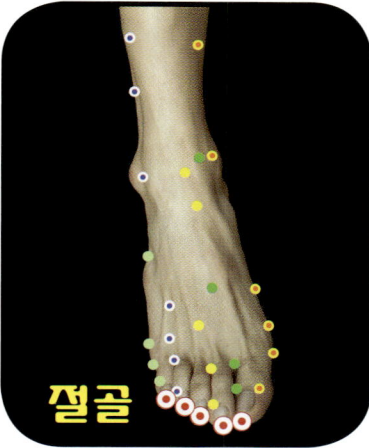

절골
열 발가락 끝.
발톱에서 0.1촌 떨어짐.

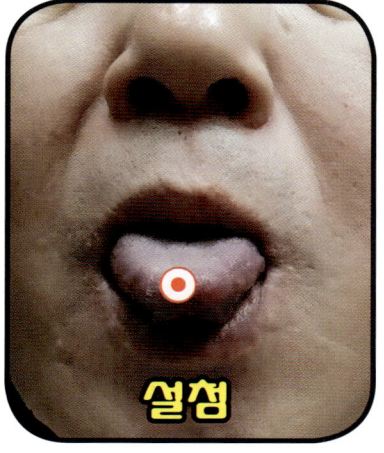

설첨
혀를 내밀어 힘을 줄 때의
혀의 끝에서 취혈

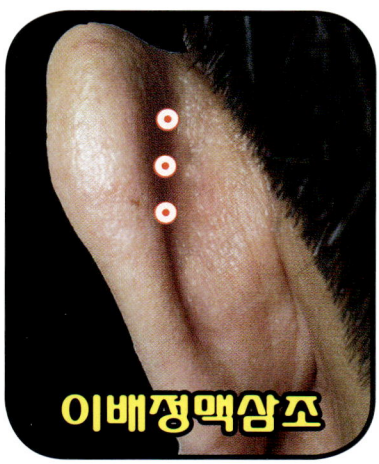

이배정맥삼조
귀를 잡아 빼어 귓바퀴 뒤에
나타난 정맥상의 3혈

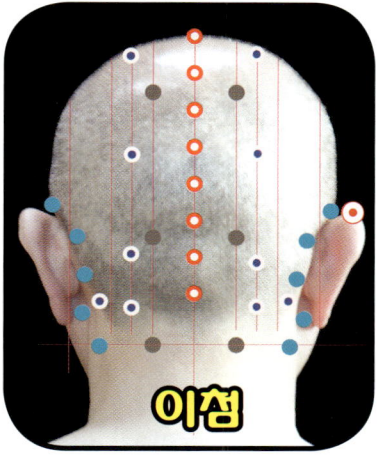

이첨
귓바퀴의 최상점. 귀를 반으로 접어
최상점을 취혈.

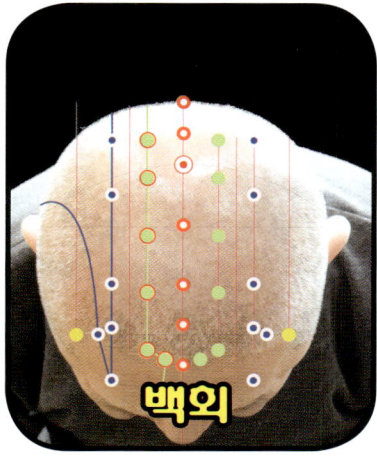

백회
이첨(귀끝)을 수직으로 올라가
정중선과 만나는 지점.

1. 구급괄사법 (응급처치법)

코피:중지끼리잡고 땅김,상성,비통,영향,대추,합곡,소상,중괴

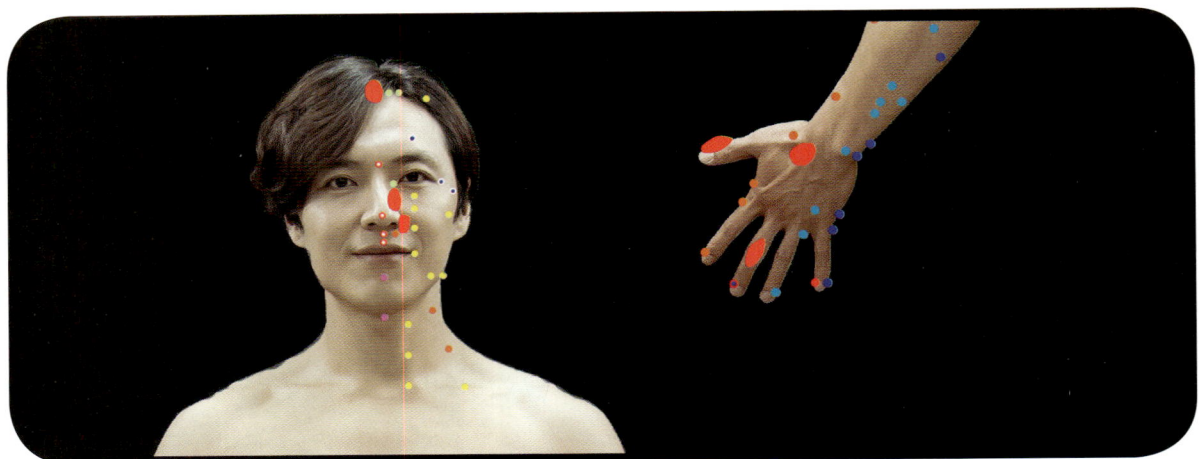

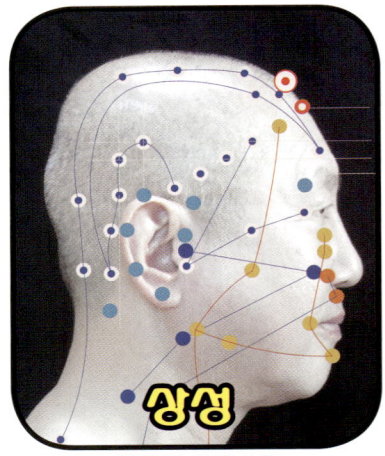

상성

신정혈 후방 1촌.

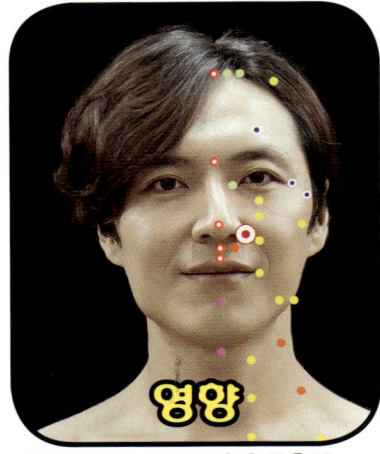

영향

코양쪽 둥근부분 바깥 돌출끝 중앙의높이. 얼굴피부 대응점

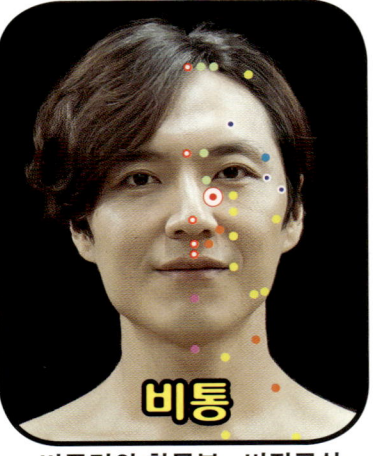

비통

비골밑의 함몰부. 비진구상 단이 끝나는 곳.

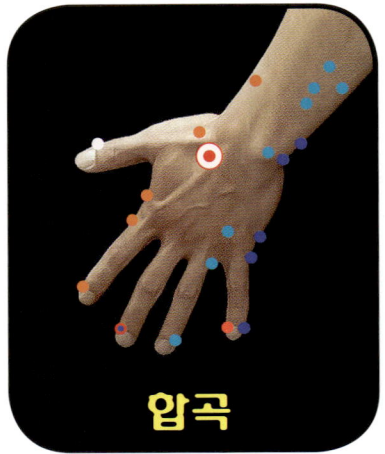

합곡

제1,2중수골저 사이에서 제2중수골저측의 뼈바로밑.

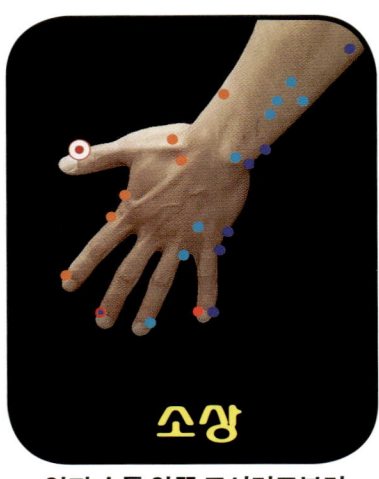

소상

엄지 손톱 안쪽 모서리로부터 상방 2~3mm

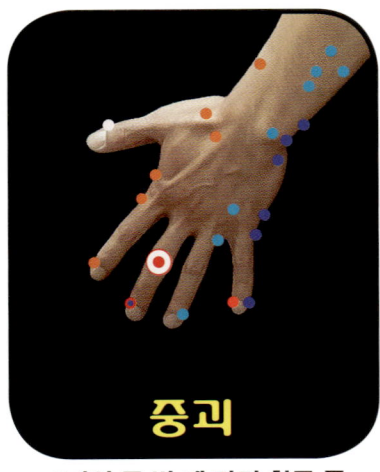

중괴

3지의 두 번 째 마디 횡문 중앙.

1. 구급괄사법 (응급처치법)

탈진: 백회, 소료, 수구, 신궐, 관원, 내관, 중충, 용천

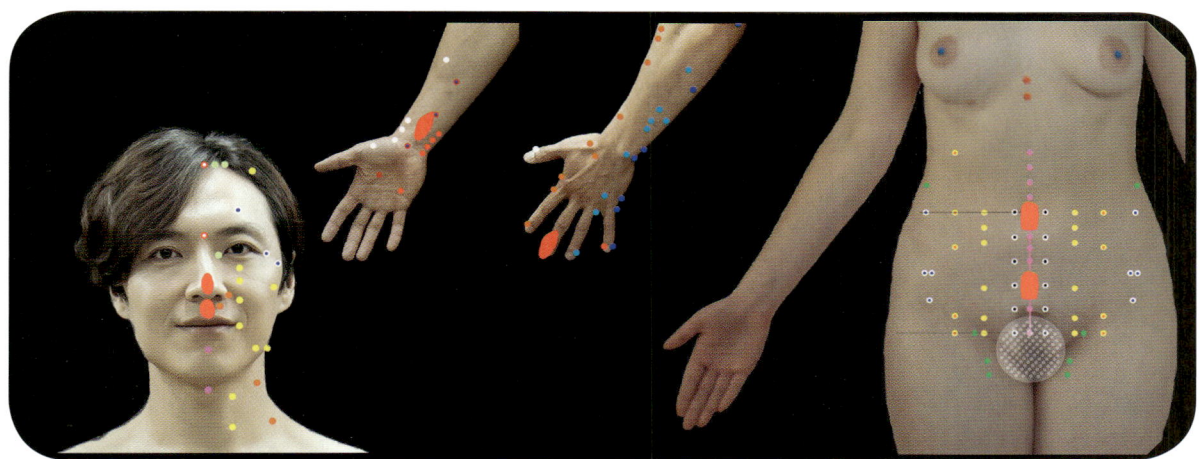

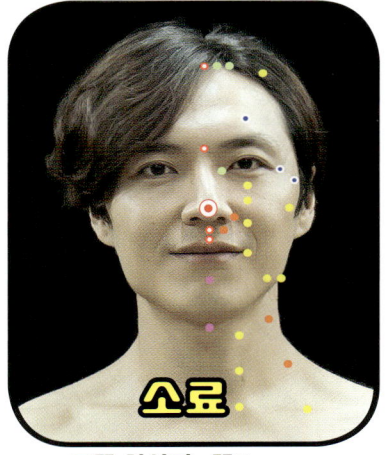

소료

코끝 최상단. 뜸No.

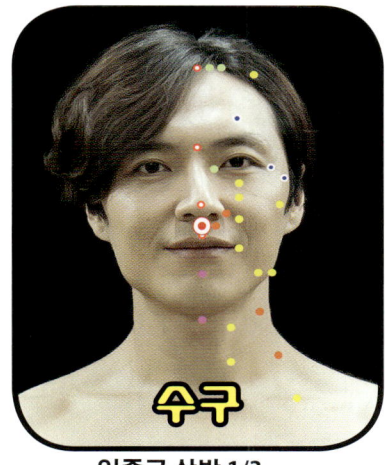

수구

인중구 상방 1/3.

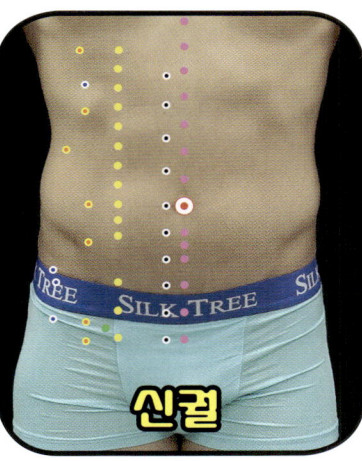

신궐

배꼽

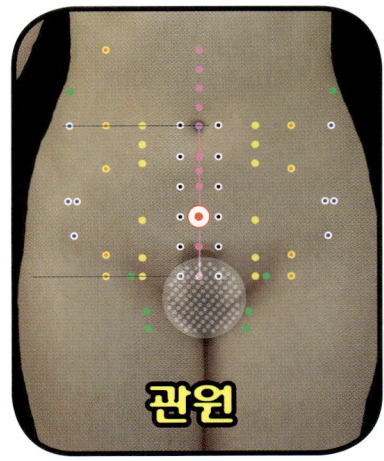

관원

배꼽아래 3촌

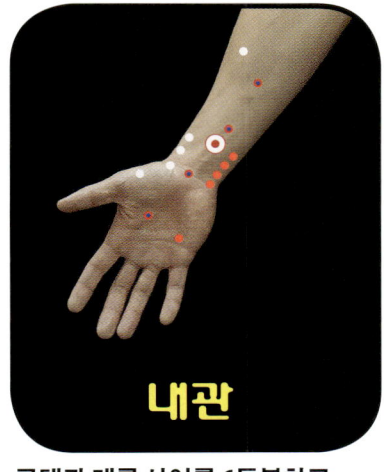

내관

곡택과 대릉 사이를 6등분하고
대릉에서 1/6지점 양건의 사이

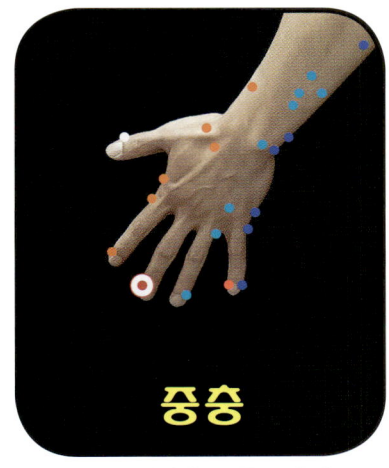

중충

중지의 엄지측 손톱모서리로
부터 2mm 상방.

1. 구급괄사법 (응급처치법)

혈뇨: 관원, 명문, 신수, 양구, 족삼리, 방광수

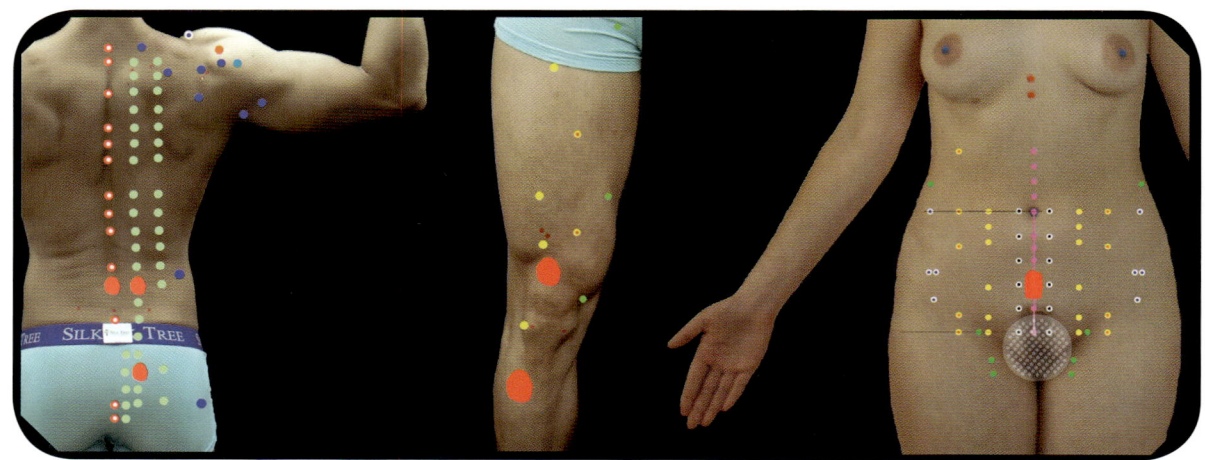

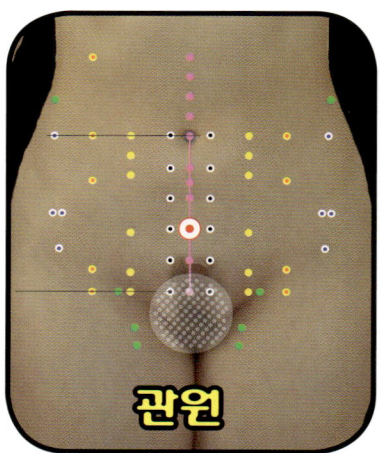

관원

배꼽아래 3촌

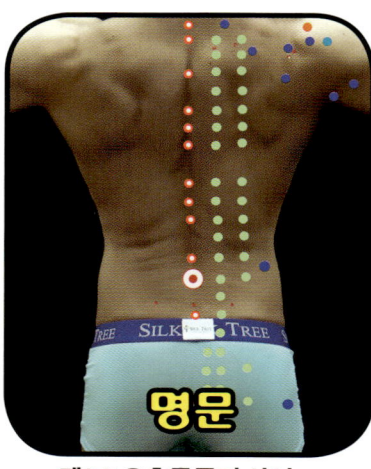

명문

제2,3 요추극돌기 사이.

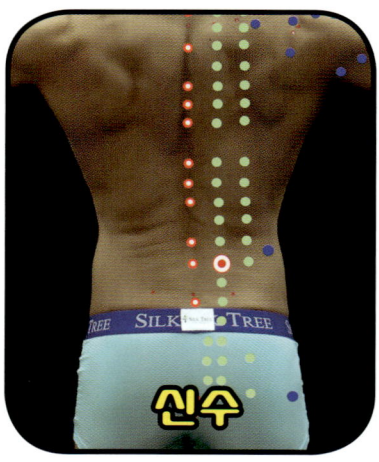

신수

배내선상에서 제2,3 요추극돌기의 사이.

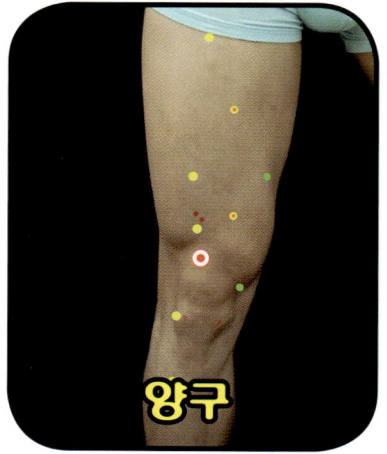

양구

음시의 사이에서 음시로부터 1/3. 슬개골 외측 상방 2촌.

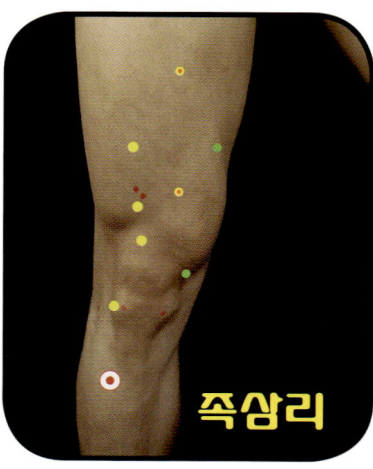

족삼리

슬개골 정점 하방 3촌에서 외측 1촌(2cm)

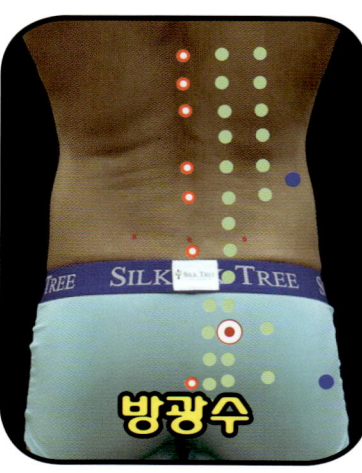

방광수

배내선상(정중선 옆 1.5촌)에서 제19척추밑의 높이.

1. 구급괄사법 (응급처치법)

혈변:관원,비수,대장수,중료,장강,삼음교

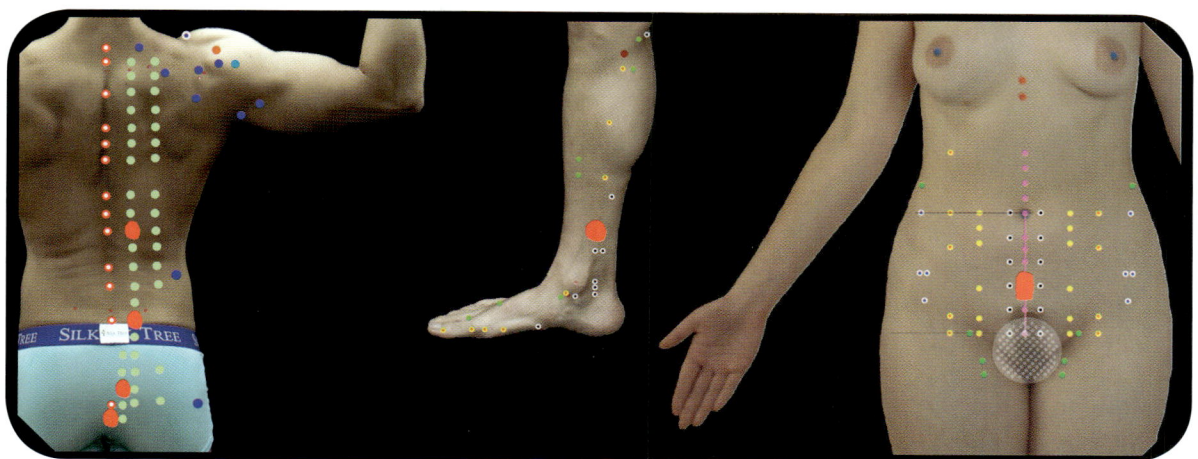

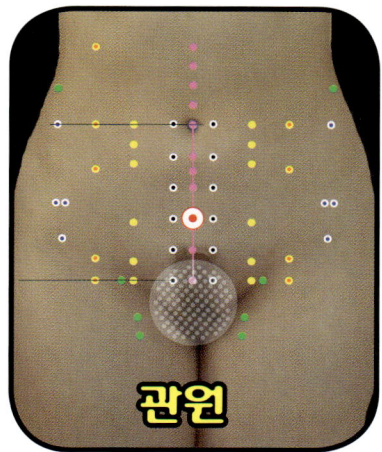

관원

배꼽아래 3촌.

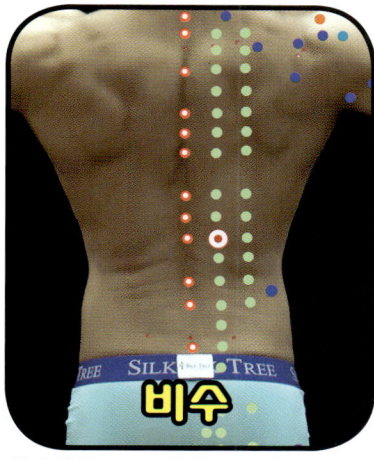

비수

배내선상 11,12흉추극돌기의 사이.

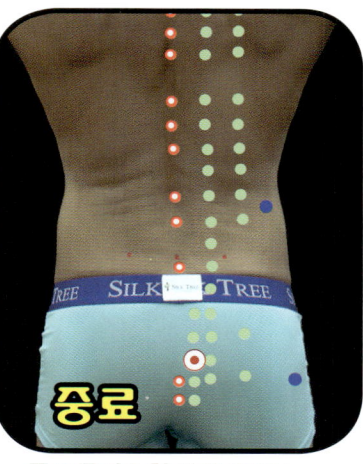

중료

중료중려수혈 안쪽 약7푼.
엉덩이뼈(천골) 세 번째 구멍.

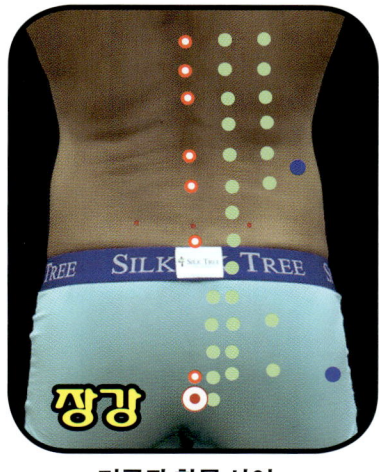

장강

미골과 항문 사이.

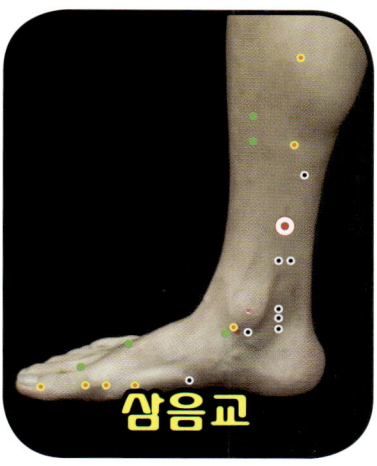

삼음교

내복사뼈 정점 상방 3촌.
경골과 근육의 경계.임산부 침No.

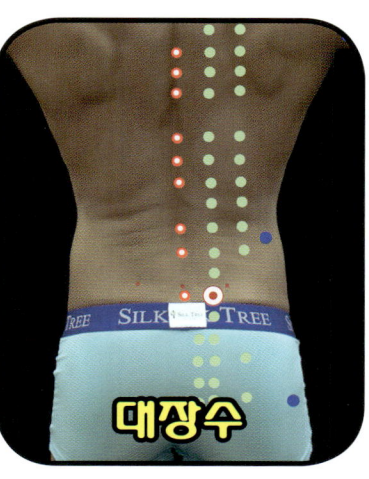

대장수

배내선상에서
제4,5요추극돌기의 사이.

02
호흡기 질환

2. 호흡기 질환

감기 : 중부,중완,풍지,대추,풍문,공최,합곡,족삼리

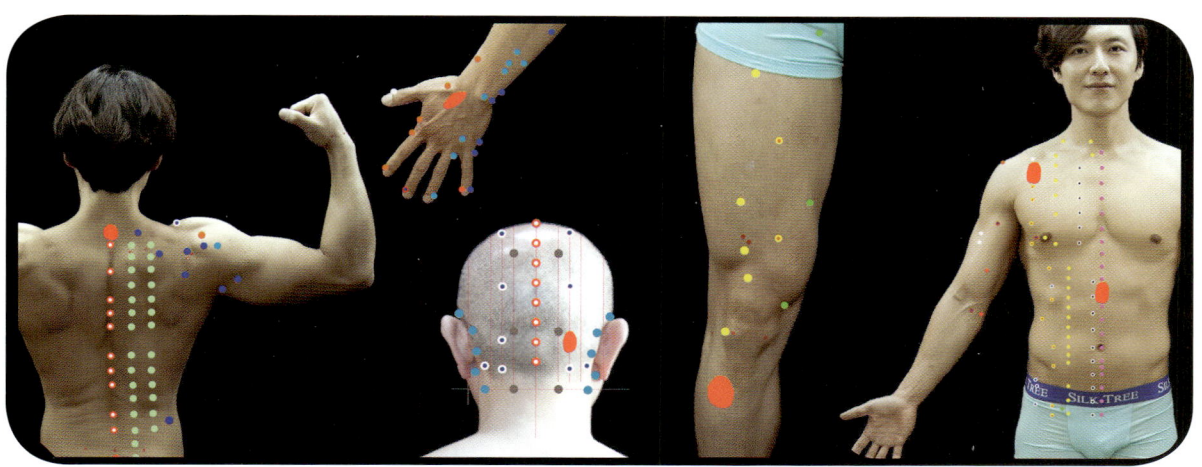

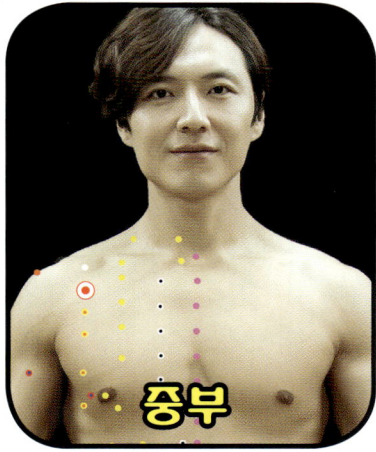

중부
흉외선상에서 오구돌기 안쪽 중앙의 높이에서 취혈

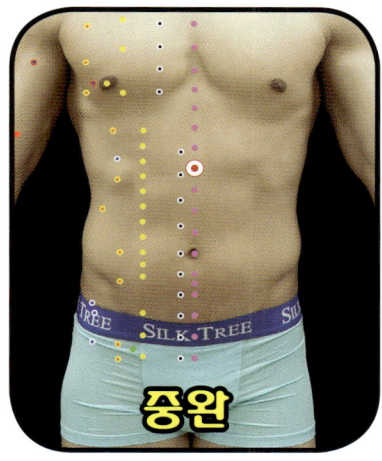

중완
배꼽위 4촌.

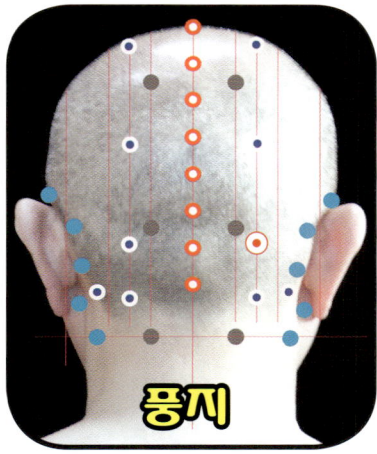

풍지
풍부와 완골사이의 바깥쪽1/3.
풍부:외후두융기밑 깊게 패인곳

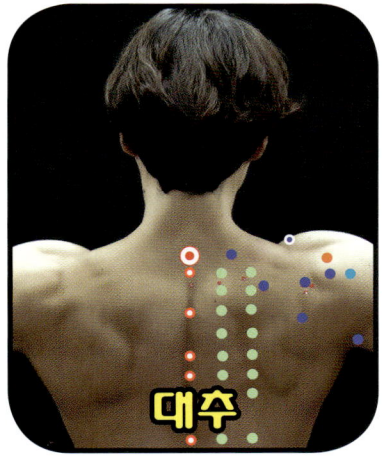

대추
제7경추와 제1흉추의 사이.

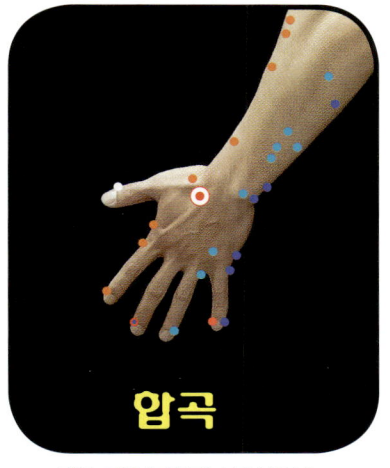

합곡
제1,2중수골저 사이에서 제2중수골저측의 뼈바로밑.

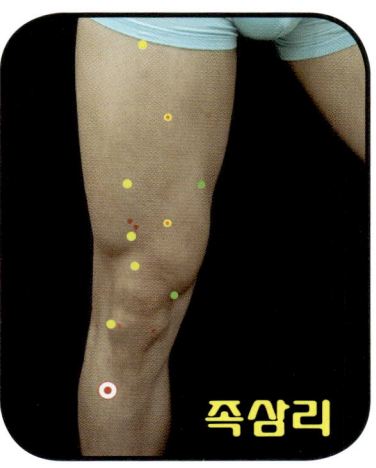

족삼리
슬개골 정점 하방 3촌에서 외측 1촌(2cm)

2. 호흡기 질환

고열 : 이첨,대추,풍지,풍문,대저,곡지,합곡,부류

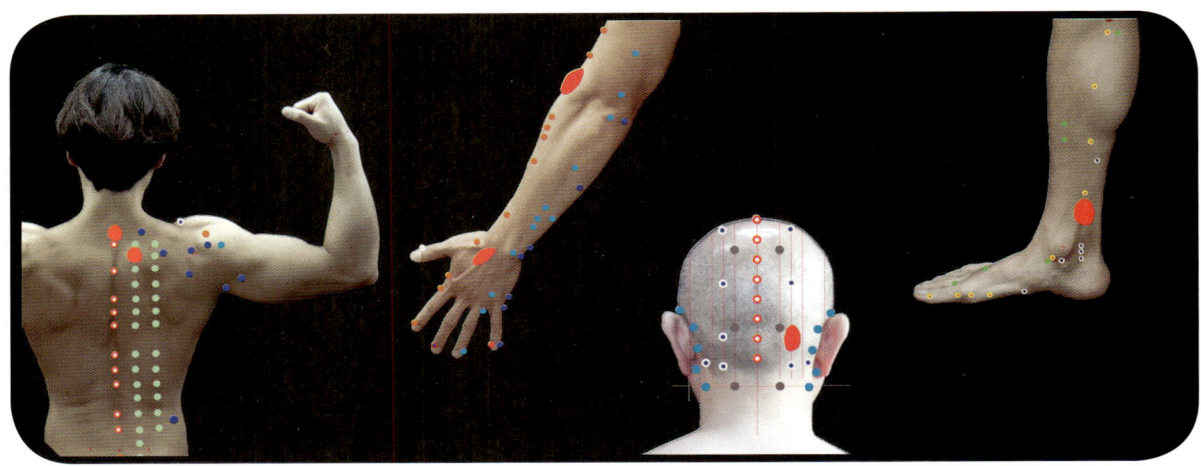

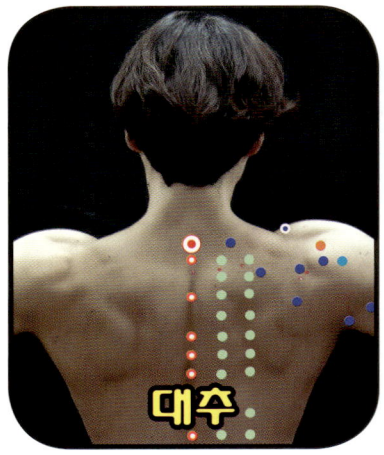

대추
제7경추와 제1흉추의 사이.

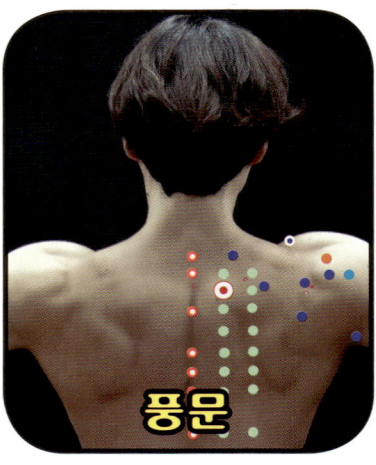

풍문
풍문 배내선상에서 2,3 흉추극돌기의 사이.

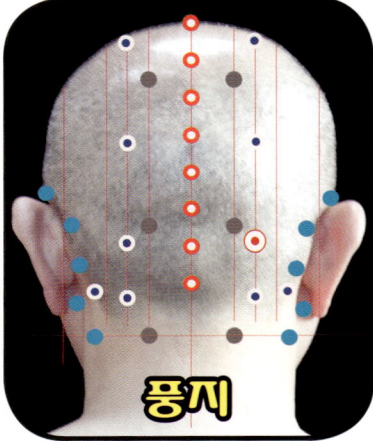

풍지
풍부와 완골사이의 바깥쪽 1/3.
풍부:외후두융기 밑 깊게 패인 곳.

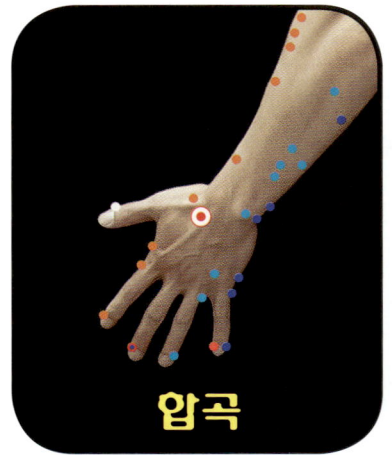

합곡
제1,2중수골저 사이에서 제2중수골저측의 뼈바로밑.

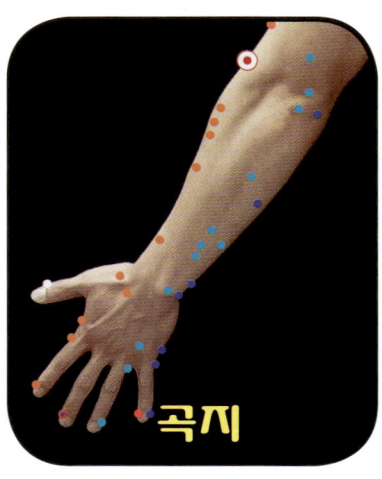

곡지
팔꿈치를 굽혔을때 바깥쪽 주름끝

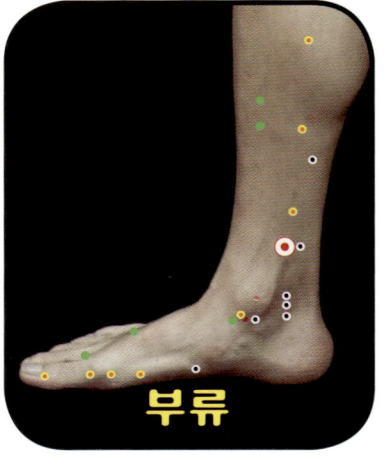

부류
태계 상방 2촌.

2. 호흡기 질환

기관지염 : 풍문, 폐수, 척택, 태연, 대추, 격수

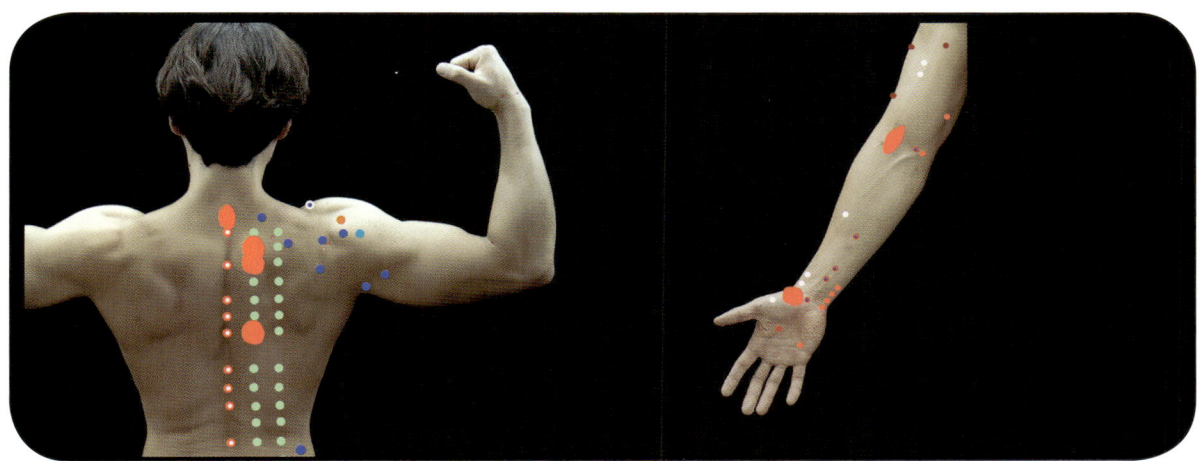

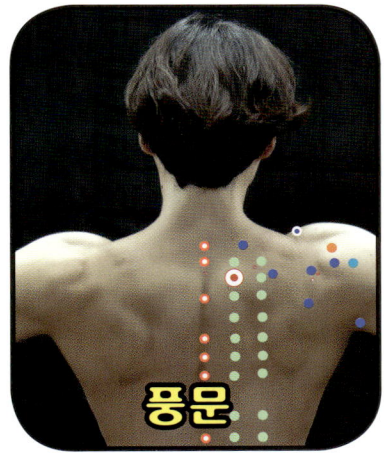

풍문 배내선상에서 2,3 흉추극돌기의 사이.

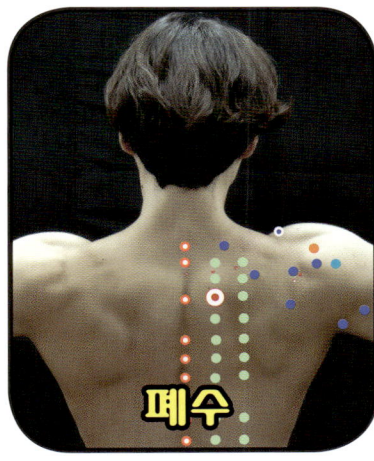

폐수 배내선상에서 3,4 흉추극돌기의 사이.

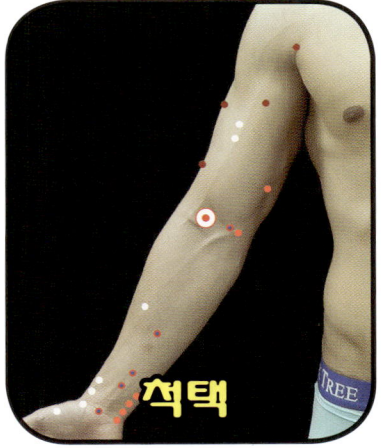

손바닥을 앞으로, 팔꿈치 안주름위 엄지측 패인 곳.

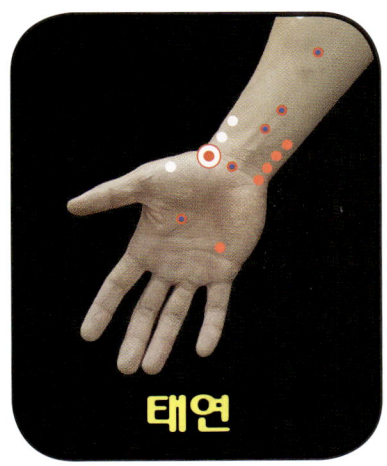

손목주름위 엄지측 끝 패인 곳. 맥이 뛴다.

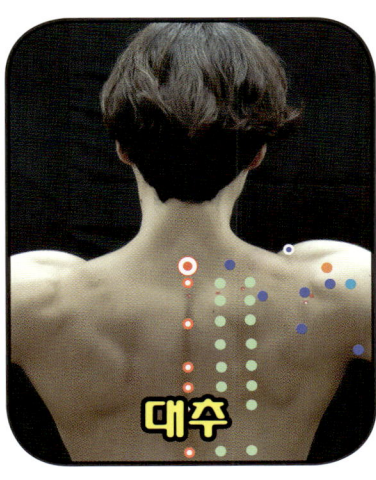

제7경추와 제1흉추의 사이.

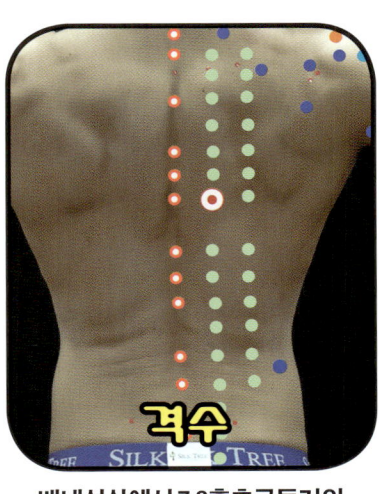

배내선상에서 7,8흉추극돌기의 사이.

2. 호흡기 질환

기관지폐렴 : 신주,폐수,견정(G21),단중,곡지,수삼리,공최,태연,풍륭

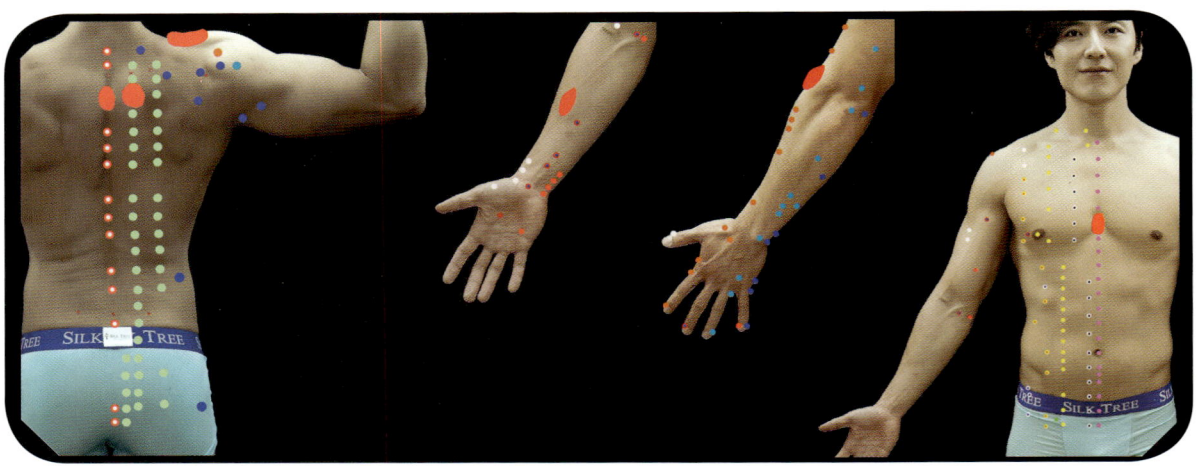

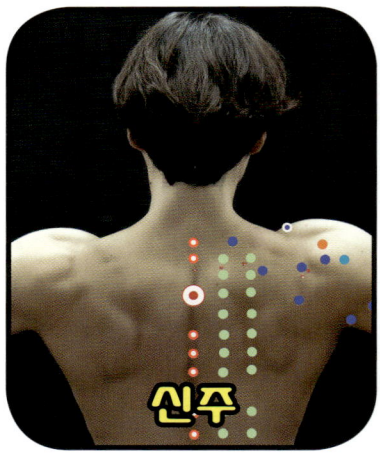

신주

제3,4흉추극돌기 사이에 있다.

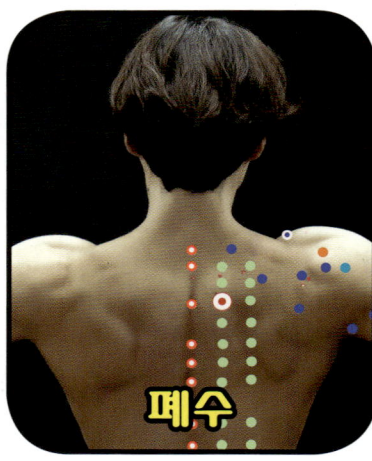

폐수

폐수 배내선상에서 3,4 흉추극돌기의 사이.

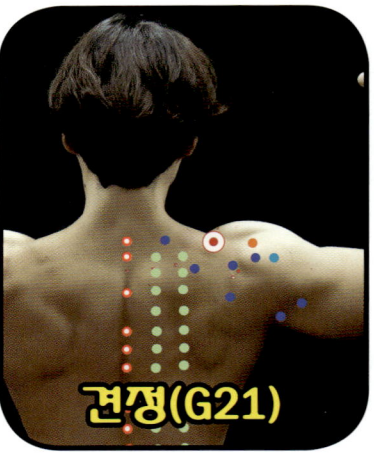

견정(G21)

제7경추극돌기 정점과 견봉각의 중앙.

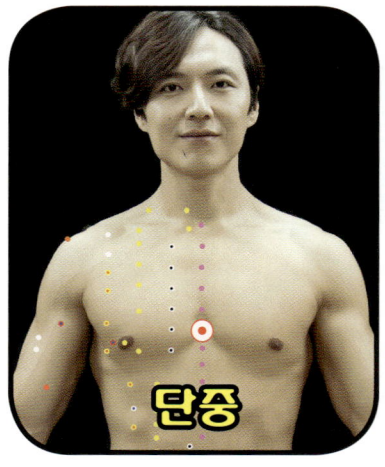

단중

양 유두 사이 중앙 약간 위..

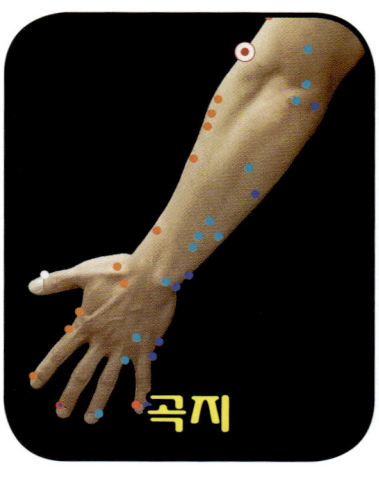

곡지

팔꿈치를 굽혔을때 바깥쪽 주름끝

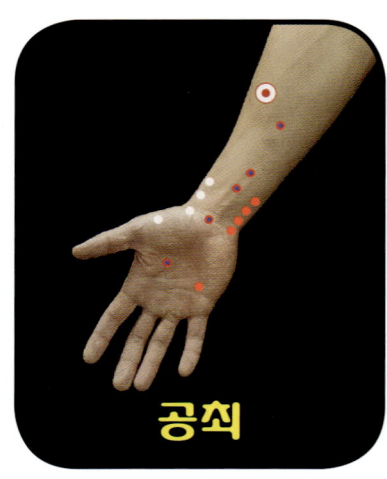

공최

태연과 척택사이. 척택에서 4/9

2. 호흡기 질환

기침/가래 : 염천, 인영, 천돌, 단중, 중부, 폐수, 정천, 기천

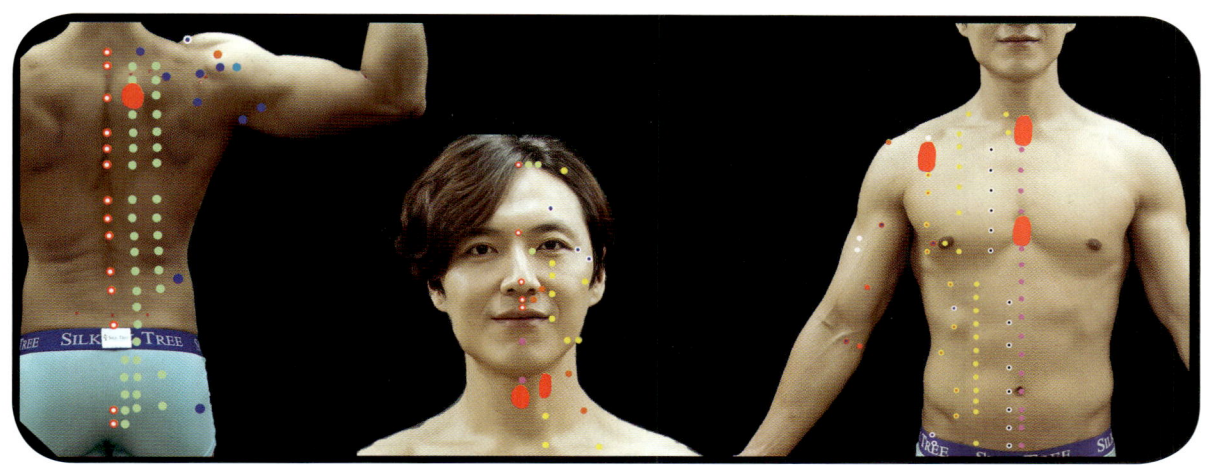

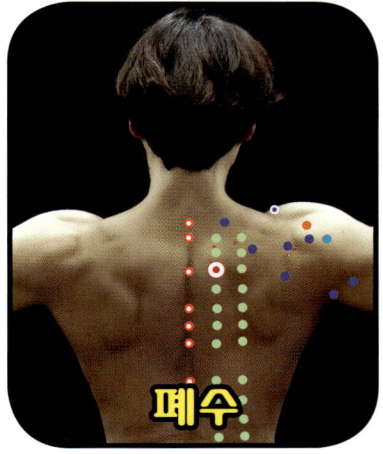

폐수
폐수 배내선상에서 3,4
흉추극돌기의 사이.

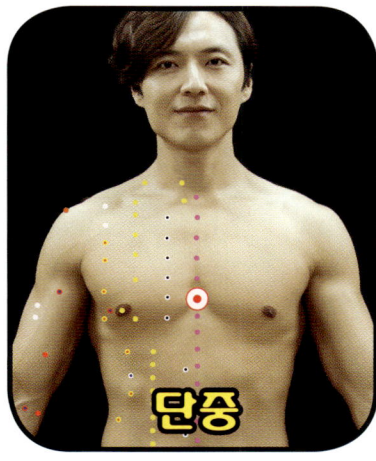

단중
양 유두 사이 중앙 약간 위..

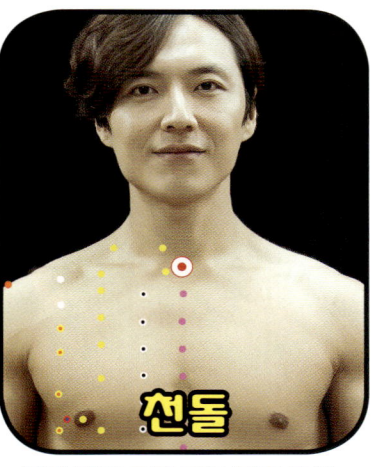

천돌
목젖 밑의 움푹 패인 곳의 중심.

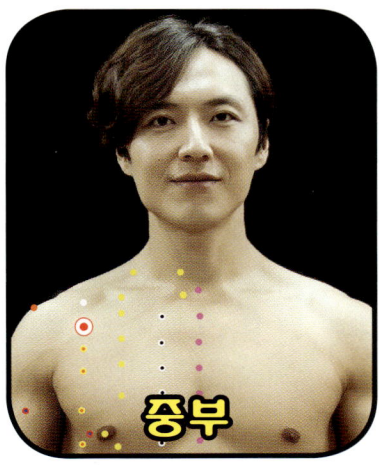

중부
흉외선상에서 오구돌기 안쪽
중앙의 높이에서 취혈

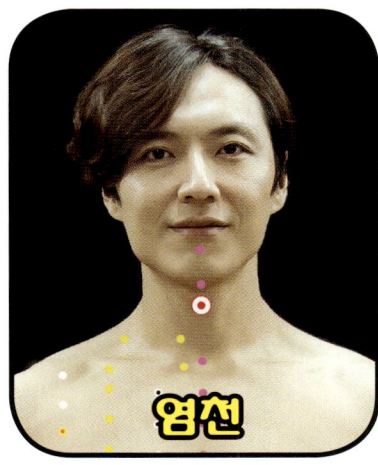

염천
목젖위 2cm 상방
패인곳의 중앙

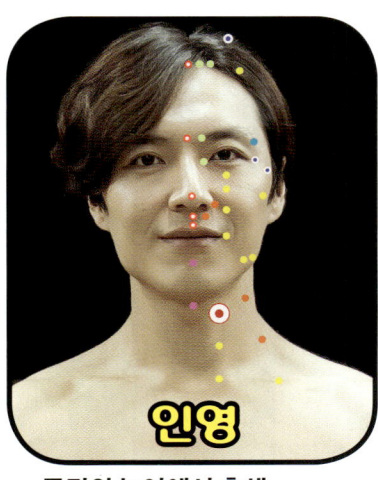

인영
목젖의 높이에서 흉쇄
유돌근의 안쪽.(맥이 뜀)뜸No

2. 호흡기 질환

독감급성폐렴(유행성감기):풍지,격수,척택,외관,합곡,소상

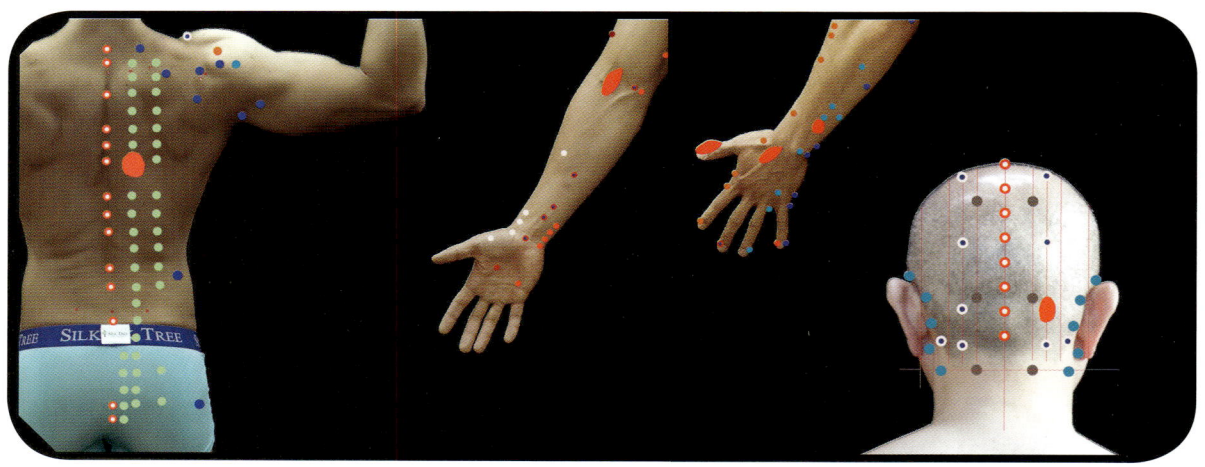

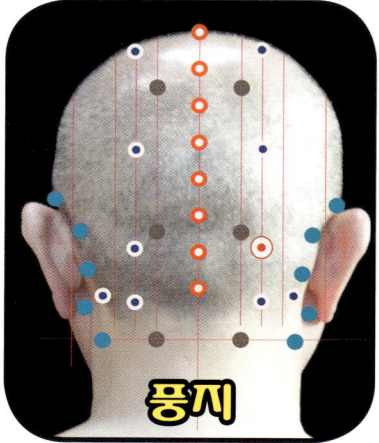

풍지

풍부와 완골사이의 바깥쪽1/3.
풍부:외후두융기밑 깊게 패인곳

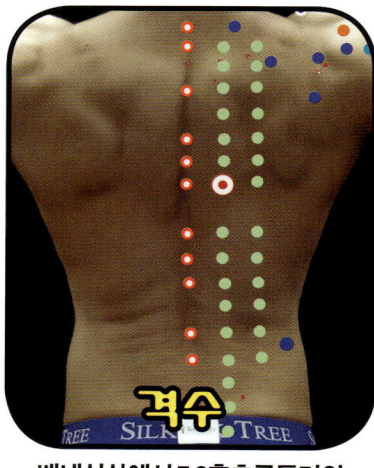

격수

배내선상에서 7,8흉추극돌기의 사이.

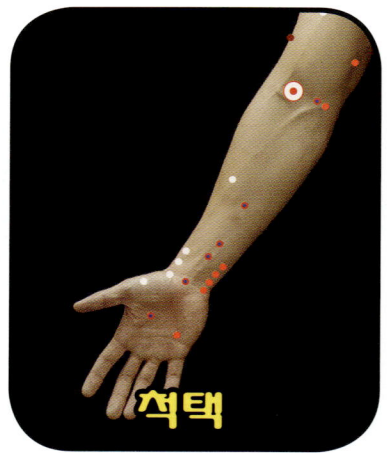

척택

손바닥을 앞으로, 팔꿈치 안주름위 엄지측 패인 곳.

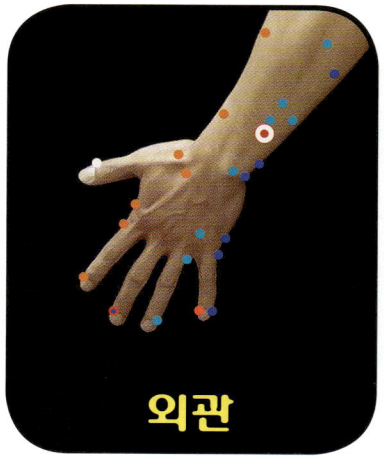

외관

양지혈 위 2촌,
척골과 요골 사이.

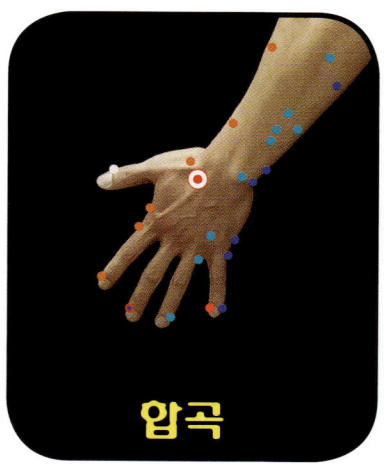

합곡

제1,2중수골저 사이에서
제2중수골저측의 뼈바로밑.

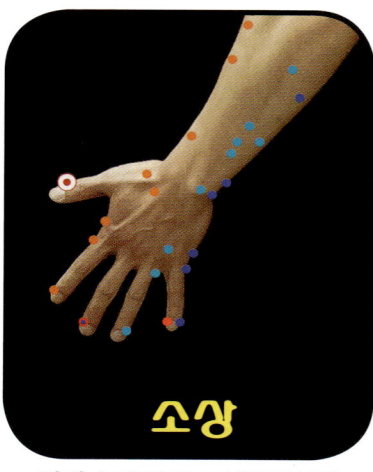

소상

엄지 손톱 안쪽 모서리로부터
2~3mm 상방..

2. 호흡기 질환

비연(콧물,피고름) : 인당,비통,영향,풍지,합곡,양백

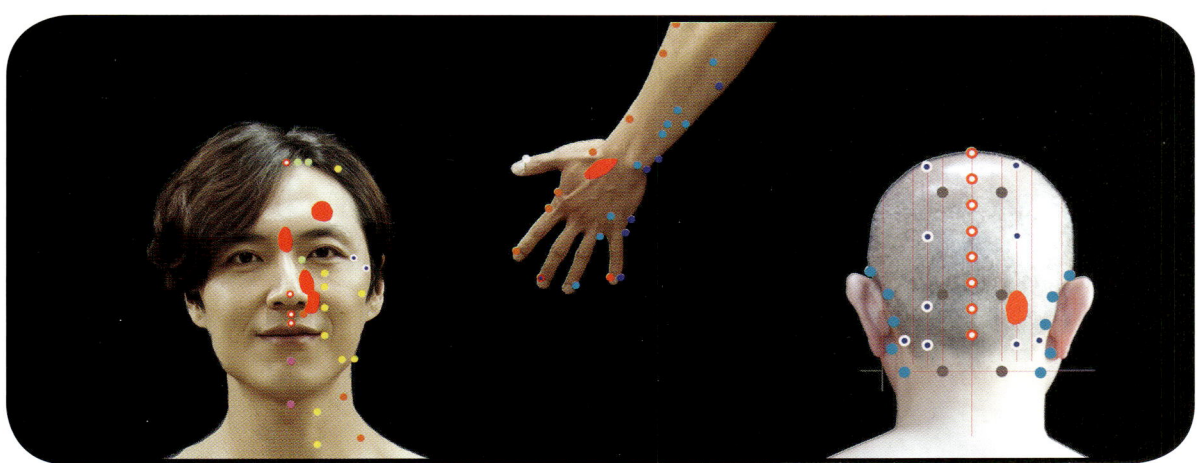

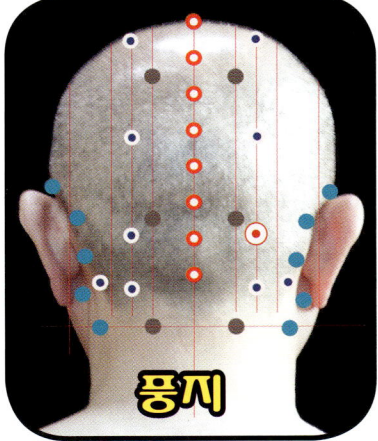

풍지

풍부와 완골사이의 바깥쪽1/3.
풍부:외후두융기밑 깊게 패인곳

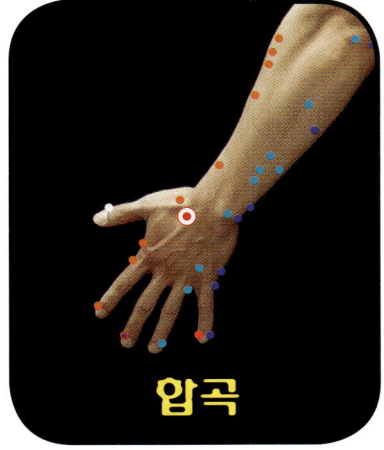

합곡

제1,2중수골저 사이에서
제2중수골저측의 뼈바로밑.

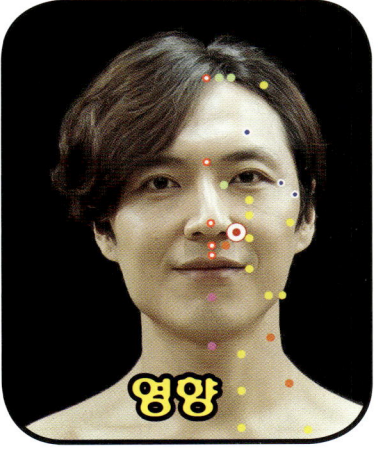

영향

코양쪽 둥근부분 바깥 돌출끝
중앙의높이. 얼굴피부 대응점

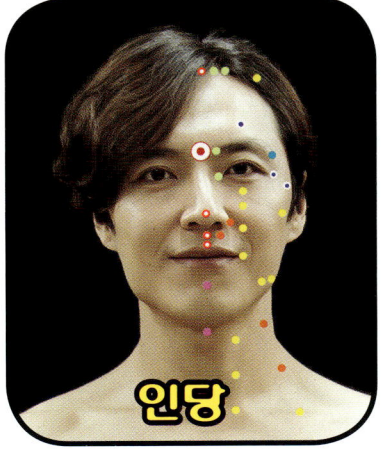

인당

양미간의 중앙.(양 눈썹 안쪽
끝의 중앙)

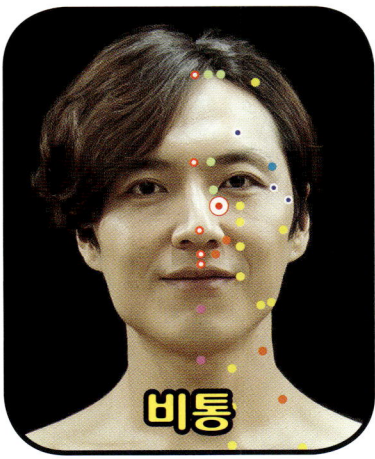

비통

비골밑의 함몰부. 비진구상
단이 끝나는 곳.

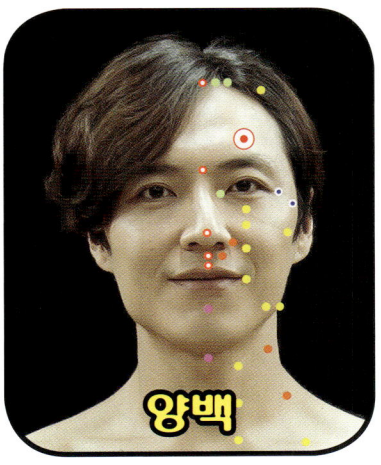

양백

동공 수직선상에서 눈썹상단
2cm 위.

2. 호흡기 질환

임파결핵:중완,신주,폐수,격수,고황,공최

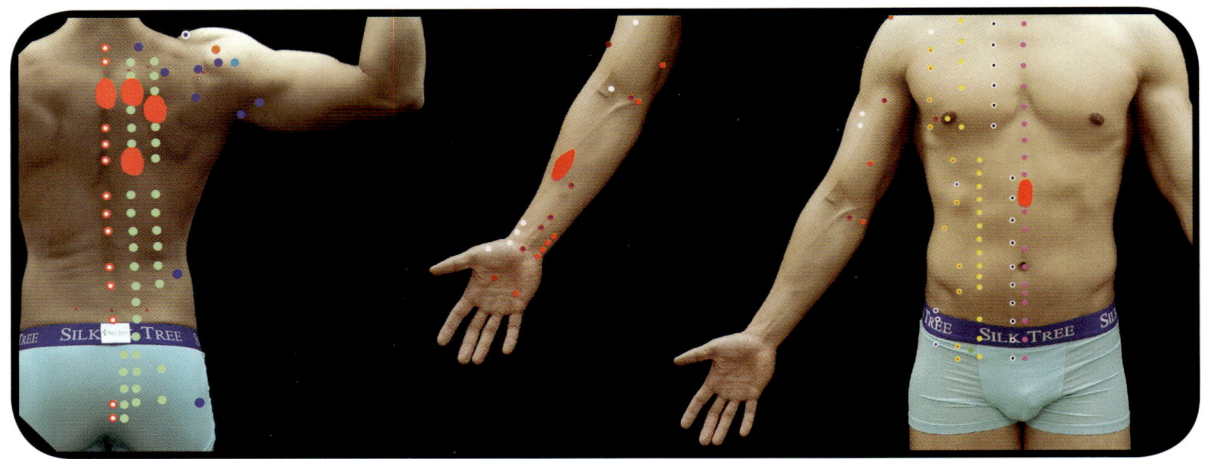

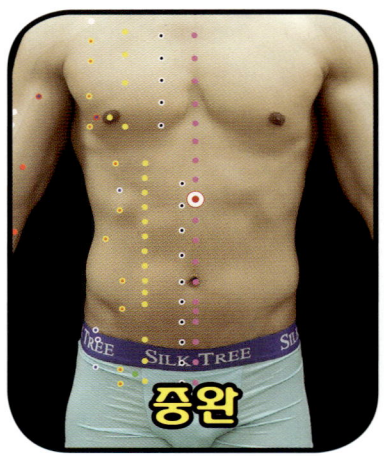

중완

배꼽위 4촌.

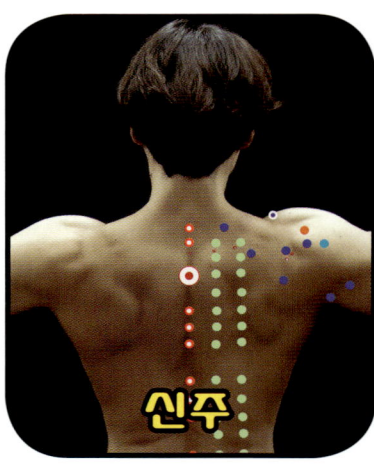

신주

제3,4흉추극돌기 사이에 있다.

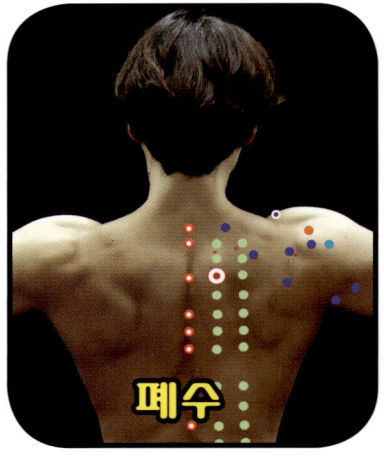

폐수

폐수 배내선상에서 3,4 흉추극돌기의 사이.

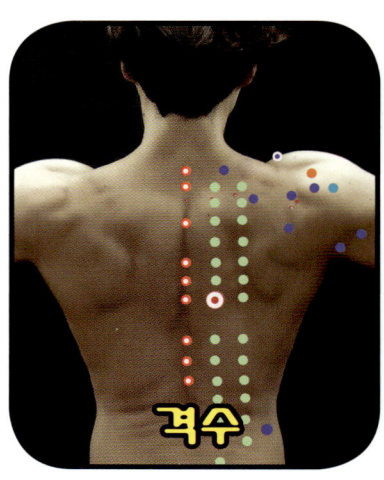

격수

배내선상에서 7,8흉추극돌기의 사이.

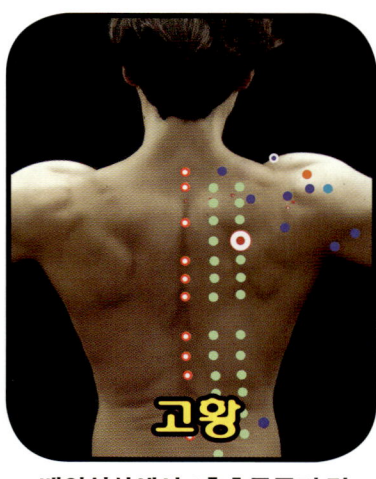

고황

배외선상에서 4흉추극돌기 밑.

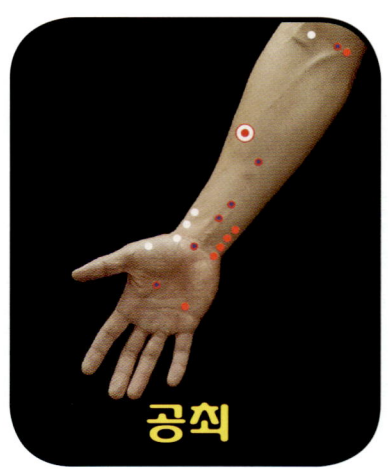

공최

태연과 척택사이. 척택에서 4/9

2. 호흡기 질환

천식 : 중부, 천돌, 단중, 수부, 치천, 폐수, 지실, 치천

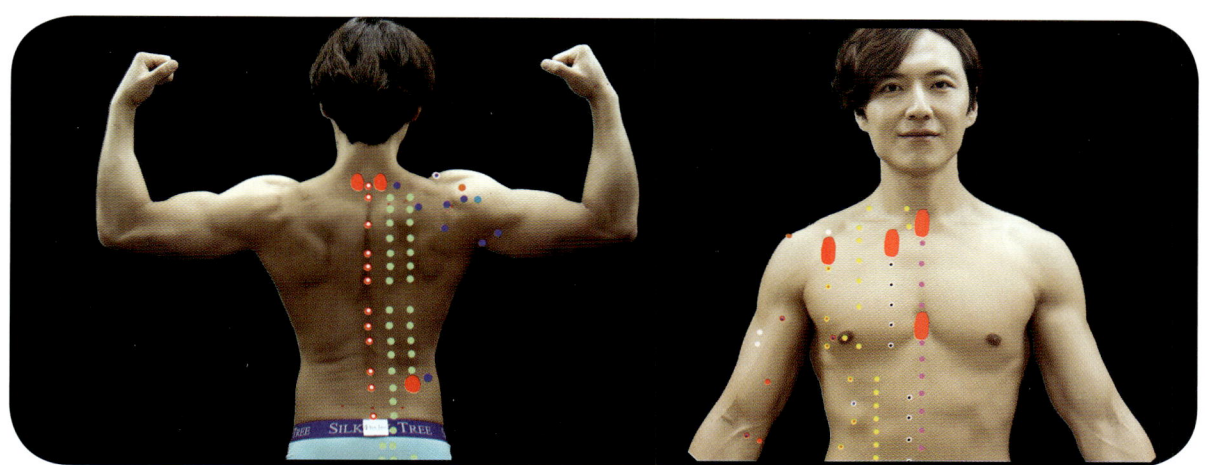

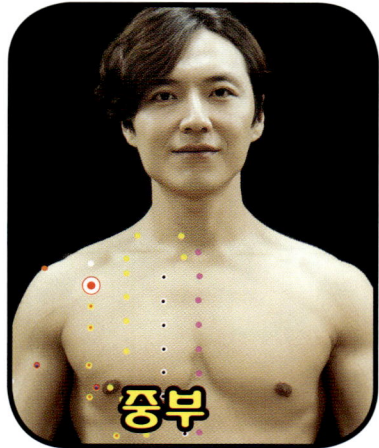

중부

흉외선상에서 오구돌기
안쪽 중앙의 높이에서 취혈

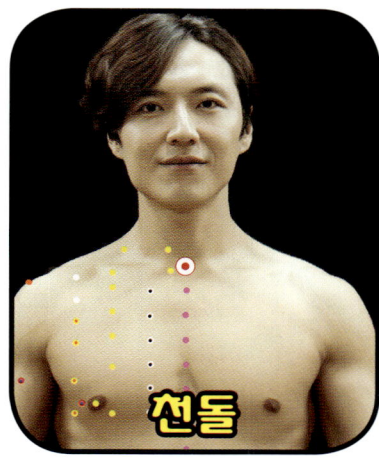

천돌

목적 밑의 움푹 패인 곳의 중심.

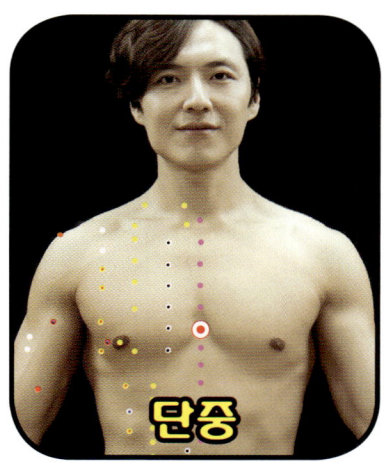

단중

양 유두 사이 중앙 약간 위..

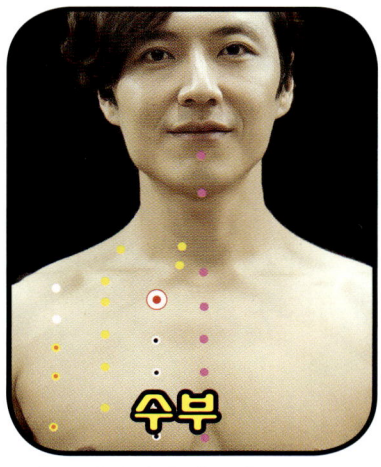

수부

흉내선상에서 쇄골밑끝을
손가락으로 더듬어, 그 바로밑

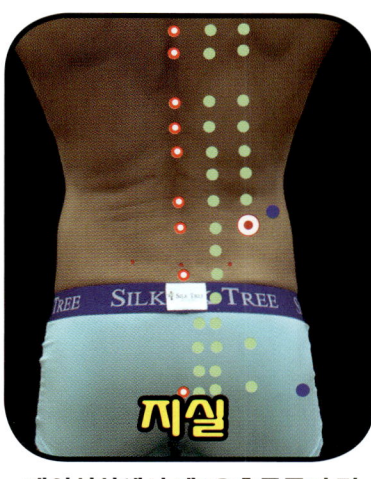

지실

배외선상에서 제2요추극돌기 밑.

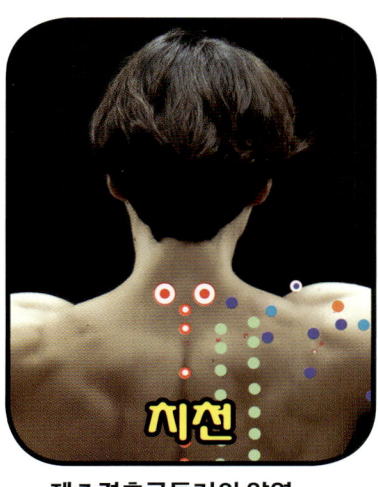

치천

제 7 경추극돌기의 양옆
0.5~1촌

2. 호흡기 질환

축농증 : 천추, 비수, 찬죽, 신회, 인당, 영향, 거료(G29)

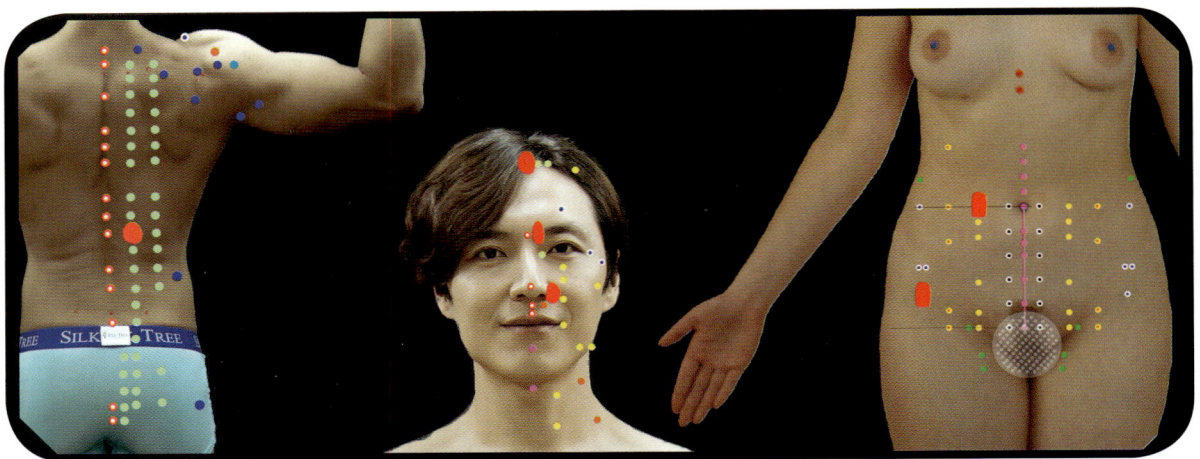

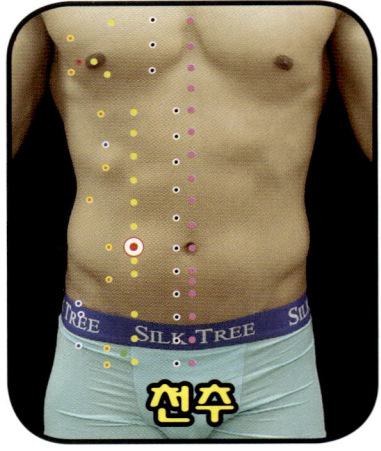

천추

복간선상에서 신궐의 높이

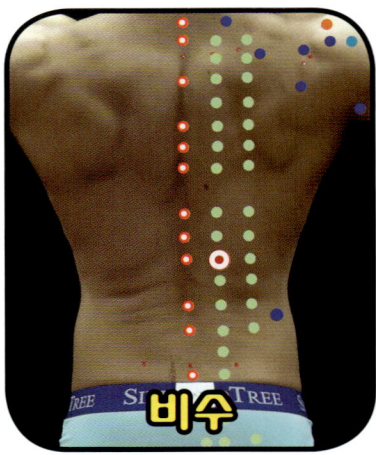

비수

배내선상 11,12흉추극돌기의 사이.

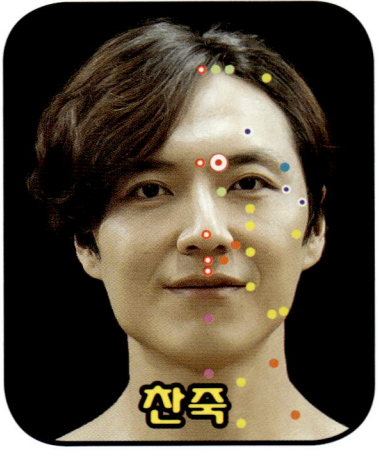

찬죽

찬죽대개 눈썹의 안쪽끝에서 취혈한다. 뜸No

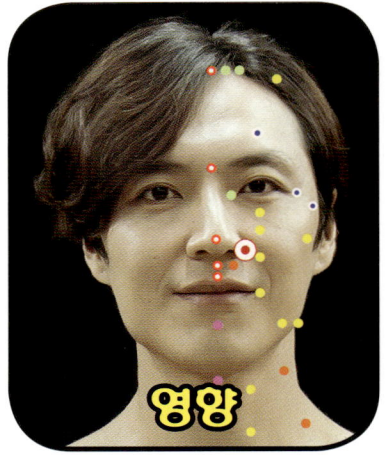

영향

코양쪽 둥근부분 바깥 돌출끝 중앙의높이. 얼굴피부 대응점

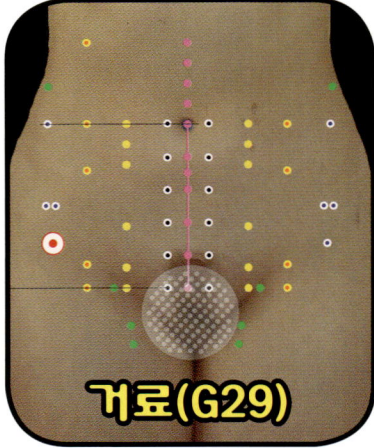

거료(G29)

상전장골극과 대퇴골 대전자 윗쪽의 중앙에 거료를취혈한다

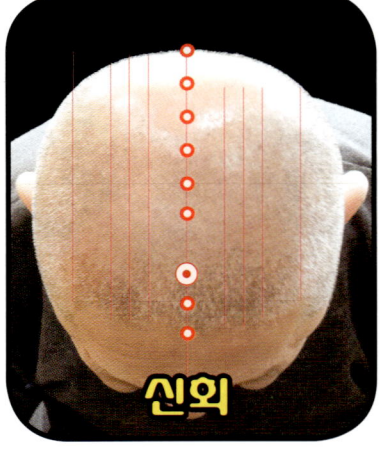

신회

백회와 신정의 사이에서 신정 으로부터 2/5. 상성혈 후방1촌

2. 호흡기 질환

편도선염 : 천추,신수,천돌,공최,합곡,태계

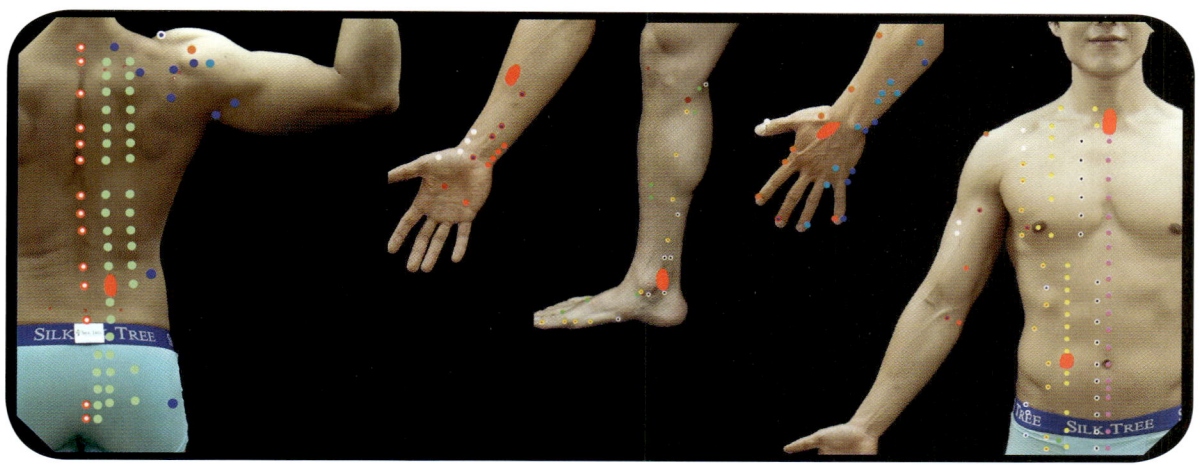

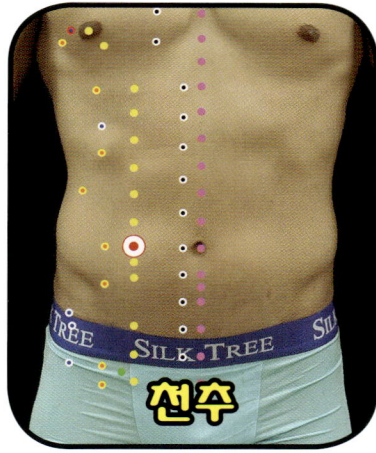

천추
복간선상에서 신궐의 높이

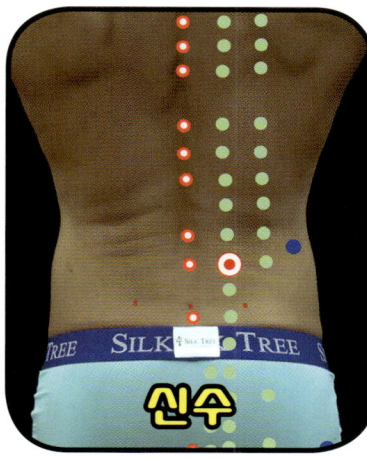

신수
배내선상에서
제2,3 요추극돌기의 사이.

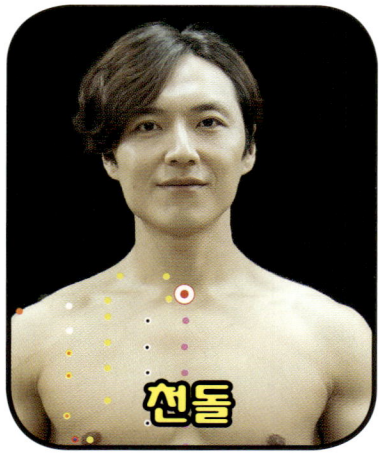

천돌
목젖 밑의 움푹 패인 곳의 중심

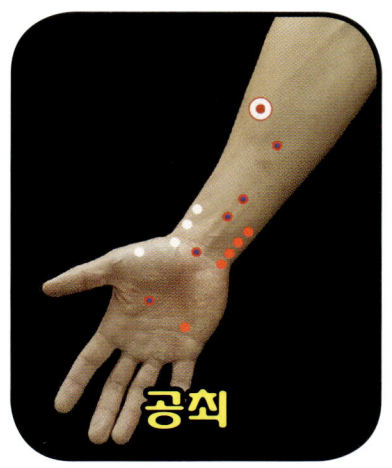

공최
태연과 척택사이.
척택에서 4/9

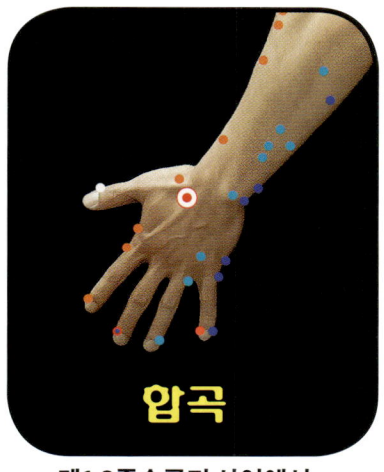

합곡
제1,2중수골저 사이에서
제2중수골저측의 뼈바로밑.

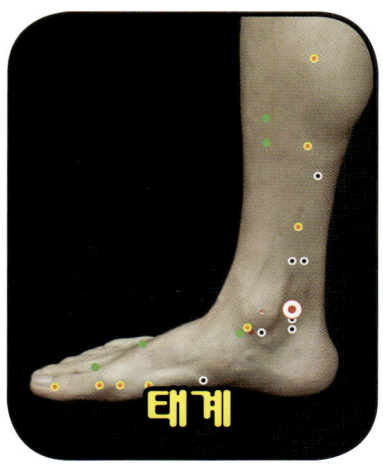

태계
내과 뒷쪽과 아킬레스건 안쪽
사이에 커다랗게 패인곳

2. 호흡기 질환

폐결핵(발열) : 신주,곡지,척택,대저,대추,폐수

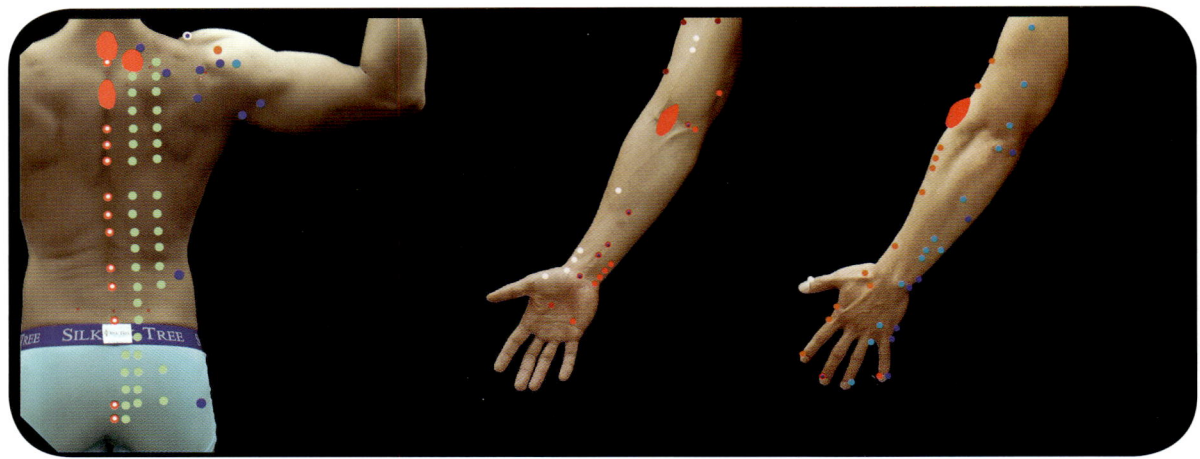

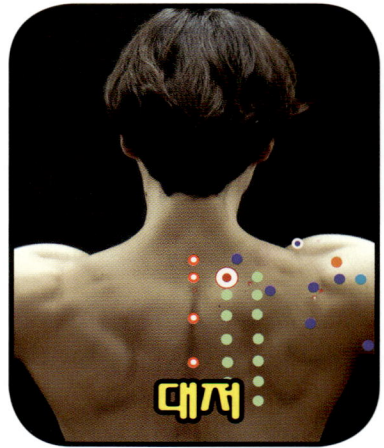
대저
배내선상에서 1,2흉추극
돌기의 사이.

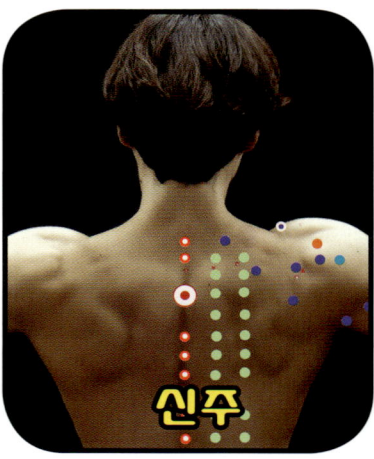
신주
제3,4흉추극돌기 사이에 있다.

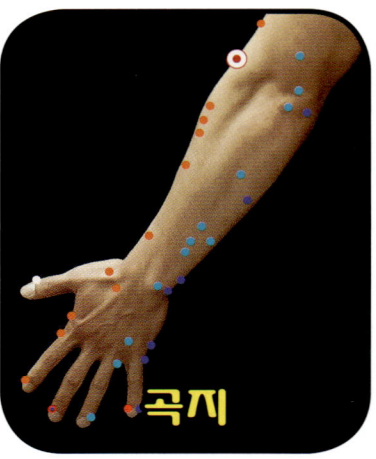
곡지
팔꿈치를 굽혔을때 바깥쪽
주름끝

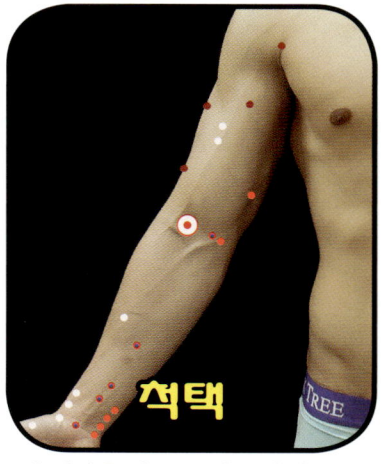
척택
손바닥을 앞으로, 팔꿈치 안주름
위 엄지측 패인 곳.

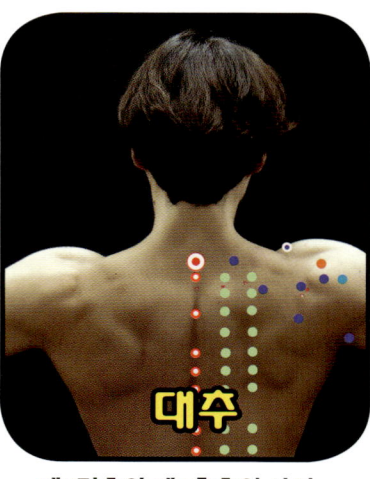
대추
제7경추와 제1흉추의 사이.

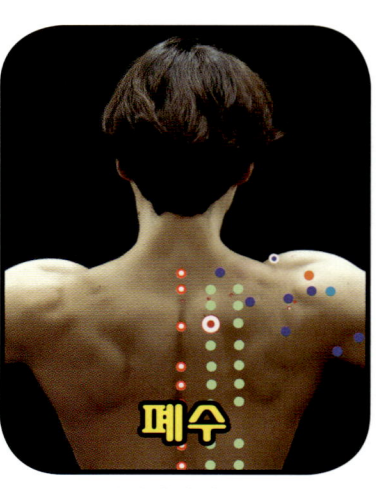
폐수
폐수 배내선상에서 3,4흉추극돌기
의 사이.

2. 호흡기 질환

폐결핵(무열) : 중완,폐수,고황,위수,열결,족삼리

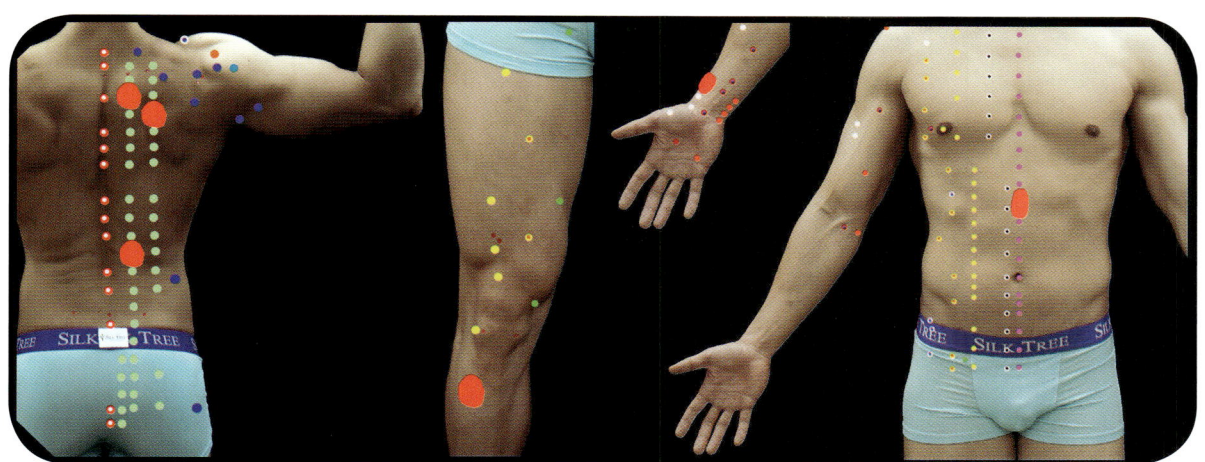

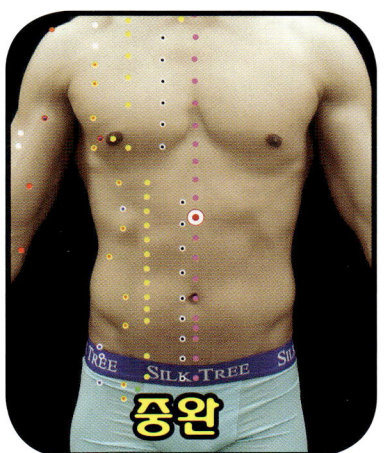

중완

배꼽위 4촌.

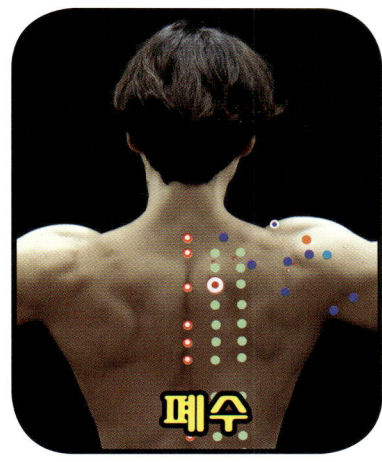

폐수

폐수 배내선상에서 3,4 흉추극돌기의 사이.

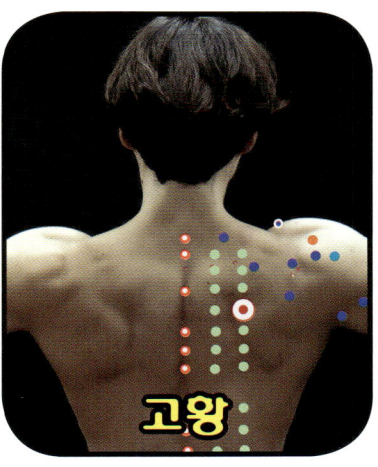

고황

배외선상에서 4흉추극돌기 밑.

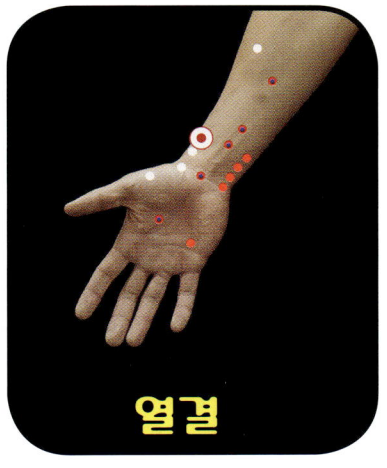

열결

요골경상돌기의 상방 1촌

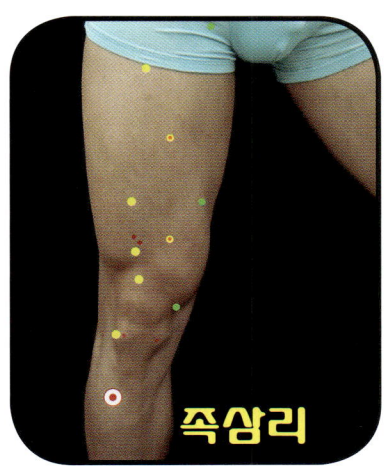

족삼리

슬개골 정점 하방 3촌에서 외측 1촌(2cm)

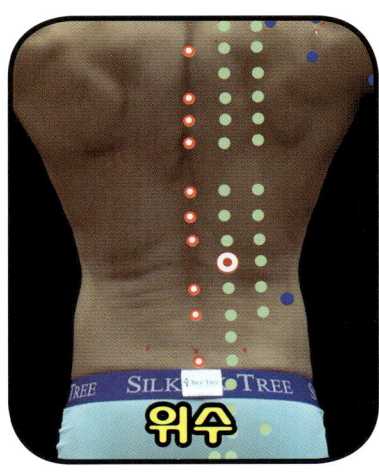

위수

슬개골 정점 하방 3촌에서 외측 1촌(2cm)

2. 호흡기 질환

폐렴: 풍문, 폐수, 심수, 척택, 공최, 고황

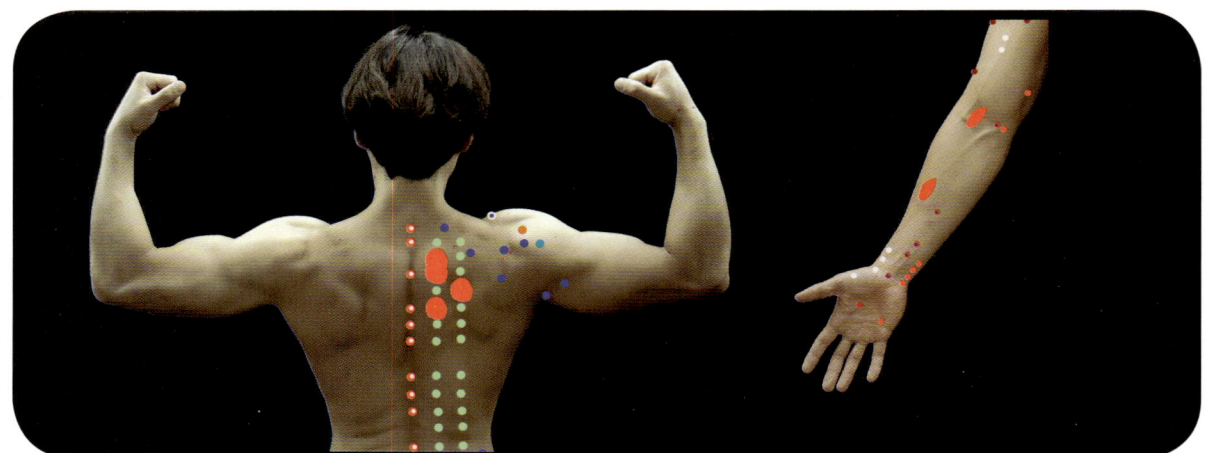

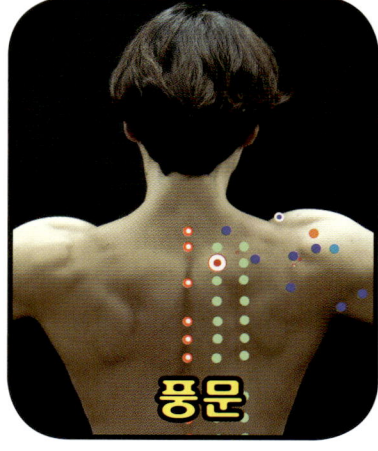

풍문 배내선상에서 2,3 흉추극돌기의 사이.

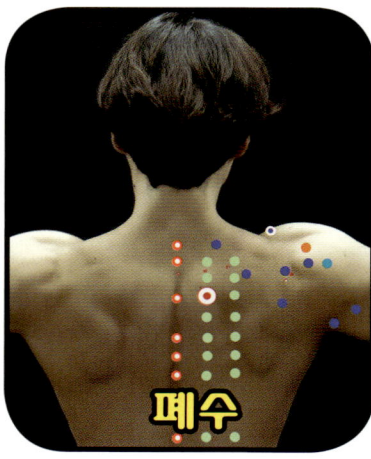

폐수 배내선상에서 3,4 흉추극돌기의 사이.

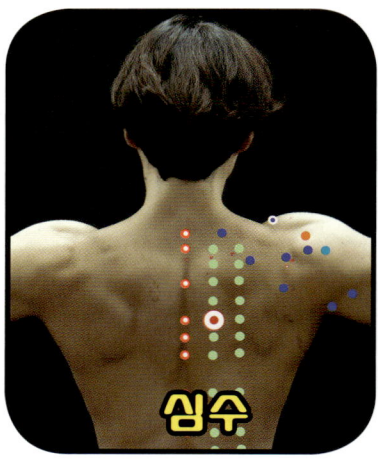

배내선상에서 5,6흉추극돌기의 사이.

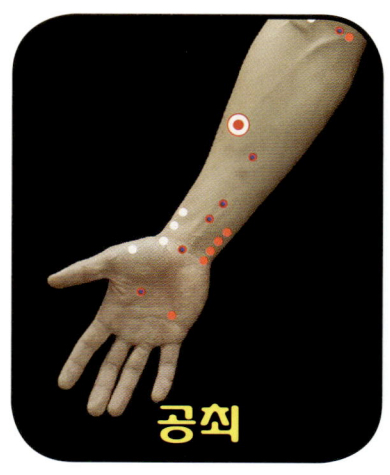

태연과 척택사이. 척택에서 4/9

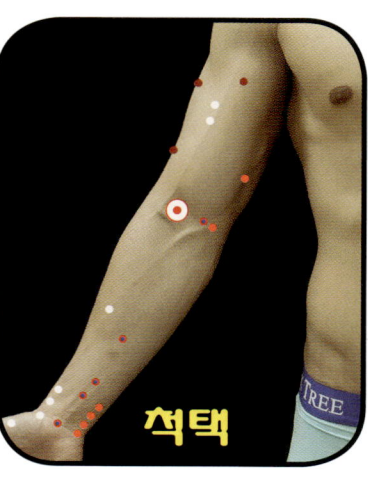

손바닥을 앞으로, 팔꿈치 안주름 위 엄지측 패인 곳.

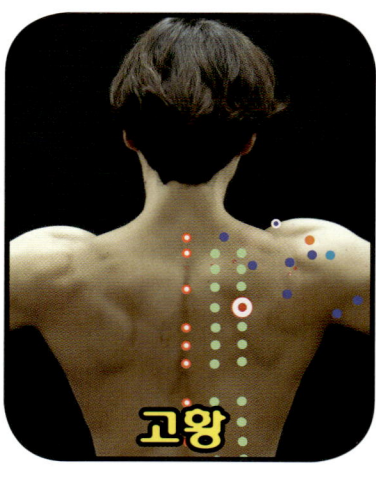

배외선상에서 4흉추극돌기 밑.

2. 호흡기 질환

폐암 : 폐수, 고황, 중부, 공최, 족삼리, 격수

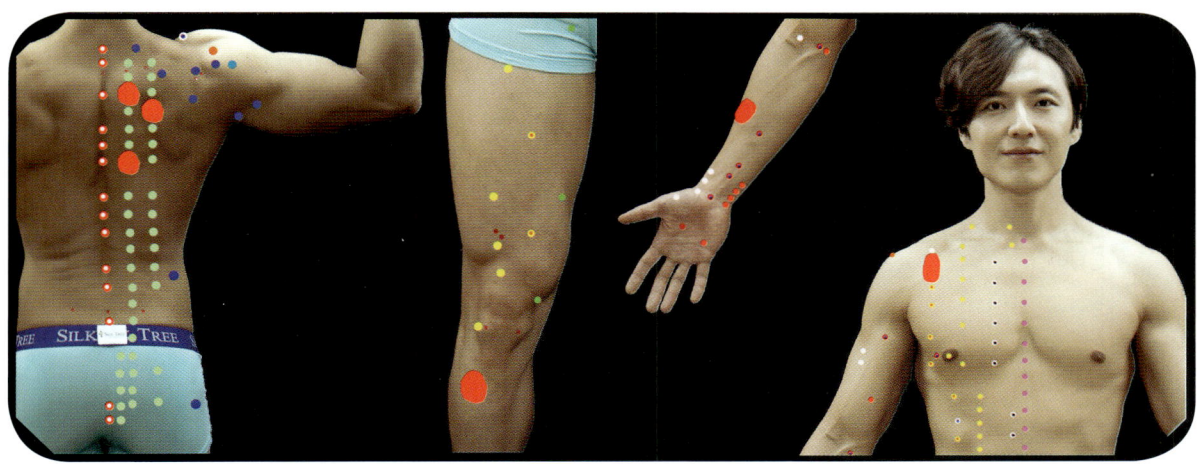

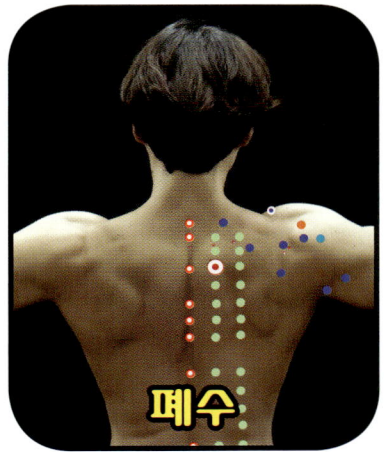

폐수
폐수 배내선상에서
3,4 흉추극돌기의 사이.

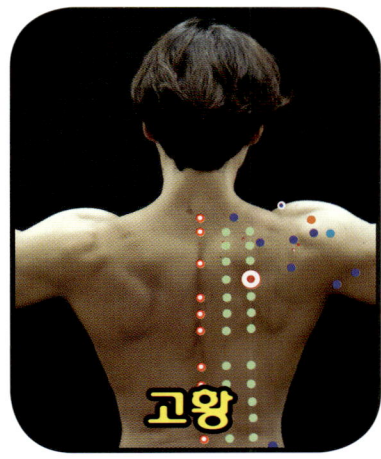

고황
배외선상에서 4흉추극돌기 밑.

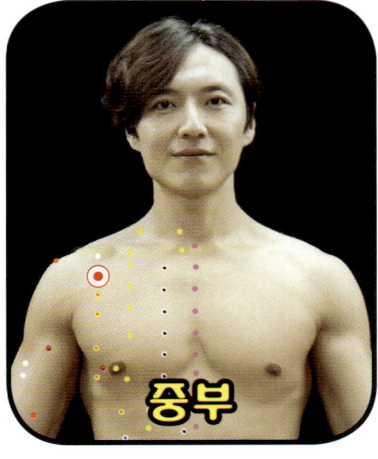

중부
흉외선상에서 오구돌기 안쪽
중앙의 높이에서 취혈

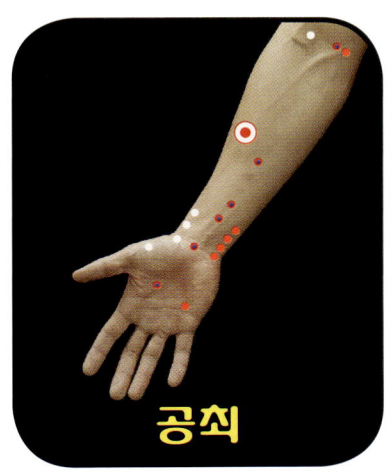

공최
태연과 척택사이.
척택에서 4/9

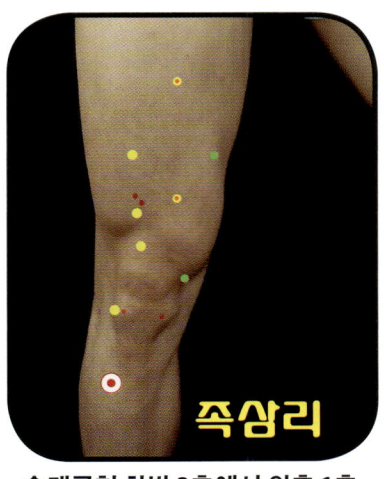

족삼리
슬개골첨 하방 3촌에서 외측 1촌.

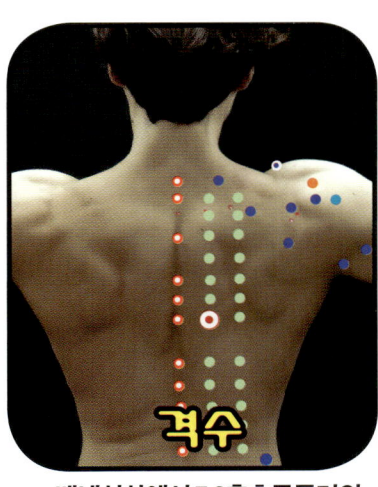

격수
배내선상에서 7,8흉추극돌기의
사이.

2. 호흡기 질환

폐화농증: 대추, 폐수, 격수, 고황, 공최, 족삼리

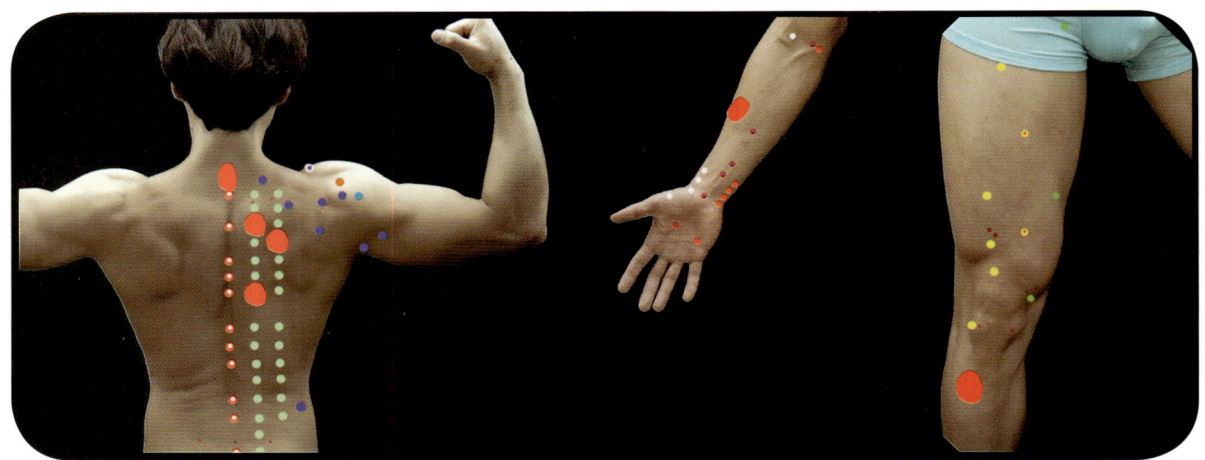

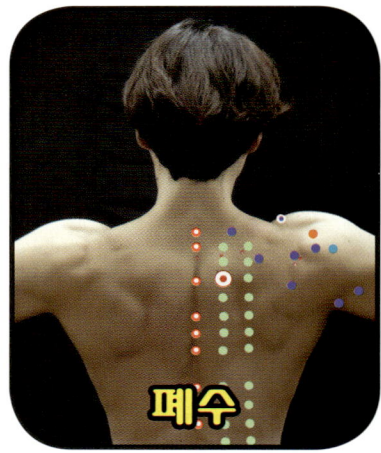

폐수

폐수 배내선상에서
3,4 흉추극돌기의 사이.

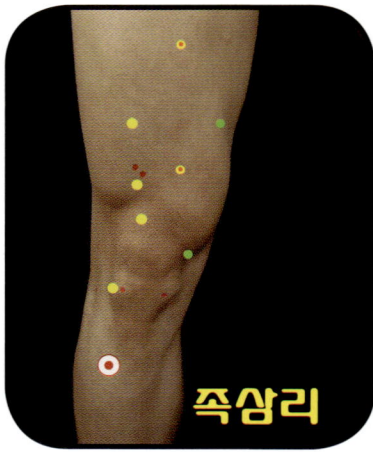

족삼리

슬개골첨 하방 3촌에서 외측 1촌.

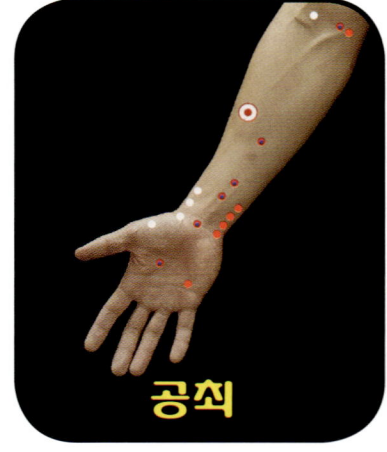

공최

태연과 척택사이.
척택에서 4/9

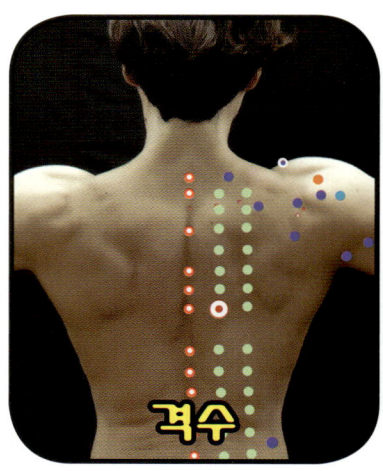

격수

배내선상에서 7,8흉추극돌기의
사이.

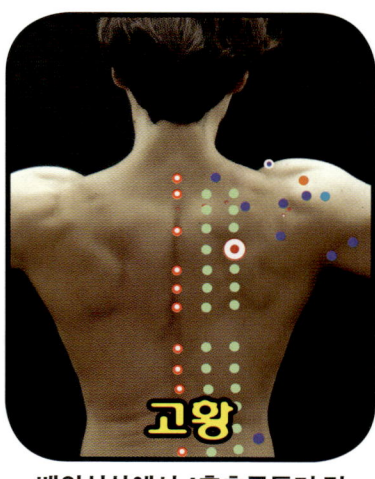

고황

배외선상에서 4흉추극돌기 밑.

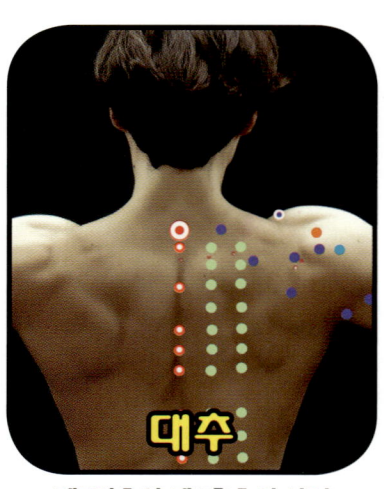

대추

제7경추와 제1흉추의 사이.

2. 호흡기 질환

해소/해수: 단중, 치천, 공최, 내관, 열결, 태연, 족삼리

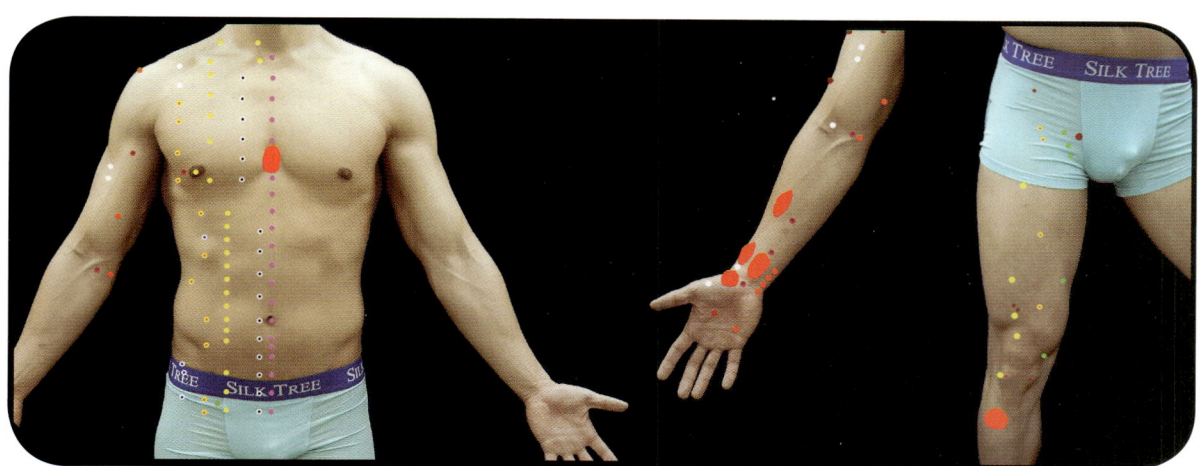

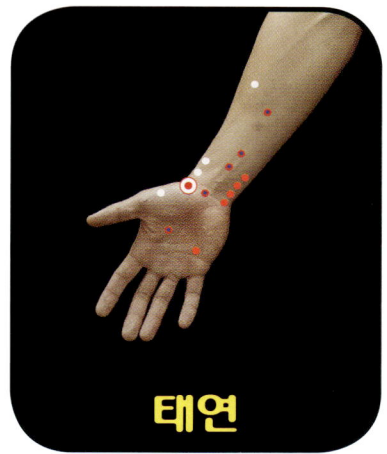

태연
손목주름위 엄지측 끝 패인 곳. 맥이 뛴다.

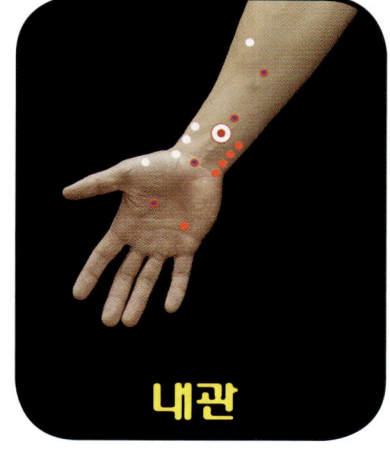

내관
곡택과 대릉 사이를 6등분하고 대릉에서 1/6지점 양건의 사이

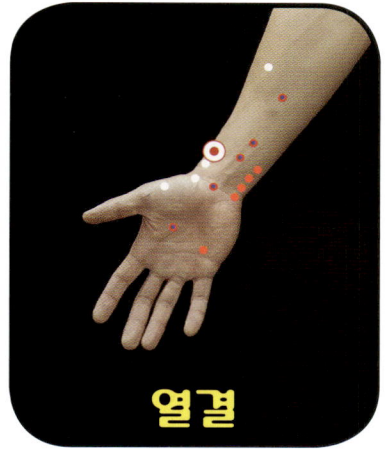

열결
요골경상돌기의 상방 1촌

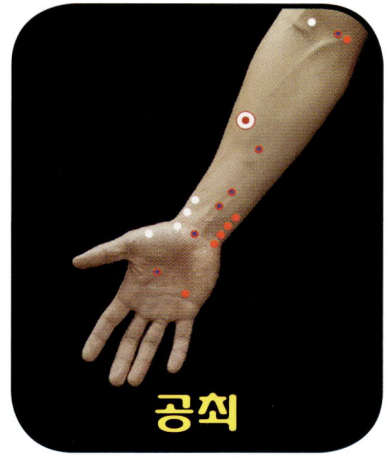

공최
태연과 척택사이. 척택에서 4/9

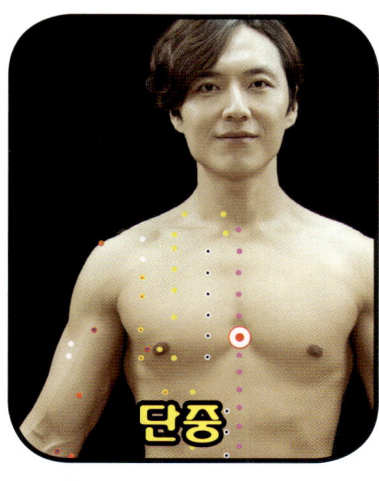

단중
양 유두 사이 중앙 약간 위..

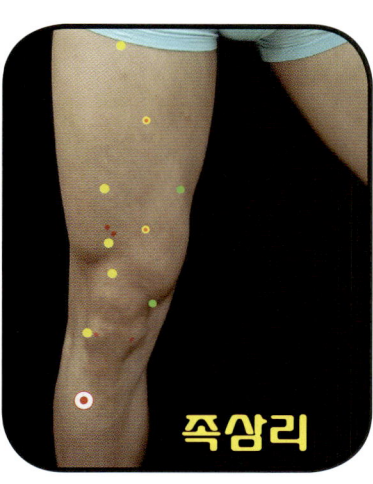

족삼리
슬개골 정점 하방 3촌에서 외측 1촌(2cm)

2. 호흡기 질환

호흡근육마비: 단중, 대추, 폐수, 공최, 내관, 족삼리

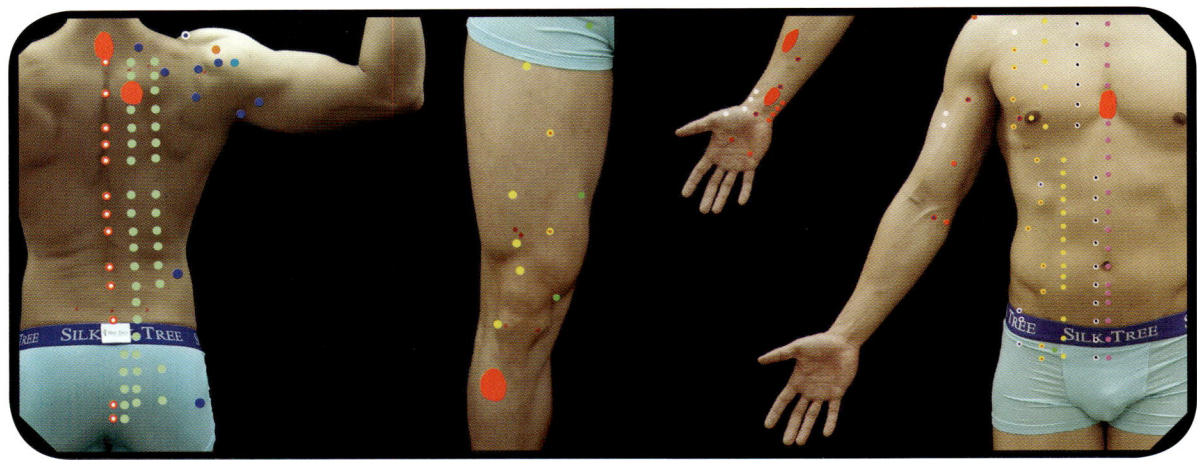

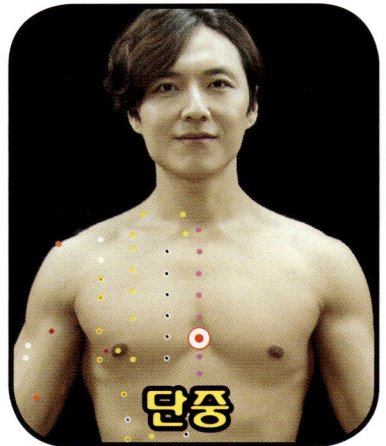

단중

양 유두 사이 중앙 약간 위..

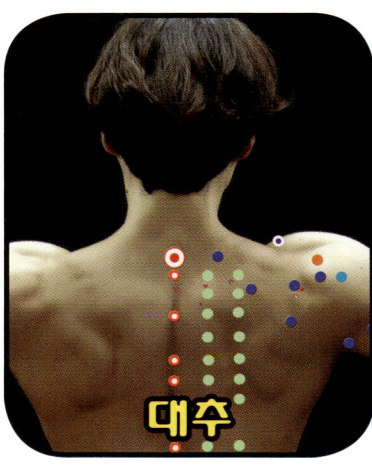

대추

제7경추와 제1흉추의 사이.

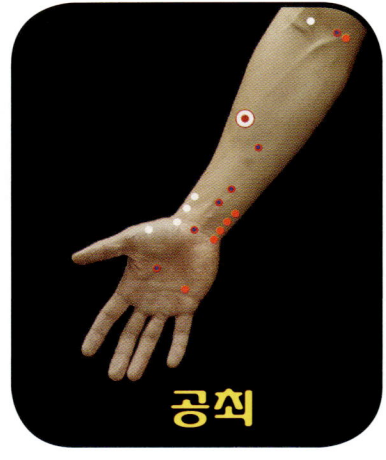

공최

태연과 척택사이.
척택에서 4/9

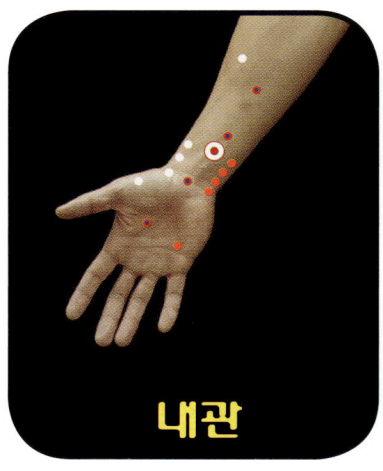

내관

곡택과 대릉의 사이를 6등분하고
대릉 1/6의 점에서 양건의 사이.

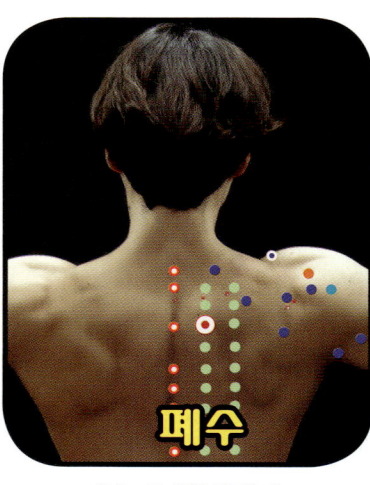

폐수

폐수 배내선상에서
3,4 흉추극돌기의 사이.

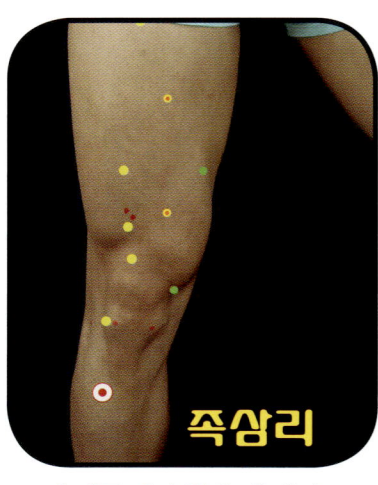

족삼리

슬개골 정점 하방 3촌에서
외측 1촌(2cm)

2. 호흡기 질환

흉막염(늑막염) : 견정(SI9),외구,풍문,격수,간수,지양,기문(Liv 14),지구,극문,중완

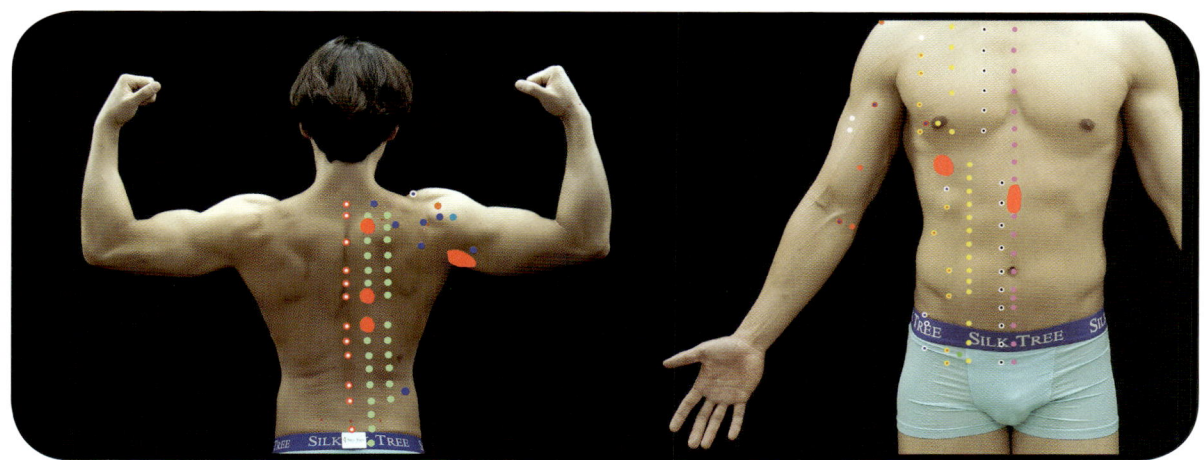

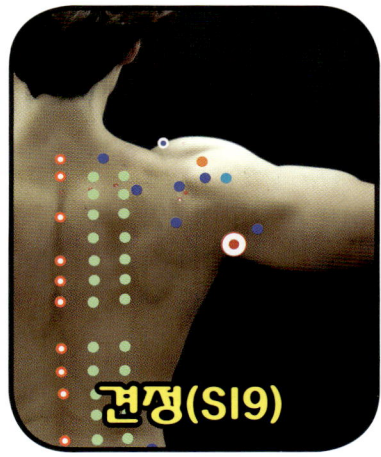

견정(SI9)

등쪽 액와종문(겨드랑이주름)
끝에서 위로 2cm

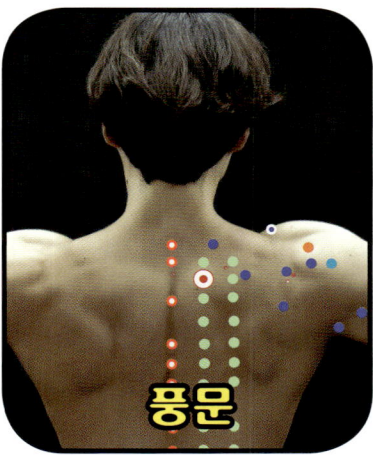

풍문

풍문 배내선상에서
2,3 흉추극돌기의 사이.

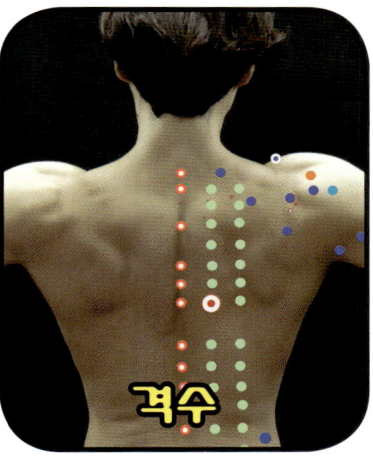

격수

배내선상에서 7,8흉추극돌기의
사이.

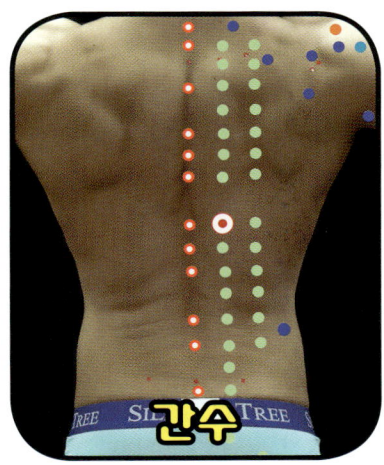

간수

배내선상에서 9,10흉추극돌
기의 사이.

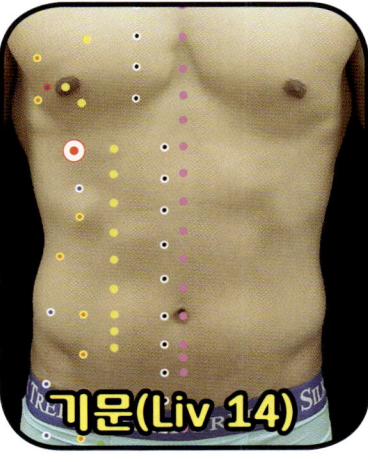

기문(Liv 14)

충문과 슬개골내상연의 중앙.
뜸No. 대퇴내측의 중앙.

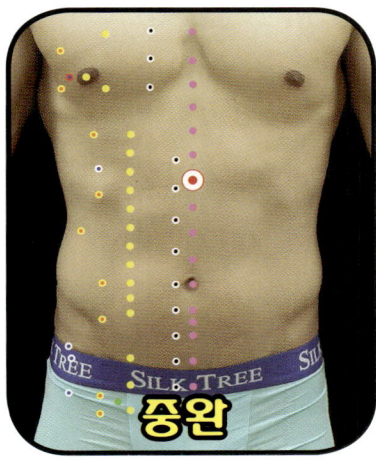

중완

배꼽위 4촌.

2. 호흡기 질환

결장염 : 천추, 족삼리, 중완, 기해, 합곡, 상양

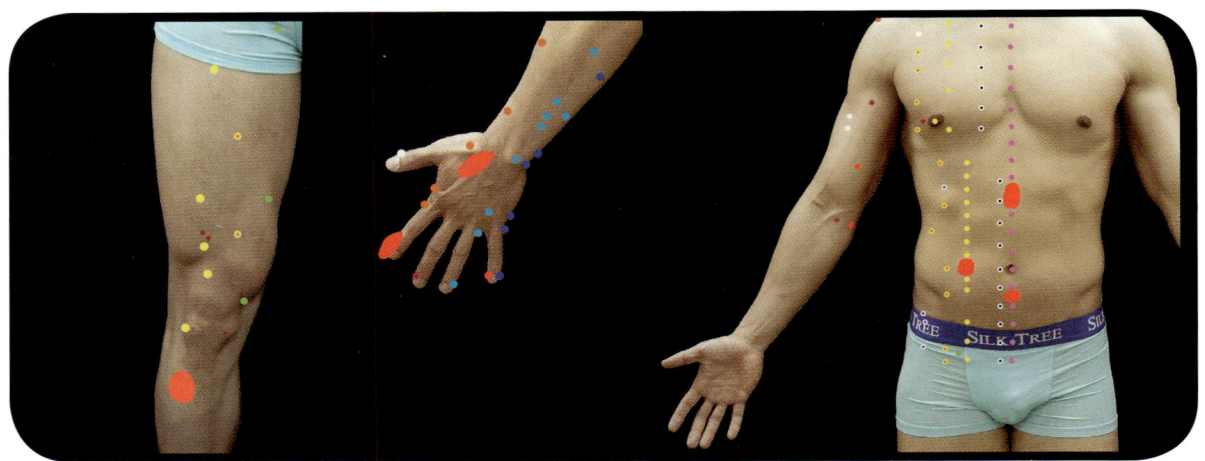

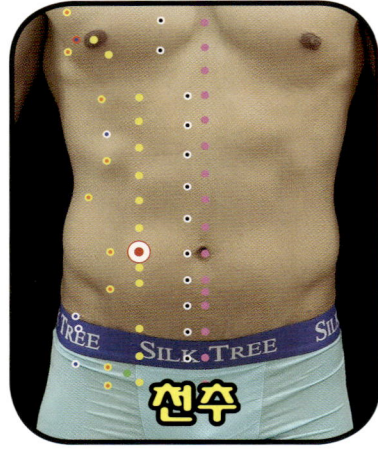

천추
복간선상에서 신궐의 높이

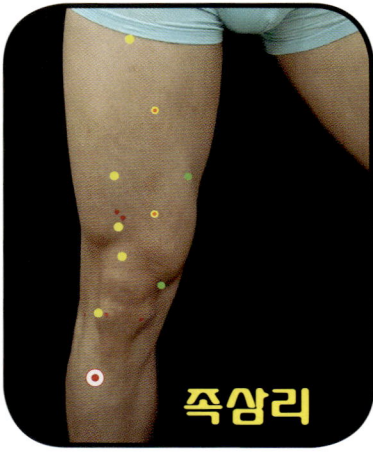

족삼리
슬개골 정점 하방 3촌에서 외측 1촌(2cm)

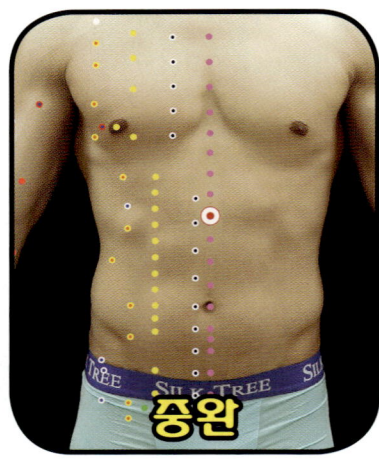

중완
배꼽위 4촌.

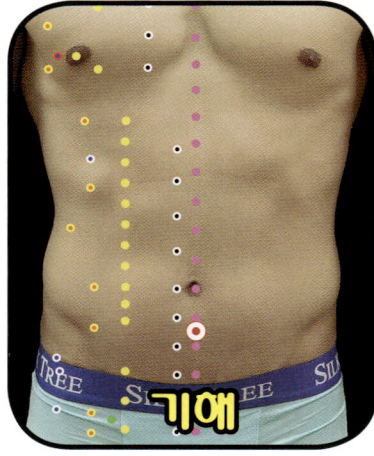

기해
배꼽아래 1.5촌

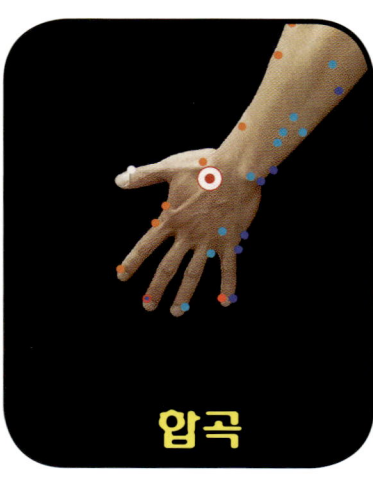

합곡
제1,2중수골저 사이에서 제2중수골저측의 뼈바로밑.

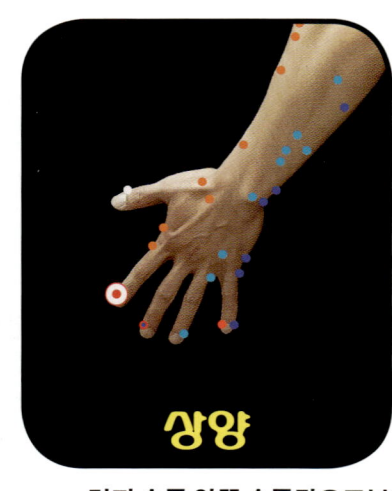

상양
검지 손톱 안쪽 손톱각으로부터 상방 2~3mm

2. 호흡기 질환

과민성 대장증상 : 중완,천추,대장수,족삼리,태충,내정

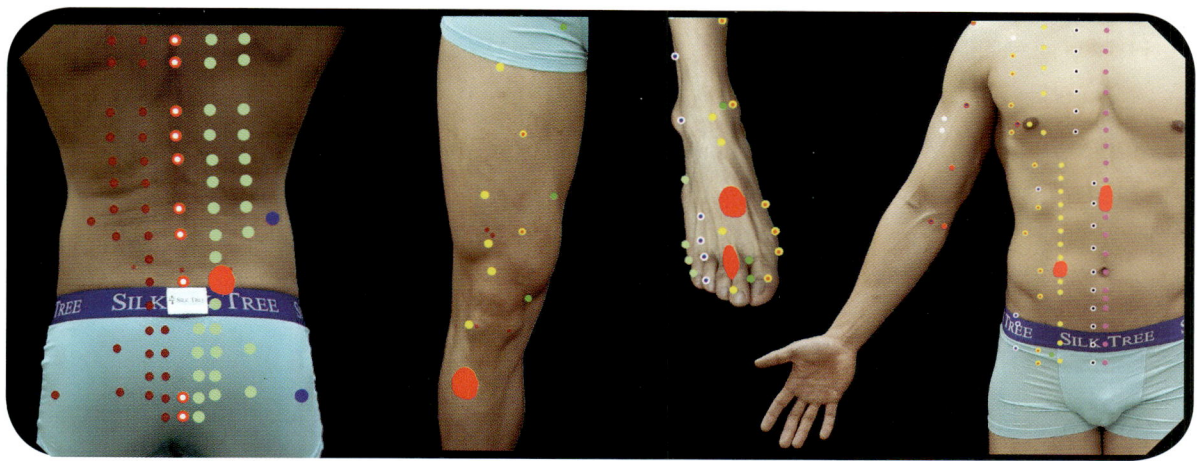

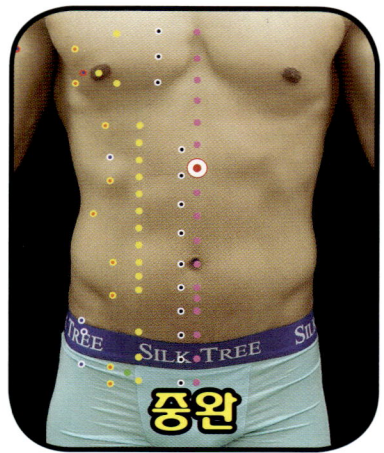

중완

배꼽위 4촌.

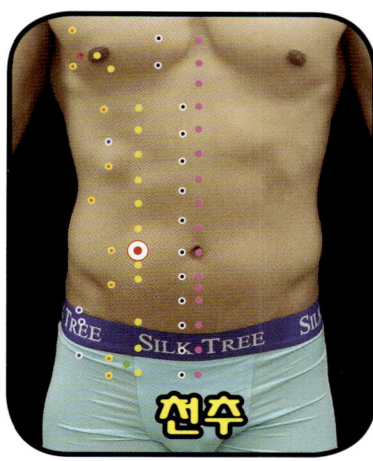

천추

복간선상에서 신궐의 높이

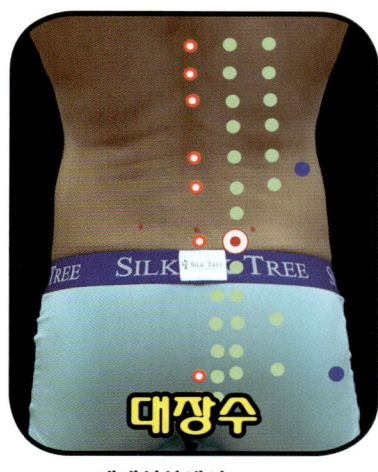

대장수

배내선상에서
제4,5요추극돌기의 사이.

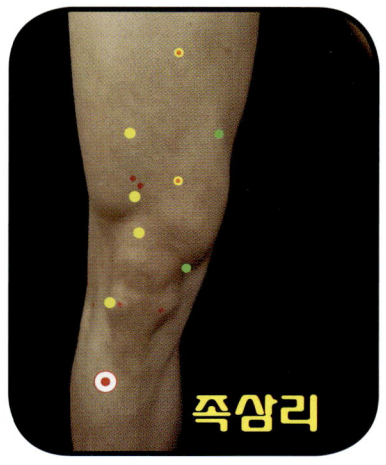

족삼리

슬개골 정점 하방 3촌에서
외측 1촌(2cm)

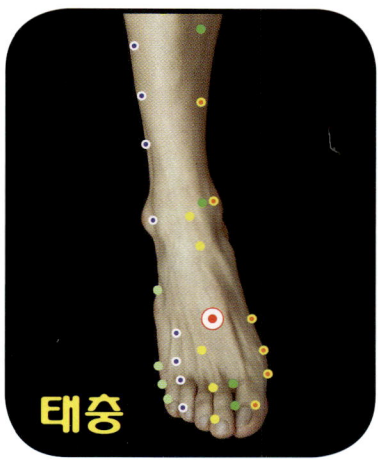

태충

제1,2중족골저의 사이.

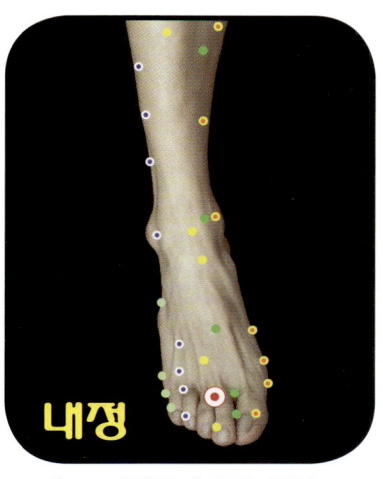

내정

제2,3 기절골저 사이. 발등
발바닥 피부 경계에서 취혈.

2. 호흡기 질환

구토(증) : 내관,천돌,중완,족삼리,공손,곡지

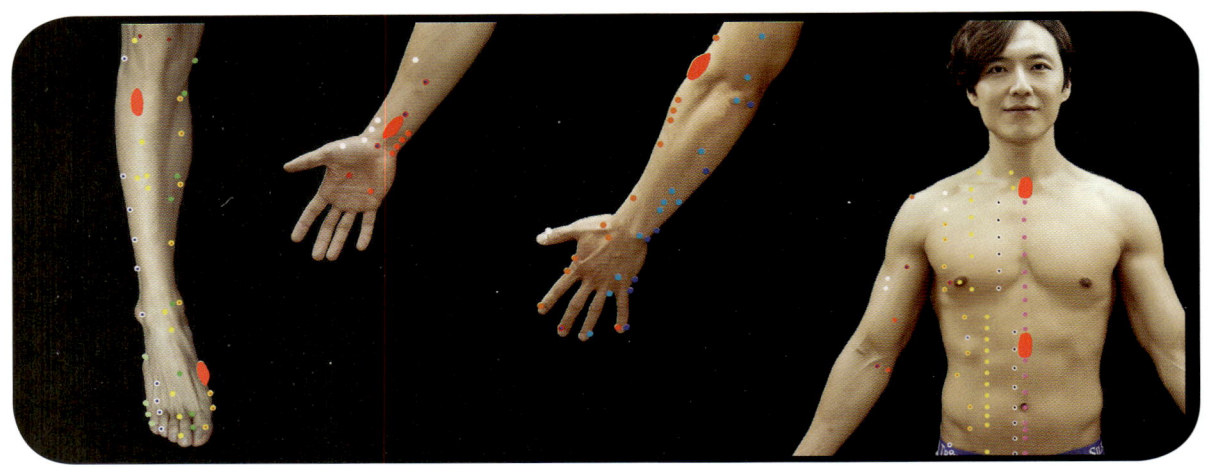

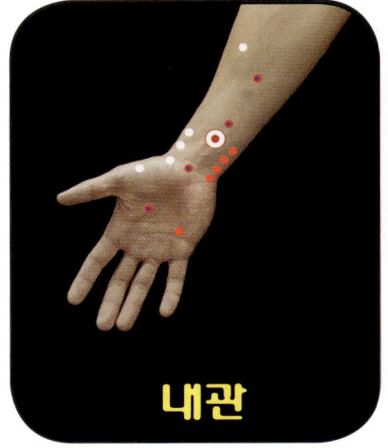

내관
곡택과 대릉 사이를 6등분하고 대릉에서 1/6지점 양건의 사이

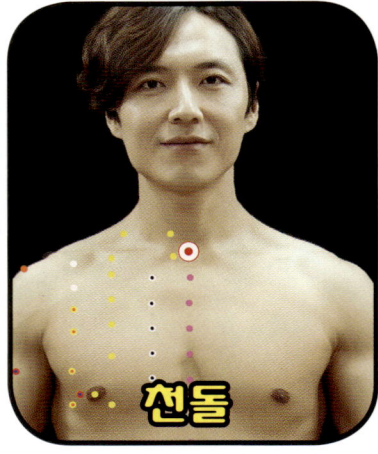

천돌
목젖 밑의 움푹 패인 곳의 중심.

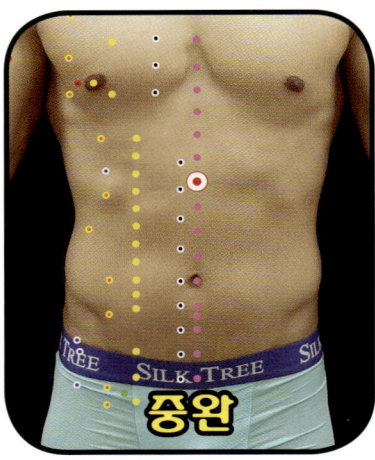

중완
배꼽위 4촌.

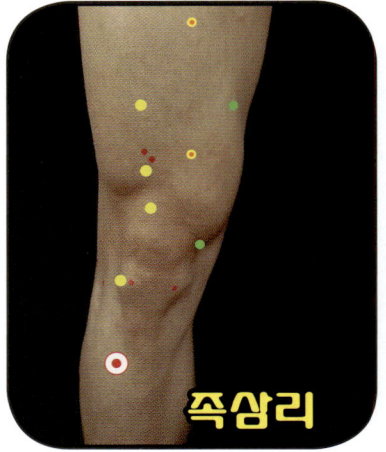

족삼리
슬개골 정점 하방 3촌에서 외측 1촌(2cm)

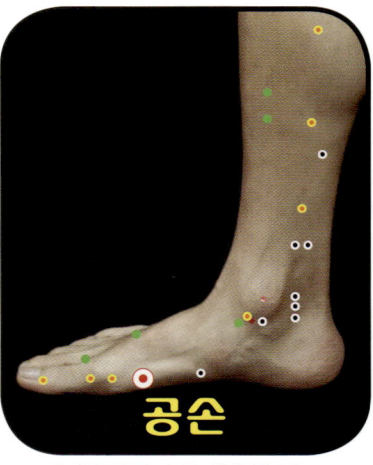

공손
제1중족골저의 내측후연 (태백)에서 후방 2cm의 곳.

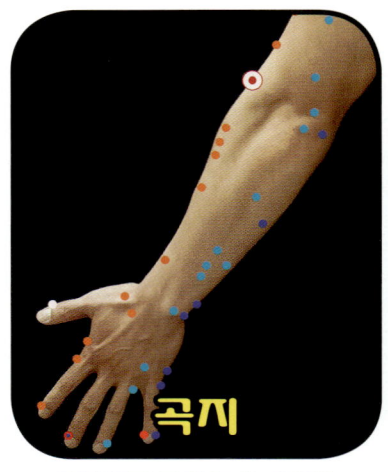

곡지
팔꿈치를 굽혔을때 바깥쪽 주름끝

2. 호흡기 질환

급성위장염 : 중완,수분,기해,양문,천추,양구,족삼리,온류,내관,대장수,위수

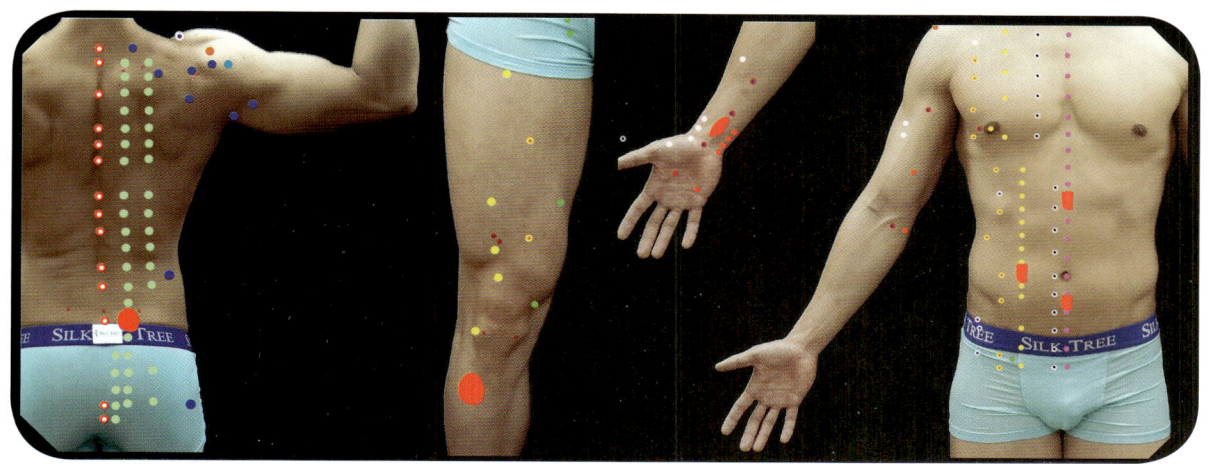

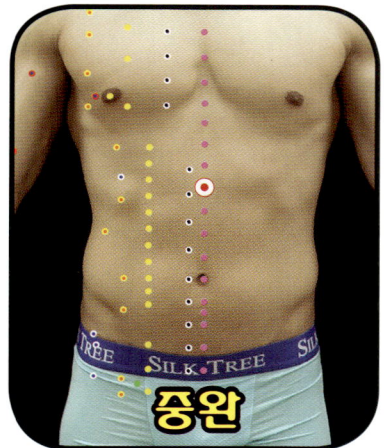

중완
배꼽위 4촌.

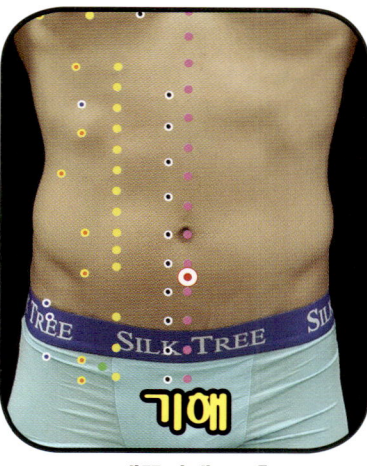

기해
배꼽아래 1.5촌

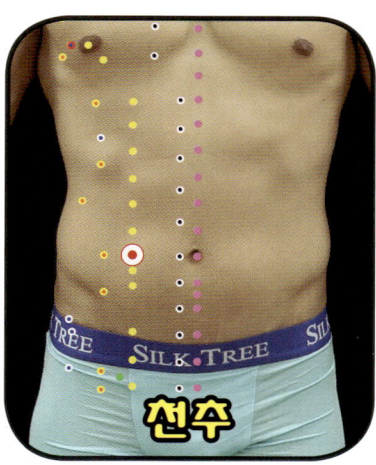

천추
복간선상에서 신궐의 높이

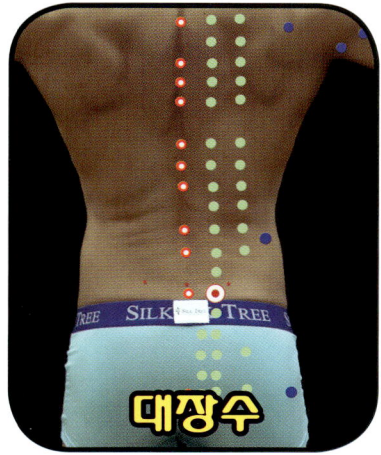

대장수
배내선상에서
제4,5요추극돌기의 사이.

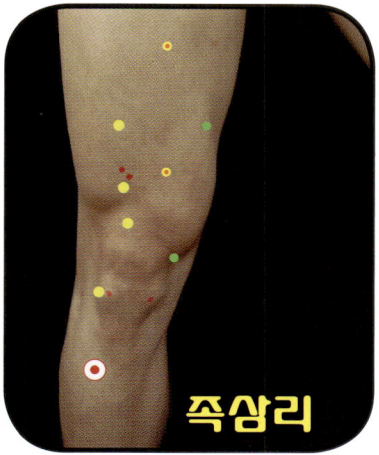

족삼리
슬개골 정점 하방 3촌에서
외측 1촌(2cm)

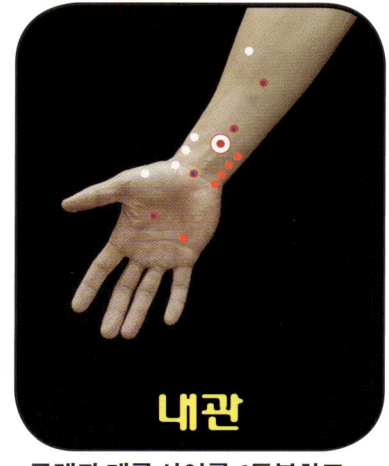

내관
곡택과 대릉 사이를 6등분하고
대릉에서 1/6지점 양건의 사이

03

소·대장, 위장, 소화기 질환

3. 소장/대장/위장/소화기 질환

급체 : 소상, 합곡, 중완, 거궐, 곡지, 족삼리, 태충

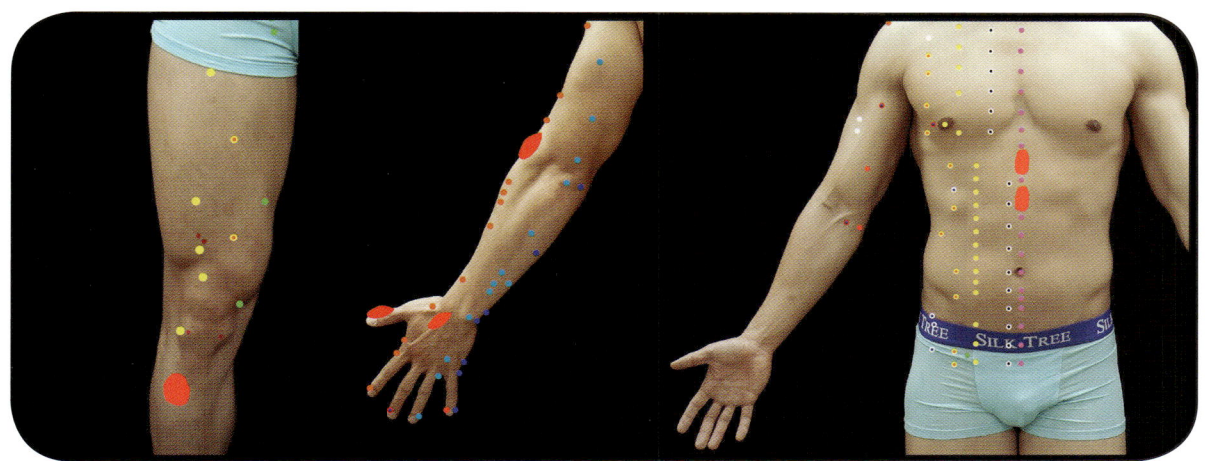

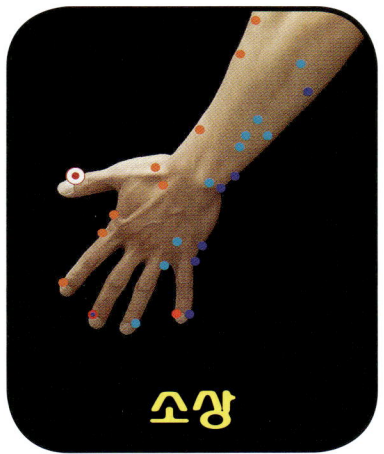

소상
엄지 손톱 안쪽 모서리로부터 상방 2~3mm

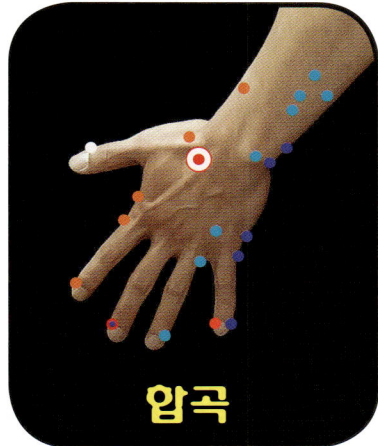

합곡
제1,2중수골저 사이에서 제2중수골저측의 뼈바로밑.

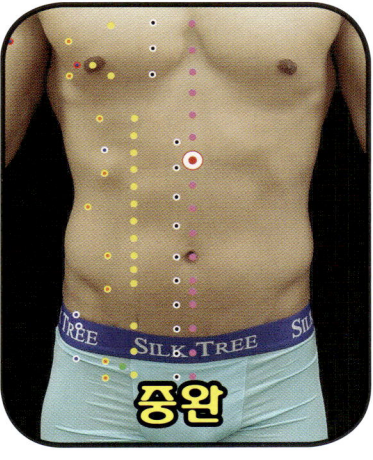

중완
배꼽위 4촌.

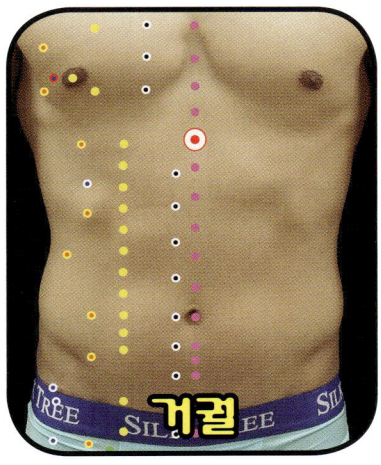

거궐
배꼽위 6촌. 중완위 2촌.

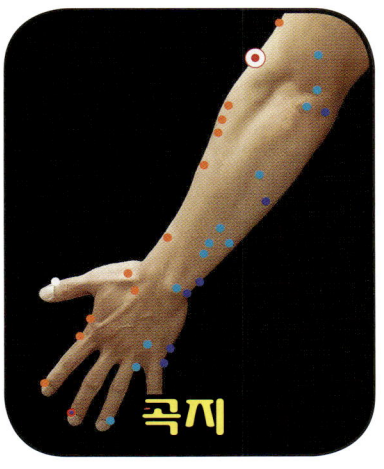

곡지
팔꿈치를 굽혔을때 바깥쪽 주름끝

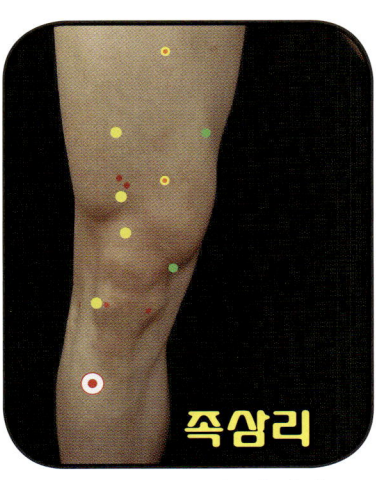

족삼리
슬개골 정점 하방 3촌에서 외측 1촌(2cm)

3. 소장/대장/위장/소화기 질환

담도회충증 : 담수,일월,양릉천,기문(Liv 14),중완,양강

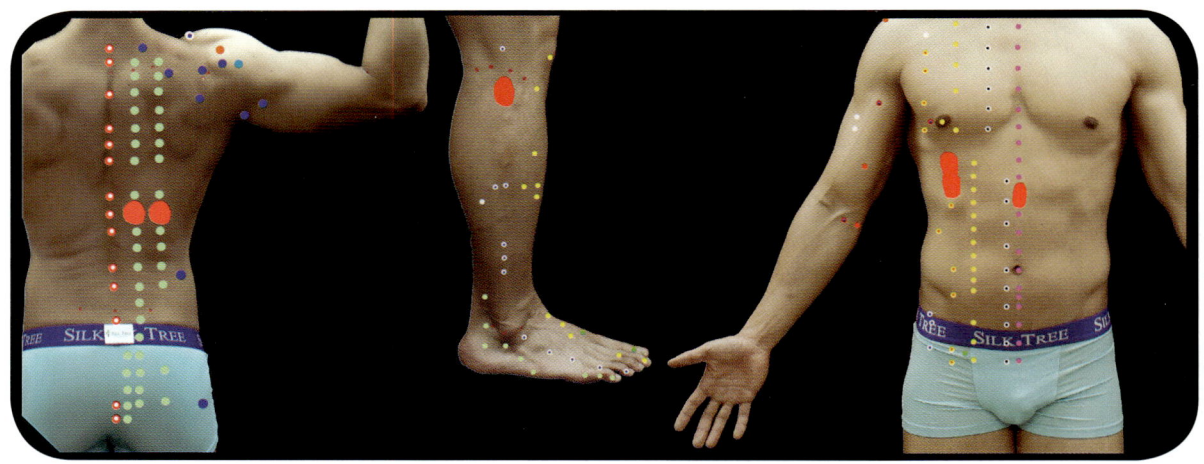

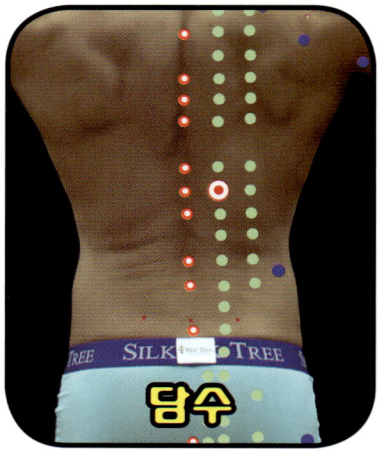

담수
배내선상에서
10,11흉추극돌기의 사이.

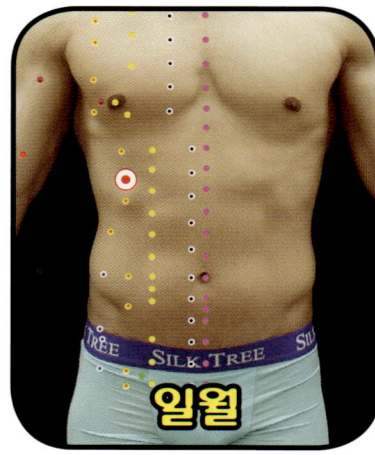

일월
복외선상에서 갈비뼈 바로 아래.

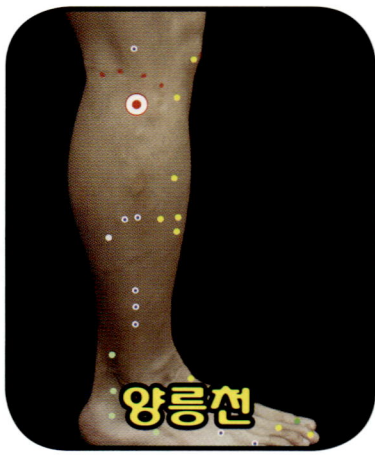

양릉천
비골소두 앞 아래, 족삼리혈
후방 1촌 윗쪽.

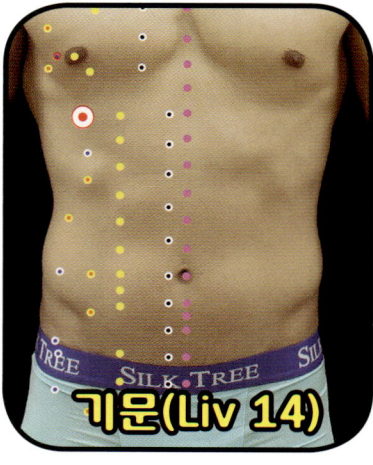

기문(Liv 14)
충문과 슬개골내상연의 중앙.
뜸No. 대퇴내측의 중앙.

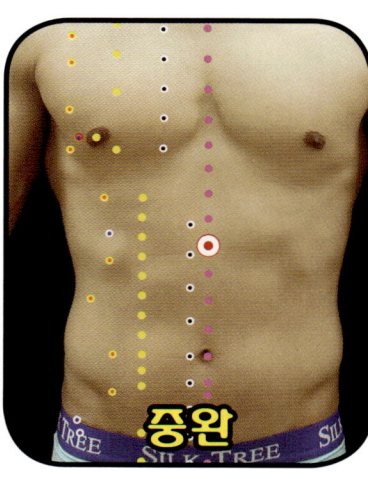

중완
배꼽위 4촌.

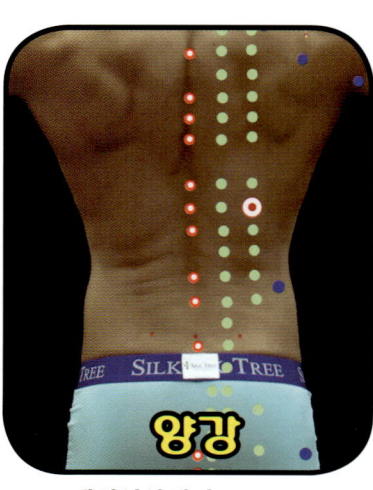

양강
배외선상에서
10흉추극돌기 밑.

3. 소장/대장/위장/소화기 질환

딸꾹질 : 내관,태계,중완,기문(Liv 14),격수,족삼리

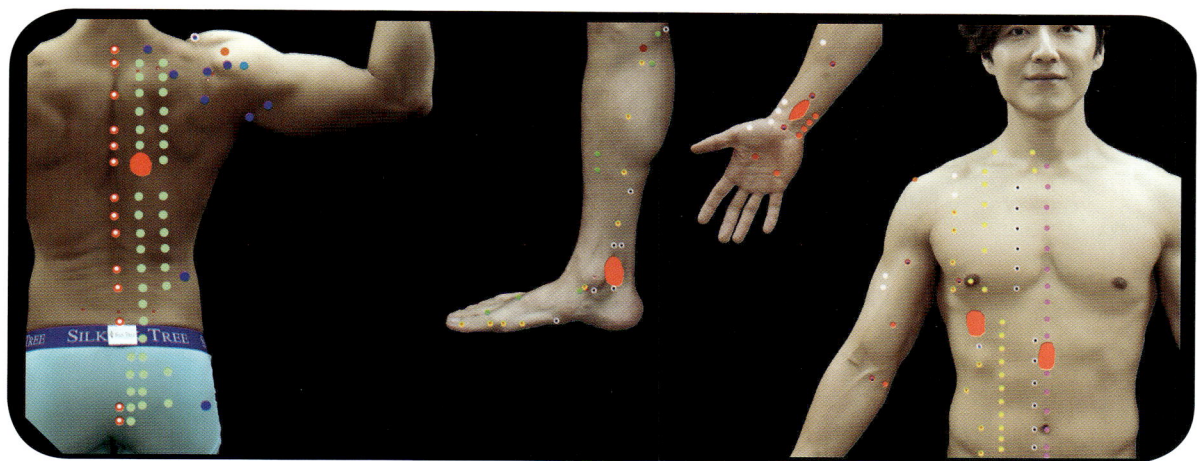

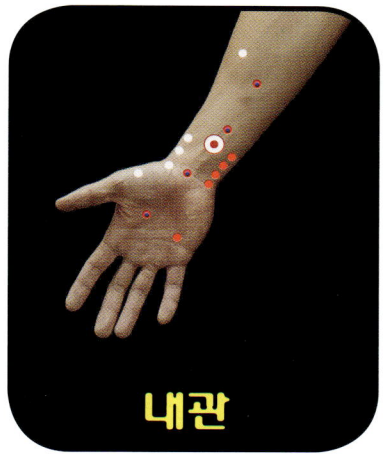

내관
곡택과 대릉 사이를 6등분하고
대릉에서 1/6지점 양건의 사이

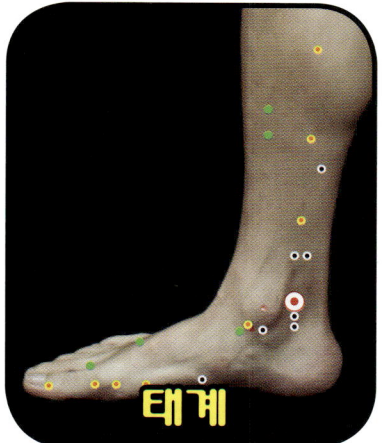

태계
내과 뒷쪽과 아킬레스건 안쪽
사이에 커다랗게 패인곳

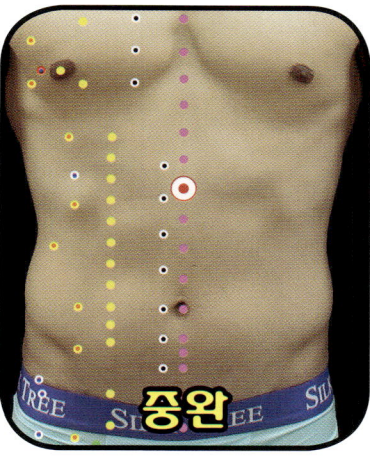

중완
배꼽위 4촌.

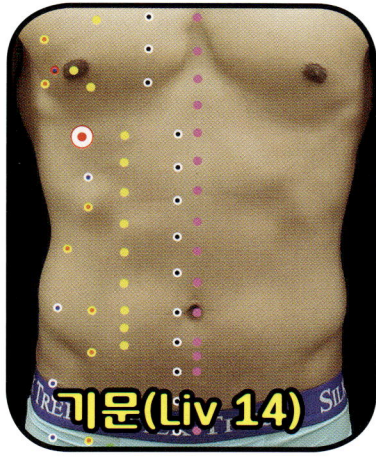

기문(Liv 14)
거궐의 높이에서 복외선상에
기문을 취혈한다.

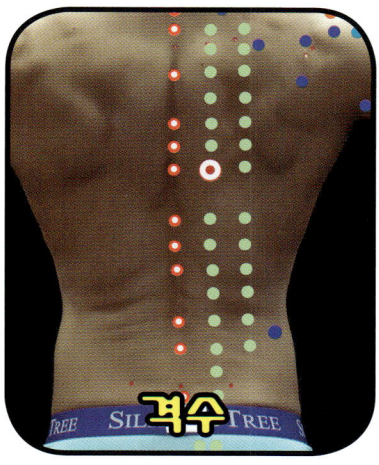

격수
배내선상에서 7,8흉추극돌기의
사이.

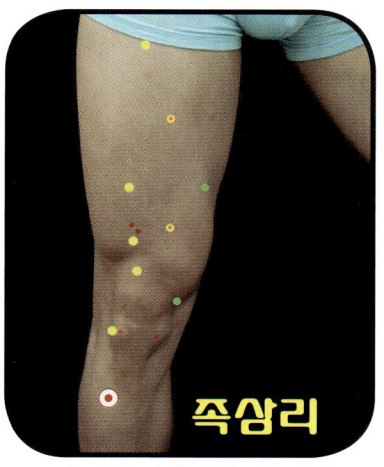

족삼리
슬개골 정점 하방 3촌에서
외측 1촌(2cm)

3. 소장/대장/위장/소화기 질환

만성설사 : 중완,천추,족삼리,비수,신수,대장수

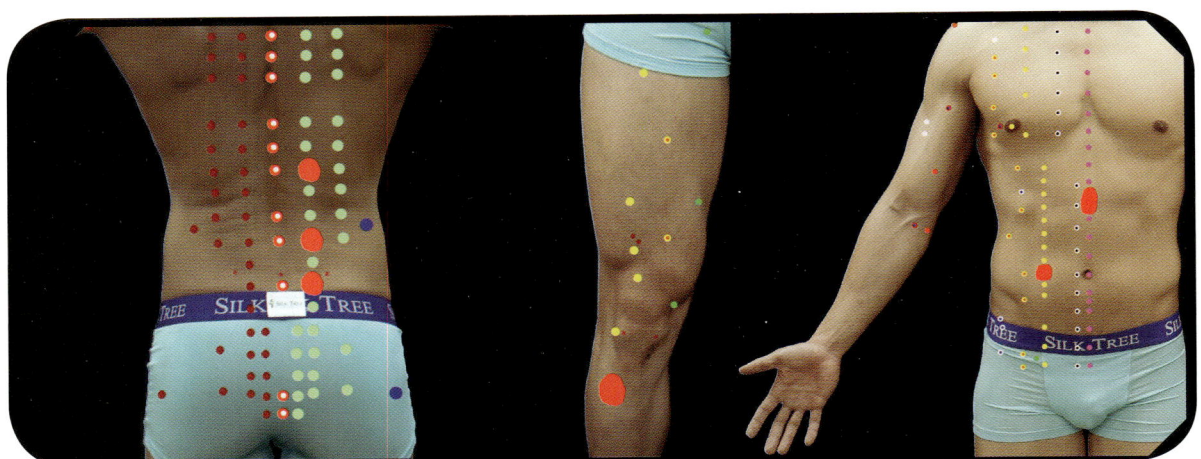

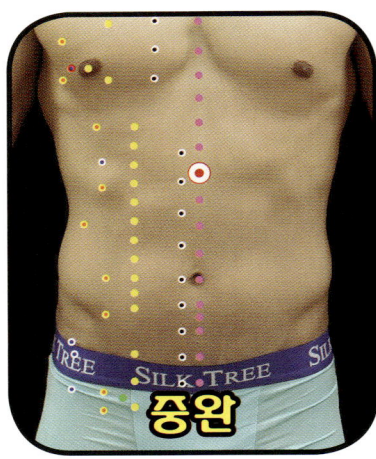

중완

배꼽위 4촌.

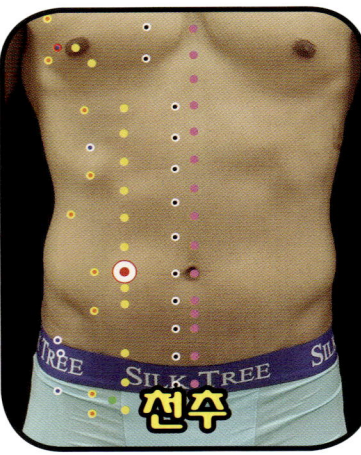

천추

복간선상에서 신궐의 높이

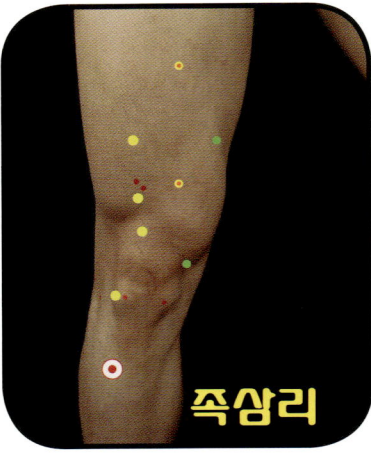

족삼리

슬개골 정점 하방 3촌에서 외측 1촌(2cm)

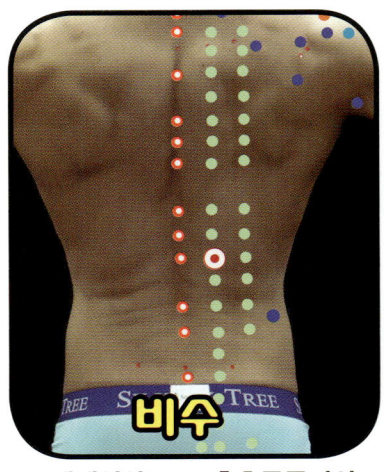

비수

배내선상 11,12흉추극돌기의 사이.

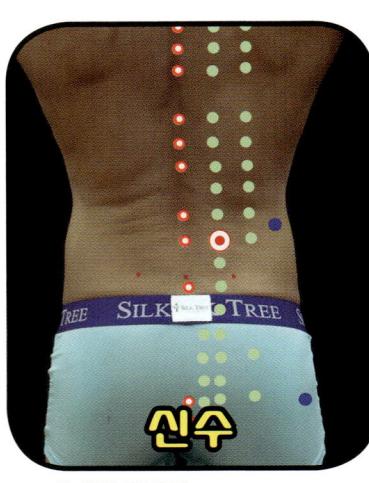

신수

배내선상에서 제2,3 요추극돌기의 사이.

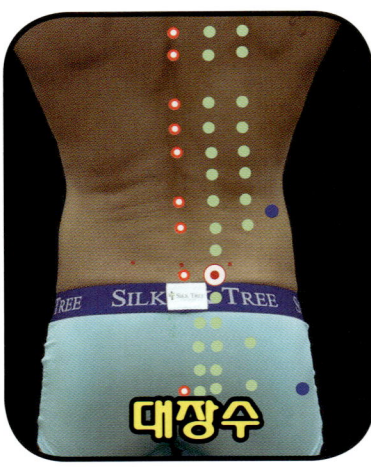

대장수

배내선상에서 제4,5요추극돌기의 사이.

3. 소장/대장/위장/소화기 질환

만성위장염 : 상완,기해,위수,비수,양문,대거,족삼리,편력

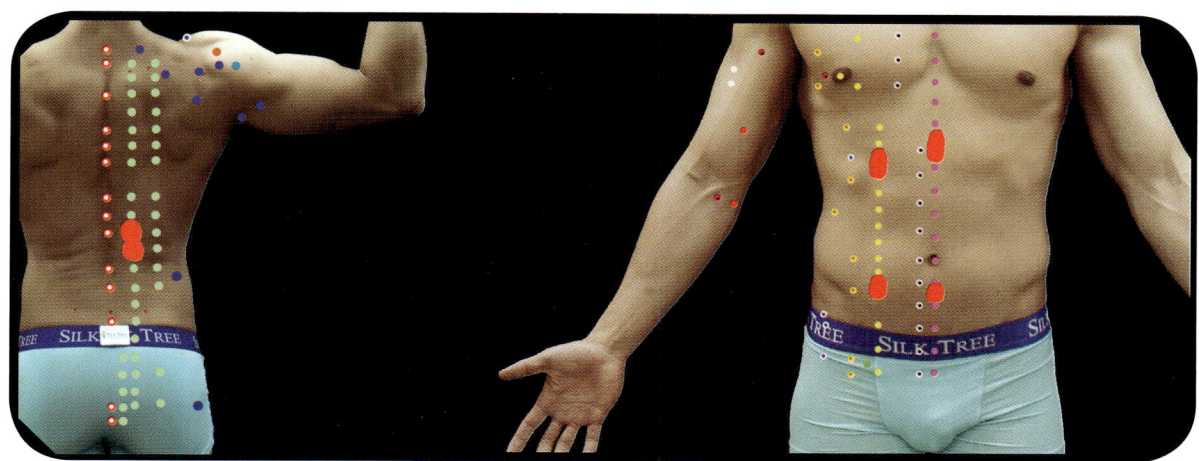

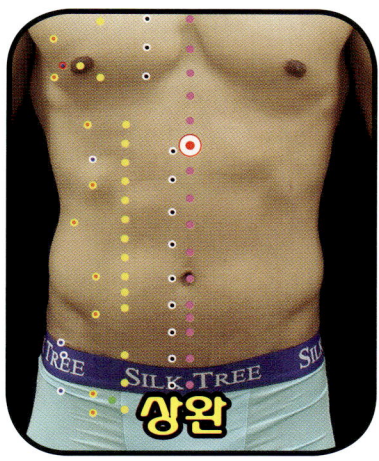

상완

배꼽위 5촌

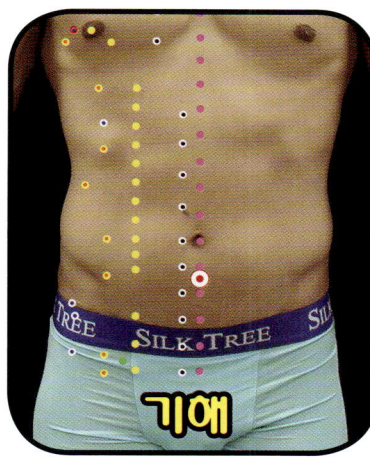

기해

배꼽아래 1.5촌

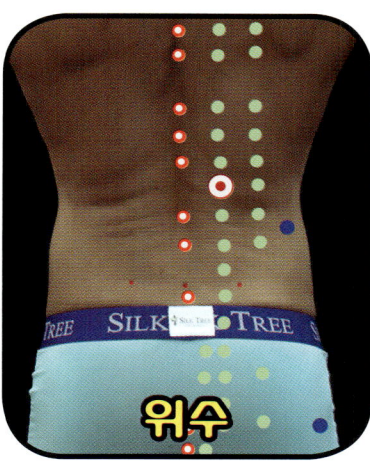

위수

배내선상에서 1요추극돌기와 12흉추극돌기 사이의 높이

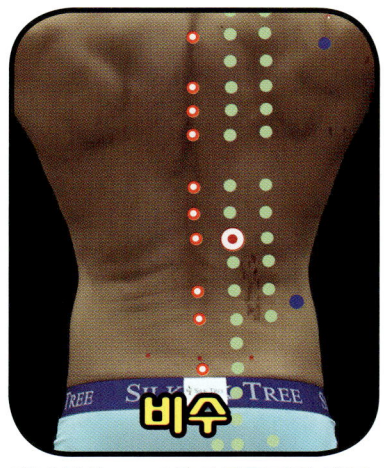

비수

배내선상 11,12흉추극돌기의 사이.

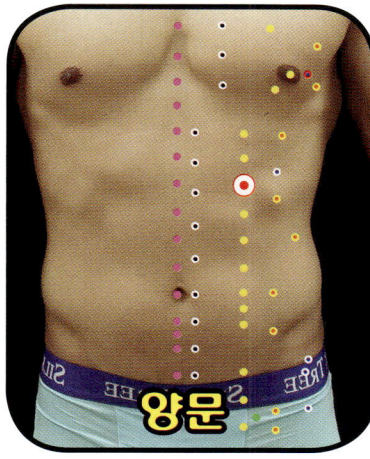

양문

복간선상에서 불용과 천추의 사이에서 불용으로부터 1/3

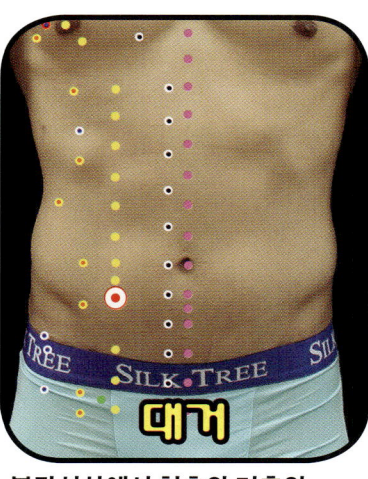

대거

복간선상에서 천추와 기충의 사이에서 천추로부터 1/4

3. 소장/대장/위장/소화기 질환

맹장염 ; 하완,기해,대거,양구,족삼리,상거허,온류,합곡,대장수,난미

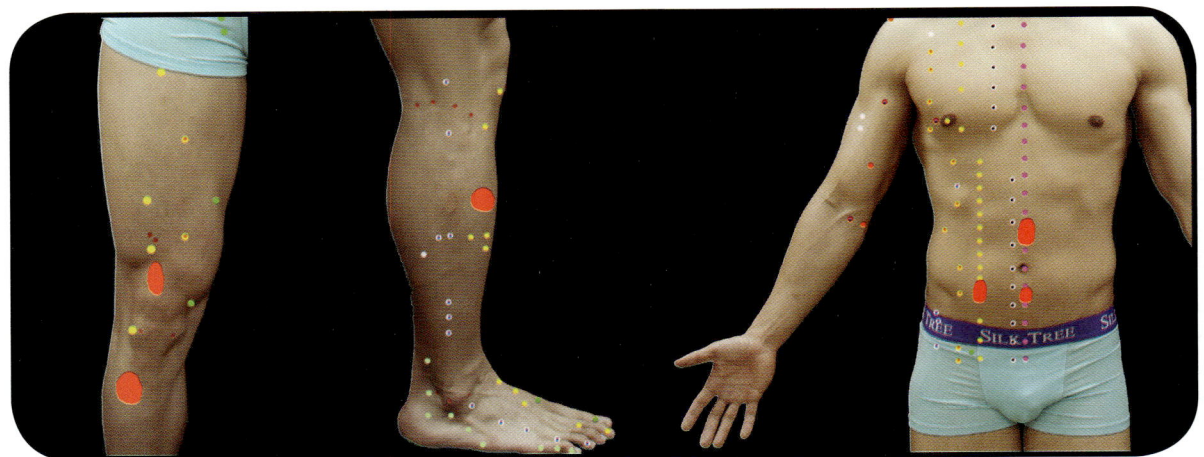

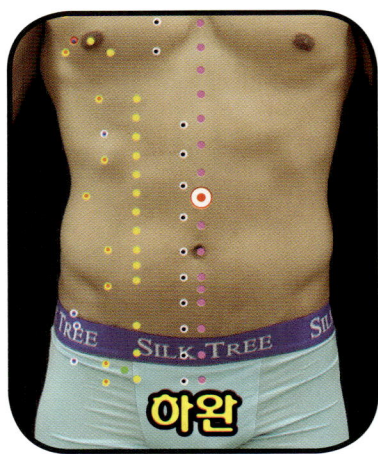

하완
배꼽위 2촌

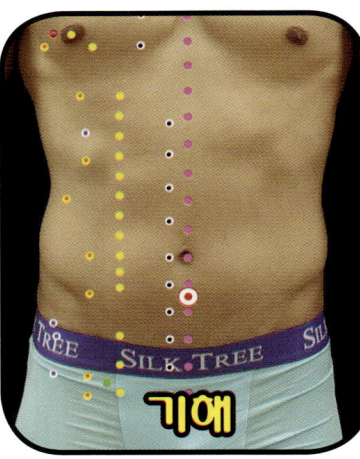

기해
배꼽아래 1.5촌

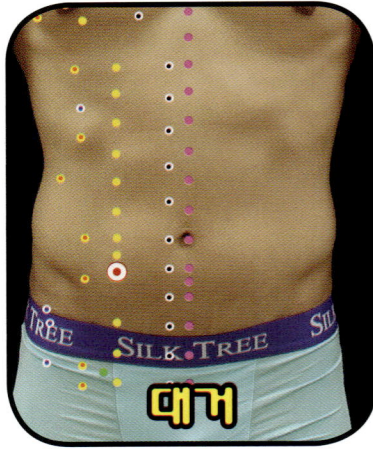

대거
복간선상에서 천추와 기충의 사이에서 천추로부터 1/4

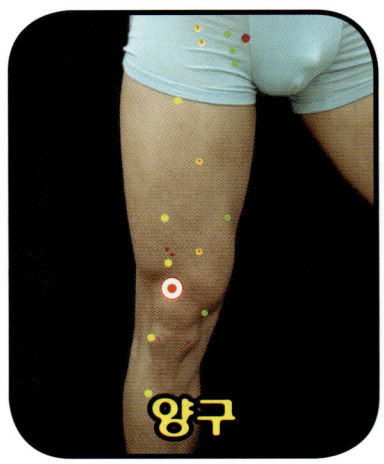

양구
음시의 사이에서 음시로부터 1/3.슬개골 외측 상방 2촌.

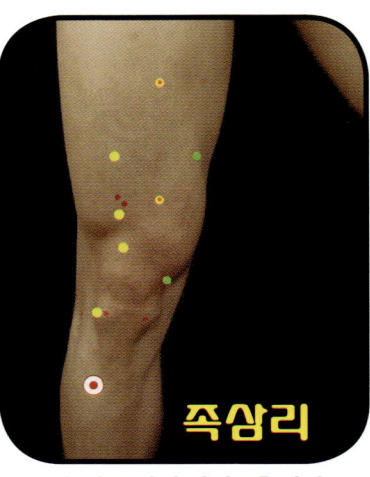

족삼리
슬개골 정점 하방 3촌에서 외측 1촌(2cm)

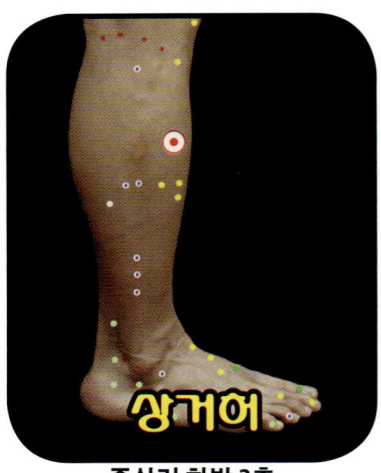

상거허
족삼리 하방 3촌. 경골 외측 1촌

3. 소장/대장/위장/소화기 질환

멀미 : 백회,천주,액문,여태,내관,신궐

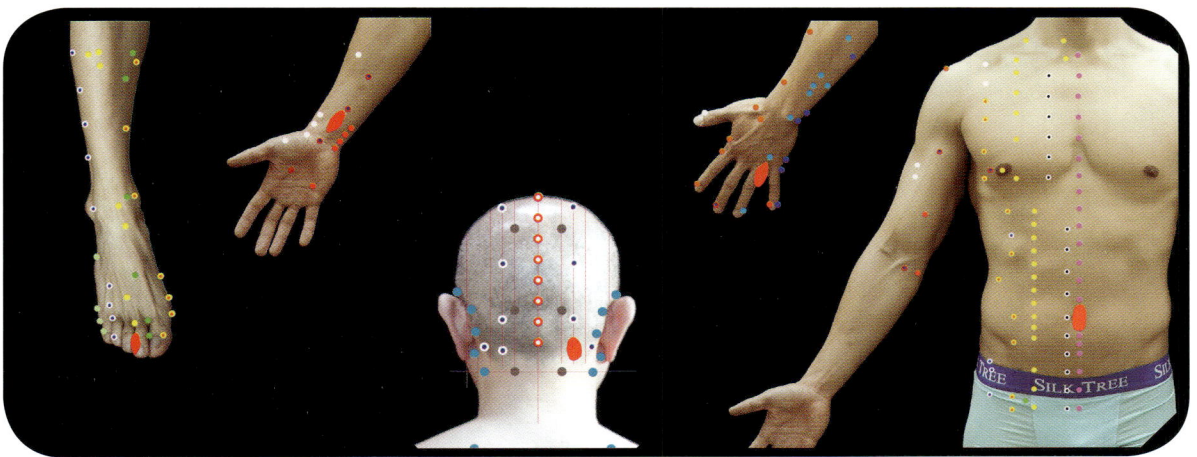

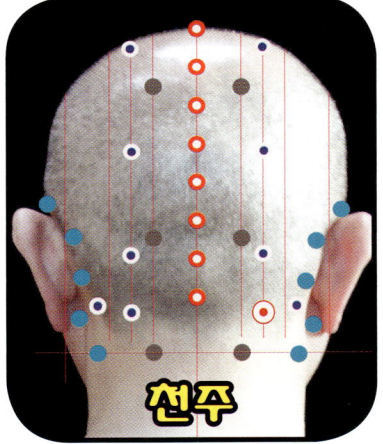

천주
아문의 높이에서 바깥쪽
2cm의 증폭근의 팽융정점

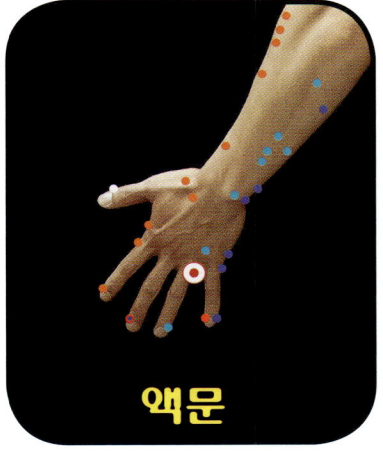

액문
5지와 4지사이 제4지의 세번째
뼈 손바닥과 손등피부경계면

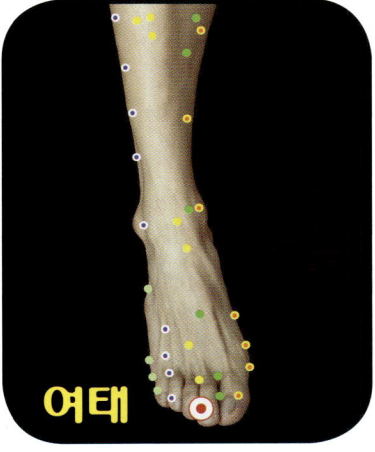

여태
제2지 외측 발톱모서리 후방
2~3mm.

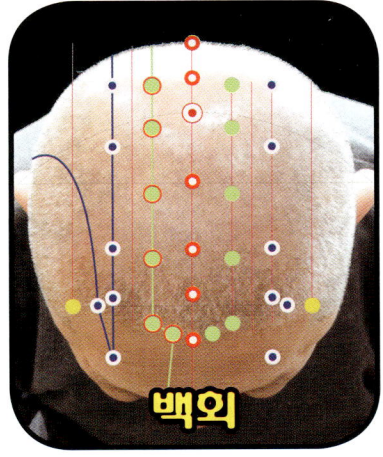

백회
이첨(귀끝)을 수직으로 올라가
정중선과 만나는 지점.

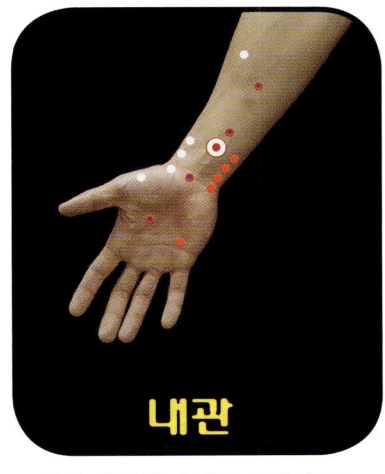

내관
곡택과 대릉의 사이를 6등분하고
대릉 1/6의 점에서 양건의 사이.

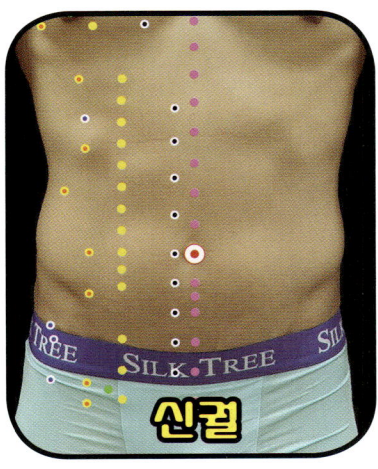

신궐
배꼽의 중심

3. 소장/대장/위장/소화기 질환

변비 : 복결,천추,족삼리,신문,지구,대장수

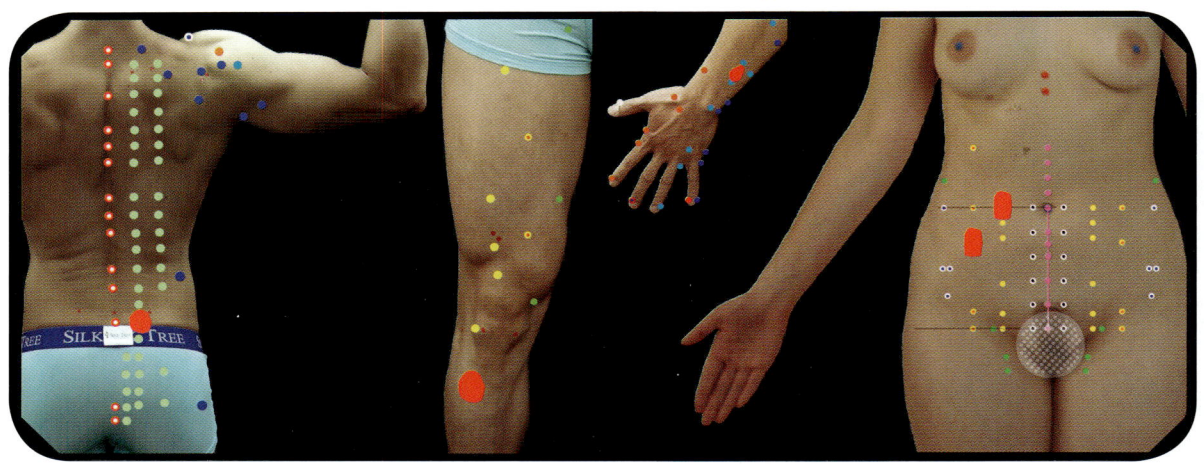

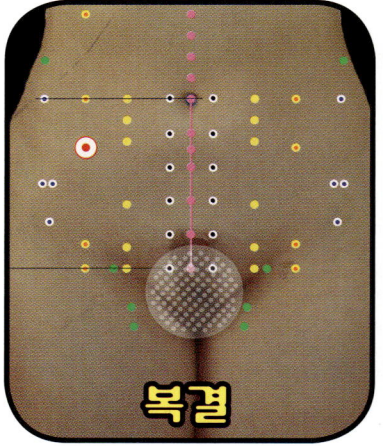

복결
충문과 대횡의 사이를 4등분 하고 대횡부터 1/4

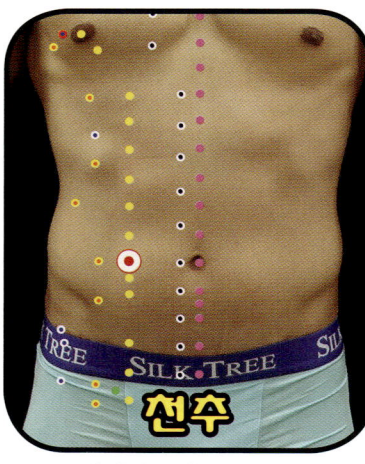

천추
복간선상에서 신궐의 높이

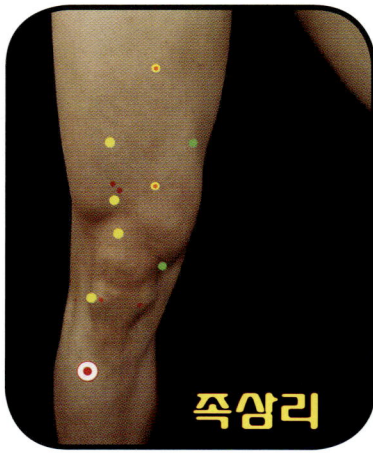

족삼리
슬개골 정점 하방 3촌에서 외측 1촌(2cm)

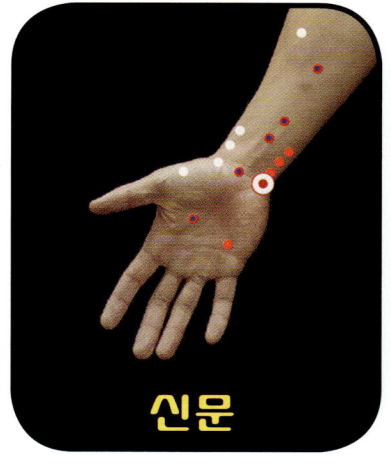

신문
손목을 뒤로 젖힐때 손목주름 위 소지측의 두 근육의 중심.

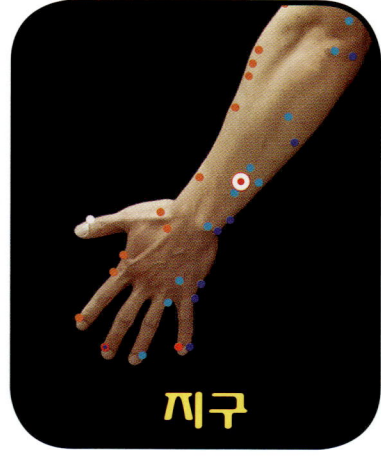

지구
양지혈 위3촌, 척골과 요골 사이

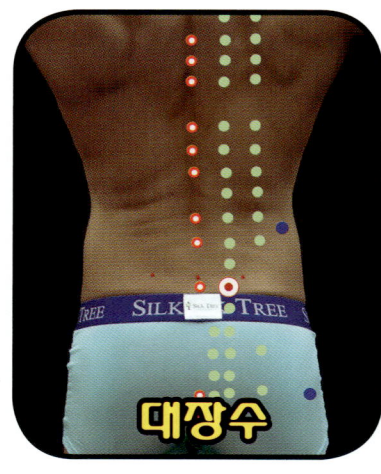

대장수
배내선상에서 제4,5요추극돌기의 사이.

3. 소장/대장/위장/소화기 질환

복막염 : 중완,수분,기해,천추,수도,족삼리,비수,신수,대장수,삼음교

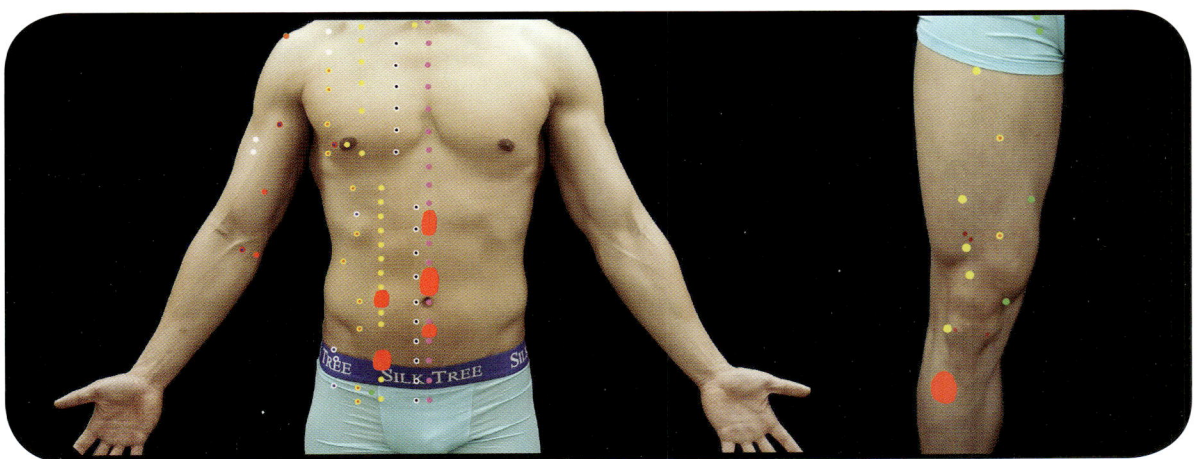

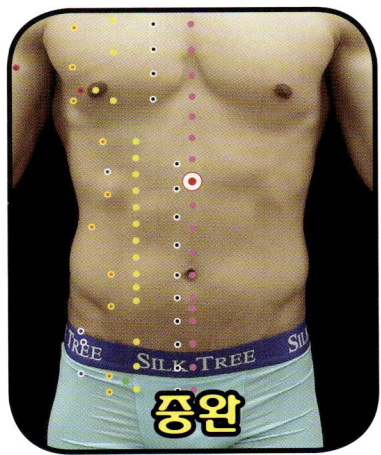

중완

배꼽위 4촌.

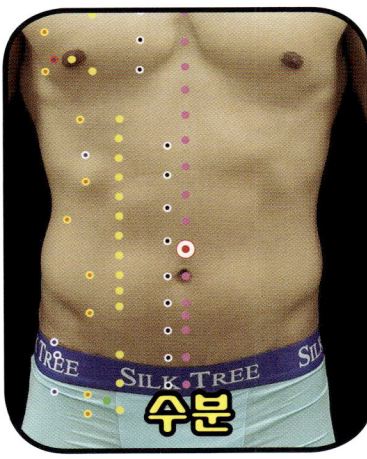

수분

배꼽 위 1촌

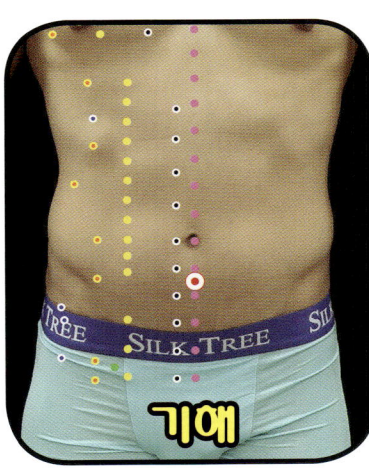

기해

배꼽아래 1.5촌

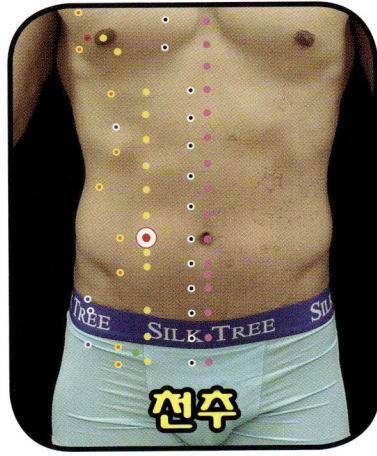

천추

복간선상에서 신궐의 높이

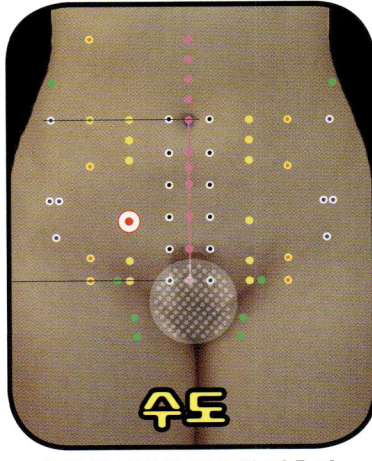

수도

복간선상에서 천추와 기충의
사이에 기충으로부터 3/8

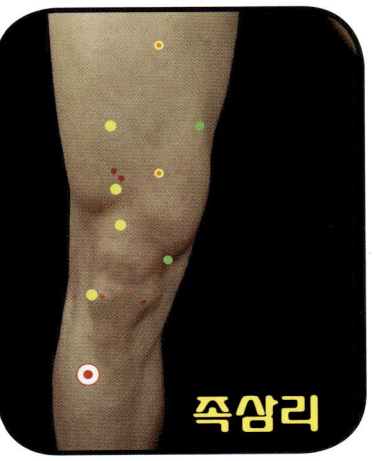

족삼리

슬개골 정점 하방 3촌에서
외측 1촌(2cm)

3. 소장/대장/위장/소화기 질환

복부통증 : 중완, 관원, 천추, 양구, 신수, 대장수

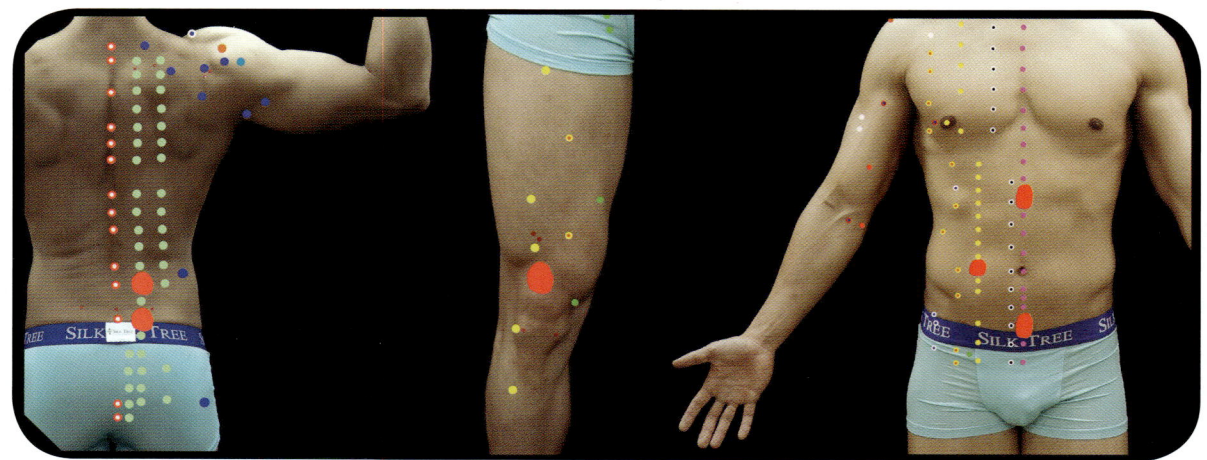

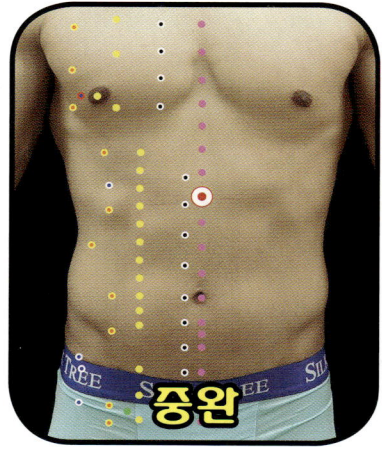

중완

배꼽위 4촌.

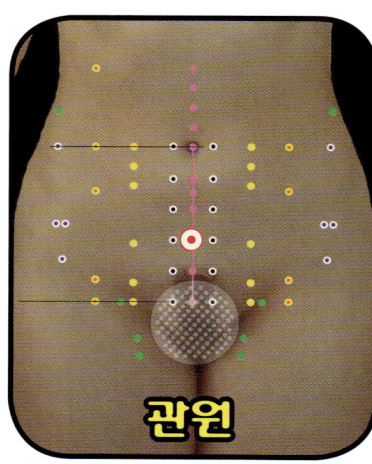

관원

배꼽아래 3촌

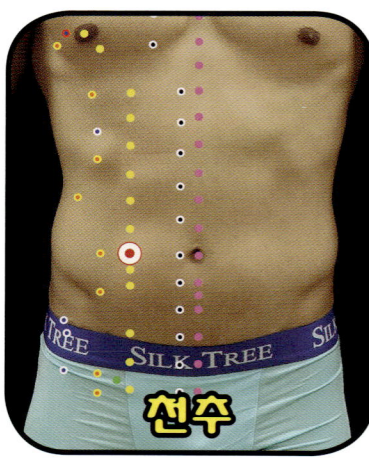

천추

복간선상에서 신궐의 높이

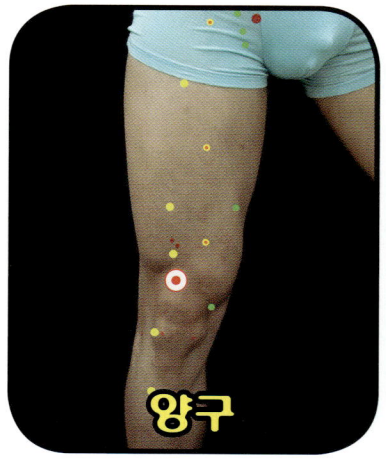

양구

음시의 사이에서 음시로부터 1/3. 슬개골 외측 상방 2촌.

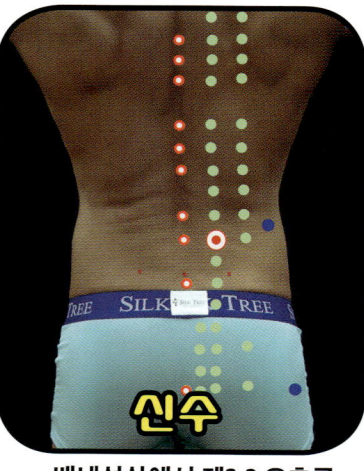

신수

배내선상에서 제2,3 요추극 돌기의 사이.

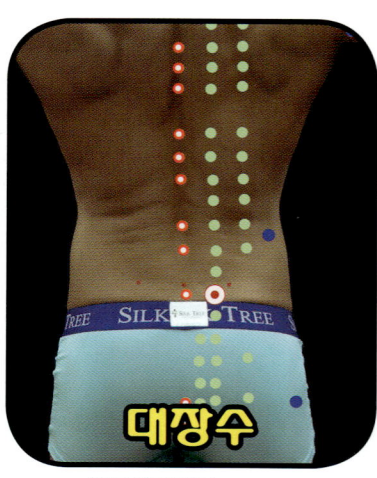

대장수

배내선상에서 제4,5요추극돌기의 사이.

3. 소장/대장/위장/소화기 질환

설사 : 천추,대횡,상렴,공손,합곡,상거허,부류

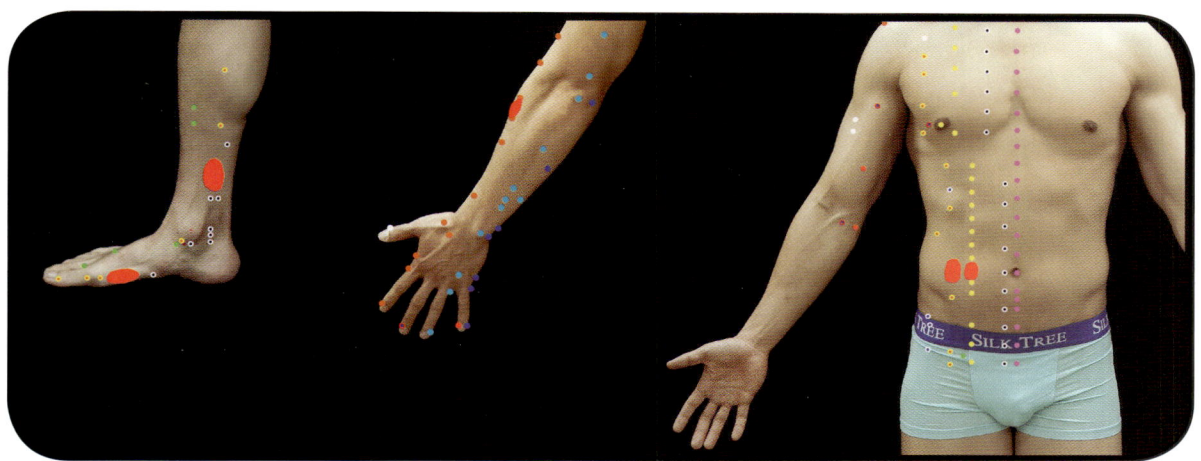

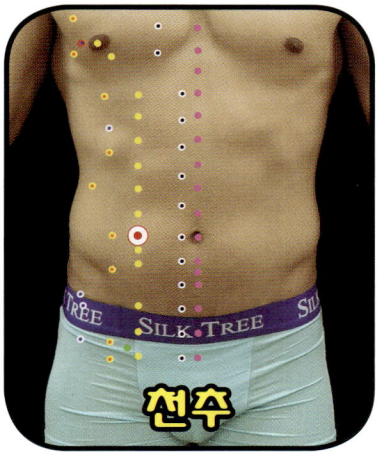

천추

복간선상에서 신궐의 높이

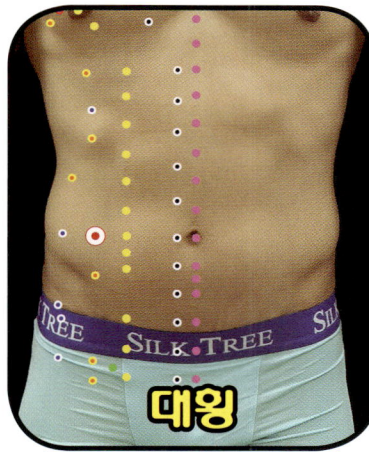

대횡

배꼽(신궐)의 높이에서 복외선상에서 취혈한다.

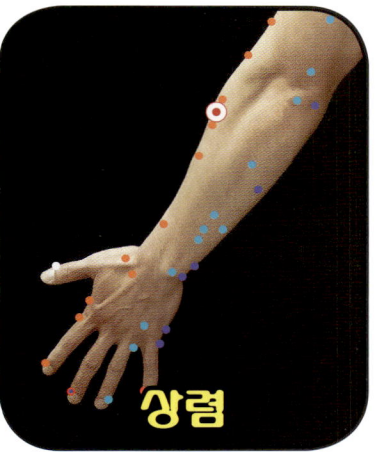

상렴

곡지와 양계의 사이에서 곡지로부터 1/4.

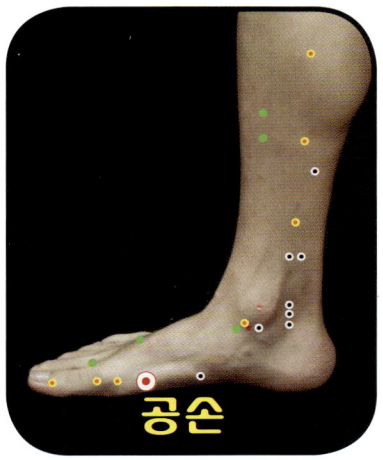

공손

제1중족골저의 내측후연 (태백)에서 후방 2cm의 곳.

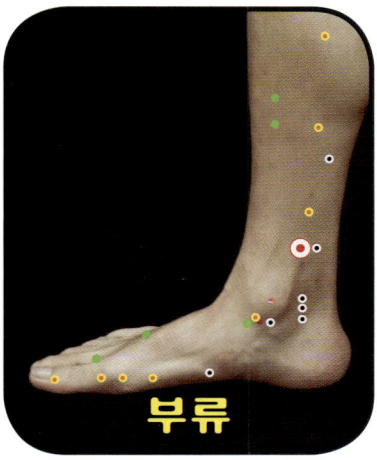

부류

태계 상방 2촌.

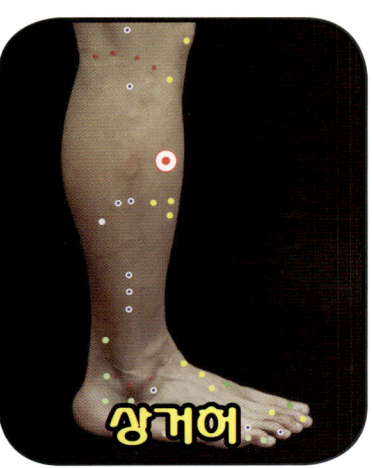

상거허

족삼리 하방 3촌. 경골 외측 1촌

3. 소장/대장/위장/소화기 질환

세균성 이질(만성) : 기해,천추,상거허,곡지,합곡,대장수

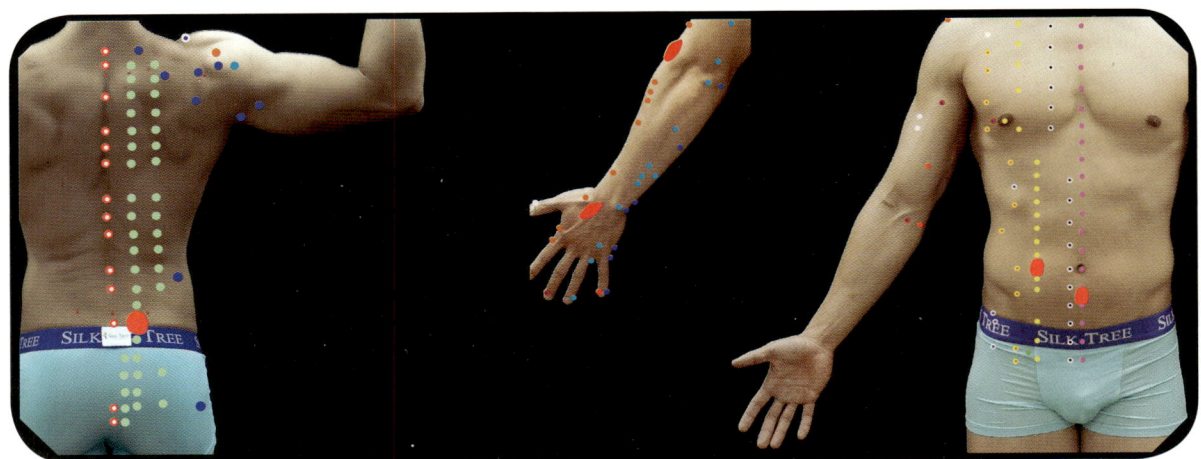

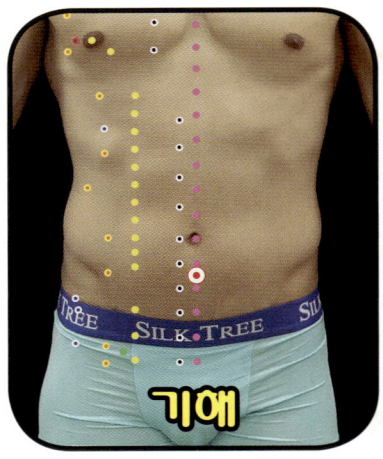

기해

배꼽아래 1.5촌

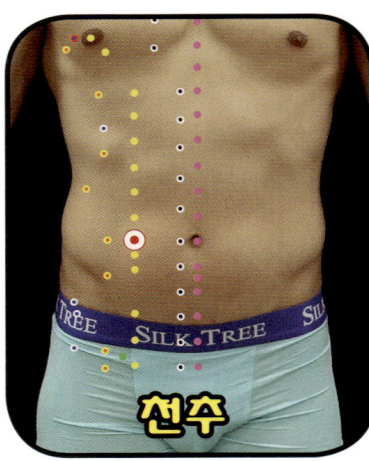

천추

복간선상에서 신궐의 높이

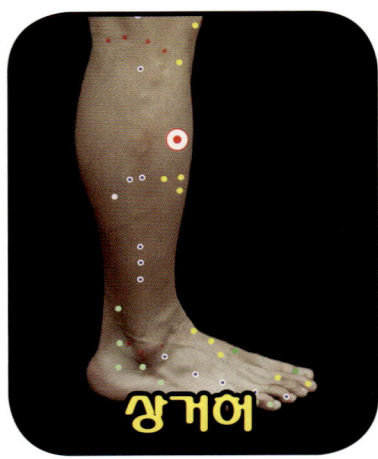

상거허

족삼리 하방 3촌.
경골 외측 1촌

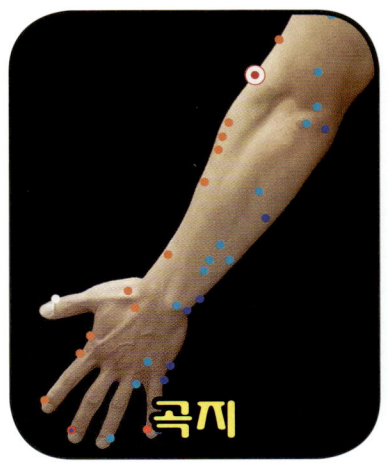

곡지

팔꿈치를 굽혔을때 바깥쪽 주름 끝.

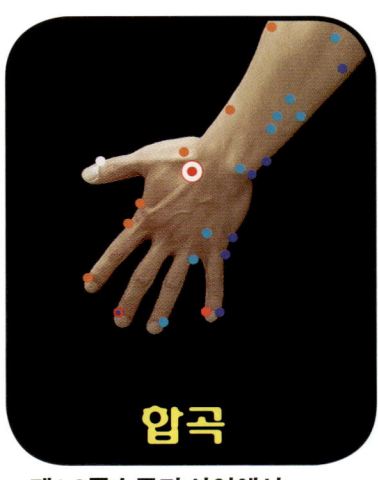

합곡

제1,2중수골저 사이에서
제2중수골저측의 뼈바로밑.

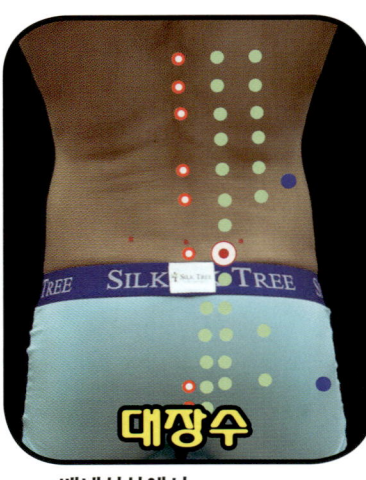

대장수

배내선상에서
제4,5요추극돌기의 사이.

3. 소장/대장/위장/소화기 질환

소화불량 : 중완,천추,족삼리,비수,위수,삼음교

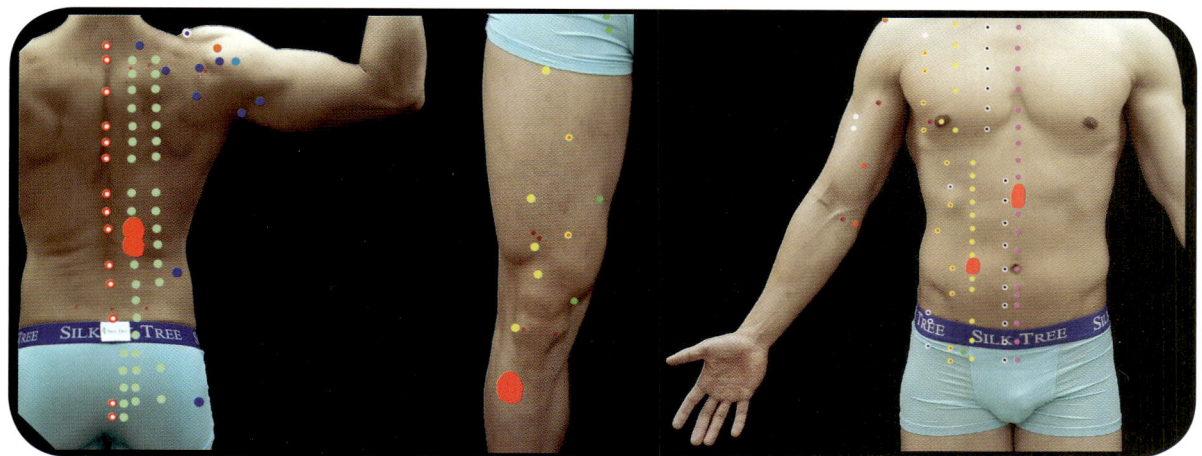

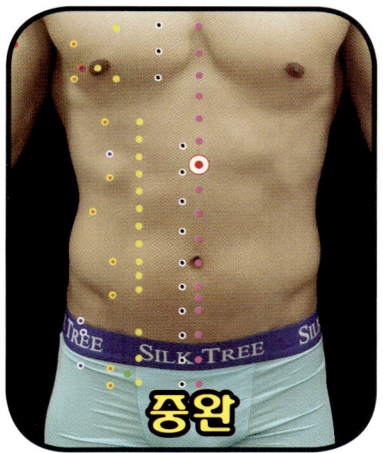

중완
배꼽위 4촌.

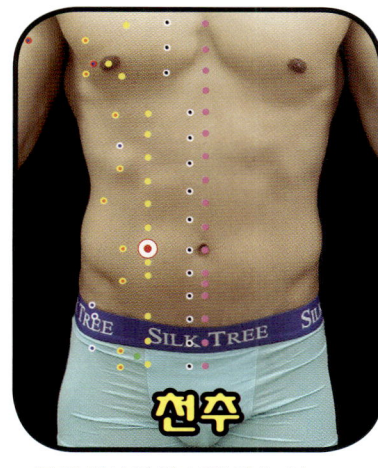

천추
복간선상에서 신궐의 높이

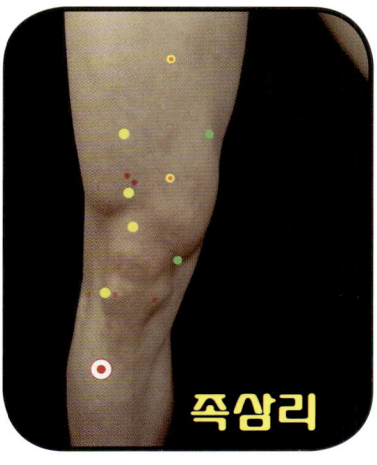

족삼리
슬개골 정점 하방 3촌에서 외측 1촌(2cm)

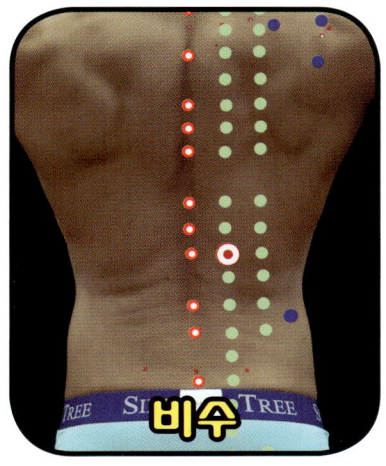

비수
배내선상 11,12흉추극돌기의 사이.

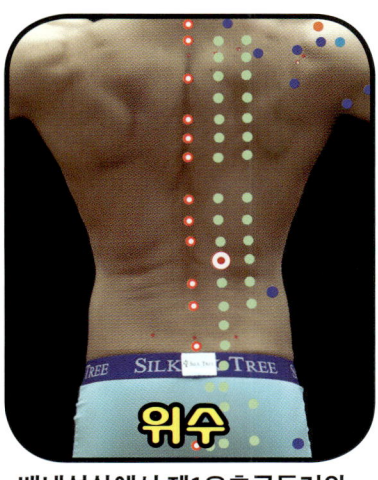

위수
배내선상에서 제1요추극돌기와 제12흉추극돌기 사이의 높이

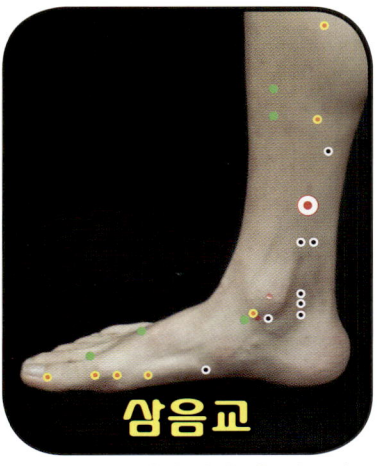

삼음교
내복사뼈 정점 상방3촌.경골과 근육의 경계.임산부 침No

3. 소장/대장/위장/소화기 질환

습관성 변비 : 관원,천추,복결,공손,대장수,소장수,차료

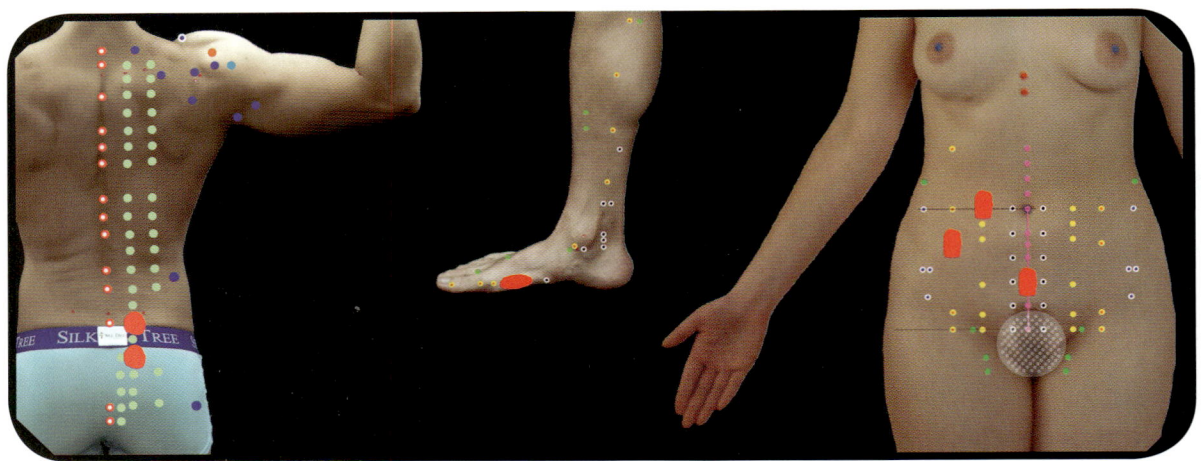

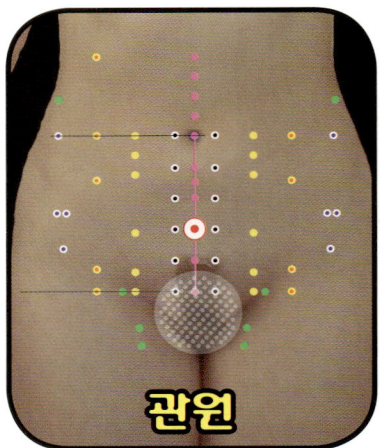

관원

배꼽아래 3촌

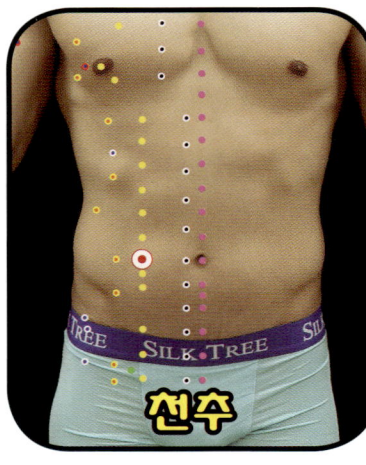

천추

복간선상에서 신궐의 높이

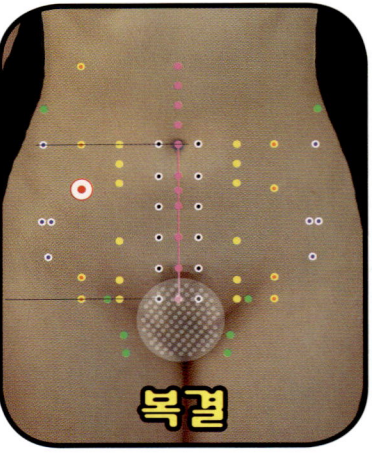

복결

충문과 대횡의 사이를 4등분 하고 대횡부터 1/4

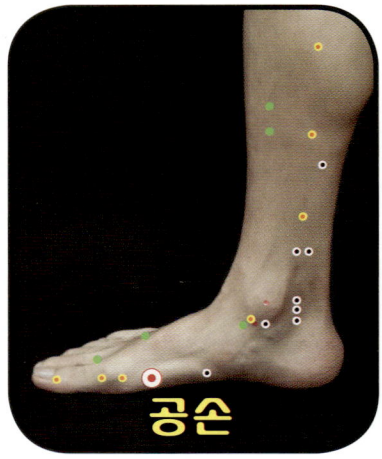

공손

제1중족골저의 내측후연 (태백)에서 후방 2cm의 곳.

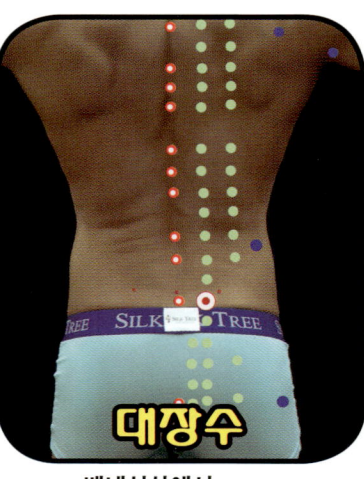

대장수

배내선상에서 제4,5요추극돌기의 사이.

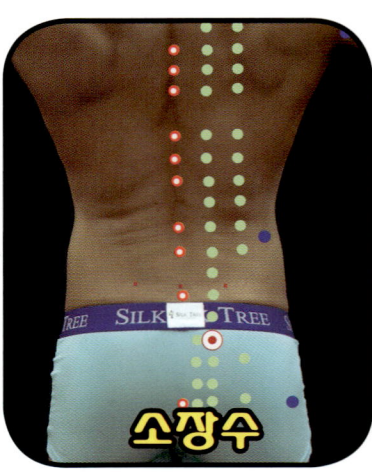

소장수

배내선상(정중선 옆1.5촌) 에서 제18척추밑의 높이.

3. 소장/대장/위장/소화기 질환

식도 경련 : 단중,거궐,내관,격수,지양,족삼리,내관

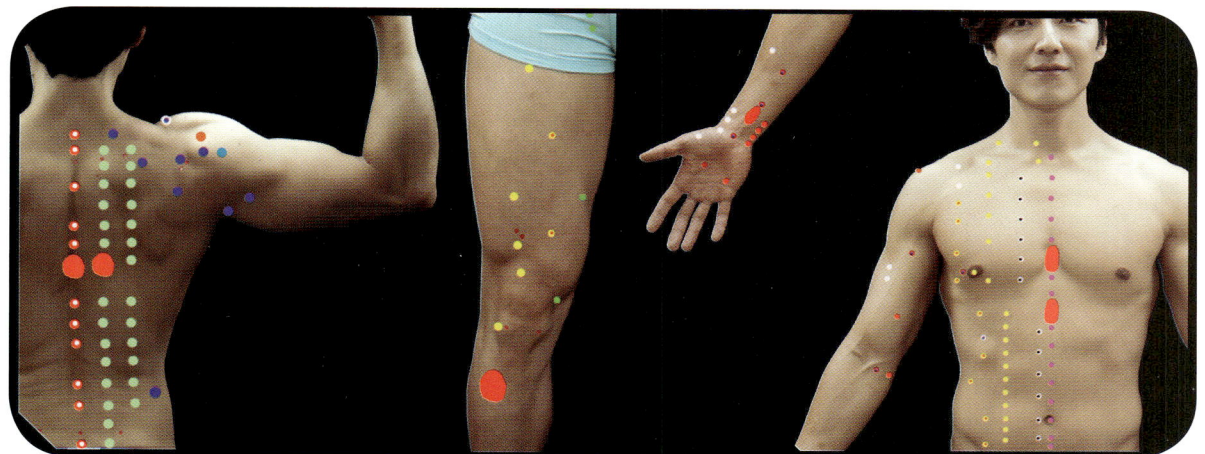

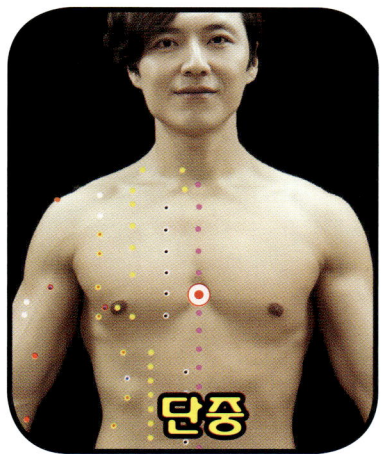

단중

양 유두 사이 중앙 약간 위..

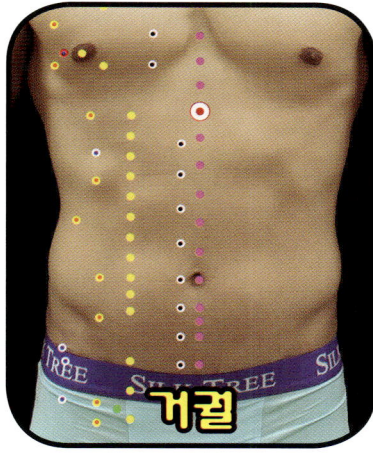

거궐

배꼽위 6촌. 중완위 2촌.

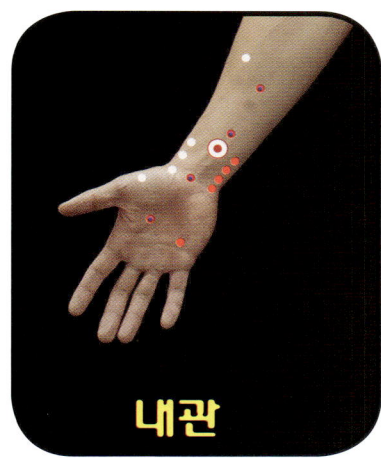

내관

곡택과 대릉 사이를 6등분하고 대릉에서 1/6지점 양건의 사이

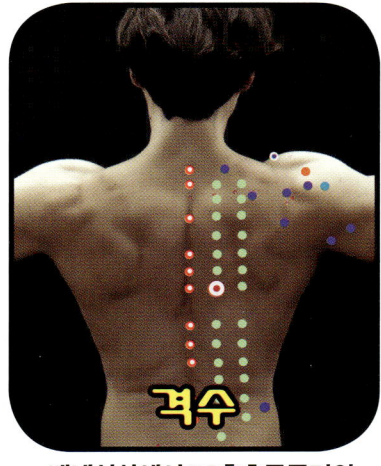

격수

배내선상에서 7,8흉추극돌기의 사이.

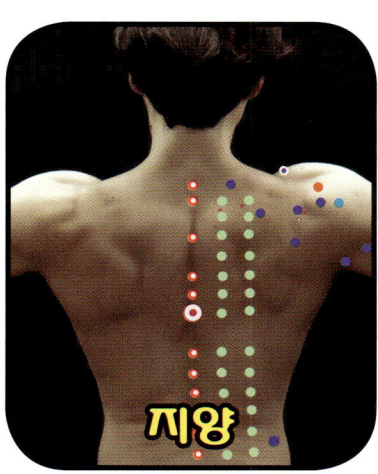

지양

제7,8흉추극돌기 사이에 있다

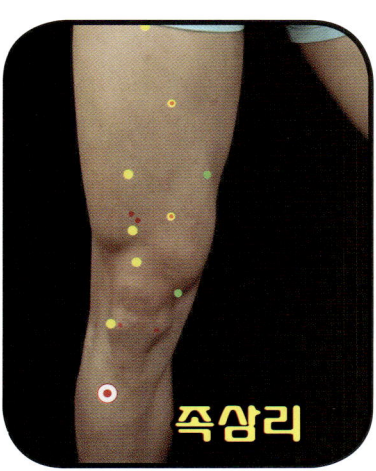

족삼리

슬개골 정점 하방 3촌에서 외측 1촌(2cm)

3. 소장/대장/위장/소화기 질환

식도암 : 단중,중완,내관,격수,족삼리,위수

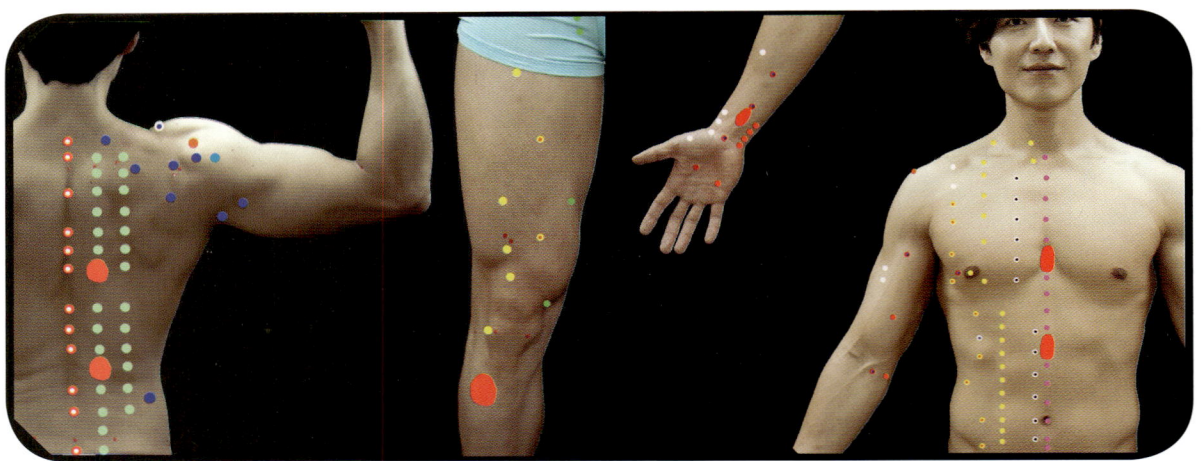

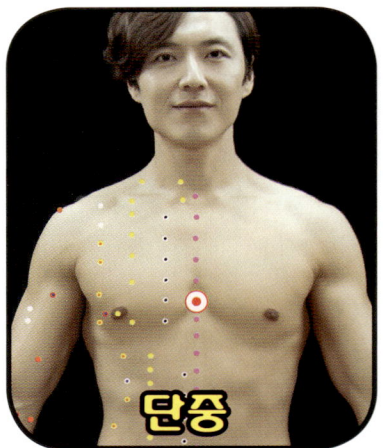

단중
양 유두 사이 중앙 약간 위..

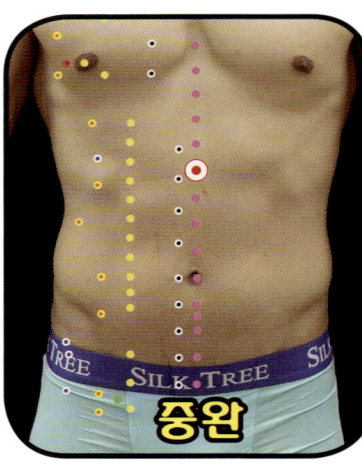

중완
배꼽위 4촌.

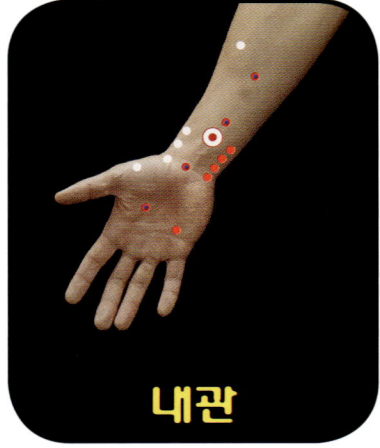

내관
곡택과 대릉 사이를 6등분하고 대릉에서 1/6지점 양건의 사이

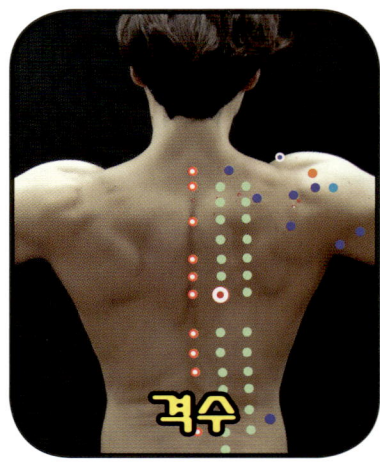

격수
배내선상에서 7,8흉추극돌기의 사이.

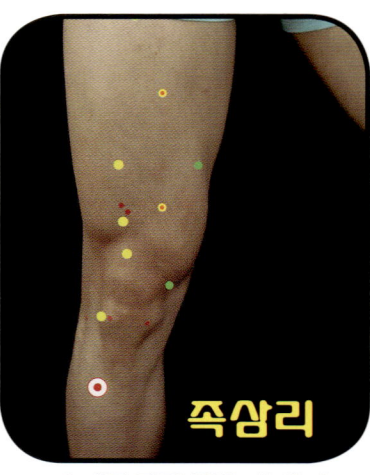

족삼리
슬개골 정점 하방 3촌에서 외측 1촌(2cm)

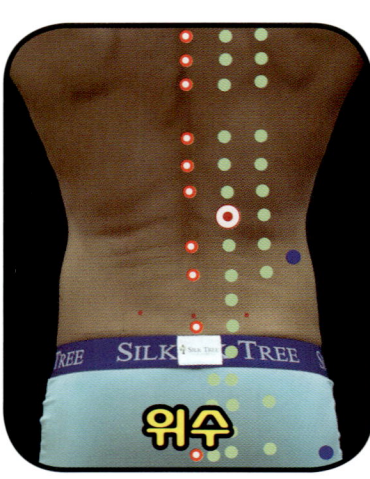

위수
배내선상에서 1요추극돌기와 12흉추극돌기 사이의 높이

3. 소장/대장/위장/소화기 질환

식욕부진 : 아문,신주,명문,천주,격수,신수,중완,신궐,족삼리,공손

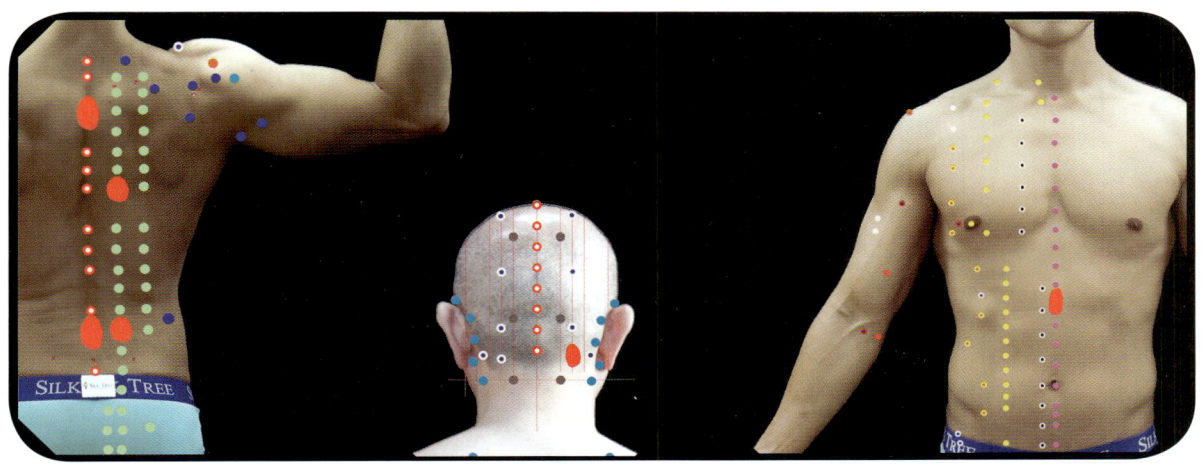

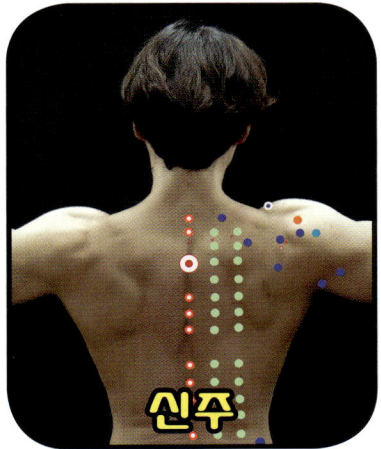
신주
제3,4흉추극돌기 사이

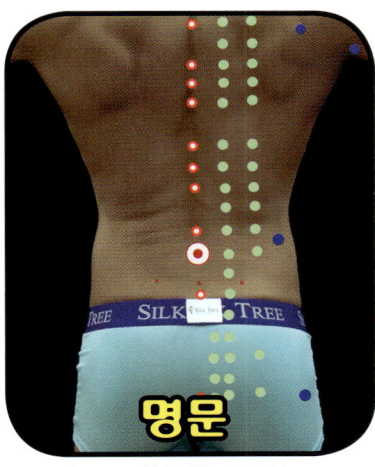
명문
제2,3 요추극돌기 사이.

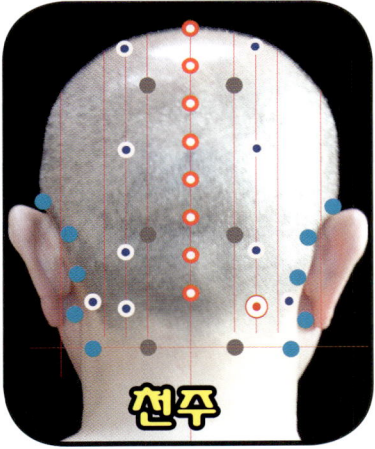
천주
아문의 높이에서 바깥쪽 2cm의 증폭근의 팽융정점

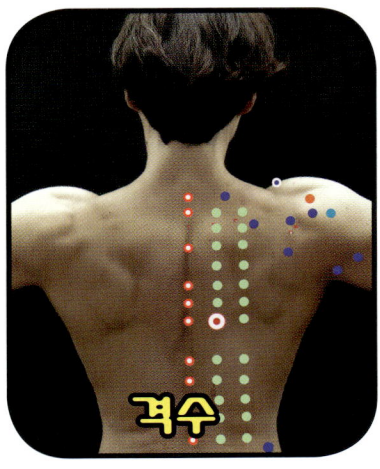
격수
배내선상에서 7,8흉추극돌기의 사이.

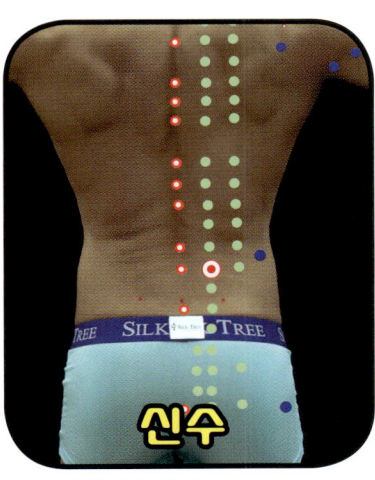
신수
배내선상에서 제2,3 요추극돌기의 사이.

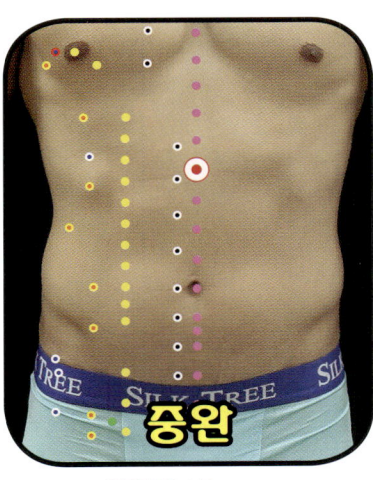
중완
배꼽위 4촌.

3. 소장/대장/위장/소화기 질환

오심구토 : 중완, 내관, 천추, 곡지, 합곡, 족삼리

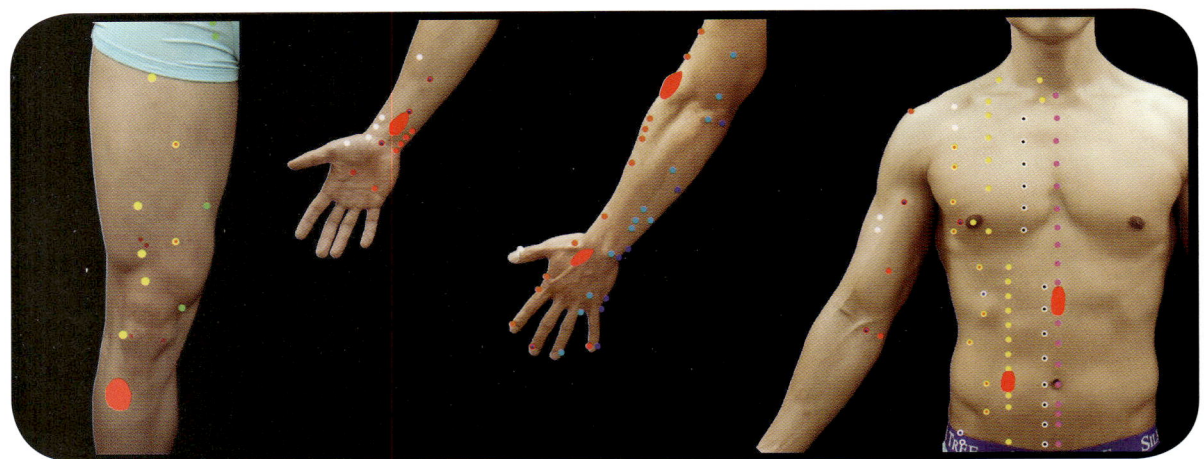

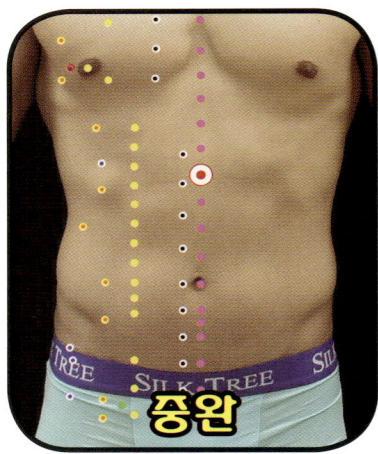

중완
배꼽위 4촌.

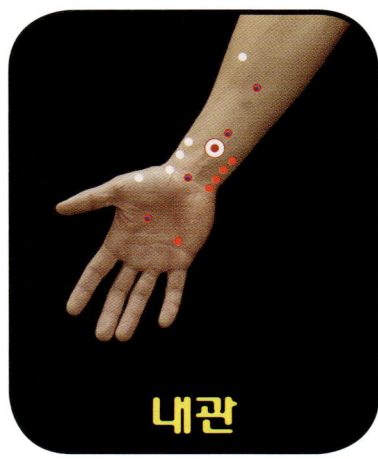

내관
곡택과 대릉 사이를 6등분하고 대릉에서 1/6지점 양건의 사이

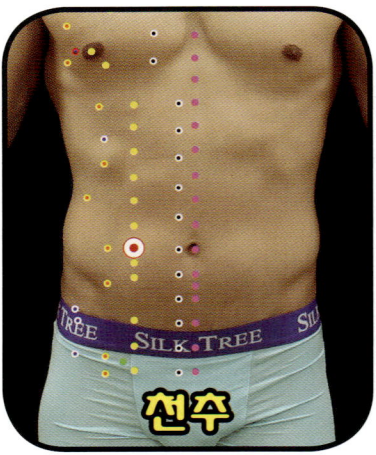

천추
복간선상에서 신궐의 높이

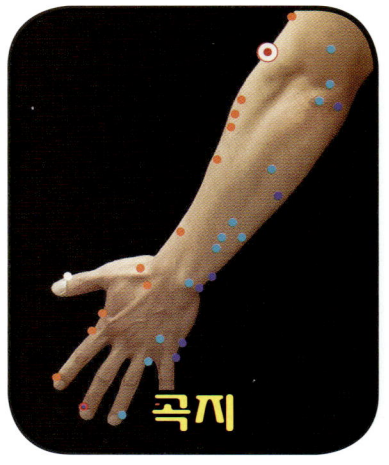

곡지
팔꿈치를 굽혔을때 바깥쪽 주름끝

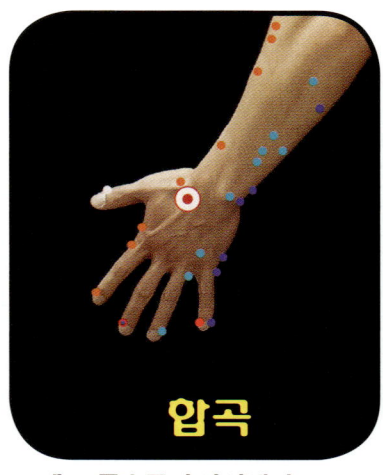

합곡
제1,2중수골저 사이에서 제2중수골저측의 뼈바로밑.

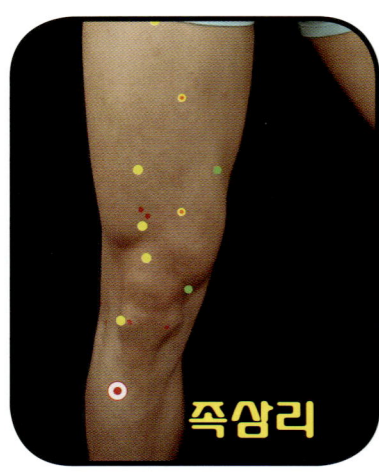

족삼리
슬개골 정점 하방 3촌에서 외측 1촌(2cm)

3. 소장/대장/위장/소화기 질환

위경련 : 상완, 중완, 하완, 양문, 족삼리, 담수, 비수, 위수

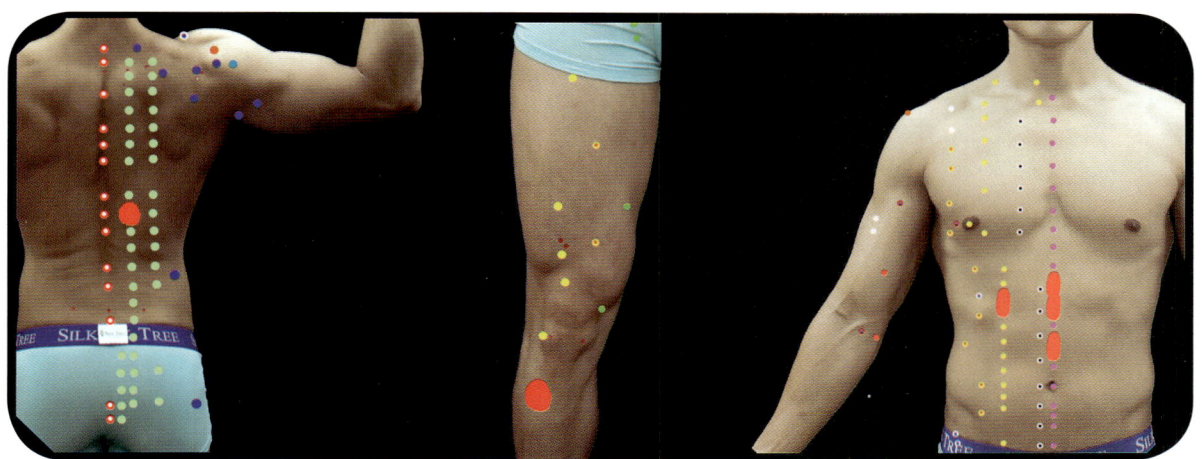

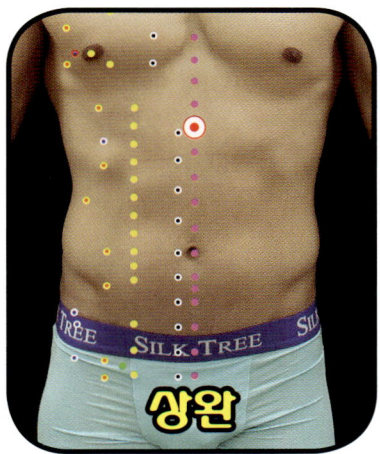

상완

배꼽위 5촌

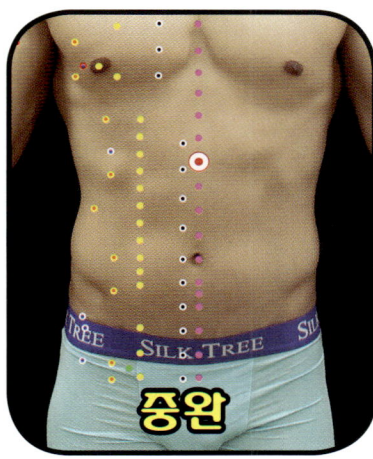

중완

배꼽위 4촌.

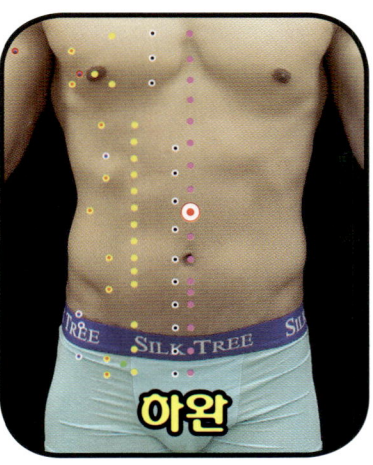

하완

배꼽위 2촌

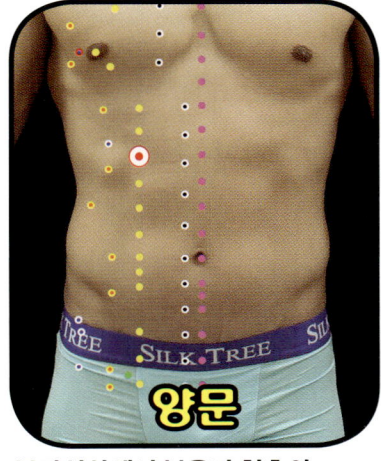

양문

복간선상에서 불용과 천추의
사이에서 불용으로부터 1/3

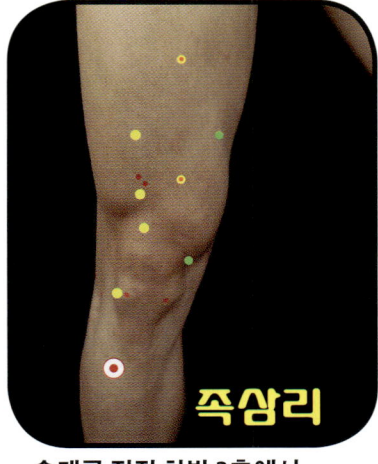

족삼리

슬개골 정점 하방 3촌에서
외측 1촌(2cm)

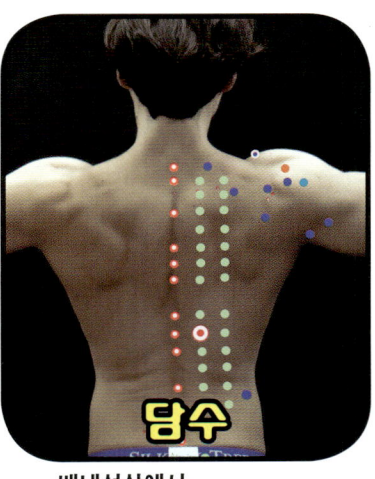

담수

배내선상에서
10,11흉추극돌기의 사이.

3. 소장/대장/위장/소화기 질환

위무력증 : 중완,수분,내관,합곡,족삼리,태충

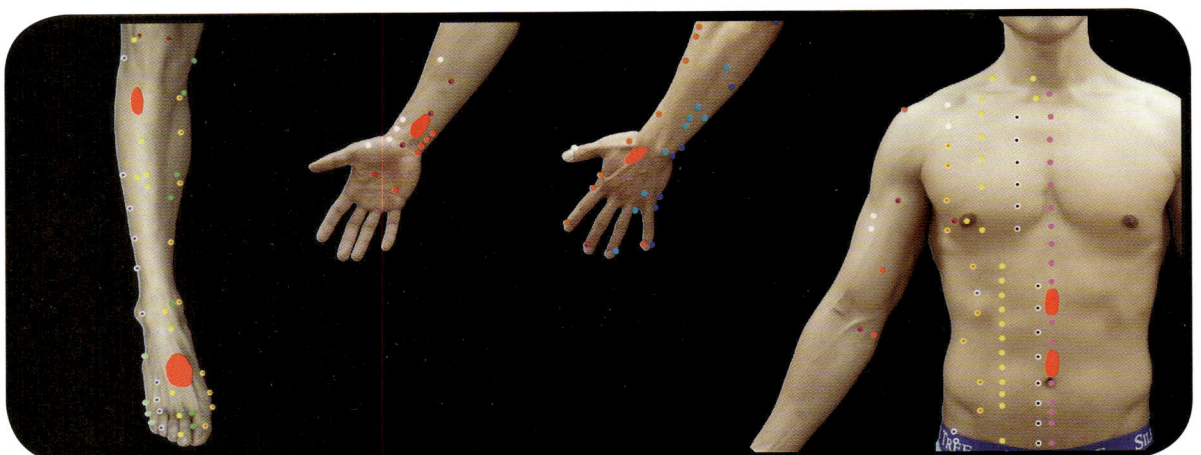

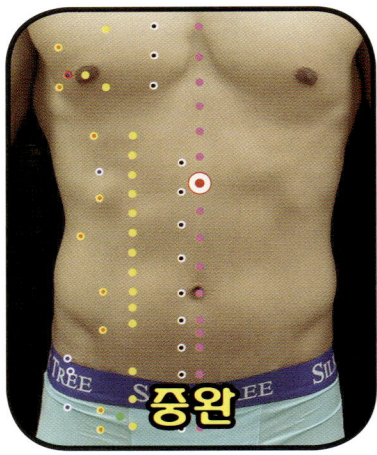

중완
배꼽위 4촌.

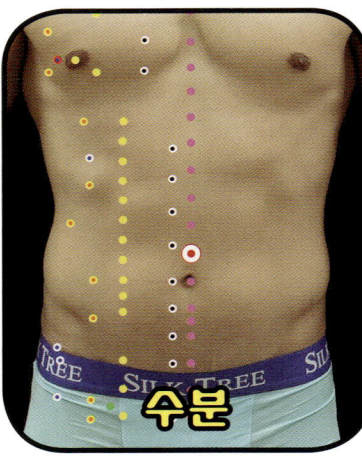

수분
배꼽 위 1촌

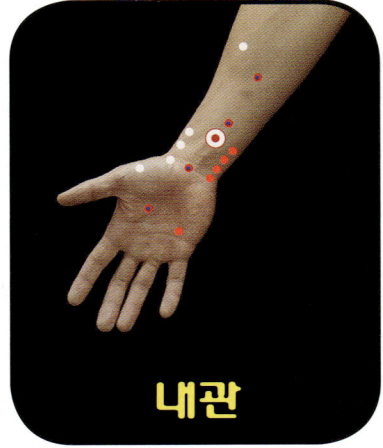

내관
곡택과 대릉 사이를 6등분하고 대릉에서 1/6지점 양건의 사이

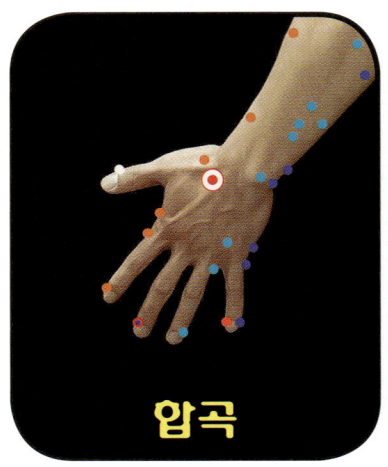

합곡
제1,2중수골저 사이에서 제2중수골저측의 뼈바로밑.

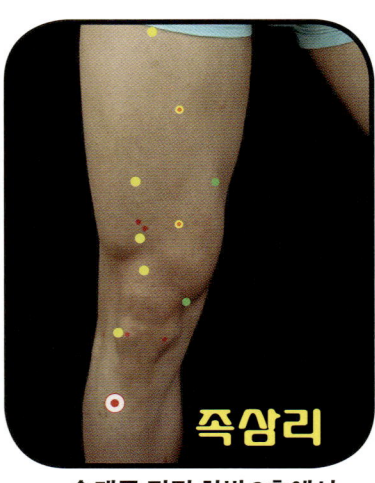

족삼리
슬개골 정점 하방 3촌에서 외측 1촌(2cm)

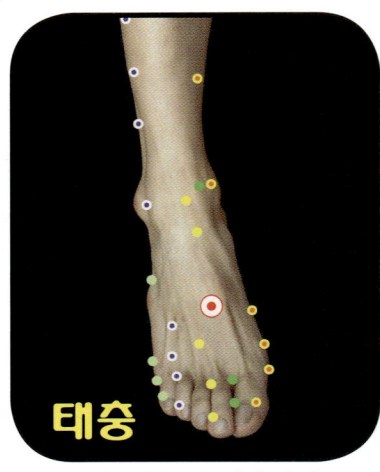

태충
제1,2중족골저의 사이.

3. 소장/대장/위장/소화기 질환

위비대증 (위확장) : 상완,중완,기해,지양,격수,비수,위수,족삼리

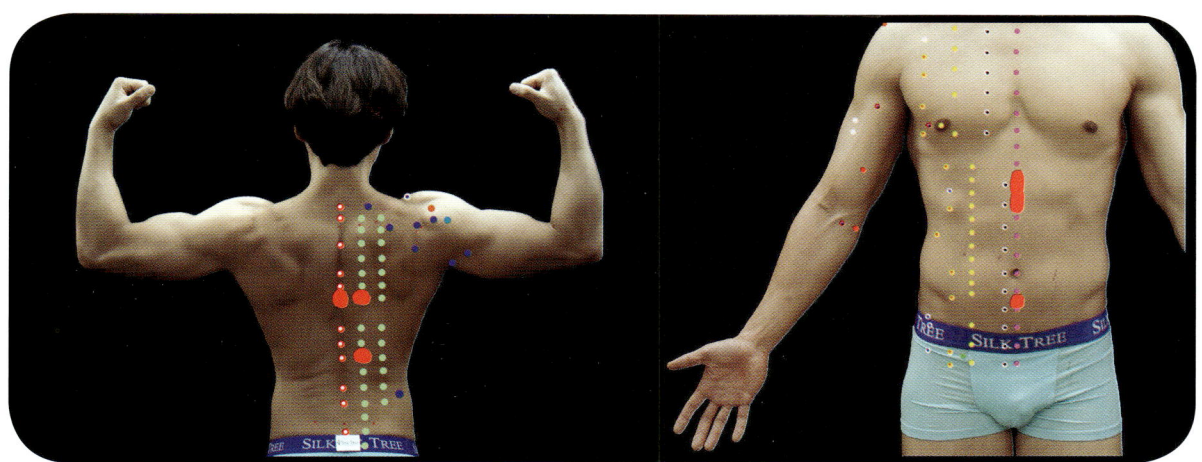

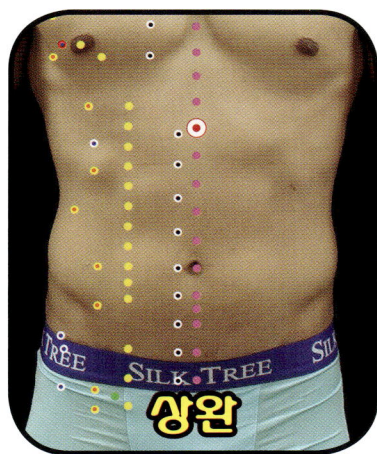

상완

배꼽위 5촌

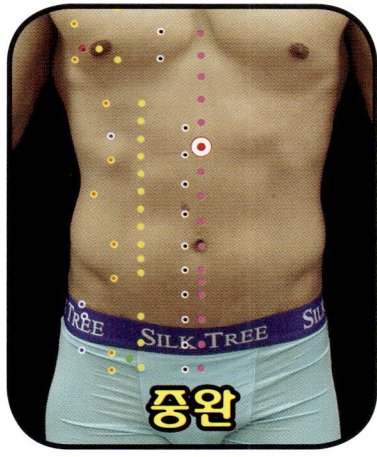

중완

배꼽위 4촌.

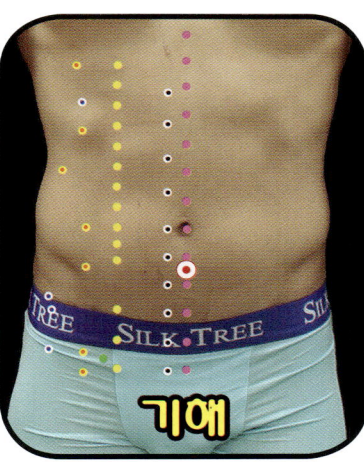

기해

배꼽아래 1.5촌

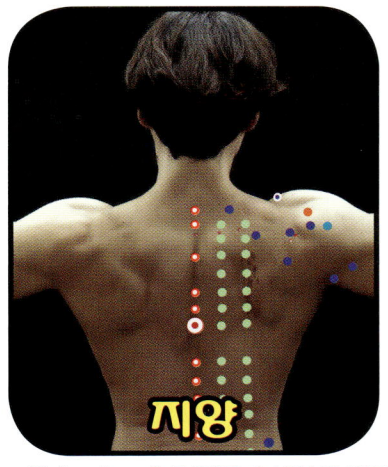

지양

肩貞 제7,8흉추극돌기 사이에 있다.

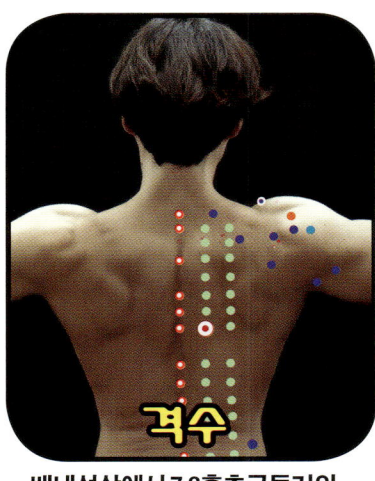

격수

배내선상에서 7,8흉추극돌기의 사이.

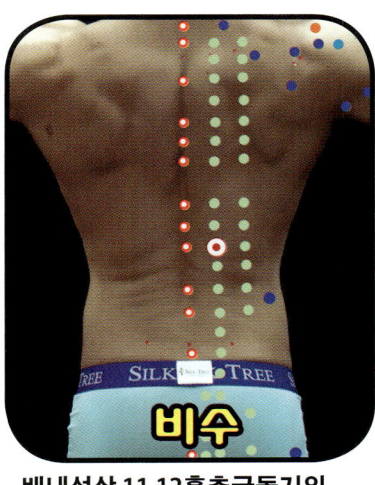

비수

배내선상 11,12흉추극돌기의 사이.

3. 소장/대장/위장/소화기 질환

위산과다(증) : 중완,거궐,불용,고황,격수,위창,양릉천,지기,중봉

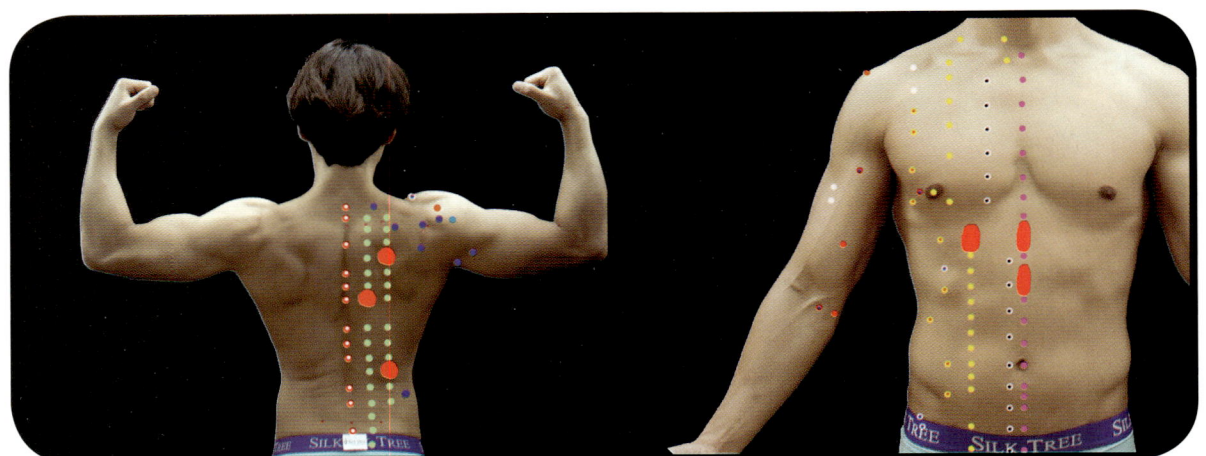

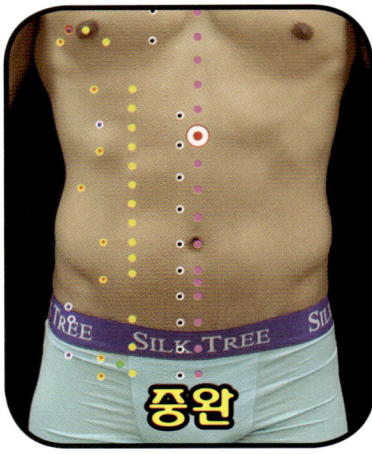

중완

배꼽위 4촌.

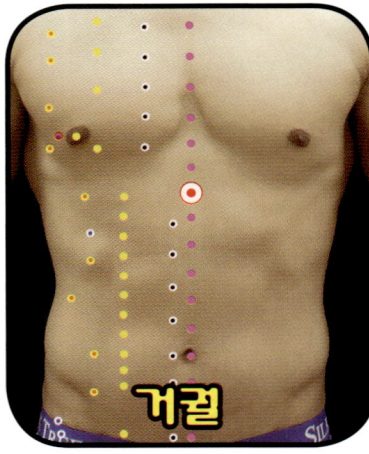

거궐

배꼽위 6촌. 중완위 2촌.

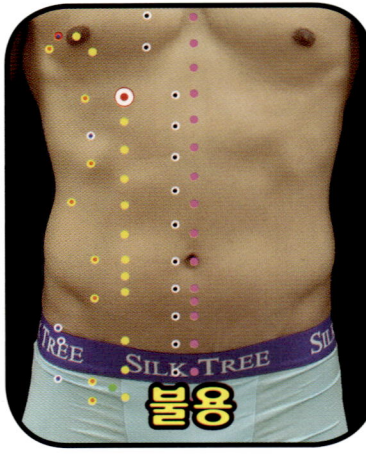

불용

복간선상에서 거궐의 높이

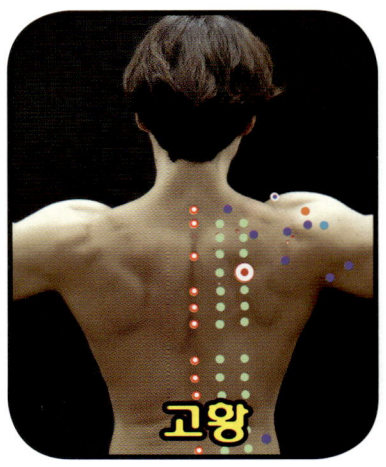

고황

배외선상에서 4흉추극돌기 밑.

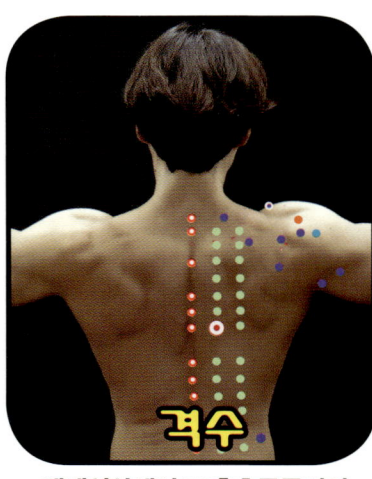

격수

배내선상에서 7,8흉추극돌기의 사이.

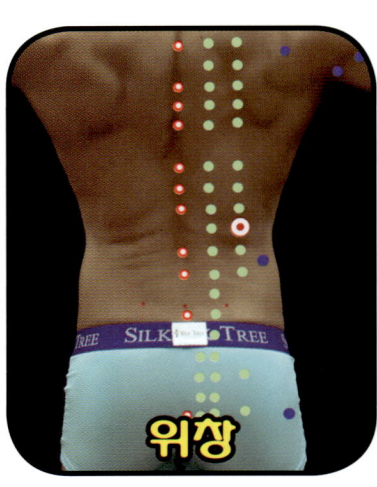

위창

배외선상에서 12흉추극돌기 밑.

3. 소장/대장/위장/소화기 질환

위 십이지장 궤양 : 중완,간수,비수,위수,양구,양릉천,위창,황문,활육문

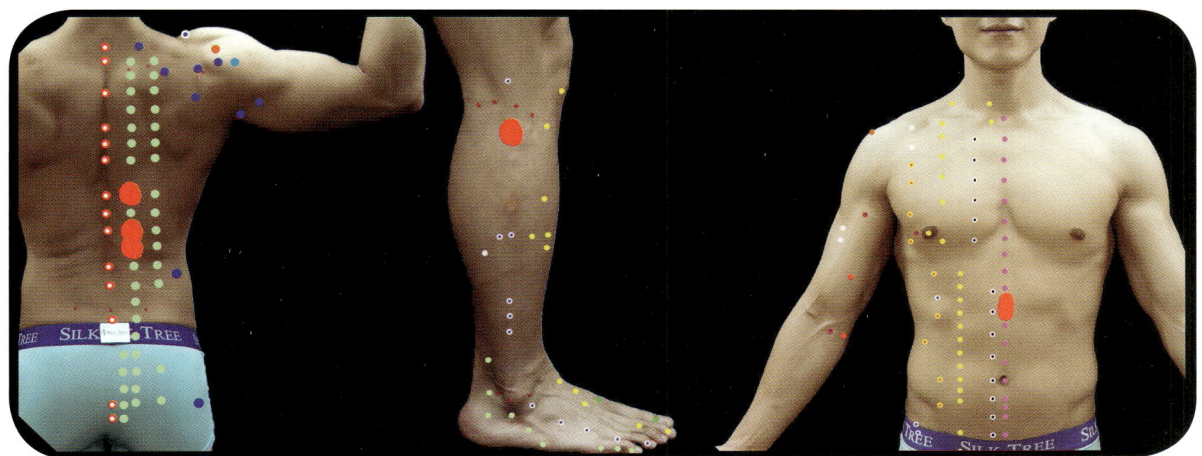

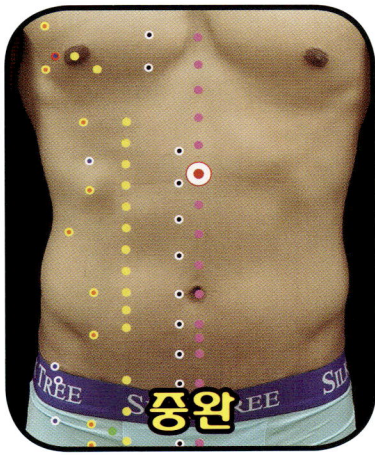

중완
배꼽위 4촌.

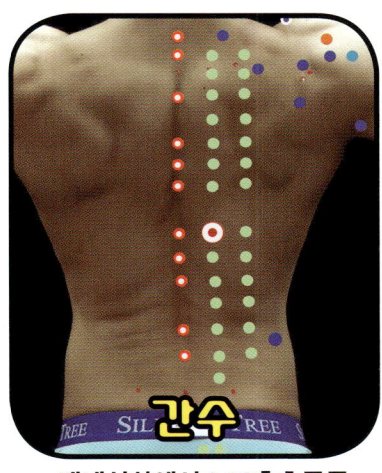

간수
배내선상에서 9,10흉추극돌기의 사이.

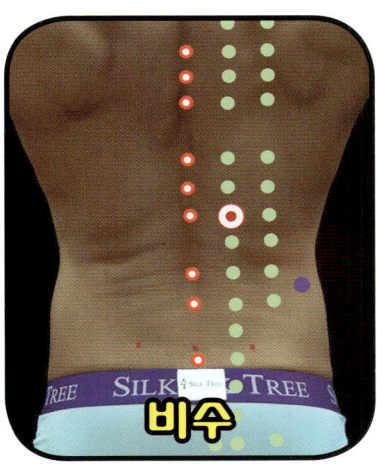

비수
배내선상 11,12흉추극돌기의 사이.

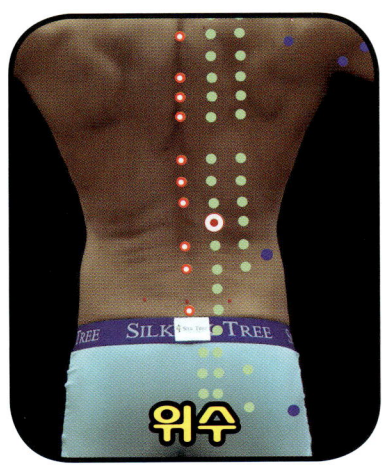

위수
배내선상에서 제1요추극돌기와 제12흉추극돌기 사이의 높이

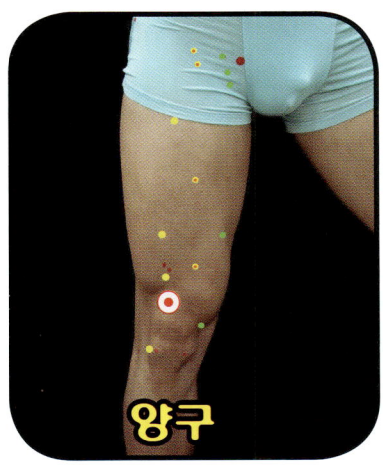

양구
음시의 사이에서 음시로부터 1/3.슬개골 외측 상방 2촌.

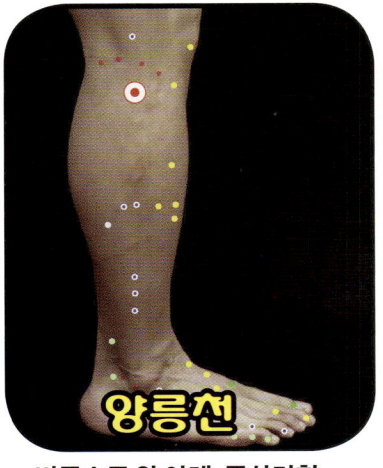

양릉천
비골소두 앞 아래, 족삼리혈 후방 1촌 윗쪽.

3. 소장/대장/위장/소화기 질환

위암 : 중완, 양문, 족삼리, 위수, 축빈, 수분

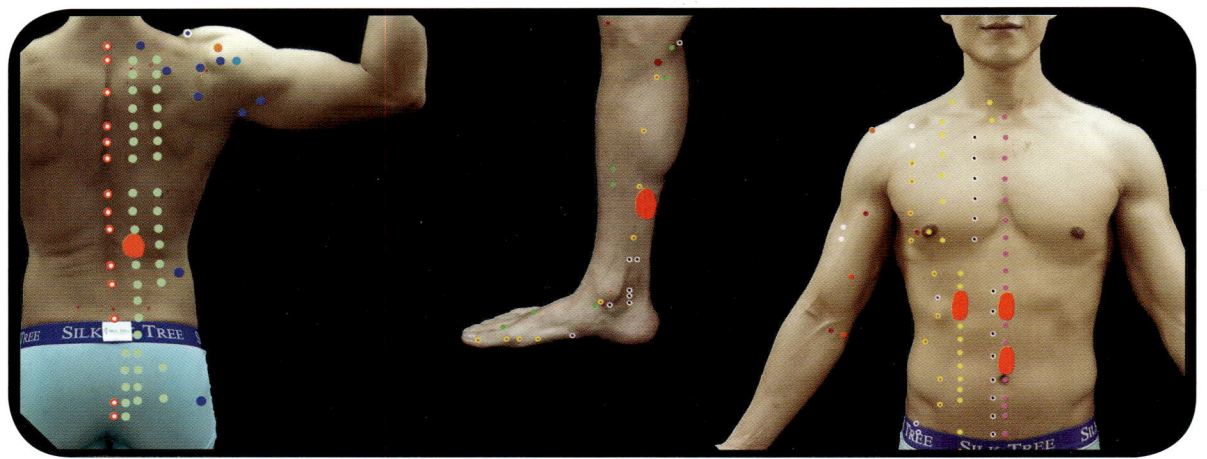

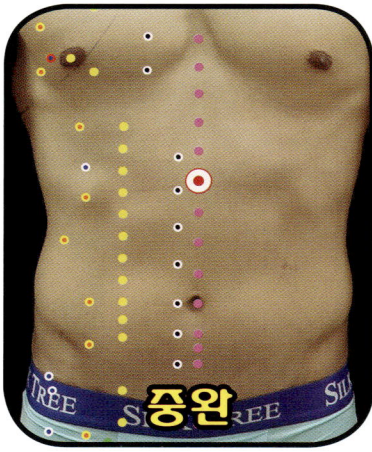

중완
배꼽위 4촌.

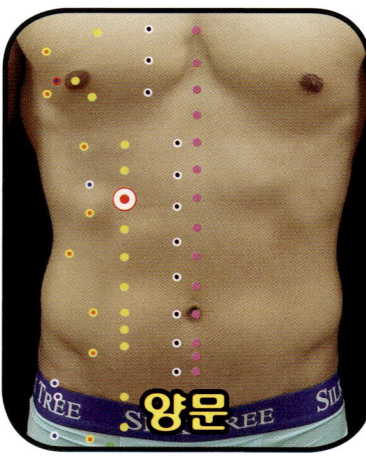

양문
복간선상에서 불용과 천추의 사이에서 불용으로부터 1/3

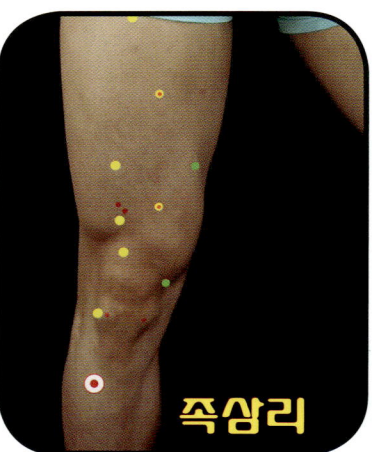

족삼리
슬개골 정점 하방 3촌에서 외측 1촌(2cm)

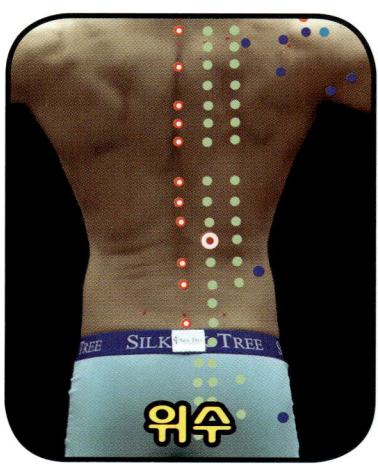

위수
배내선상에서 1요추극돌기와 12흉추극돌기 사이의 높이

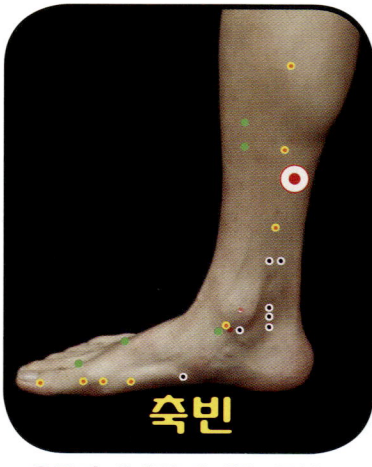

축빈
음곡과 태계의 사이를 3등분 하고 태계로부터 1/3 상방 1cm

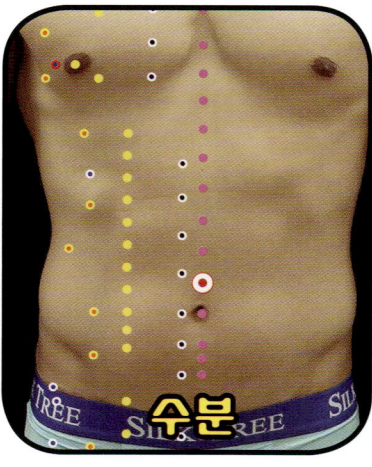

수분
배꼽 위 1촌

3. 소장/대장/위장/소화기 질환

위염(만성) : 중완,관원,양문,대거,불용,여태,기문,황수,폐수,격수,간수,비수,내관,온류

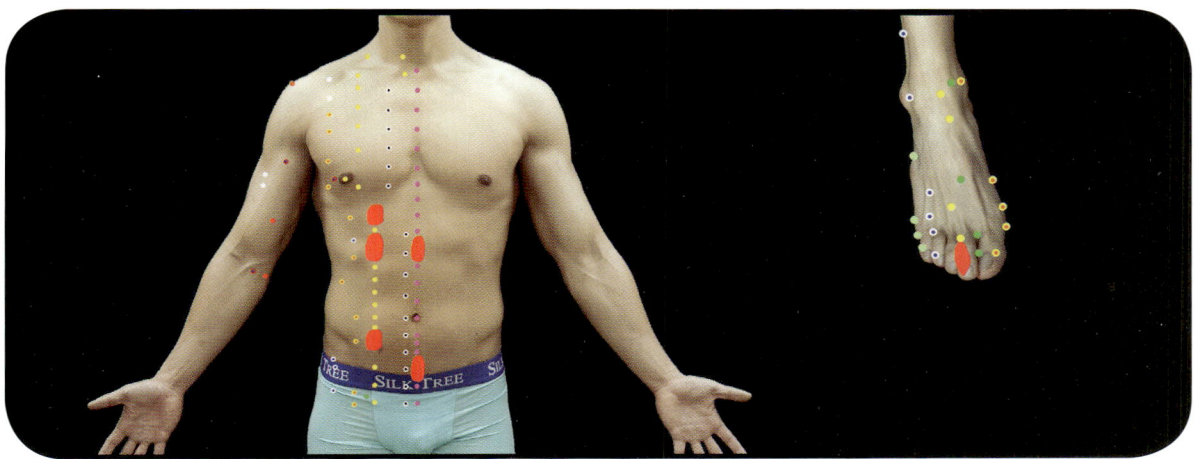

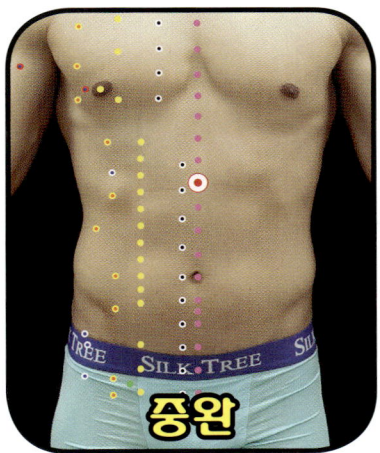

중완
배꼽위 4촌.

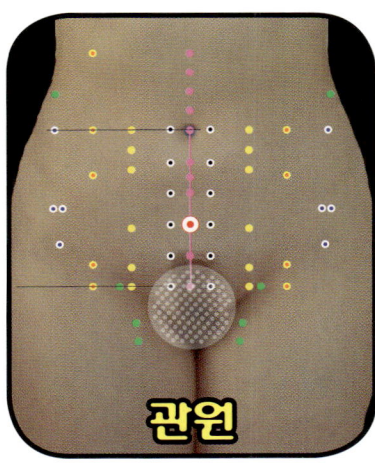

관원
배꼽아래 3촌

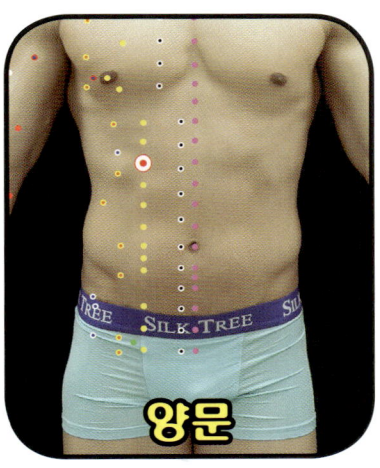

양문
복간선상에서 불용과 천추의 사이에서 불용으로부터 1/3

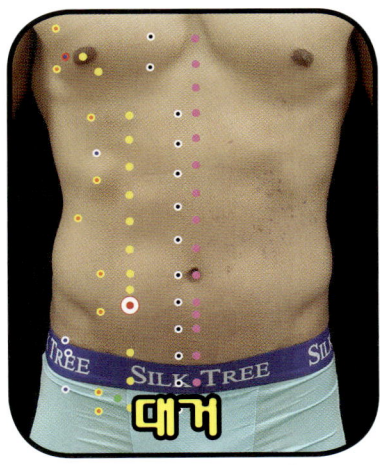

대거
복간선상에서 천추와 기충의 사이에서 천추로부터 1/4

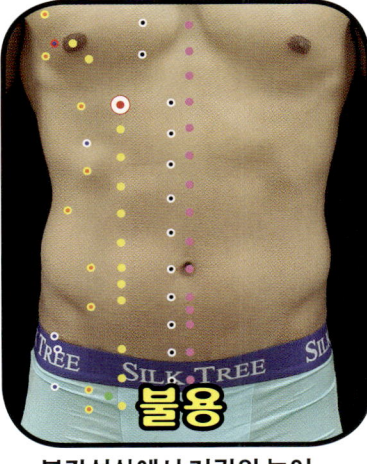

불용
복간선상에서 거궐의 높이

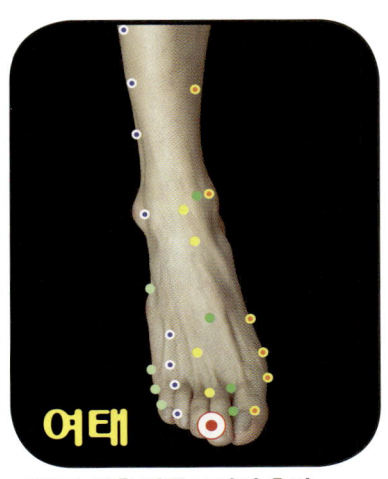

여태
제2지 외측 발톱모서리 후방 2~3mm.

3. 소장/대장/위장/소화기 질환

위통 : 거궐,중완,거료(S3),격수,비수,위창,양릉천

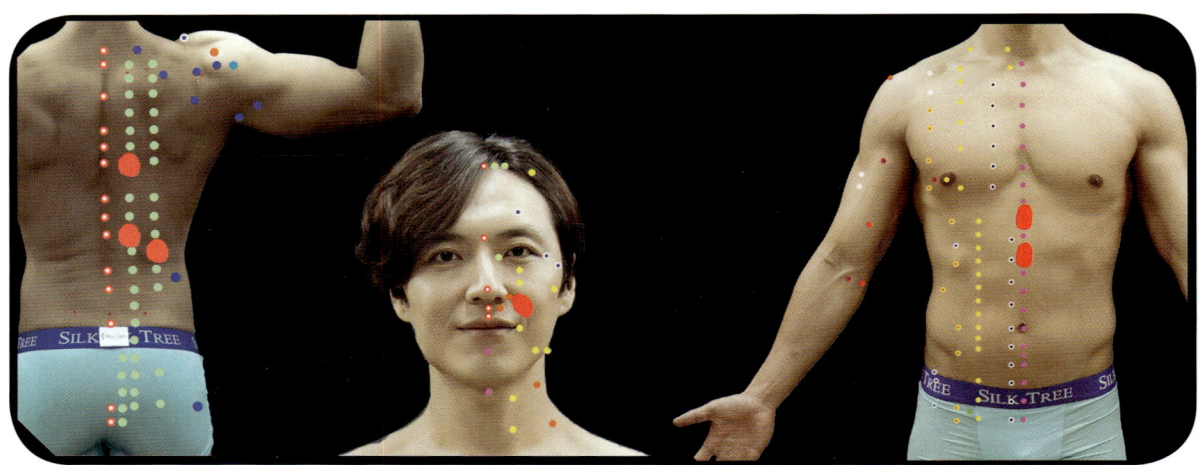

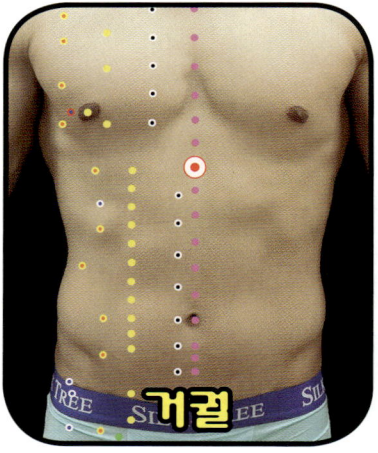

거궐

배꼽위 6촌. 중완위 2촌.

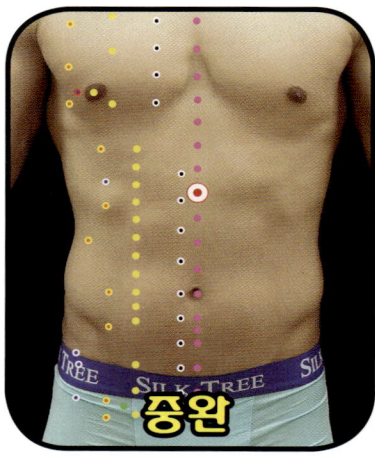

중완

배꼽위 4촌.

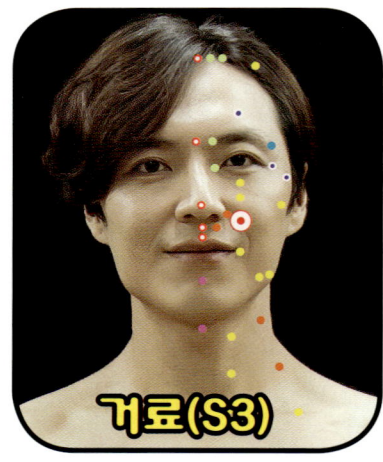

거료(S3)

코밑을 지나는 수평선과 동공의 중심을 지나는 수직선의 교차점

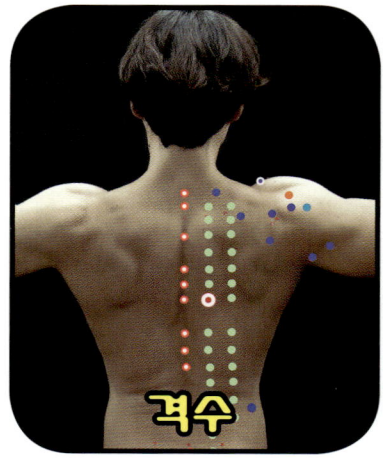

격수

배내선상에서 7,8흉추극돌기의 사이.

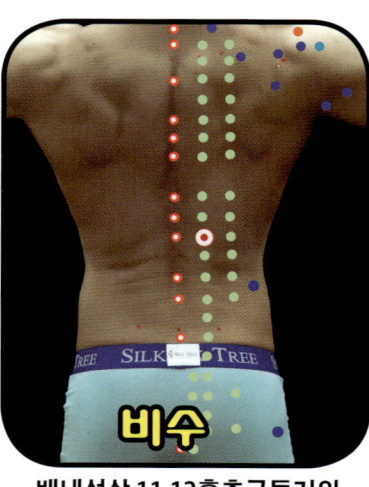

비수

배내선상 11,12흉추극돌기의 사이.

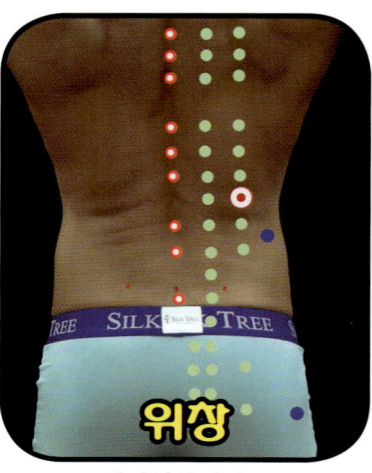

위창

배외선상에서 12흉추극돌기 밑.

3. 소장/대장/위장/소화기 질환

위하수 : 백회,대횡,중완,기해,위수,족삼리,상거허

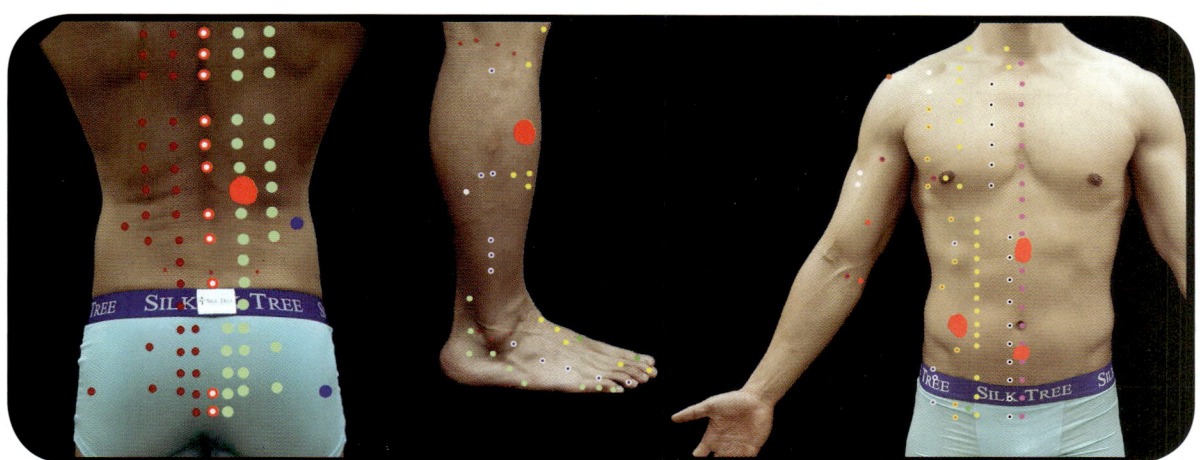

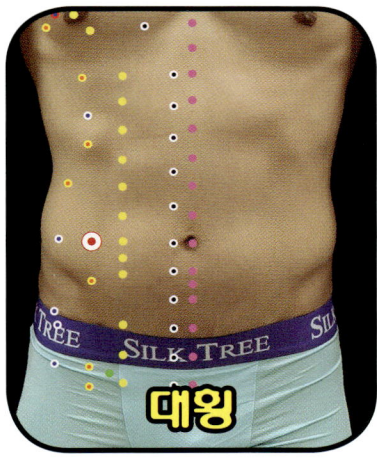

대횡

배꼽(신궐)의 높이에서
복외선상에서 취혈한다.

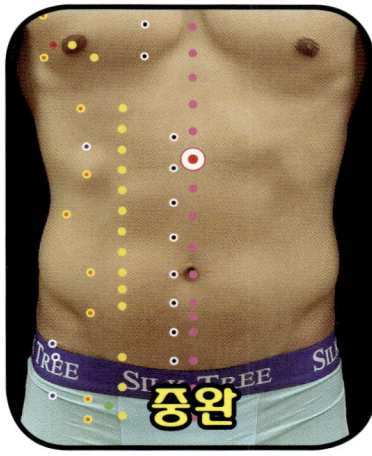

중완

배꼽위 4촌.

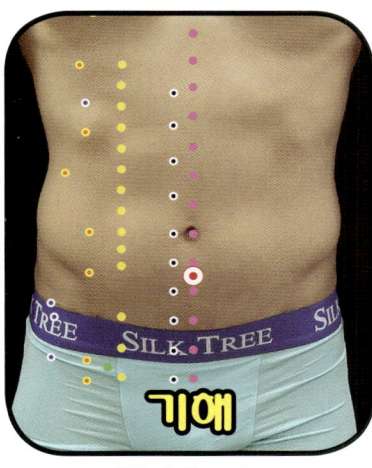

기해

배꼽아래 1.5촌

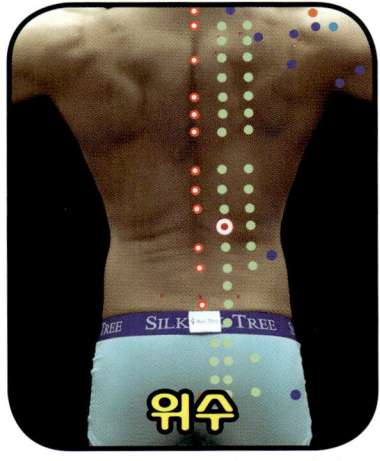

위수

배내선상에서 1요추극돌기와
제12흉추극돌기 사이의 높이

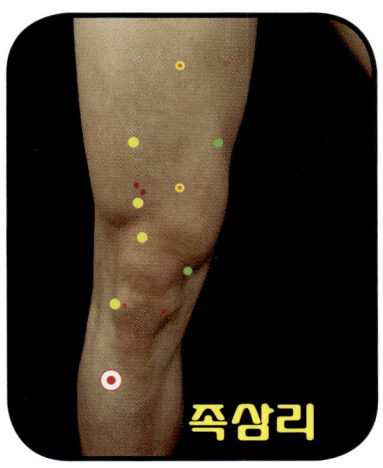

족삼리

슬개골 정점 하방 3촌에서
외측 1촌(2cm)

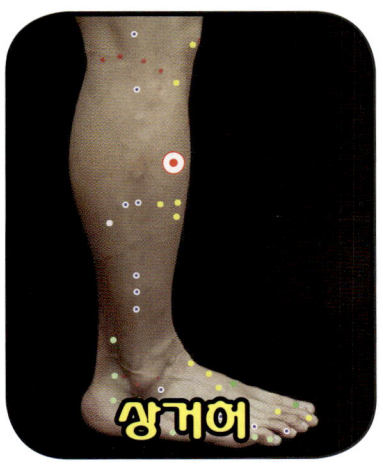

상거허

족삼리 하방 3촌.
경골 외측 1촌

3. 소장/대장/위장/소화기 질환

유문협작 : 중완,수분,천추,소상,족삼리,태충

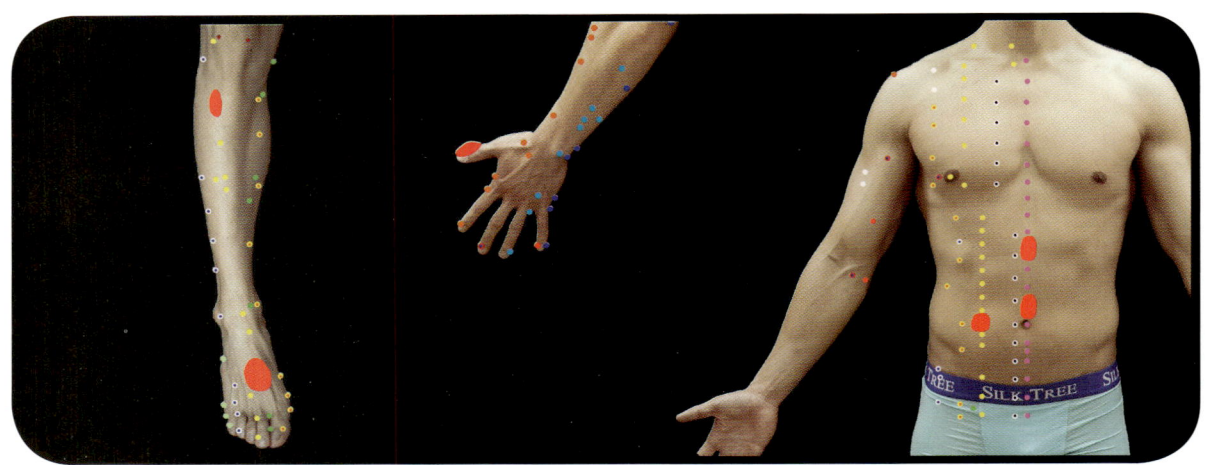

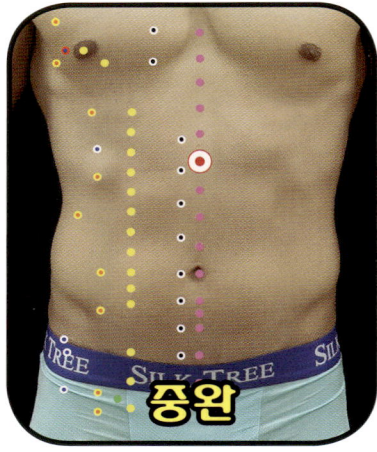

중완

배꼽위 4촌.

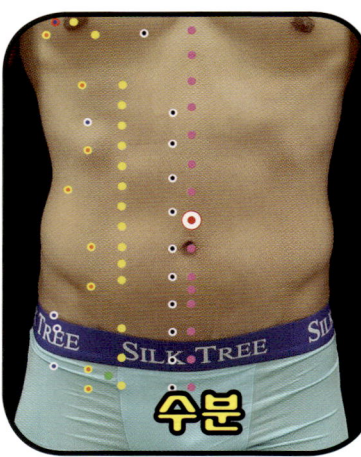

수분

배꼽 위 1촌

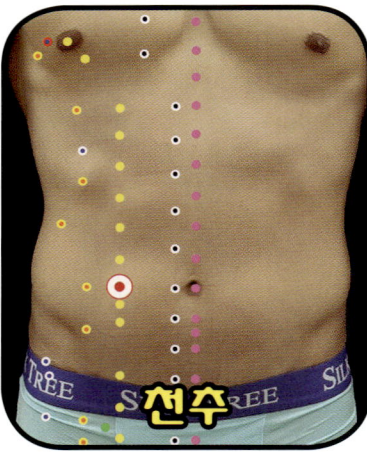

천추

복간선상에서 신궐의 높이

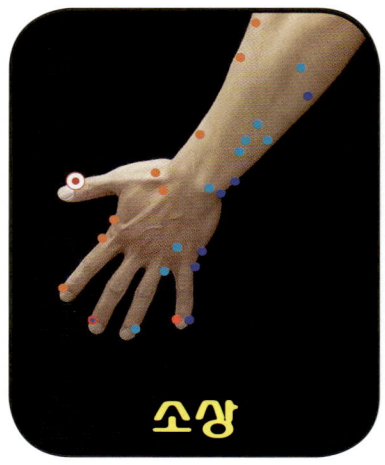

소상

엄지 손톱 안쪽 모서리로부터
상방 2~3mm

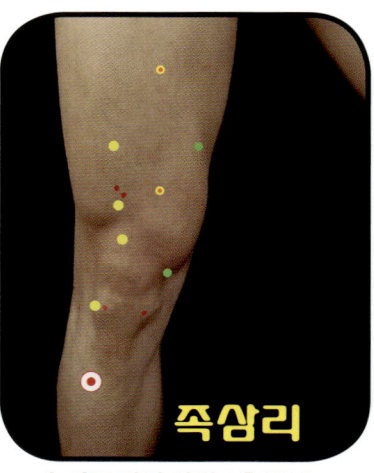

족삼리

슬개골 정점 하방 3촌에서
외측 1촌(2cm)

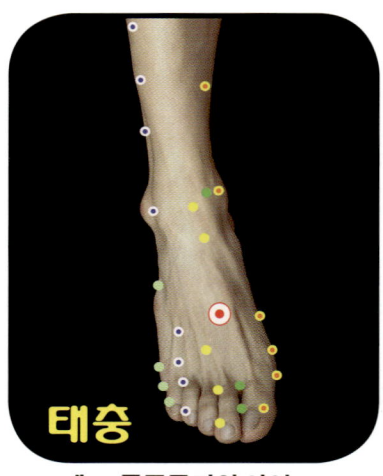

태충

제1,2중족골저의 사이.

3. 소장/대장/위장/소화기 질환

이질 : 중완, 수분, 천추, 양구, 족삼리, 비수, 위수, 대장수, 소장수, 대돈

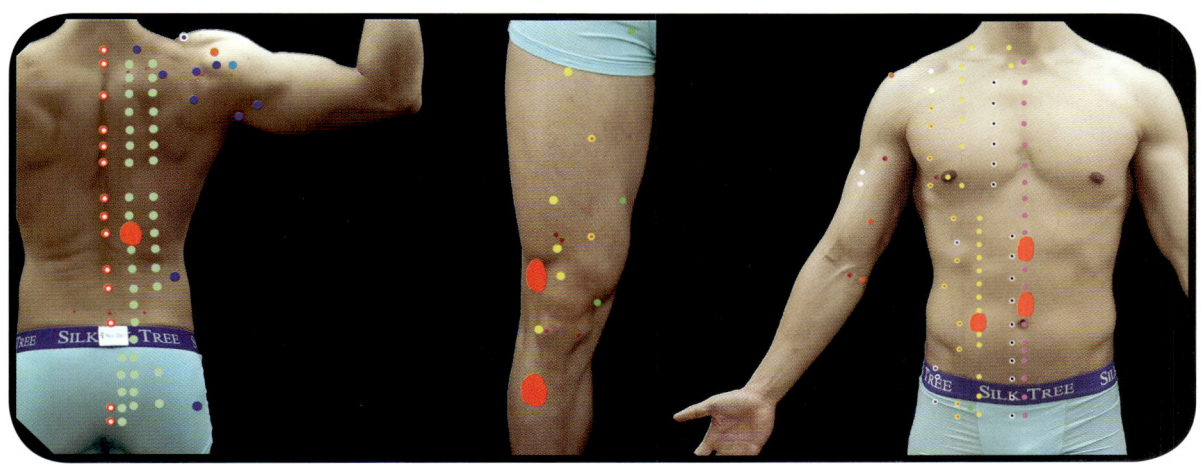

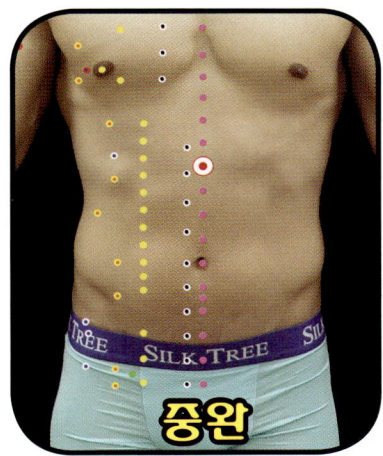

중완

배꼽위 4촌.

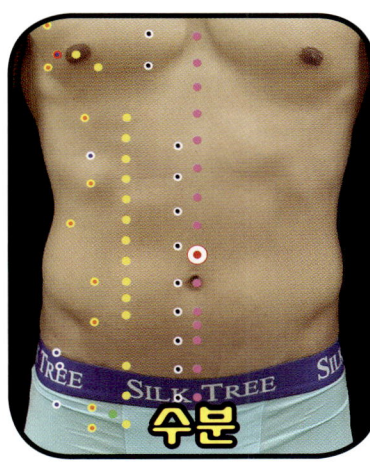

수분

배꼽 위 1촌

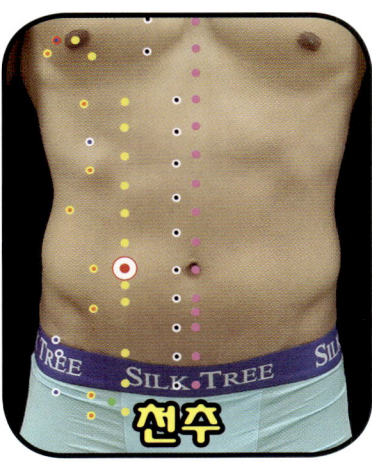

천추

복간선상에서 신궐의 높이

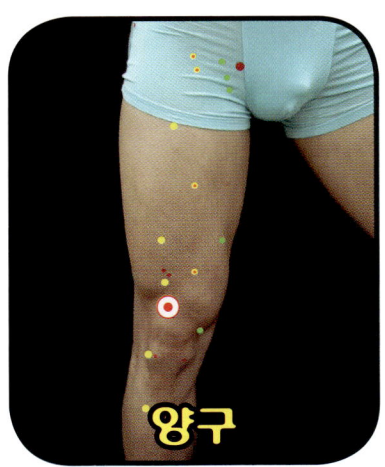

양구

음시의 사이에서 음시로부터
1/3.슬개골 외측 상방 2촌.

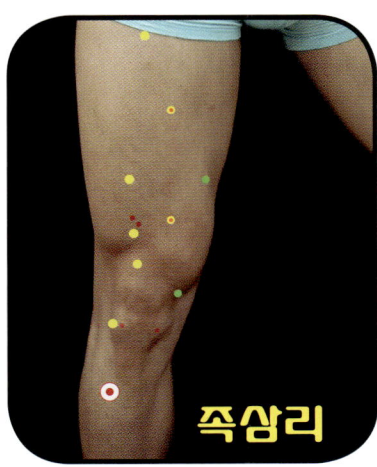

족삼리

슬개골 정점 하방 3촌에서
외측 1촌(2cm)

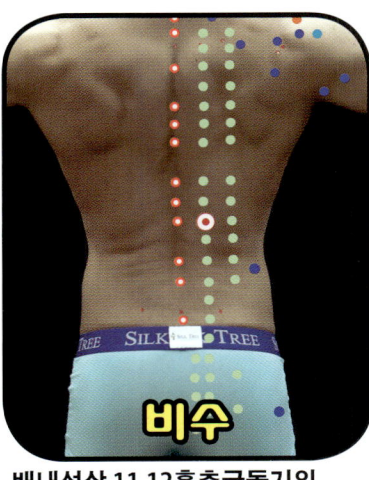

비수

배내선상 11,12흉추극돌기의
사이.

3. 소장/대장/위장/소화기 질환

장경련 : 중완, 대거, 삼초수, 대장수, 상렴, 족삼리

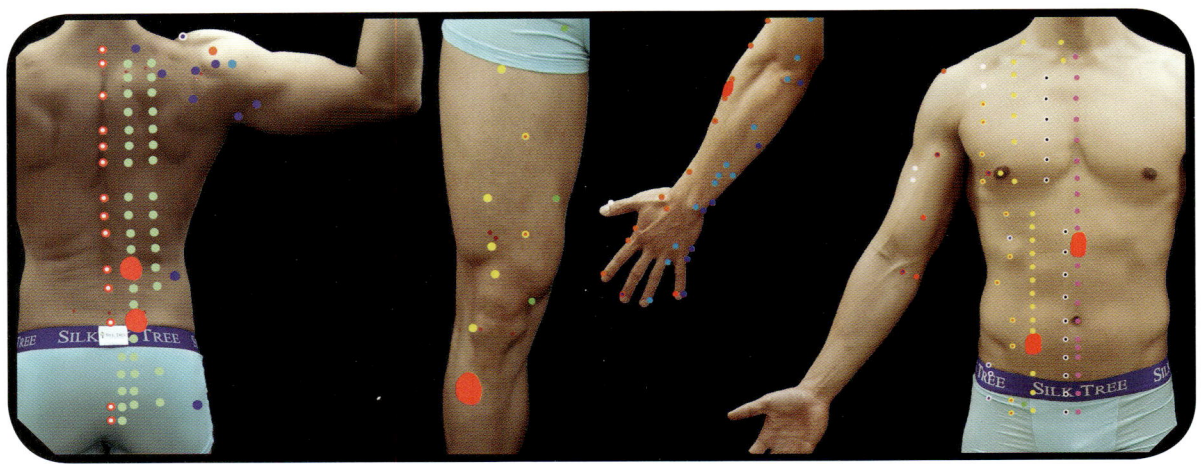

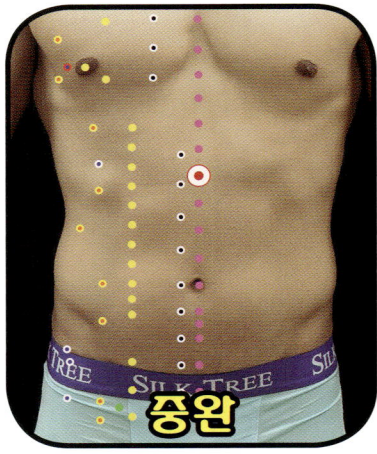

중완

배꼽위 4촌.

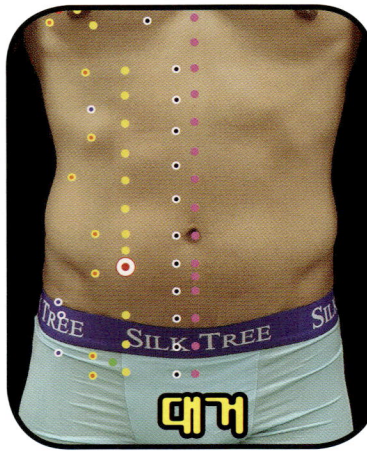

대거

복간선상에서 천추와 기충의 사이에서 천추로부터 1/4

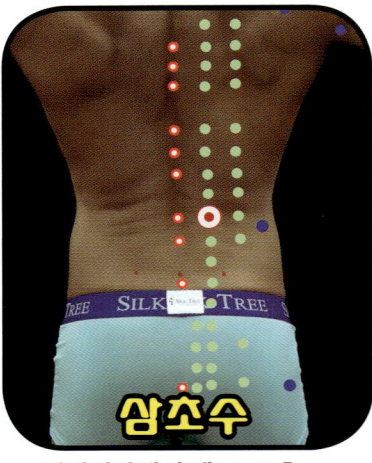

삼초수

배내선상에서 제1,2 요추 극돌기의 사이.

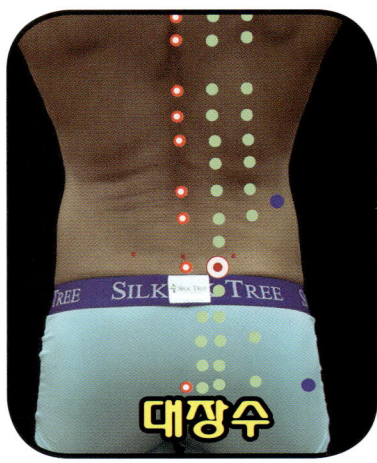

대장수

배내선상에서 제4,5요추극돌기의 사이.

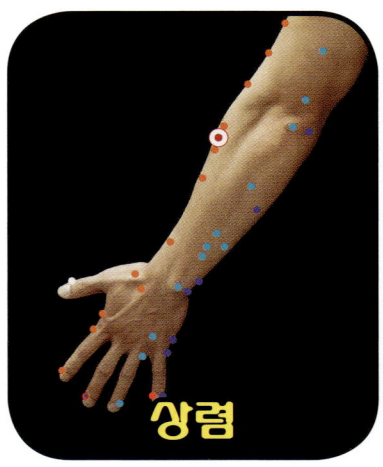

상렴

곡지와 양계의 사이에서 곡지로부터 1/4.

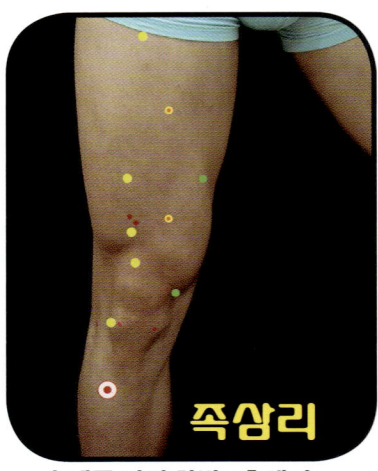

족삼리

슬개골 정점 하방 3촌에서 외측 1촌(2cm)

3. 소장/대장/위장/소화기 질환

장산통 : 중완, 양문, 대거, 기해, 비수, 대장수, 차료, 양구, 삼음교

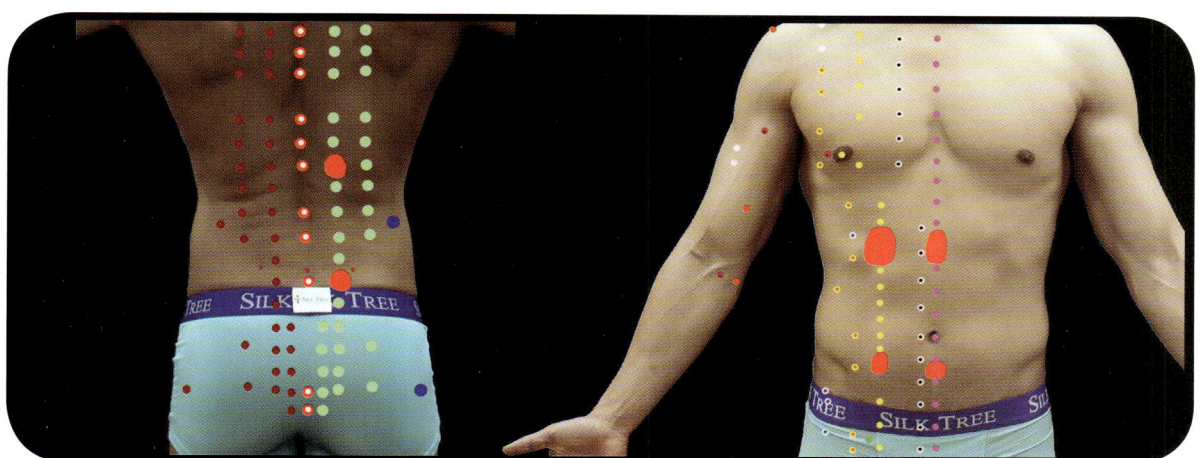

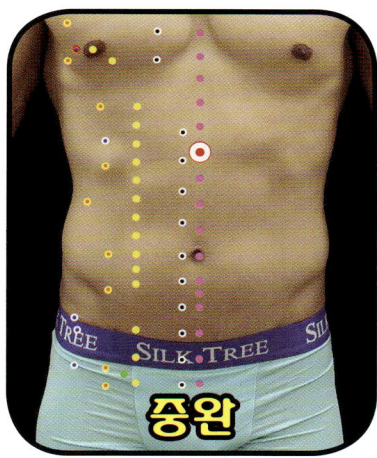

중완

배꼽위 4촌.

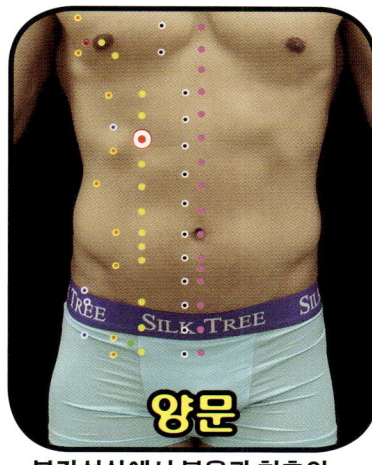

양문

복간선상에서 불용과 천추의 사이에서 불용으로부터 1/3

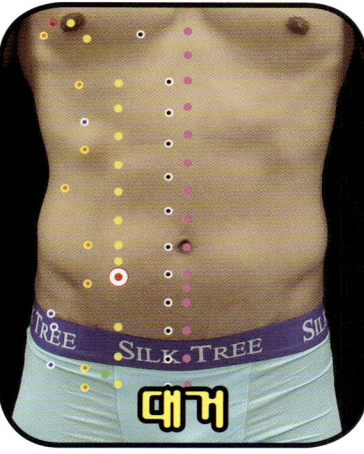

대거

복간선상에서 천추와 기충의 사이에서 천추로부터 1/4

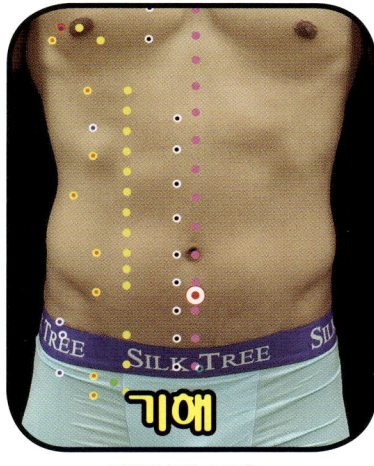

기해

배꼽아래 1.5촌

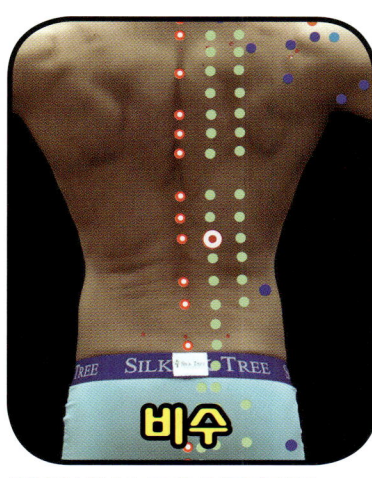

비수

배내선상 11,12흉추극돌기의 사이.

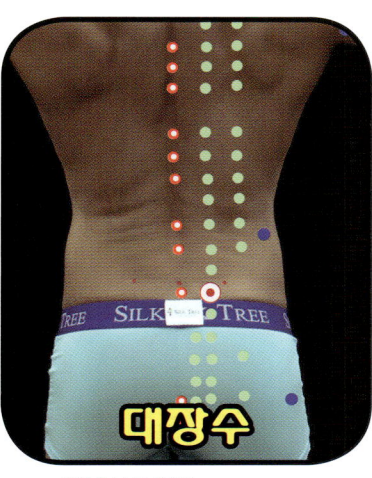

대장수

배내선상에서 제4,5요추극돌기의 사이.

3. 소장/대장/위장/소화기 질환

장염(급성) : 중완,대거,기해,명문,신수,양지

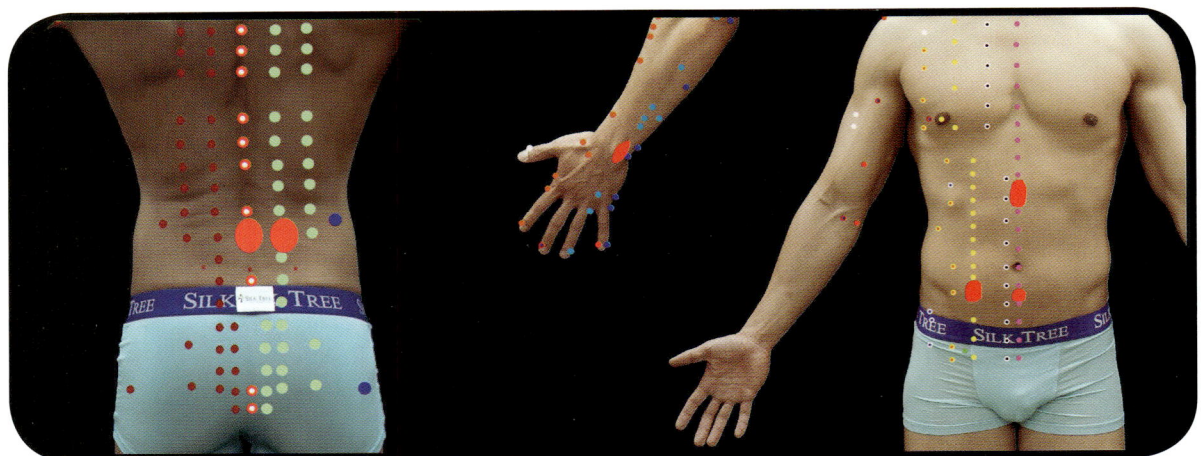

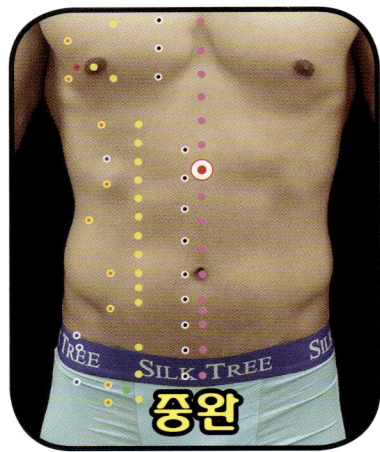

중완
배꼽위 4촌.

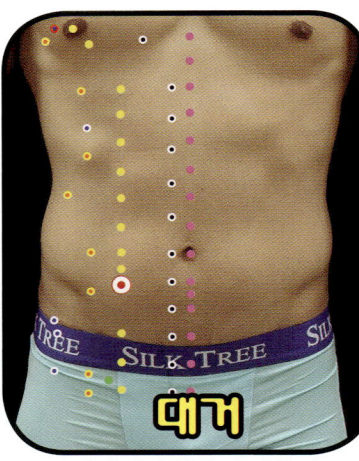

대거
복간선상에서 천추와 기충의 사이에서 천추로부터 1/4

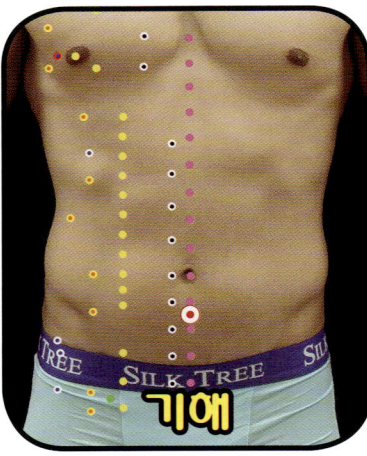

기해
배꼽아래 1.5촌

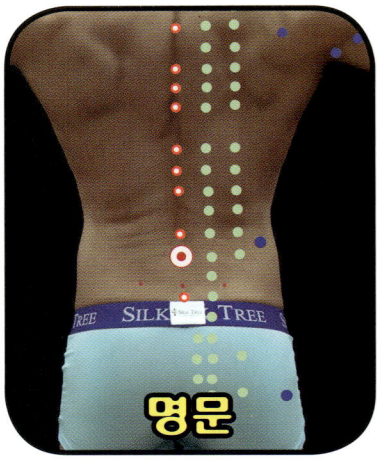

명문
제2,3 요추극돌기 사이.

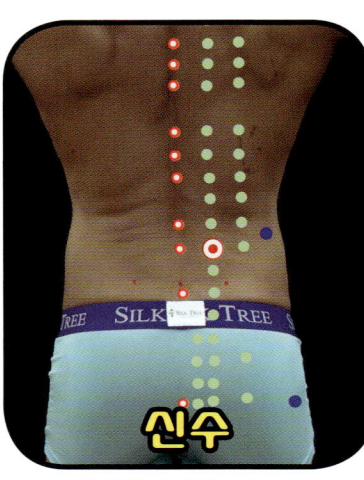

신수
배내선상에서 제2,3 요추극돌기의 사이.

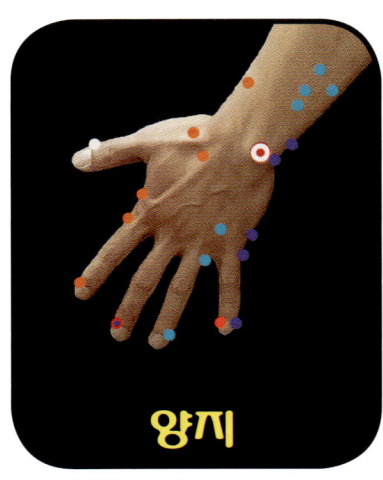

양지
손목등 척골(소지)측, 3,4지 중수골 위 움푹한 곳.

3. 소장/대장/위장/소화기 질환

장출혈(혈변) : 대장수, 질변, 승산, 천추, 양릉천, 온류, 합곡

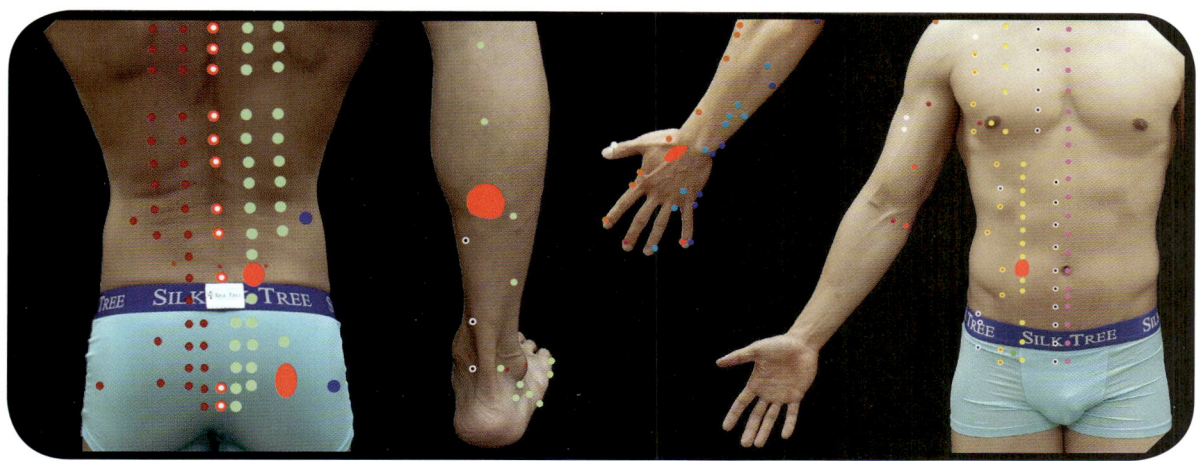

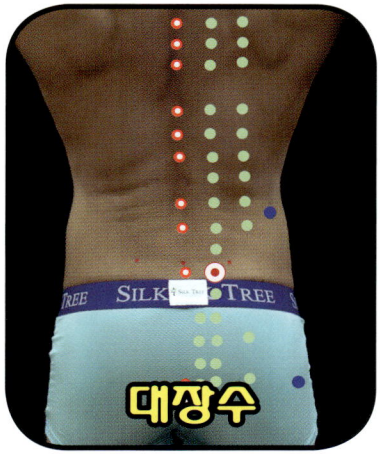

대장수
배내선상에서 제4,5요추극돌기의 사이.

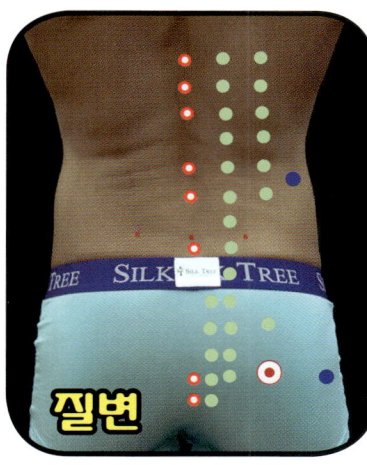

질변
배외선상에서 제20척추 밑.

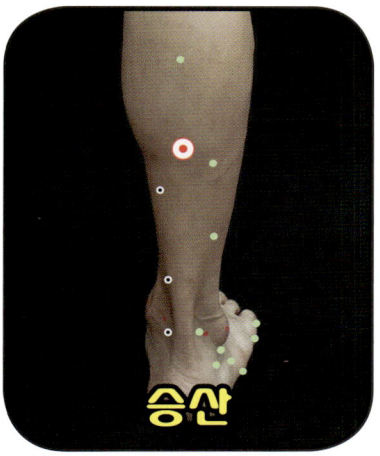

승산
위중과 아킬레스건 후면 중앙 사이에서 가운데 하방 2cm.

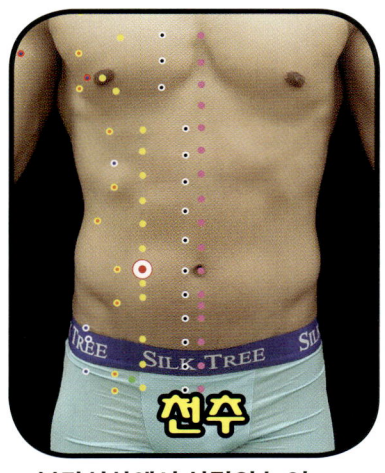

천추
복간선상에서 신궐의 높이

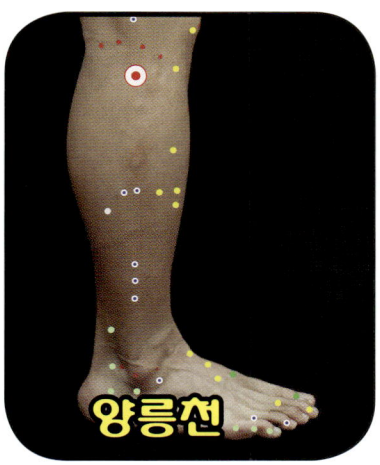

양릉천
비골소두 앞 아래, 족삼리혈 후방 1촌 윗쪽.

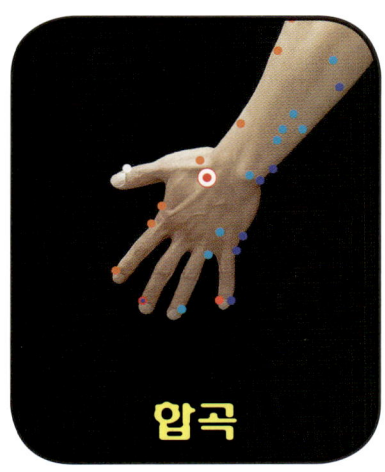

합곡
제1,2중수골저 사이에서 제2중수골저측의 뼈바로밑.

3. 소장/대장/위장/소화기 질환

장폐색증 : 중완, 기해, 천추, 족삼리, 명문, 신수, 대장수, 양지

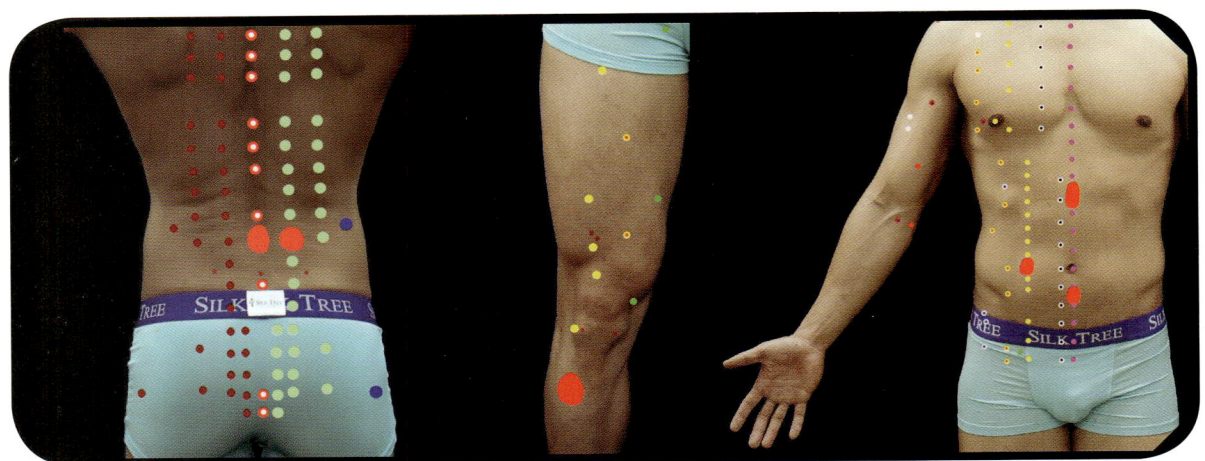

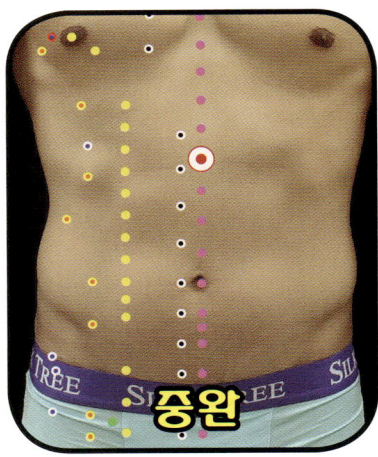

중완

배꼽위 4촌.

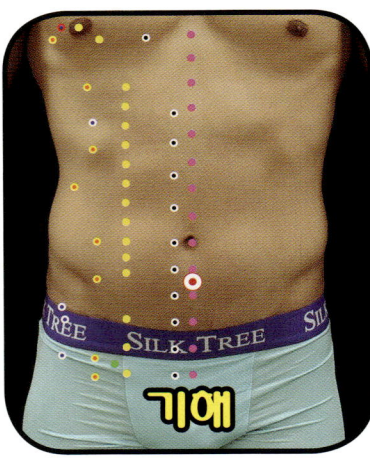

기해

배꼽아래 1.5촌

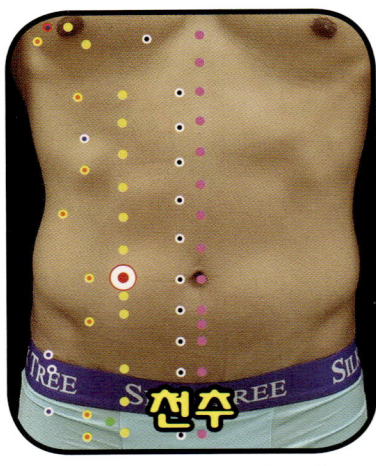

천추

복간선상에서 신궐의 높이

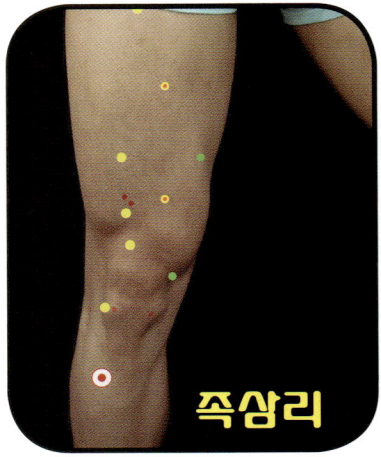

족삼리

슬개골 정점 하방 3촌에서
외측 1촌(2cm)

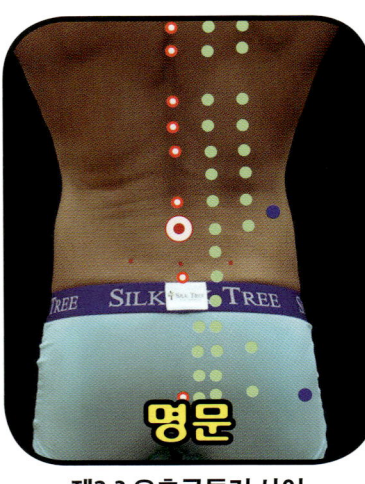

명문

제2,3 요추극돌기 사이.

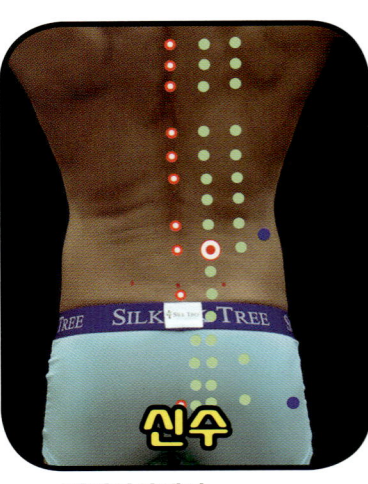

신수

배내선상에서
제2,3 요추극돌기의 사이.

3. 소장/대장/위장/소화기 질환

충수염(맹장염) : 중완,기해,천정(TE10),간수,신수,대장수,양구

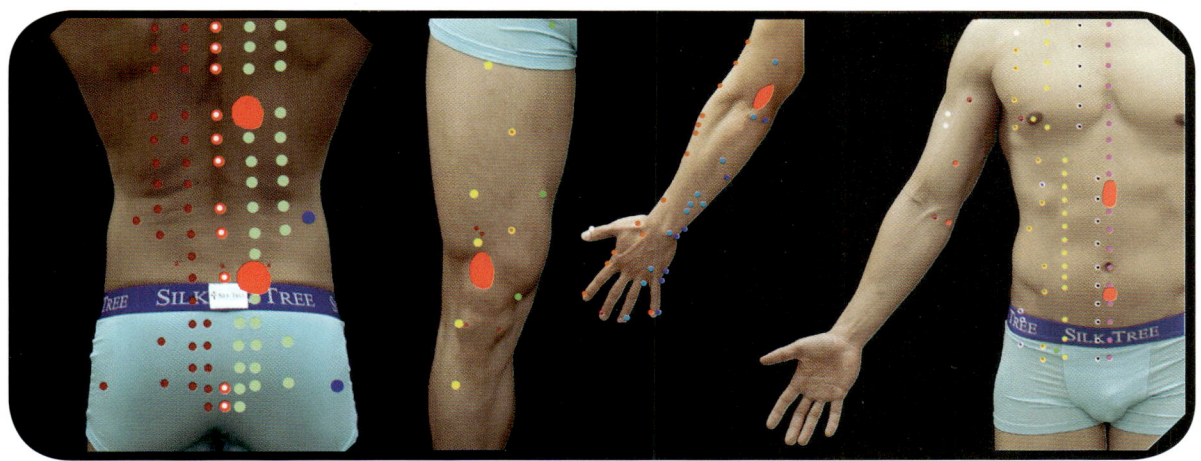

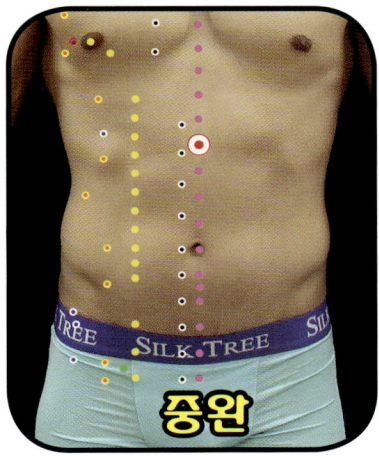
중완
배꼽위 4촌.

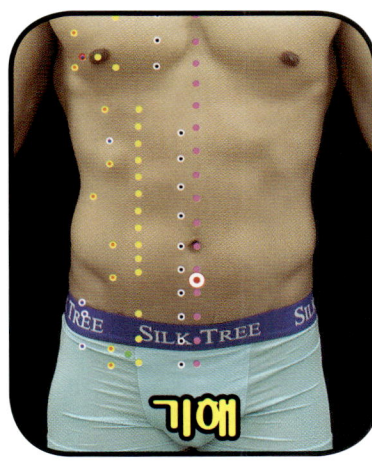
기해
배꼽아래 1.5촌

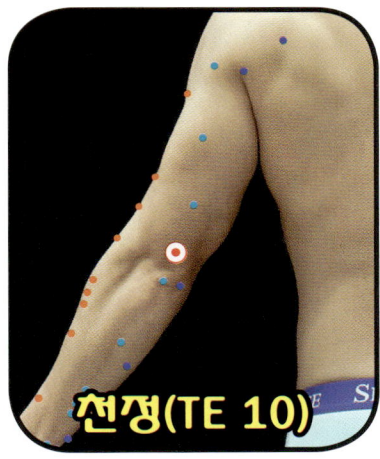
천정(TE 10)
주두 뒷쪽 위 1촌 패인곳의 중심

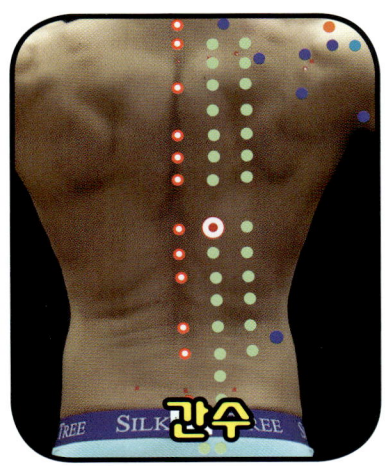
간수
배내선상에서 9,10흉추극돌기의 사이.

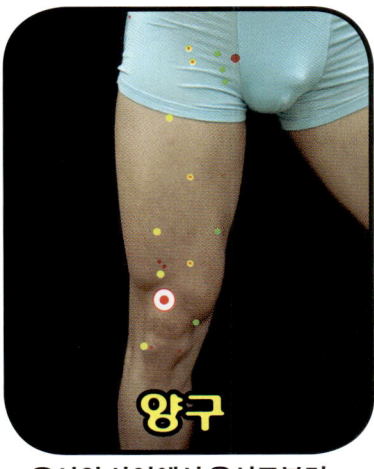
양구
음시의 사이에서 음시로부터 1/3.슬개골 외측 상방 2촌.

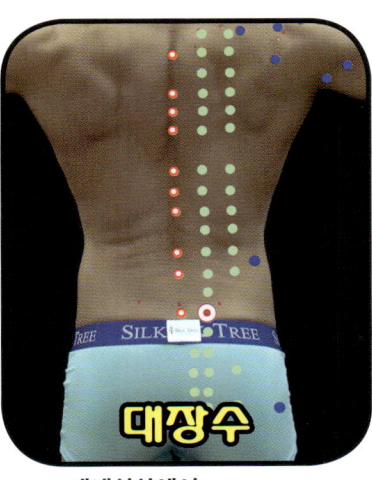
대장수
배내선상에서 제4,5요추극돌기의 사이.

3. 소장/대장/위장/소화기 질환

치질 : 백회,장강,신수,차료,공최,족삼리,삼음교

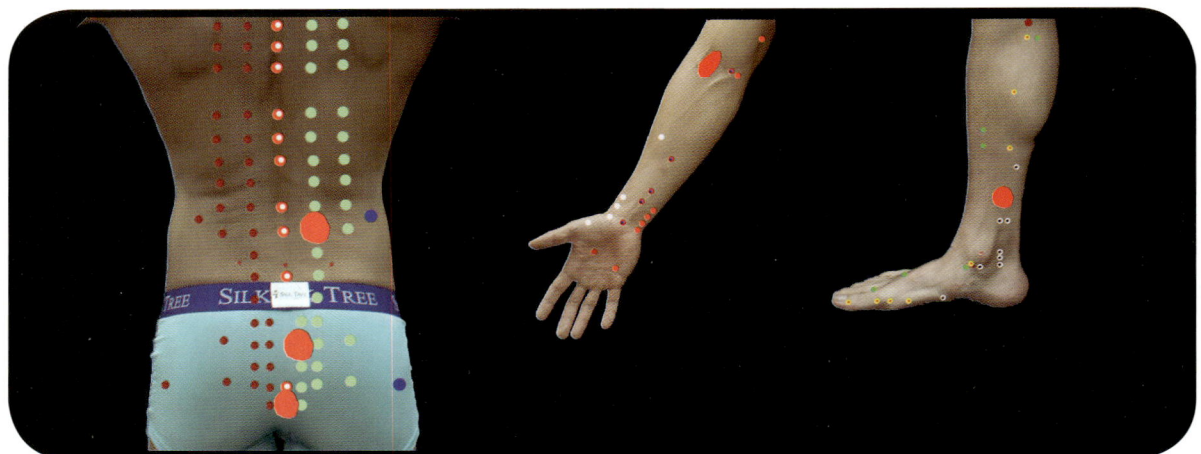

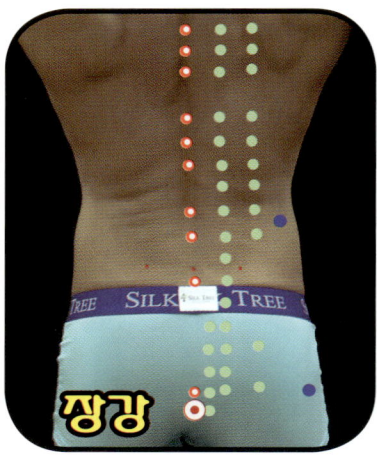

장강
미골과 항문 사이.

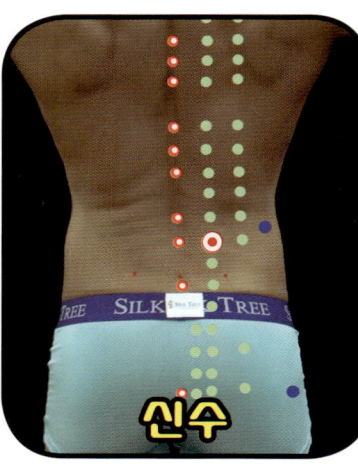

신수
배내선상에서
제2,3 요추극돌기의 사이.

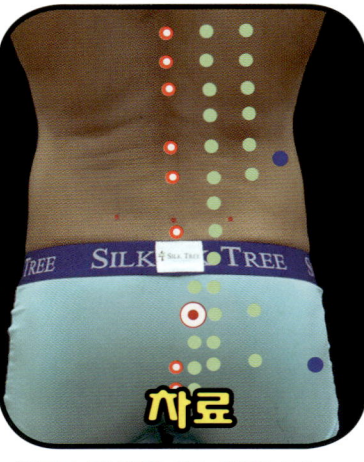

차료
방광수혈 안쪽 6푼. 엉덩이뼈
(천골) 두 번째 구멍.

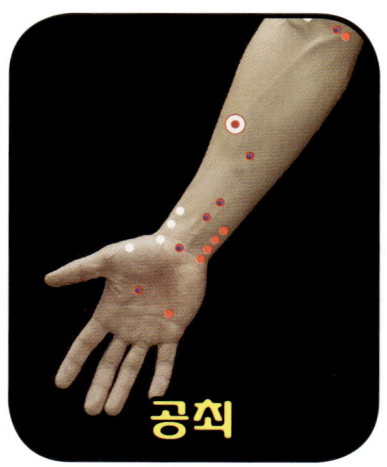

공최
태연과 척택사이.
척택에서 4/9

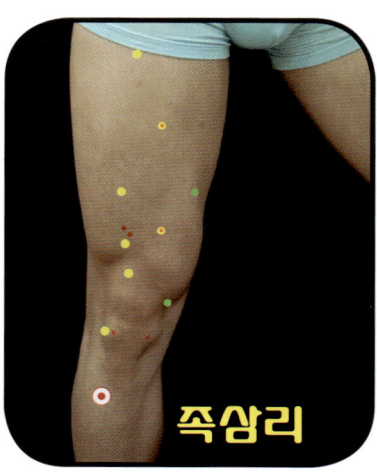

족삼리
슬개골 정점 하방 3촌에서
외측 1촌(2cm)

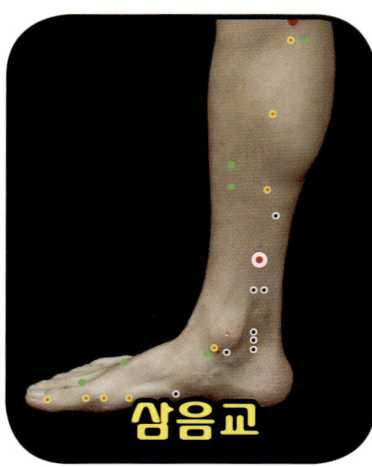

삼음교
내복사뼈 정점 상방3촌.경골과
근육의 경계.임산부 침No

3. 소장/대장/위장/소화기 질환

탈장 : 백회,명문,장강,차료,질변,승산,합곡

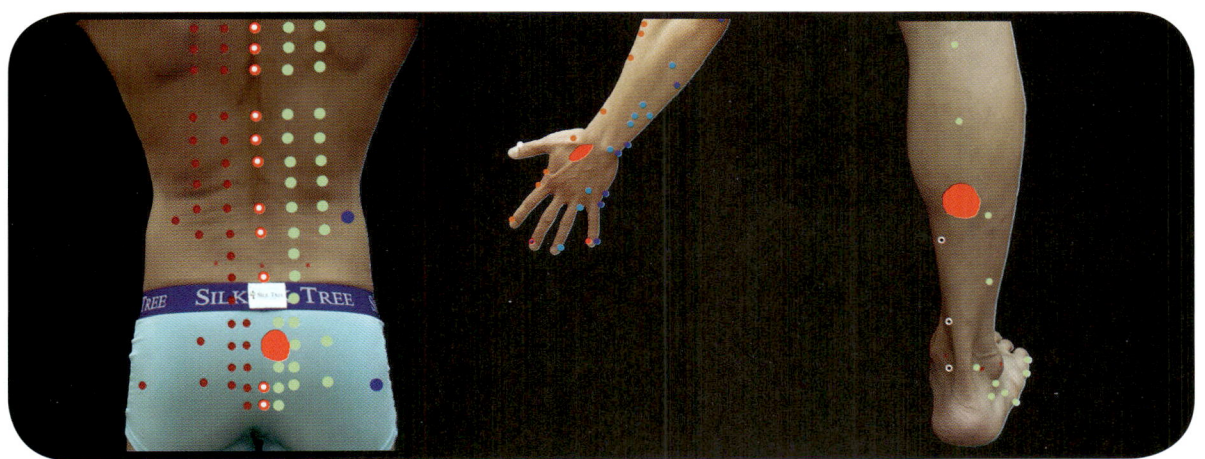

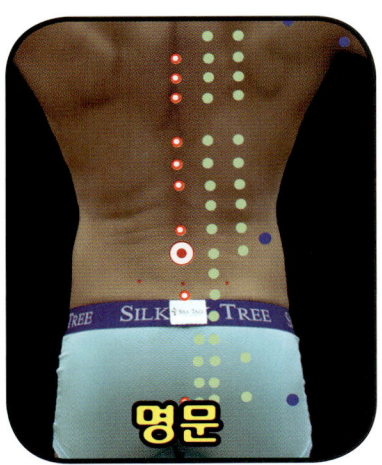

명문
제2,3 요추극돌기 사이.

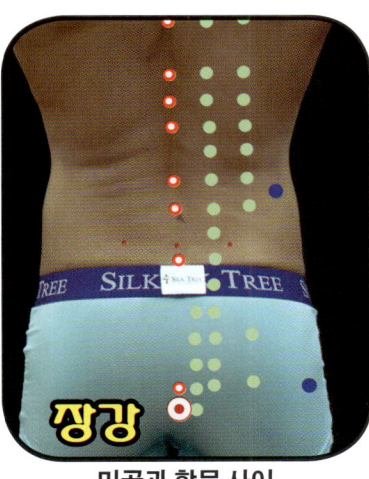

장강
미골과 항문 사이.

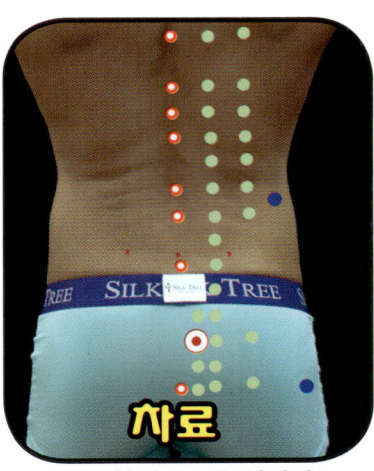

차료
방광수혈 안쪽 6푼. 엉치뼈 (천골) 두 번째 구멍.

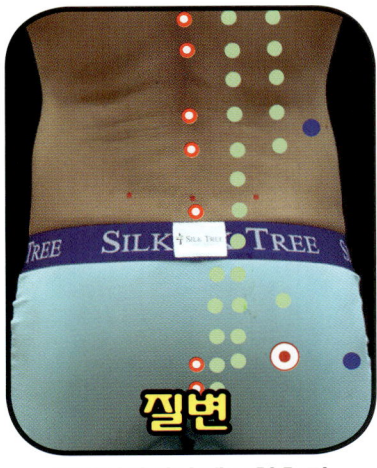

질변
배외선상에서 제20척추 밑.

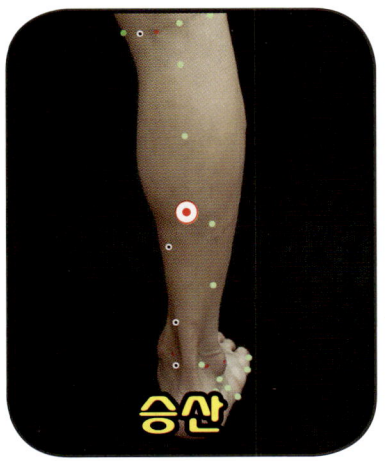

승산
위중과 아킬레스건 후면 중앙 사이에서 가운데 하방 2cm.

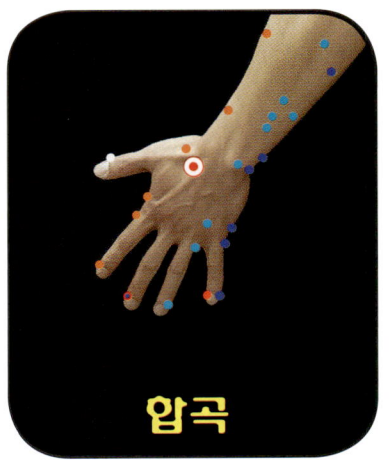

합곡
제1,2중수골저 사이에서 제2중수골저측의 뼈바로밑.

3. 소장/대장/위장/소화기 질환

탈항: 백회, 장강, 승산, 상양, 합곡, 방광수

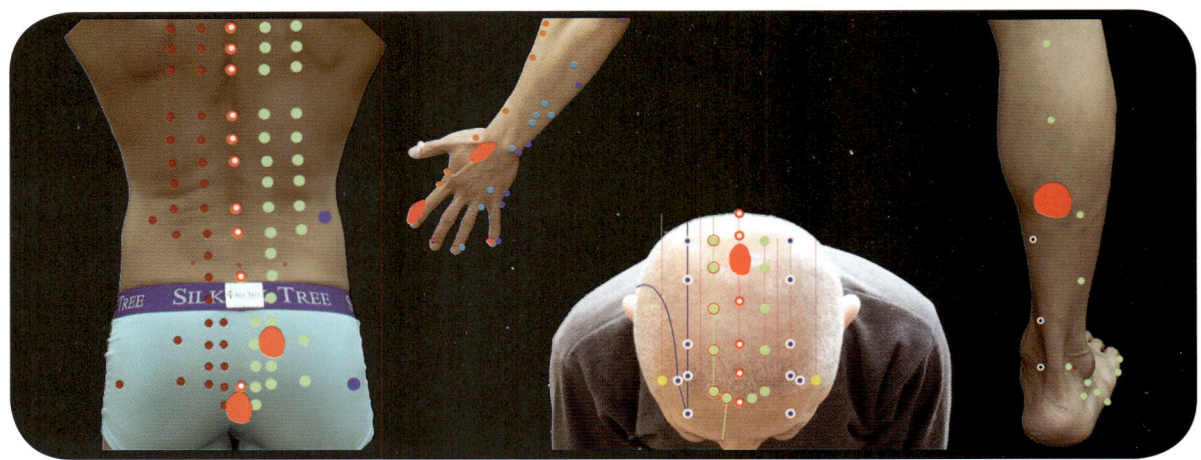

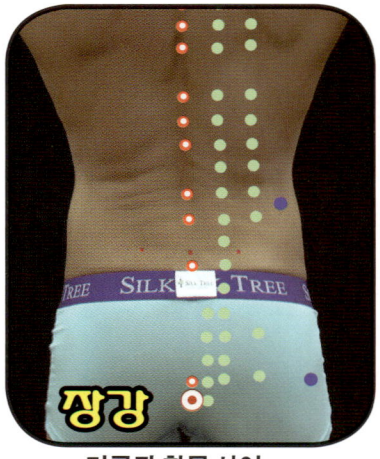

장강
미골과 항문 사이.

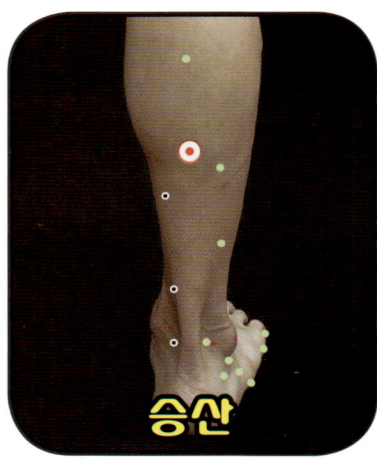

승산
위중과 아킬레스건 후면 중앙 사이에서 가운데 하방 2cm.

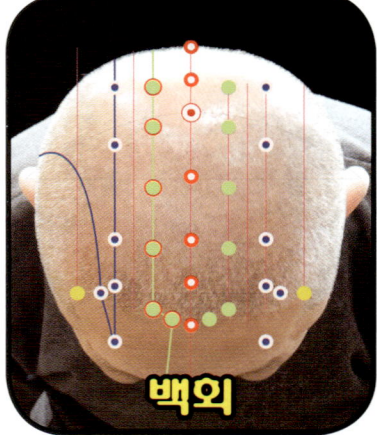

백회
이첨(귀끝)을 수직으로 올라가 정중선과 만나는 지점.

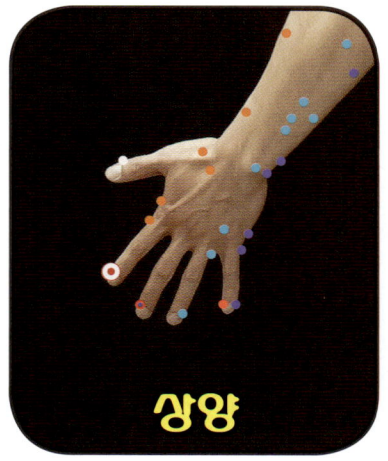

상양
검지 손톱 안쪽 손톱각으로부터 상방 2~3mm

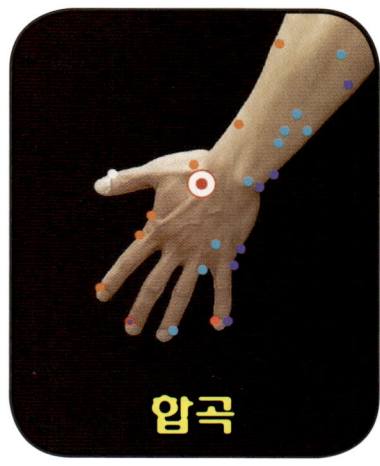

합곡
제1,2중수골저 사이에서 제2중수골저측의 뼈바로밑.

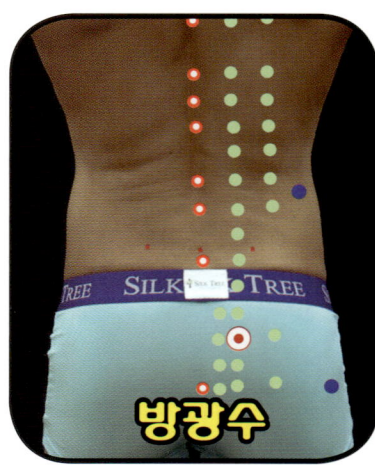

방광수
배내선상(정중선 옆1.5촌)에서 제19척추밑의 높이.

04

치과 질환
(구강질환)

4. 치과질환 (구강질환)

구강궤양 ; 지창, 족삼리, 곡지, 합곡, 염천, 통리

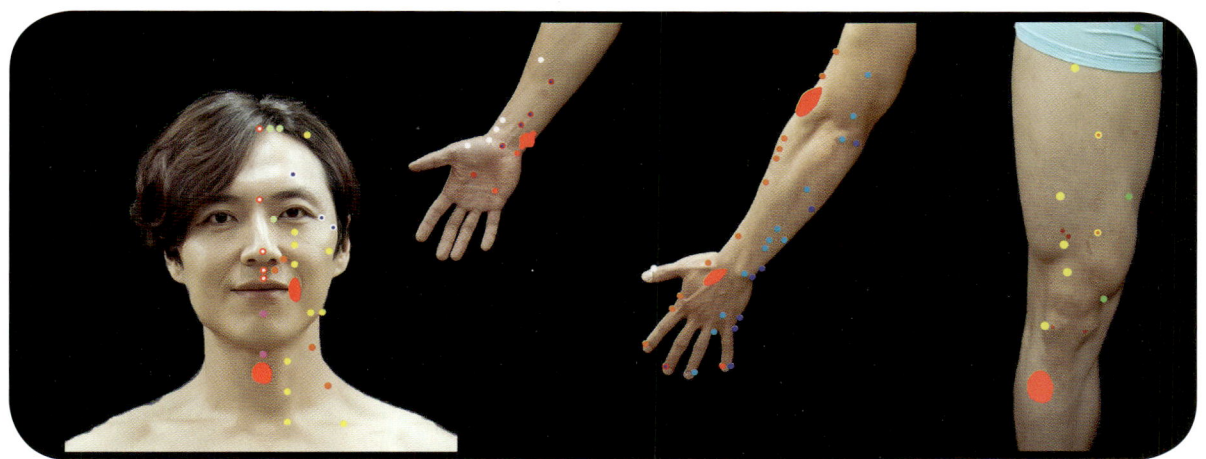

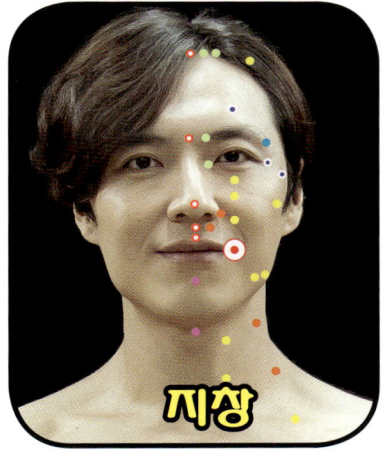

지창

입가(입술 바깥끝)로부터
바깥쪽 1cm

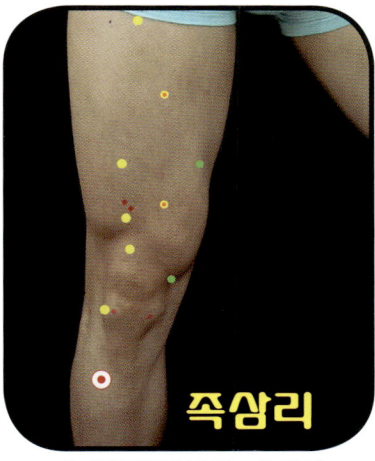

족삼리

슬개골 정점 하방 3촌에서
외측 1촌(2cm)

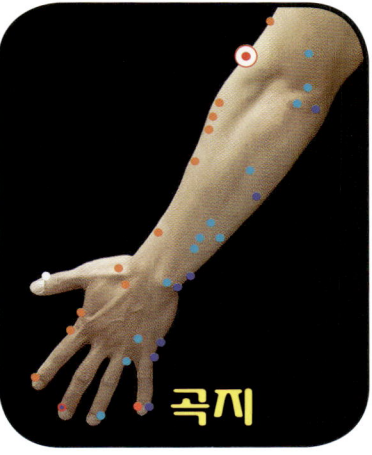

곡지

팔꿈치를 굽혔을때 바깥쪽
주름끝

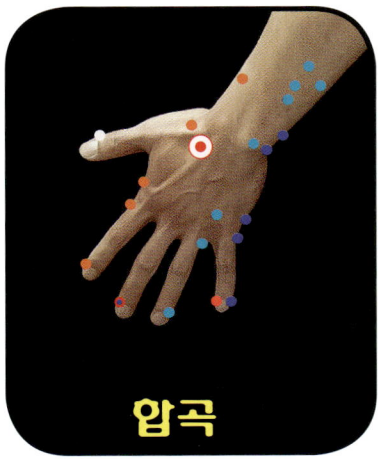

합곡

제1,2중수골저 사이에서
제2중수골저측의 뼈바로밑.

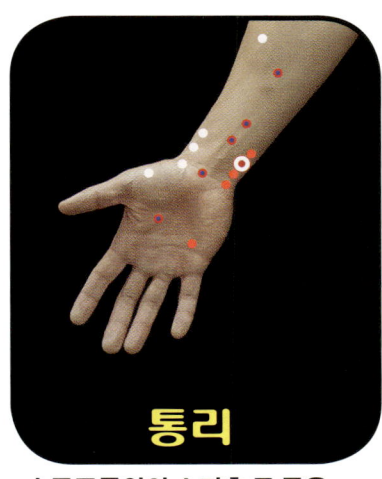

통리

손목주름위의 소지측 두 근육
사이의 신문혈 상방 2cm

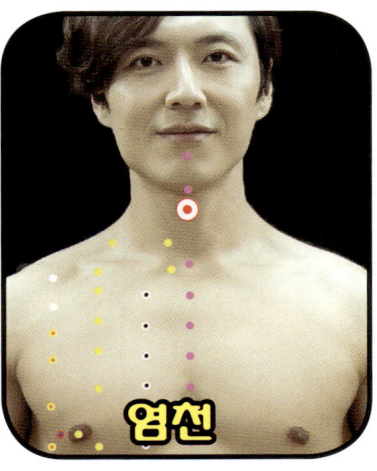

염천

목젖위 2cm 상방
패인곳의 중앙

4. 치과질환 (구강질환)

구강(내)염 : 협거,지창,하관,족삼리,곡지,합곡,중완,비수,위수

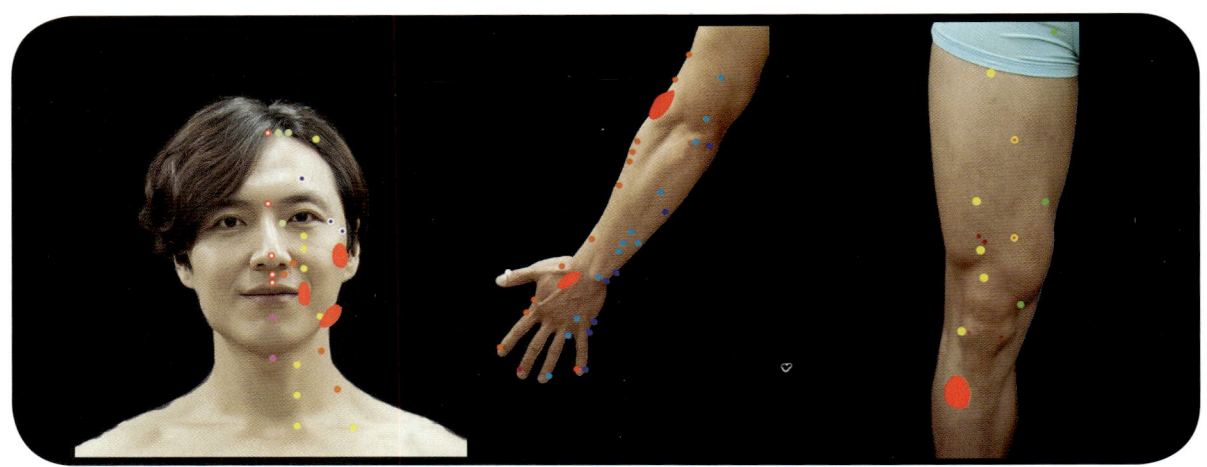

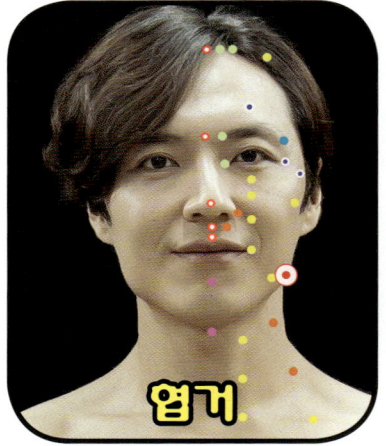

협거
하악각 2등분선 앞상방 1cm

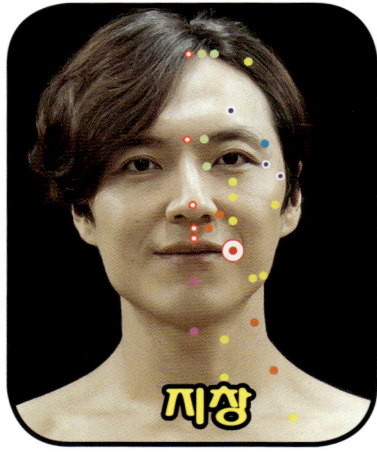

지창
입가(입술 바깥끝)로부터 바깥쪽 1cm

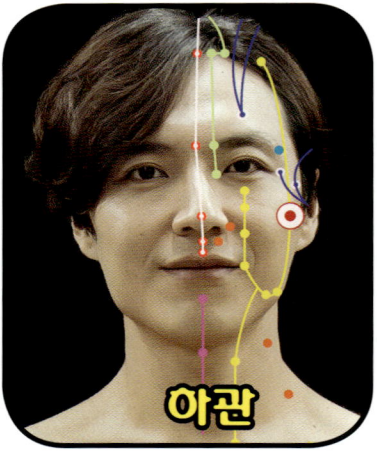

하관
청궁과 눈꼬리의 중간지점의 바로 밑인 협골궁의 밑. 뜸No

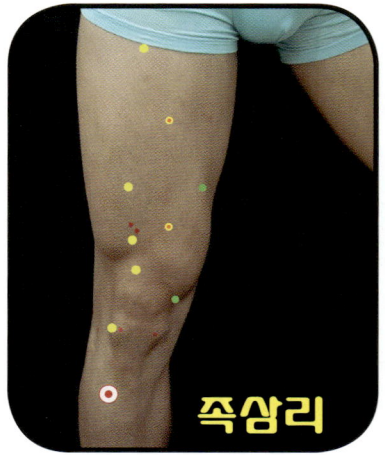

족삼리
슬개골 정점 하방 3촌에서 외측 1촌(2cm)

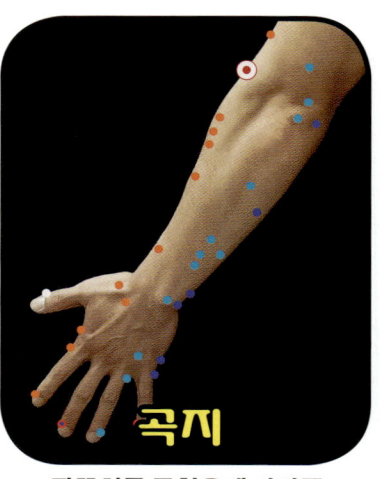

곡지
팔꿈치를 굽혔을때 바깥쪽 주름끝

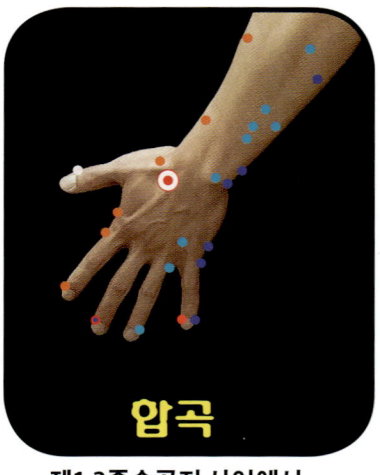

합곡
제1,2중수골저 사이에서 제2중수골저측의 뼈바로밑.

4. 치과질환 (구강질환)

구고(입맛이 쓰다) : 대릉

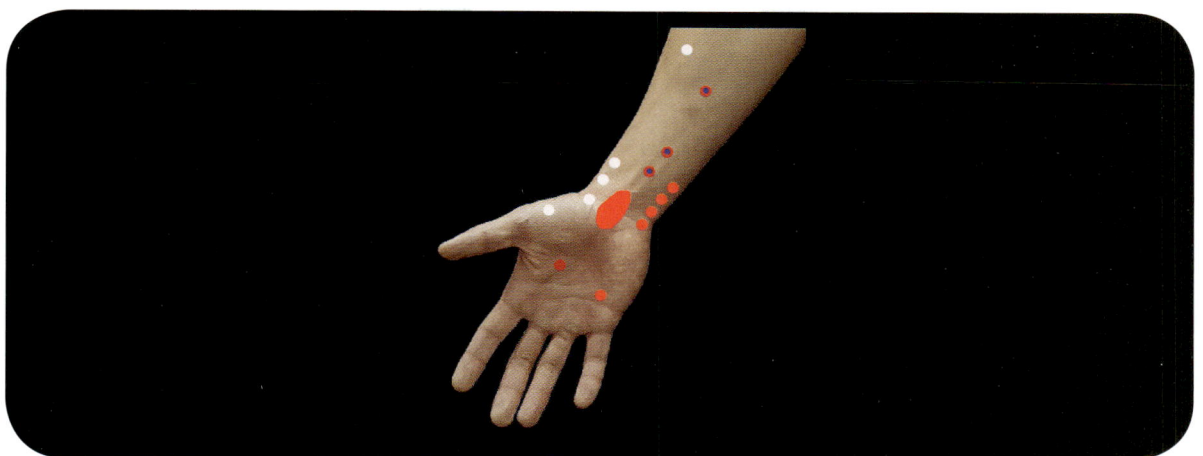

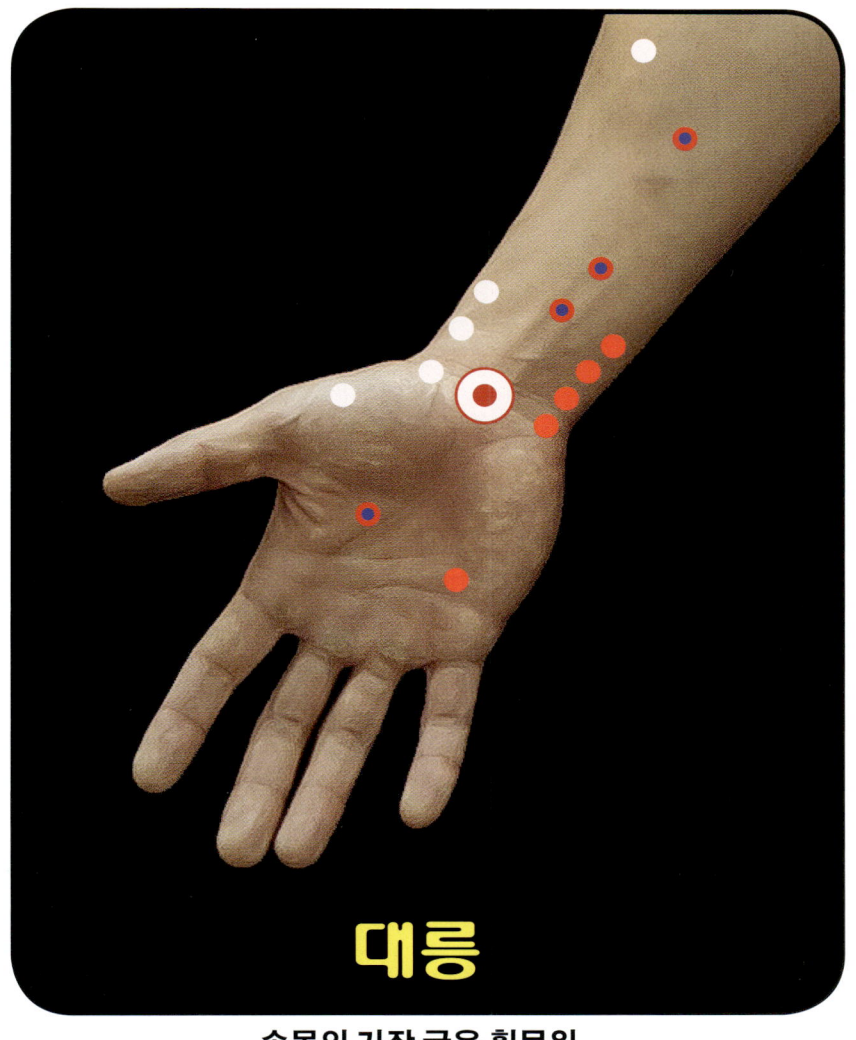

대릉

손목의 가장 굵은 횡문위
중앙의 두 힘줄의 패인곳.

4. 치과질환 (구강질환)

구취(입냄새) : 대릉,족삼리,양보,이문,내정,신수

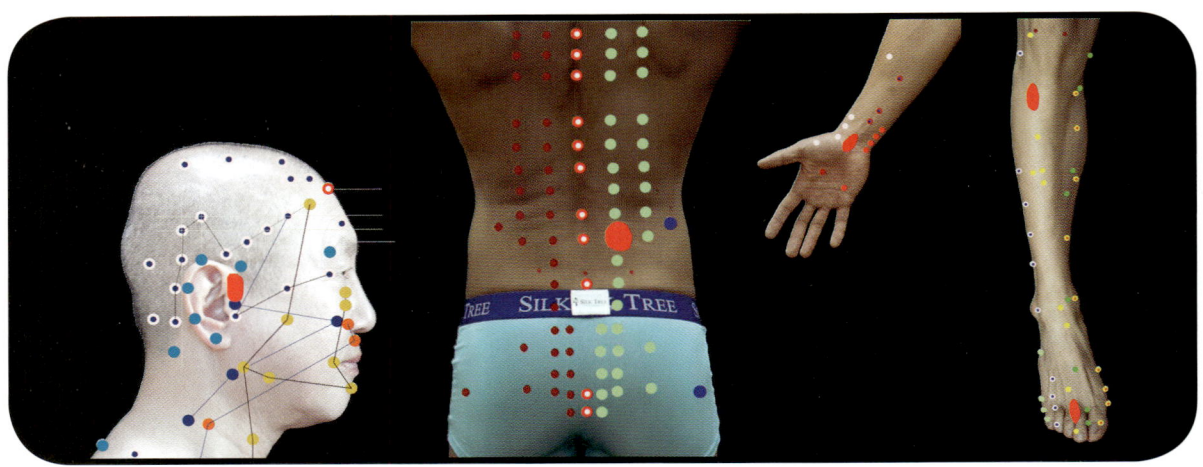

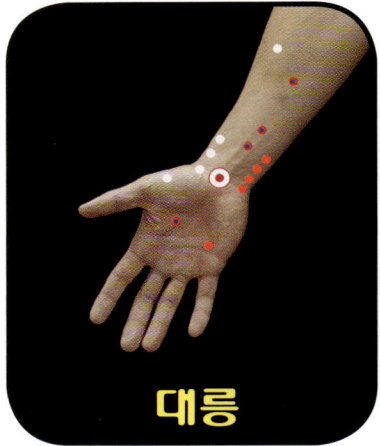

대릉
손목의 가장 굵은 횡문위 중앙의 두 힘줄의 패인곳.

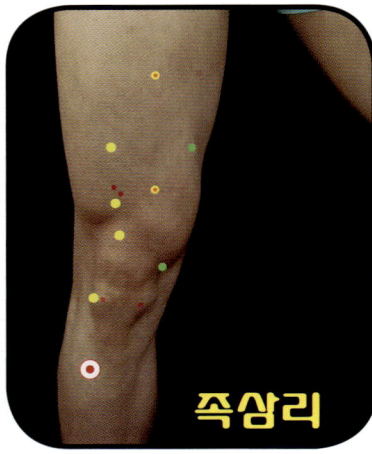

족삼리
슬개골 정점 하방 3촌에서 외측 1촌(2cm)

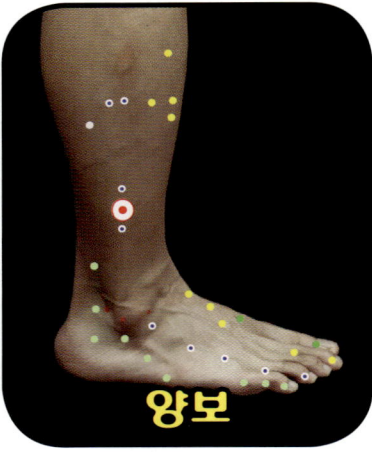

양보
외복사뼈 정점 직상방 4촌. 경골의 뒷쪽.

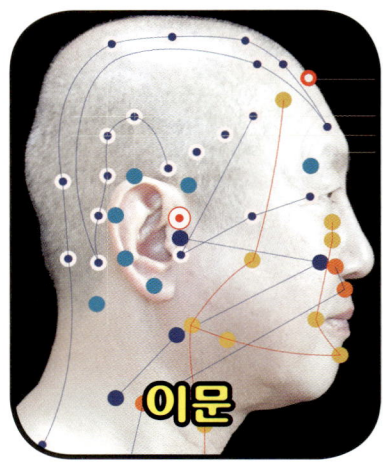

이문
이주 위 패인곳 전절흔 중앙의 바로 앞.

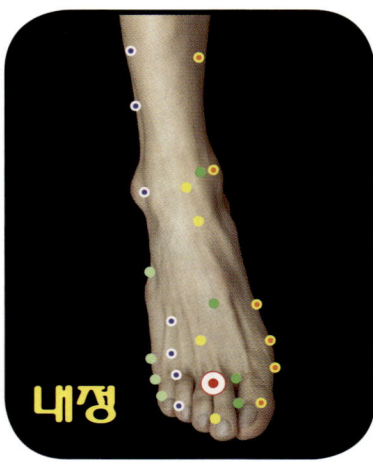

내정
제2,3 기절골저 사이. 발등 발바닥 피부 경계에서 취혈.

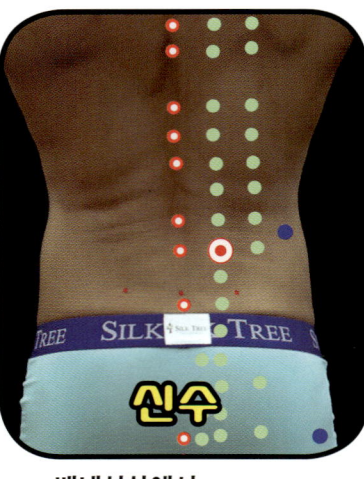

신수
배내선상에서 제2,3 요추극돌기의 사이.

4. 치과질환 (구강질환)

상치통 : 예풍,협거,하관,내정,온류,삼간,합곡,궐음수

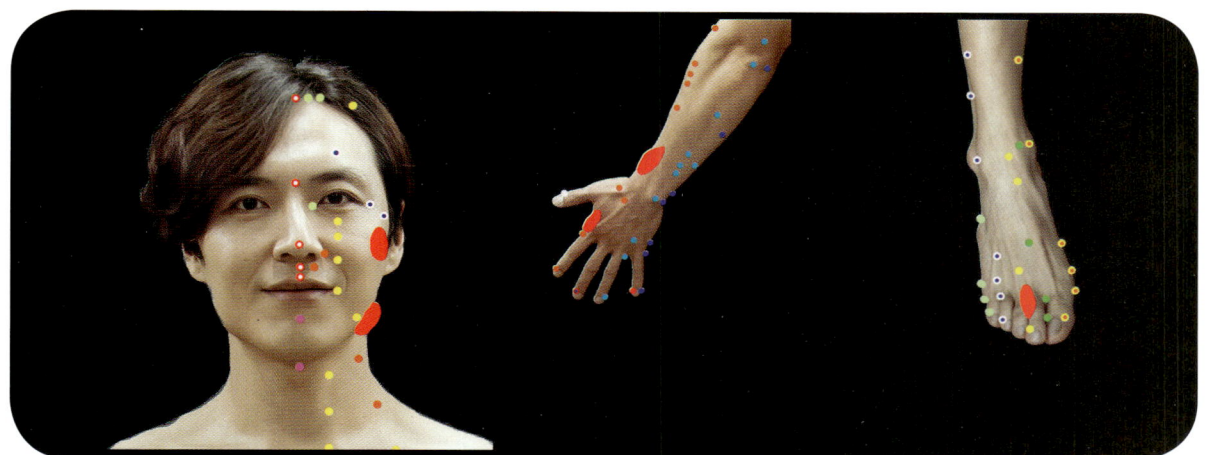

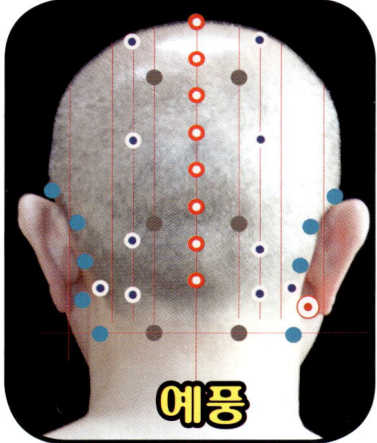
예풍
귓불과 귀뒤 유양돌기 앞끝 사이의 움푹패인 곳.

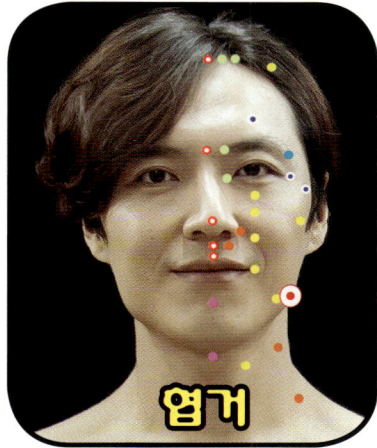
협거
하악각 2등분선 앞상방 1cm

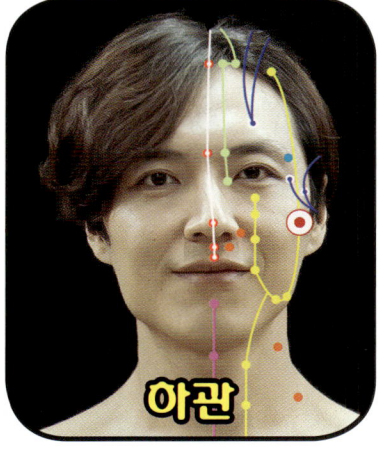
하관
청궁과 눈꼬리의 중간지점의 바로 밑인 협골궁의 밑. 뜸No

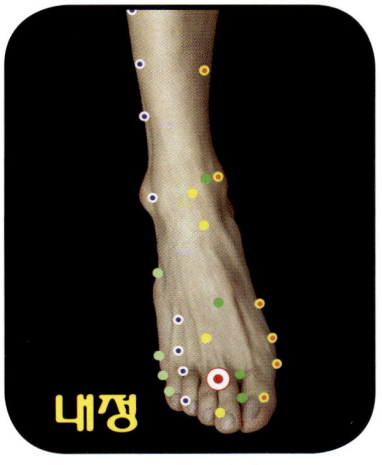
내정
제2,3 기절골저 사이. 발등 발바닥 피부 경계에서 취혈.

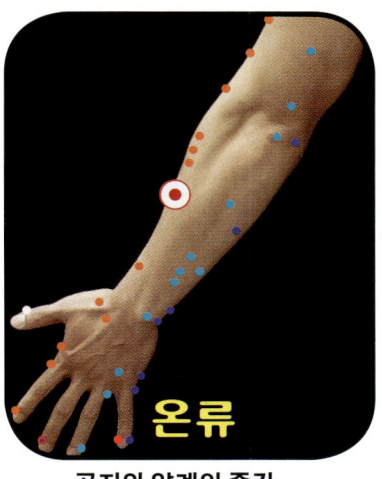
온류
곡지와 양계의 중간.

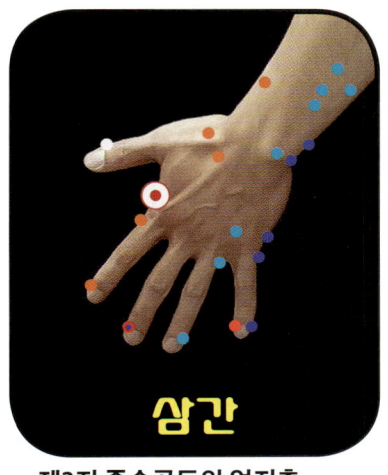
삼간
제2지 중수골두의 엄지측 바로 밑.

4. 치과질환 (구강질환)

치은염(치육염)(잇몸염증) : 곡지,수삼리,궐음수,이문,내정,신수

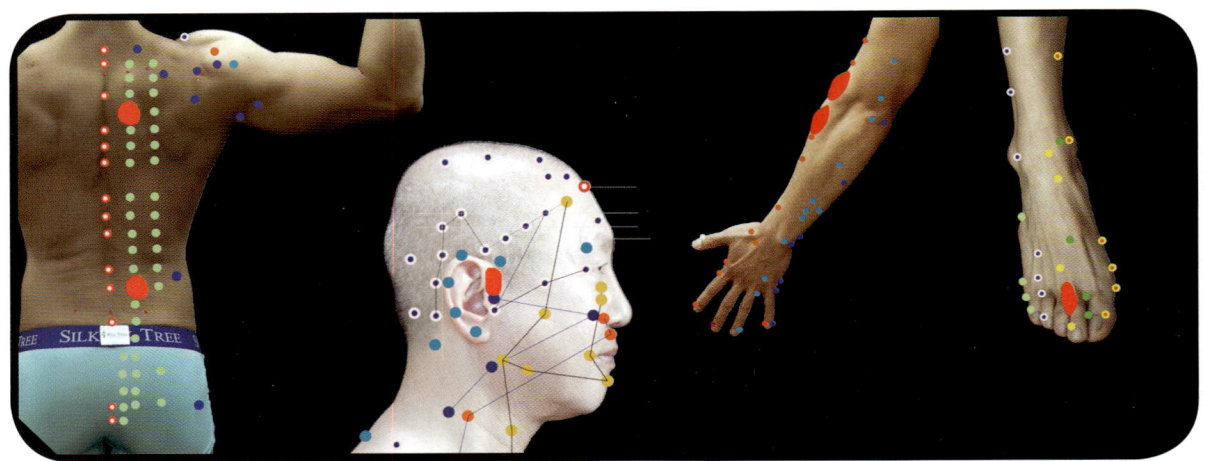

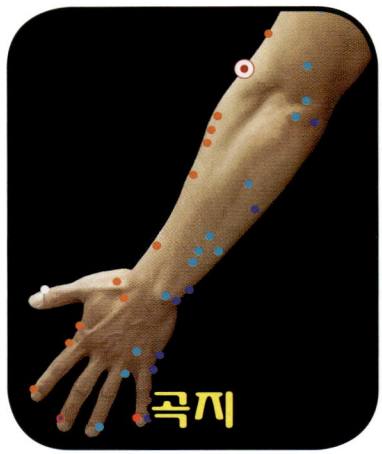

곡지
팔꿈치를 굽혔을때 바깥쪽 주름끝

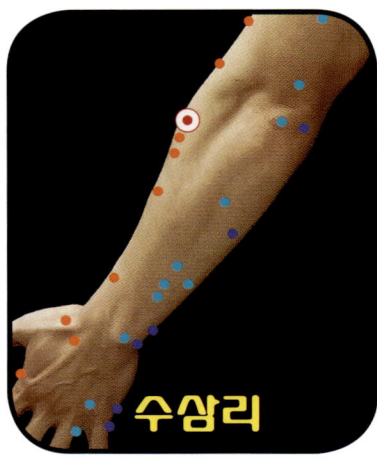

수삼리
곡지와 양계의 사이에서 곡지로부터 1/6.

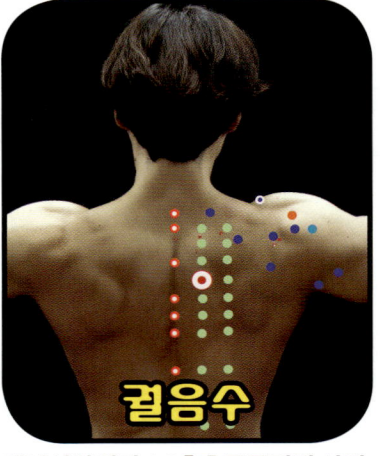

궐음수
배내선상에서 4,5흉추극돌기의 사이.

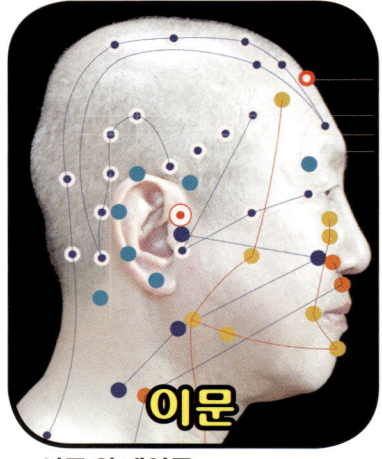

이문
이주 위 패인곳 전절흔 중앙의 바로 앞.

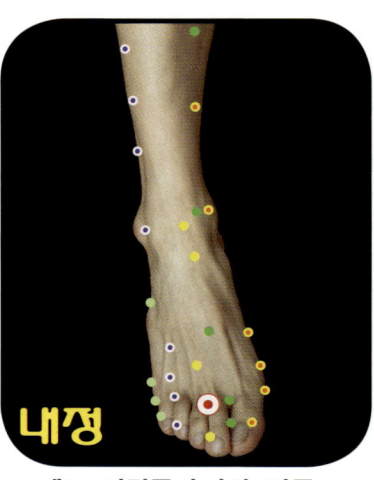

내정
제2,3 기절골저 사이. 발등 발바닥 피부 경계에서 취혈.

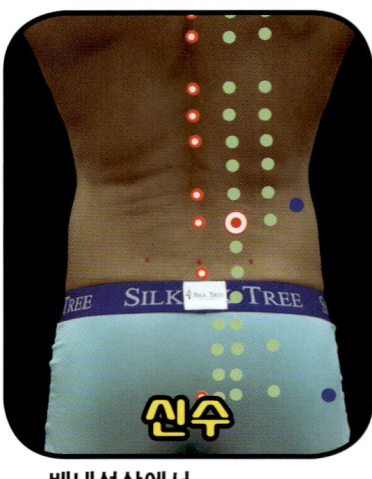

신수
배내선상에서 제2,3 요추극돌기의 사이.

4. 치과질환 (구강질환)

치은출혈(잇몸출혈) : 영향,하관,승장,곡지,수삼리,태연,합곡

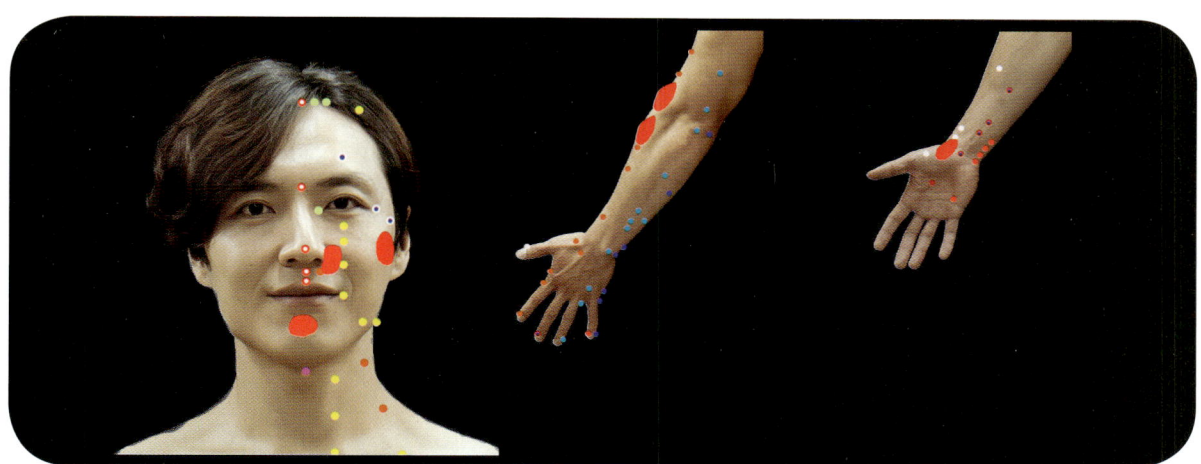

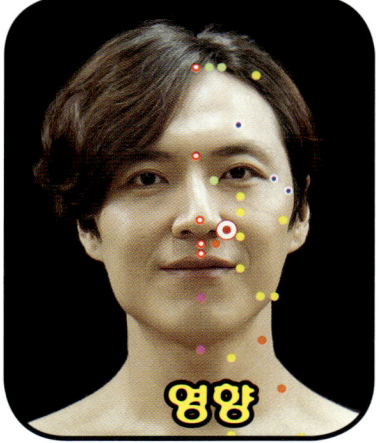

영향
코양쪽 둥근부분 바깥 돌출끝 중앙의높이. 얼굴피부 대응점

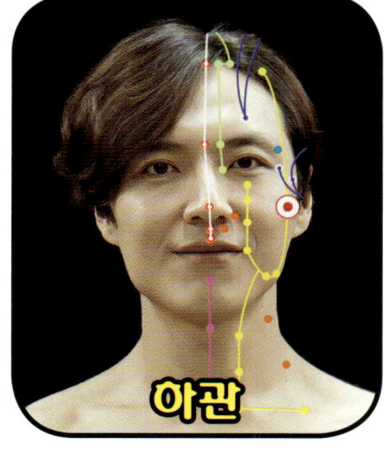

하관
청궁과 눈꼬리의 중간지점의 바로 밑인 협골궁의 밑. 뜸No

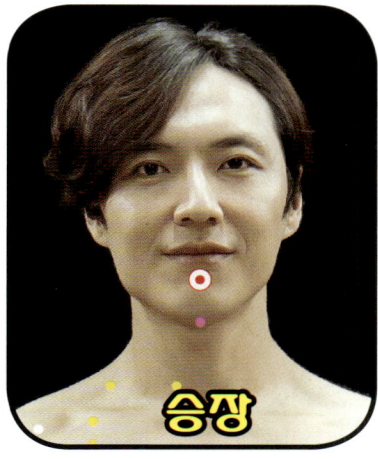

승장
아랫입술 아래 중심 패인 곳.

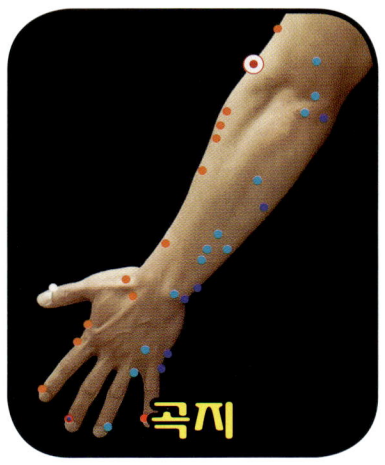

곡지
팔꿈치를 굽혔을때 바깥쪽 주름끝

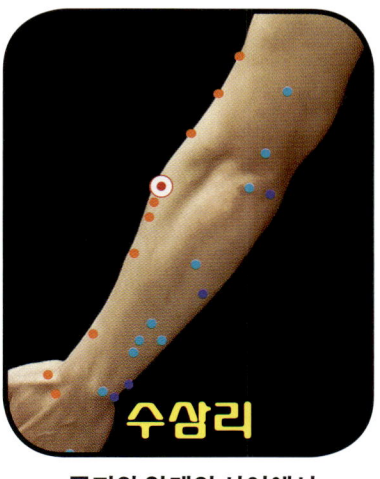

수삼리
곡지와 양계의 사이에서 곡지로부터 1/6.

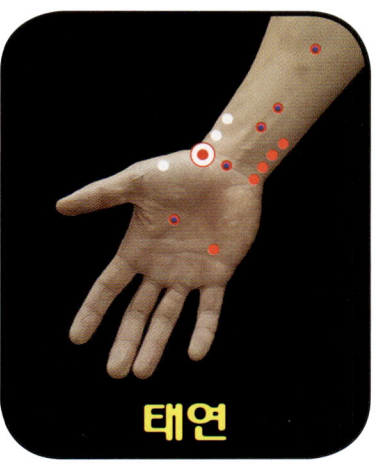

태연
손목주름위 엄지측 끝 패인 곳. 맥이 뛴다.

4. 치과질환 (구강질환)

치통 : 하관, 협거, 대영, 거료(S3), 내정, 화료, 수삼리, 온류, 합곡, 권료, 견정

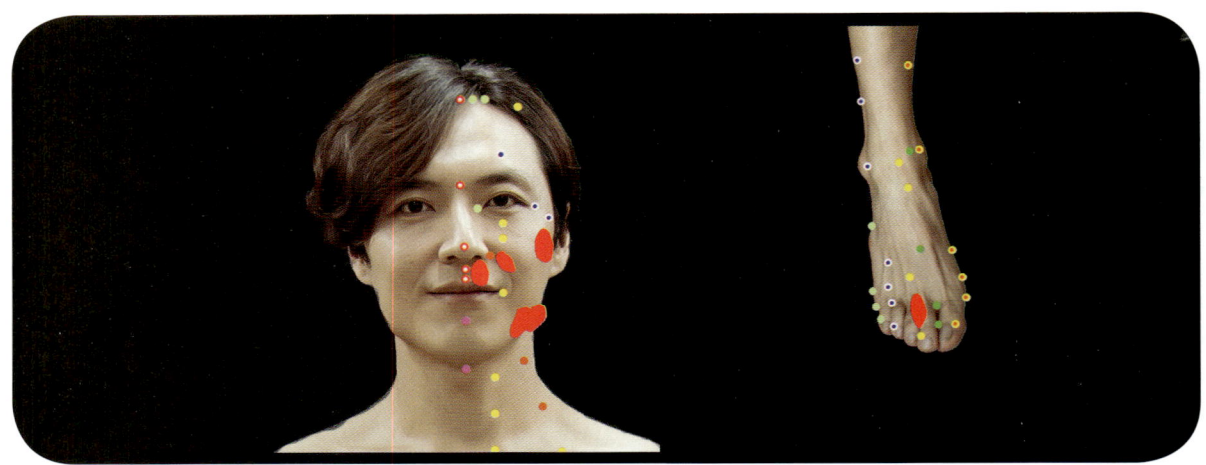

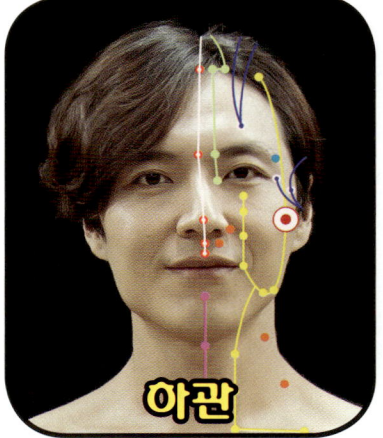

하관
청궁과 눈꼬리의 중간지점의 바로 밑인 협골궁의 밑. 뜸No

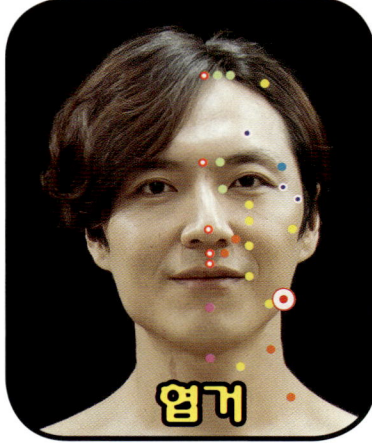

협거
하악각 2등분선 앞상방 1cm

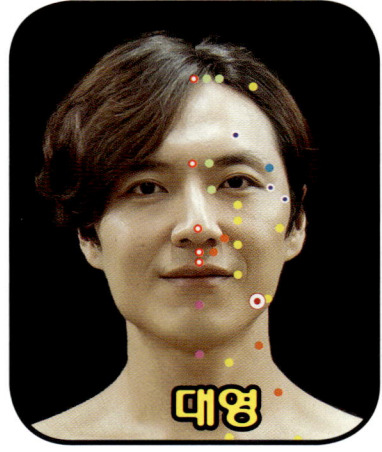

대영
하악각으로부터 승장쪽으로 1.2촌

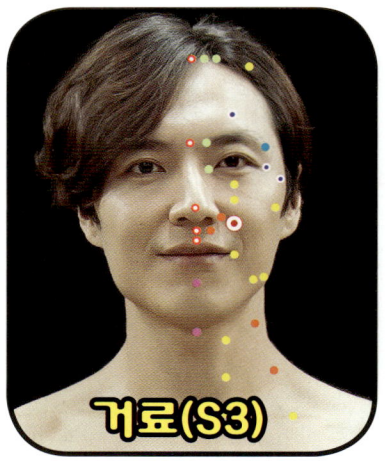

거료(S3)
코밑을 지나는 수평선과 동공의 중심을 지나는 수직선의 교차점

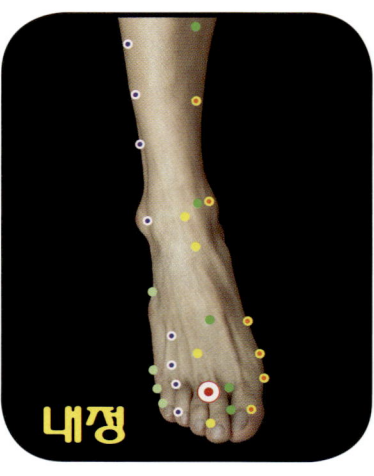

내정
제2,3 기절골저 사이. 발등 발바닥 피부 경계에서 취혈.

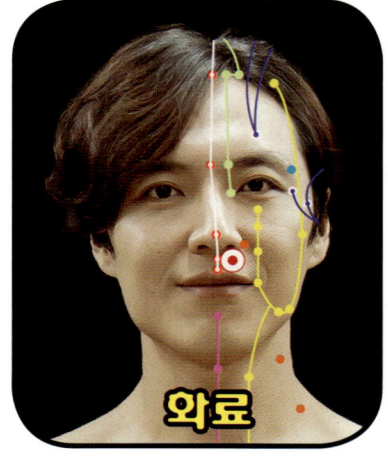

화료
인중구의 상방1/3에서 수구를 취혈. 수구의 외방 1cm.

4. 치과질환 (구강질환)

풍치(치조농루,치주염,치근막주위염):영향,승장,신도,궐음수,곡지,수삼리,어제

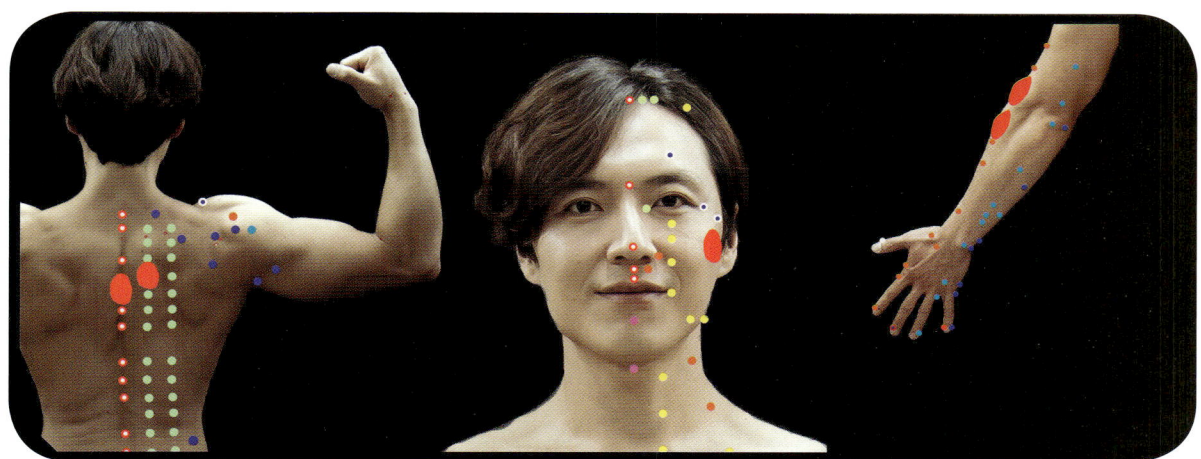

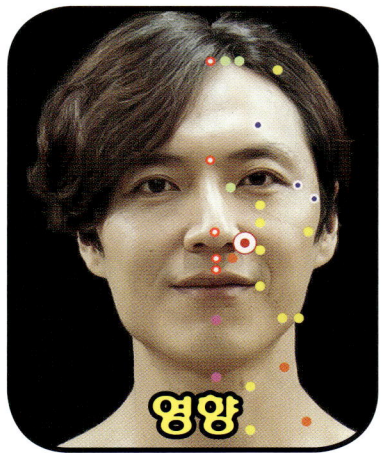

영향

코양쪽 둥근부분 바깥 돌출끝 중앙의높이. 얼굴피부 대응점

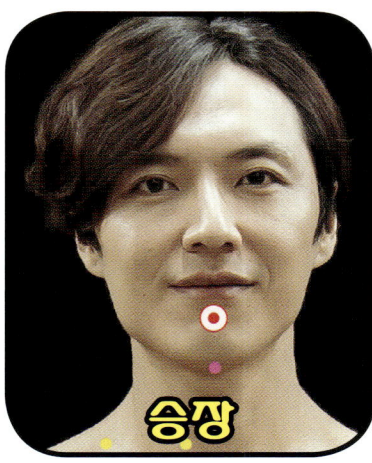

승장

아랫입술 아래 중심 패인 곳.

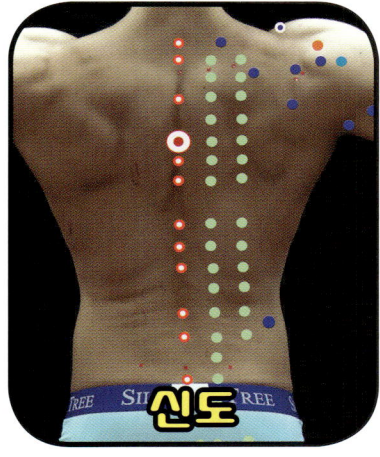

신도

제5,6흉추극돌기 사이에 있다.

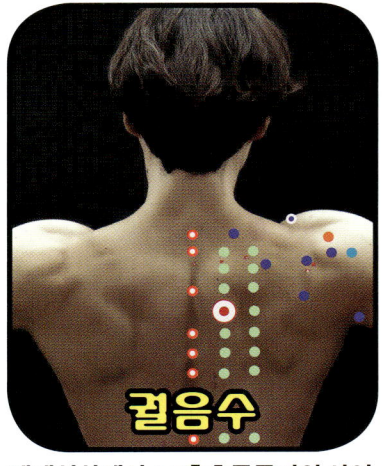

궐음수

배내선상에서 4,5흉추극돌기의 사이.

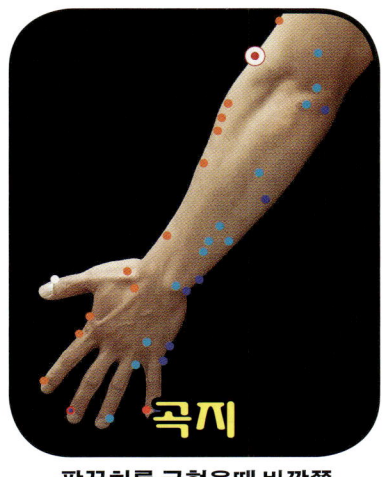

곡지

팔꿈치를 굽혔을때 바깥쪽 주름끝

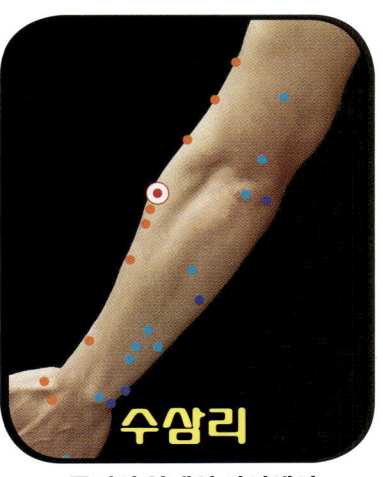

수삼리

곡지와 양계의 사이에서 곡지로부터 1/6.

4. 치과질환 (구강질환)

하치통 : 협거,대영,하관,온류,삼간,합곡

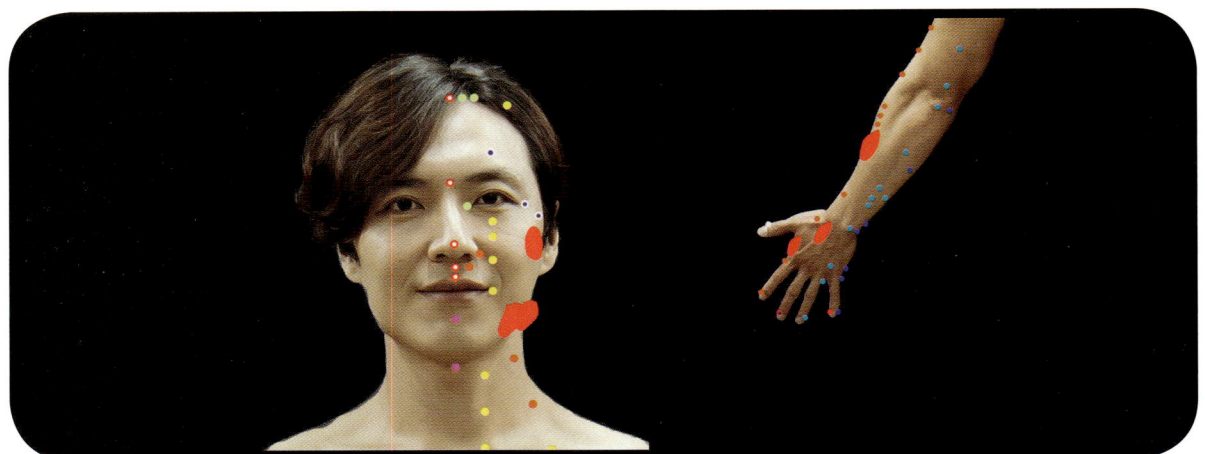

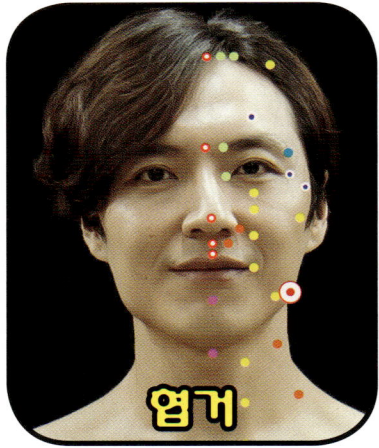

협거

하악각 2등분선 앞상방 1cm

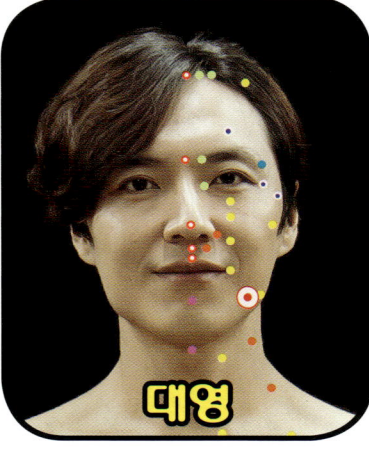

대영

하악각으로부터 승장쪽으로 1.2촌

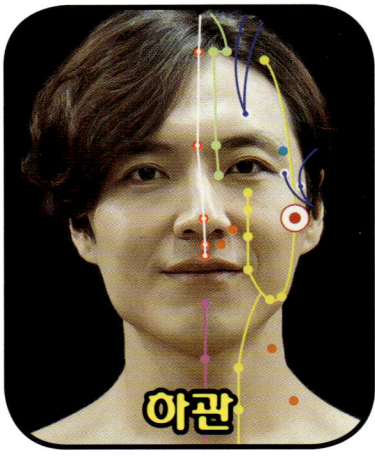

하관

청궁과 눈꼬리의 중간지점의 바로 밑인 협골궁의 밑. 뜸No

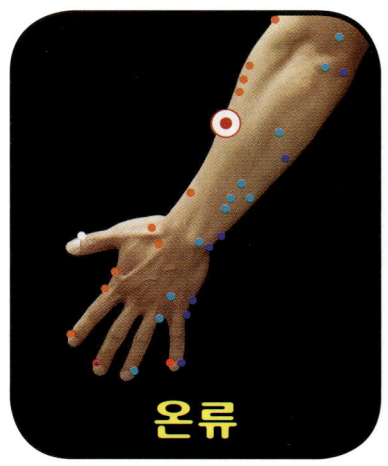

온류

곡지와 양계의 중간.

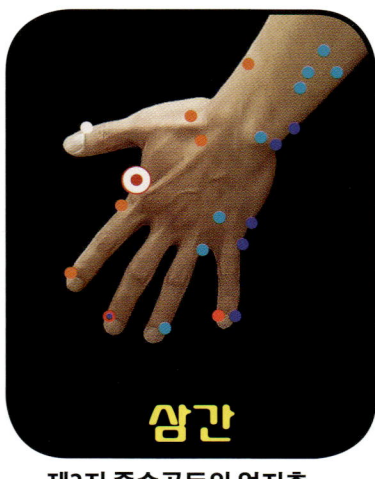

삼간

제2지 중수골두의 엄지측 바로 밑.

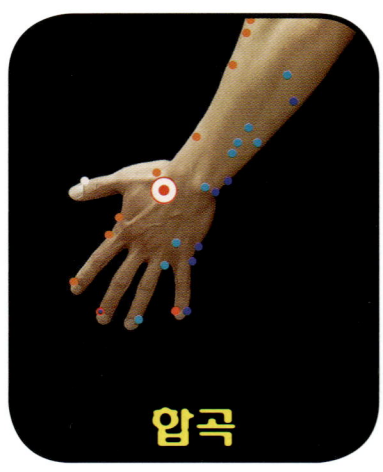

합곡

제1,2중수골저 사이에서 제2중수골저측의 뼈바로밑.

05

이비인후과 질환

5. 이비인후과 질환

건초열(꽃가루 알러지,재채기,알러지성비염) : 양백,인당,비통,영향,합곡,태충,지음

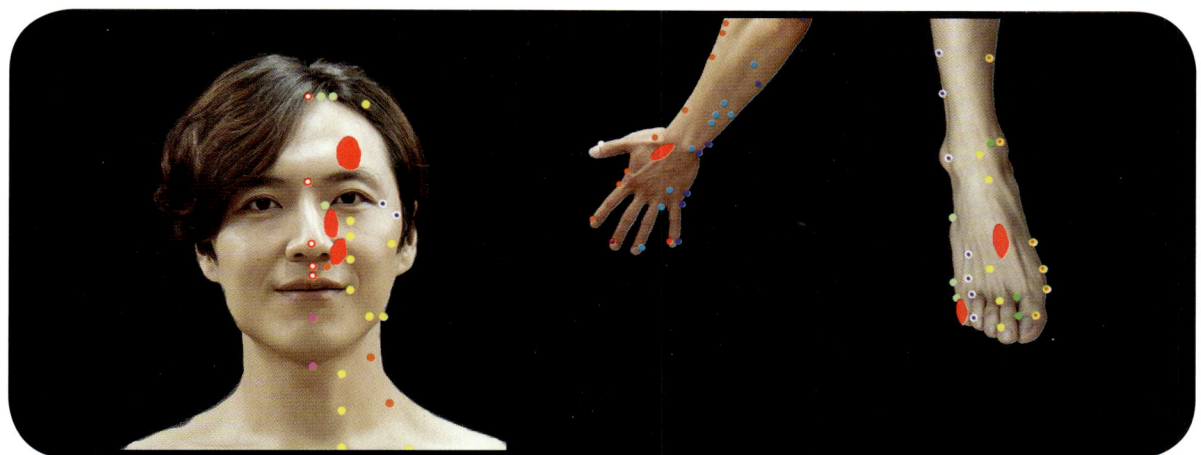

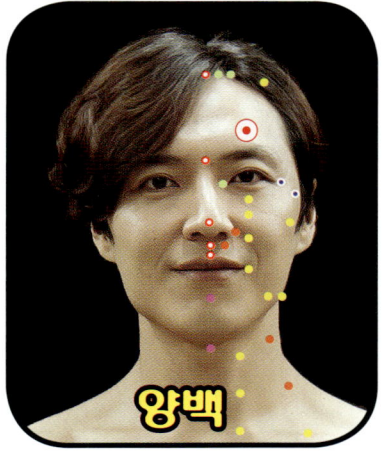

양백
동공 수직선상에서 눈썹상단 2cm 위.

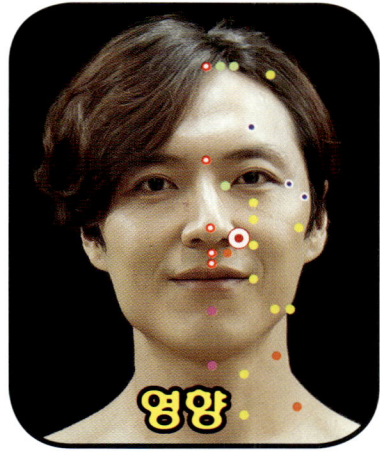

영향
코양쪽 둥근부분 바깥 돌출끝 중앙의높이. 얼굴피부 대응점

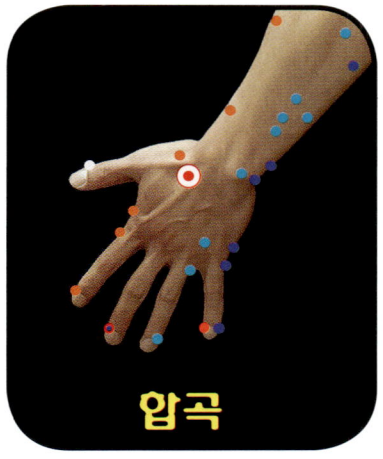

합곡
제1,2중수골저 사이에서 제2중수골저측의 뼈바로밑.

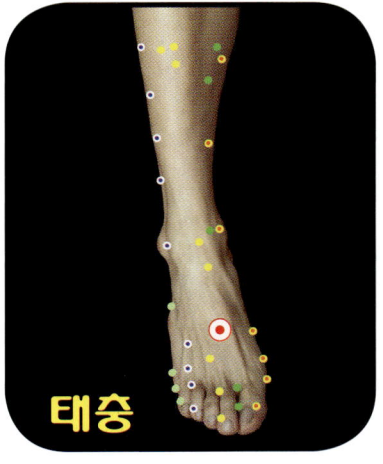

태충
제1,2중족골저의 사이.

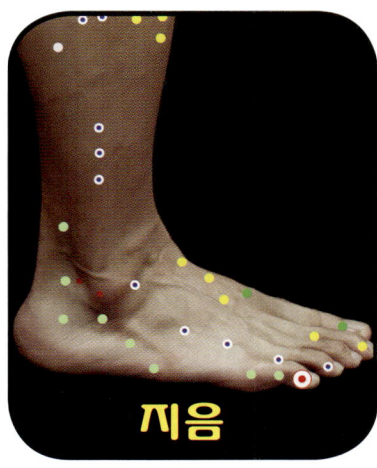

지음
5번째 발가락 발톱의 바깥쪽 모서리에서 후방 2~3mm

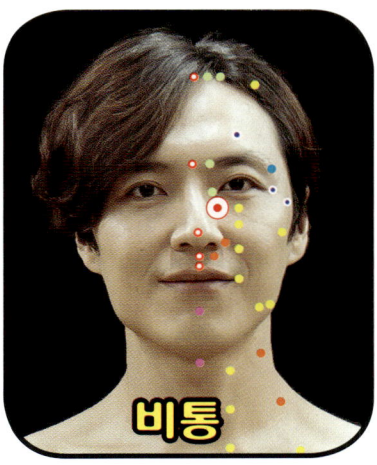

비통
비골밑의 함몰부. 비진구상단이 끝나는 곳.

5. 이비인후과 질환

목이물감 : 천돌, 단중, 내관, 조해, 염천, 선기, 염천, 선기

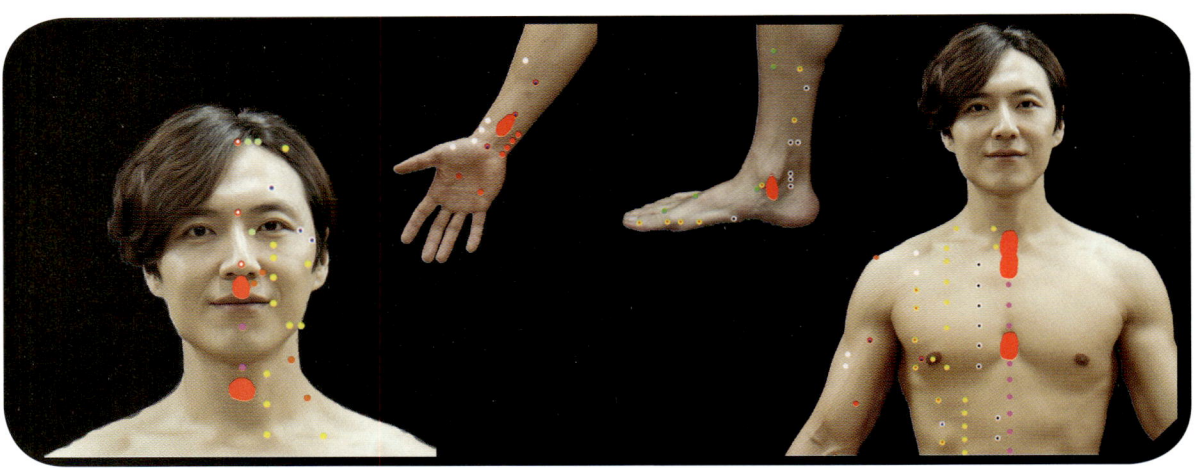

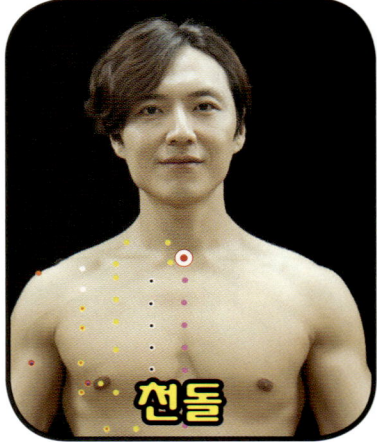

천돌

목젖 밑의 움푹 패인 곳의 중심

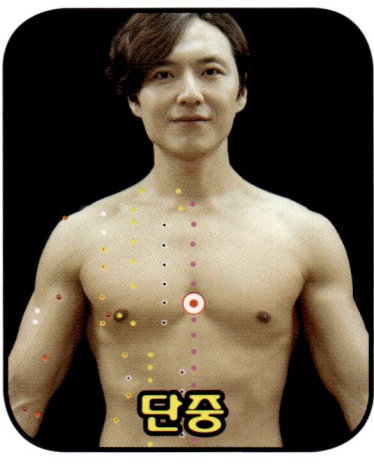

단중

양 유두 사이 중앙 약간 위.

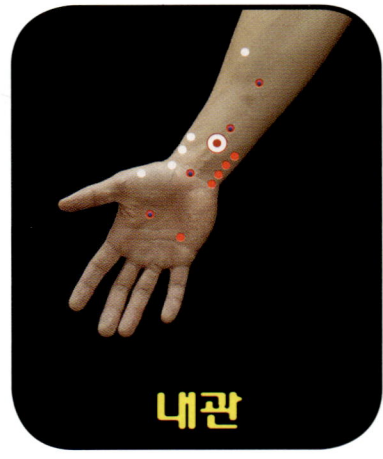

내관

곡택과 대릉 사이를 6등분하고 대릉에서 1/6지점 양건의 사이

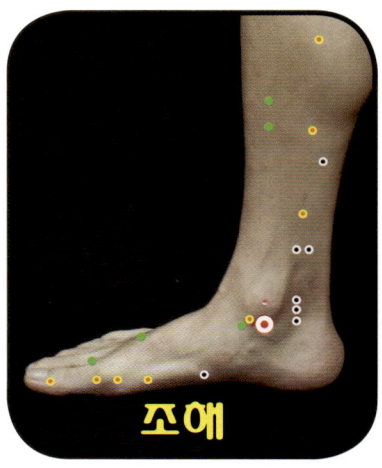

조해

내복사뼈 바로 아래 오목하게 들어간 곳

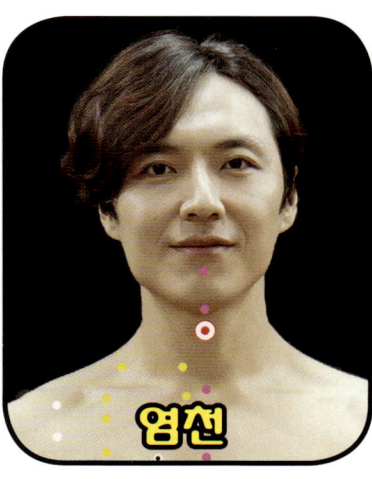

염천

목젖위 2cm 상방 패인곳의 중앙

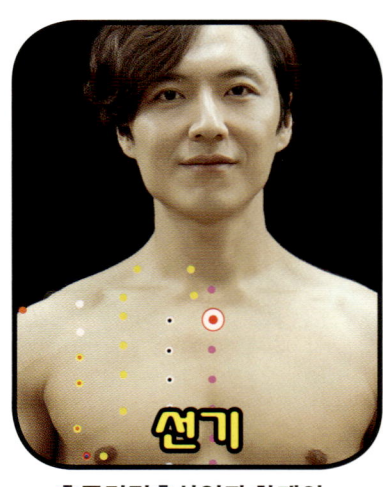

선기

흉골경절흔상연과 화개의 사이에서 상방 1/3

5. 이비인후과 질환

부비강염/축농증: 통천,찬죽,영향,풍지,합곡,어제,양계,외관,열결

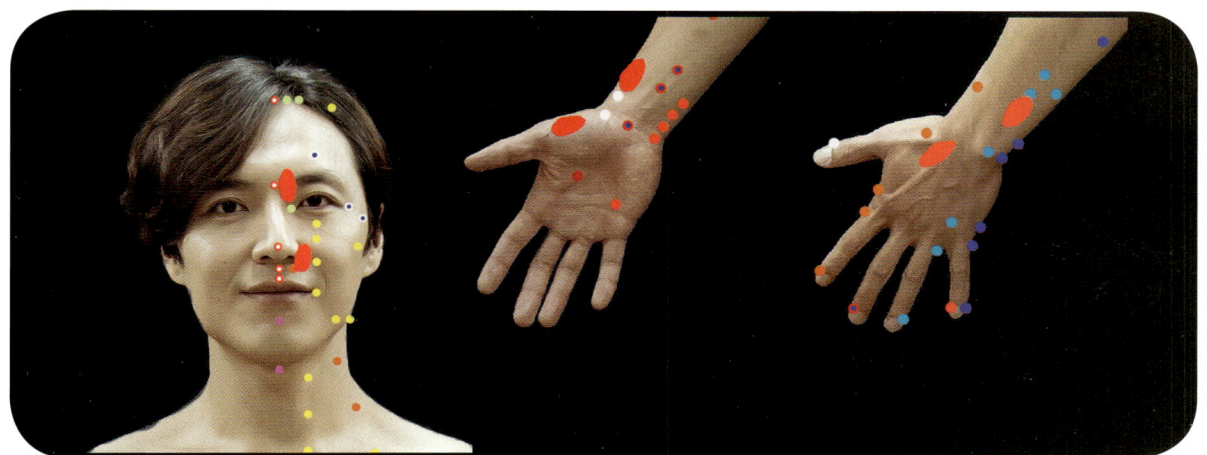

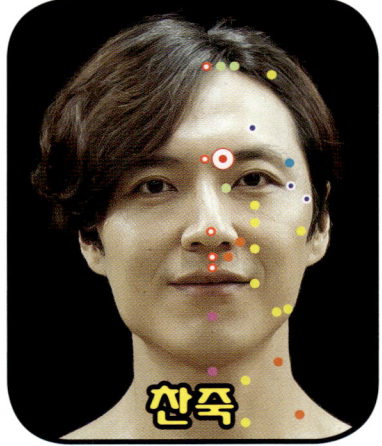

찬죽
찬죽대개 눈썹의 안쪽끝에서 취혈한다. 뜸No

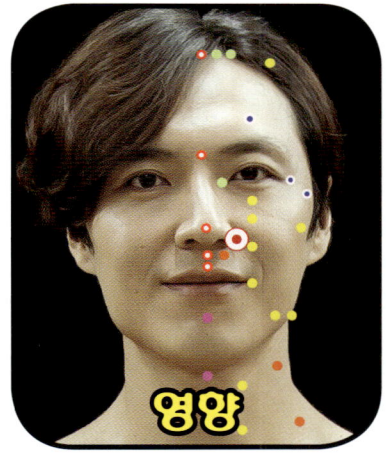

영향
코양쪽 둥근부분 바깥 돌출끝 중앙의높이. 얼굴피부 대응점

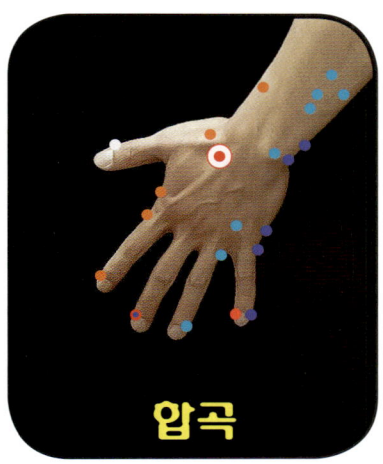

합곡
제1,2중수골저 사이에서 제2중수골저측의 뼈바로밑.

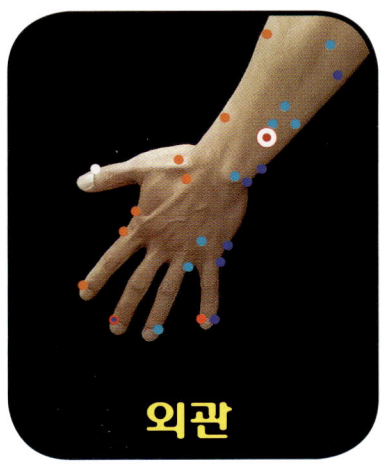

외관
양지혈 위 2촌, 척골과 요골 사이.

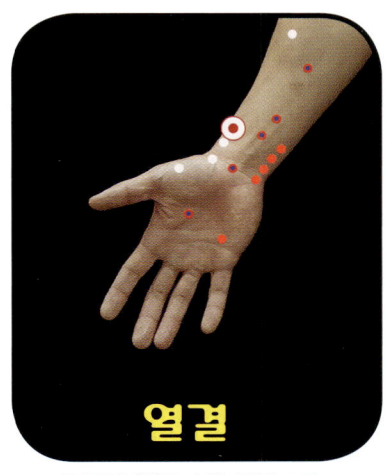

열결
요골경상돌기의 상방 1촌

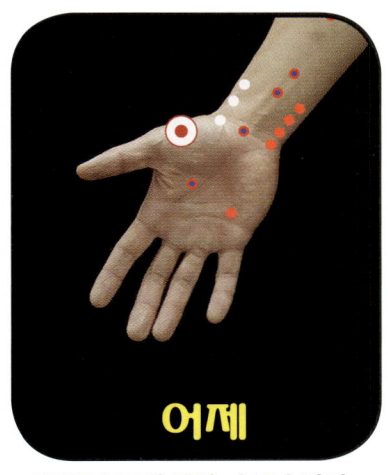

어제
제1중수골의 중앙. 손등손바닥 피부경계의 약간 손바닥쪽.

5. 이빈인후과 질환

비색(코가 마른다): 통천,상성,풍지,영향,합곡,열결

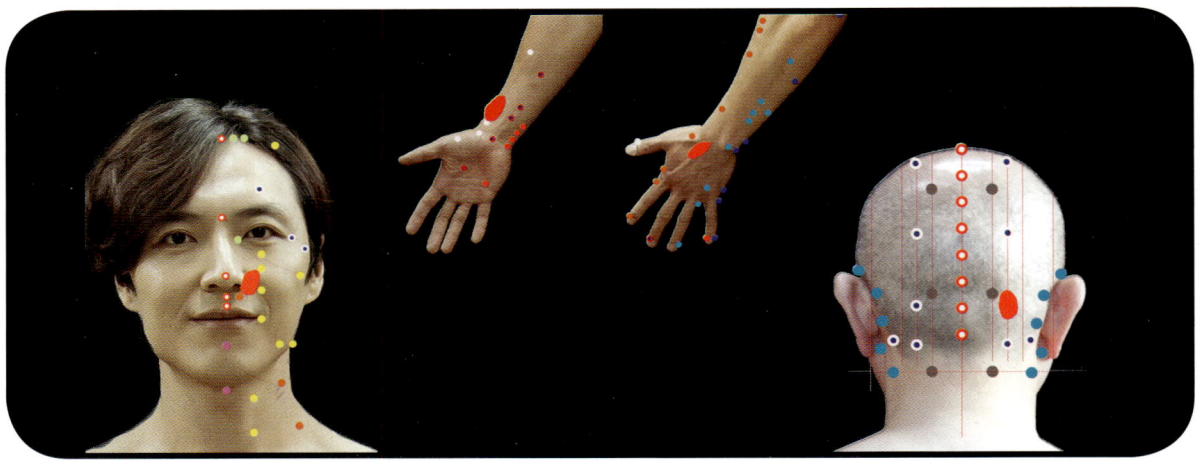

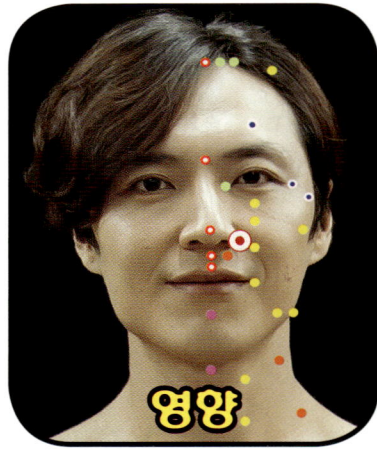

영향
코양쪽 둥근부분 바깥 돌출끝 중앙의높이. 얼굴피부 대응점

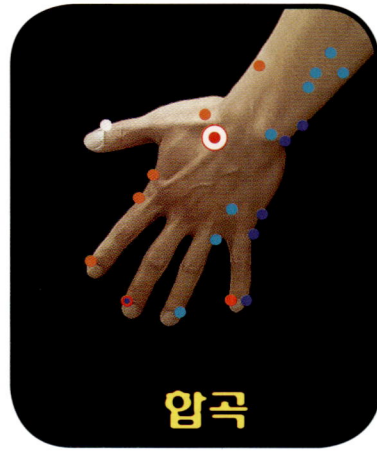

합곡
제1,2중수골저 사이에서 제2중수골저측의 뼈바로밑.

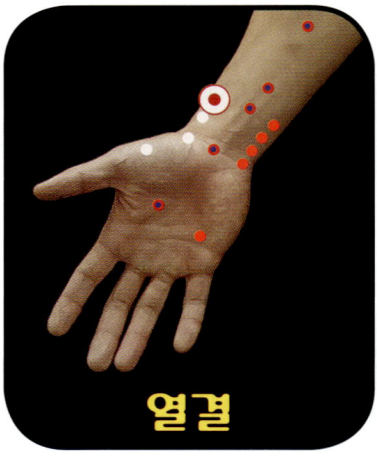

열결
요골경상돌기의 상방 1촌

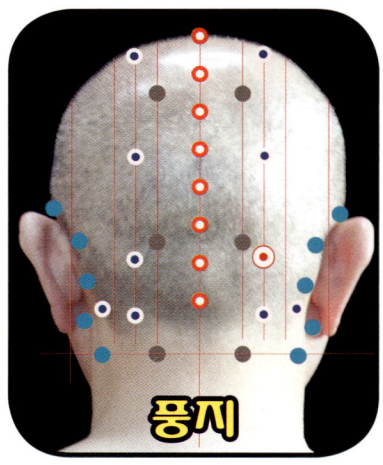

풍지
풍부와 완골사이의 바깥쪽 1/3.
풍부:외후두융기 밑 깊게 패인 곳.

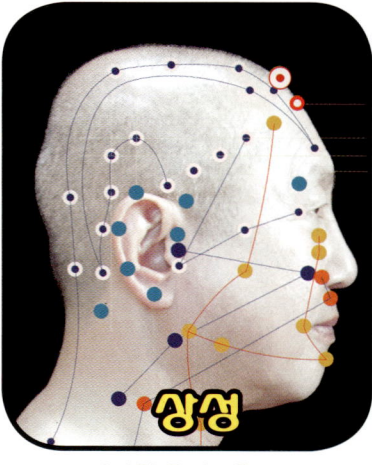

상성
신정혈 후방 1촌.

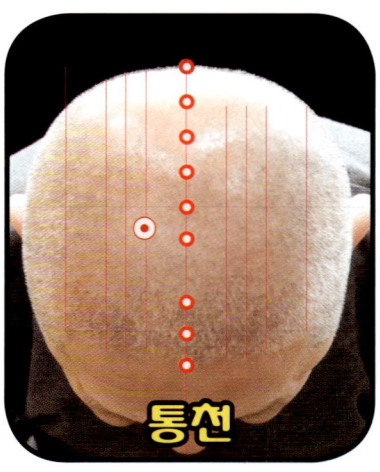

통천
승광혈에서 1.5촌 상방.

5. 이빈인후과 질환

비염(알러지성) : 영향,풍문,폐수,외관,태연,열결,합곡

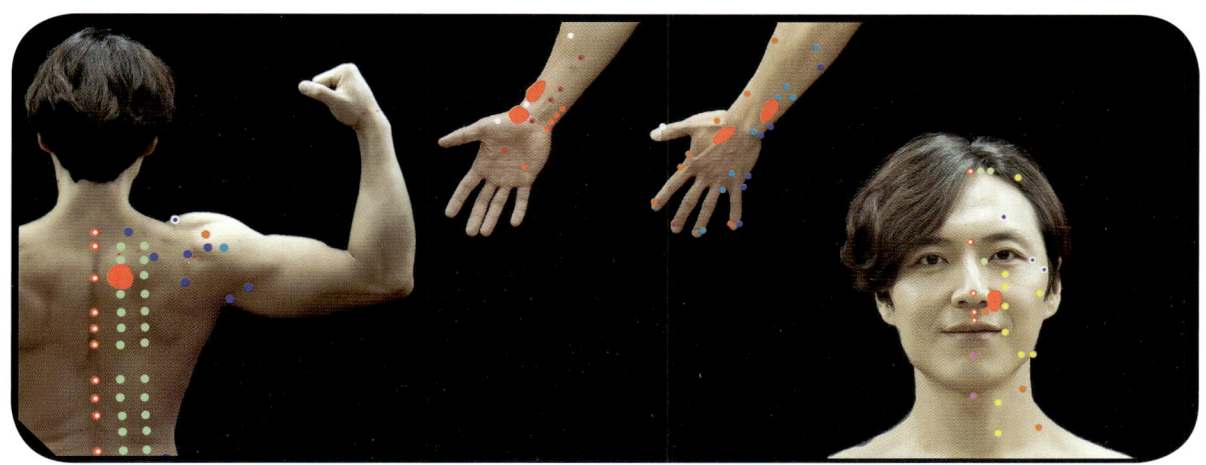

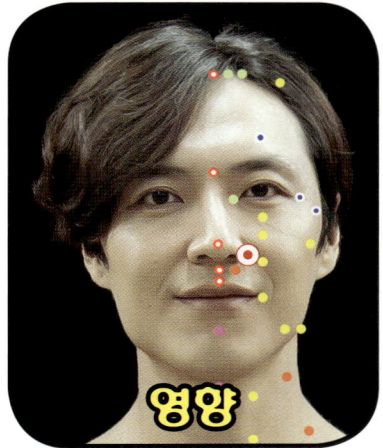

영향

코양쪽 둥근부분 바깥 돌출끝 중앙의높이. 얼굴피부 대응점

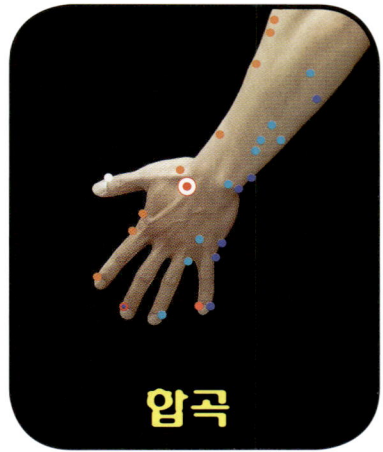

합곡

제1,2중수골저 사이에서 제2중수골저측의 뼈바로밑.

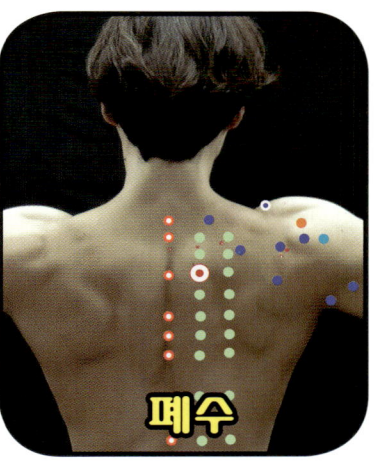

폐수

폐수 배내선상에서 3,4 흉추극돌기의 사이.

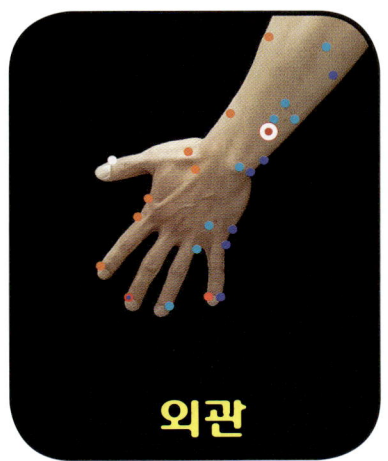

외관

양지혈 위 2촌, 척골과 요골 사이.

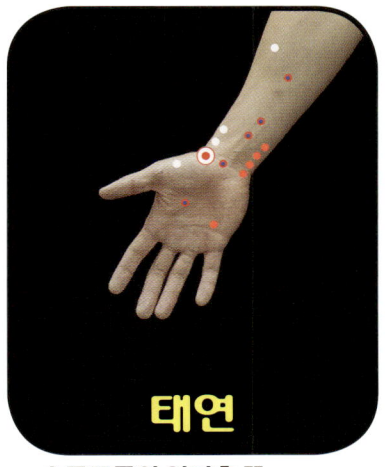

태연

손목주름위 엄지측 끝 패인 곳. 맥이 뛴다.

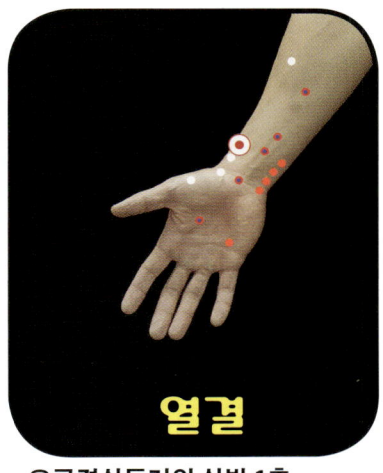

열결

요골경상돌기의 상방 1촌

5. 이비인후과 질환

급성비염: 영향, 풍지, 풍문, 곡지, 척택, 외관, 어제, 열결, 합곡

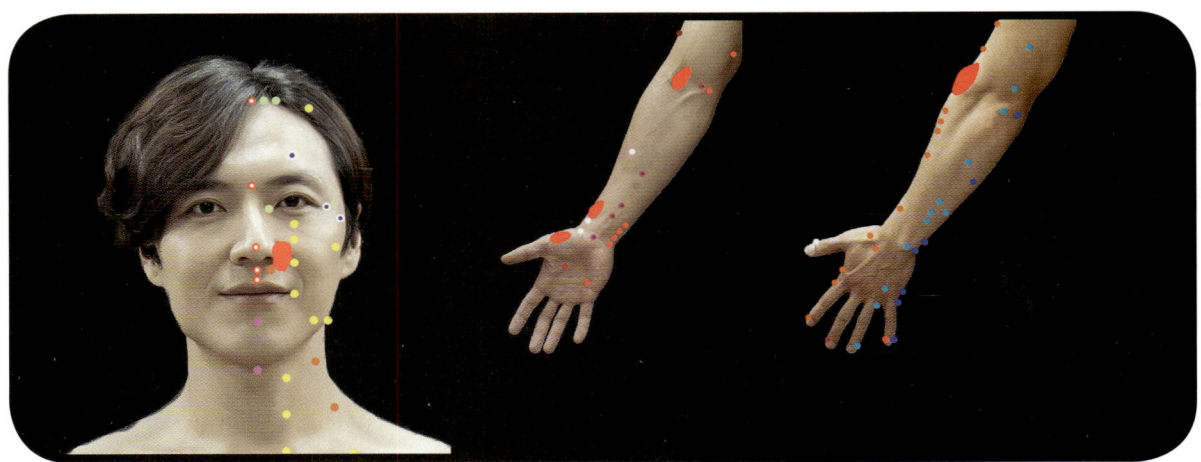

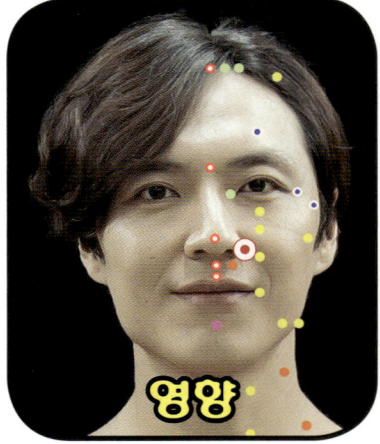

영향
코양쪽 둥근부분 바깥 돌출끝 중앙의 높이. 얼굴피부 대응점

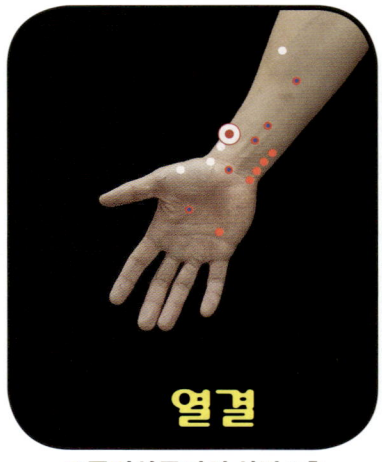

열결
요골경상돌기의 상방 1촌

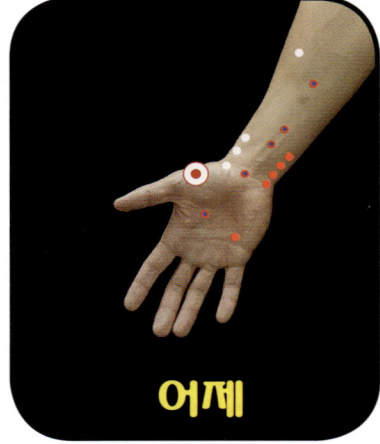

어제
제1중수골의 중앙. 손등손바닥 피부경계의 약간 손바닥쪽.

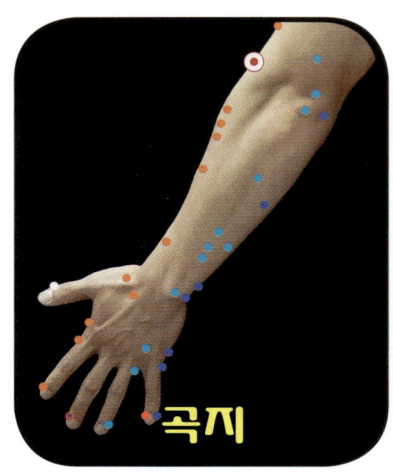

곡지
팔꿈치를 굽혔을때 바깥쪽 주름끝

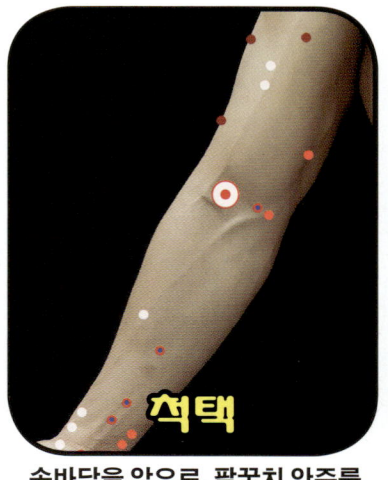

척택
손바닥을 앞으로, 팔꿈치 안주름 위 엄지측 패인 곳.

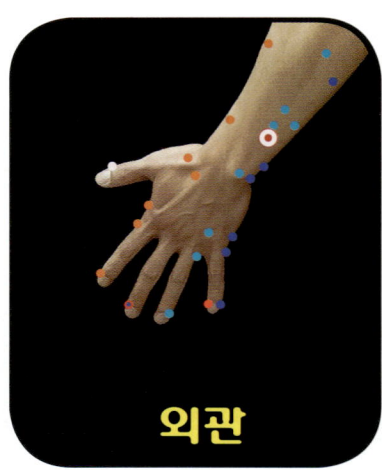

외관
양지혈 위 2촌, 척골과 요골 사이.

5. 이비인후과 질환

만성비염: 백회,통천,상성,영향,폐수,공최,태연,합곡

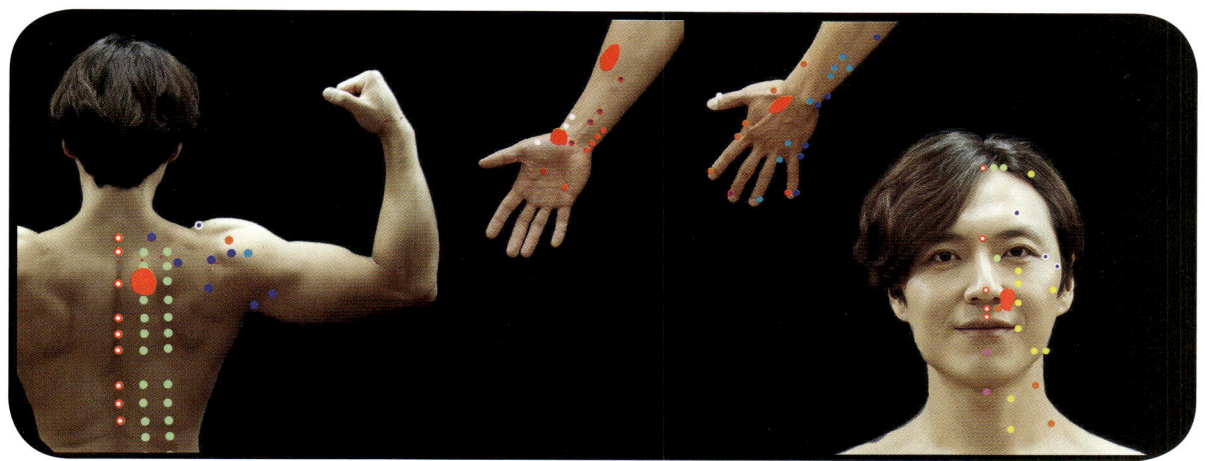

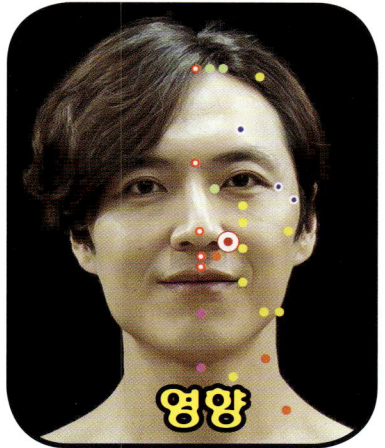

영향
코양쪽 둥근부분 바깥 돌출끝
중앙의높이. 얼굴피부 대응점

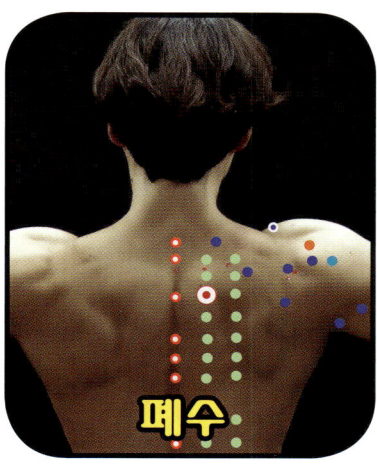

폐수
폐수 배내선상에서
3,4 흉추극돌기의 사이.

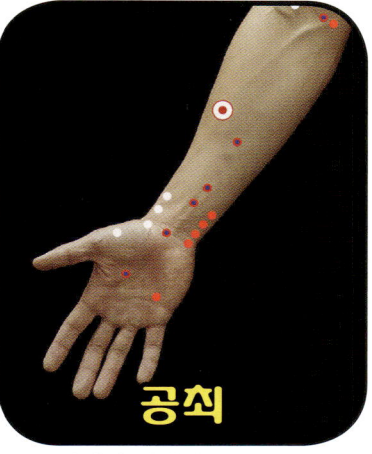

공최
태연과 척택사이.
척택에서 4/9

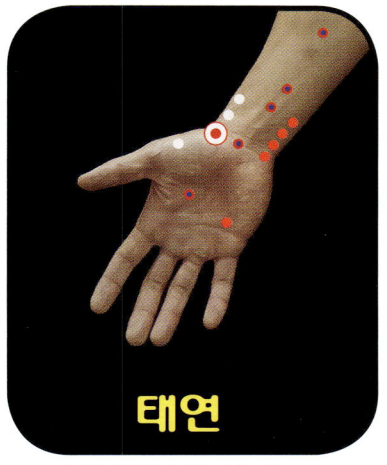

태연
손목주름위 엄지측 끝
패인 곳. 맥이 뛴다.

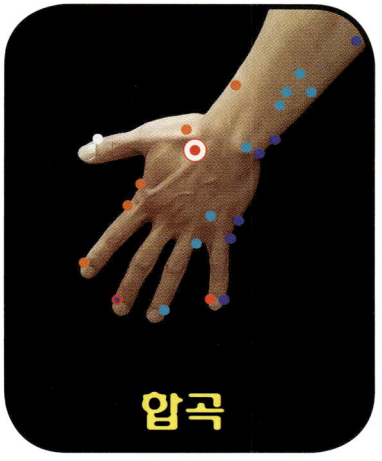

합곡
제1,2중수골저 사이에서
제2중수골저측의 뼈바로밑.

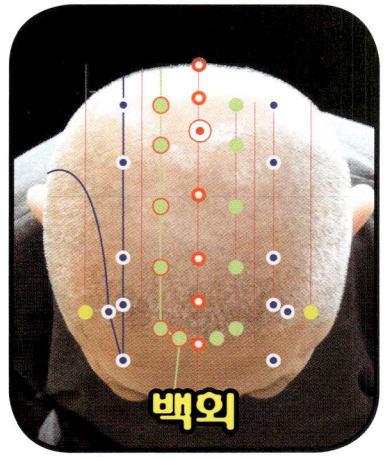

백회
이첨(귀끝)을 수직으로 올라가
정중선과 만나는 지점.

5. 이비인후과 질환

비출혈(코피) : 중괴, 아문, 이간, 여태, 상성, 비통, 양손 중지를 힘껏 당긴다.

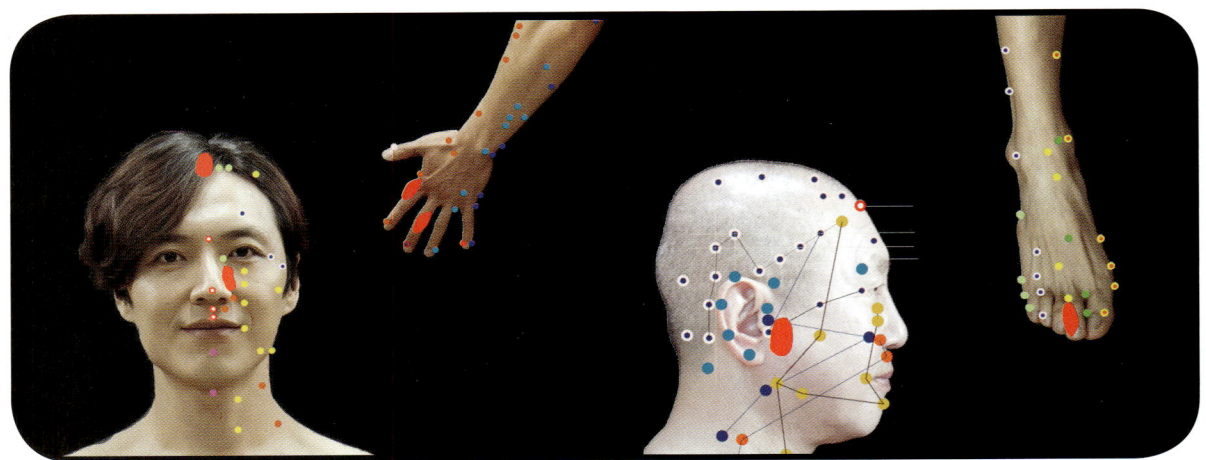

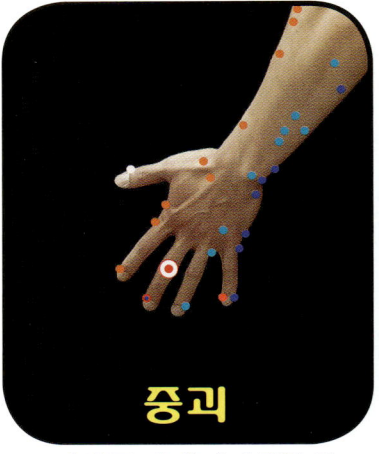

중괴
3지의 두 번째 마디 횡문 중앙.

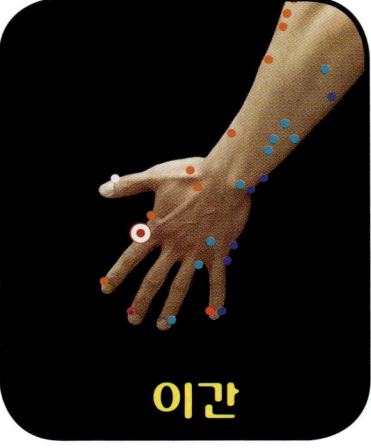

이간
제2지 기절골저 아랫쪽의 엄지측.

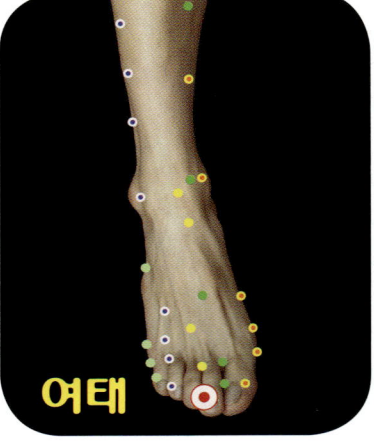

여태
제2지 외측 발톱모서리 후방 2~3mm.

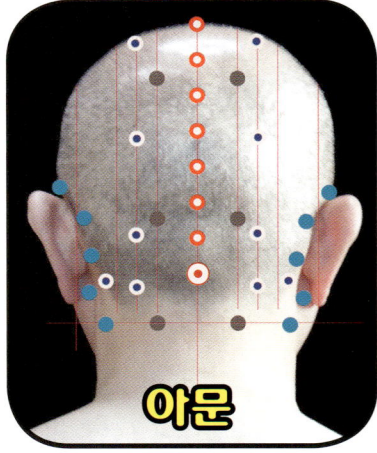

아문
정중선후발제 0.5촌 상방 패인 곳. 풍부1촌 아래. 뜸No

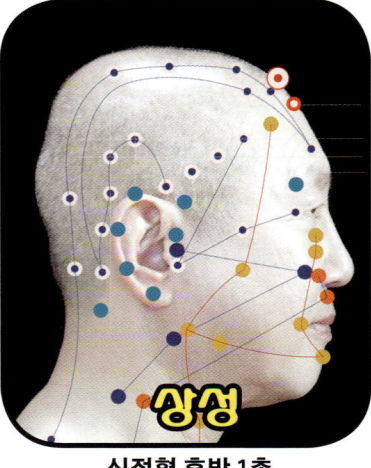

상성
신정혈 후방 1촌.

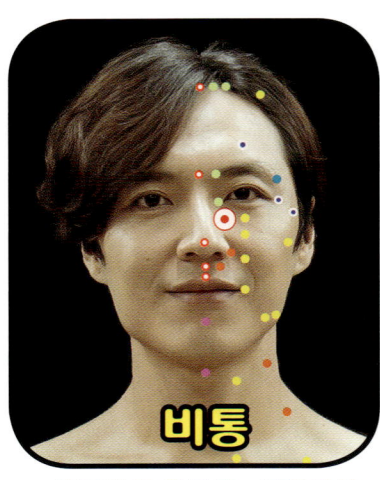

비통
비골밑의 함몰부. 비진구상 단이 끝나는 곳.

5. 이비인후과 질환

쉰목(목쉼) : 염천, 부돌, 간사, 통리, 합곡, 천돌

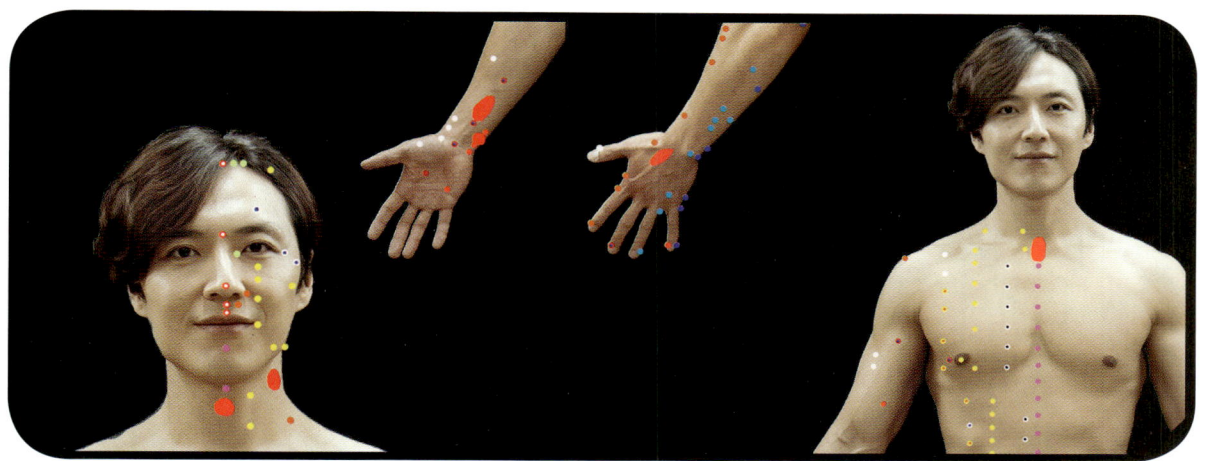

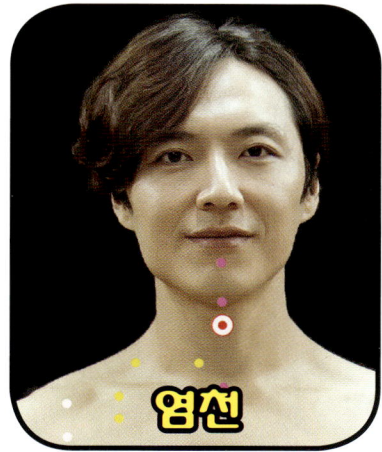

염천

목젖위 2cm 상방
패인곳의 중앙

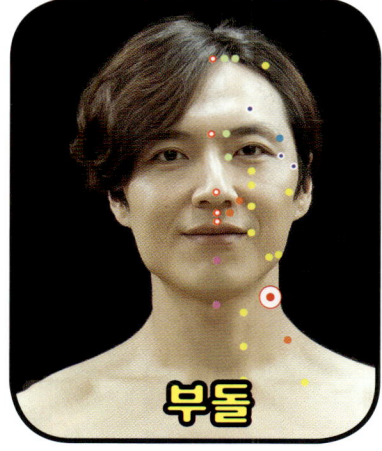

부돌

목젖의 높이에서
흉쇄유돌근의 중앙.

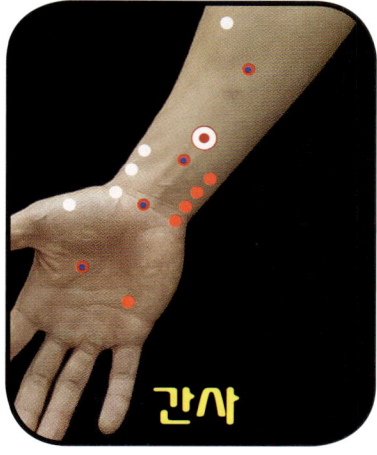

간사

곡택과 대릉의사이를 4등분하고
대릉 1/4의 점에서 양힘줄의 사이

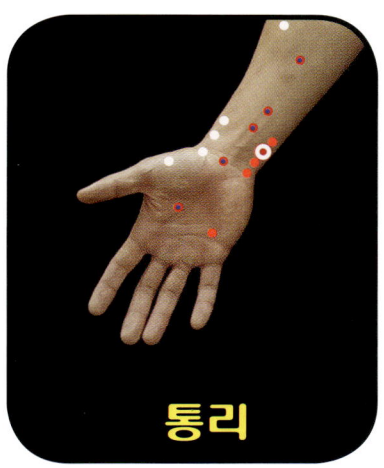

통리

손목주름위의 소지측 두 근육
사이의 신문혈 상방 2cm

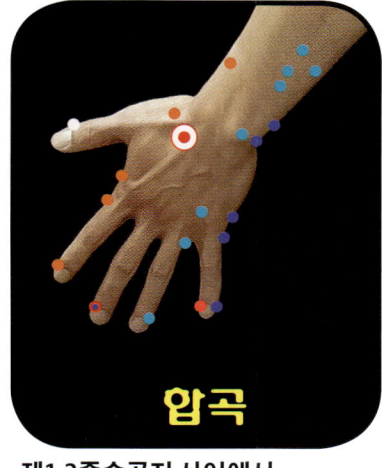

합곡

제1,2중수골저 사이에서
제2중수골저측의 뼈바로밑.

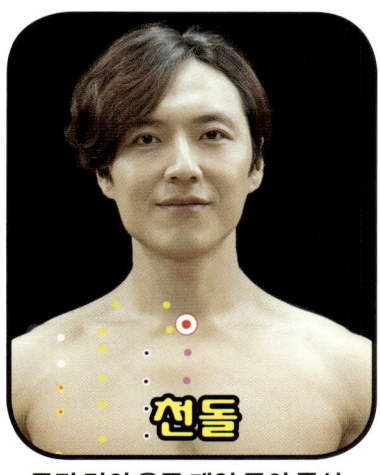

천돌

목적 밑의 움푹 패인 곳의 중심.

5. 이비인후과 질환

이농(난청): 청회,풍지,중저,협계,행간,이문,예풍,외관,풍륭,내정

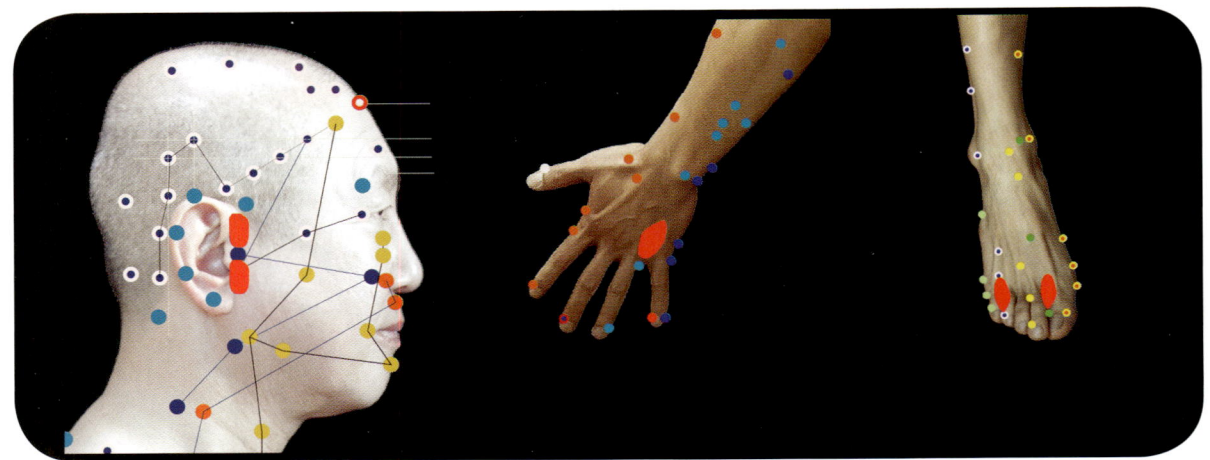

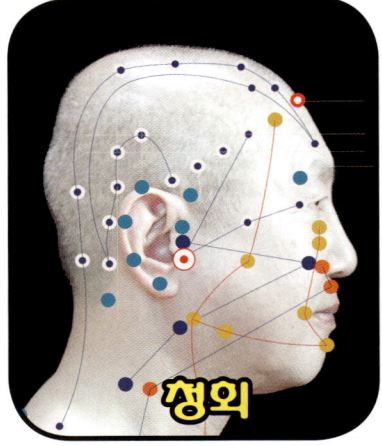
청회
이주아래 주간절흔 바로앞 패인곳.
입을 벌리면 움푹 패임.

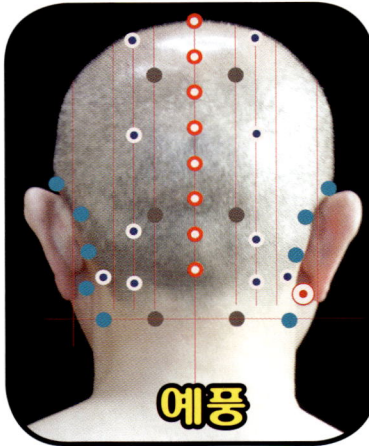
예풍
귓불과 귀뒤 유양돌기 앞끝
사이의 움푹패인 곳.

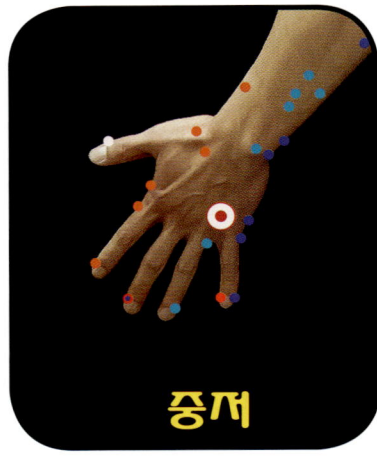
중저
제4,5 중수골두의 사이

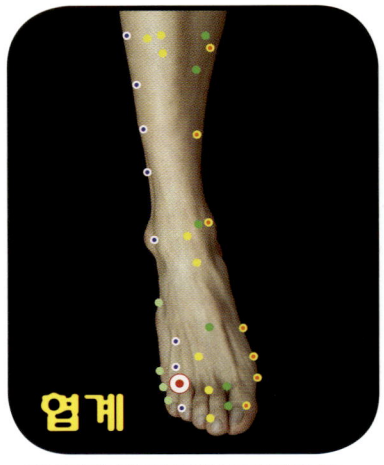
협계
제4번째 발가락의 기절골저의
외측(소지측) 앞쪽

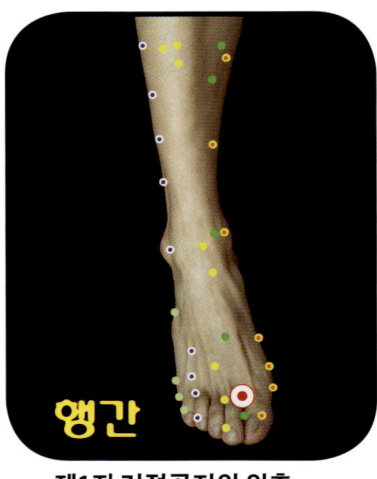
행간
제1지 기절골저의 외측.

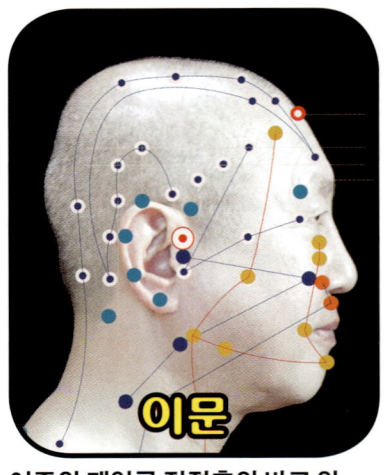
이문
이주위 패인곳 전절흔의 바로 앞.

5. 이비인후과 질환

이명(귀에서 소리가 남) : 각손,이문,청궁,청회,두규음,계맥,예풍,소해(SI 8),태계

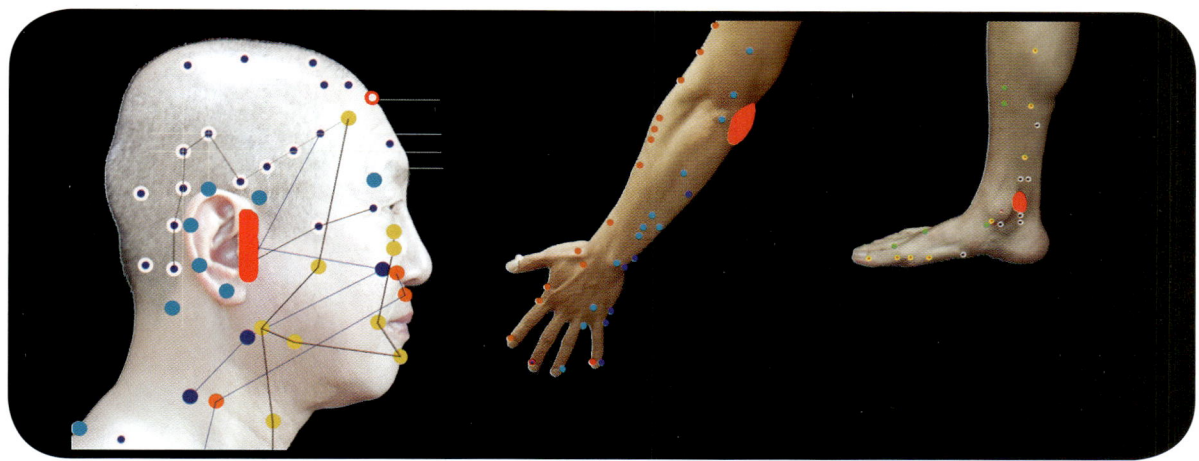

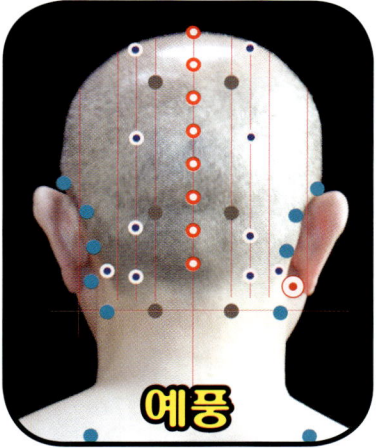

예풍
귓불과 귀뒤 유양돌기 앞끝 사이의 움푹패인 곳.

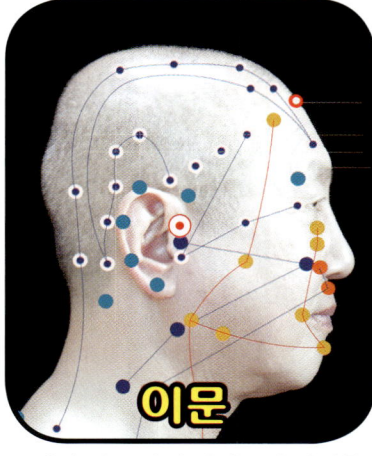

이문
귀의 이주 위의 패인곳인 전절흔 중앙부의 바로 앞.

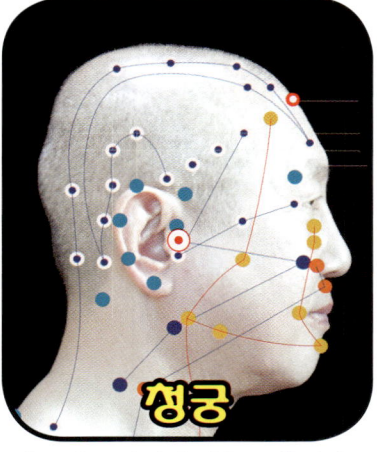

청궁
이주 바로 앞에서 입을 크게 열면 벌어져 패이는 지점.

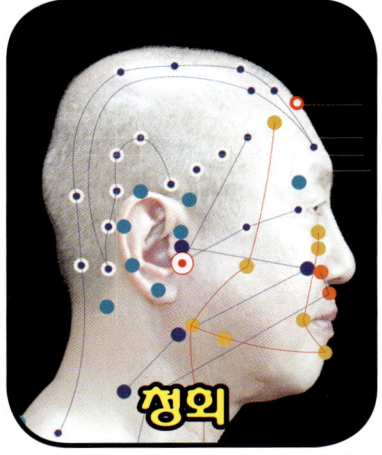

청회
이주아래 주간절흔 바로앞 패인곳. 입을 벌리면 움푹 패임.

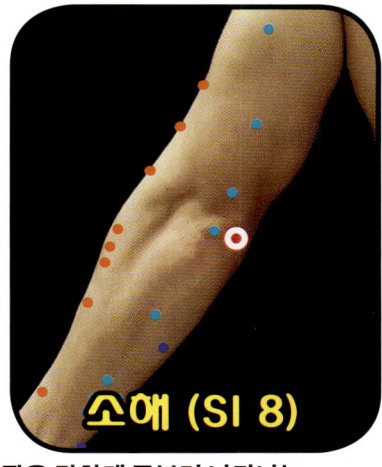

소해 (SI 8)
팔을 강하게 구부려 나타나는 팔꿈치 안쪽 주름끝의 패인곳

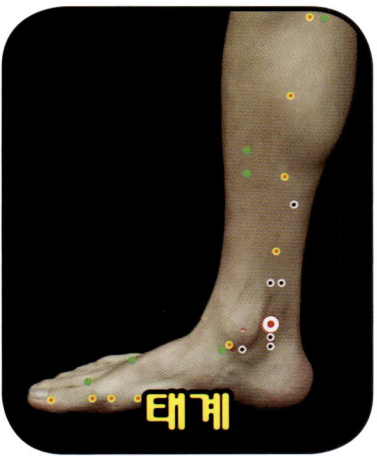

태계
내과 뒷쪽과 아킬레스건 안쪽 사이에 커다랗게 패인곳

5. 이빈인후과 질환

이통: 이문, 청궁, 예풍, 외관, 액문, 태계

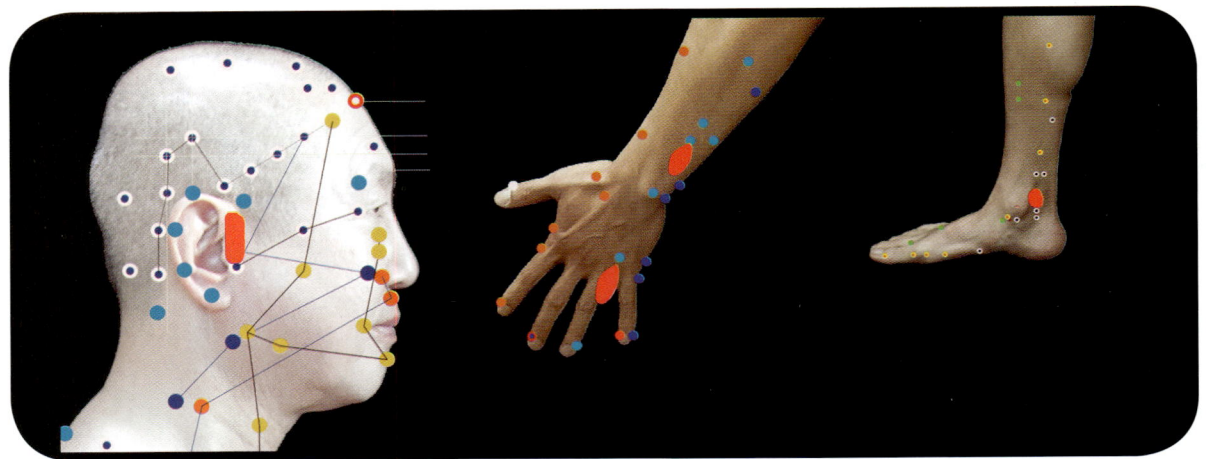

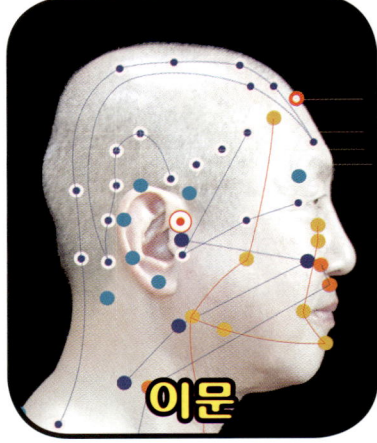

이문
귀의 이주 위의 패인곳인 전절흔 중앙부의 바로 앞.

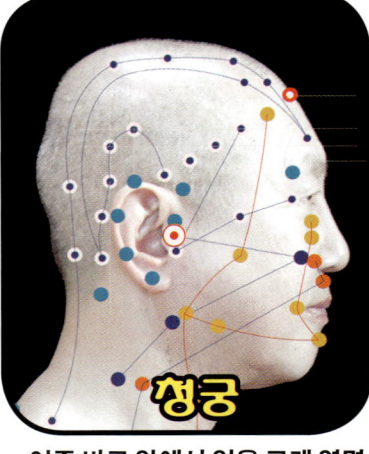

청궁
이주 바로 앞에서 입을 크게 열면 벌어져 패이는 지점.

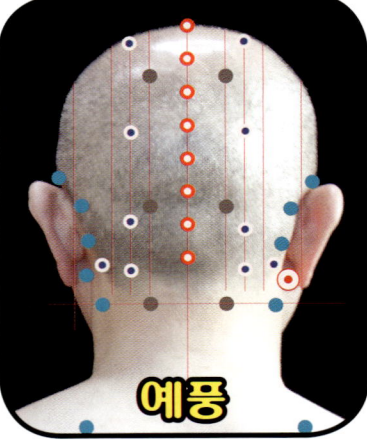

예풍
귓불과 귀뒤 유양돌기 앞끝 사이의 움푹패인 곳.

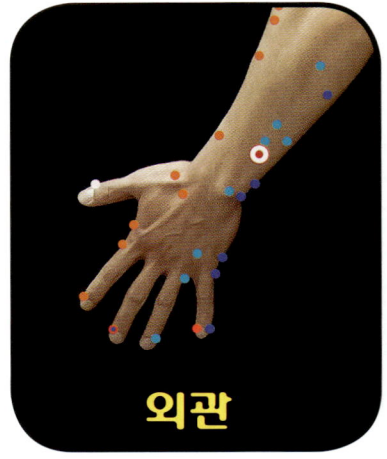

외관
양지혈 위 2촌, 척골과 요골 사이.

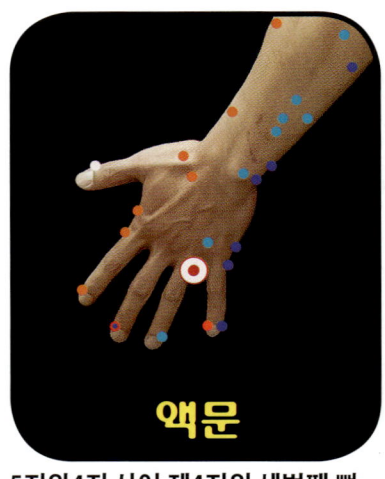

액문
5지와 4지 사이 제4지의 세번째 뼈 손바닥과 손등피부의 경계면

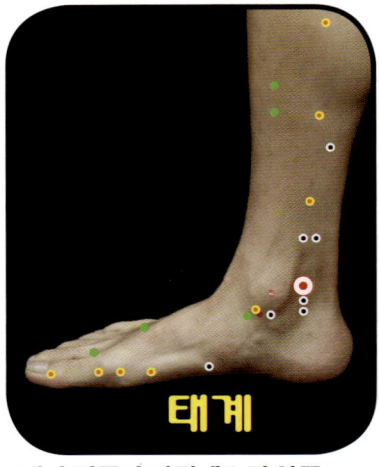

태계
내과 뒷쪽과 아킬레스건 안쪽 사이에 커다랗게 패인곳

5. 이비인후과 질환

이하선염: 중완, 양문, 태백, 천추, 내관, 지구

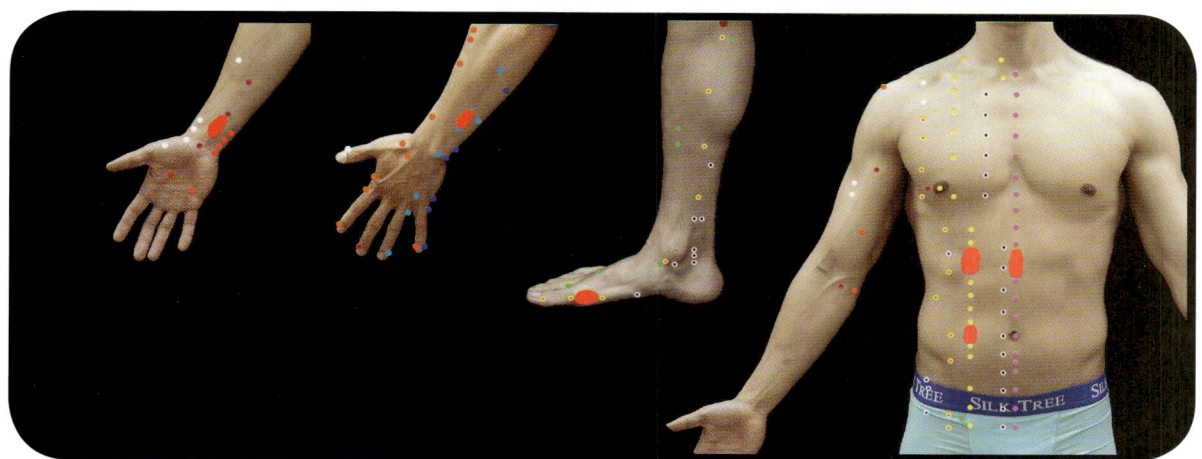

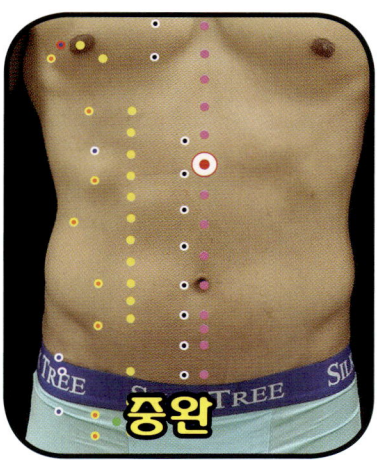

중완

배꼽위 4촌.

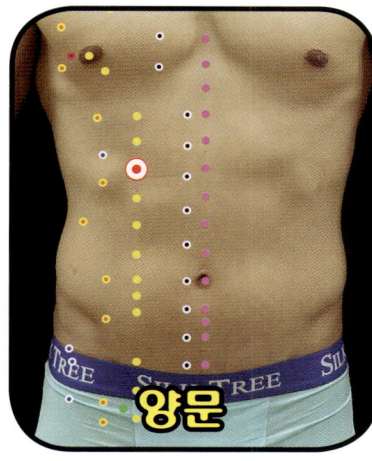

양문

복간선상에서 불용과 천추의 사이에서 불용으로부터 1/3

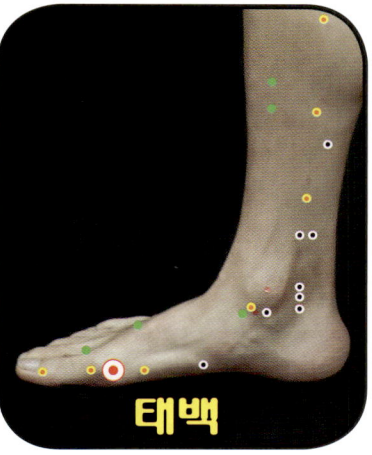

태백

제1중족골의 뼈머리(골두) 뒷쪽의 안쪽

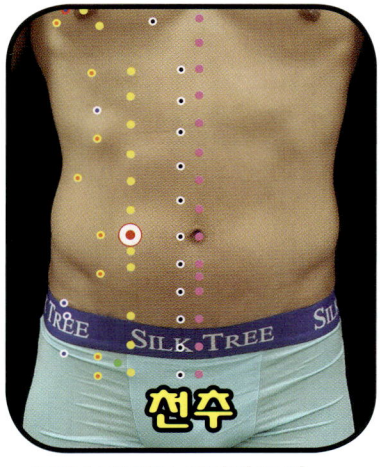

천추

복간선상에서 신궐의 높이

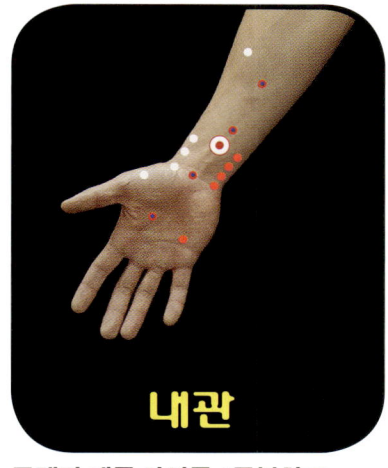

내관

곡택과 대릉 사이를 6등분하고 대릉에서 1/6지점 양건의 사이

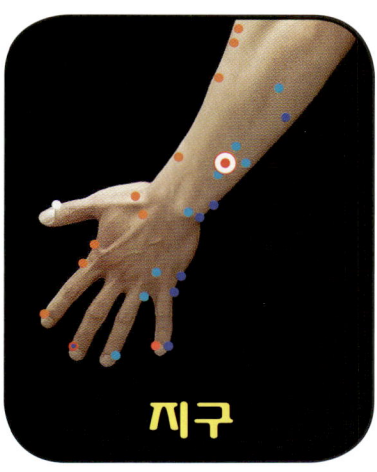

지구

양지혈 위3촌, 척골과 요골 사이

5. 이빈인후과 질환

인후염 : 대저, 풍문, 대추, 예풍, 인영, 척택, 열결, 소상

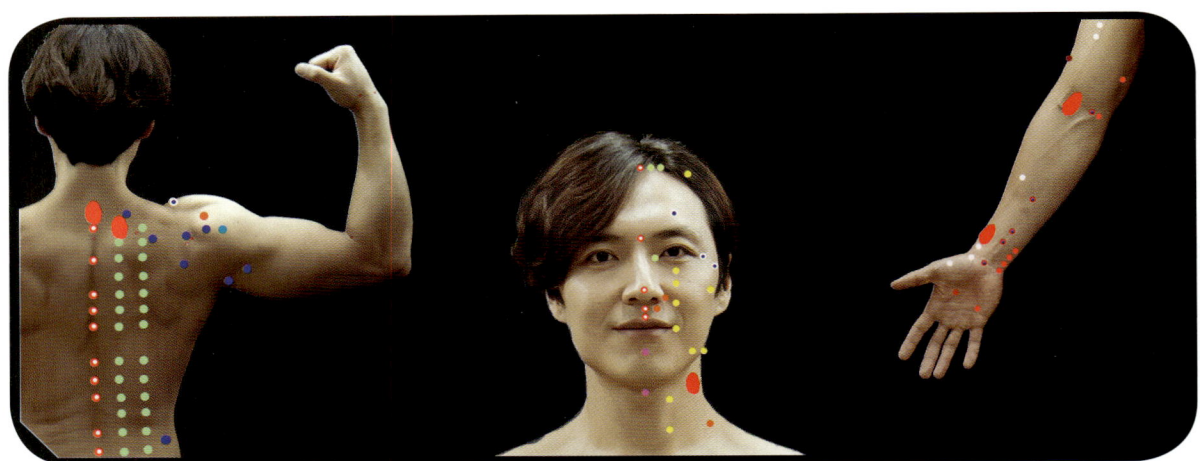

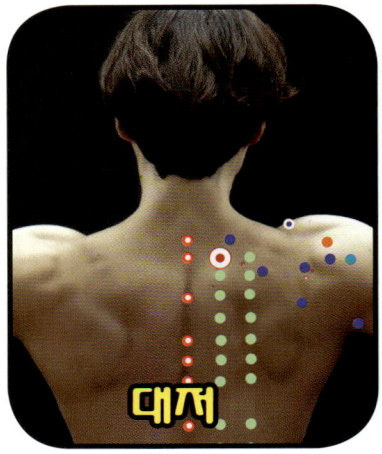

대저

대저배내선상에서 1,2흉추극 돌기의 사이.

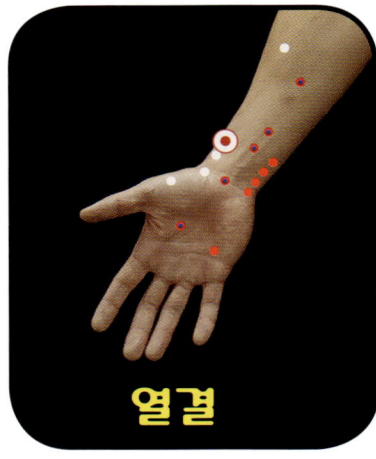

열결

요골경상돌기의 상방 1촌

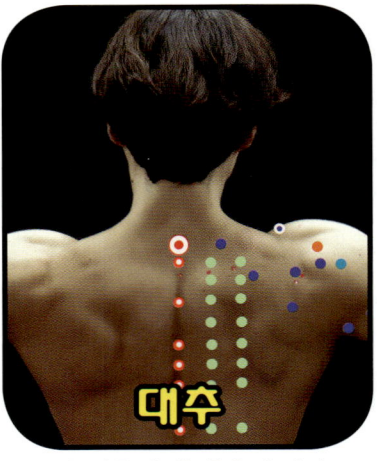

대추

제7경추와 제1흉추의 사이.

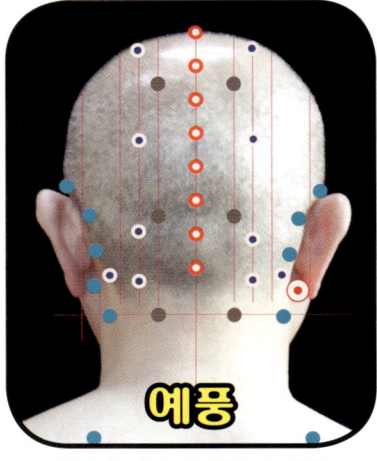

예풍

귓불과 귀뒤 유양돌기 앞끝 사이의 움푹패인 곳.

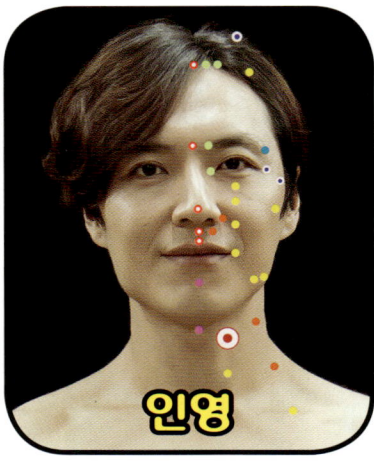

인영

목젖의 높이에서 흉쇄유돌근의 안쪽.(맥이 뜀 동맥 주의)뜸No

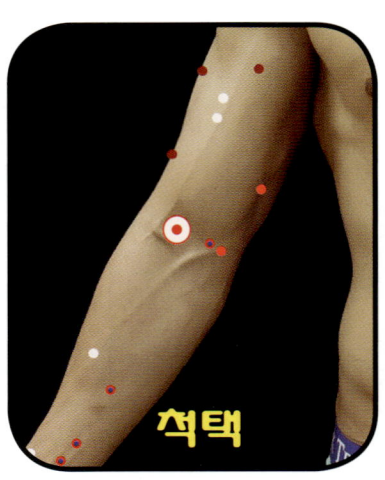

척택

손바닥을 앞으로, 팔꿈치 안주름 위 엄지측 패인 곳.

5. 이비인후과 질환

인후통: 합곡, 소상, 열결, 조해, 상양, 어제

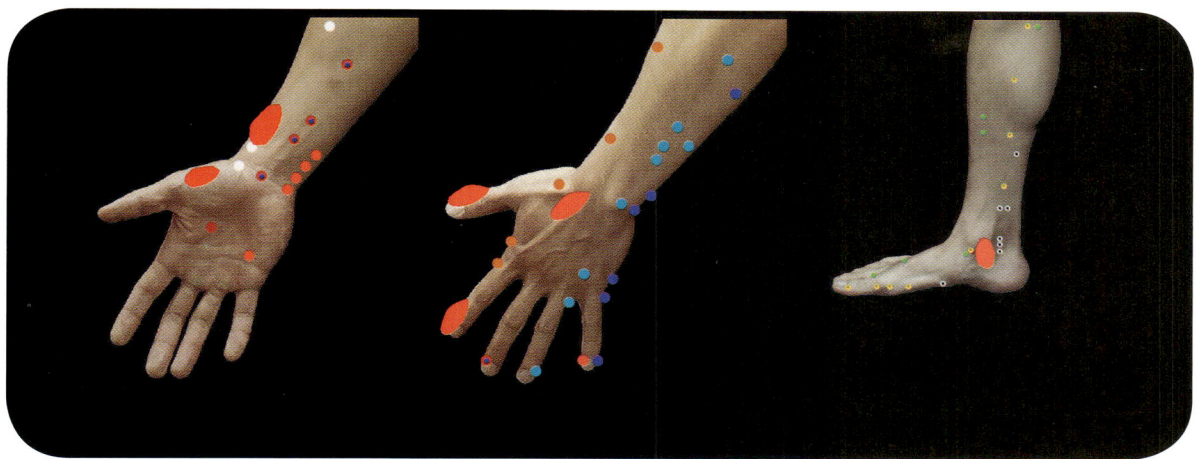

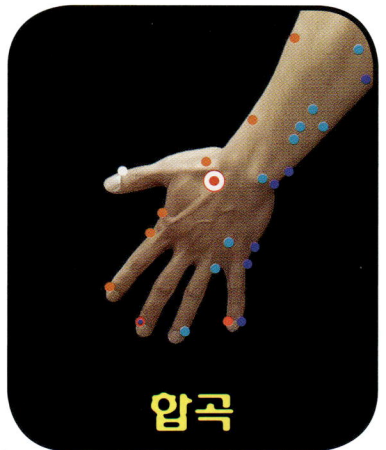

합곡
제1,2중수골저 사이에서 제2중수골저측의 뼈바로밑.

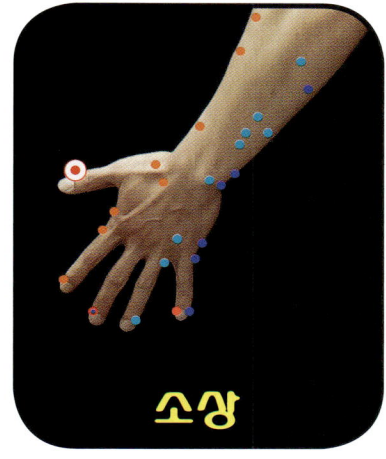

소상
엄지 손톱 안쪽 모서리로부터 2~3mm 상방..

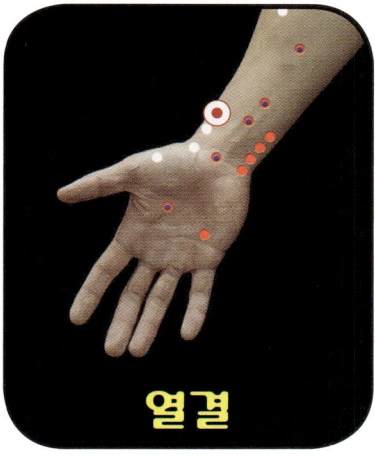

열결
요골경상돌기의 상방 1촌

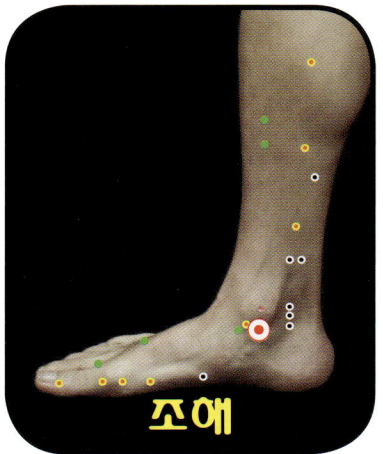

조해
내복사뼈 바로 아래 오목하게 들어간 곳

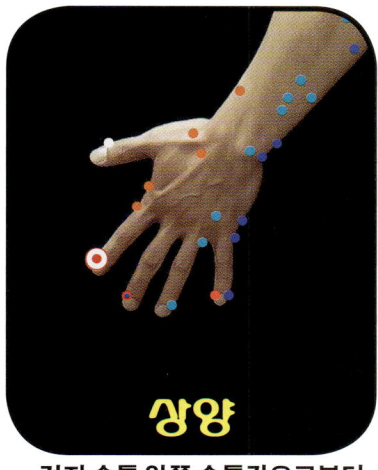

상양
검지 손톱 안쪽 손톱각으로부터 상방2~3mm

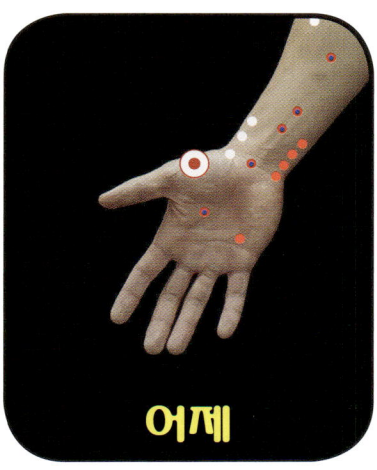

어제
제1중수골의 중앙. 손등손바닥 피부경계의 약간 손바닥쪽.

5. 이빈인후과 질환

중이염급성농루: 청궁,예풍,풍지,외관,액문,족임읍

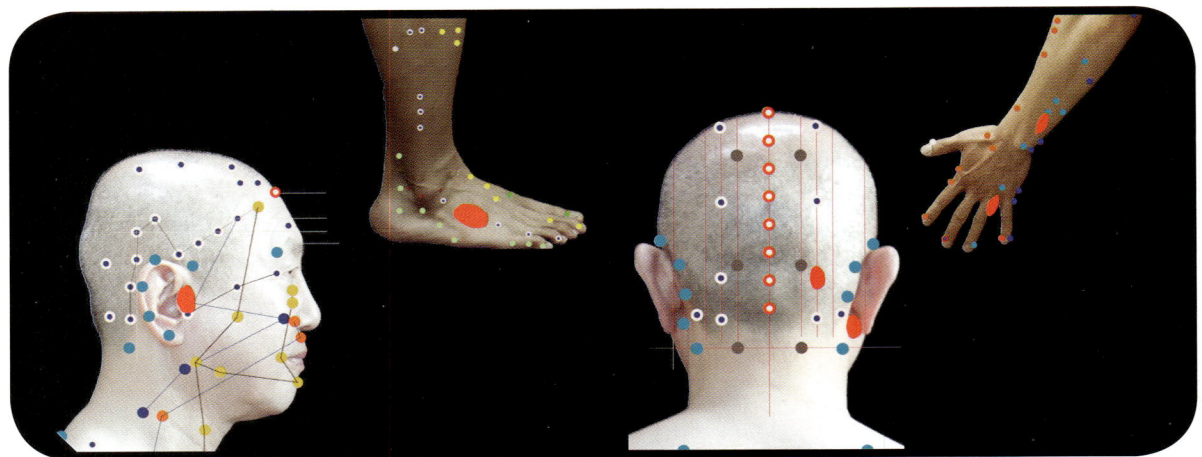

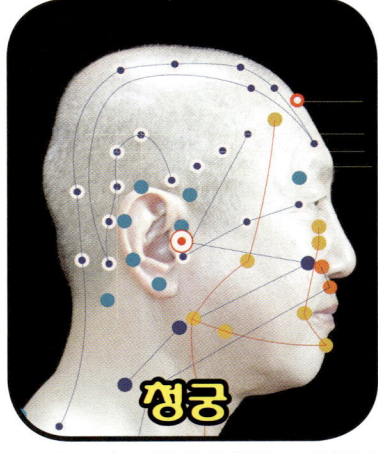

청궁
이주 바로 앞에서 입을 크게 열면 벌어져 패이는 지점.

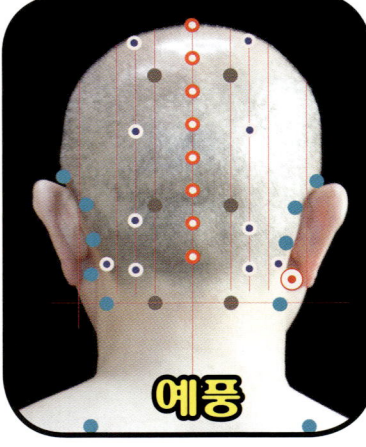

예풍
귓불과 귀뒤 유양돌기 앞끝 사이의 움푹패인 곳.

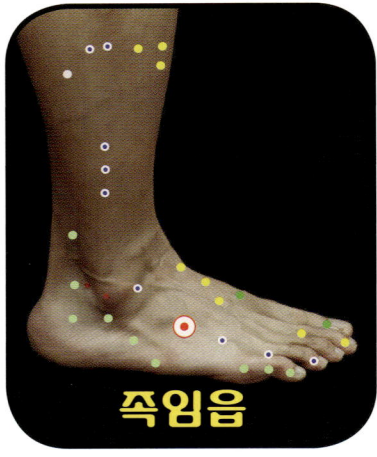

족임읍
4,5중족골저의 사이.

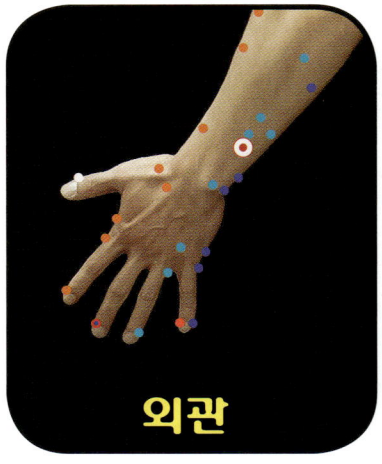

외관
양지혈 위 2촌, 척골과 요골 사이.

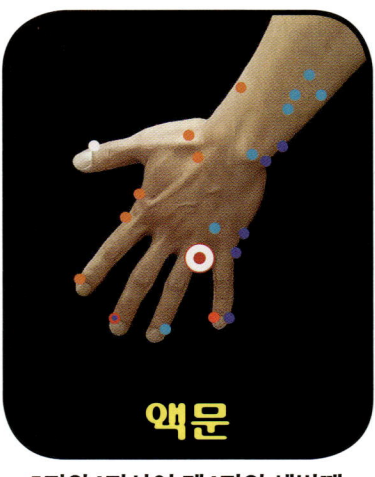

액문
5지와4지사이 제4지의 세번째 뼈 손바닥과 손등피부경계면

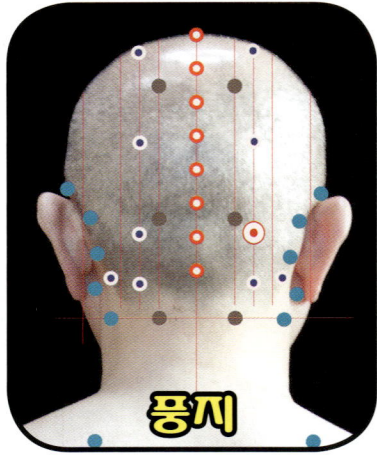

풍지
풍부와 완골사이의 바깥쪽 1/3.
풍부:외후두융기 밑 깊게 패인 곳.

5. 이빈인후과 질환

중이염만성: 예풍,족삼리,음릉천,태백,청궁,풍지

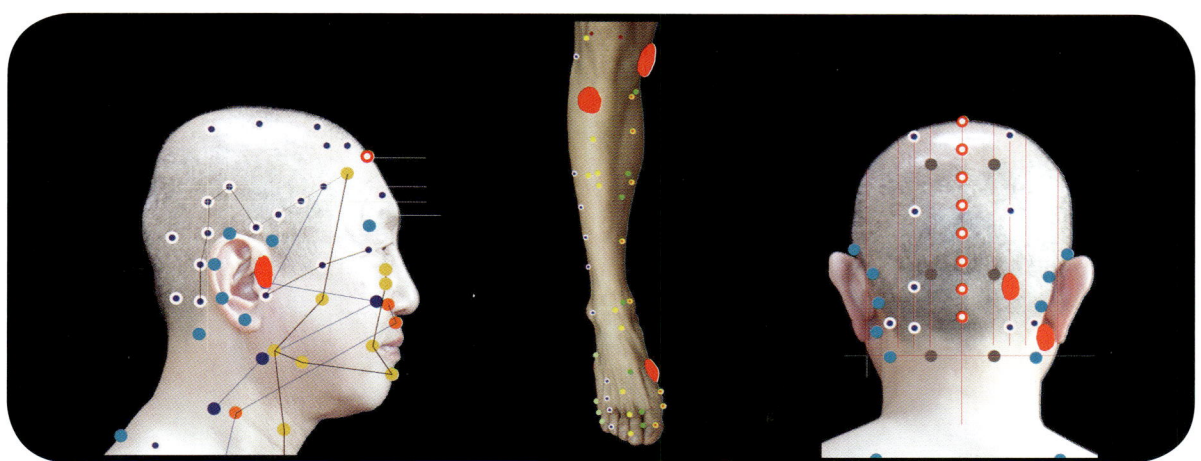

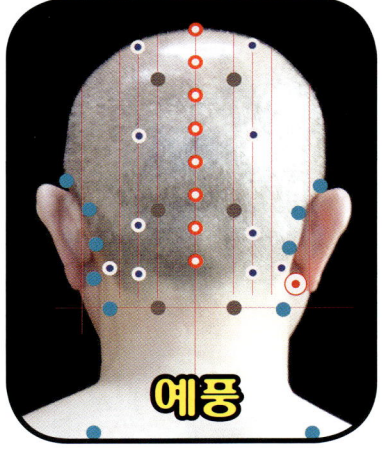

예풍

귓불과 귀뒤 유양돌기 앞끝
사이의 움푹패인 곳.

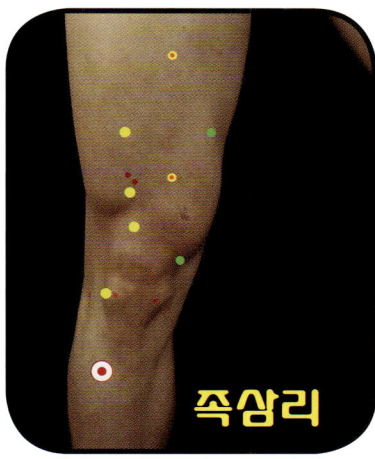

족삼리

슬개골 정점 하방 3촌에서
외측 1촌(2cm)

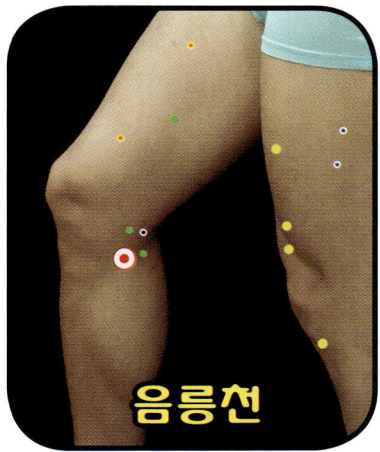

음릉천

경골내측과 바로뒤 아랫쪽.
뜸No 양릉천과 맞뚫리는 혈.

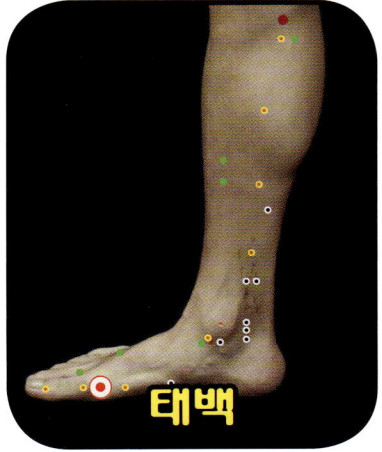

태백

제1중족골의 뼈머리(골두)
뒷쪽의 안쪽

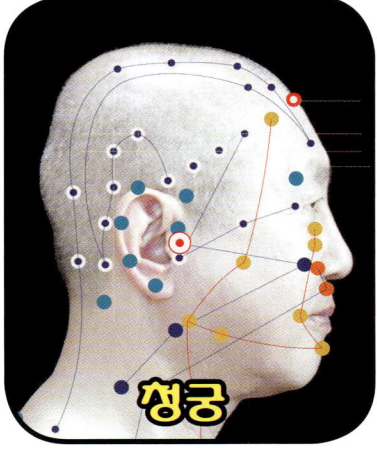

청궁

이주 바로 앞에서 입을 크게 열면
벌어져 패이는 지점.

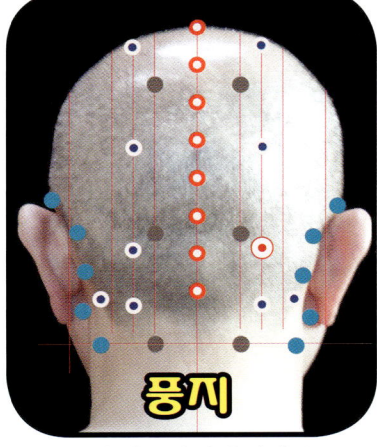

풍지

풍부와 완골사이의 바깥쪽 1/3.
풍부:외후두융기 밑 깊게 패인 곳.

5. 이비인후과 질환

코골음: 신문,삼음교,태계,백회.간수,신주,조해,신맥

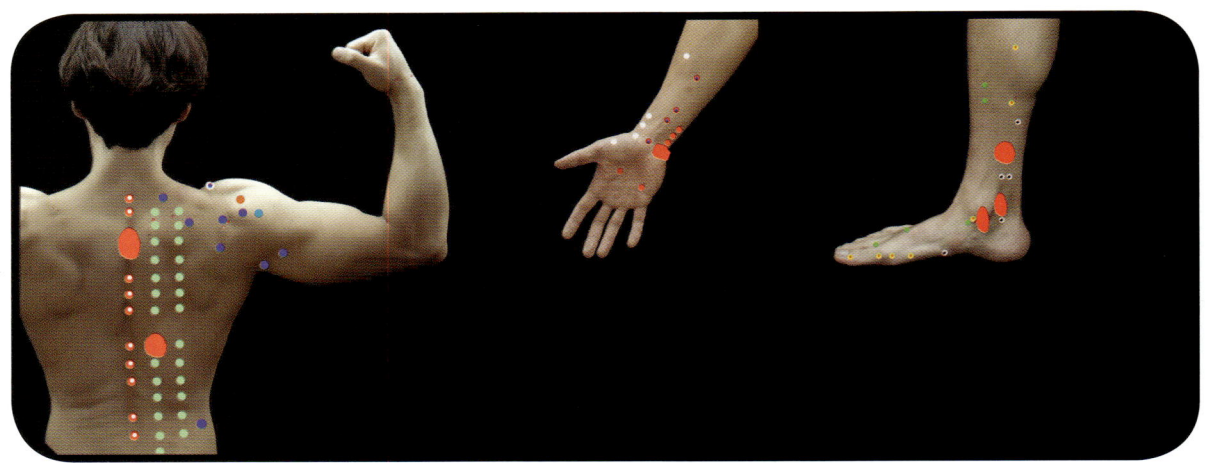

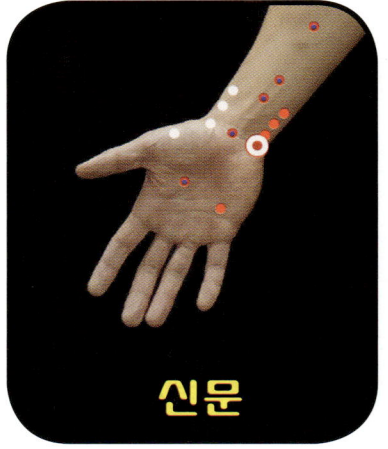

신문
손목을 뒤로 젖힐때 손목주름 위 소지측의 두 근육의 중심.

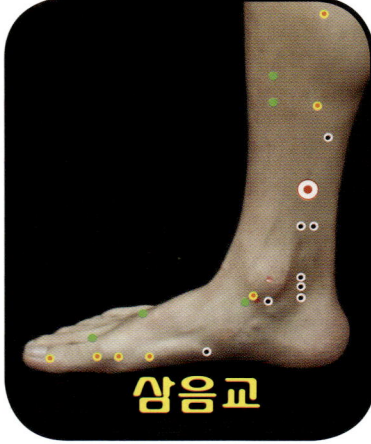

삼음교
내복사뼈 정점 상방3촌.경골과 근육의 경계.임산부 침No

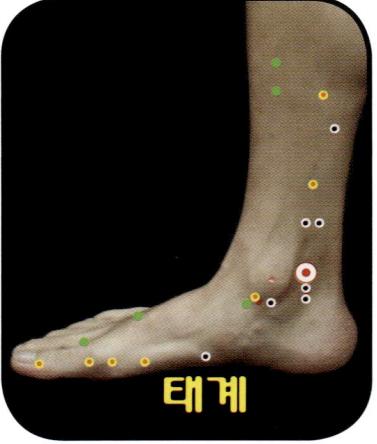

태계
내과 뒷쪽과 아킬레스건 안쪽의 사이에 커다랗게 패인곳을

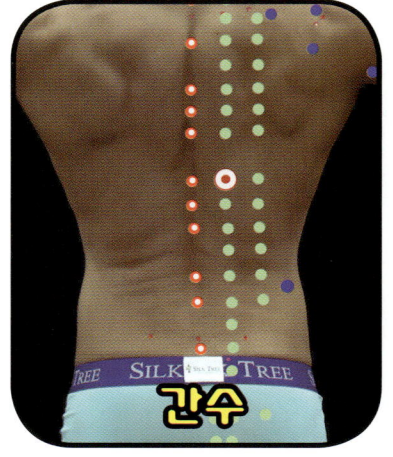

간수
배내선상에서 9,10흉추극돌기의 사이.

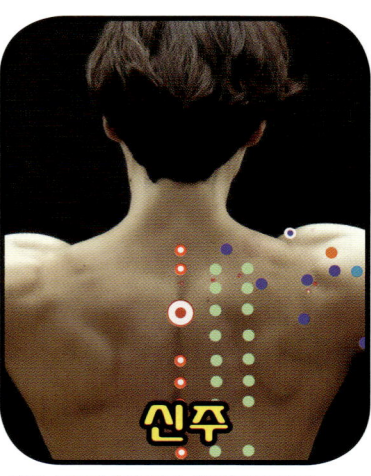

신주
제3,4흉추극돌기 사이에 있다.

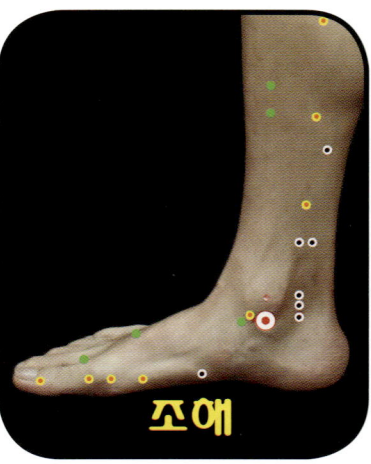

조해
내복사뼈 바로 아래 오목하게 들어간 곳

5. 이비인후과 질환

불면/무호흡/코골음: 인당,비통,영향,내관,태연,신문,합곡,삼음교,조해,신맥

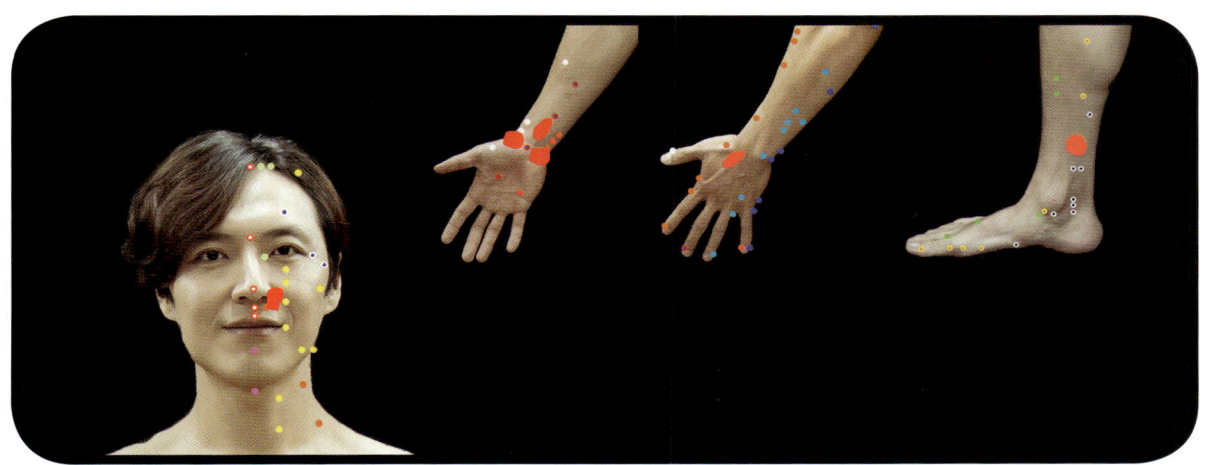

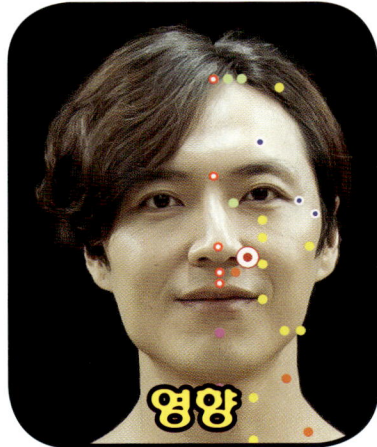

영향
코양쪽 둥근부분 바깥 돌출끝
중앙의높이. 얼굴피부 대응점

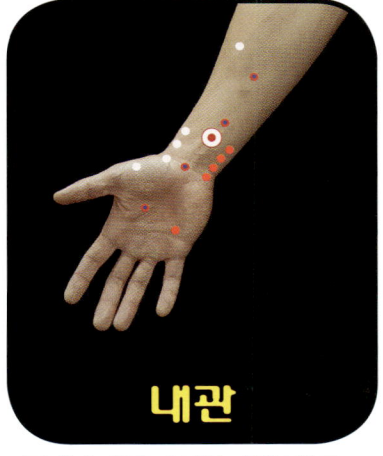

내관
곡택과 대릉 사이를 6등분하고
대릉에서 1/6지점 양건의 사이

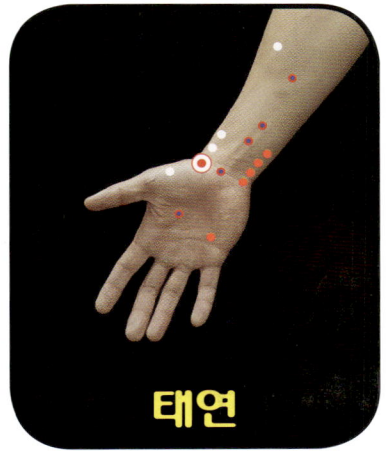

태연
손목주름위 엄지측 끝
패인 곳. 맥이 뛴다.

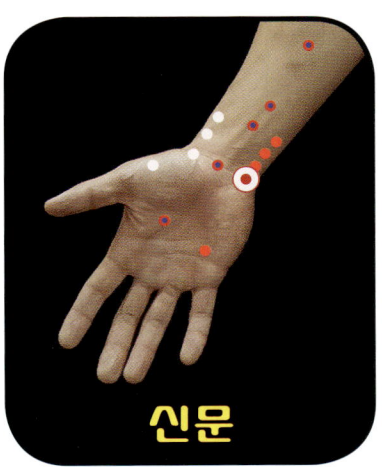

신문
손목을 뒤로 젖힐때 손목주름
위 소지측의 두 근육의 중심.

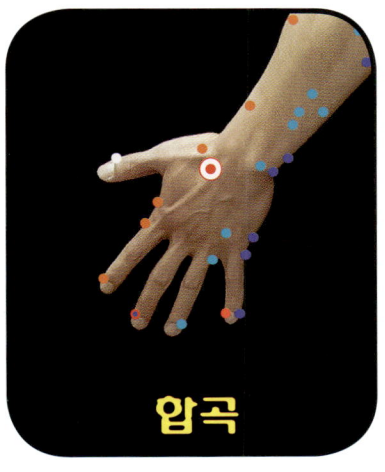

합곡
제1,2중수골저 사이에서
제2중수골저측의 뼈바로밑.

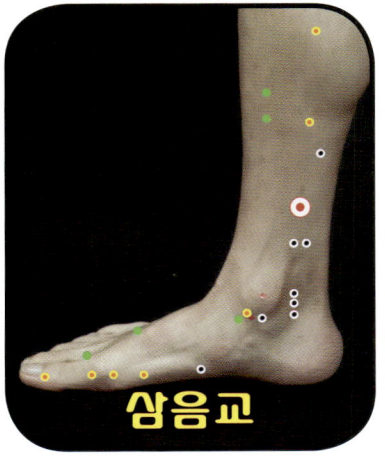

삼음교
내복사뼈 정점 상방3촌.경골과
근육의 경계.임산부 침No

5. 이비인후과 질환

콧물/코막힘: 비통, 영향, 풍지, 풍문, 폐수, 격수

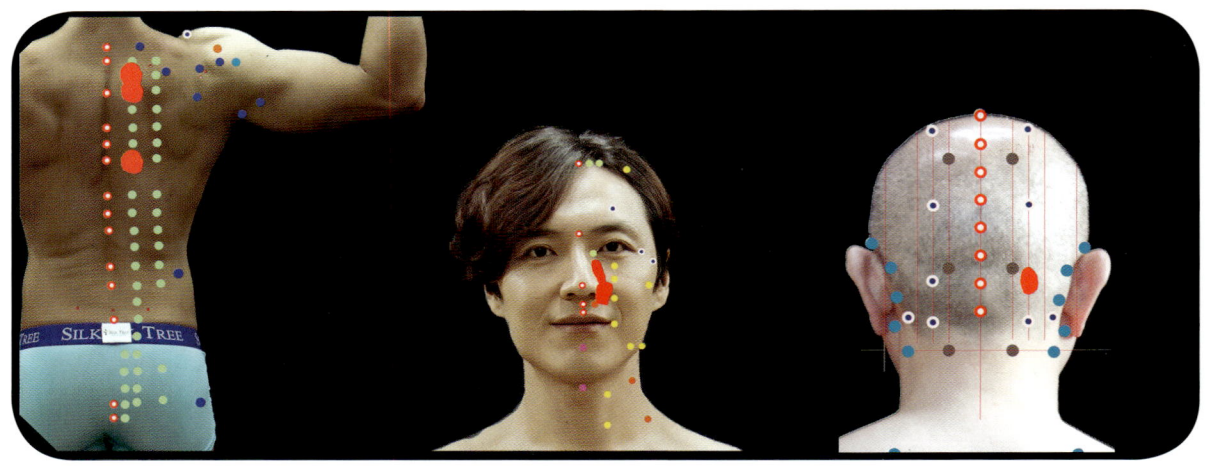

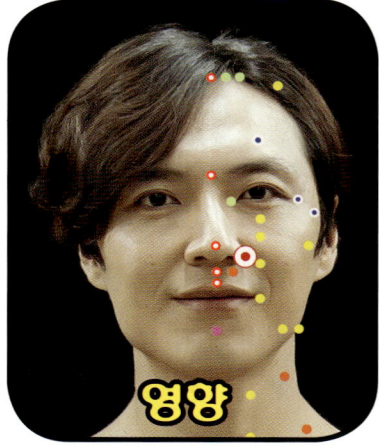

영향
코양쪽 둥근부분 바깥 돌출끝 중앙의높이. 얼굴피부 대응점

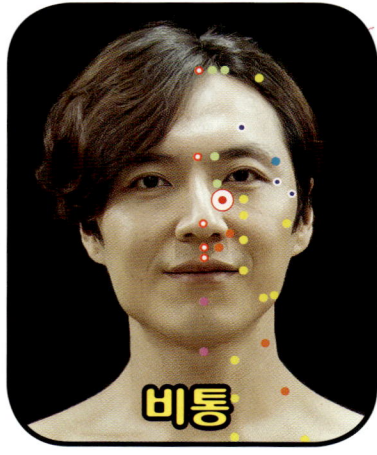

비통
비골밑의 함몰부. 비진구상 단이 끝나는 곳.

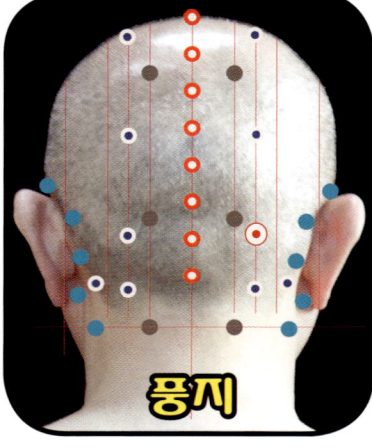

풍지
풍부와 완골사이의 바깥쪽 1/3.
풍부:외후두융기 밑 깊게 패인 곳.

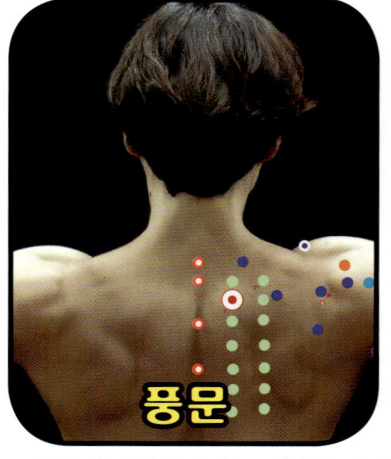

풍문
풍문 배내선상에서 2,3 흉추극돌기의 사이.

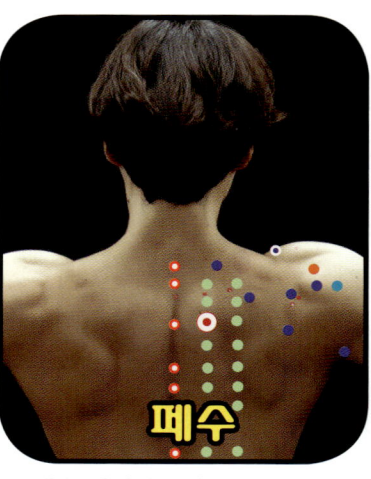

폐수
폐수 배내선상에서 3,4 흉추극돌기의 사이.

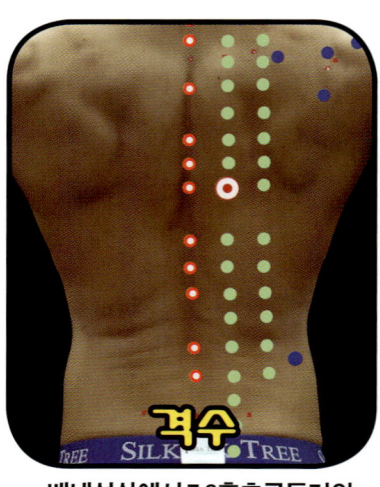

격수
배내선상에서 7,8흉추극돌기의 사이.

5. 이비인후과 질환

편도선염(급성): 외관,합곡,소상,곡지,합곡,소상,상양,관충,염천,간사,어제

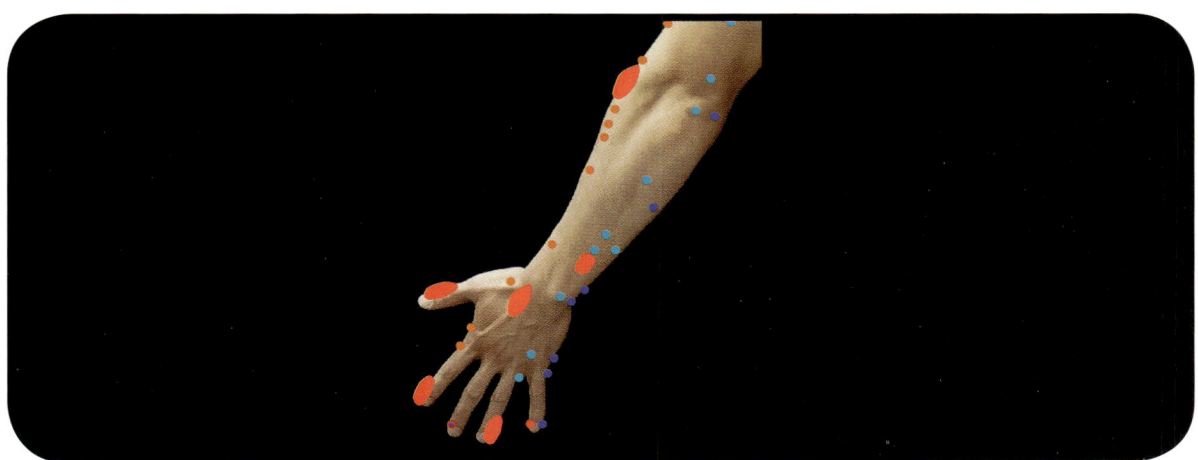

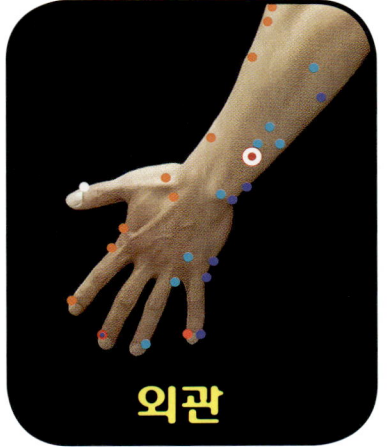

외관
양지혈 위 2촌,
척골과 요골 사이.

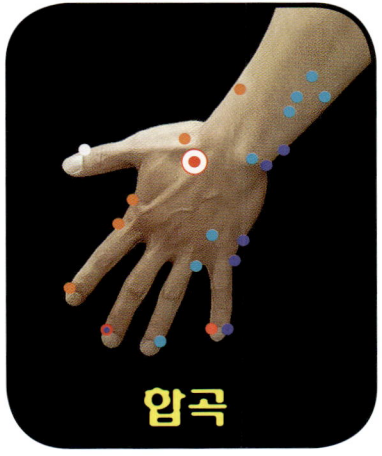

합곡
제1,2중수골저 사이에서
제2중수골저측의 뼈바로밑.

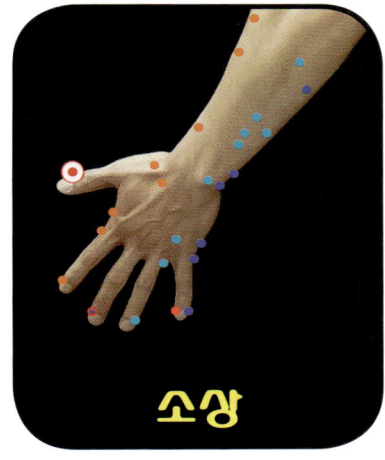

소상
엄지 손톱 안쪽 모서리로부터
2~3mm 상방..

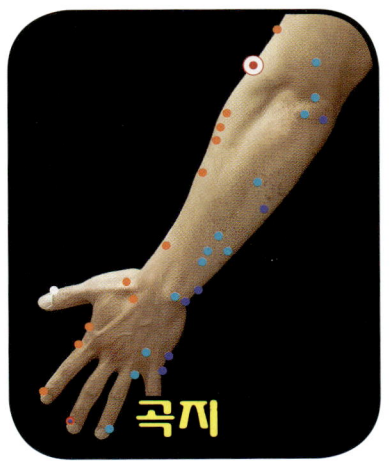

곡지
팔꿈치를 굽혔을때 바깥쪽
주름끝

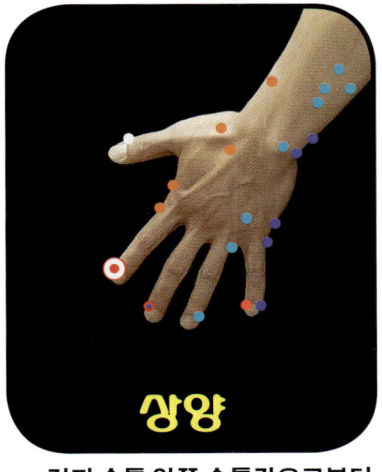

상양
검지 손톱 안쪽 손톱각으로부터
상방2~3mm

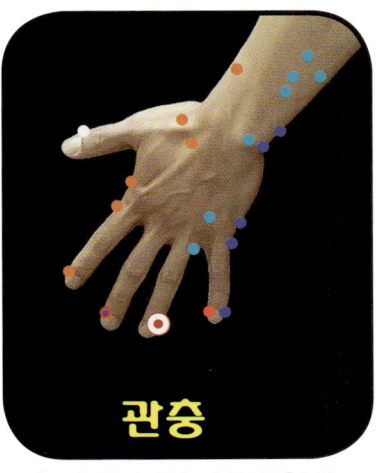

관충
제4지(약지)의소지측(척측)의
손톱모서리로 부터1푼 상방

5. 이비인후과 질환

후두경련: 염천, 부돌, 합곡, 열결, 조해, 천돌

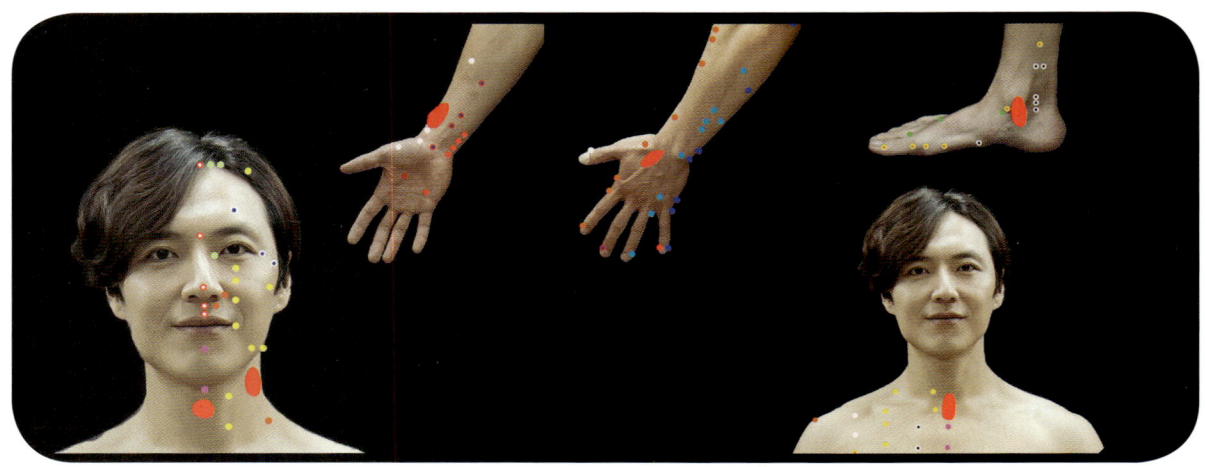

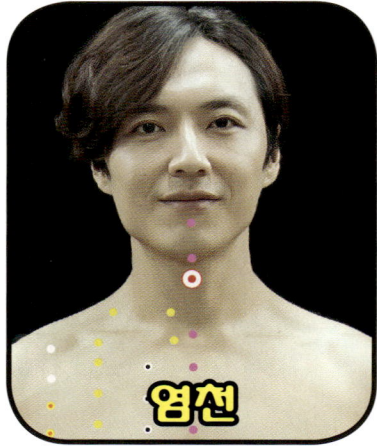

염천

목젖위 2cm 상방
패인곳의 중앙

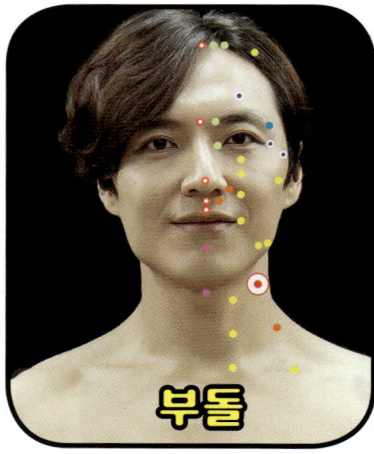

부돌

목젖의 높이에서
흉쇄유돌근의 중앙.

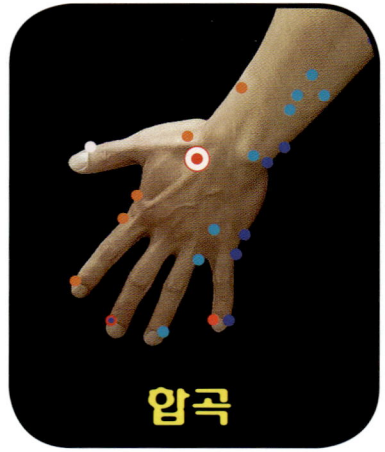

합곡

제1,2중수골저 사이에서
제2중수골저측의 뼈바로밑.

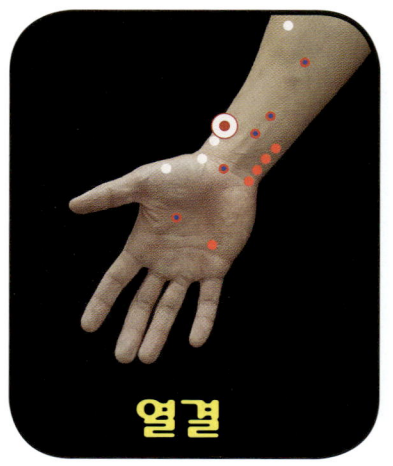

열결

요골경상돌기의 상방 1촌

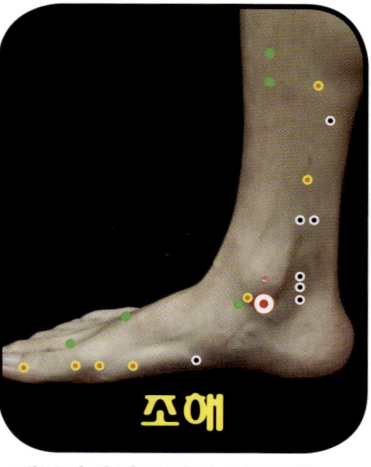

조해

내복사뼈 바로 아래 오목하게
들어간 곳

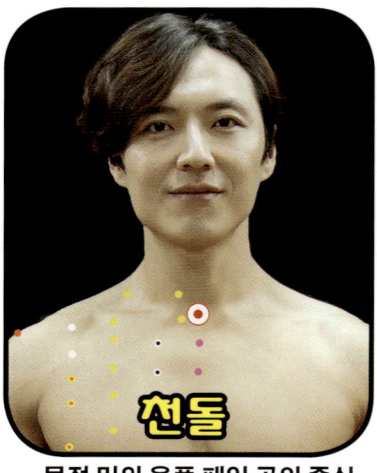

천돌

목적 밑의 움푹 패인 곳의 중심.

5. 이비인후과 질환

후두염: 백회, 옥침, 후계, 풍지, 열결, 폐수

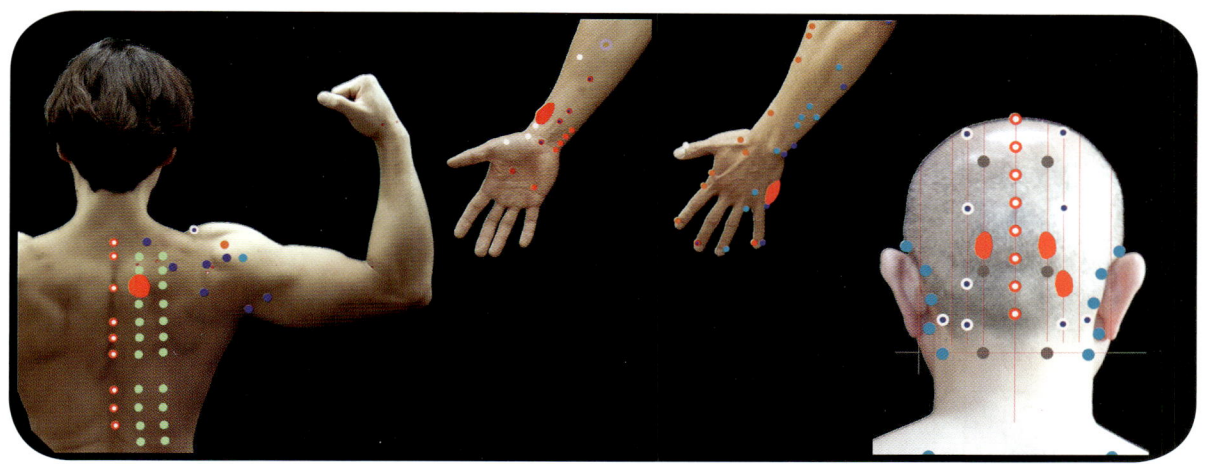

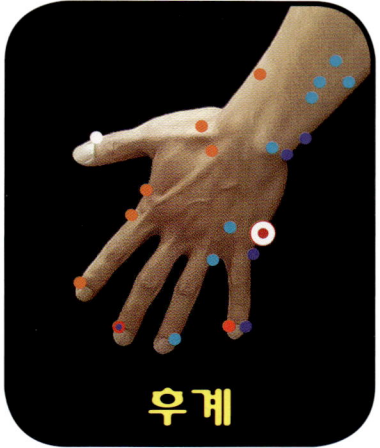

후계
주먹을 쥐면 소지측 안쪽에 두개의 주름중 손목쪽 주름끝

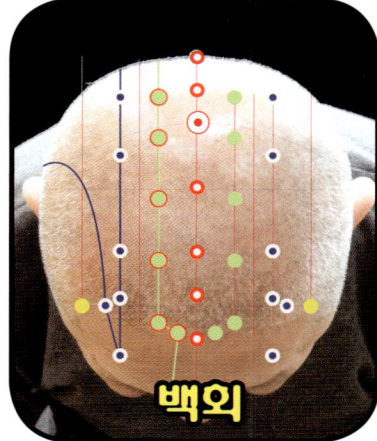

백회
이첨(귀끝)을 수직으로 올라가 정중선과 만나는 지점.

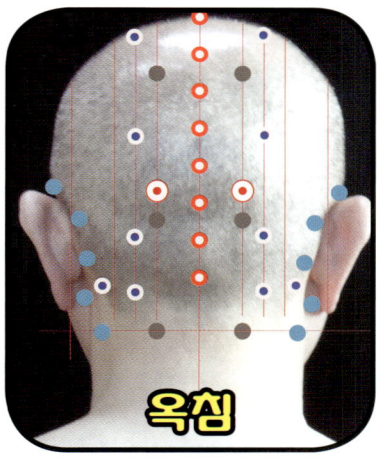

옥침
옥침 외후두융기 직상 뇌호혈 바깥쪽2.5cm. 침No

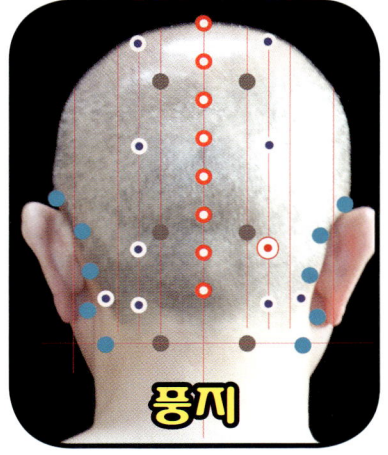

풍지
풍부와 완골사이의 바깥쪽 1/3.
풍부: 외후두융기 밑 깊게 패인 곳.

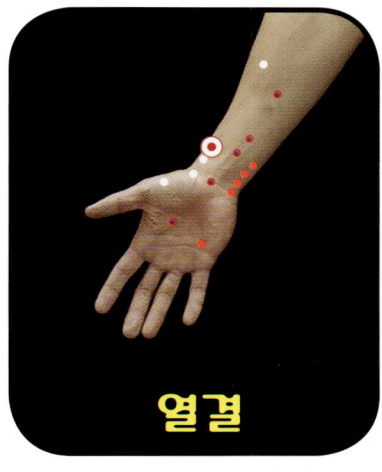

열결
요골경상돌기의 상방 1촌

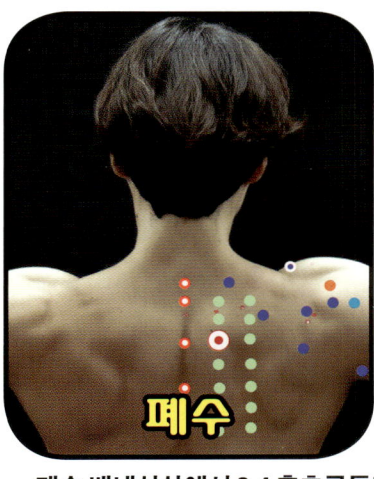

폐수
폐수 배내선상에서 3,4 흉추극돌기의 사이.

06

신경정신과 질환
(정신질환)

6. 신경정신과 질환 (정신질환)

건망증 : 백회, 인당, 거궐, 장문, 화타협척, 신문, 노궁, 풍륭, 삼음교

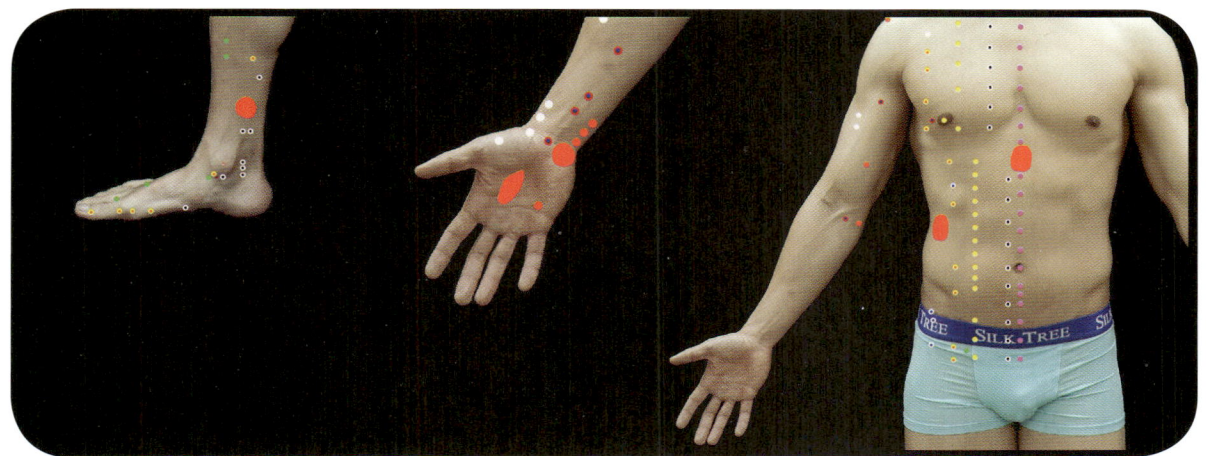

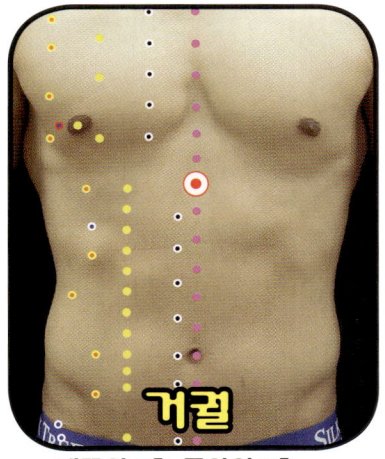

거궐
배꼽위 6촌. 중완위 2촌.

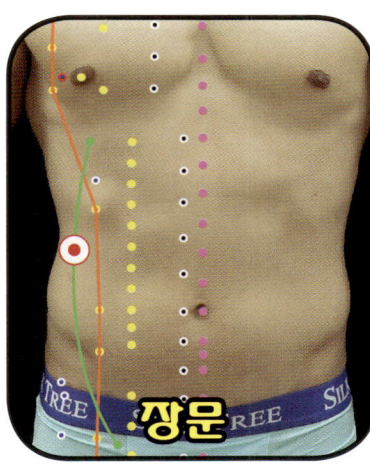

장문
제11늑골의 선단

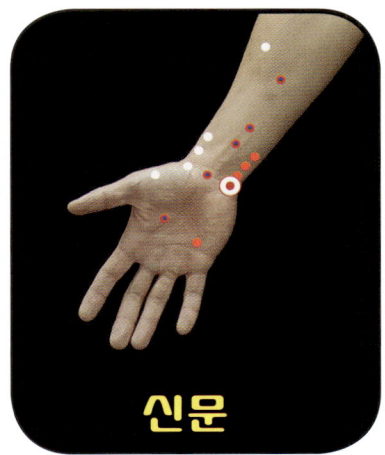

신문
손목을 뒤로 젖힐때 손목주름 위 소지측의 두 근육의 중심.

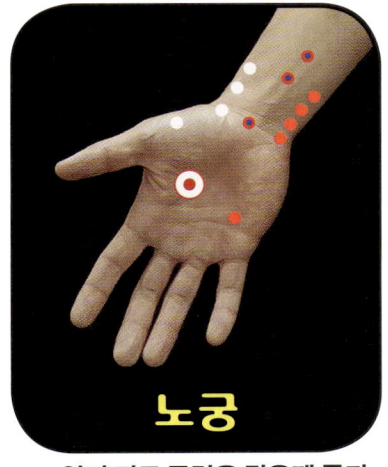

노궁
엄지 펴고 주먹을 쥤을때 중지 손톱끝이 손바닥에 닿는점

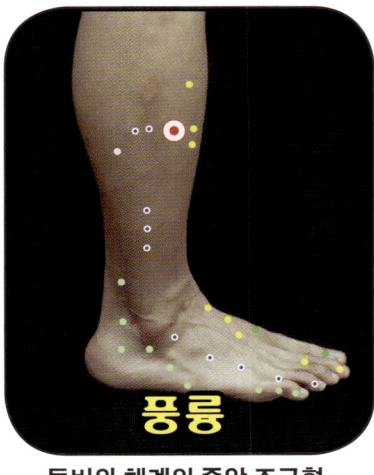

풍륭
독비와 해계의 중앙 조구혈 외측 2cm.

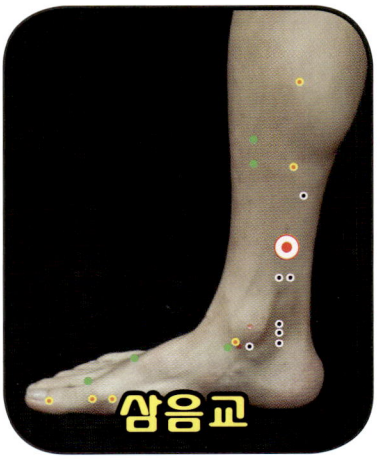

삼음교
내복사뼈 정점 상방3촌. 경골과 근육의 경계. 임산부 침No

6. 신경정신과 질환 (정신질환)

광장공포증:대추,태충,단중,중완,관원,신정

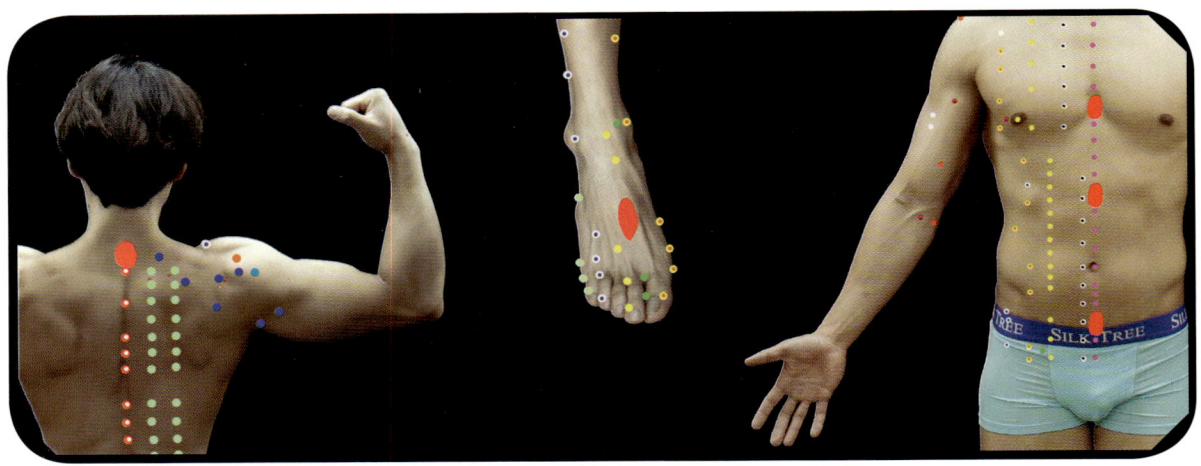

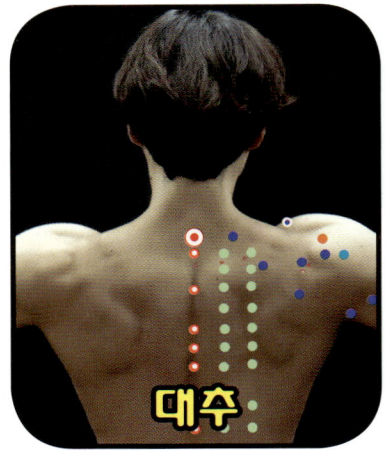

대추
제7경추와 제1흉추의 사이.

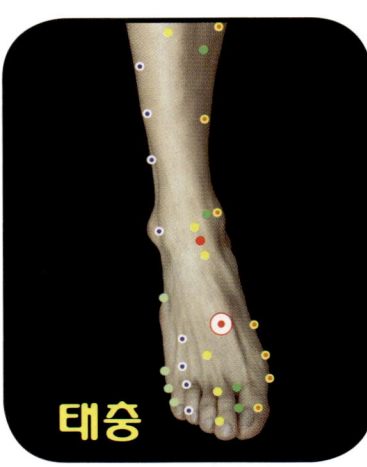

태충
제1,2중족골저의 사이.

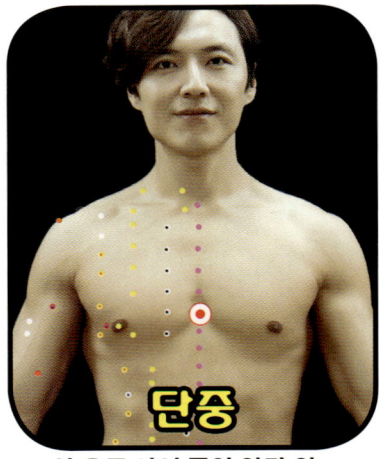

단중
양 유두 사이 중앙 약간 위.

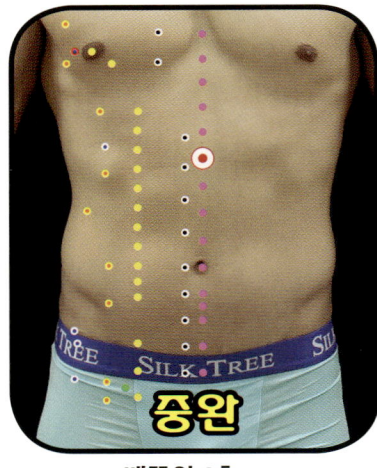

중완
배꼽위 4촌.

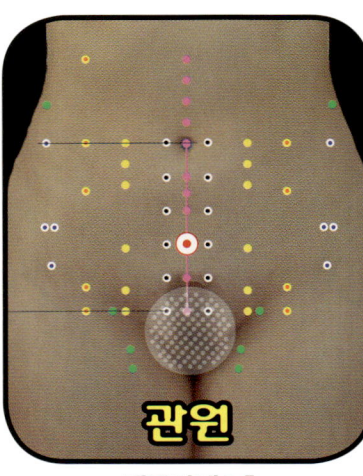

관원
배꼽아래 3촌.

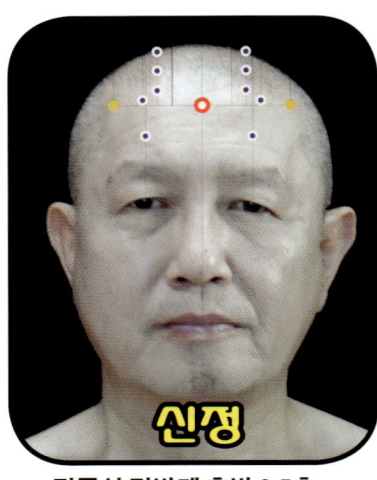

신정
정중선 전발제 후방 0.5촌.

6. 신경정신과 질환 (정신질환)

구안와사(주위성 안면 신경 마비): 양백,사백,지창,협거,풍지,합곡,관료,영향,지창,협거,견우

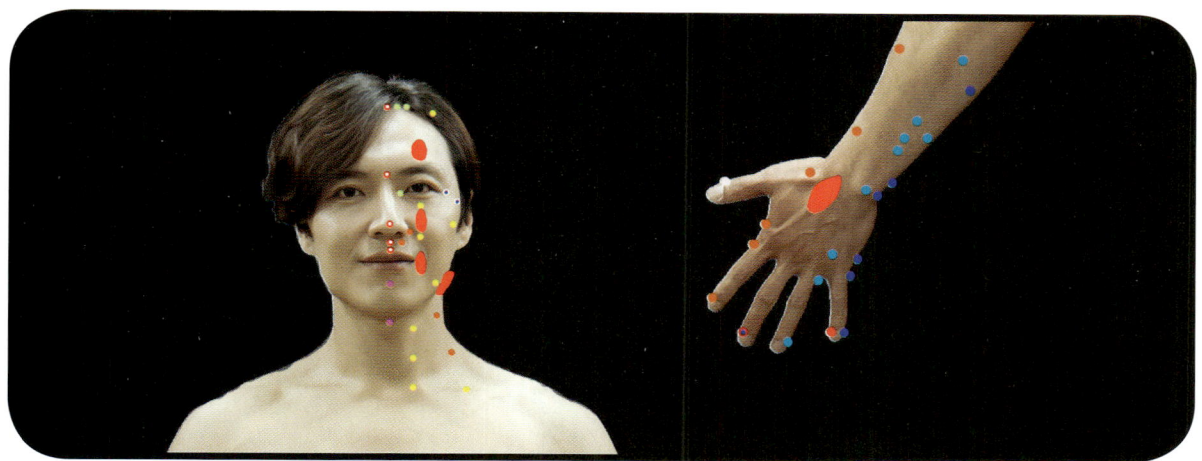

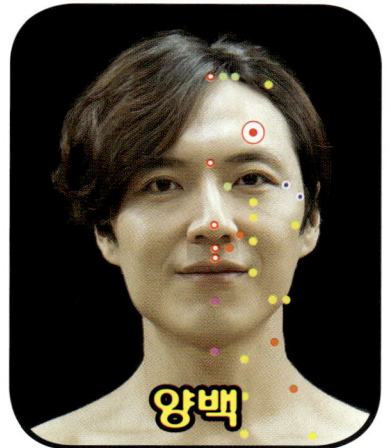

양백
동공 수직선상에서 눈썹상단 2cm 위.

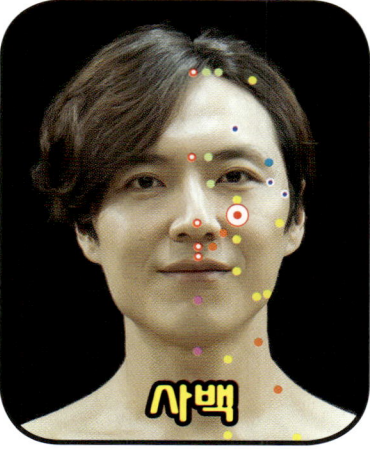

사백
승읍 하방 1cm 지점에서 사백을 취혈한다.

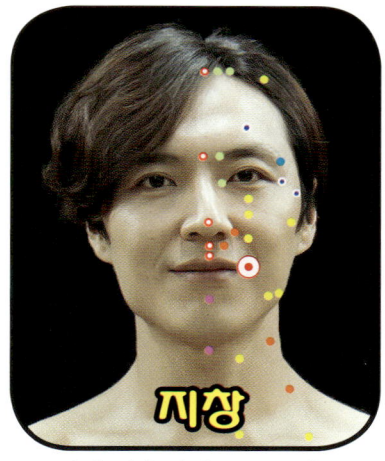

지창
입가(입술 바깥끝)로부터 바깥쪽 1cm

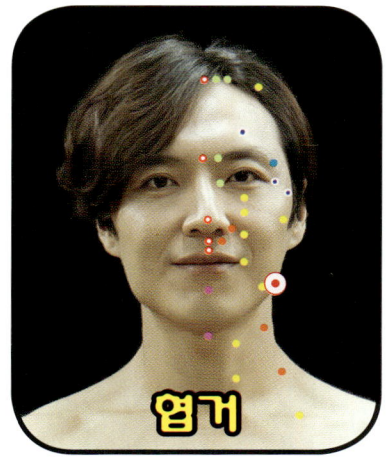

협거
하악각 2등분선 앞상방 1cm

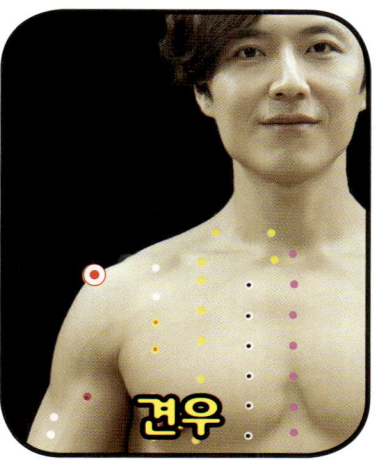

견우
견봉 바깥끝 바로 아래 패인 중심.

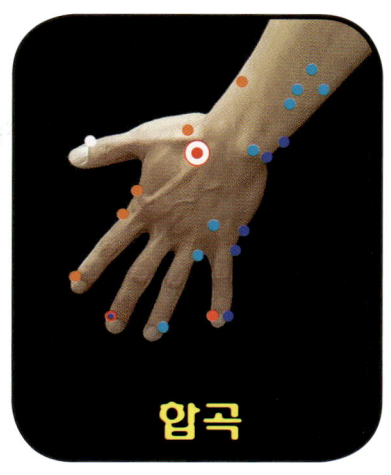

합곡
제1,2중수골저 사이에서 제2중수골저측의 뼈바로밑.

6. 신경정신과 질환 (정신질환)

다면증 : 백회,풍지,신문,족삼리,태충,혈해

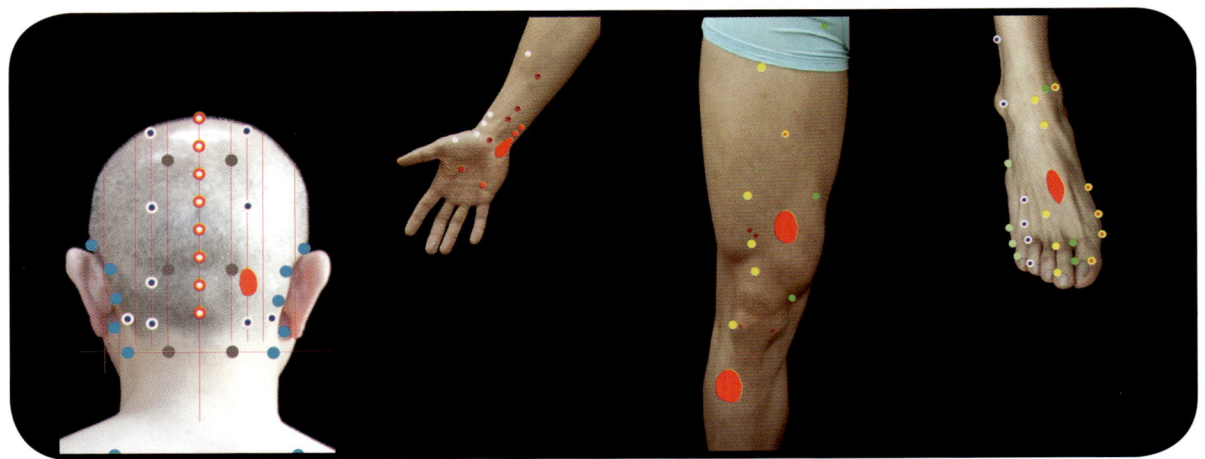

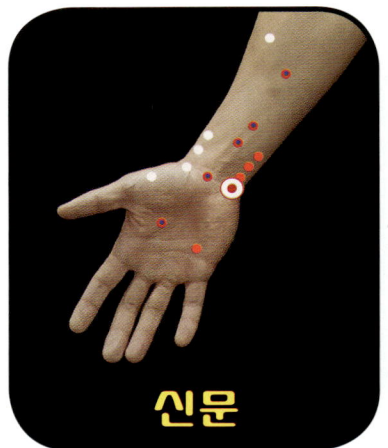

신문
손목을 뒤로 젖힐때 손목주름 위 소지측의 두 근육의 중심.

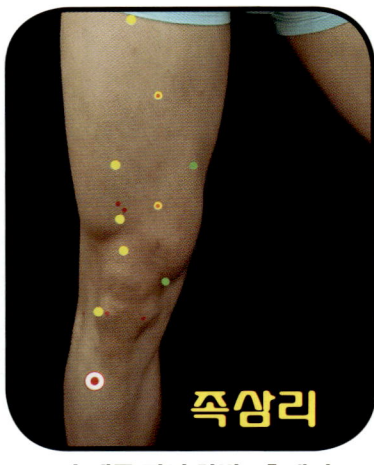

족삼리
슬개골 정점 하방 3촌에서 외측 1촌(2cm)

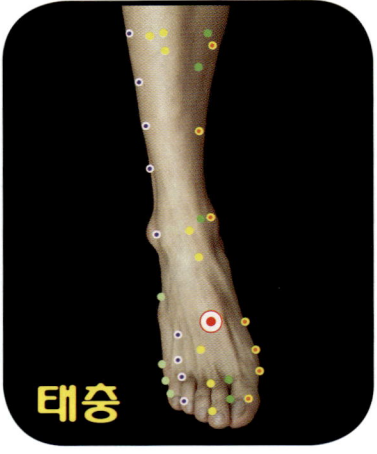

태충
제1,2중족골저의 사이.

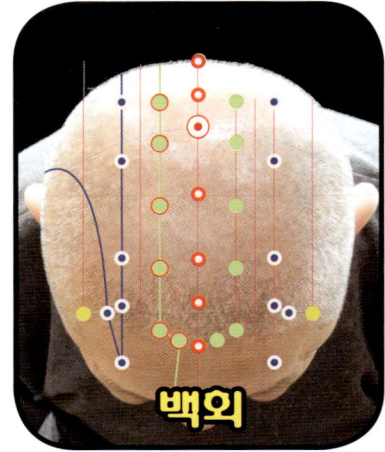

백회
이첨(귀끝)을 수직으로 올라가 정중선과 만나는 지점.

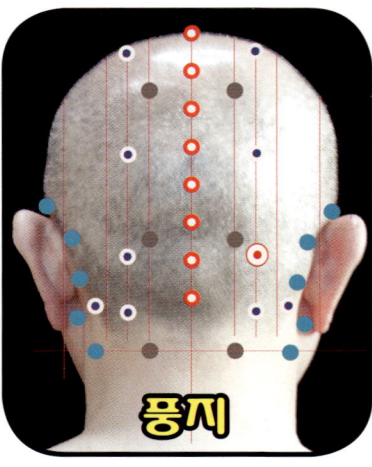

풍지
풍부와 완골사이의 바깥쪽 1/3.
풍부:외후두융기 밑 깊게 패인 곳.

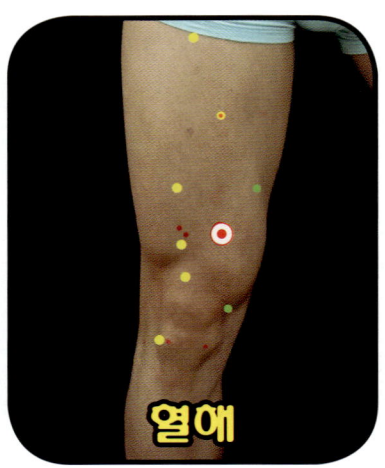

혈해
슬개골 외상점 3촌 위에있는 힘줄사이 힘살경계.

6. 신경정신과 질환 (정신질환)

다몽 : 심수,신문,족삼리,여태,은백,삼음교,태충

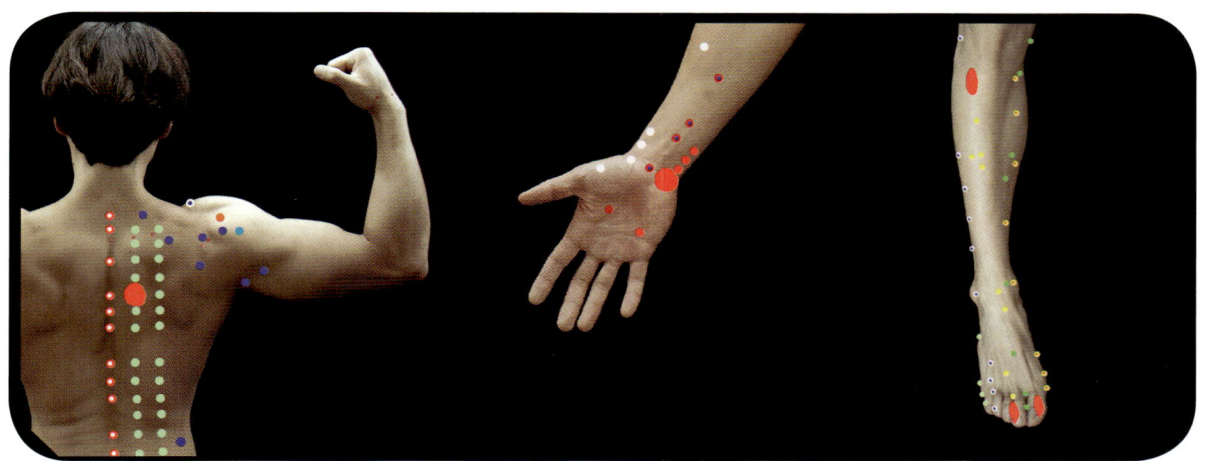

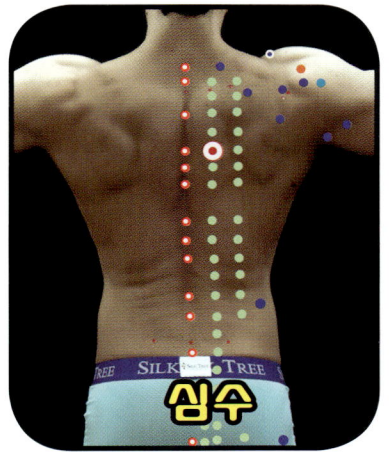

심수
배내선상에서
5,6흉추극돌기의 사이.

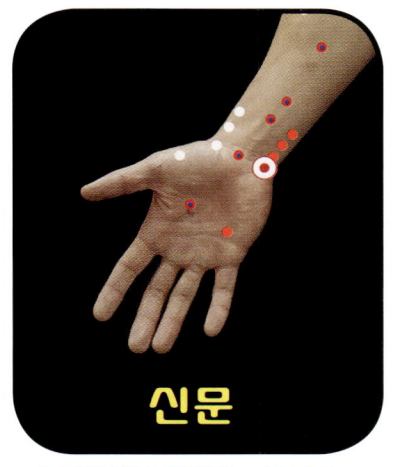

신문
손목을 뒤로 젖힐때 손목주름
위 소지측의 두 근육의 중심.

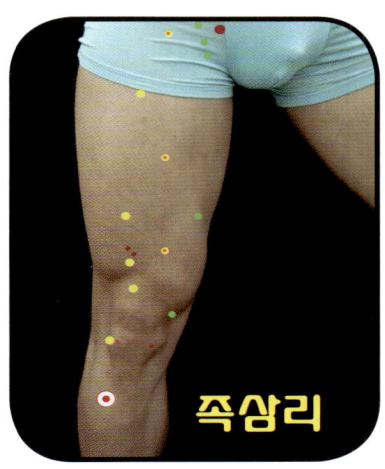

족삼리
슬개골첨 하방 3촌에서 외측 1촌.

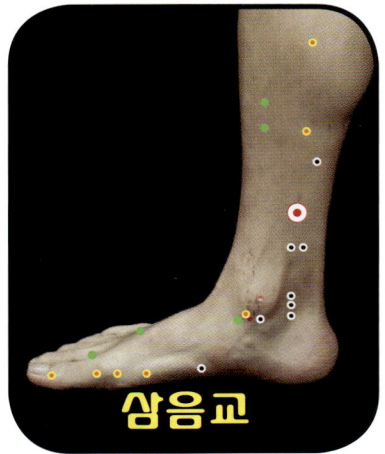

삼음교
내복사뼈 정점 상방 3촌.
경골과 근육의 경계.임산부 침No.

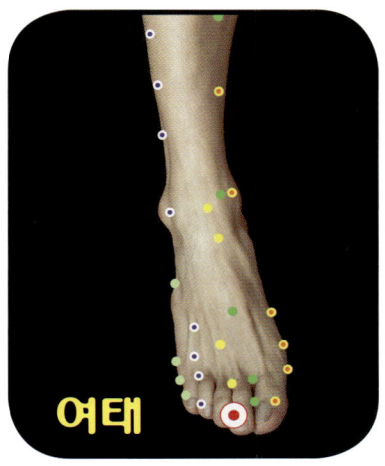

여태
제2지 외측 발톱모서리 후방
2~3mm.

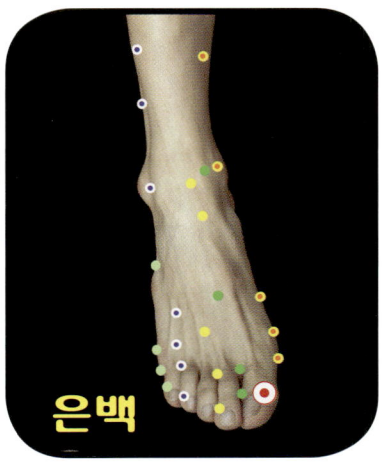

은백
엄지발가락의 내측에서 발톱모서리
로부터 후방 2~3mm. 뜸No

6. 신경정신과 질환 (정신질환)

무도병: 풍지, 대추, 곡지, 수삼리, 합곡, 풍시, 양릉천, 현종, 족삼리, 태충

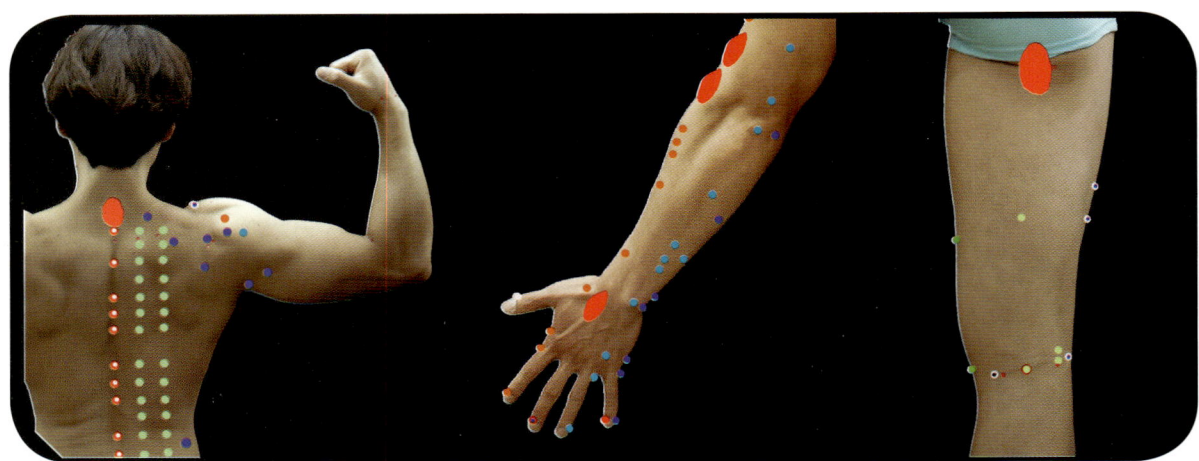

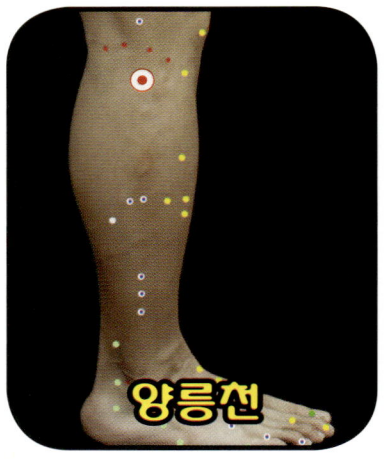
양릉천 — 비골소두 앞 아래, 족삼리혈 후방 1촌 윗쪽.

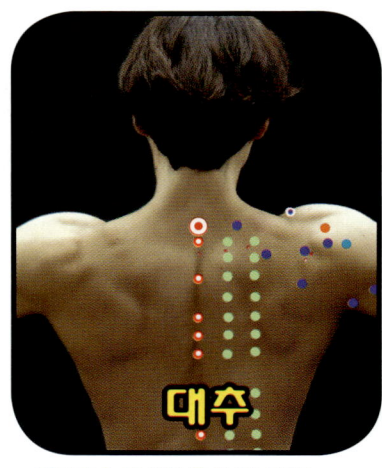
대추 — 제7경추와 제1흉추의 사이.

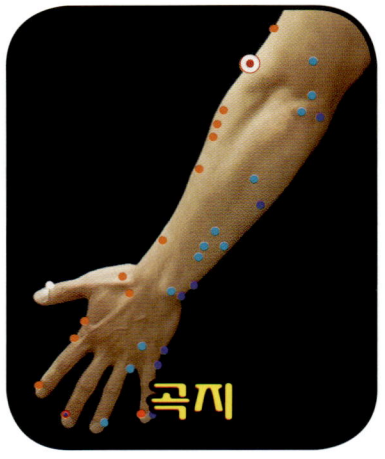
곡지 — 팔꿈치를 굽혔을때 바깥쪽 주름 끝.

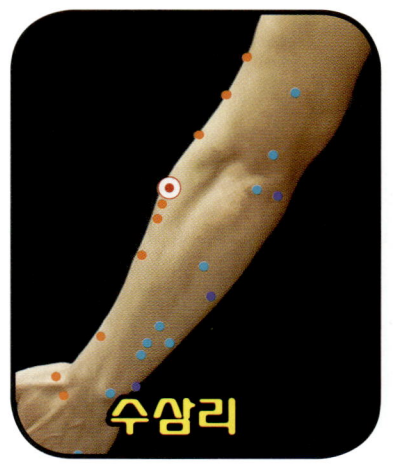
수삼리 — 곡지와 양계의 사이에서 곡지로부터 1/6.

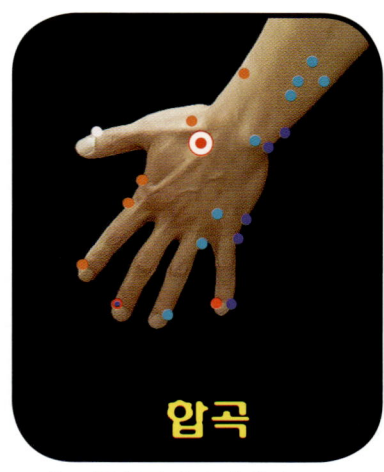
합곡 — 제1,2중수골저 사이에서 제2중수골저측의 뼈바로밑.

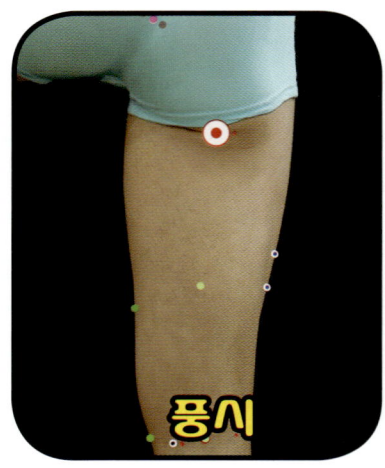
풍시 — 대퇴골 대전자 윗쪽과 대퇴골 하단 슬관절열극의 중앙.

6. 신경정신과 질환 (정신질환)

말더듬: 백회,하관,운문,단중,중완,구미,황수,천추,폐수,비수,신수,음릉천,삼음교

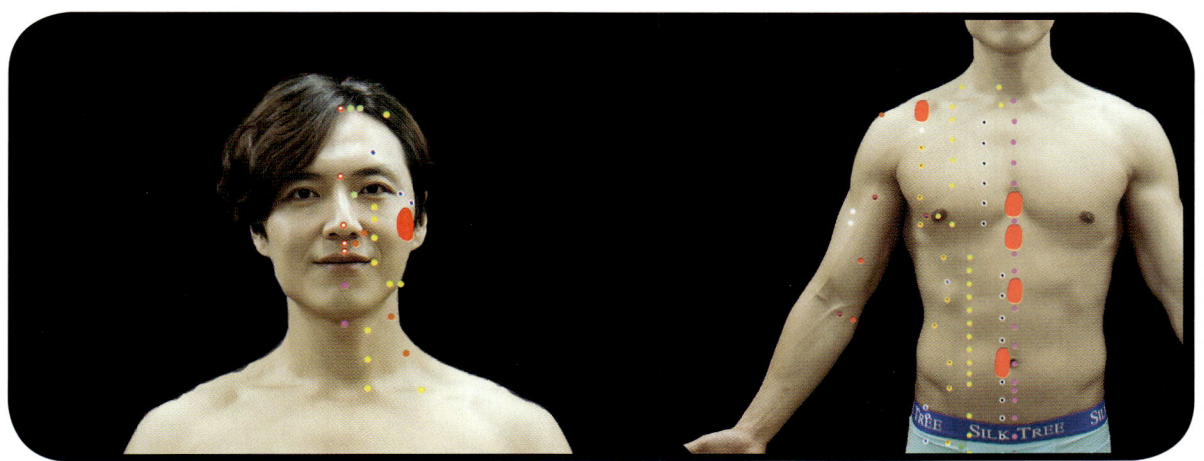

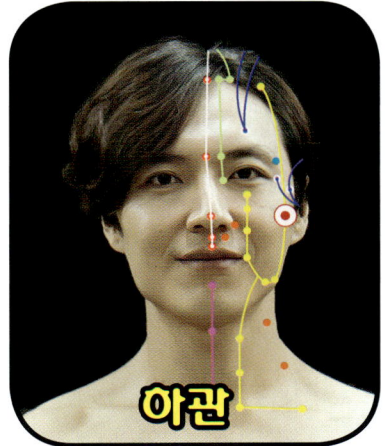

하관
청궁과 눈꼬리의 중간지점의 바로 밑인 협골궁의 밑. 뜸No

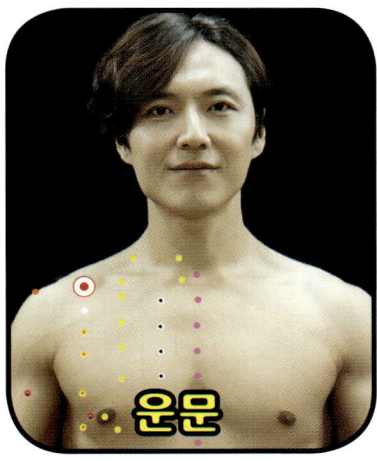

운문
흉외선상에서 오구돌기 안쪽 상단의 높이에서 취혈

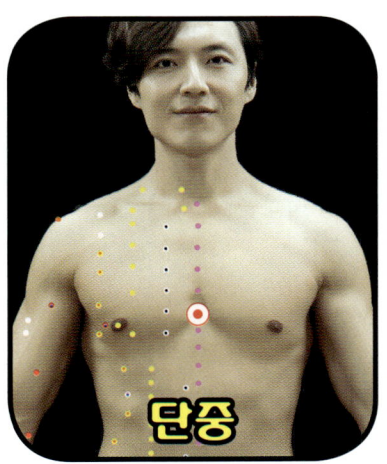

단중
양 유두 사이 중앙 약간 위..

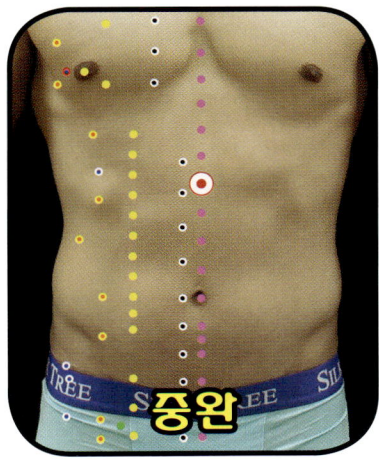

중완
배꼽위 4촌.

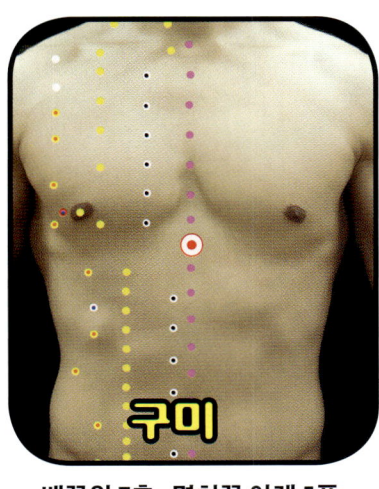

구미
배꼽위 7촌. 명치끝 아래 5푼.

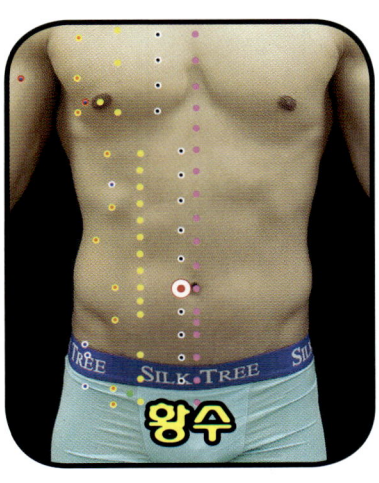

황수
복내선상에서 신궐의 높이.
신궐 좌우 1.5촌

6. 신경정신과 질환 (정신질환)

맥관염(혈관염) - 상지 : 곡지, 소해, 내관, 태연, 양릉천, 태충

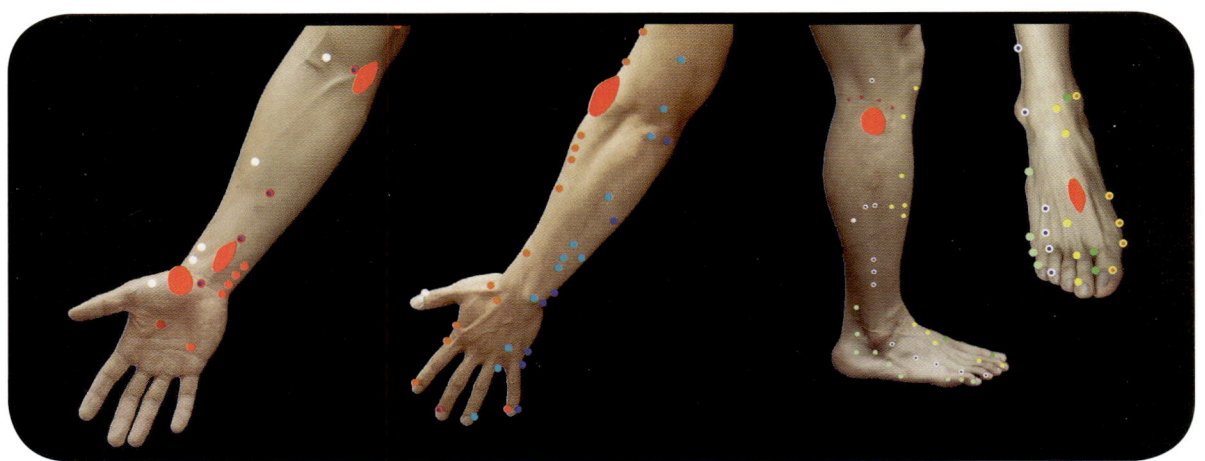

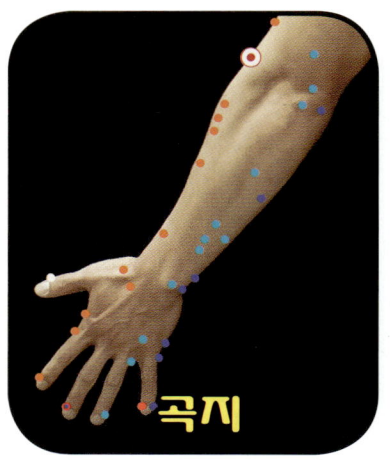

곡지
팔꿈치를 굽혔을때 바깥쪽 주름끝

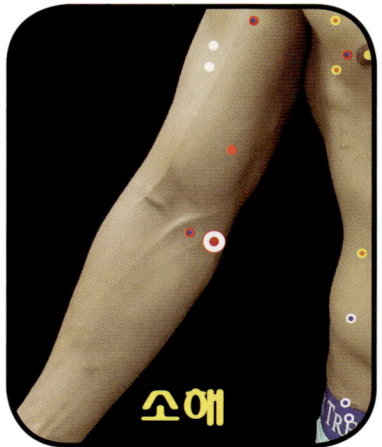

소해
팔을 강하게 구부려 나타나는 팔꿈치 안쪽 주름 끝의 패인 곳.

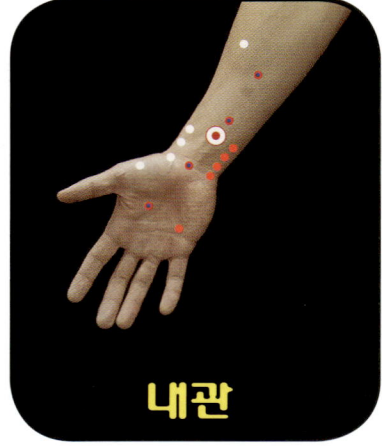

내관
곡택과 대릉 사이를 6등분하고 대릉에서 1/6지점 양건의 사이

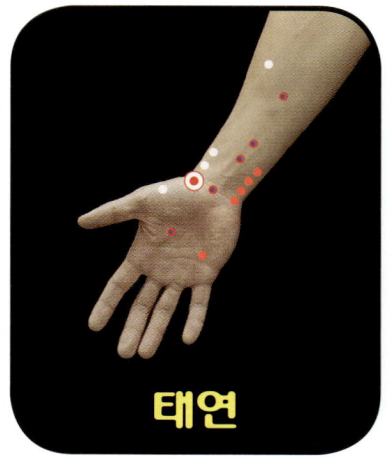

태연
손목주름위 엄지측 끝 패인 곳. 맥이 뛴다.

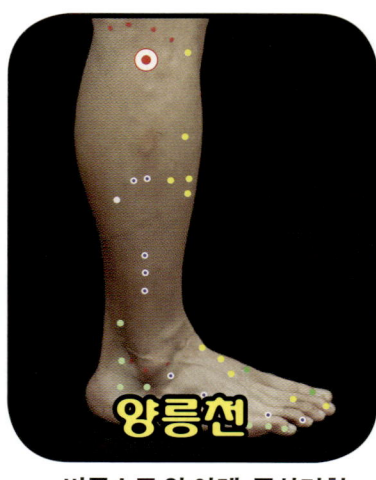

양릉천
비골소두 앞 아래, 족삼리혈 후방 1촌 윗쪽.

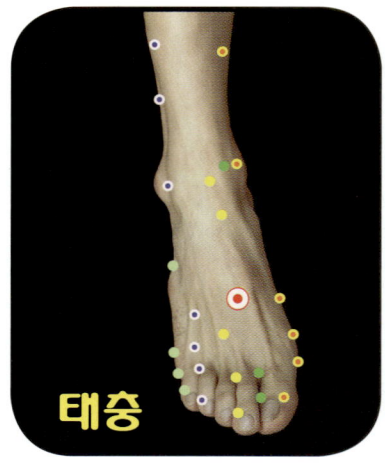

태충
제1,2중족골저의 사이.

6. 신경정신과 질환 (정신질환)

맥관염(혈관염) - 하지 : 양릉천, 음릉천, 족삼리, 태충, 내관, 태연

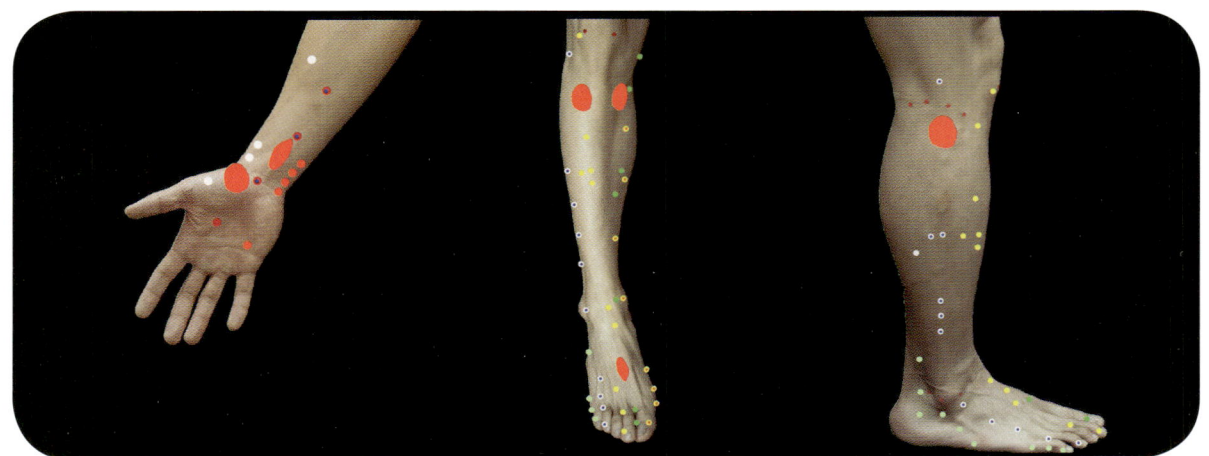

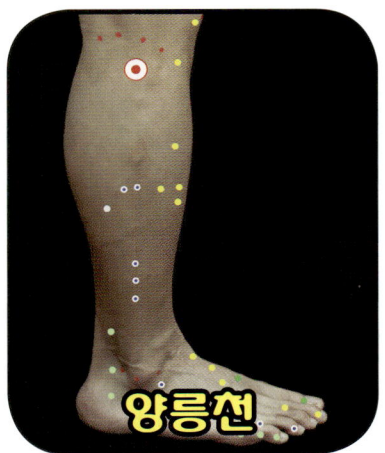

양릉천
비골소두 앞 아래, 족삼리혈 후방 1촌 윗쪽.

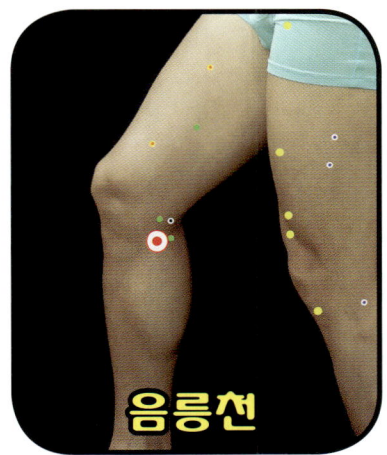

음릉천
경골내측과 바로뒤 아랫쪽. 뜸No 양릉천과 맞뚫리는 혈.

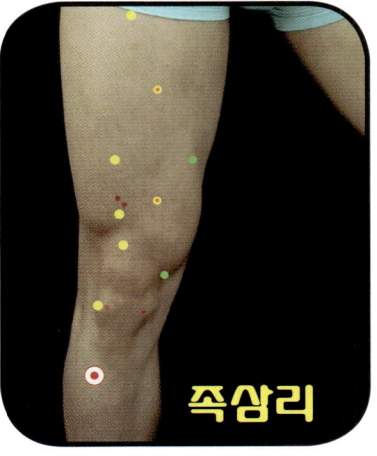

족삼리
슬개골 정점 하방 3촌에서 외측 1촌(2cm)

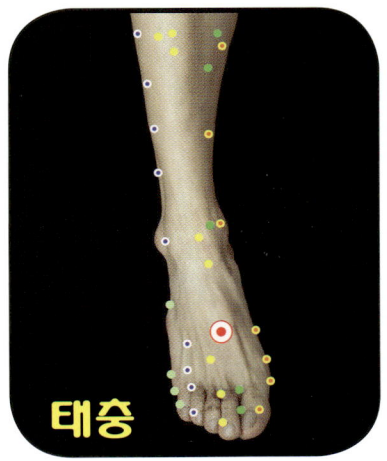

태충
제1,2중족골저의 사이.

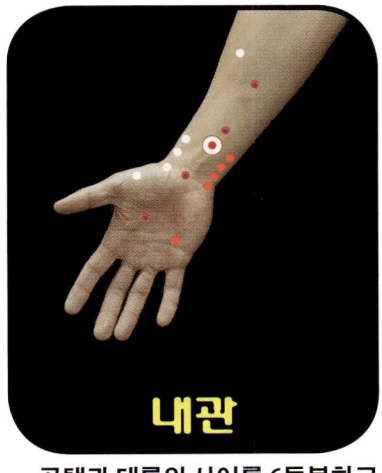

내관
곡택과 대릉의 사이를 6등분하고 대릉 1/6의 점에서 양건의 사이.

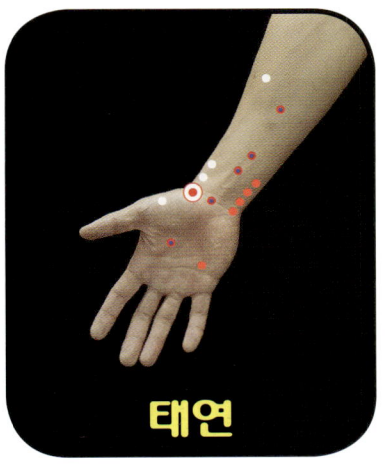

태연
손목주름위 엄지측 끝 패인 곳. 맥이 뛴다.

6. 신경정신과 질환 (정신질환)

몽유병: 대추, 간수, 간사, 신문, 삼음교, 백회, 심수, 내관, 통리, 태충

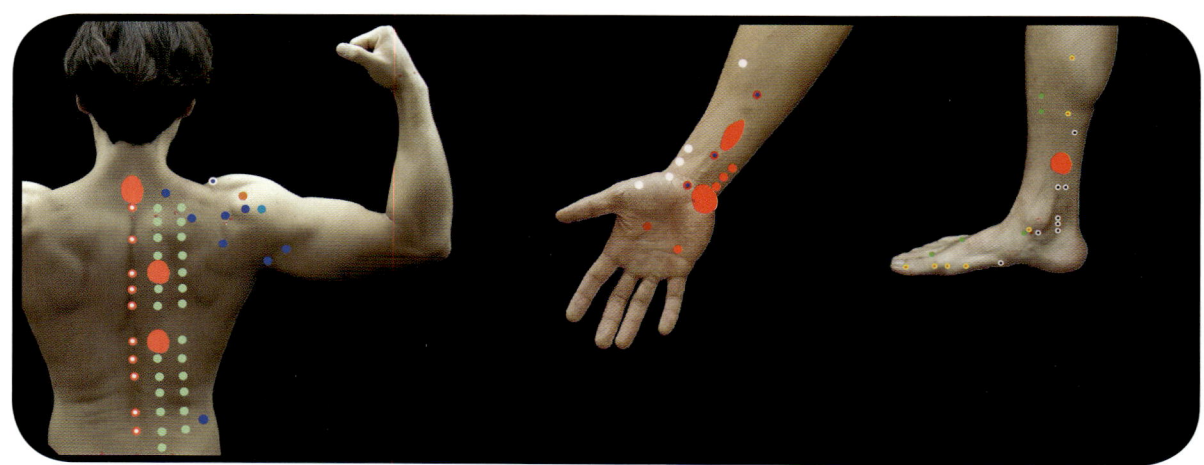

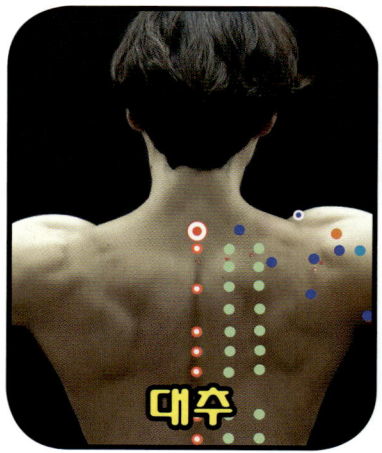

대추
제7경추와 제1흉추의 사이.

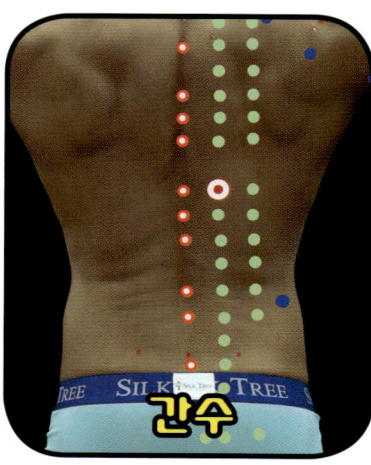

간수
배내선상에서 9,10흉추극돌기의 사이.

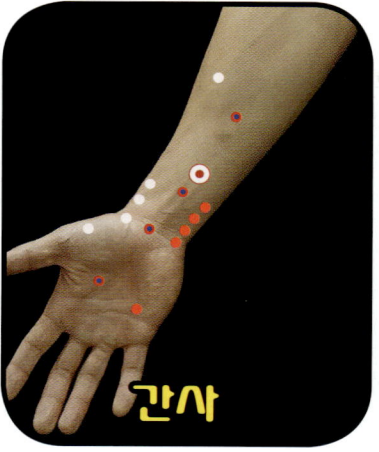

간사
곡택과 대릉의 사이를 4등분 하고 대릉1/4에서 두힘줄사이

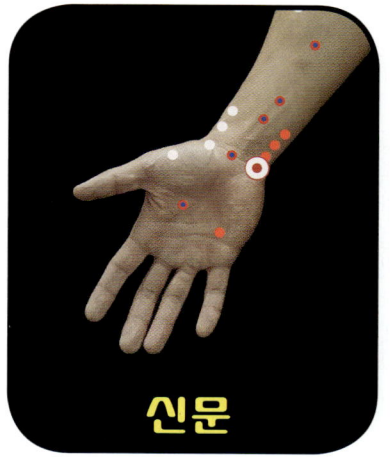

신문
손목을 뒤로 젖힐때 손목주름 위 소지측의 두 근육의 중심.

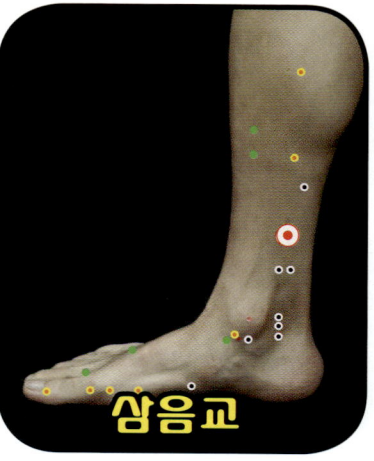

삼음교
내복사뼈 정점 상방3촌.경골과 근육의 경계.임산부 침No

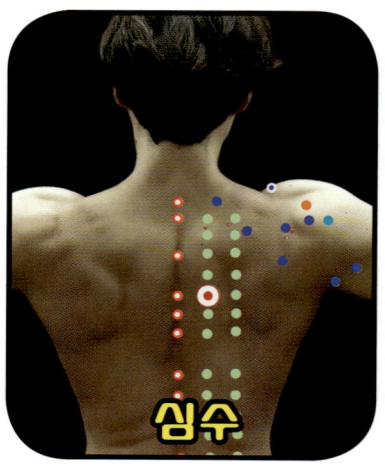

심수
배내선상에서 5,6흉추극돌기의 사이.

6. 신경정신과 질환 (정신질환)

무맥증(맥이 낮고 고르지 않다): 인영, 폐수, 심수, 태연, 곡지, 내관

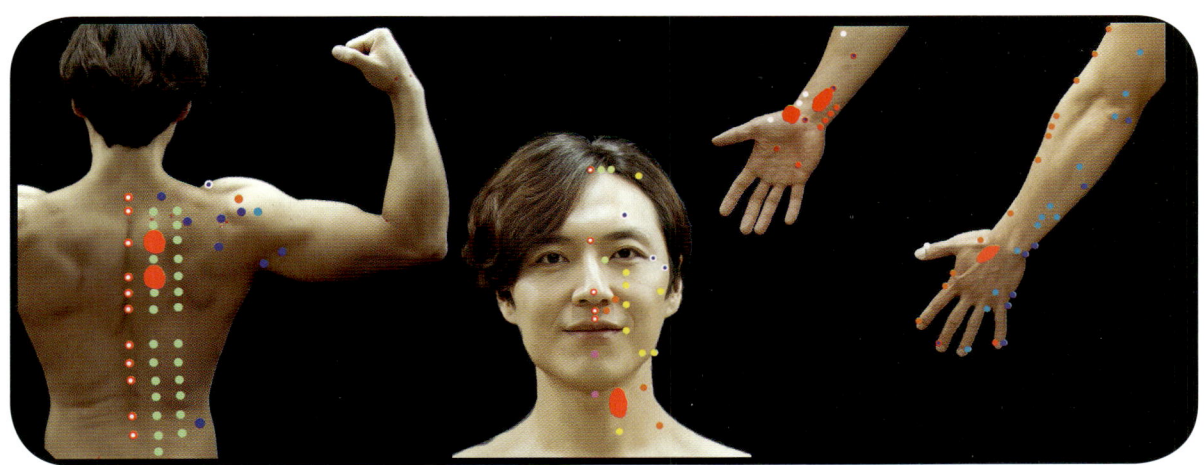

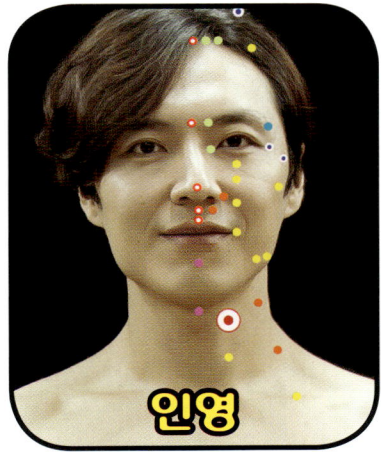

인영
목젖의 높이에서 흉쇄
유돌근의 안쪽.(맥이 뜀)뜸No

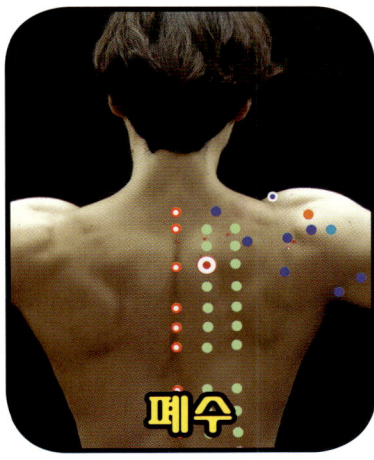

폐수
폐수 배내선상에서
3,4 흉추극돌기의 사이.

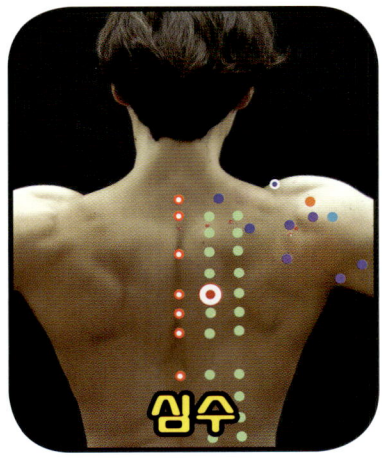

심수
배내선상에서
5,6흉추극돌기의 사이.

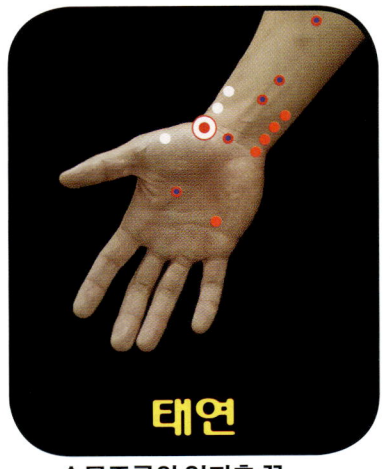

태연
손목주름위 엄지측 끝
패인 곳. 맥이 뛴다.

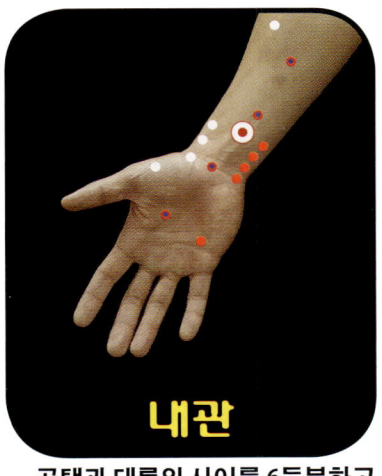

내관
곡택과 대릉의 사이를 6등분하고
대릉 1/6의 점에서 양건의 사이.

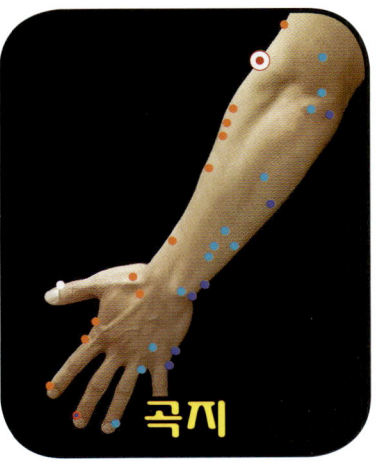

곡지
팔꿈치를 굽혔을때 바깥쪽
주름끝

6. 신경정신과 질환 (정신질환)

불면증 : 단중,중완,관원,견정(G21),심수,위수

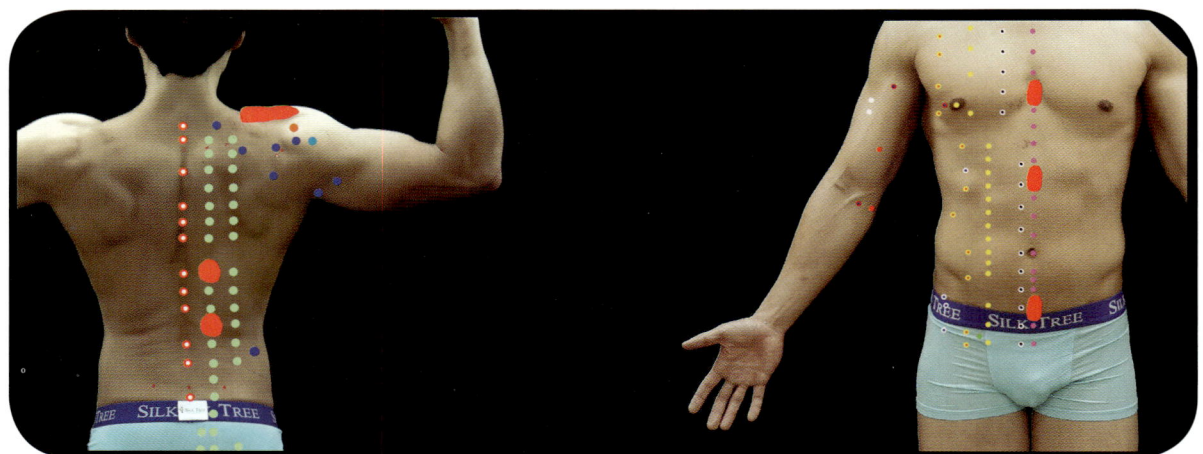

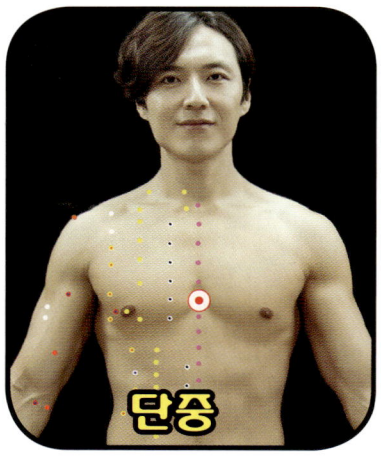

단중

양 유두 사이 중앙 약간 위..

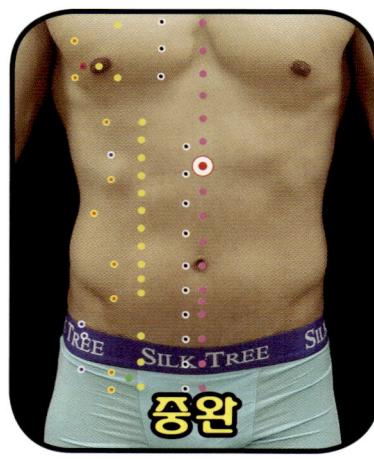

중완

배꼽위 4촌.

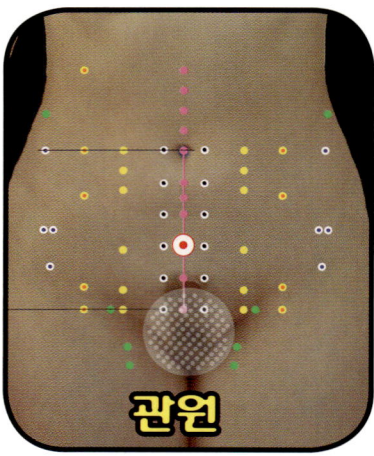

관원

배꼽아래 3촌

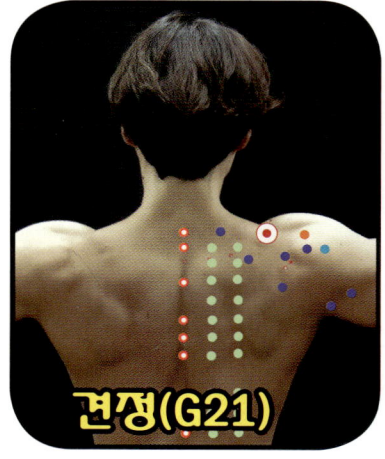

견정(G21)

제7경추극돌기 정점과 견봉각의 중앙.

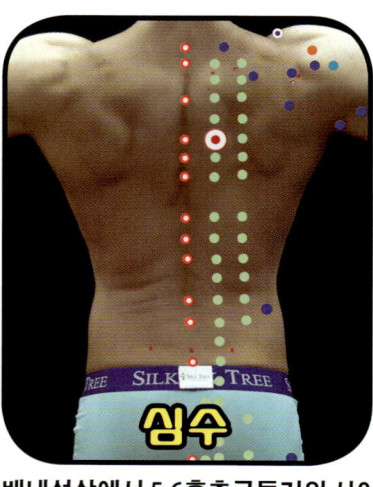

심수

배내선상에서 5,6흉추극돌기의 사이.

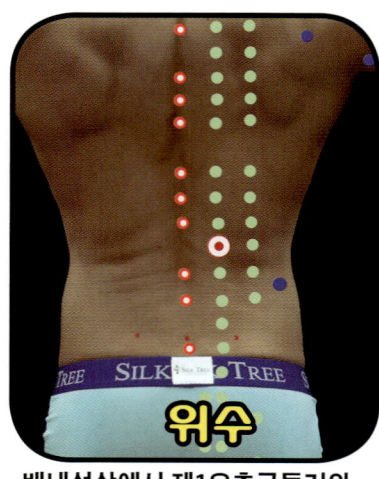

위수

배내선상에서 제1요추극돌기와 제12흉추극돌기 사이의 높이

6. 신경정신과 질환 (정신질환)

신경쇠약 : 백회, 단중, 풍지, 족삼리, 삼음교, 신문

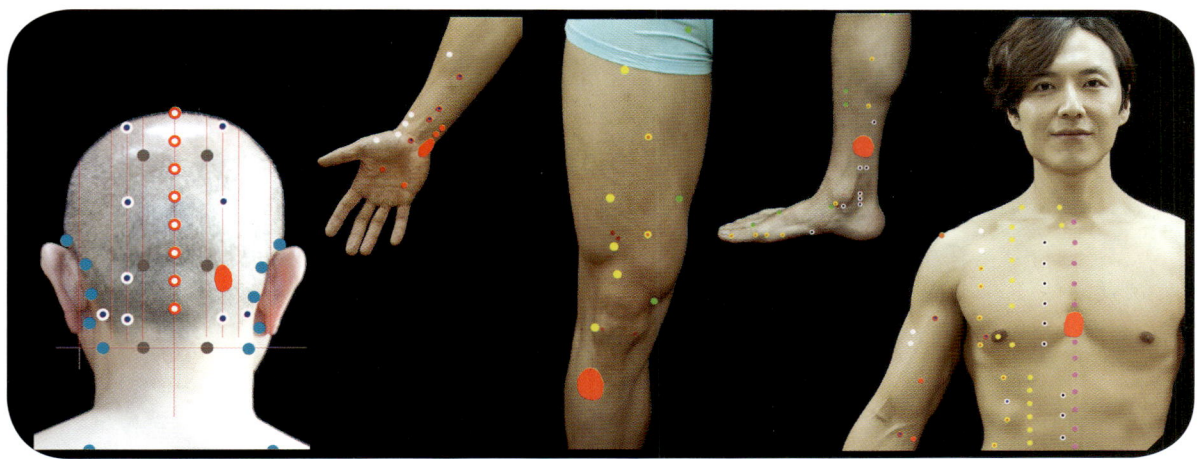

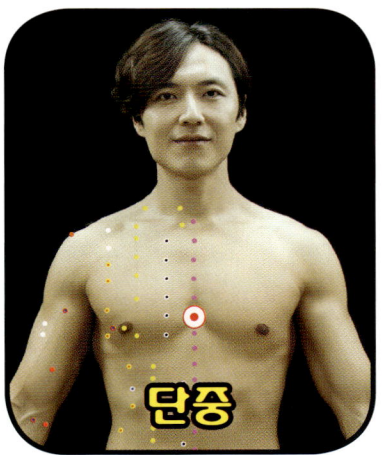

단중
양 유두 사이 중앙 약간 위.

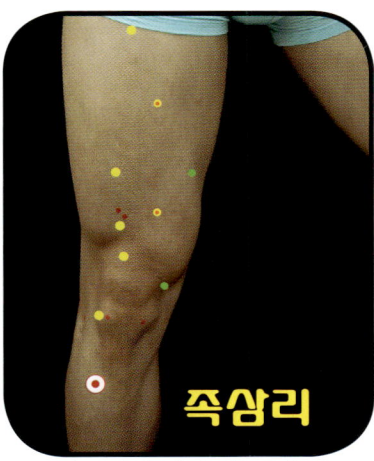

족삼리
슬개골 정점 하방 3촌에서 외측 1촌(2cm)

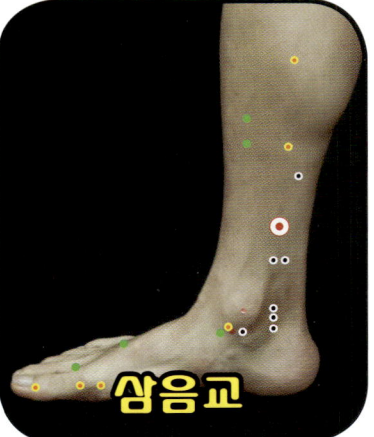

삼음교
내복사뼈 정점 상방3촌. 경골과 근육의 경계. 임산부 침No

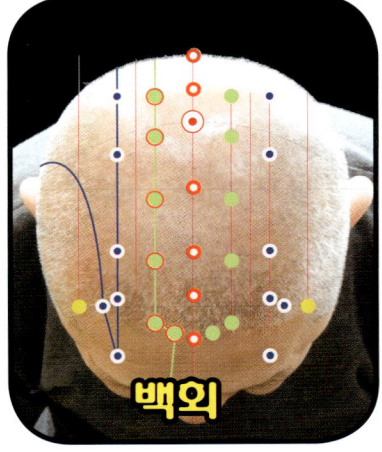

백회
이첨(귀끝)을 수직으로 올라가 정중선과 만나는 지점.

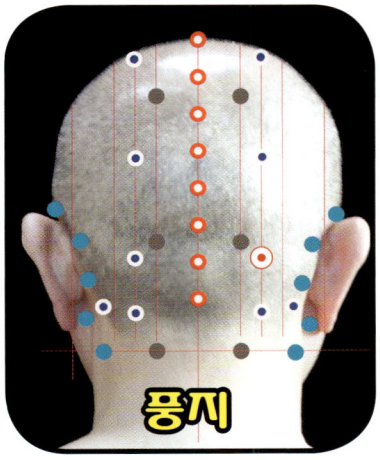

풍지
풍부와 완골사이의 바깥쪽 1/3. 풍부:외후두융기 밑 깊게 패인 곳.

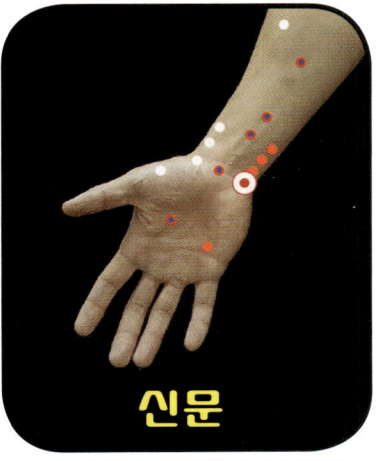

신문
손목을 뒤로 젖힐때 손목주름 위 소지측의 두 근육의 중심.

6. 신경정신과 질환 (정신질환)

실어증 : 아문, 염천, 천돌, 내관, 통리, 합곡

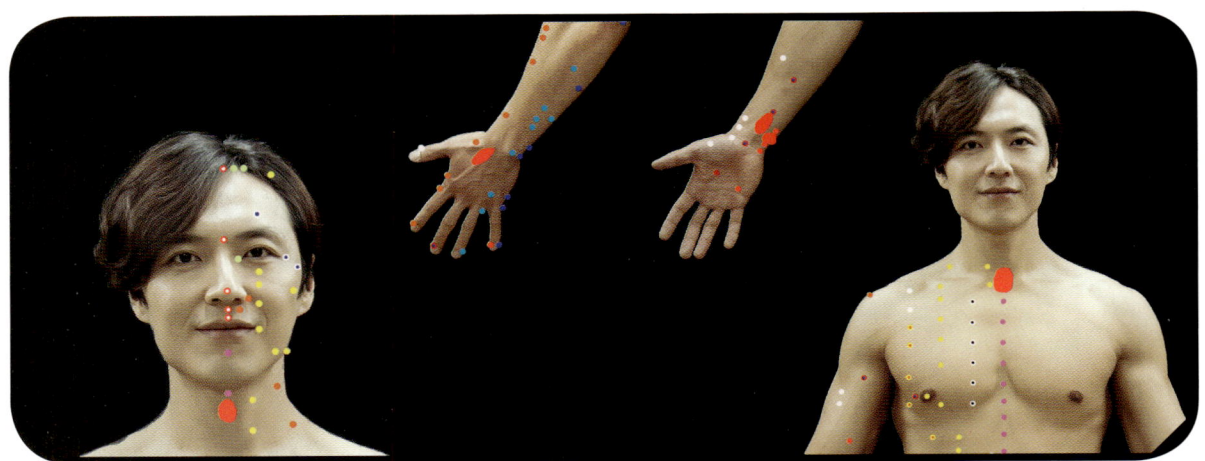

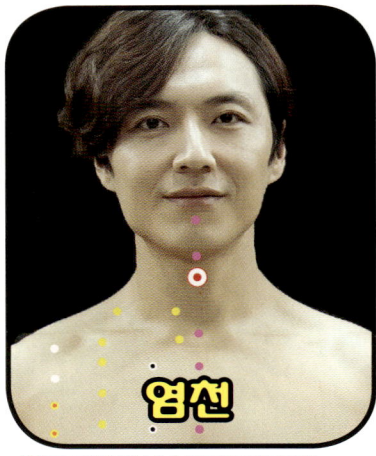

염천

정중선상에서 설골의 바로위.

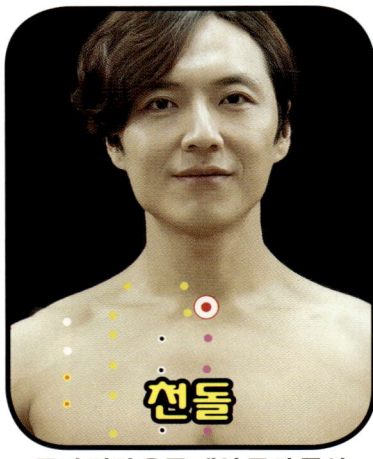

천돌

목젖 밑의 움푹 패인 곳의 중심

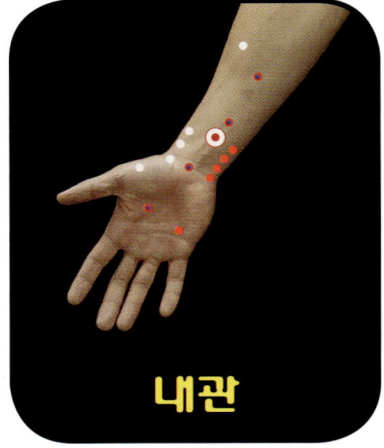

내관

곡택과 대릉 사이를 6등분하고 대릉에서 1/6지점 양건의 사이

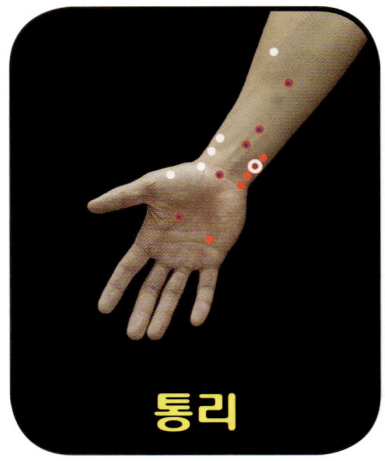

통리

손목주름위의 소지측 두 근육 사이의 신문혈 상방 2cm

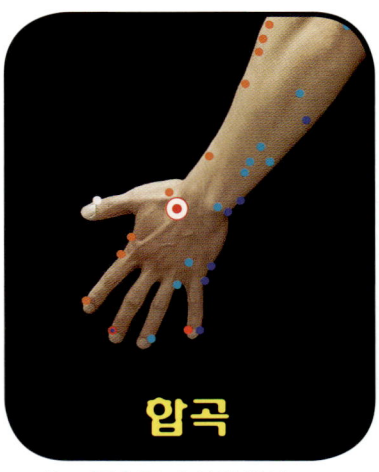

합곡

제1,2중수골저 사이에서 제2중수골저측의 뼈바로밑.

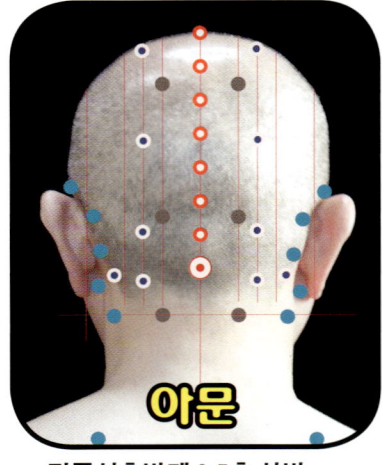

아문

정중선후발제 0.5촌 상방 패인 곳. 풍부1촌 아래. 뜸No

6. 신경정신과 질환 (정신질환)

울화병 : (억제형) 단중, 수구, 내관 (흥분형) 단중, 내관, 신문, 족삼리, 태충

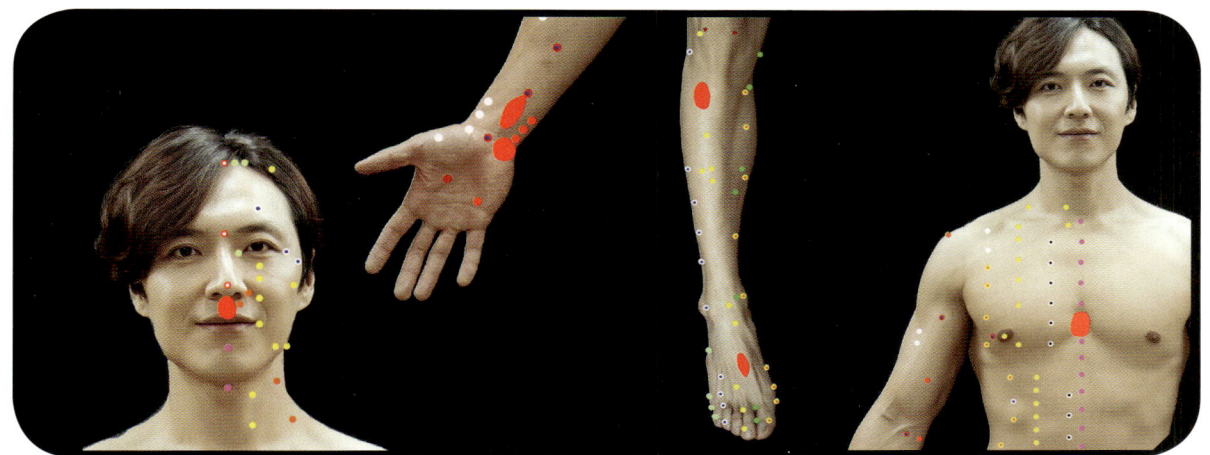

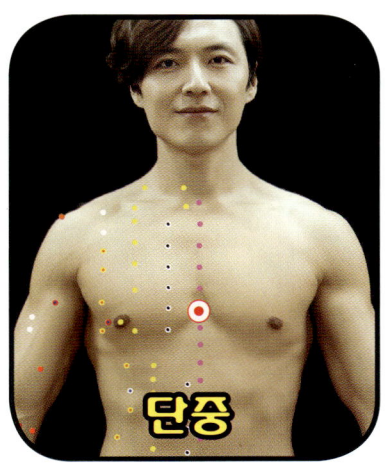

단중
양 유두 사이 중앙 약간 위..

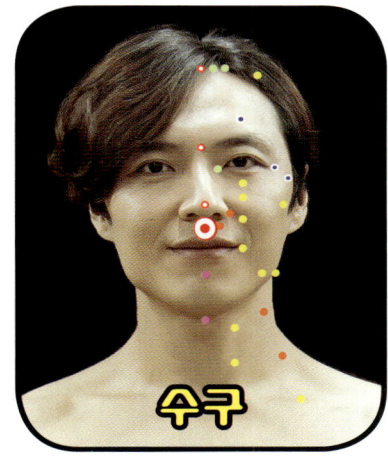

수구
인중구 상방 1/3.

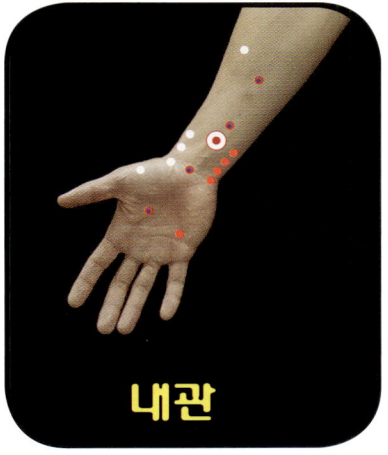

내관
곡택과 대릉 사이를 6등분하고 대릉에서 1/6지점 양건의 사이

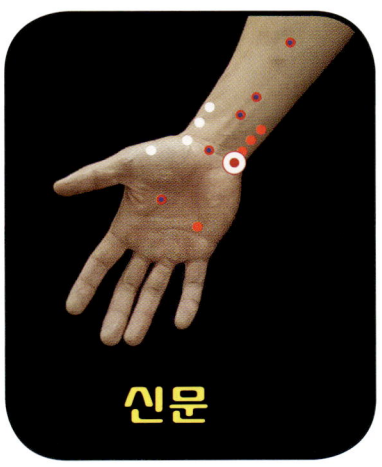

신문
손목을 뒤로 젖힐때 손목주름 위 소지측의 두 근육의 중심.

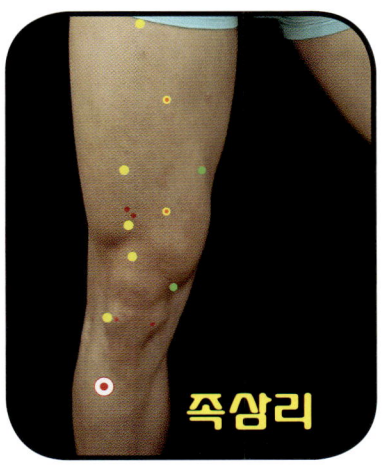

족삼리
슬개골 정점 하방 3촌에서 외측 1촌(2cm)

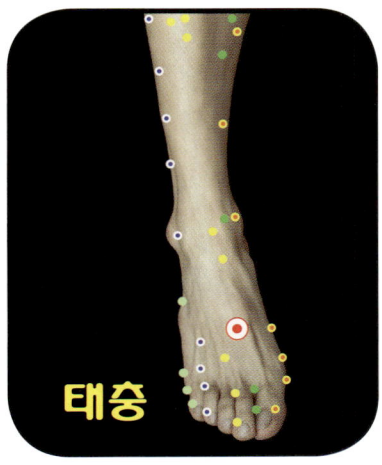

태충
제1,2중족골저의 사이.

6. 신경정신과 질환 (정신질환)

음식삼키기 힘들 때 : 천돌,염천,수삼리,어제,소상,천주,조해

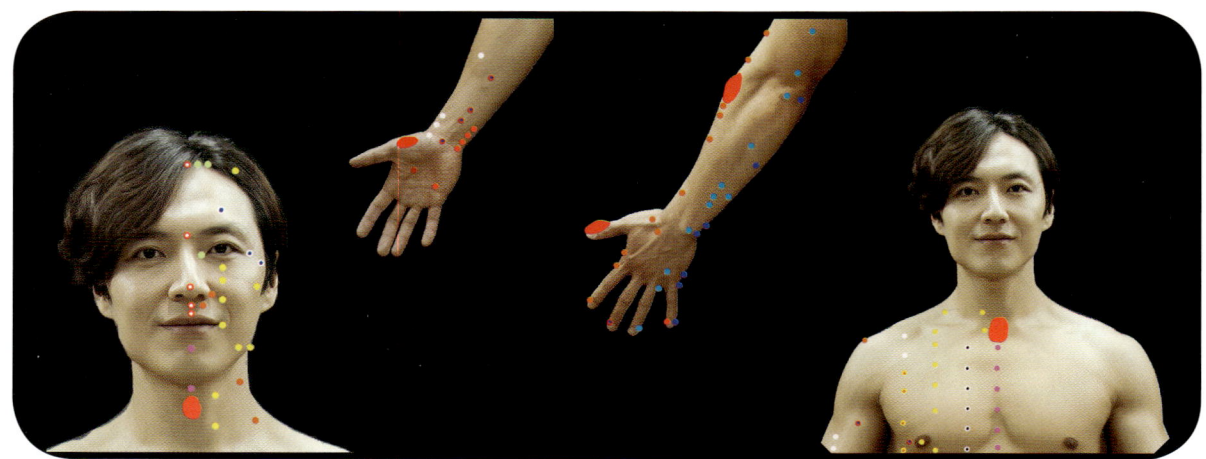

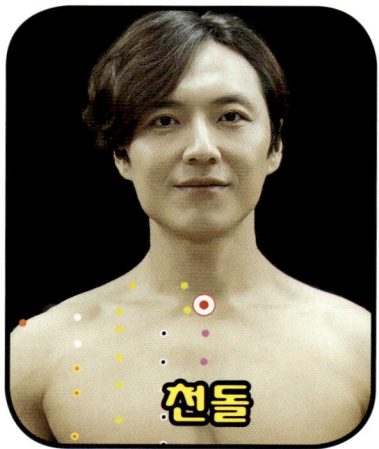

천돌
목젖 밑의 움푹 패인 곳의 중심

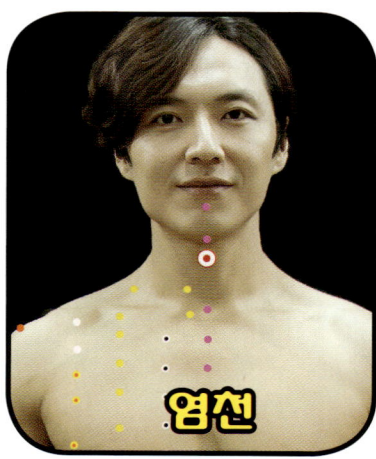

염천
목젖위 2cm 상방 패인곳의 중앙

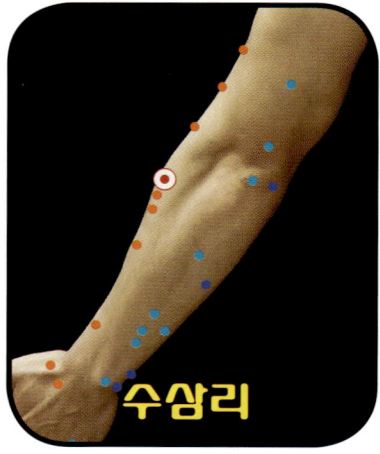

수삼리
곡지와 양계의 사이에서 곡지로부터 1/6.

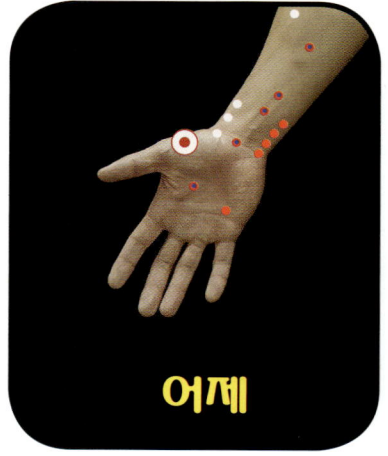

어제
제1중수골의 중앙. 손등손바닥 피부경계의 약간 손바닥쪽.

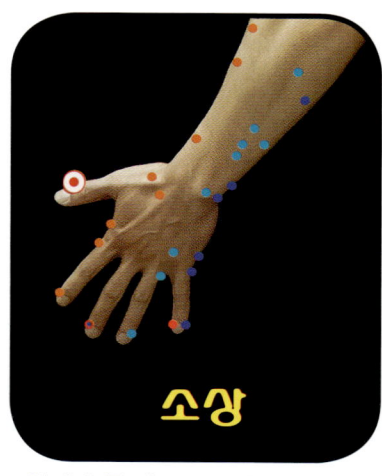

소상
엄지 손톱 안쪽 모서리로부터 상방 2~3mm

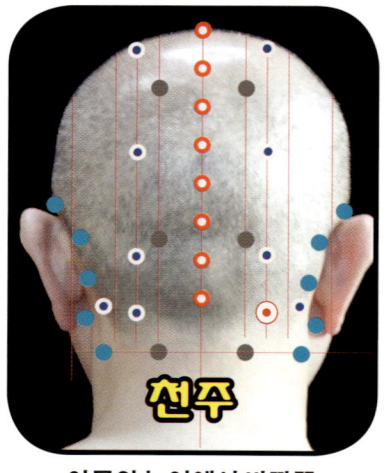

천주
아문의 높이에서 바깥쪽 2cm의 증폭근의 팽융정점

6. 신경정신과 질환 (정신질환)

음식중독: 단중, 중완, 천추, 내관, 족삼리, 태충

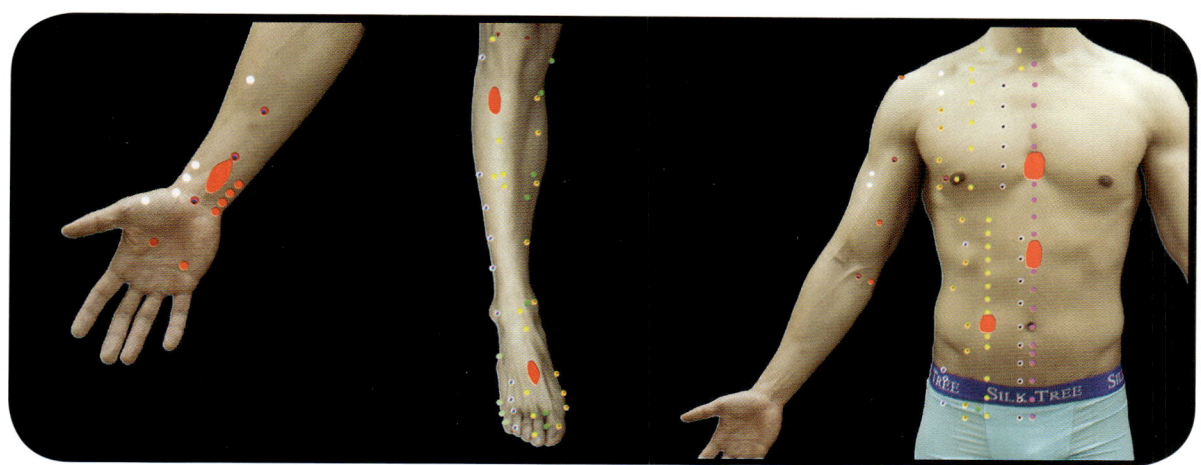

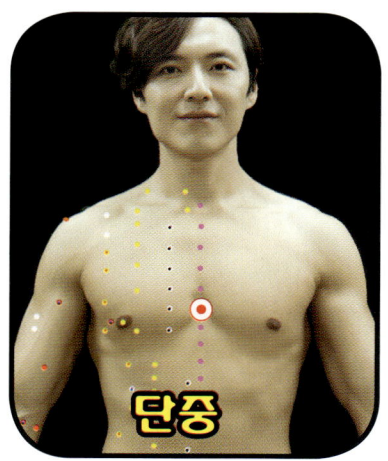

단중

양 유두 사이 중앙 약간 위..

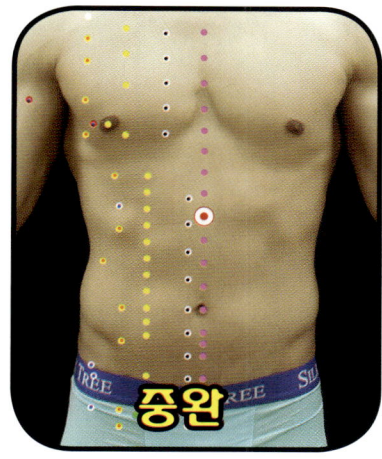

중완

배꼽위 4촌.

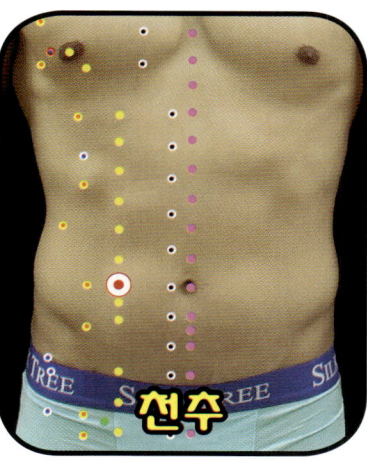

천추

복간선상에서 신궐의 높이

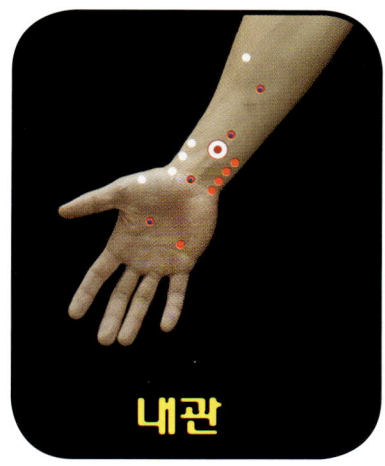

내관

곡택과 대릉 사이를 6등분하고 대릉에서 1/6지점 양건의 사이

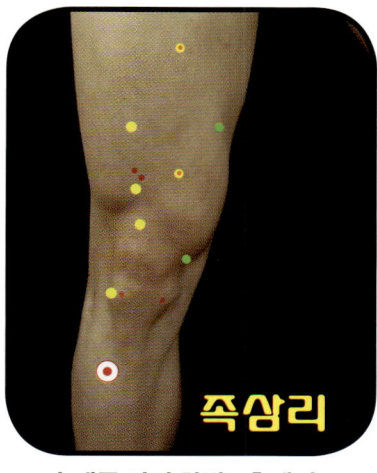

족삼리

슬개골 정점 하방 3촌에서 외측 1촌(2cm)

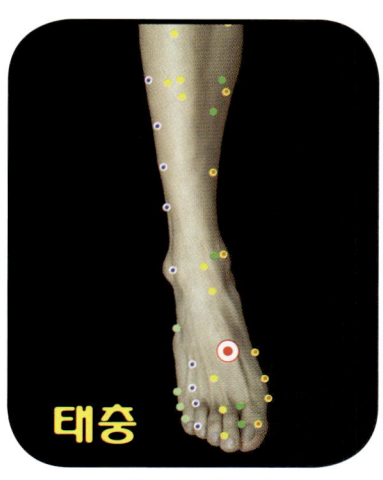

태충

제1,2중족골저의 사이.

6. 신경정신과 질환 (정신질환)

의심증(히스테리) : 신회,신도,독수,격수,단중,견정(G21),견중수,내관

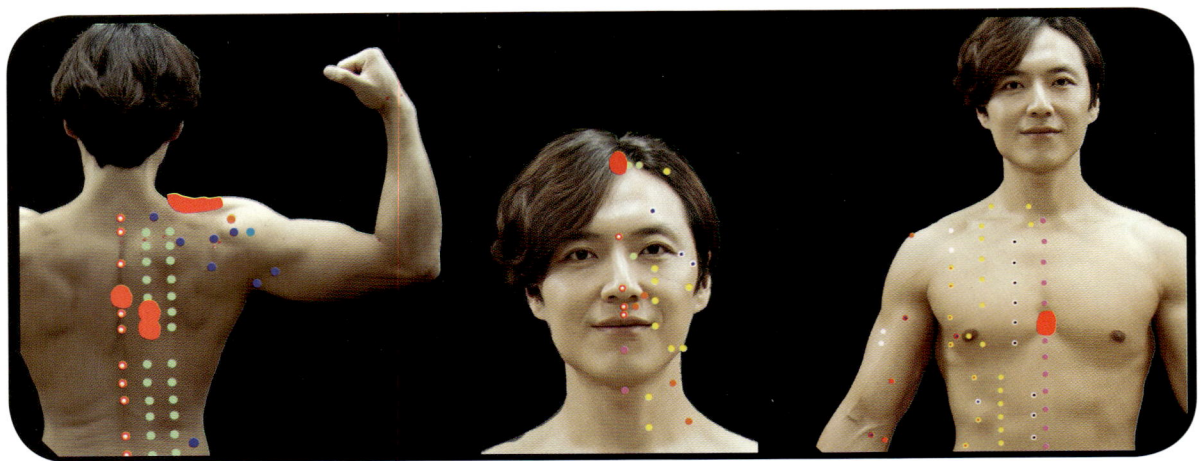

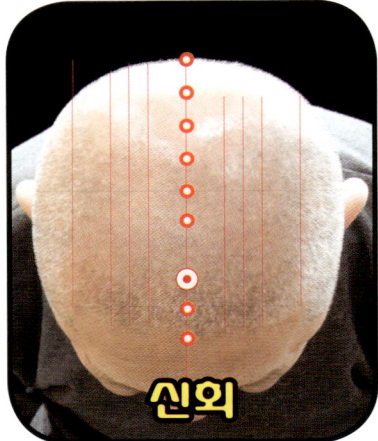

신회
백회와 신정의 사이에서 신정으로부터 2/5.상성혈 후방1촌

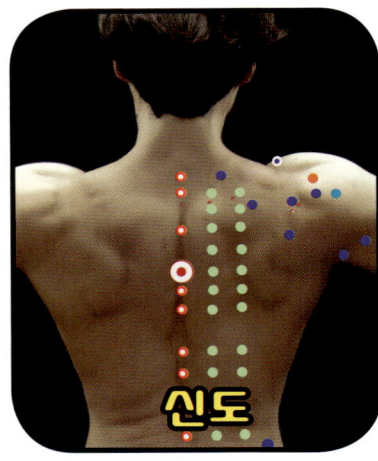

신도
제5,6흉추극돌기 사이에 있다.

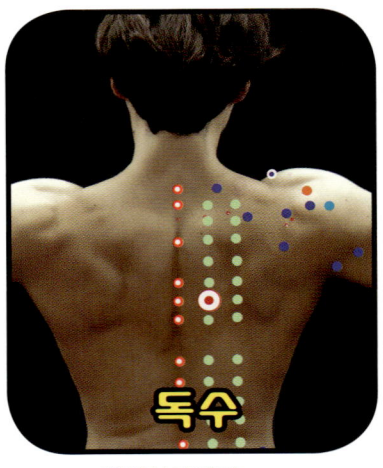

독수
배내선상에서 6,7흉추극돌기의 사이.

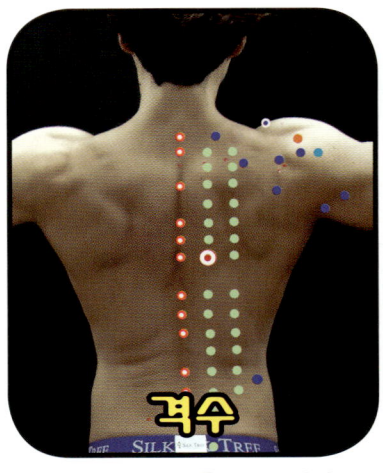

격수
배내선상에서 7,8흉추극돌기의 사이.

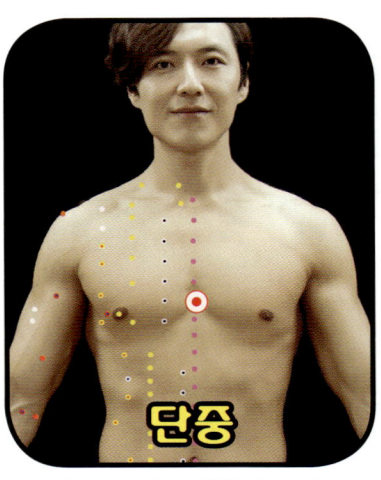

단중
양 유두 사이 중앙 약간 위..

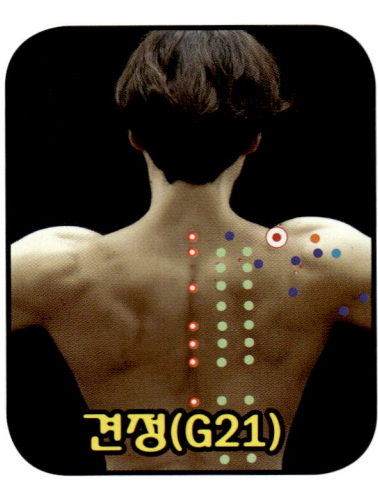

견정(G21)
제7경추극돌기 정점과 견봉각의 중앙.

6. 신경정신과 질환 (정신질환)

정신분열증 : 단중, 신주, 심수, 신문, 대릉, 족삼리

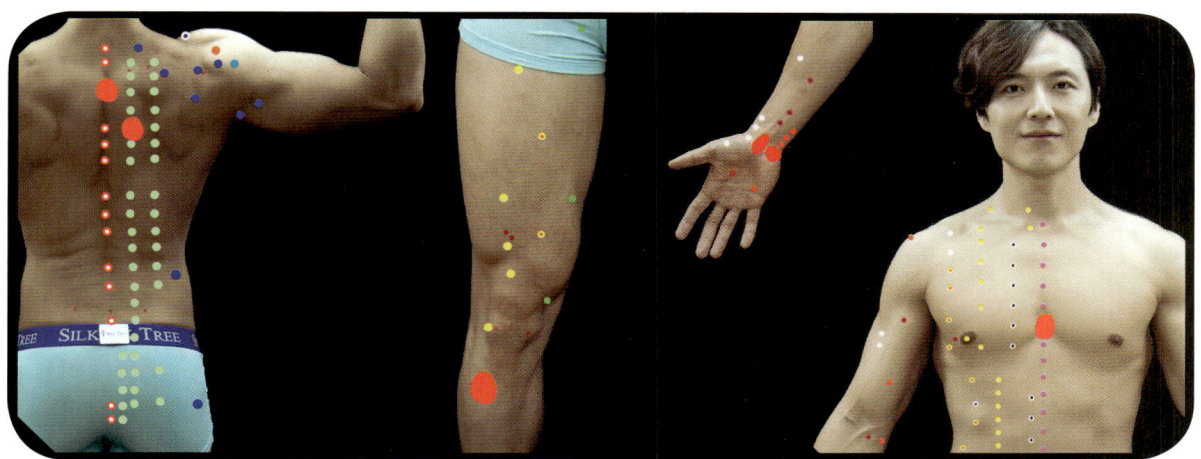

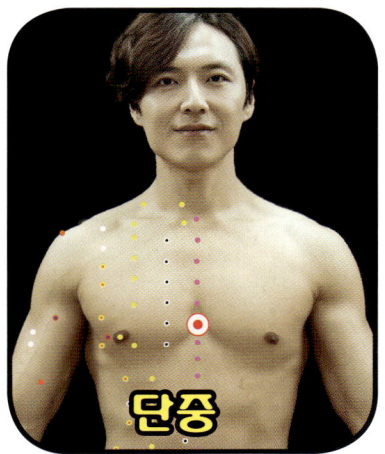

단중
양 유두 사이 중앙 약간 위.

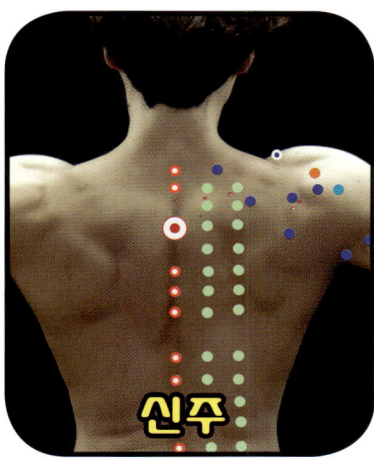

신주
제3,4흉추극돌기 사이에 있다.

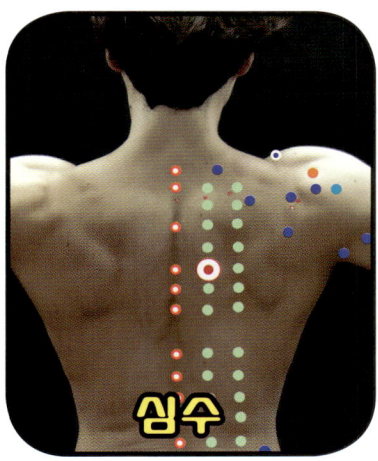

심수
배내선상에서 5,6흉추극돌기의 사이.

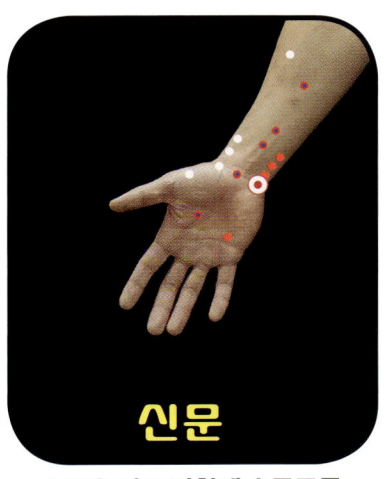

신문
손목을 뒤로 젖힐때 손목주름 위 소지측의 두 근육의 중심.

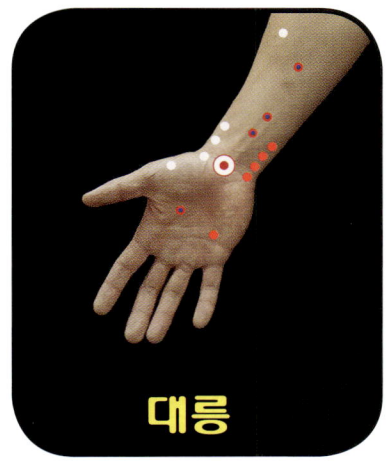

대릉
손목의 가장 굵은 횡문위 중앙의 두 힘줄의 패인곳.

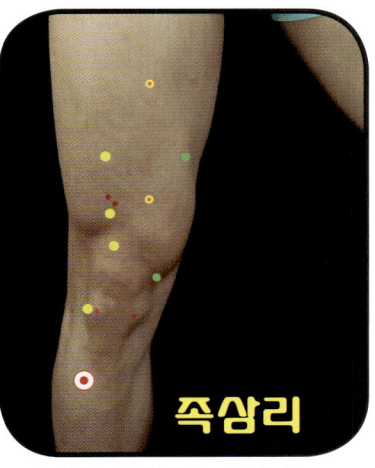

족삼리
슬개골 정점 하방 3촌에서 외측 1촌(2cm)

6. 신경정신과 질환 (정신질환)

조(우)울증: 백회, 소해(H8), 간사, 내관, 신문, 합곡, 족삼리, 태충

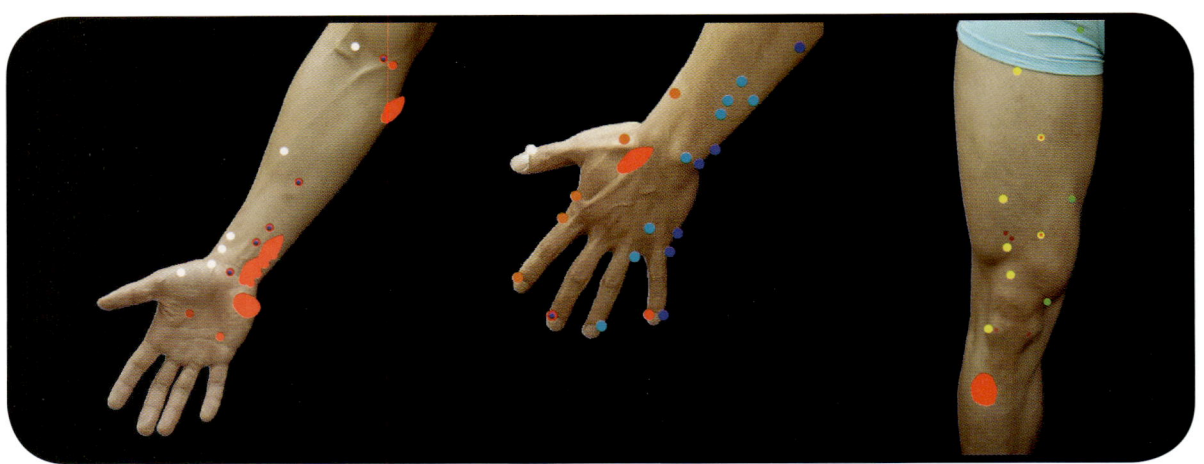

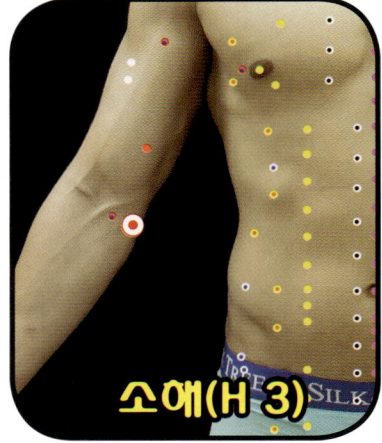

소해(H 3)
상과선상 내측상과와 팔꿈치의 중앙.

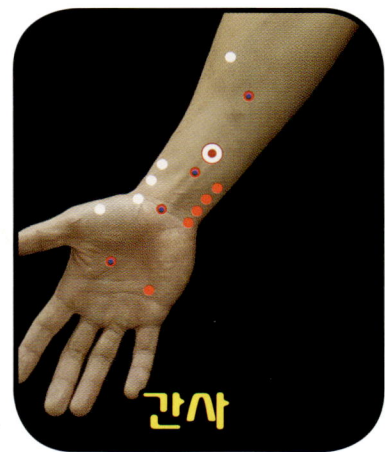

간사
곡택과 대릉의 사이를 4등분 하고 대릉1/4에서 두힘줄사이

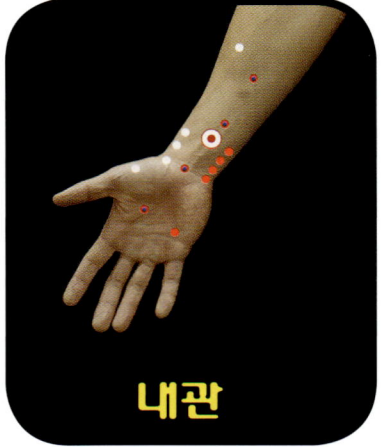

내관
곡택과 대릉 사이를 6등분하고 대릉에서 1/6지점 양건의 사이

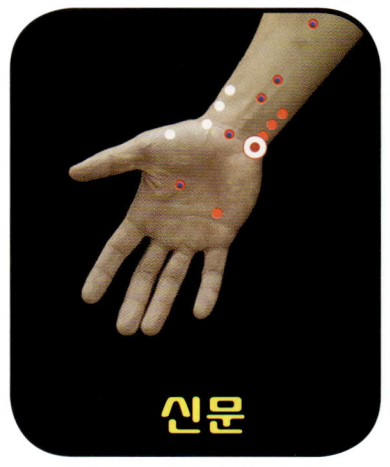

신문
손목을 뒤로 젖힐때 손목주름 위 소지측의 두 근육의 중심.

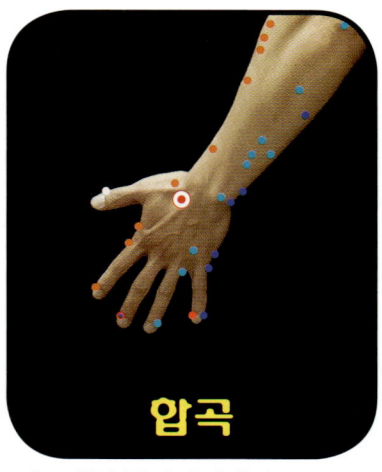

합곡
제1,2중수골저 사이에서 제2중수골저측의 뼈바로밑.

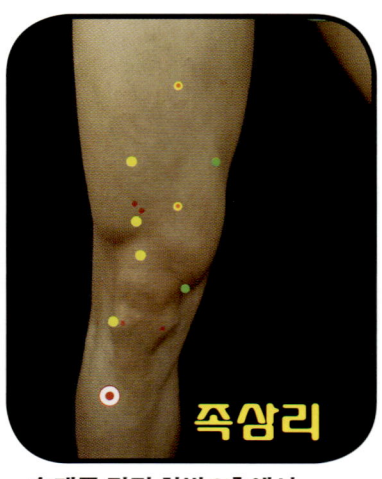

족삼리
슬개골 정점 하방 3촌에서 외측 1촌(2cm)

6. 신경정신과 질환 (정신질환)

중독 : 신수, 대장수, 외관, 소부, 음곡, 족삼리, 축빈

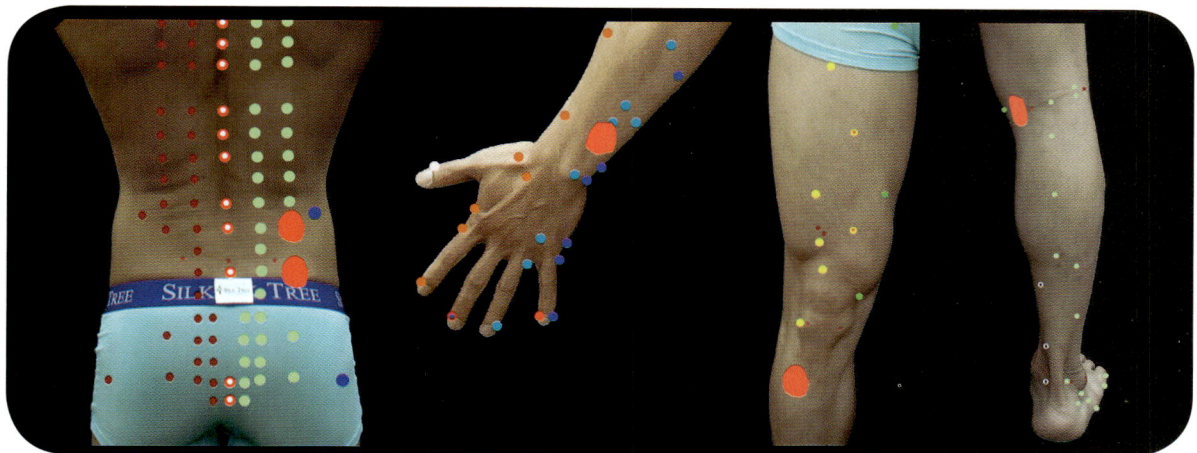

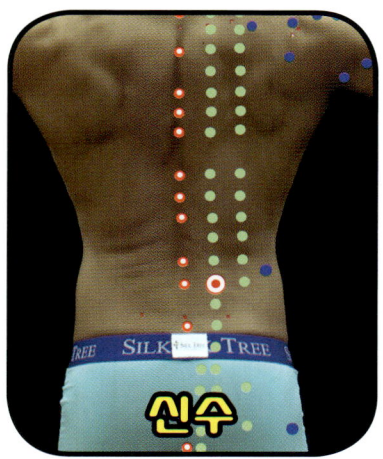

신수

배내선상에서
제2,3 요추극돌기의 사이.

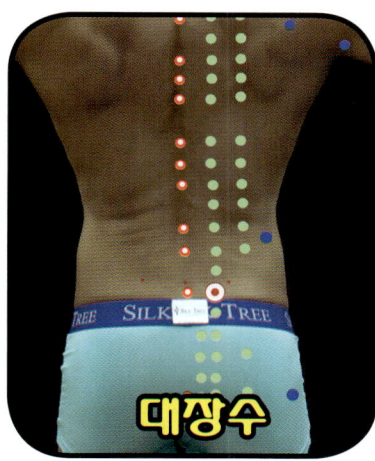

대장수

배내선상에서
제4,5요추극돌기의 사이.

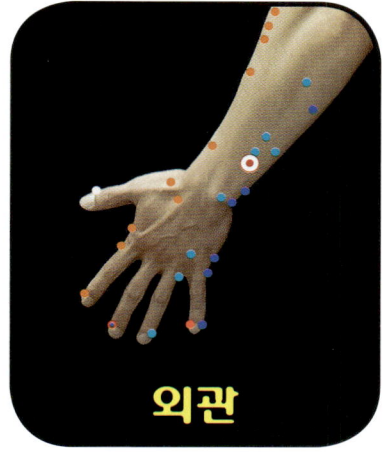

외관

양지혈 위 2촌,
척골과 요골 사이.

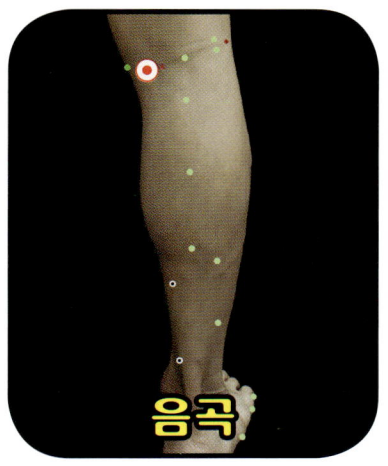

음곡

무릎을 가볍게 굽힌끝은 음곡
최대로 굽힌끝은 곡천.

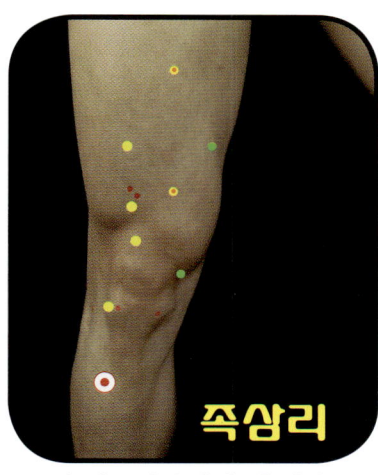

족삼리

슬개골 정점 하방 3촌에서
외측 1촌(2cm)

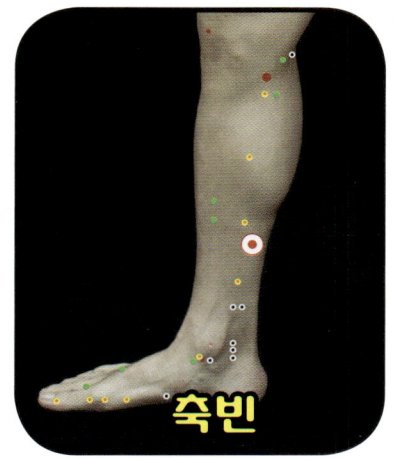

축빈

음곡과 태계의 사이를 3등분
하고 태계로부터1/3 상방1cm

6. 신경정신과 질환 (정신질환)

집중력 증강: 신문, 태연, 족삼리, 음릉천, 삼음교, 대도

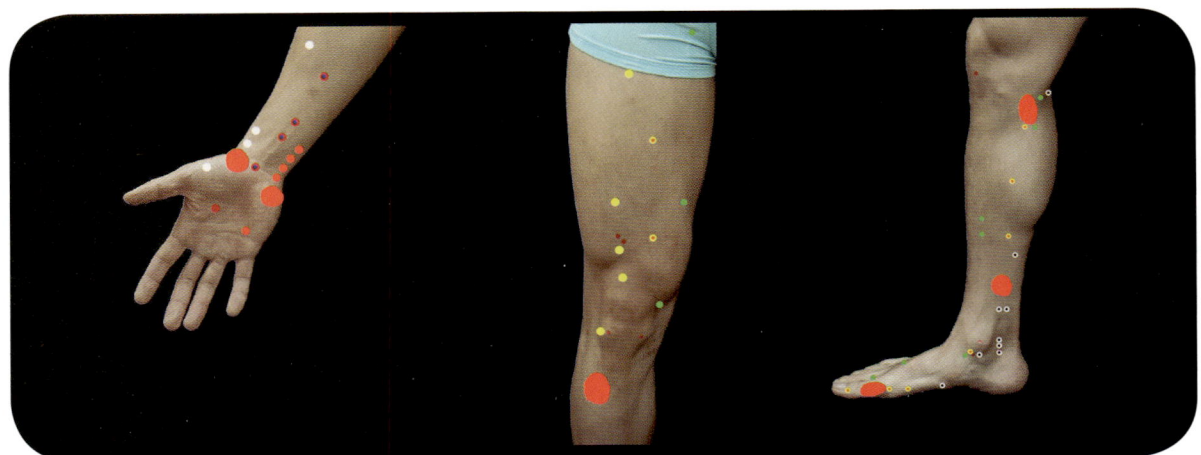

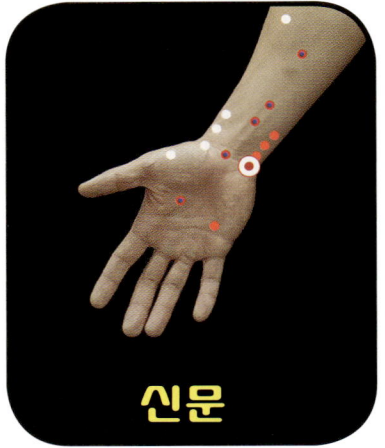

신문
손목을 뒤로 젖힐때 손목주름 위 소지측의 두 근육의 중심.

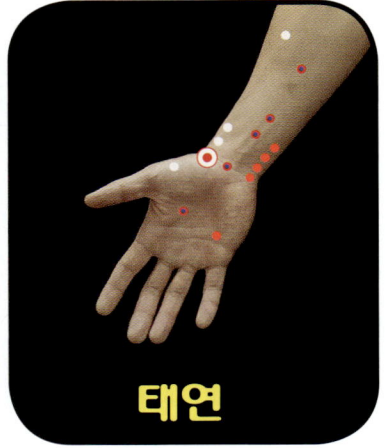

태연
손목주름위 엄지측 끝 패인 곳. 맥이 뛴다.

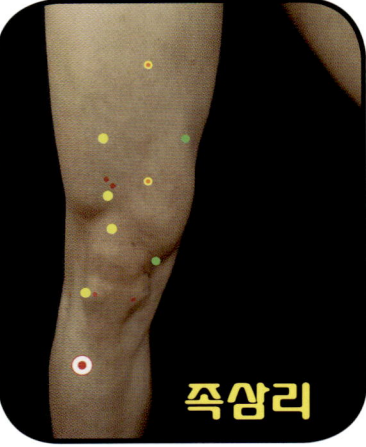

족삼리
슬개골 정점 하방 3촌에서 외측 1촌(2cm)

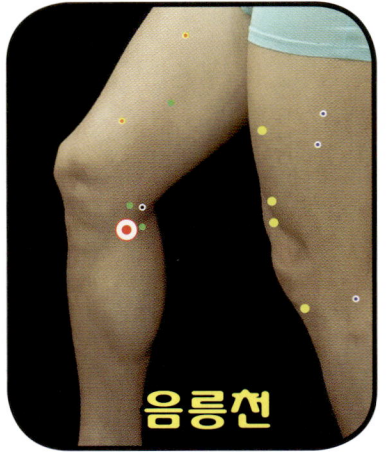

음릉천
경골내측과 바로뒤 아랫쪽. 뜸No 양릉천과 맞뚫리는 혈.

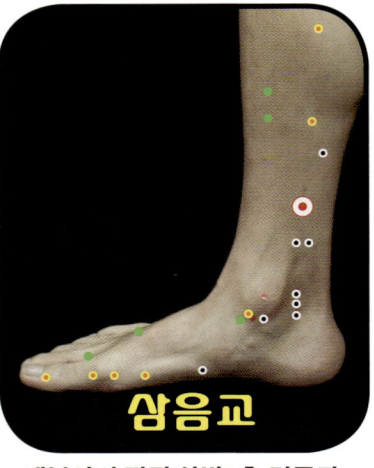

삼음교
내복사뼈 정점 상방3촌. 경골과 근육의 경계. 임산부 침No

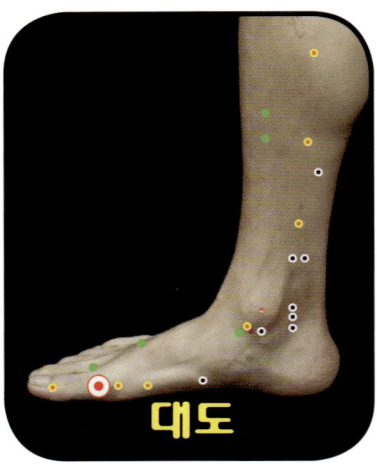

대도
엄지발가락 기절골저 뼈밑 안쪽

6. 신경정신과 질환 (정신질환)

치매:백회,단중,중완,관원,신문,후계,신정

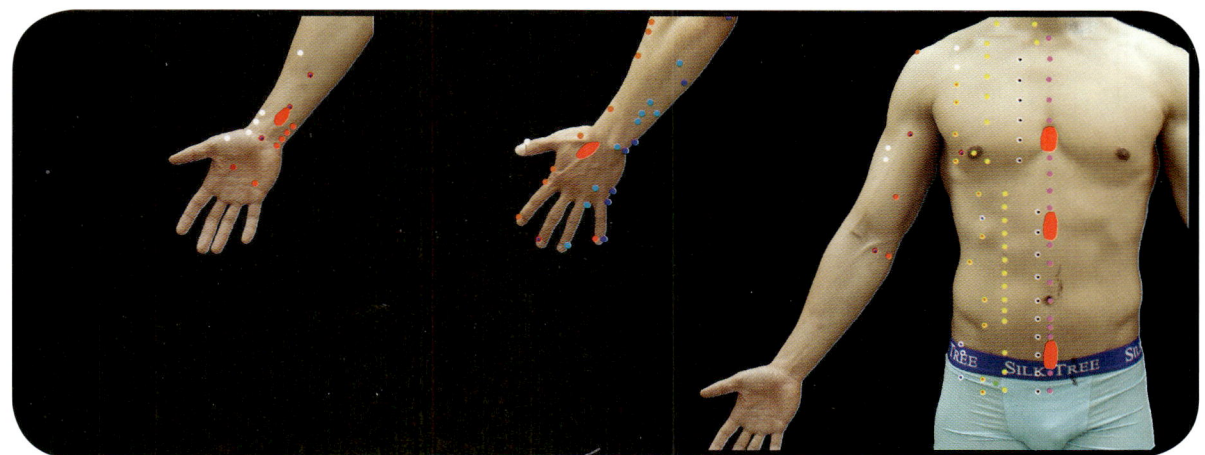

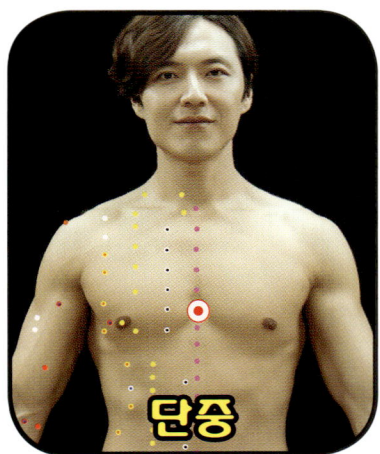

단중
양 유두 사이 중앙 약간 위..

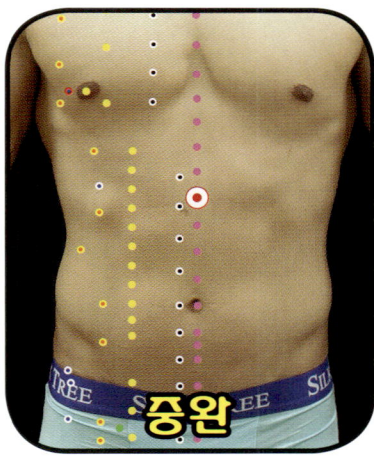

중완
배꼽위 4촌.

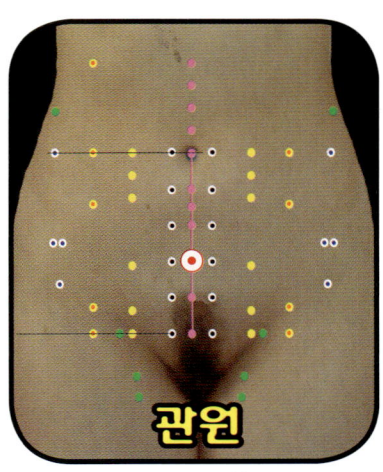

관원
배꼽아래 3촌

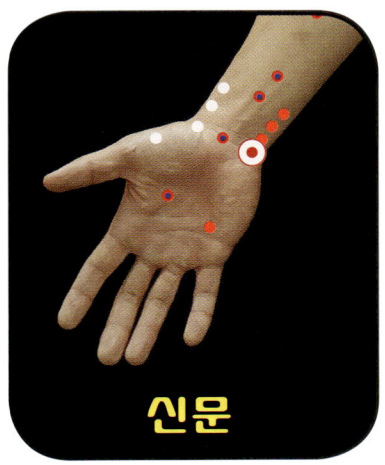

신문
손목을 뒤로 젖힐때 손목주름 위 소지측의 두 근육의 중심.

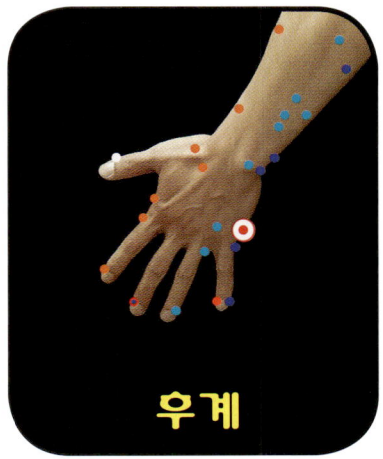

후계
주먹을 쥐면 소지측 안쪽에 두개의 주름중 손목쪽 주름끝

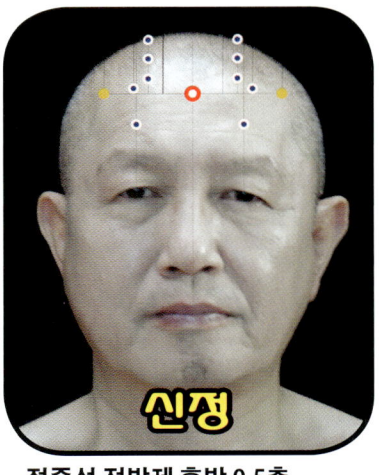

신정
정중선 전발제 후방 0.5촌.

6. 신경정신과 질환 (정신질환)

히스테리: 신회,수구,단중,거궐,아문,천주,신도,독수,격수,견정,견중수,내관

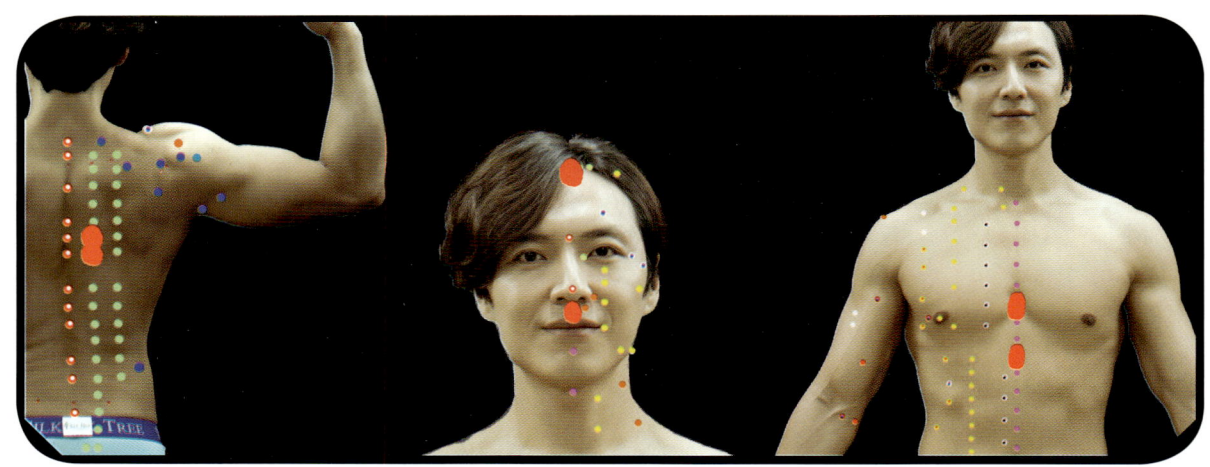

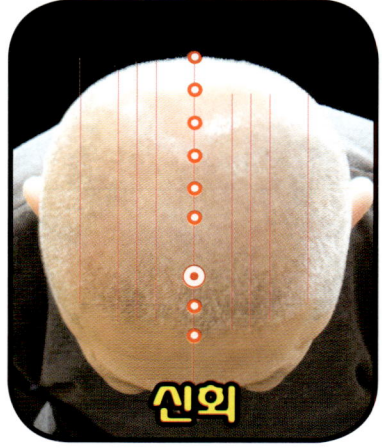

신회
백회와 신정의 사이에서 신정으로부터 2/5. 상성혈 후방1촌

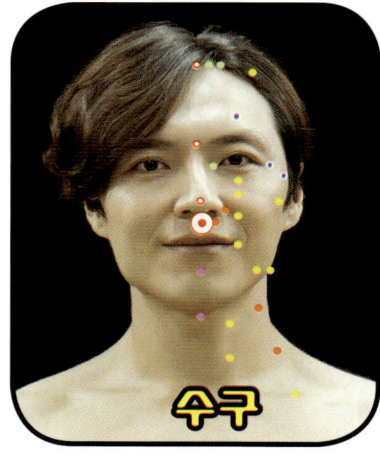

수구
인중구 상방 1/3.

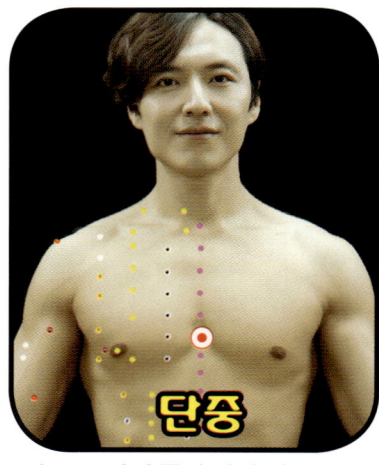

단중
양 유두 사이 중앙 약간 위..

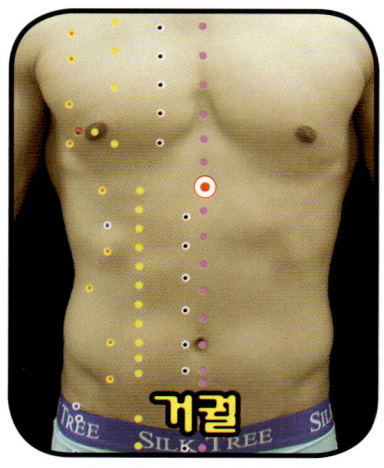

거궐
배꼽위 6촌. 중완위 2촌.

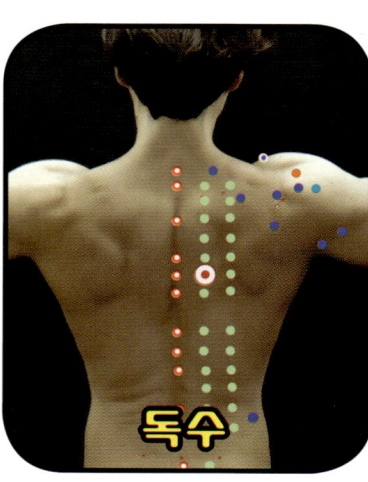

독수
배내선상에서 6,7흉추극돌기의 사이.

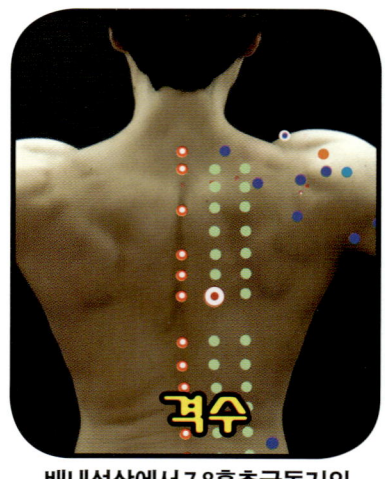

격수
배내선상에서 7,8흉추극돌기의 사이.

＃ 07

신경외과, 정형외과,
관절 질환

7. 신경외과/정형외과 질환/관절질환

전간(간질병) : 전간(뜸),백회,풍부,도도,심수,간수,구미,후계,태충,풍륭

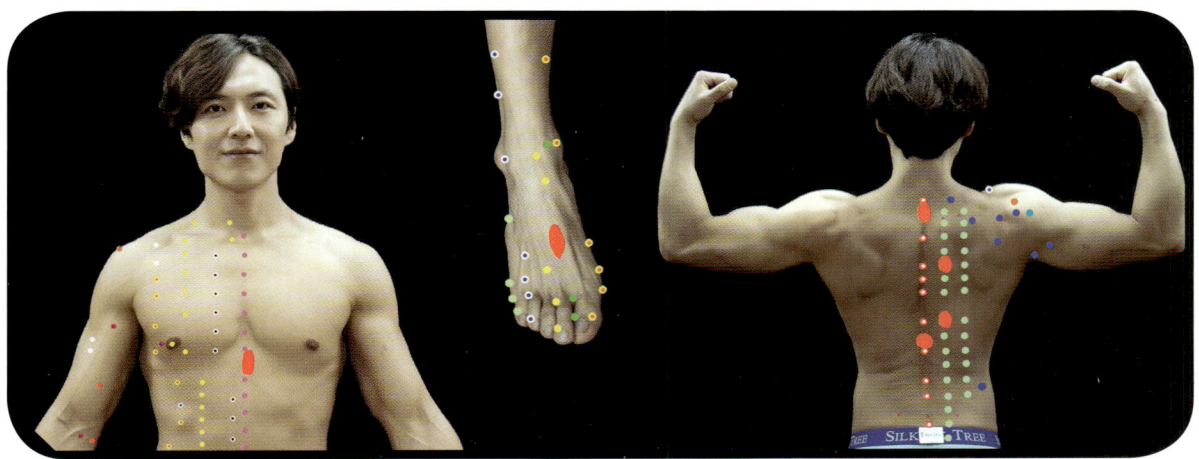

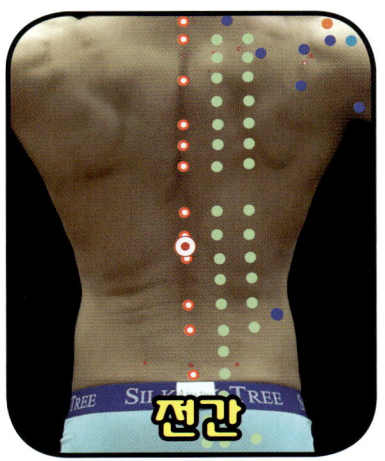

전간
흉추 11번. 뜸 시술만 가함.

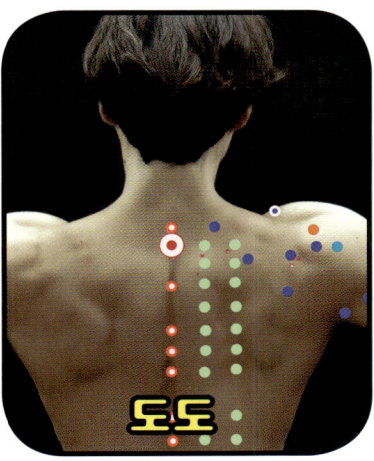

도도
제1,2흉추극돌기 사이에 있다.

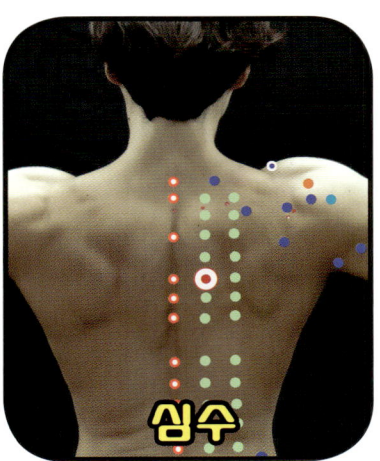

심수
배내선상에서 5,6흉추극돌기의 사이.

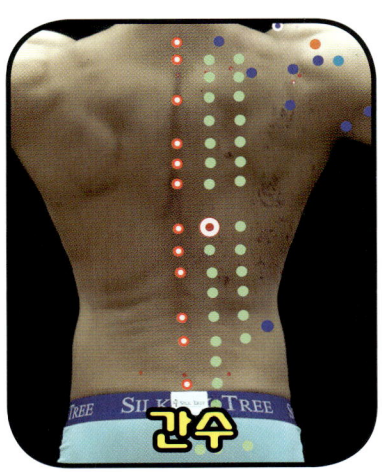

간수
배내선상에서 9,10흉추극돌기의 사이.

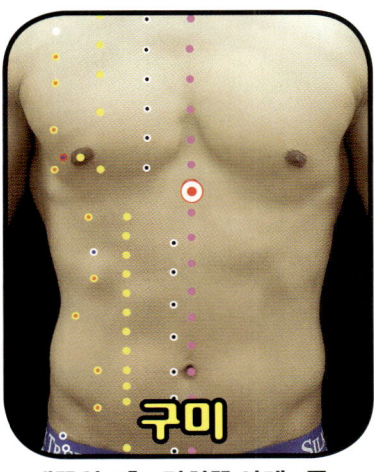

구미
배꼽위 7촌. 명치끝 아래 5푼.

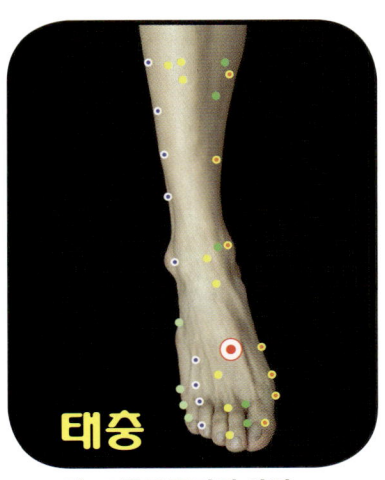

태충
제1,2중족골저의 사이.

7. 신경외과/정형외과 질환/관절질환

구안와사: 양백,태양,정명,지창,청회,협거,예풍,풍지,합곡,내정

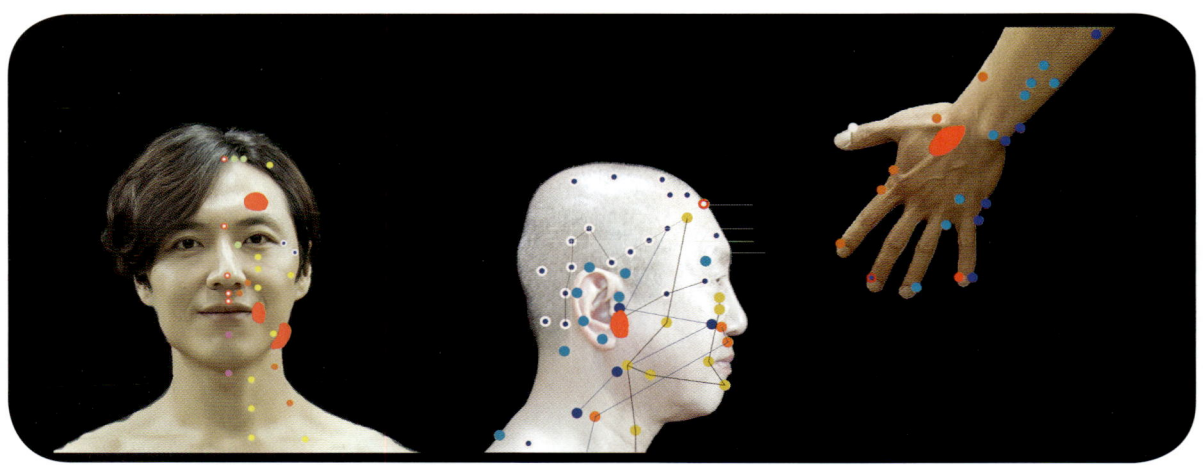

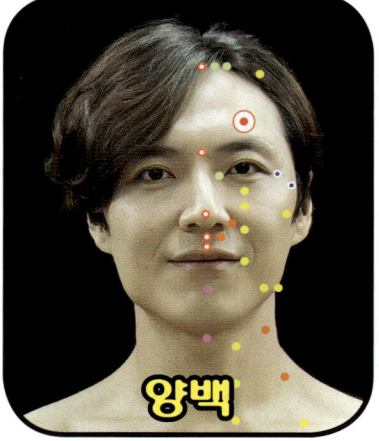

양백
동공 수직선상에서 눈썹상단 2cm 위.

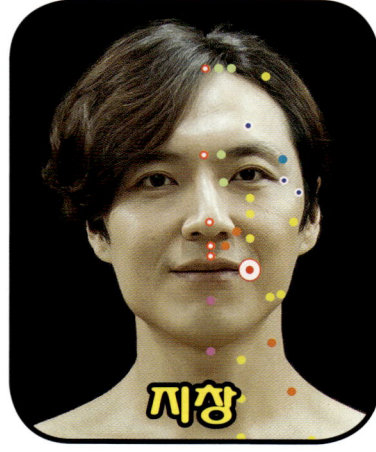

지창
입가(입술 바깥끝)로부터 바깥쪽 1cm

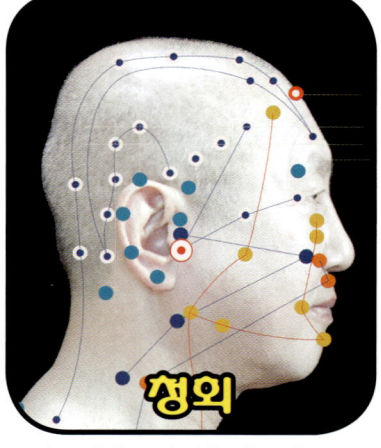

청회
이주아래 주간절흔 바로앞 패인곳.입을 벌리면 움푹 패임

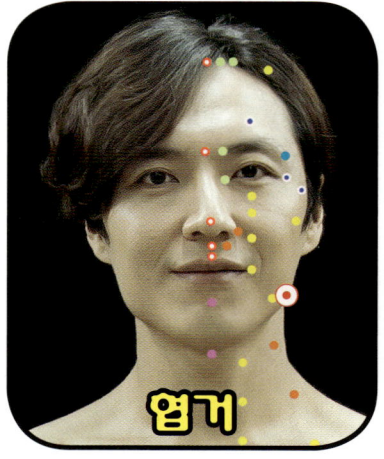

협거
하악각 2등분선 앞상방 1cm

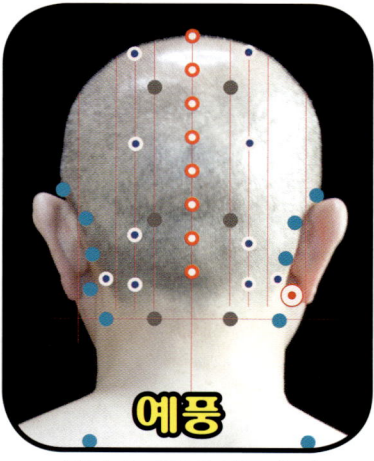

예풍
귓불과 귀뒤 유양돌기 앞끝 사이의 움푹패인 곳.

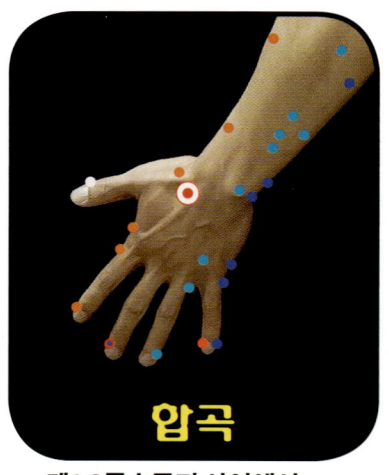

합곡
제1,2중수골저 사이에서 제2중수골저측의 뼈바로밑.

7. 신경외과/정형외과 질환/관절질환

늑간신경통: 단중,신장,보랑,천계,대저~담수,척택,극문,내관

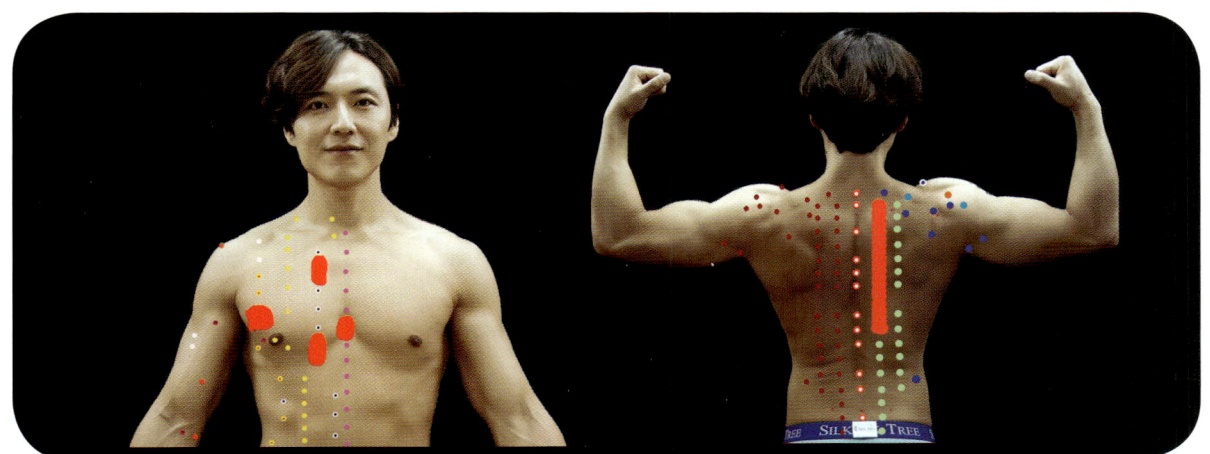

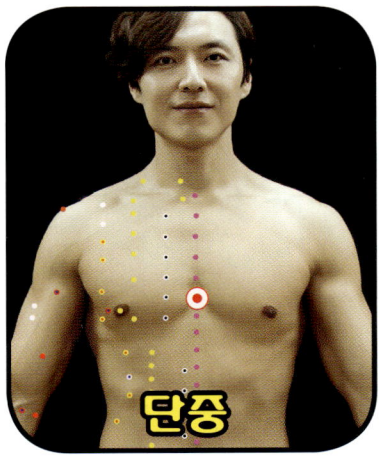
단중
양 유두 사이 중앙 약간 위..

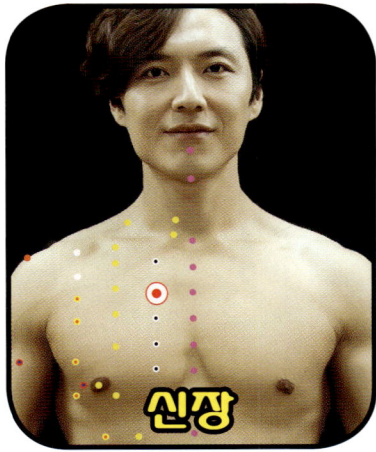
신장
흉내선상에서 제2늑간을 손으로 눌러 느끼는 패인 곳

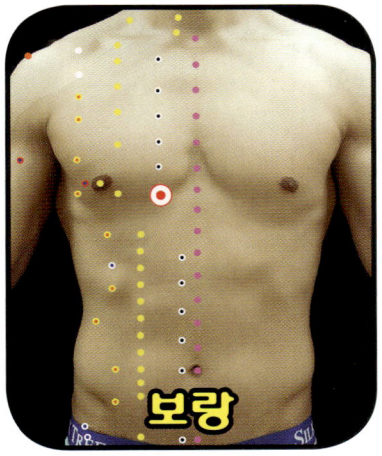
보랑
흉내선상에서 제5늑간을 손으로 눌러 느끼는 패인 곳

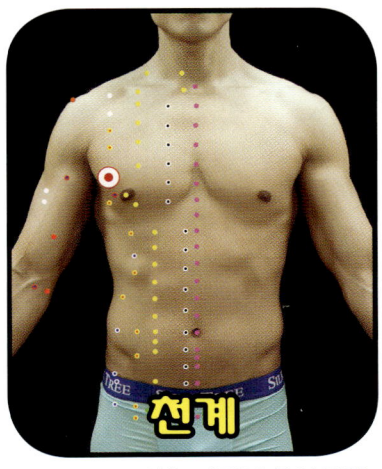
천계
유두 2cm 위 높이에서 흉외선위

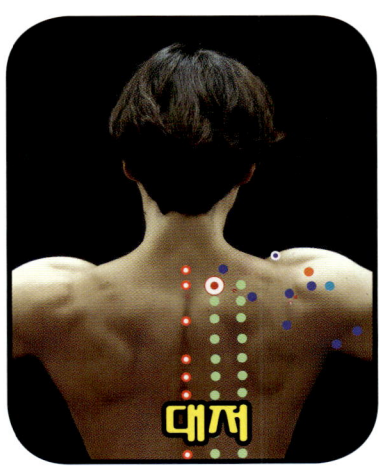
대저
배내선상에서 1,2흉추극 돌기의 사이.

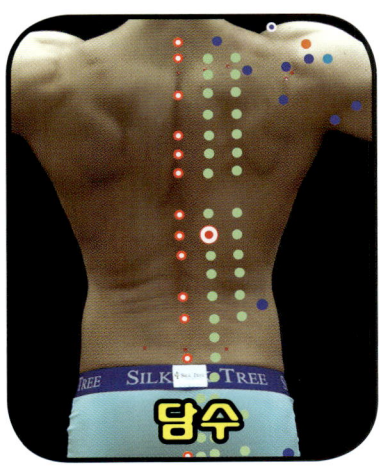
담수
배내선상에서 10,11흉추극돌기의 사이.

7. 신경외과/정형외과 질환/관절질환

다발성 신경근염 ; 곡지,외관,족삼리,해계,양릉천,절골,팔사,팔풍

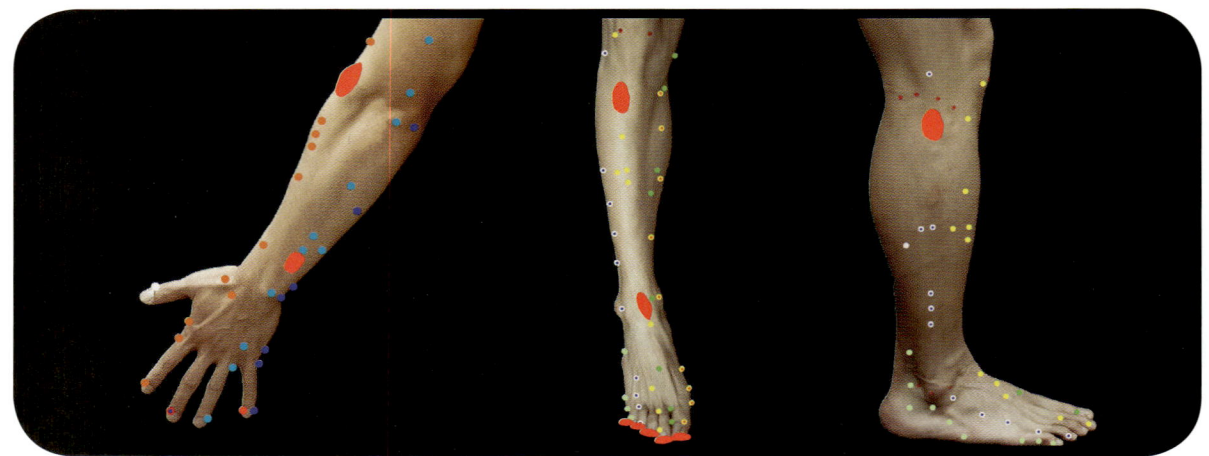

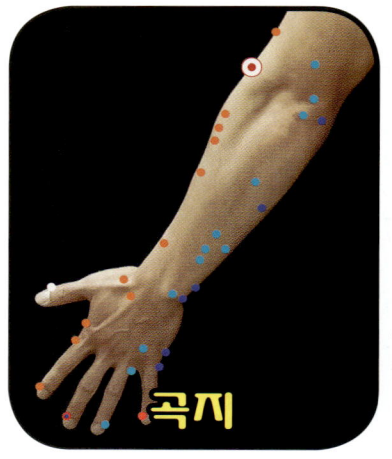

곡지
팔꿈치를 굽혔을때 바깥쪽 주름끝

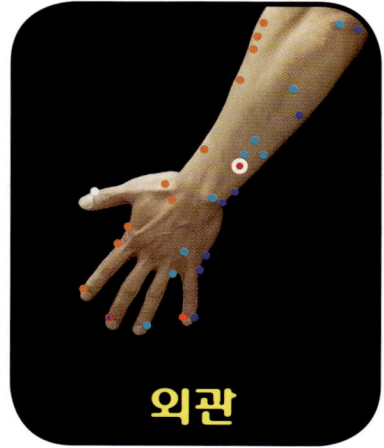

외관
양지혈 위 2촌, 척골과 요골 사이.

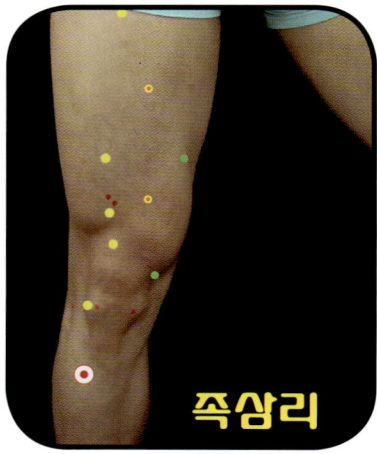

족삼리
슬개골 정점 하방 3촌에서 외측 1촌(2cm)

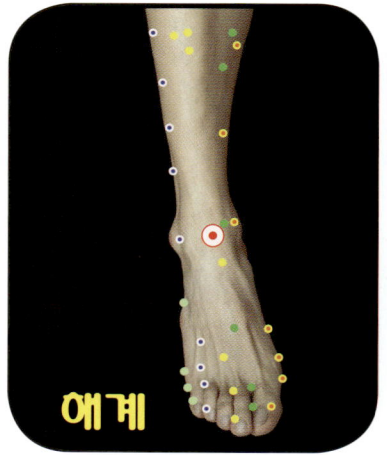

해계
외복사뼈 높이에서 장모지신근건 소지측.

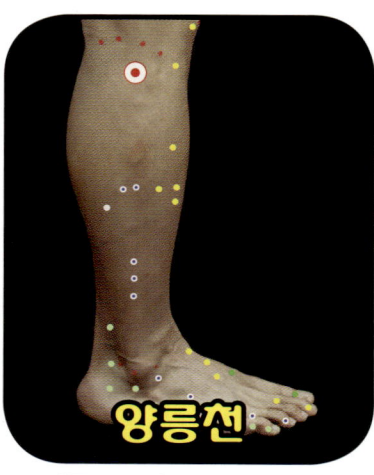

양릉천
비골소두 앞 아래, 족삼리혈 후방 1촌 윗쪽.

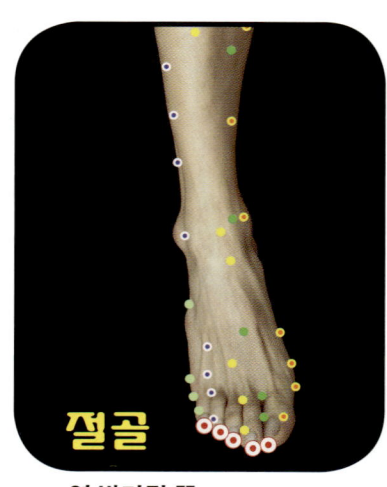

절골
열 발가락 끝. 발톱에서 0.1촌 떨어짐.

7. 신경외과/정형외과 질환/관절질환

대퇴신경통: 거료,환도,풍시,복토,혈해,음릉천

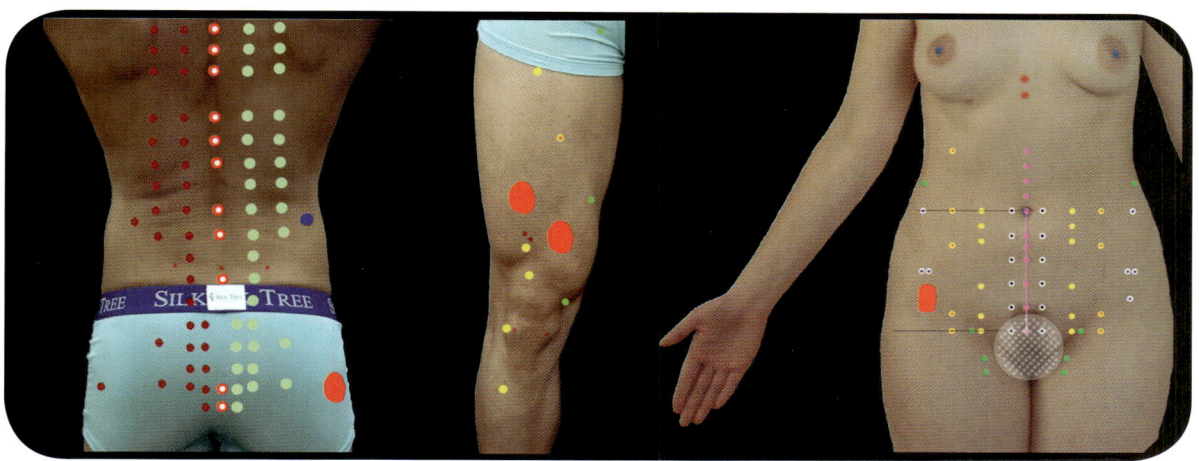

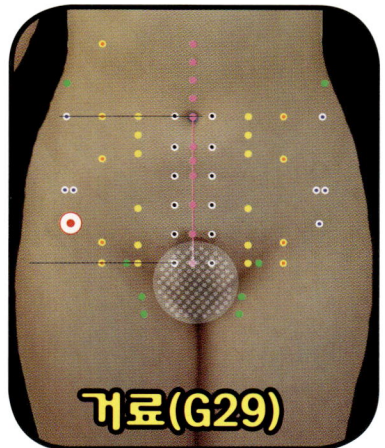

거료(G29)

상전장골극과 대퇴골 대전자 윗쪽의 중앙에 거료를취혈한다

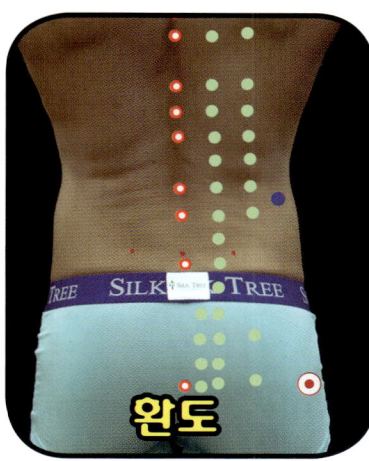

환도

대퇴골 대전자의 위끝으로부터 2cm상방

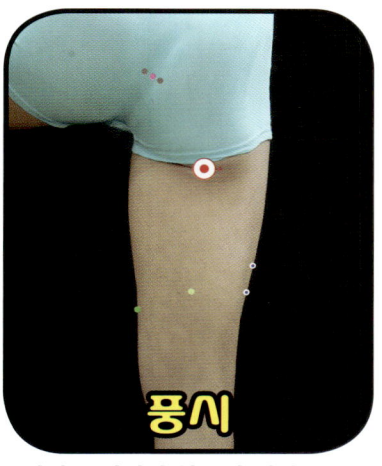

풍시

대퇴골 대전자 윗쪽과 대퇴골 하단 슬관절열극의 중앙.

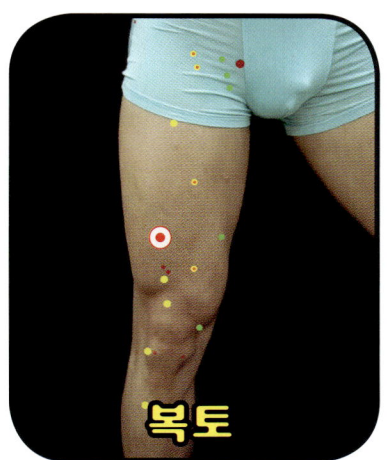

복토

상전장골극 아랫쪽과 슬개골 외상점사이의 하방1/3. 뜸No

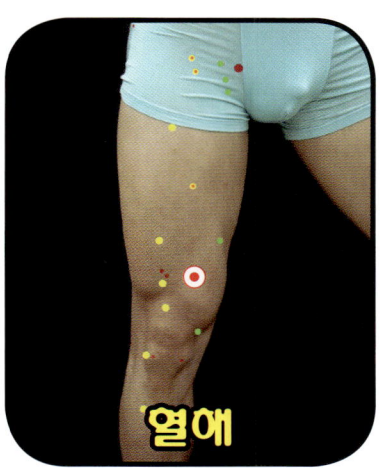

혈해

슬개골 외상점 3촌 위에있는 힘줄사이 흰살경계.

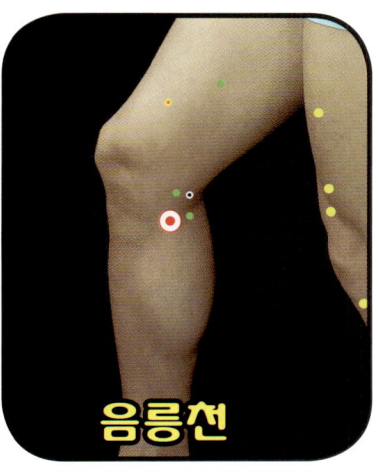

음릉천

경골내측과 바로뒤 아랫쪽. 뜸No 양릉천과 맞뚫리는 혈.

7. 신경외과/정형외과 질환/관절질환

디스크 : 요안, 승부, 은문, 위중, 승산, 허리아시혈, 요통혈

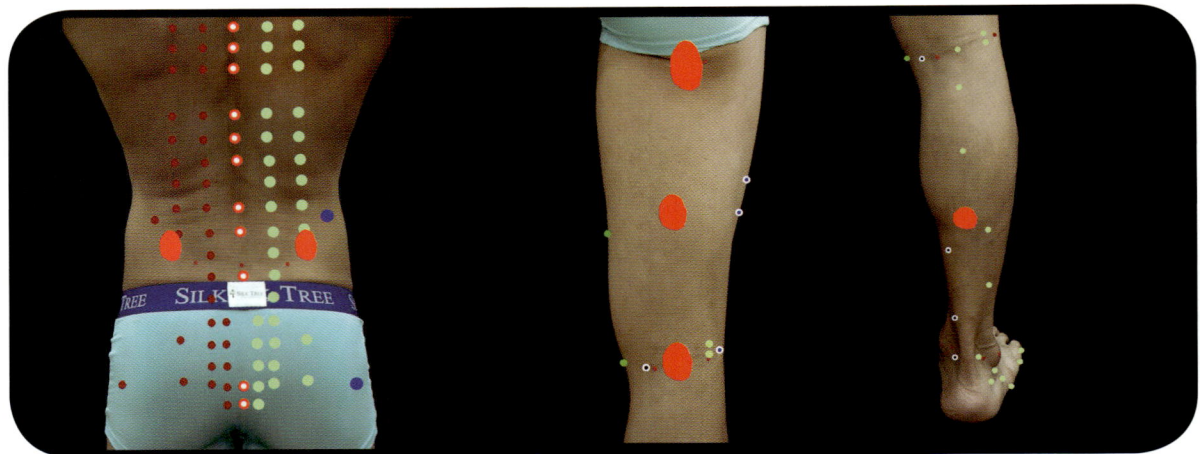

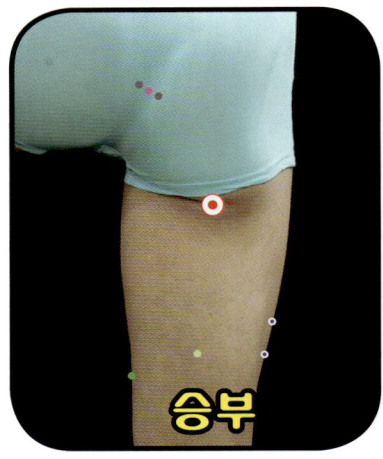

승부
엉덩이 하단횡문(둔구)의 중간.

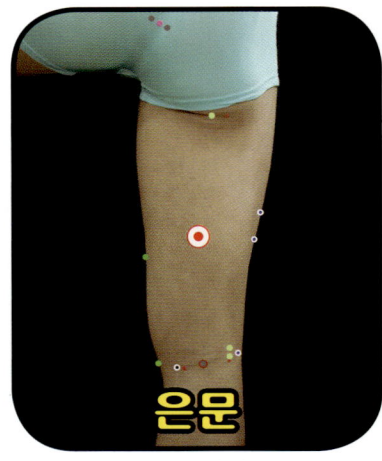

은문
승부와 위중 사이의 중앙.

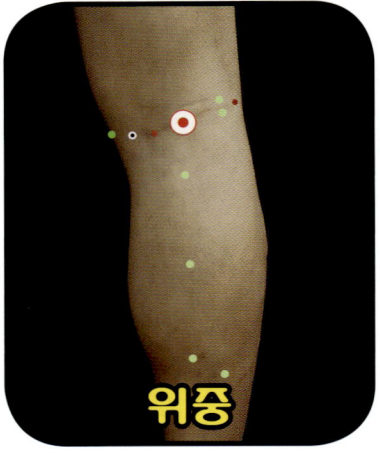

위중
위중무릎 뒤 오금주름의 중간지점 깊게 패인 곳

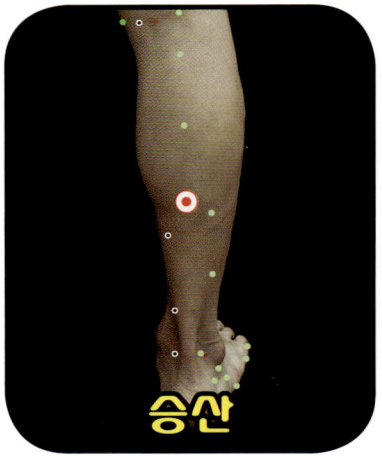

승산
위중과 아킬레스건 후면 중앙 사이에서 가운데 하방 2cm.

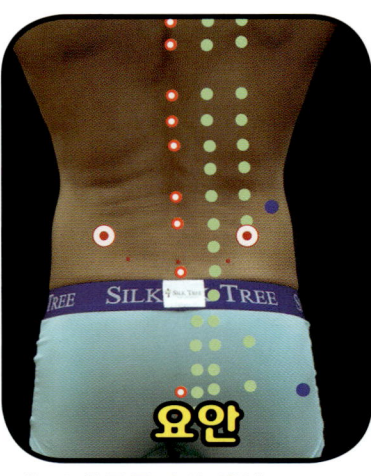

요안
제3요추극돌기의 양옆 3~4촌 함몰부.

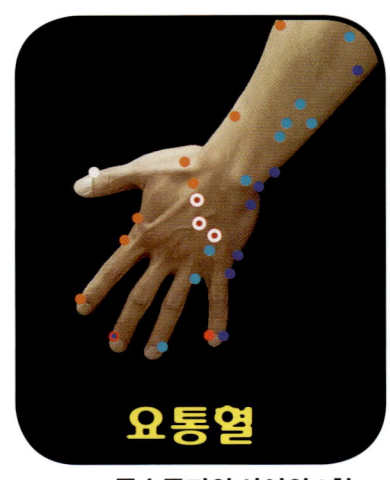

요통혈
2,3,4,5 중수골저의 사이의 3혈

7. 신경외과/정형외과 질환/관절질환

곱추병(구루병) : 중완,대저,신주,신수,족삼리,현종,상거허

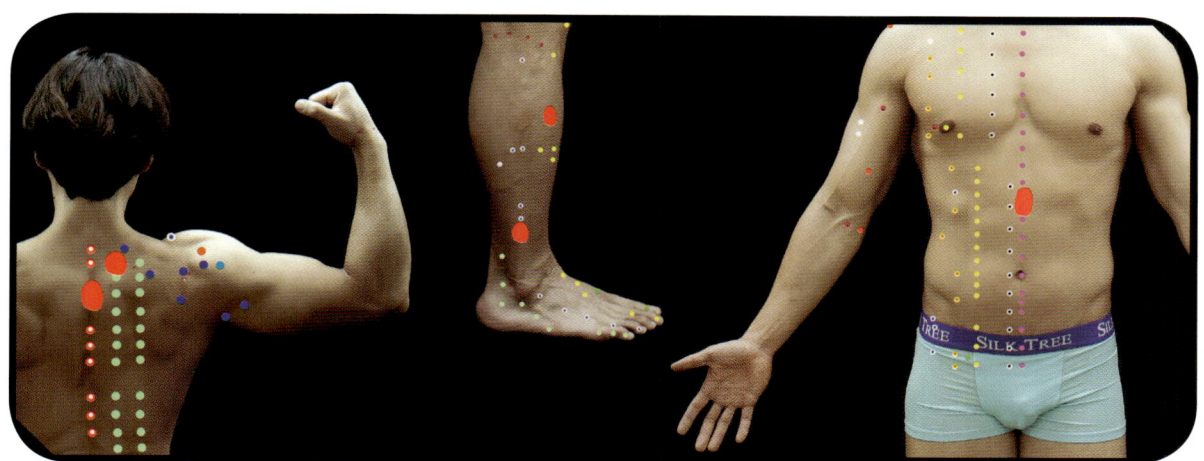

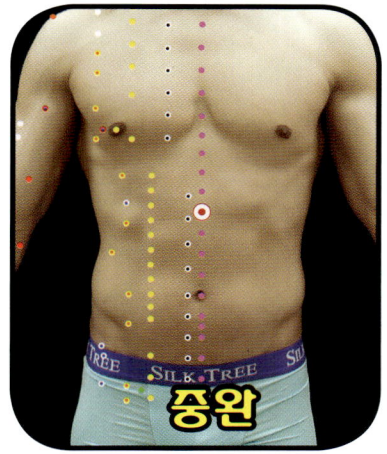

중완

배꼽위 4촌.

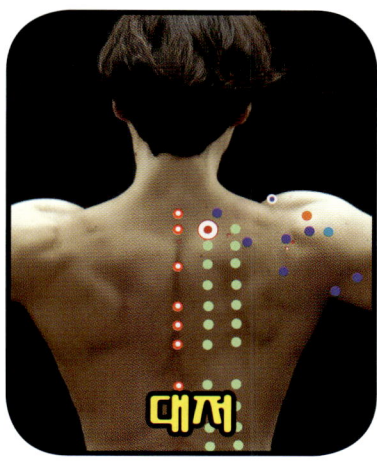

대저

배내선상에서 1,2흉추극 돌기의 사이.

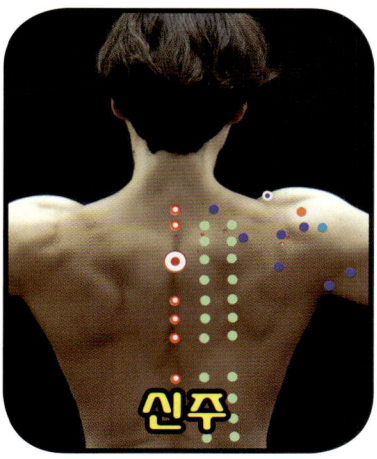

신주

제3,4흉추극돌기 사이에 있다.

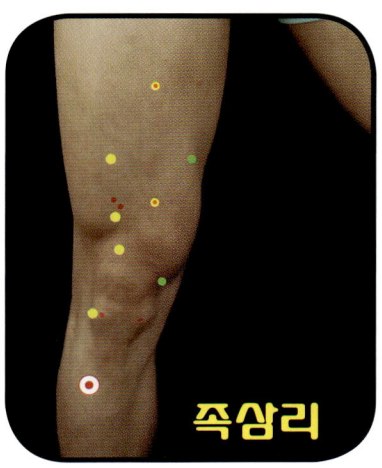

족삼리

슬개골 정점 하방 3촌에서 외측 1촌(2cm).

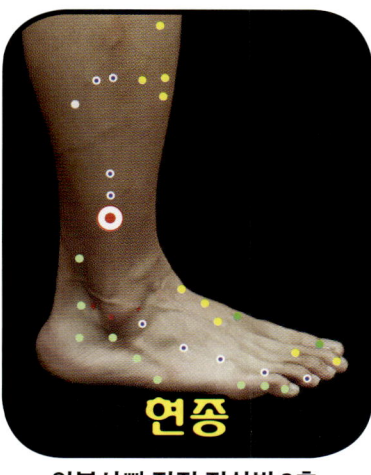

현종

외복사뼈 정점 직상방 3촌. 경골의 뒷쪽.

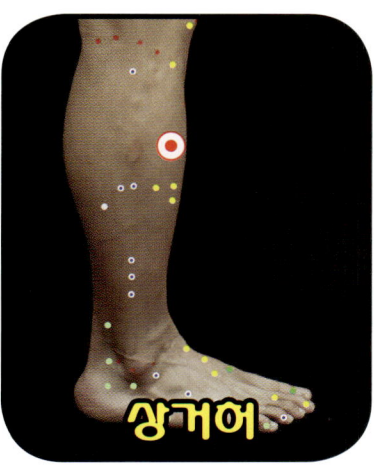

상거허

족삼리 하방 3촌. 경골 외측 1촌.

7. 신경외과/정형외과 질환/관절질환

만성요통: 요안, 신수, 지실, 대장수, 위중, 위양, 승산

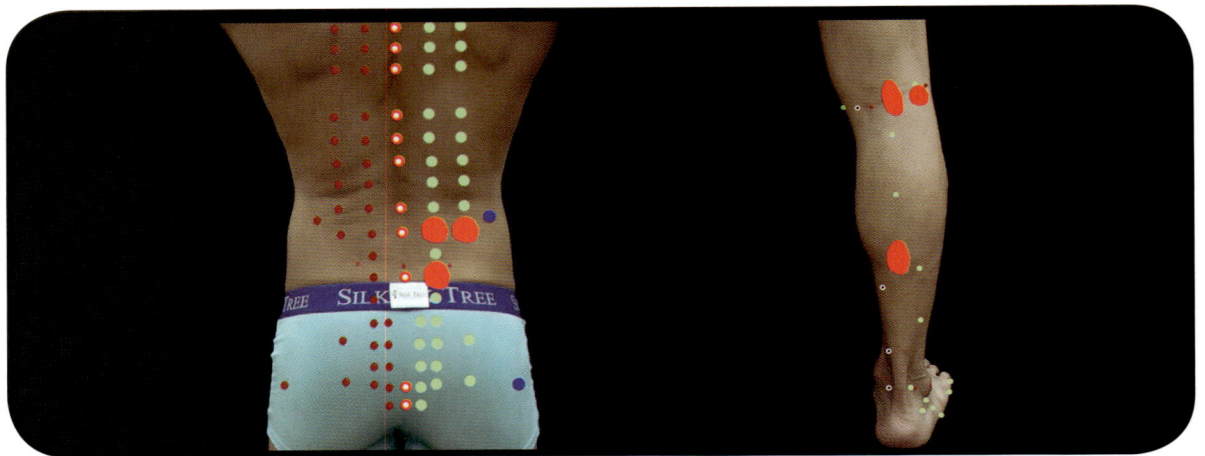

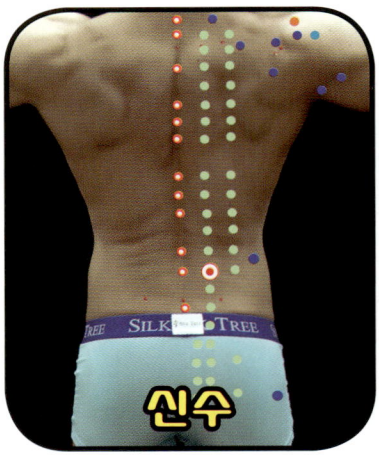

신수
배내선상에서
제2,3 요추극돌기의 사이.

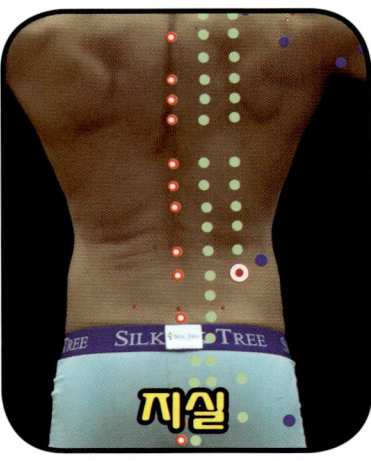

지실
배외선상에서
제2요추극돌기 밑

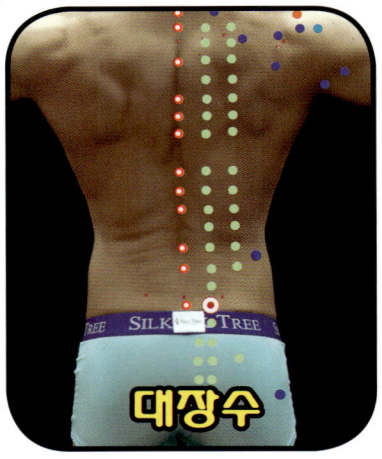

대장수
배내선상에서
제4,5요추극돌기의 사이.

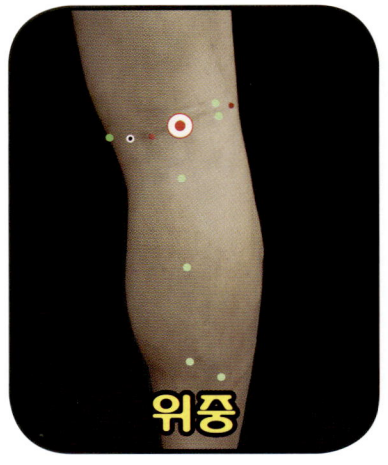

위중
위중무릎 뒤 오금주름의
중간지점 깊게 패인 곳

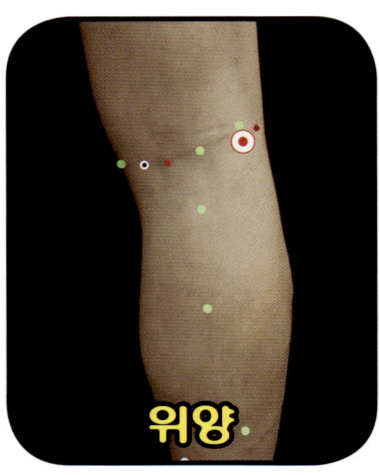

위양
위중의 바깥쪽(소지측)
2촌 두 힘줄 사이.

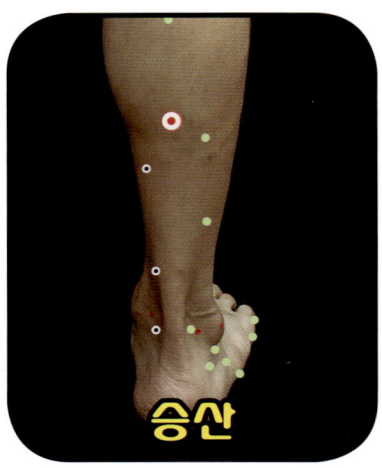

승산
위중과 아킬레스건 후면 중앙
사이에서 가운데 하방 2cm.

7. 신경외과/정형외과 질환/관절질환

뼈마디 저리는 증상 : 대추, 대저, 신수, 중완, 족삼리, 환도

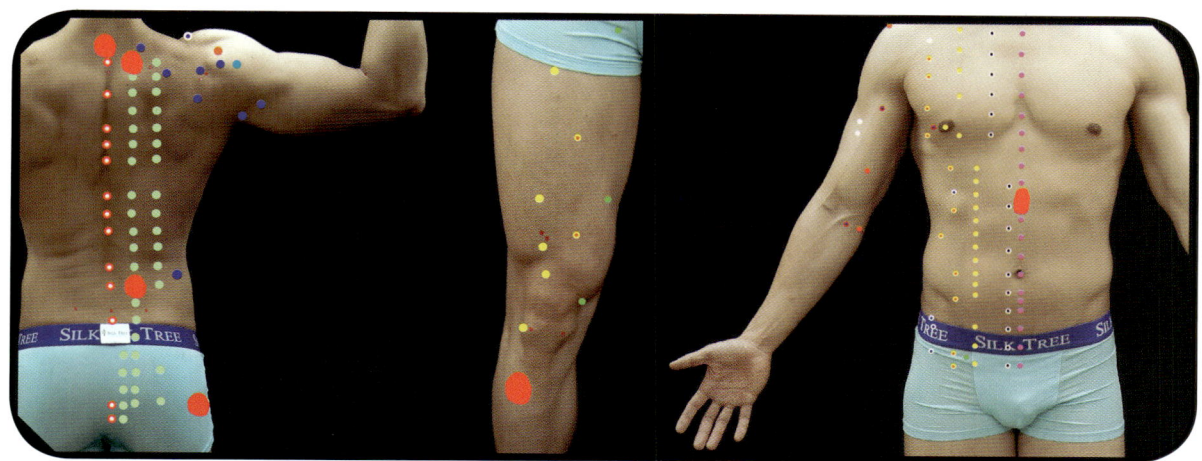

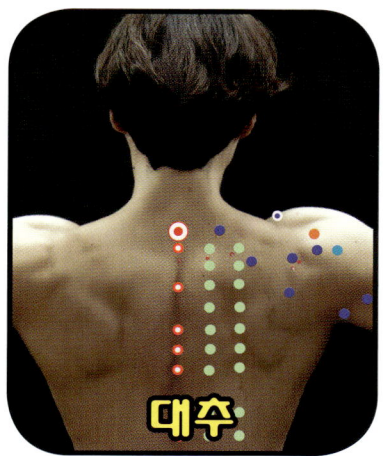

대추
제7경추와 제1흉추의 사이.

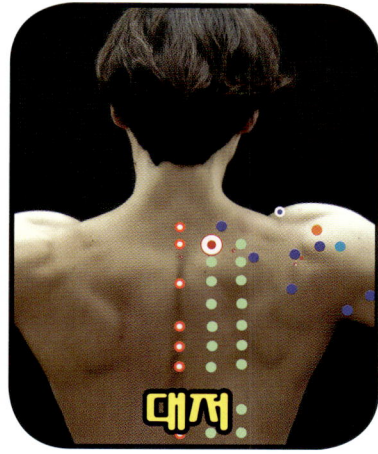

대저
배내선상에서 1,2흉추극 돌기의 사이.

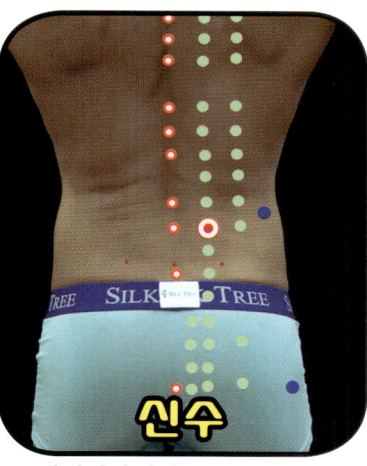

신수
배내선상에서 제2,3 요추극돌기의 사이.

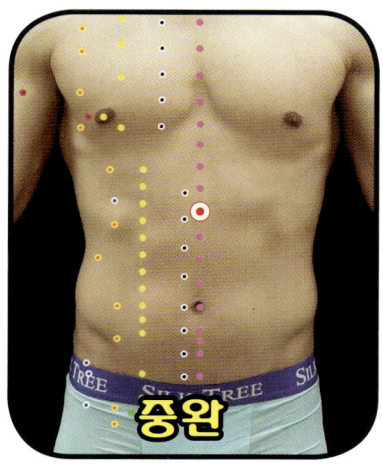

중완
배꼽위 4촌.

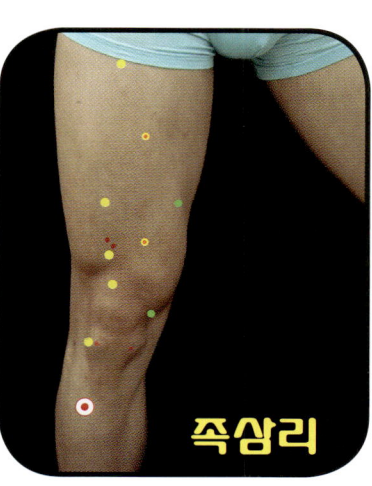

족삼리
슬개골 정점 하방 3촌에서 외측 1촌(2cm)

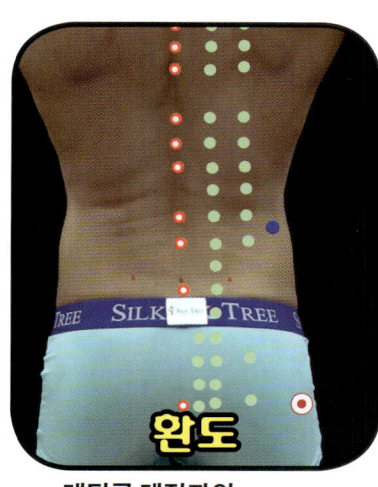

환도
대퇴골 대전자의 위끝으로부터 2cm상방

7. 신경외과/정형외과 질환/관절질환

삼차신경통-상지 : 양백,현로,태양,협거,찬죽,열결

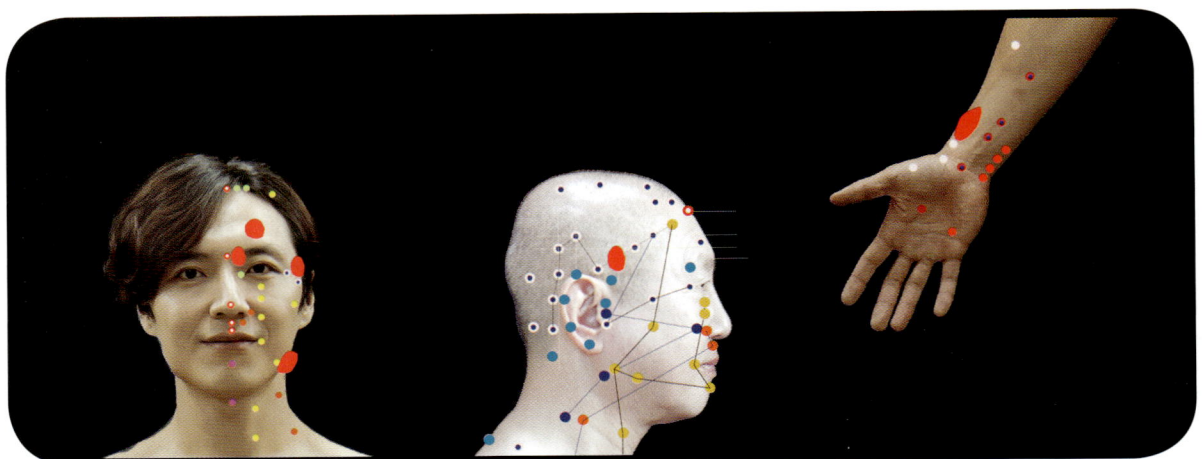

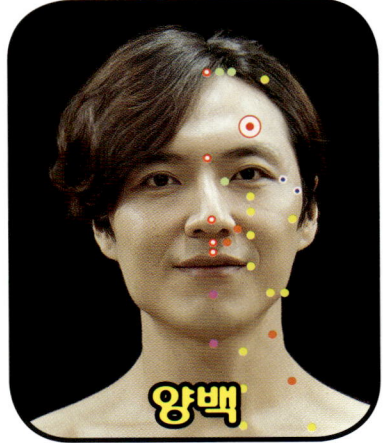
양백
동공 수직선상에서 눈썹상단 2cm 위.

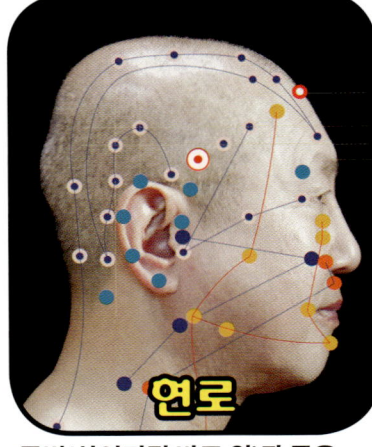
연로
곡빈(상이저점 바로 위)과 두유 사이의 중앙.

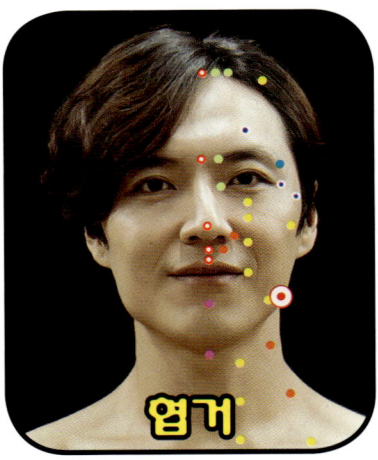
협거
하악각 2등분선 앞상방 1cm

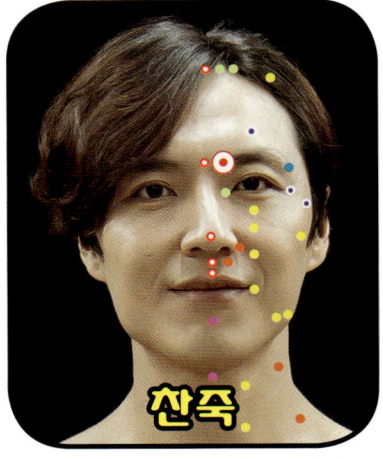
찬죽
찬죽대개 눈썹의 안쪽끝에서 취혈한다. 뜸No

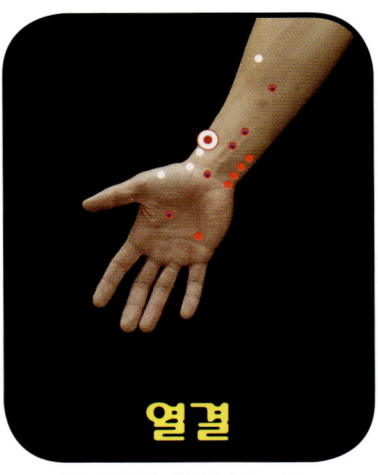
열결
요골경상돌기의 상방 1촌

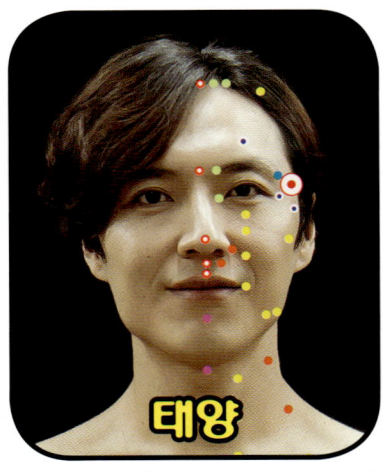
태양
눈썹 외측끝과 눈꼬리 중앙에서, 후방으로 약 1촌의 함몰부.

7. 신경외과/정형외과 질환/관절질환

삼차신경통-중지 : 청회,상관,관료,하관,합곡,태양

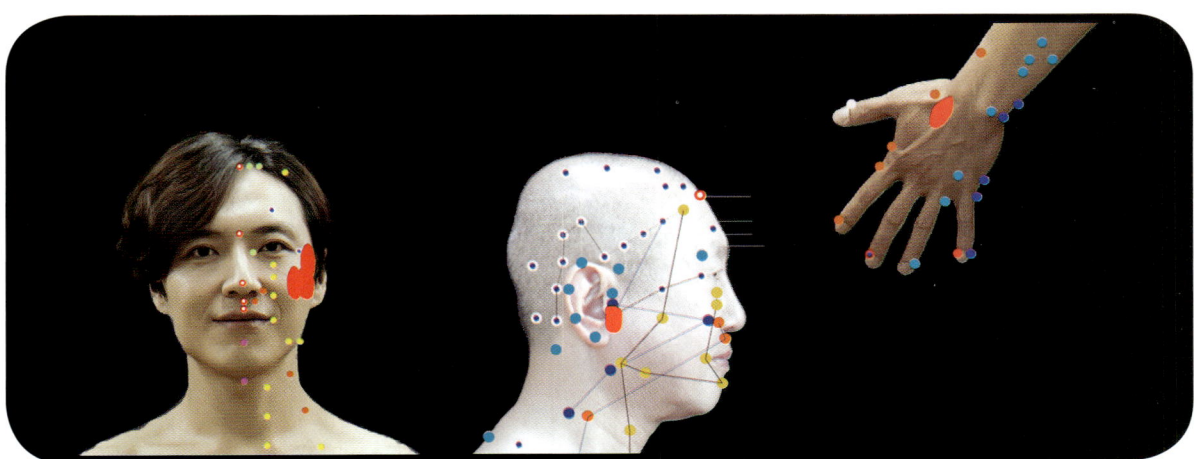

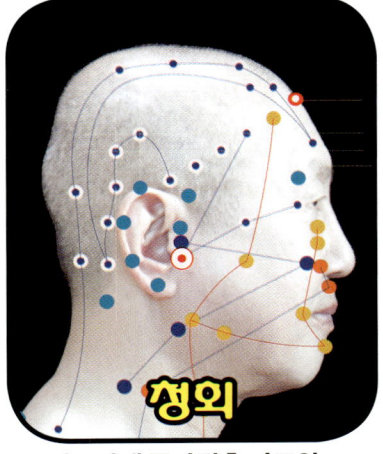

청회
이주아래 주간절흔 바로앞 패인곳. 입을 벌리면 움푹 패임

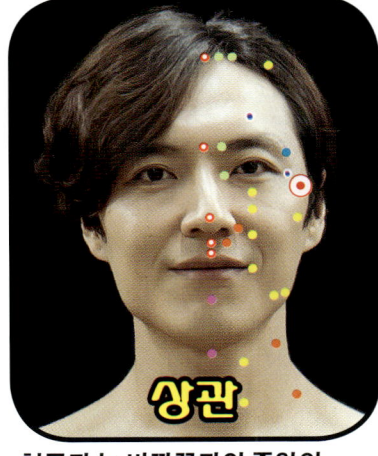

상관
청궁과 눈 바깥끝과의 중앙의 바로밑에서, 협골궁의 위쪽.

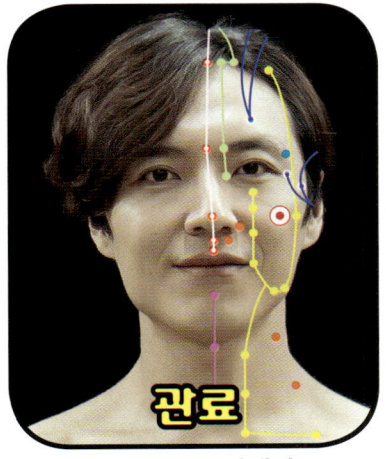

관료
눈꼬리밑 협골궁(광대뼈) 하단 외측깊게 패인 곳.

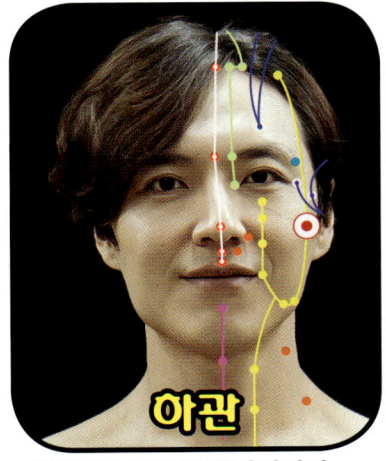

하관
청궁과 눈꼬리의 중간지점의 바로 밑인 협골궁의 밑. 뜸No

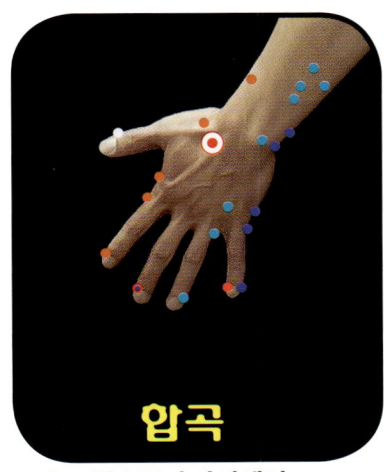

합곡
제1,2중수골저 사이에서 제2중수골저측의 뼈바로밑.

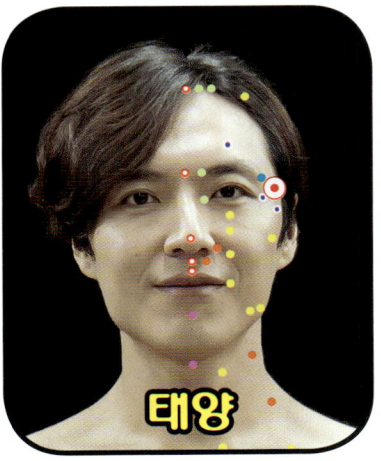

태양
눈썹 외측끝과 눈꼬리 중앙에서, 후방으로 약 1촌의 함몰부.

7. 신경외과/정형외과 질환/관절질환

삼차신경통-하지 : 협거,대영,예풍,합곡,협계,태양

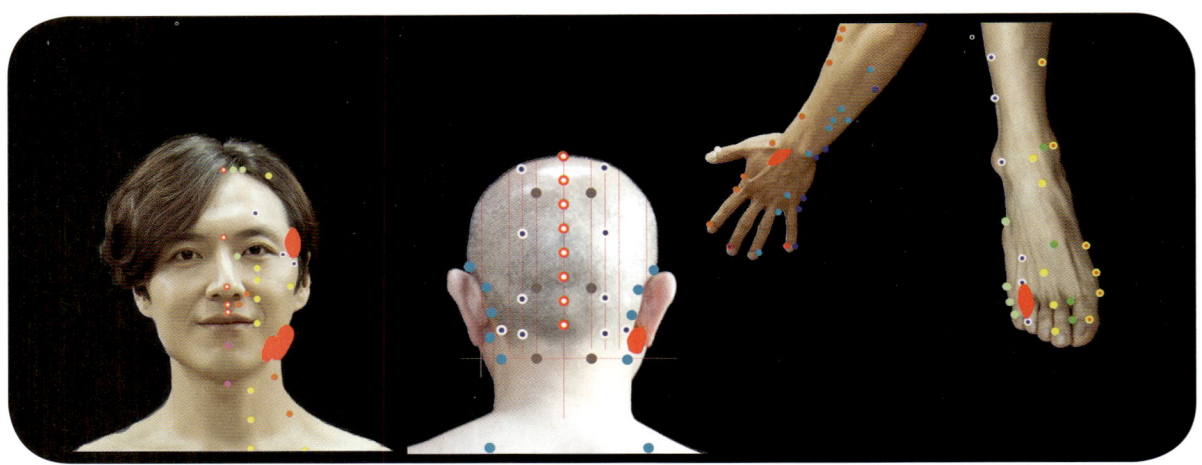

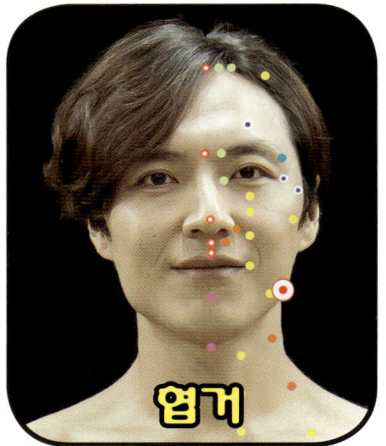

협거
하악각 2등분선 앞상방 1cm

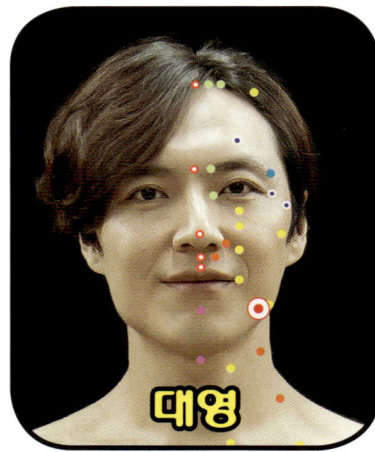

대영
하악각으로부터 승장쪽으로 1.2촌

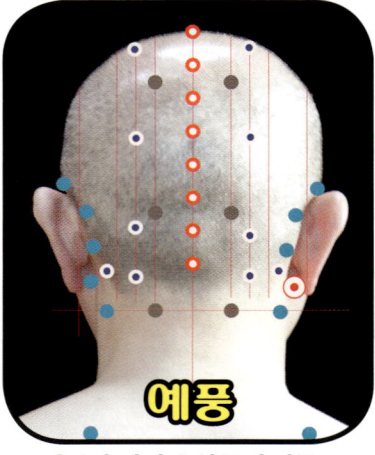

예풍
귓불과 귀뒤 유양돌기 앞끝 사이의 움푹패인 곳.

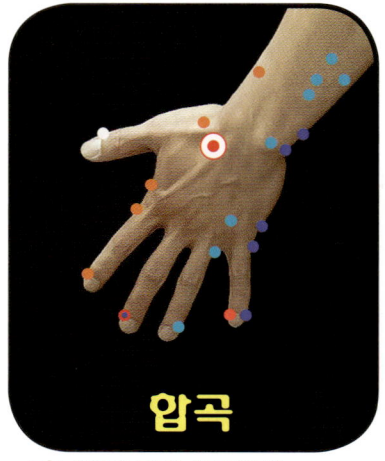

합곡
제1,2중수골저 사이에서 제2중수골저측의 뼈바로밑.

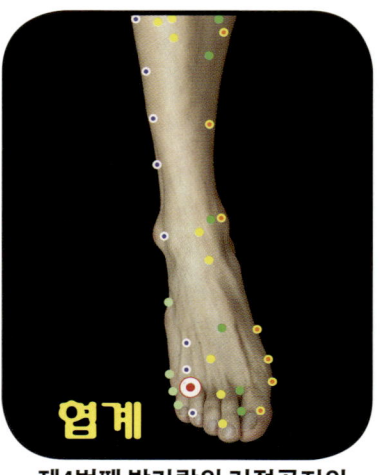

협계
제4번째 발가락의 기절골저의 외측(소지측) 앞쪽

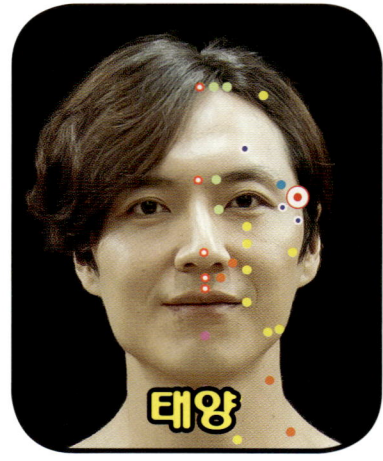

태양
눈썹 외측끝과 눈꼬리 중앙에서, 후방으로 약 1촌의 함몰부.

7. 신경외과/정형외과 질환/관절질환

상지신경마비 : 천주,풍지,대추,견우,척택,외관

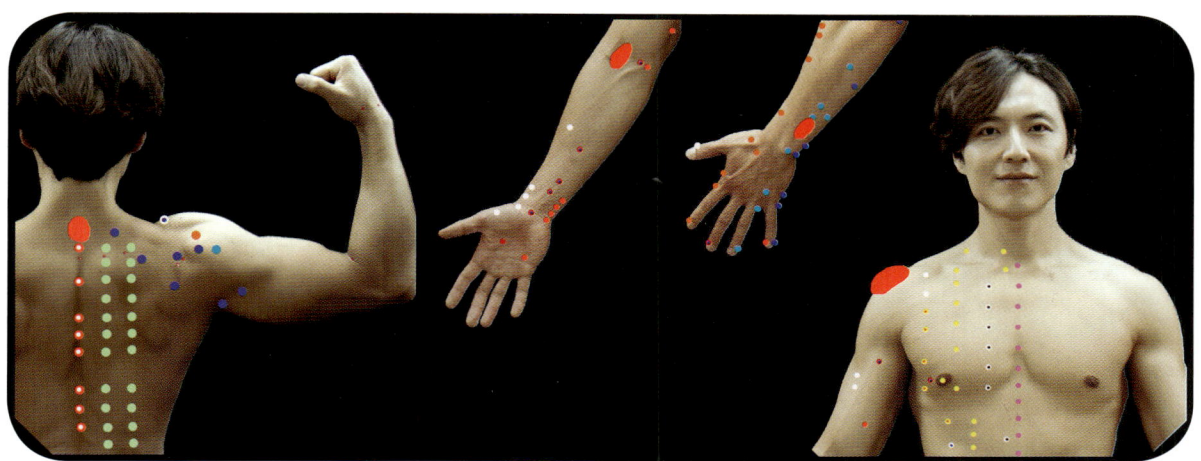

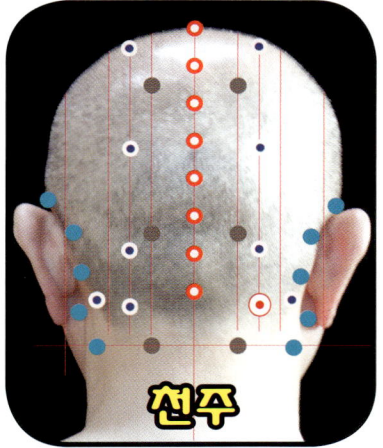

천주
천주 아문의 높이에서 바깥쪽 2cm의 증폭근의 팽융정점

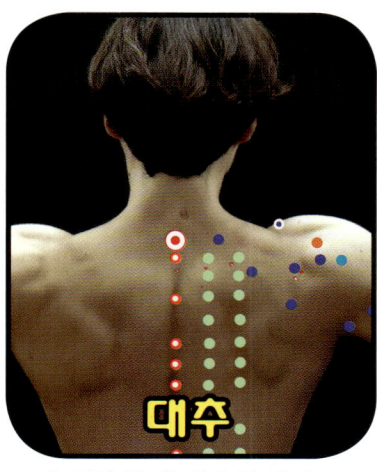

대추
제7경추와 제1흉추의 사이.

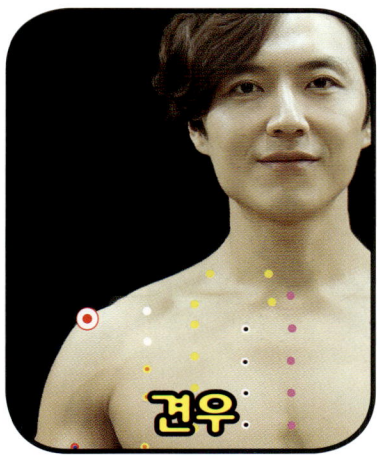

견우
견봉 바깥끝 바로 아래 패인 중심.

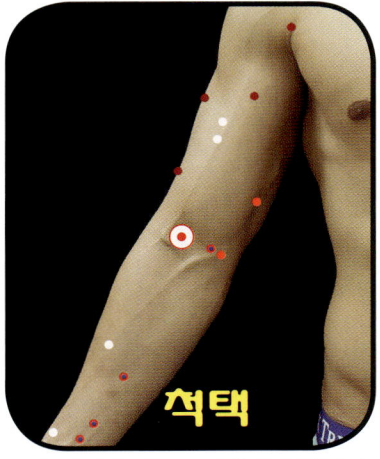

척택
손바닥을 앞으로, 팔꿈치 안주름 위 엄지측 패인 곳.

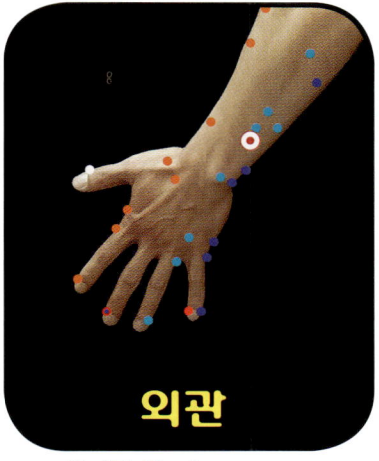

외관
양지혈 위 2촌, 척골과 요골 사이.

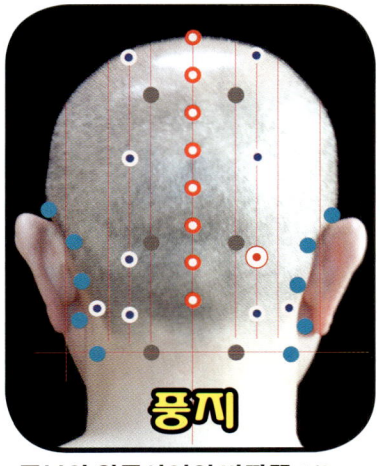

풍지
풍부와 완골사이의 바깥쪽 1/3. 풍부:외후두융기 밑 깊게 패인 곳.

7. 신경외과/정형외과 질환/관절질환

아래턱관절질환 : 하관,협거,청회,수삼리,합곡,청궁

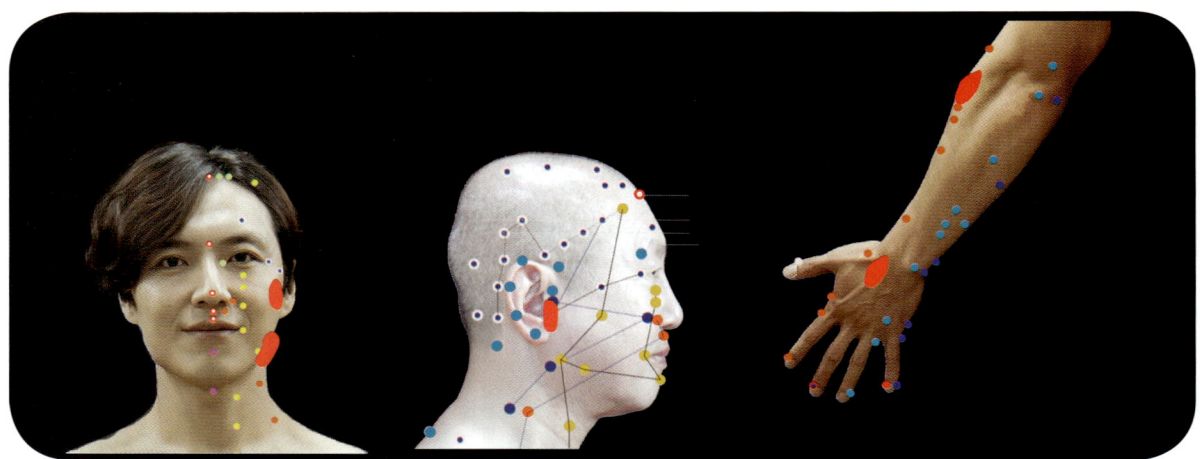

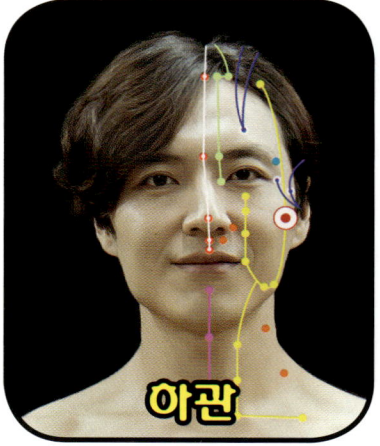

하관
청궁과 눈꼬리의 중간지점의
바로 밑인 협골궁의 밑. 뜸No

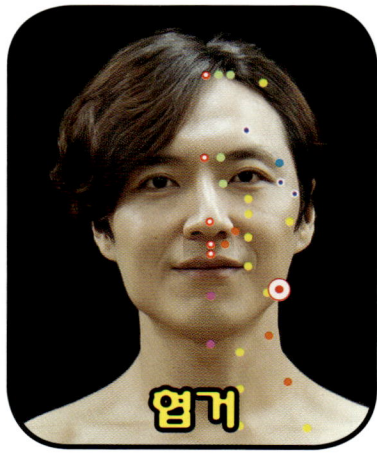

협거
하악각 2등분선 앞상방 1cm

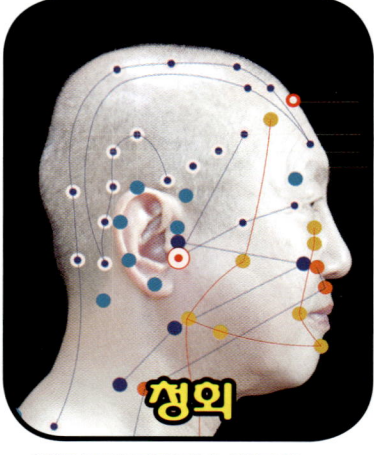

청회
이주아래 주간절흔 바로앞
패인곳.입을 벌리면 움푹 패임

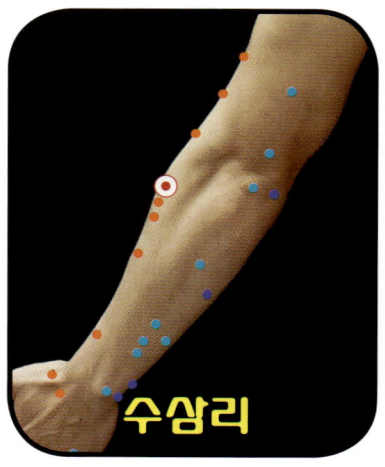

수삼리
곡지와 양계의 사이에서
곡지로부터 1/6.

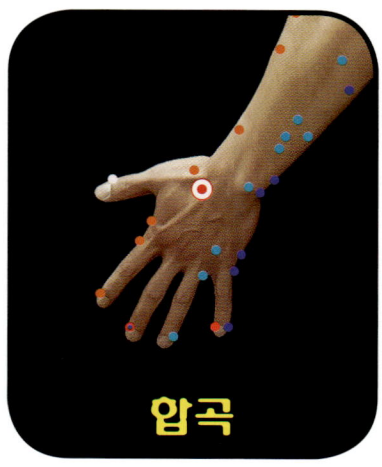

합곡
제1,2중수골저 사이에서
제2중수골저측의 뼈바로밑.

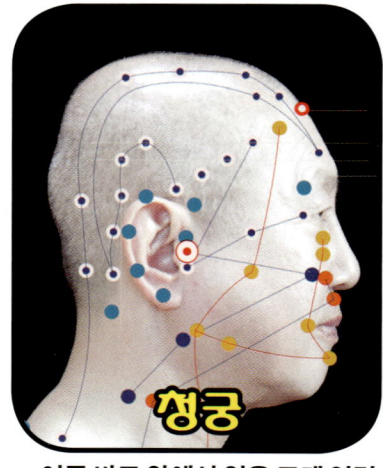

청궁
이주 바로 앞에서 입을 크게 열면
벌어져 패이는 지점.

7. 신경외과/정형외과 질환/관절질환

어깨 등 굳음 : 화타협척, 견정, 고황, 지실, 곡지, 합곡

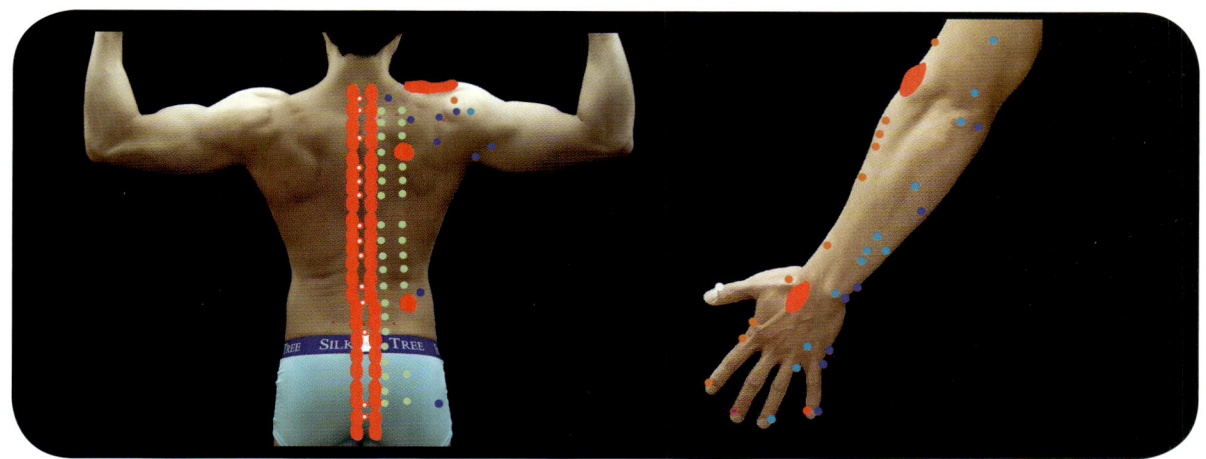

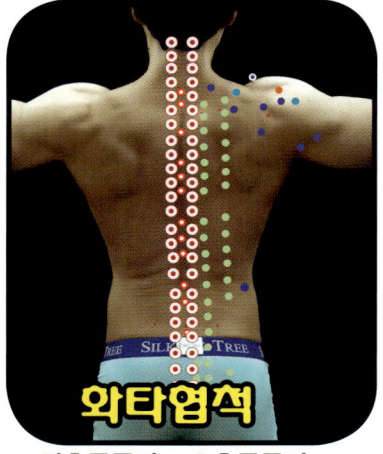

화타협척
1경추극돌기~5요추극돌기
24극돌기 양옆0.5~1촌 48혈

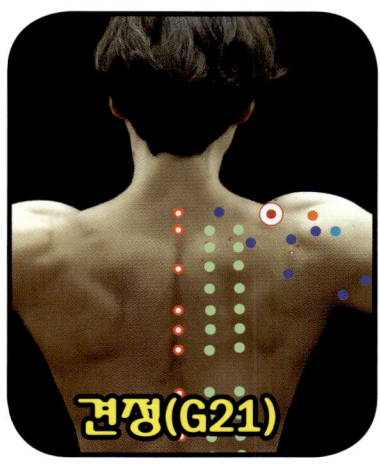

견정(G21)
제7경추극돌기 정점과
견봉각의 중앙.

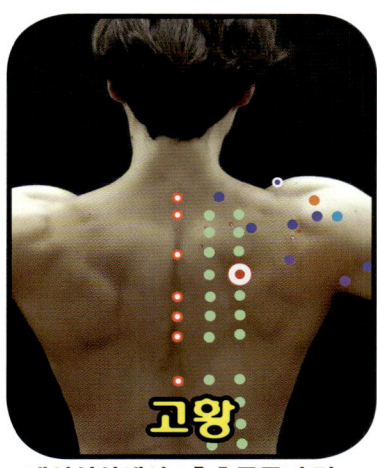

고황
배외선상에서 4흉추극돌기 밑

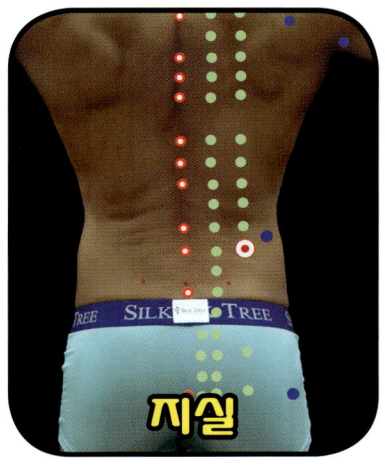

지실
배외선상에서
제2요추극돌기 밑

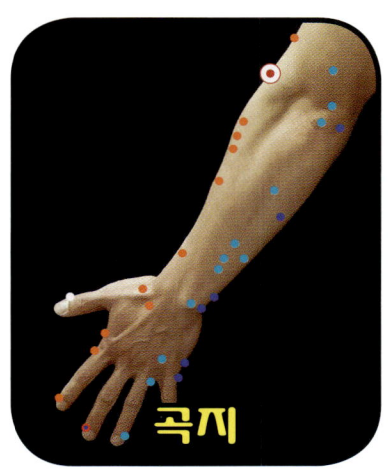

곡지
팔꿈치를 굽혔을때 바깥쪽
주름끝

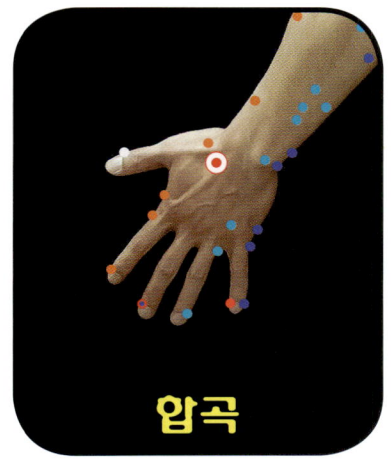

합곡
제1,2중수골저 사이에서
제2중수골저측의 뼈바로밑.

7. 신경외과/정형외과 질환/관절질환

요골신경통: 견우, 곡지, 수삼리, 편력, 사독, 합곡

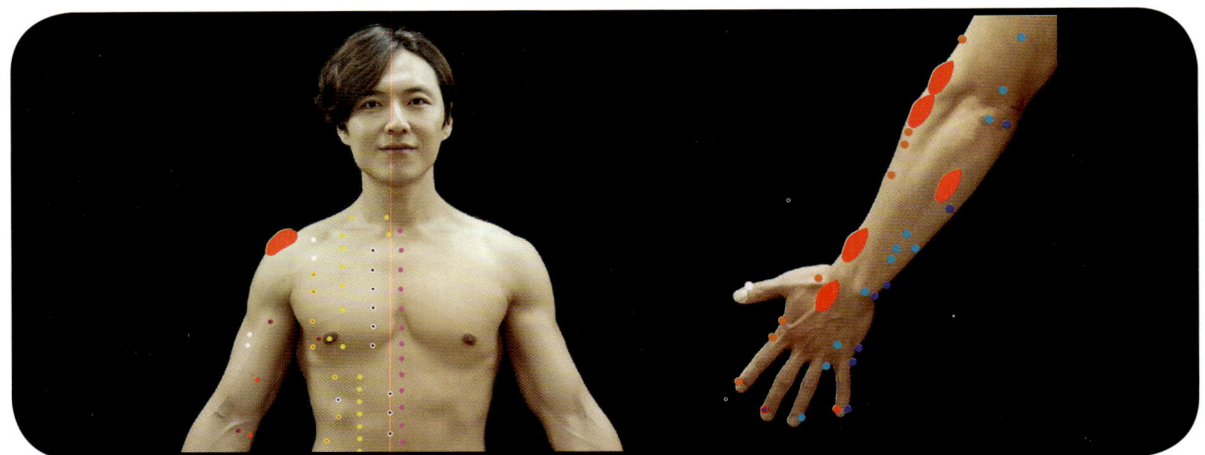

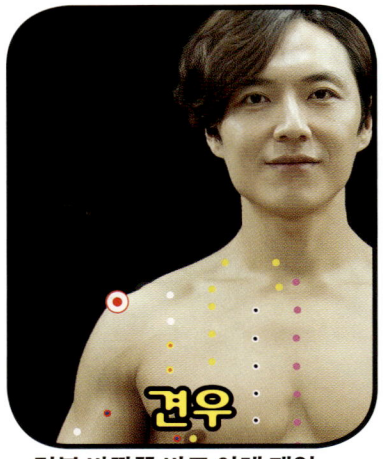

견우
견봉 바깥끝 바로 아래 패인 중심.

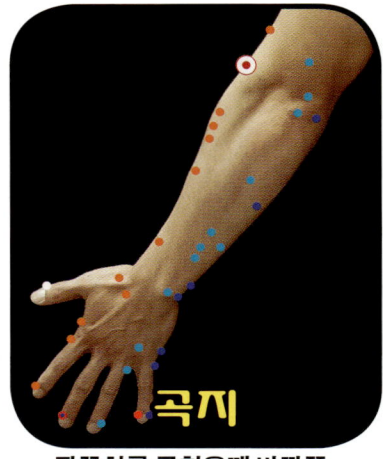

곡지
팔꿈치를 굽혔을때 바깥쪽 주름끝

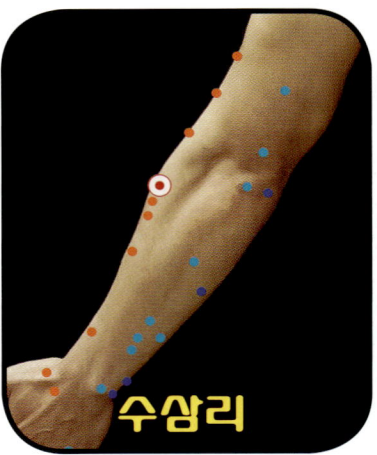

수삼리
곡지와 양계의 사이에서 곡지로부터 1/6.

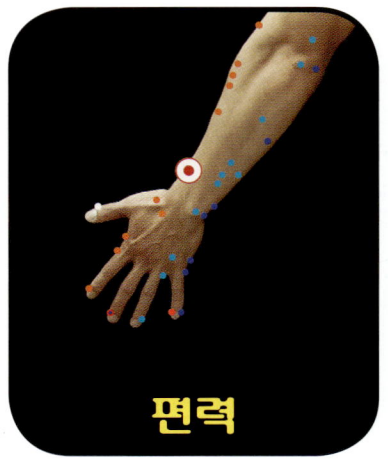

편력
양계에서 곡지쪽으로 3촌.

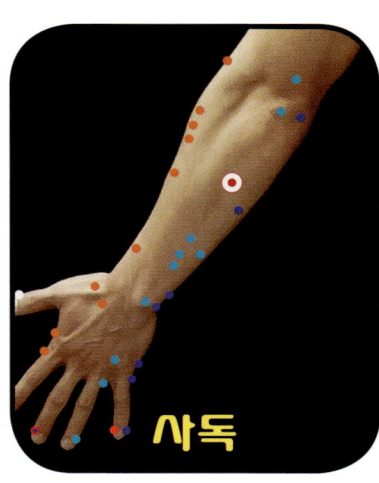

사독
肩貞 주두에서 양지로 5촌 지점에 사독을 취혈

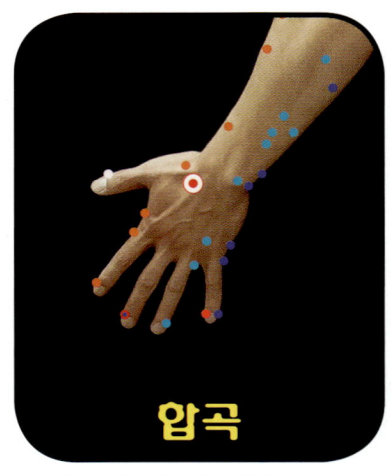

합곡
제1,2중수골저 사이에서 제2중수골저측의 뼈바로밑.

7. 신경외과/정영외과 질환/관절질환

장딴지경련: 위중,합양,승산,외과첨,절골,양릉천

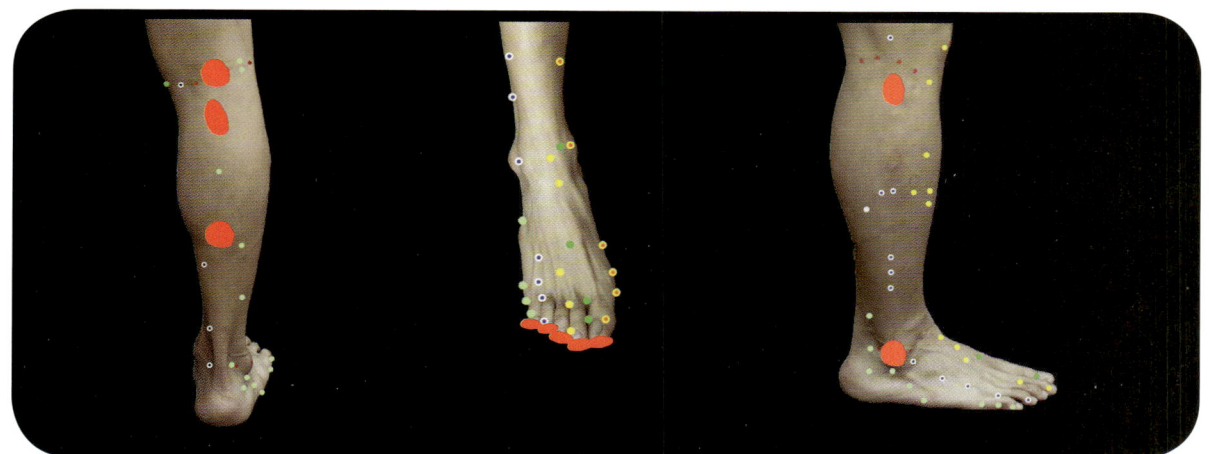

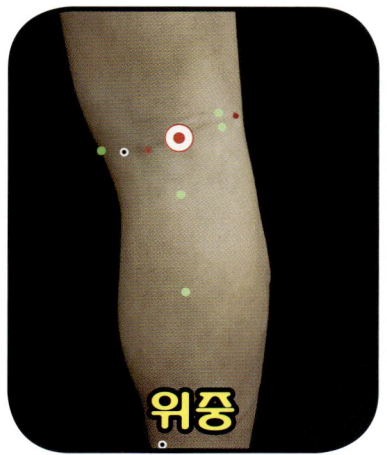
위중
위중무릎 뒤 오금주름의 중간지점 깊게 패인 곳.

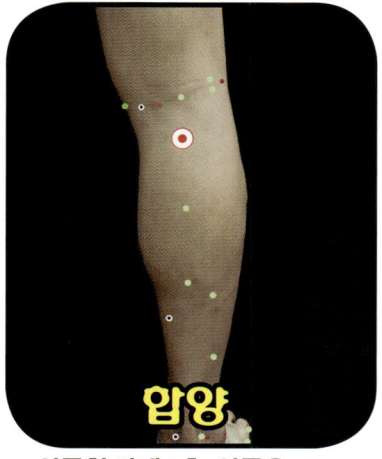
합양
위중혈 아래 2촌. 위중은 무릎뒤 횡문 중앙.

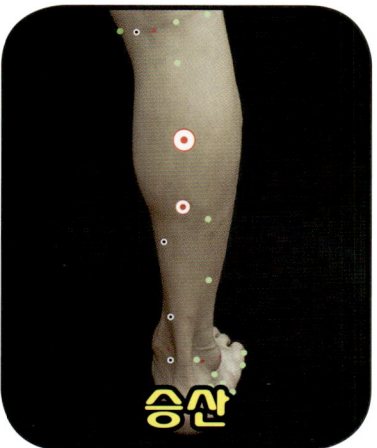
승산
위중과 아킬레스건 후면 중앙 사이에서 가운데 하방 2cm.

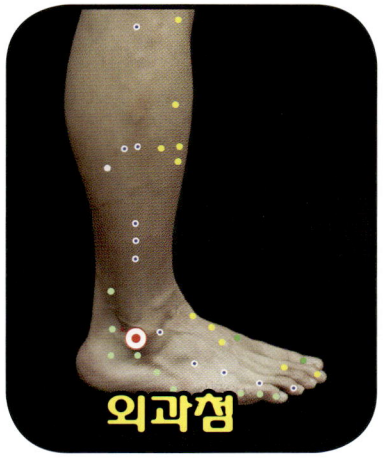
외과첨
바깥 복사뼈 최상점.

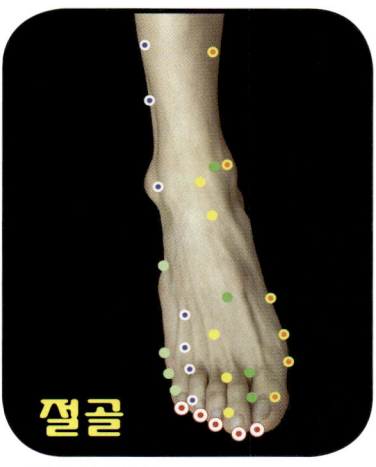
절골
열 발가락 끝. 발톱에서 0.1촌 떨어짐.

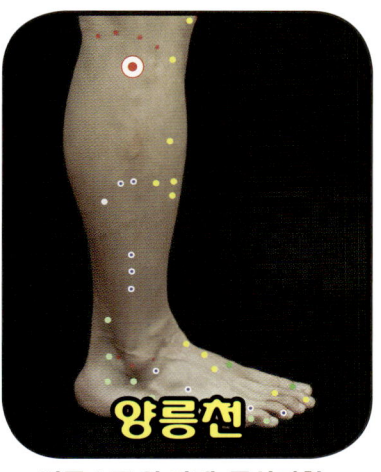
양릉천
비골소두 앞 아래, 족삼리혈 후방 1촌 윗쪽.

7. 신경외과/정형외과 질환/관절질환

좌골신경통 : 환도, 양릉천, 현종, 은문, 위중, 승산, 곤륜

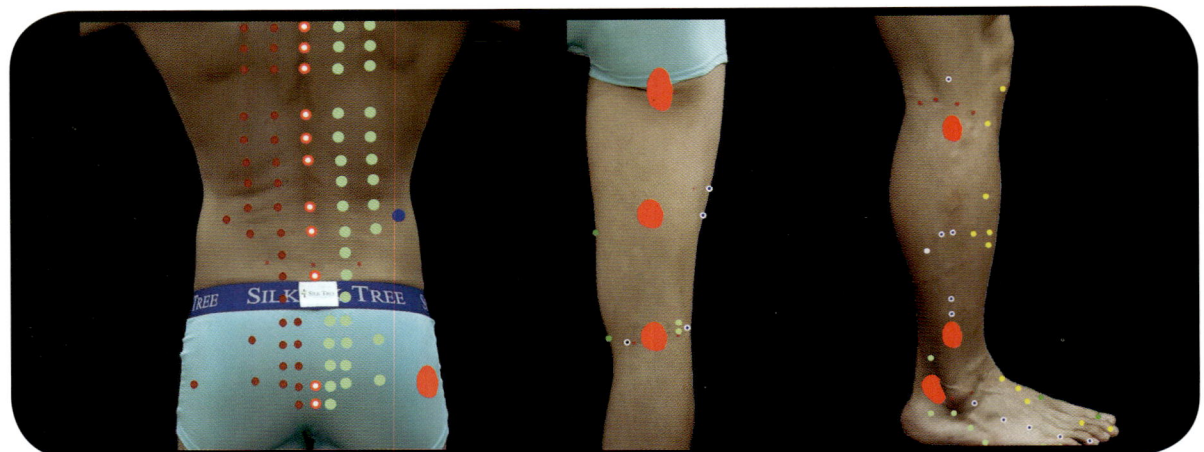

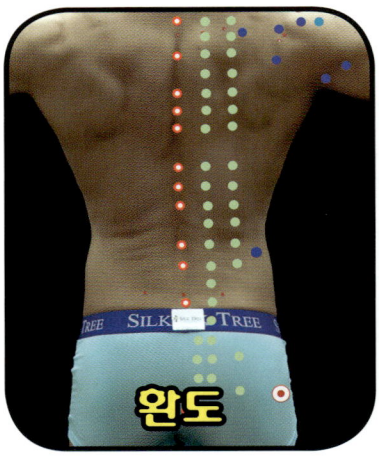

환도
대퇴골 대전자의 위끝으로부터 2cm상방.

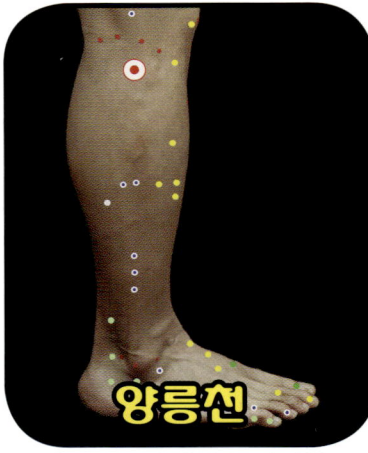

양릉천
비골소두 앞 아래, 족삼리혈 후방 1촌 윗쪽.

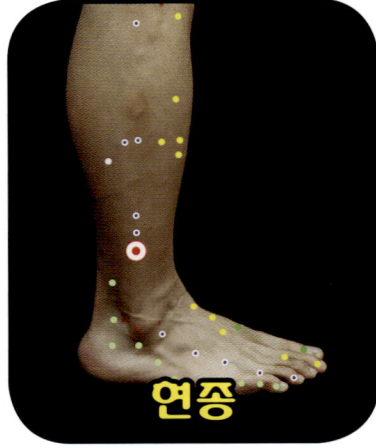

현종
외복사뼈 정점 직상방 3촌. 경골의 뒷쪽.

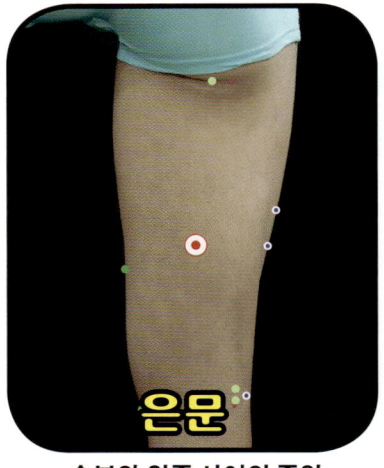

은문
승부와 위중 사이의 중앙.

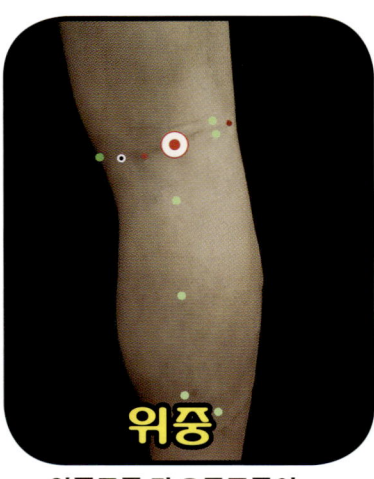

위중
위중무릎 뒤 오금주름의 중간지점 깊게 패인 곳

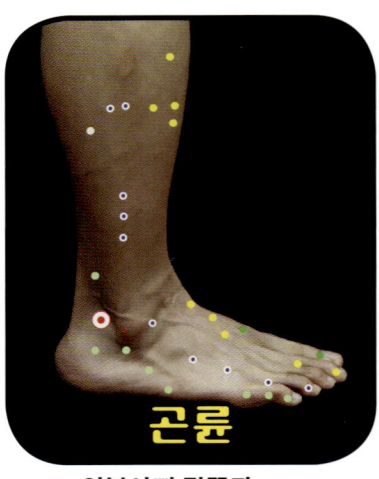

곤륜
외복사뼈 뒷쪽과 아킬레스건의 중앙.

7. 신경외과/정형외과 질환/관절질환

척추골반염증(강직성척추염) : 대추, 신주, 양관, 근축, 대저, 신수, 차료, 중극, 양릉천, 삼음교

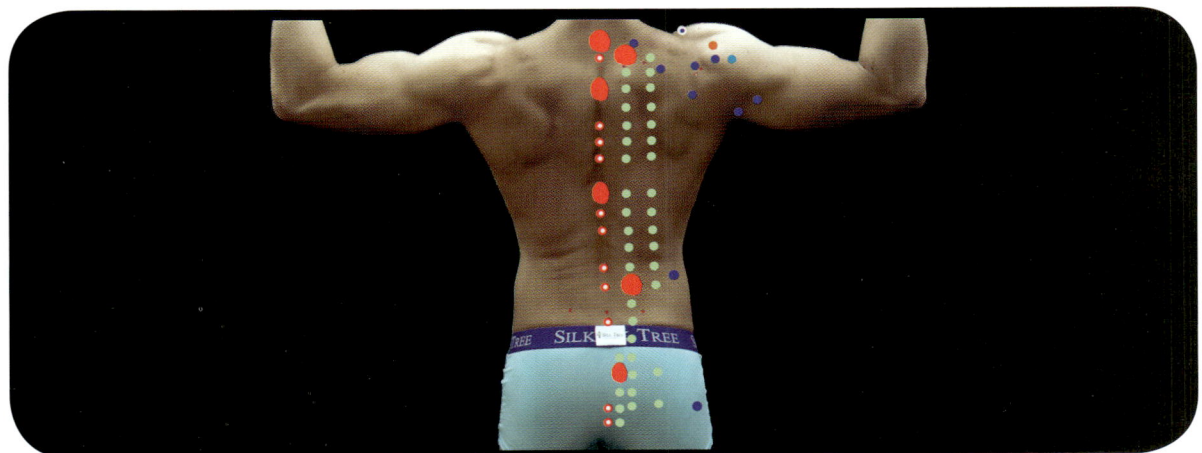

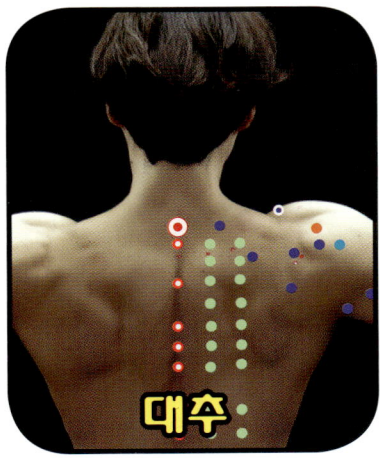

대추
제7경추와 제1흉추의 사이.

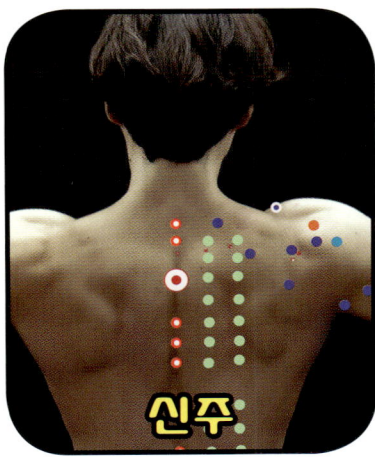

신주
제3,4흉추극돌기 사이에 있다.

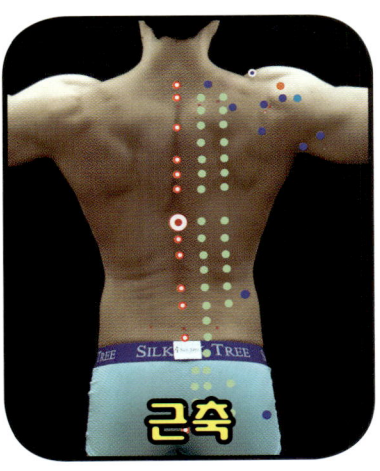

근축
小海 제9,10흉추극돌기 사이에 있다.

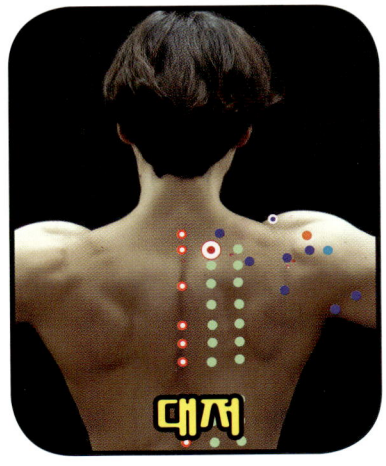

대저
배내선상에서 1,2흉추극 돌기의 사이.

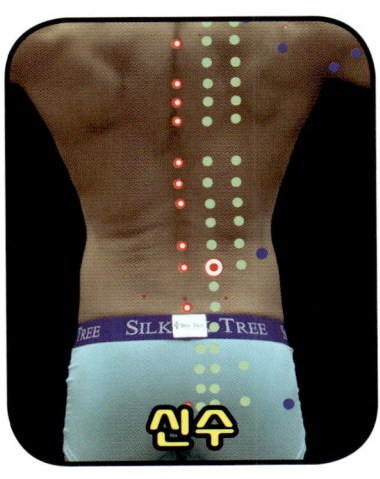

신수
배내선상에서 제2,3 요추극돌기의 사이.

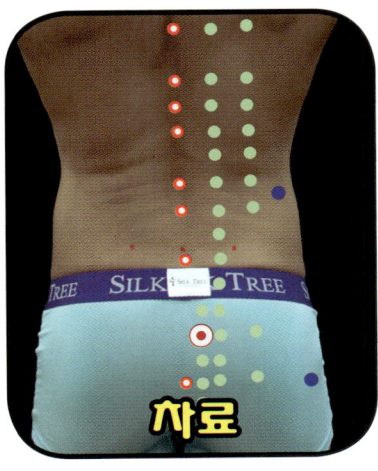

차료
방광수혈 안쪽 6푼. 엉치뼈 (천골) 두 번째 구멍.

7. 신경외과/정형외과 질환/관절질환

팔신경통: 곡택,극문,내관,노궁,견우,수삼리

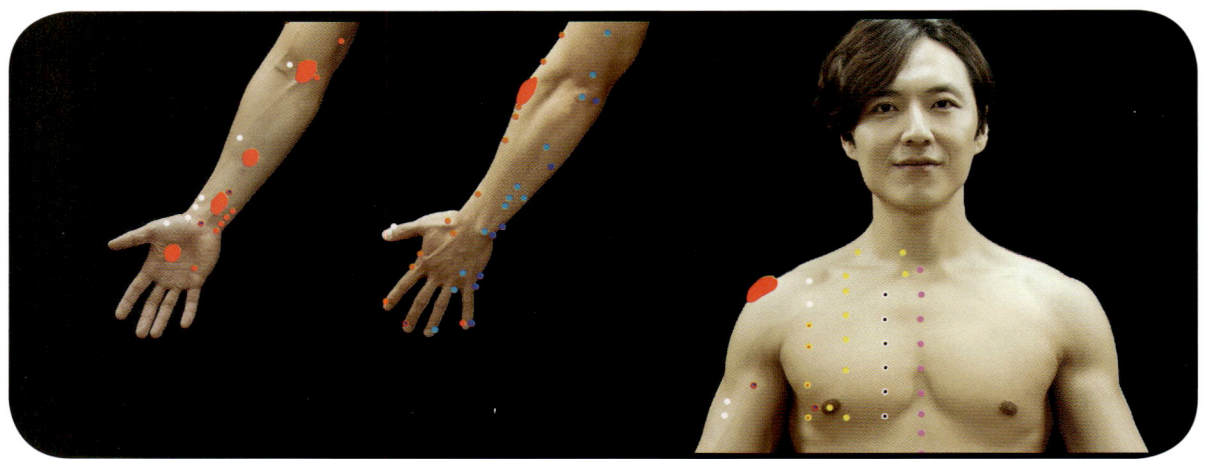

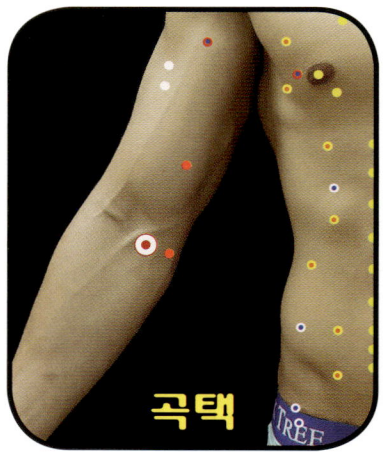

곡택

팔꿈치 주름위 소지측 패인곳

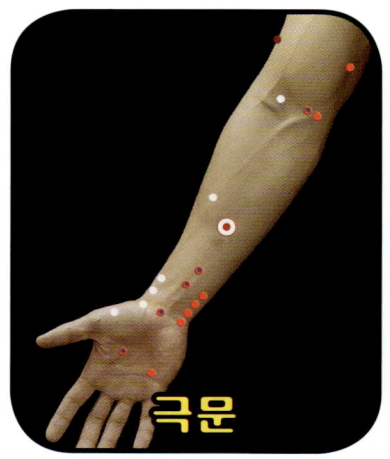

극문

곡택과대릉의 중앙에서 대릉쪽 2cm 지점의 앞에서 두개의 힘줄 사이.

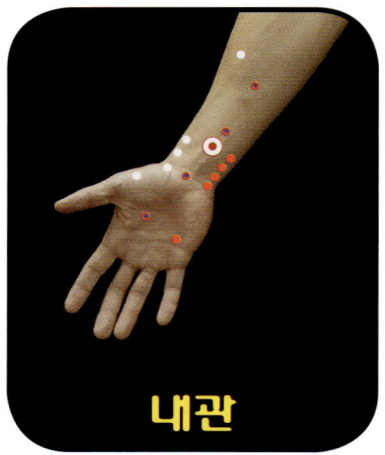

내관

곡택과 대릉 사이를 6등분하고 대릉에서 1/6지점 양건의 사이

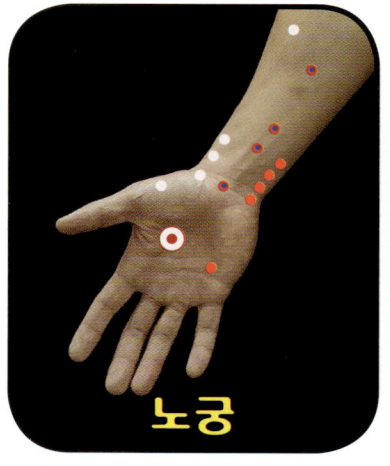

노궁

엄지 펴고 주먹을 쥤을때 중지 손톱끝이 손바닥에 닿는점

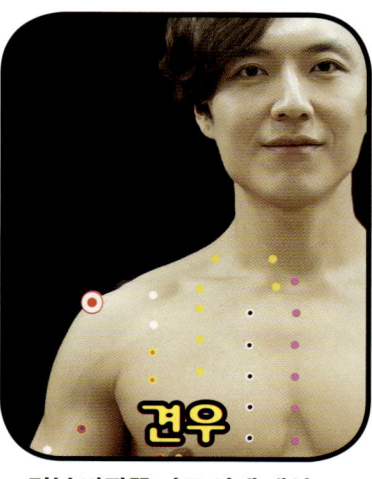

견우

견봉 바깥끝 바로 아래 패인 중심.

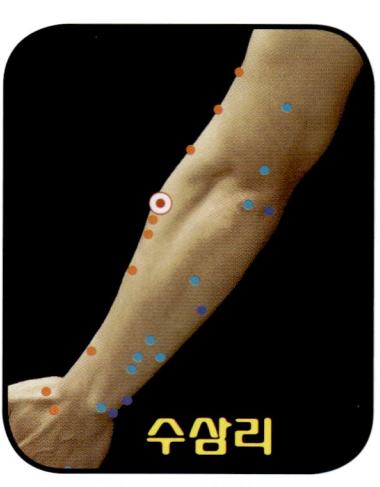

수삼리

곡지와 양계의 사이에서 곡지로부터 1/6.

7. 신경외과/정형외과 질환/관절질환

어지럼증: 태양, 백회, 강간, 계맥, 풍지, 천주, 삼음교, 대돈, 협계, 용천

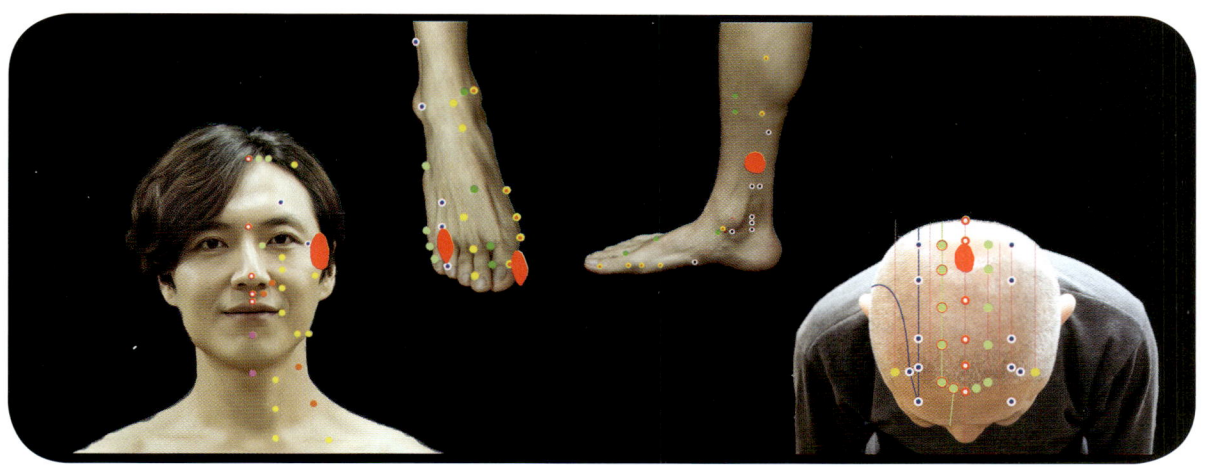

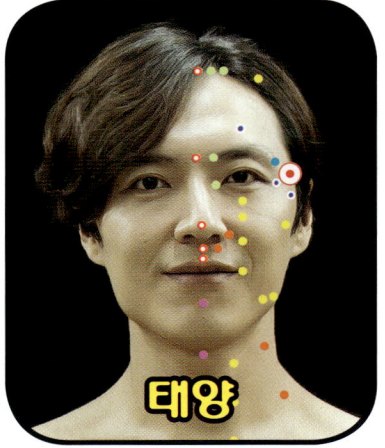

태양

눈썹 외측끝과 눈꼬리 중앙에서, 후방으로 약 1촌의 함몰부.

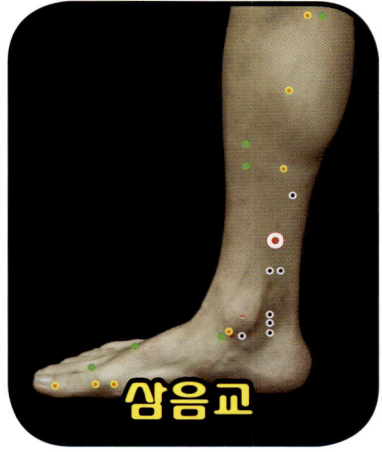

삼음교

내복사뼈 정점 상방3촌. 경골과 근육의 경계. 임산부 침No

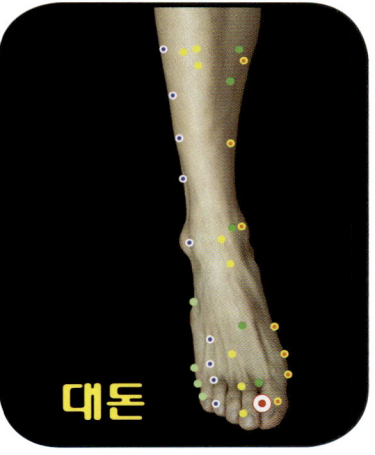

대돈

엄지발톱의 외측모서리 1푼 후방에서 대돈을 취혈한다.

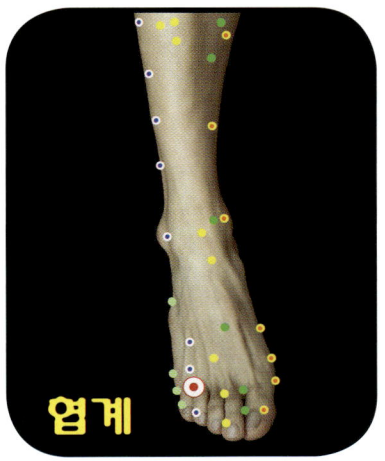

협계

제4번째 발가락의 기절골저의 외측(소지측) 앞쪽

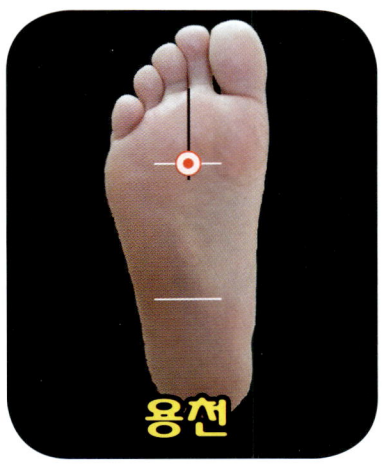

용천

2,3지사이. 발가락을 오무렸을때 앞쪽 1/3지점 함몰된 곳

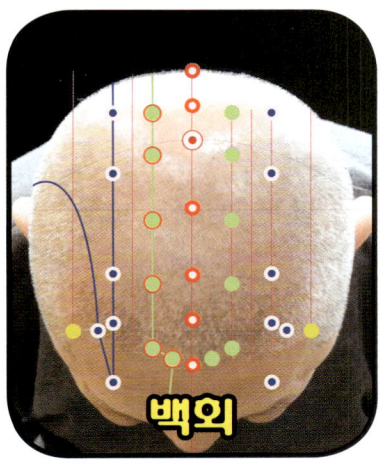

백회

이첨(귀끝)을 수직으로 올라가 정중선과 만나는 지점.

7. 신경외과/정형외과 질환/관절질환

지간위축증:팔사,사봉,중봉,중괴,외관,편력

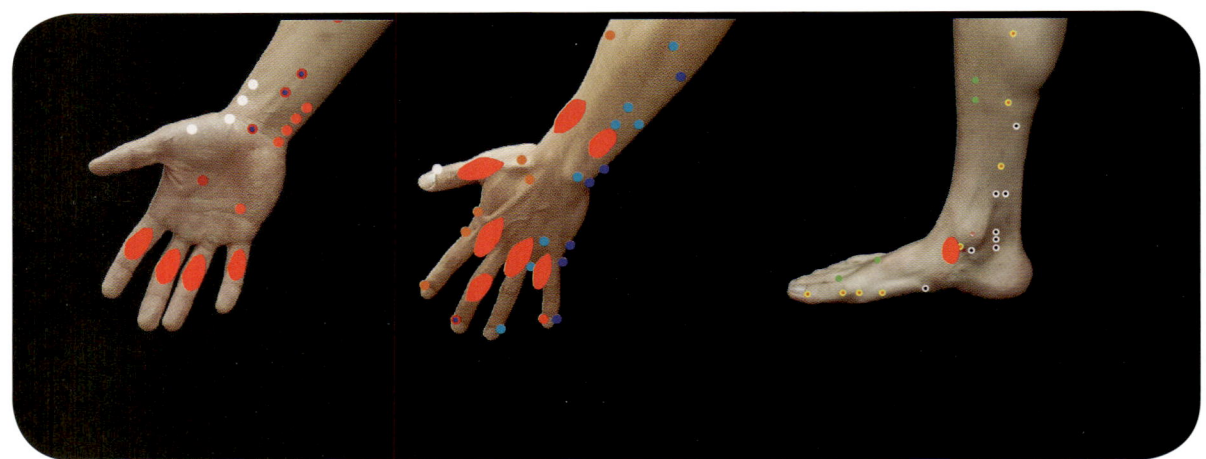

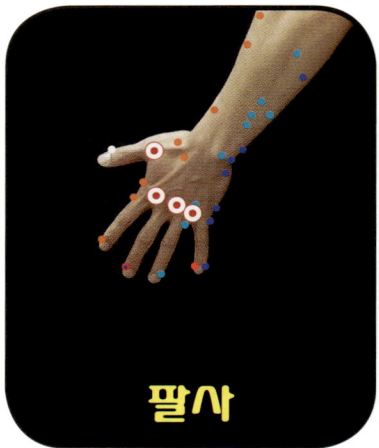

팔사
넉클포인트 사이의 앞쪽 아래

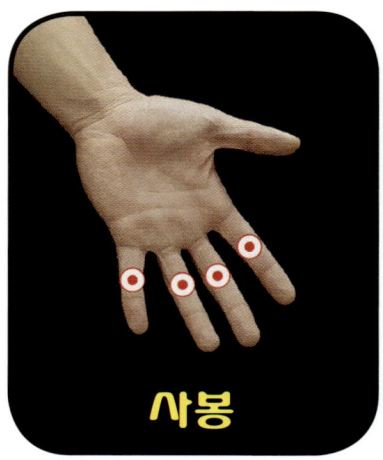

사봉
2~5지의 두 번 째 마디 횡문 중앙.

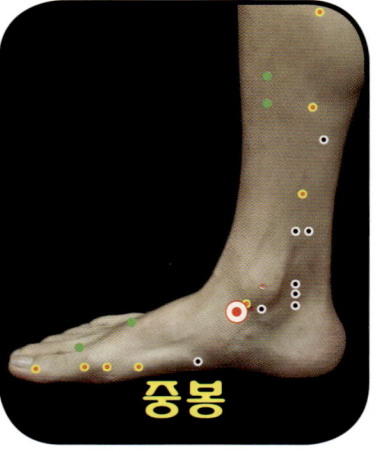

중봉
내복사뼈 앞아래 2cm 전방.

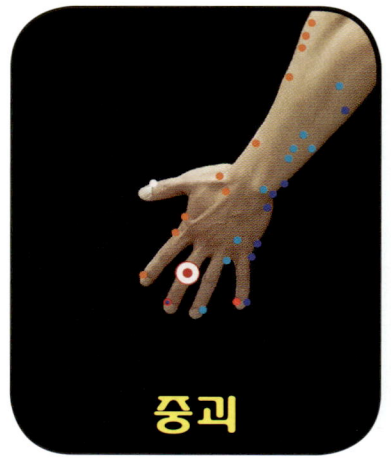

중괴
3지의 두 번 째 마디 횡문 중앙.

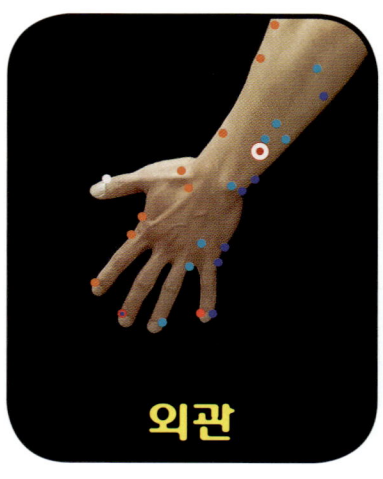

외관
양지혈 위 2촌, 척골과 요골 사이.

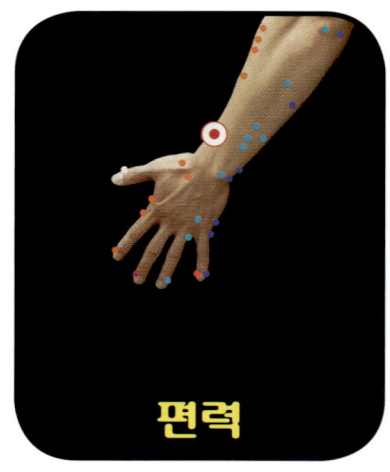

편력
양계에서 곡지쪽으로 3촌.

7. 신경외과/정형외과 질환/관절질환

척골신경마비: 소해(H3),수삼리,통리,신문,지정,대저

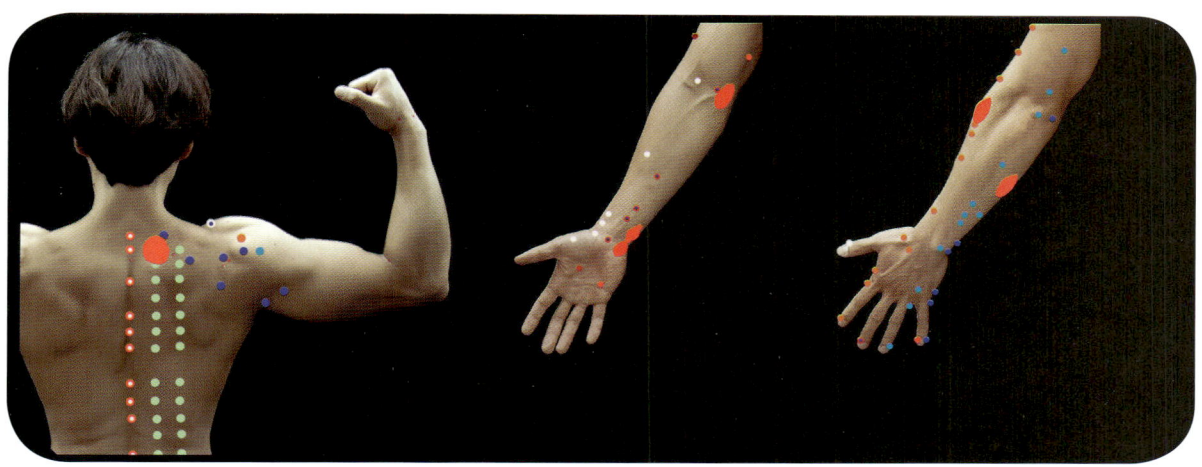

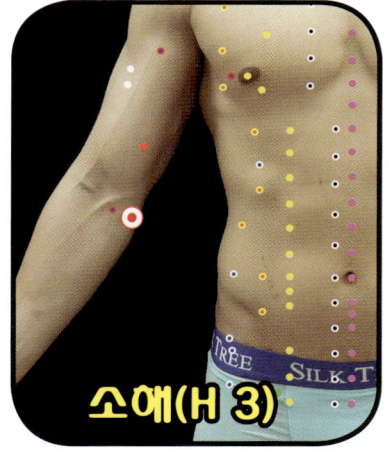

소해(H 3)
상과선상 내측상과와
팔꿈치의 중앙.

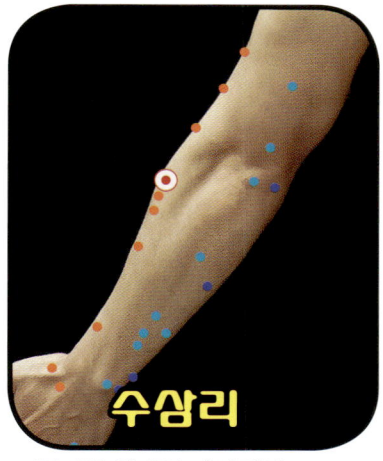

수삼리
곡지와 양계의 사이에서
곡지로부터 1/6.

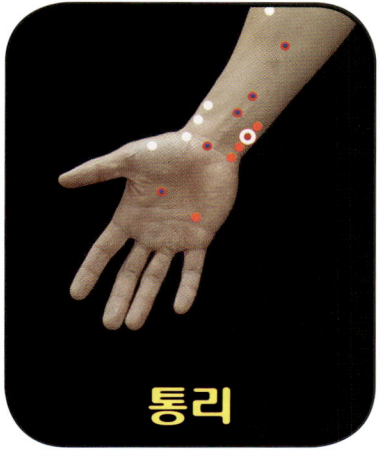

통리
손목주름위의 소지측 두 근육
사이의 신문혈 상방 2cm

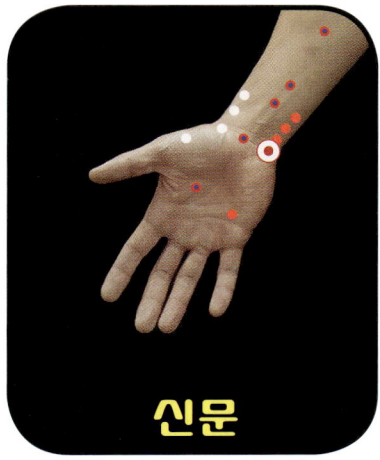

신문
손목을 뒤로 젖힐때 손목주름
위 소지측의 두 근육의 중심.

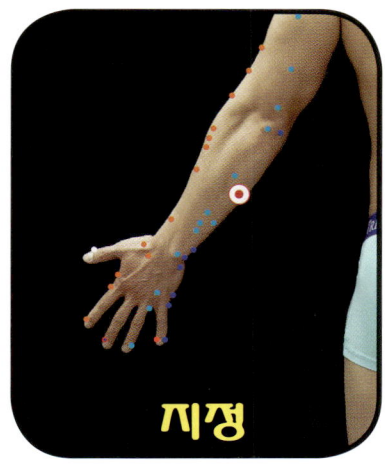

지정
소해와 양곡의 중앙
바로 밑2cm

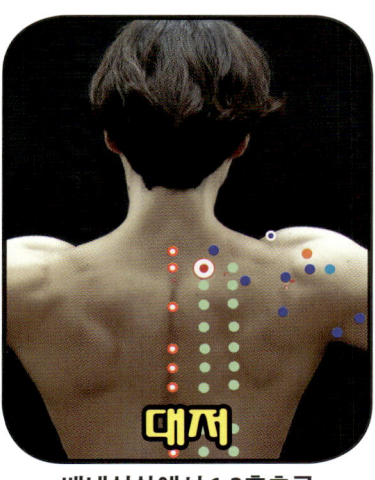

대저
배내선상에서 1,2흉추극
돌기의 사이.

7. 신경외과/정형외과 질환/관절질환

척추골반염증: 중극,화타협척,양릉천,삼음교,대추,요안

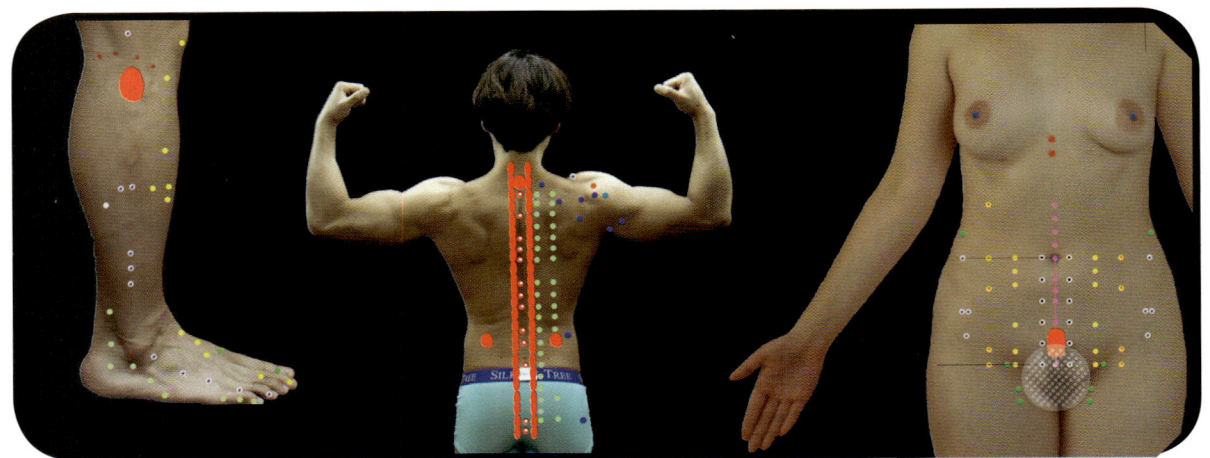

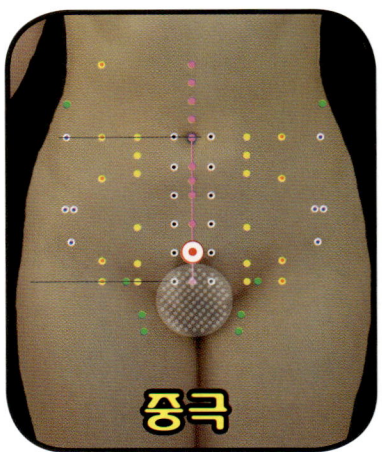

중극
배꼽아래 5촌.

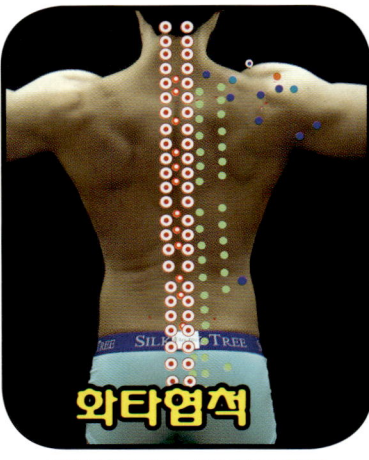

화타협척
1경추극돌기~5요추극돌기
24극돌기 양옆0.5~1촌 48혈

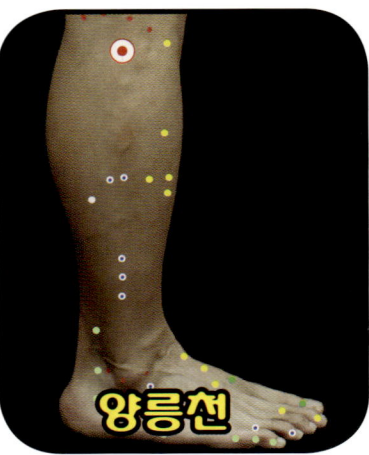

양릉천
비골소두 앞 아래, 족삼리혈 후방 1촌 윗쪽.

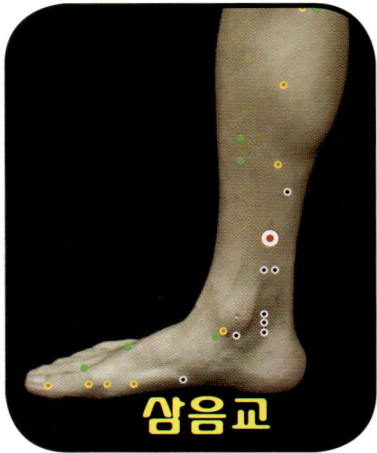

삼음교
내복사뼈 정점 상방3촌.경골과 근육의 경계.임산부 침No

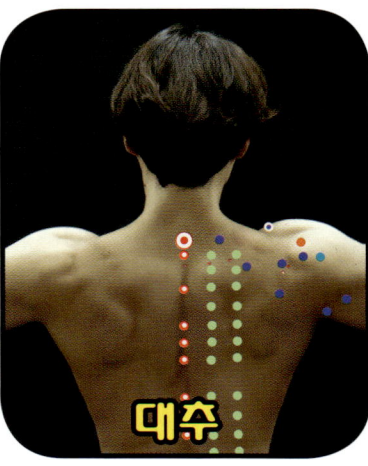

대추
제7경추와 제1흉추의 사이.

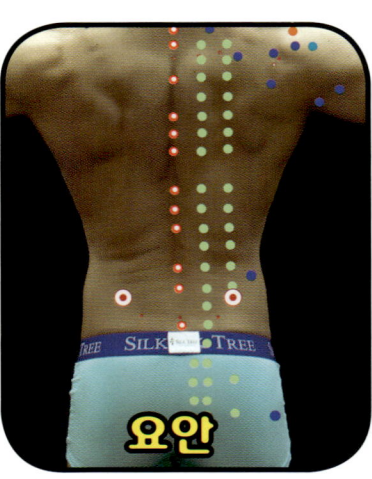

요안
제4 요추극돌기 높이에서 중앙선 바깥쪽 3~4촌 함몰점

7. 신경외과/정형외과 질환/관절질환

하지신경마비: 비관,족삼리,환도,양릉천,승부,은문,위중,족삼리

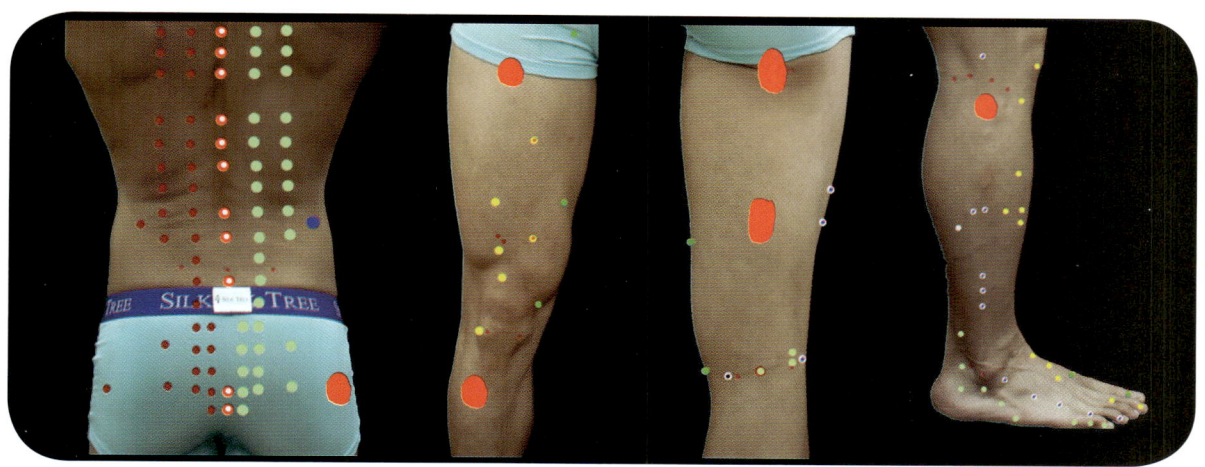

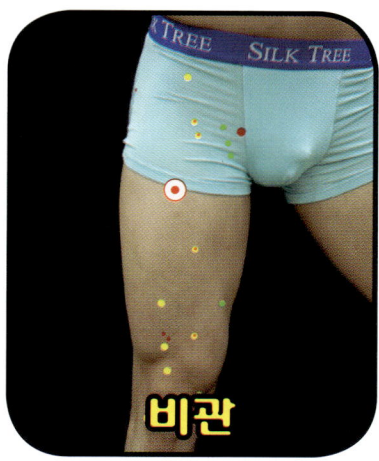

비관
상전장골극 아랫쪽과 슬개골바깥 윗쪽의 사이에서 위로부터 1/3

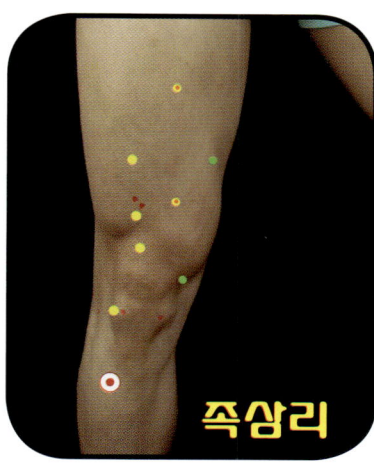

족삼리
슬개골 정점 하방 3촌에서 외측 1촌(2cm)

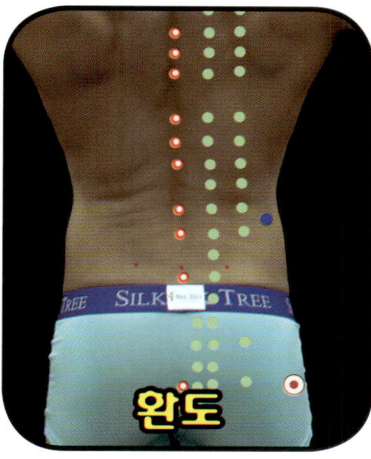

환도
대퇴골 대전자의 위끝으로부터 2cm상방

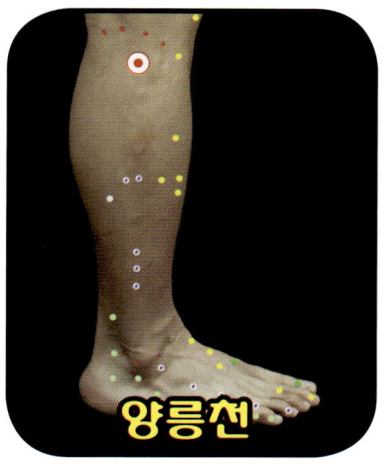

양릉천
비골소두 앞 아래, 족삼리혈 후방 1촌 윗쪽.

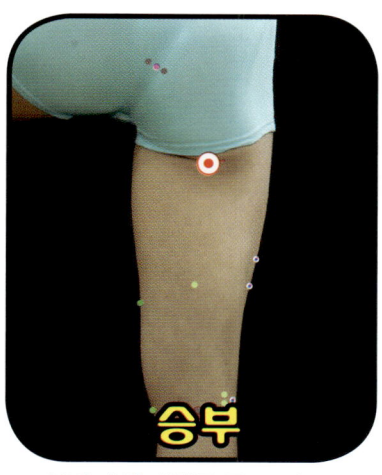

승부
엉덩이 하단횡문(둔구)의 중간.

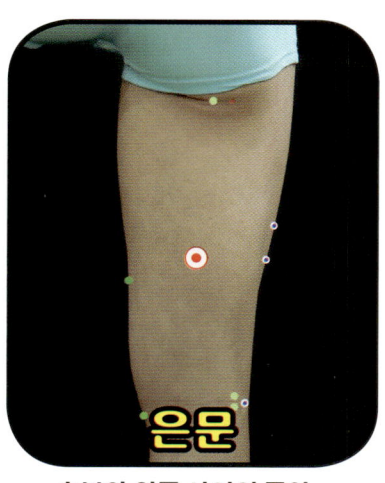

은문
승부와 위중 사이의 중앙.

7. 신경외과/정형외과 질환/관절질환

허리 신경통 : 신수,차료,위중,명문,17추하,태계

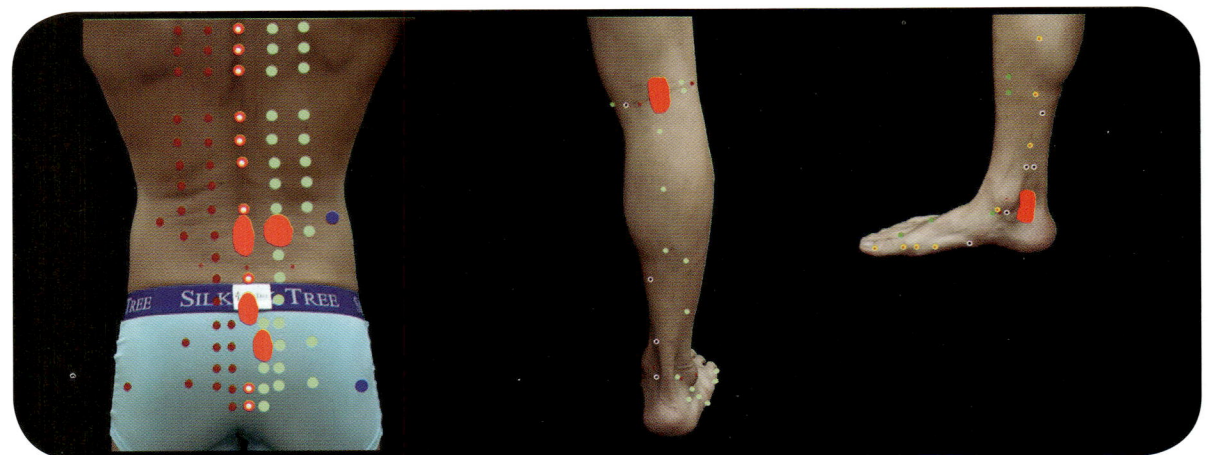

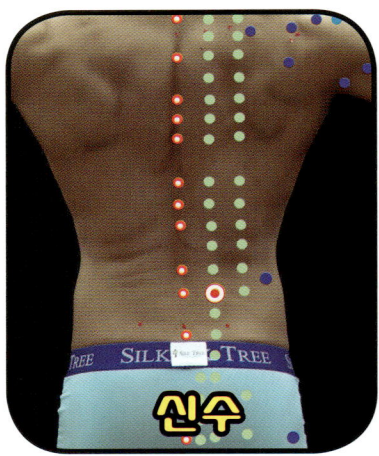

신수
배내선상에서
제2,3 요추극돌기의 사이.

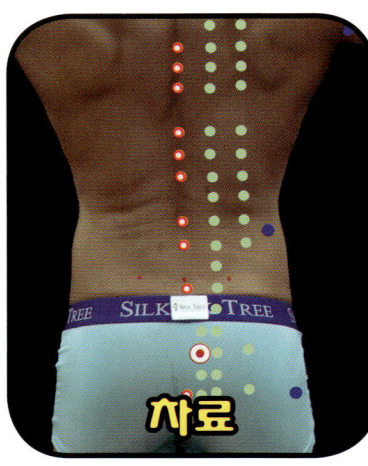

차료
방광수혈 안쪽 6푼. 엉치뼈
(천골) 두 번째 구멍.

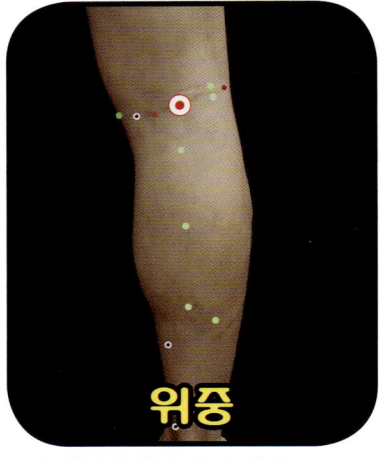

위중
흉내선상에서, 제1늑간을
손으로 눌러 느끼는 패인 곳

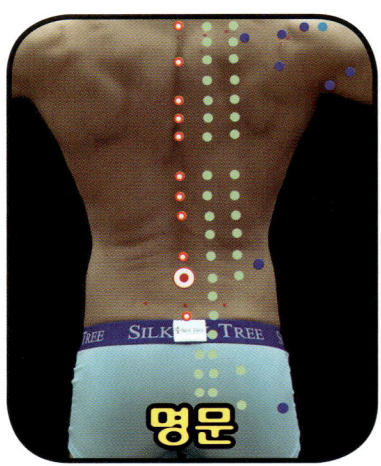

명문
제2,3 요추극돌기 사이.

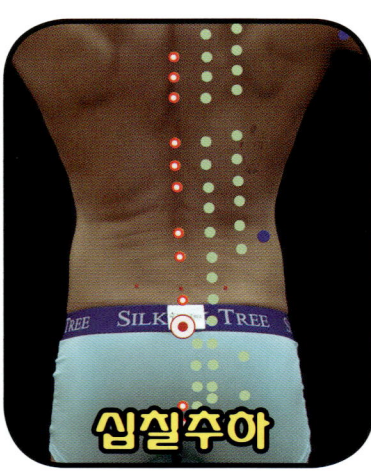

십칠추하
제5요추극돌기 밑의 함몰부.
야곱선:장골릉 잇는선.4요추

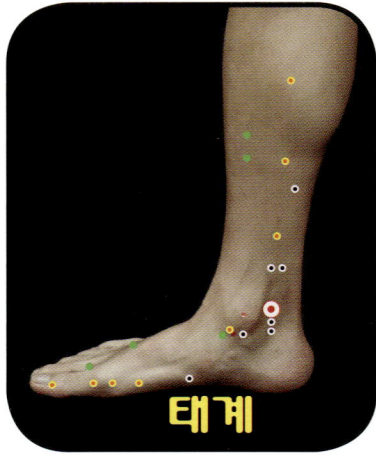

태계
내과 뒷쪽과 아킬레스건 안쪽
사이에 커다랗게 패인곳

7. 신경외과/정형외과 질환/관절질환

호흡 근육마비 : 풍지,대추,폐수,격수,천돌,단중,공최,내관,족삼리

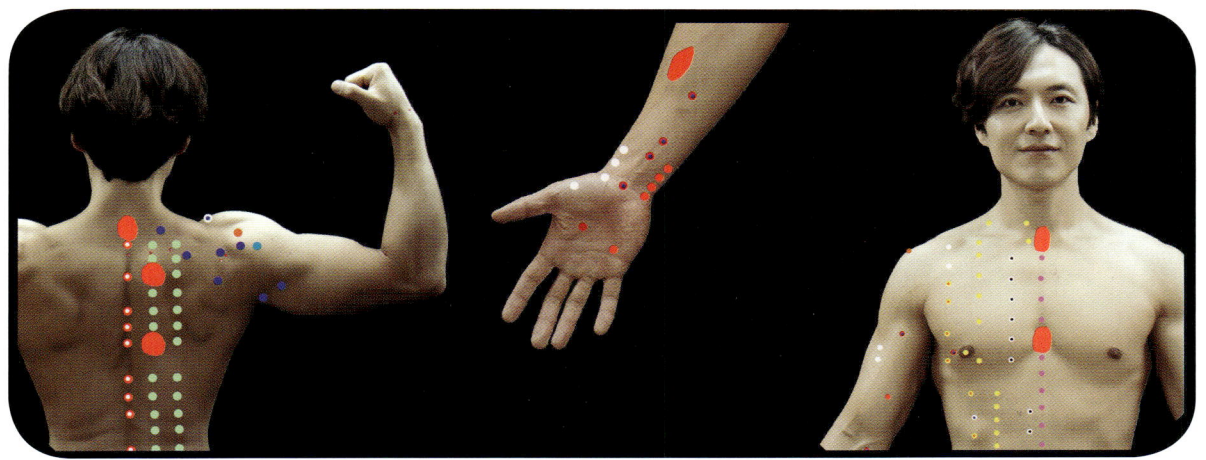

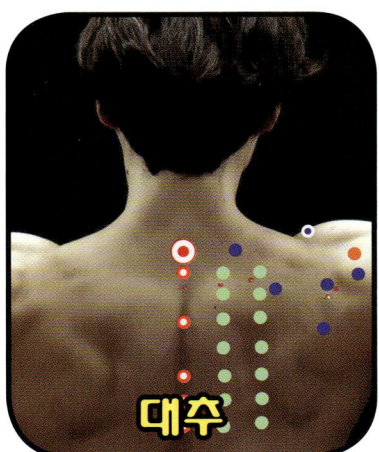

대추
제7경추와 제1흉추의 사이.

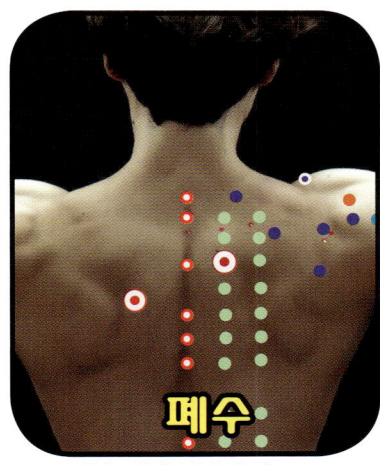

폐수
폐수 배내선상에서 3,4 흉추극돌기의 사이.

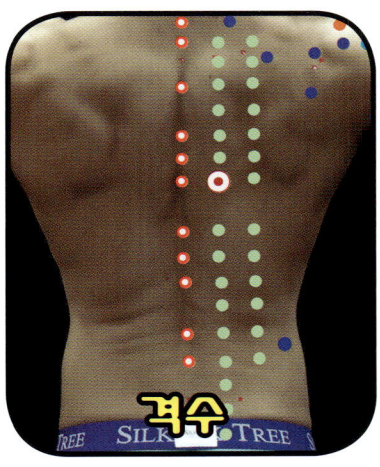

격수
배내선상에서 7,8흉추극돌기의 사이.

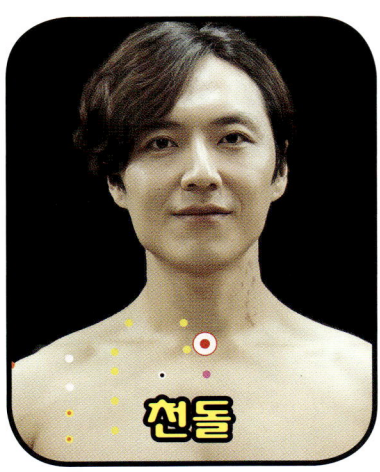

천돌
목젖 밑의 움푹 패인 곳의 중심

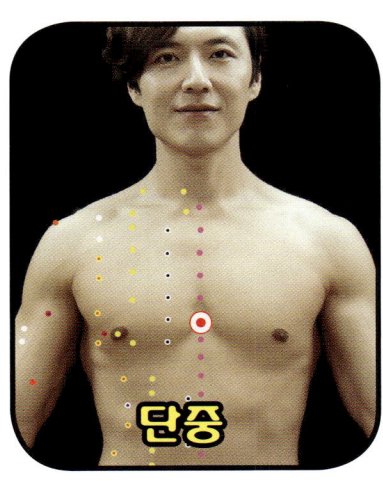

단중
양 유두 사이 중앙 약간 위.

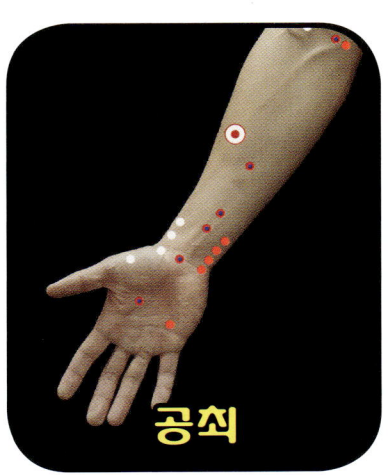

공최
태연과 척택사이.
척택에서 4/9

7. 신경외과/정형외과 질환/관절질환

흉복부 수술후 통증 : 내관,공최,합곡,양구,족삼리,내정,양릉천,삼음교

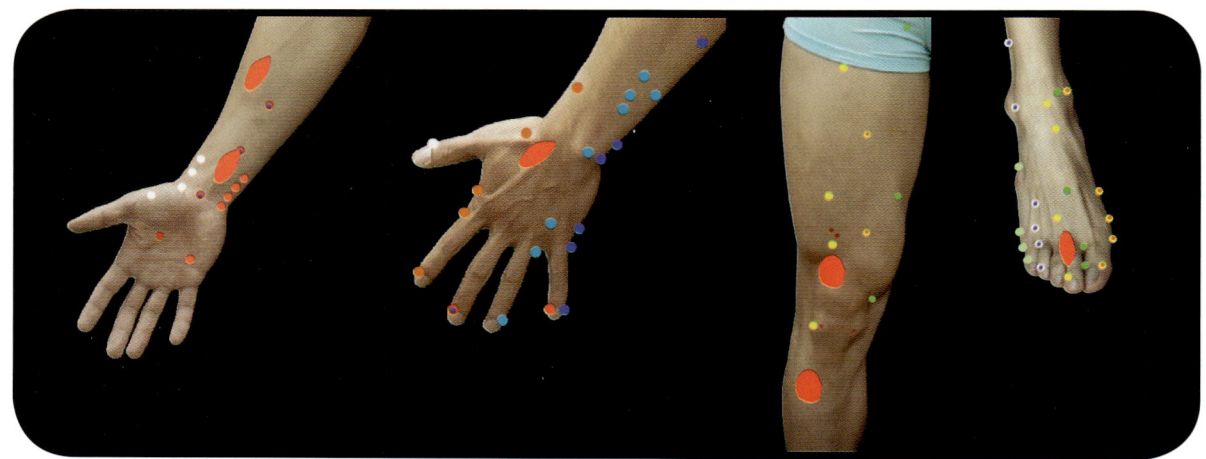

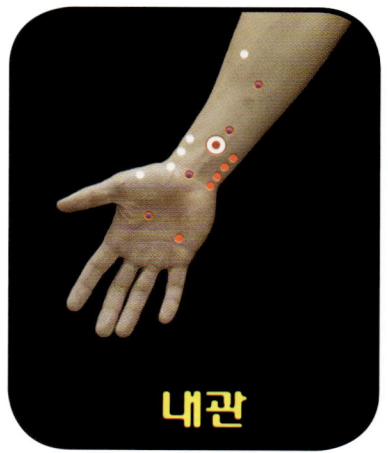

내관
곡택과 대릉 사이를 6등분하고 대릉에서 1/6지점 양건의 사이

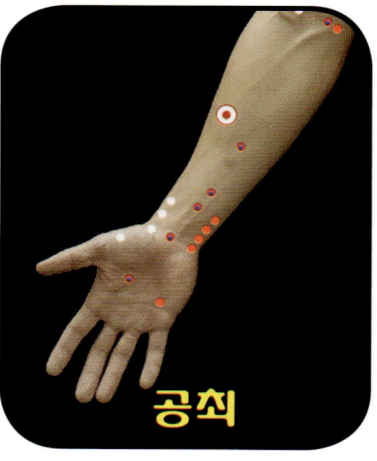

공최
태연과 척택사이. 척택에서 4/9

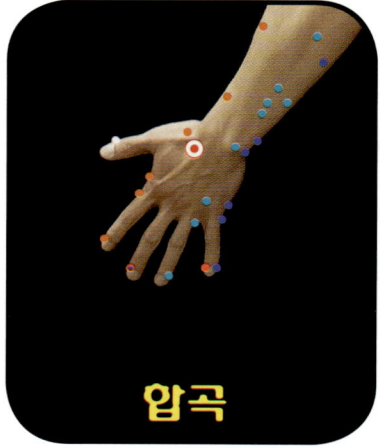

합곡
제1,2중수골저 사이에서 제2중수골저측의 뼈바로밑.

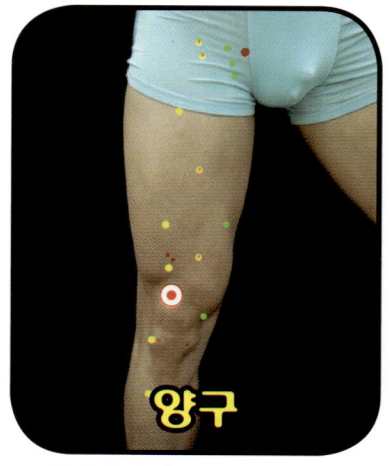

양구
음시의 사이에서 음시로부터 1/3.슬개골 외측 상방 2촌.

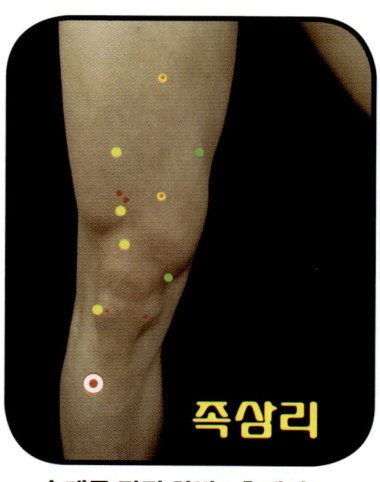

족삼리
슬개골 정점 하방 3촌에서 외측 1촌(2cm)

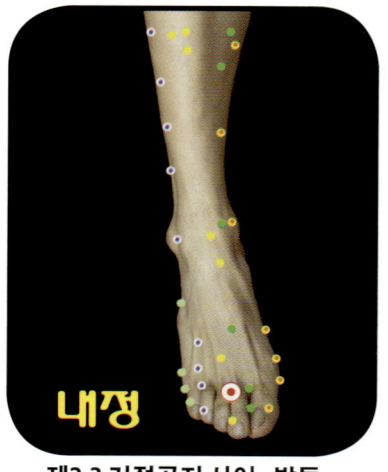

내정
제2,3 기절골저 사이. 발등 발바닥 피부 경계에서 취혈.

08

비뇨기 방광 질환

8. 비뇨 (생식)기 (신장) 방광질환

고환염/음낭통 : 태충,대돈,삼음교,신수,방광수,관원수

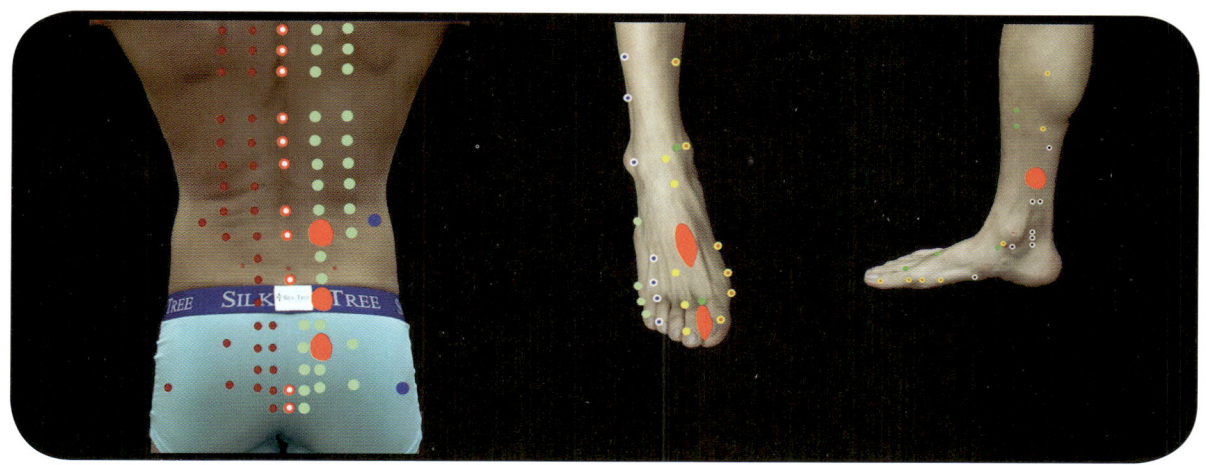

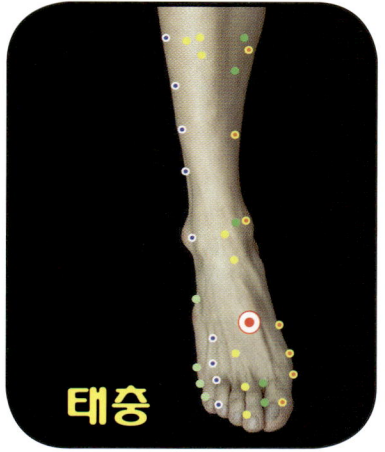

태충
제1,2중족골저의 사이.

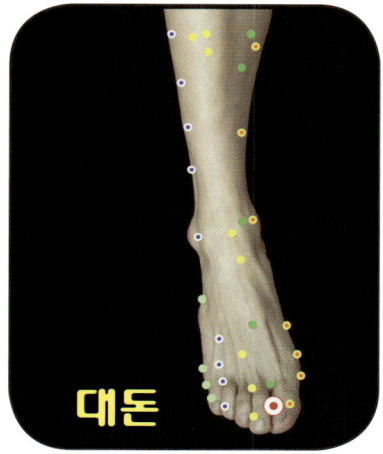

대돈
엄지발톱의 외측모서리 1푼 후방에서 대돈을 취혈한다.

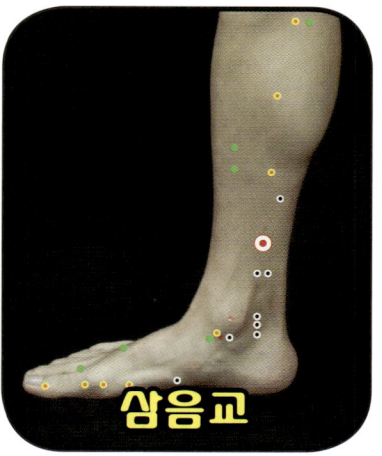

삼음교
내복사뼈 정점 상방3촌.경골과 근육의 경계.임산부 침No

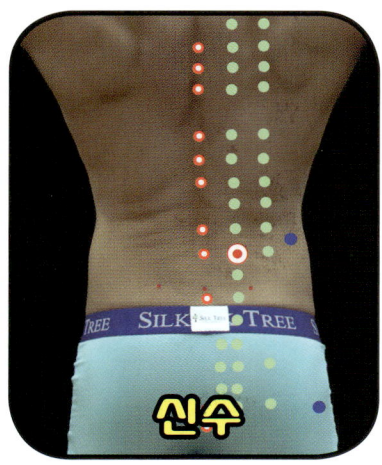

신수
배내선상에서 제2,3 요추극돌기의 사이.

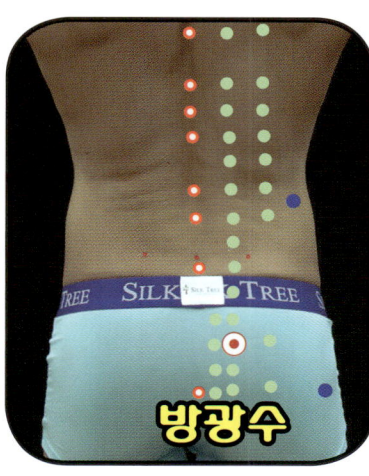

방광수
배내선상(정중선 옆1.5촌) 에서 제19척추밑의 높이.

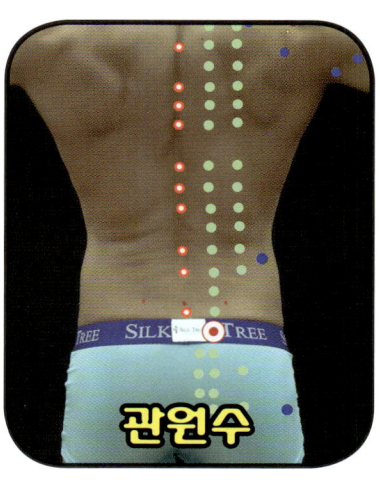

관원수
배내선상에서 제5요추 극돌기의 아래.

8. 비뇨 (생식)기 (신장) 방광질환

발기불능 : 명문, 신수, 차료, 중완, 관원, 중극, 족삼리, 태계

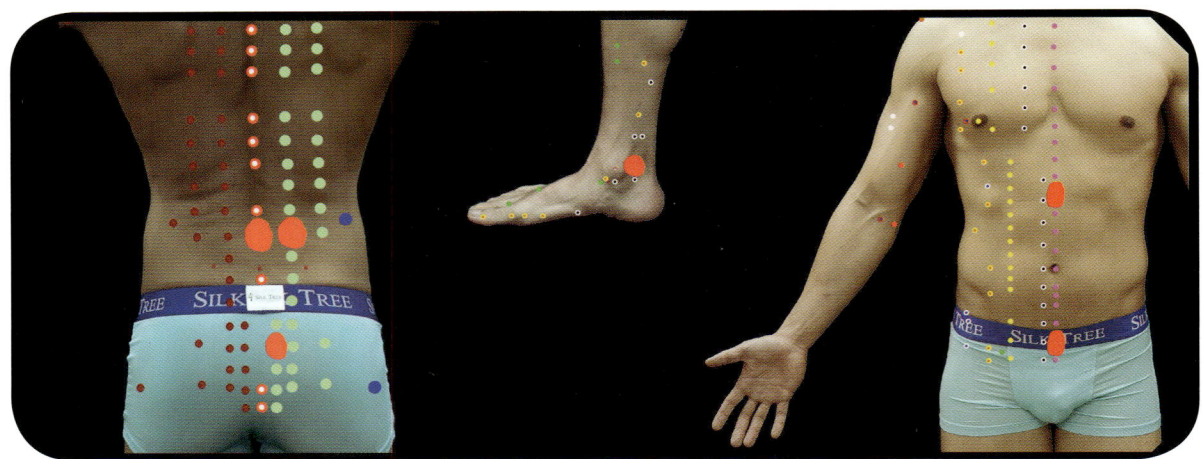

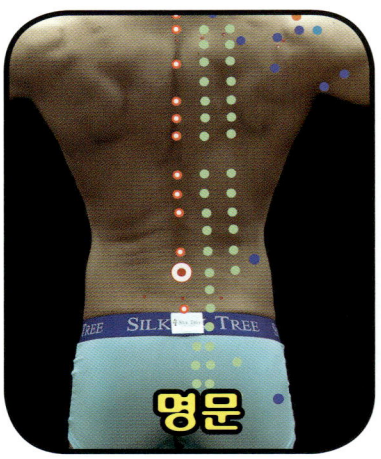

명문
제2,3 요추극돌기 사이.

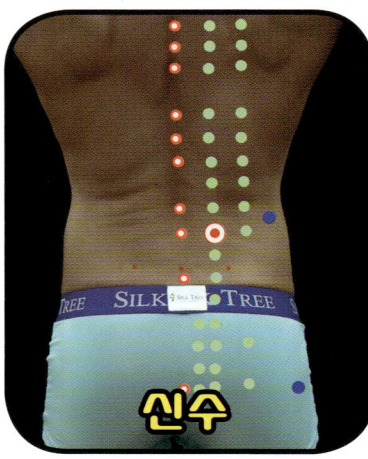

신수
배내선상에서 제2,3 요추극돌기의 사이.

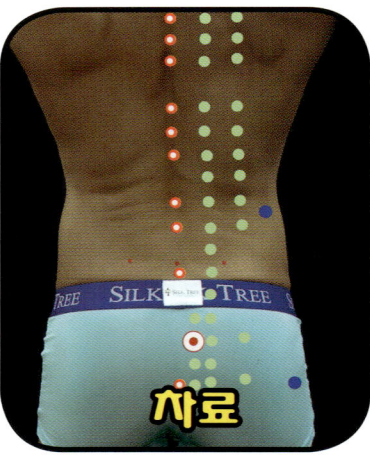

차료
방광수혈 안쪽 6푼. 엉치뼈 (천골) 두 번째 구멍.

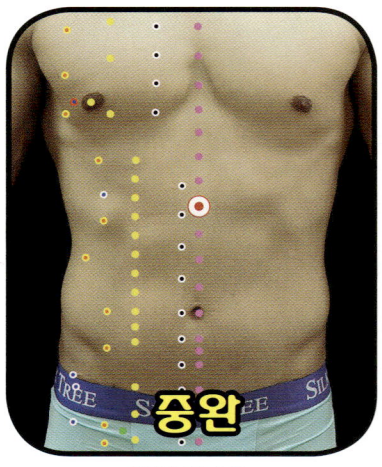

중완
배꼽위 4촌.

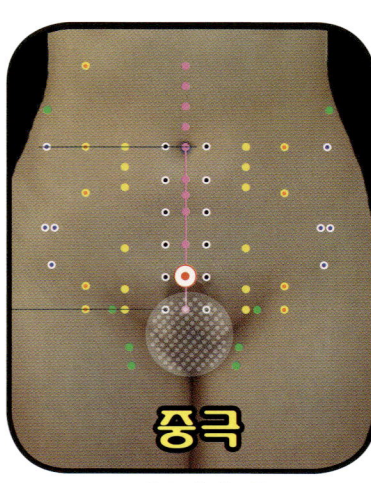

중극
배꼽아래 5촌.

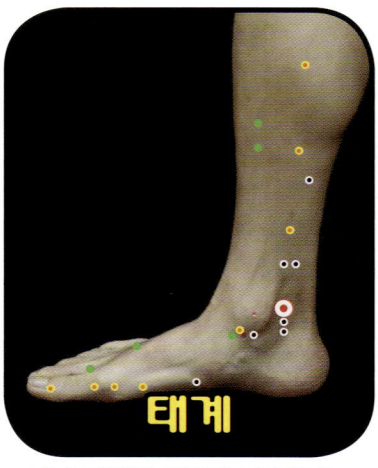

태계
내과 뒷쪽과 아킬레스건 안쪽 사이에 커다랗게 패인곳

8. 비뇨 (생식)기 (신장) 방광질환

방광결핵 : 방광수, 차료, 위중, 비양, 수도, 중극

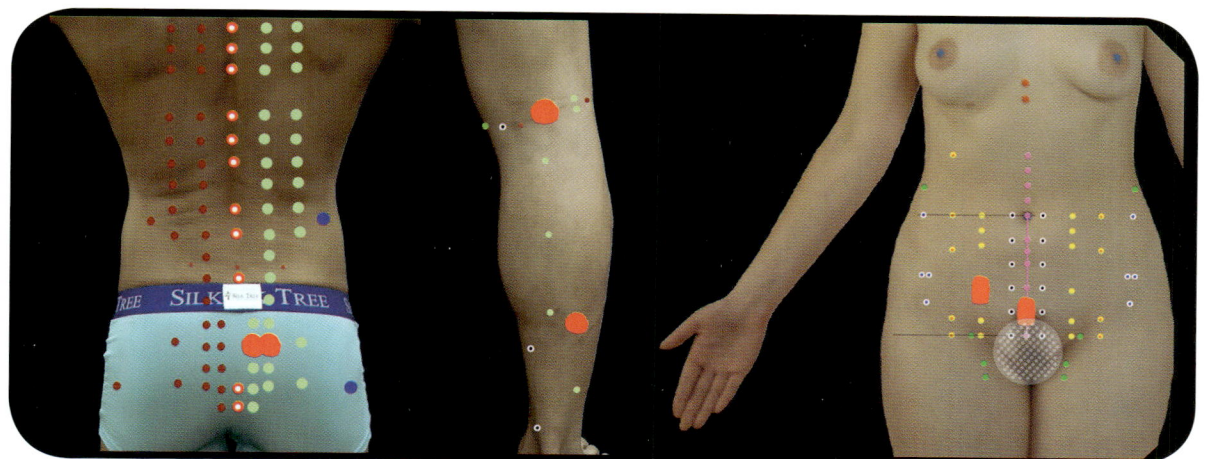

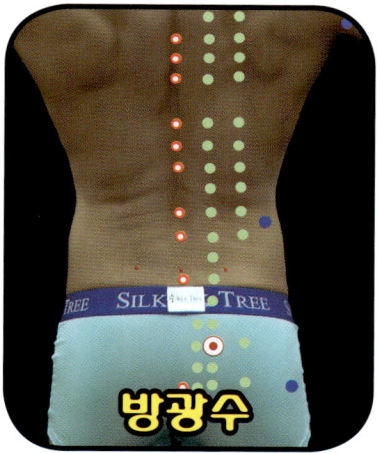

방광수
배내선상(정중선 옆1.5촌)에서 제19척추밑의 높이.

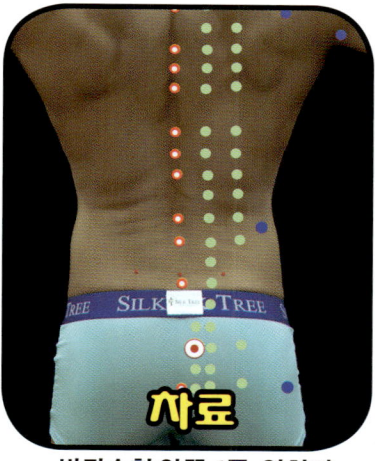

차료
방광수혈 안쪽 6푼. 엉치뼈(천골) 두 번째 구멍.

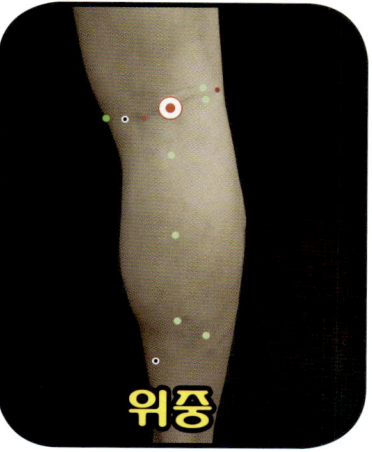

위중
위중무릎 뒤 오금주름의 중간지점 깊게 패인 곳

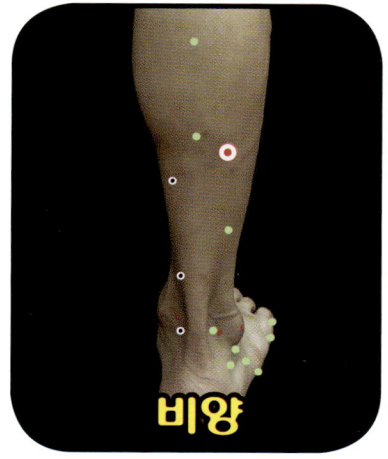

비양
위양과 곤륜 중앙에서 하방 2cm.

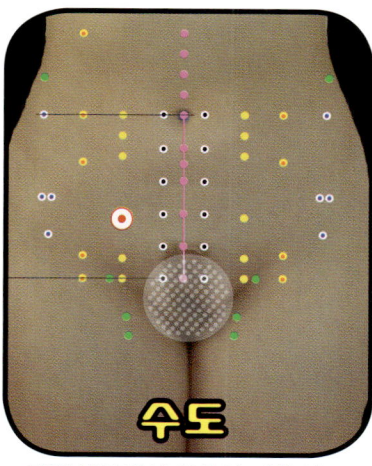

수도
복간선상에서 천추와 기충의 사이에 기충으로부터 3/8

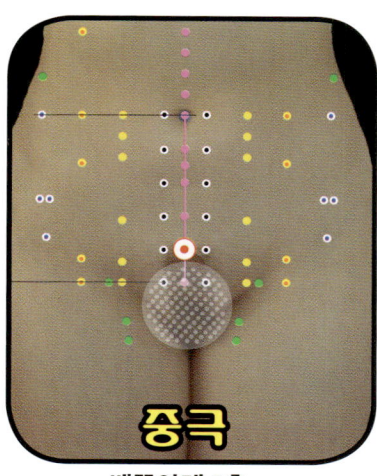

중극
배꼽아래 5촌.

8. 비뇨 (생식)기 (신장) 방광질환

방광염 : 관원,비수,신수,방광수,차료,신수,삼음교

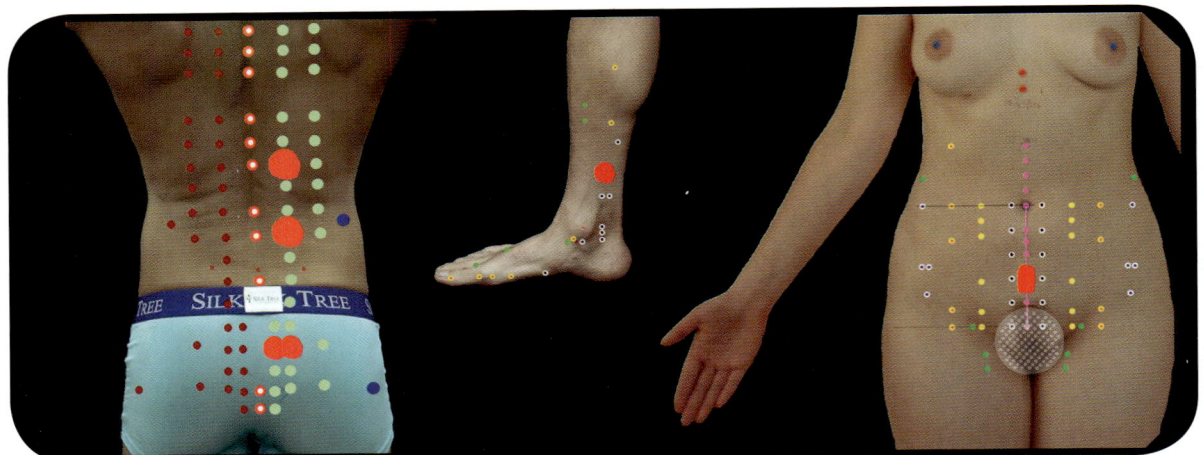

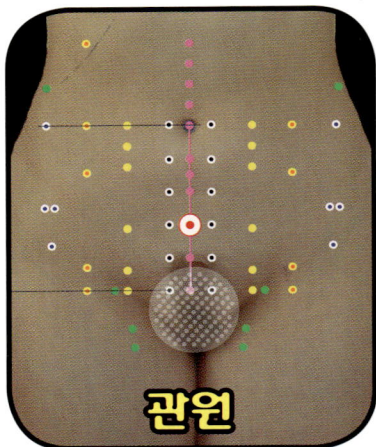

관원
배꼽아래 3촌

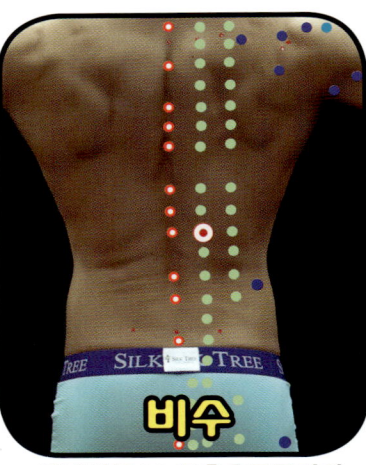

비수
배내선상 11,12흉추극돌기의 사이.

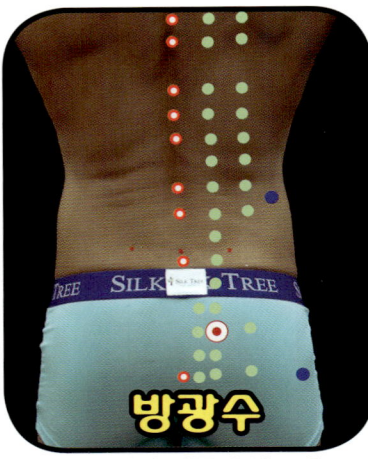

방광수
배내선상(정중선 옆1.5촌)에서 제19척추밑의 높이.

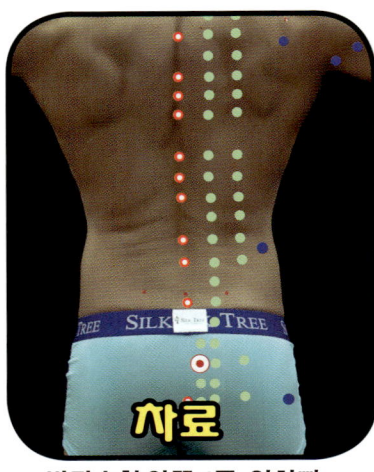

차료
방광수혈 안쪽 6푼. 엉치뼈 (천골) 두 번째 구멍.

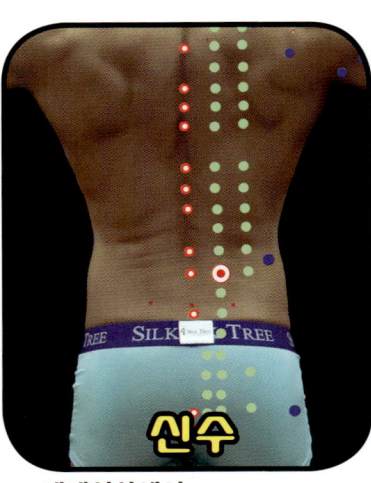

신수
배내선상에서 제2,3 요추극돌기의 사이.

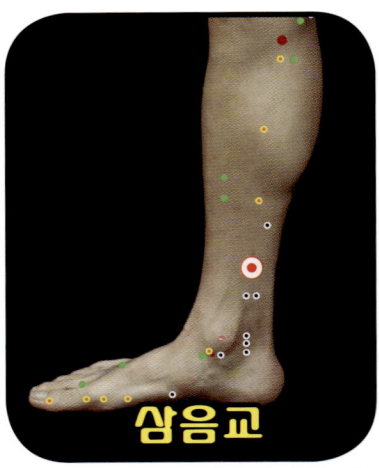

삼음교
내복사뼈 정점 상방3촌.경골과 근육의 경계.임산부 침No

8. 비뇨 (생식)기 (신장) 방광질환

방광염 및 요도염 : 신수,방광수,차료,금문,기해,음릉천,삼음교,수도

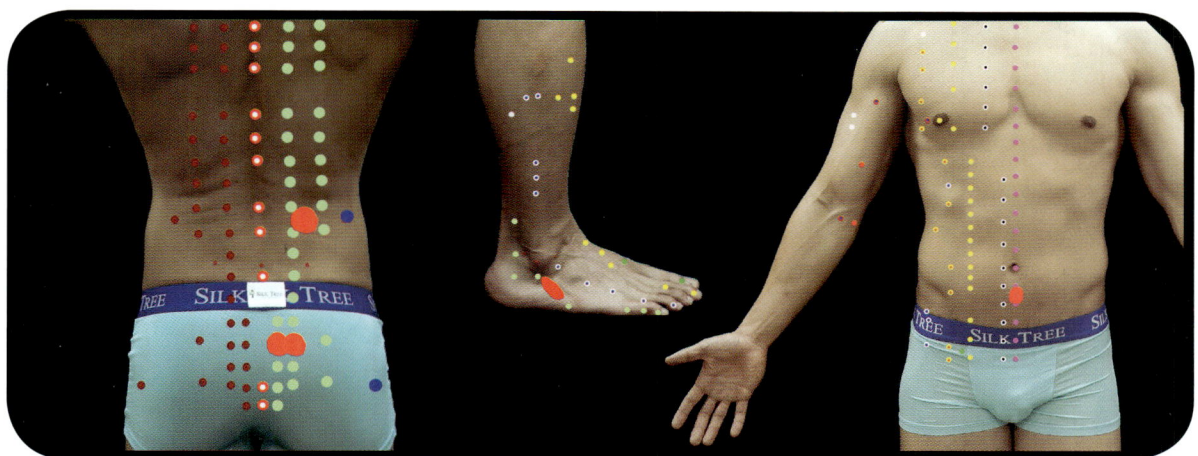

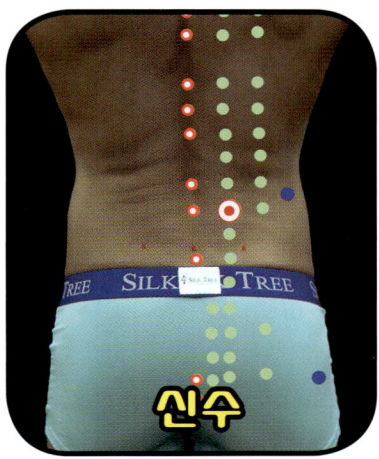

신수
배내선상에서
제2,3 요추극돌기의 사이.

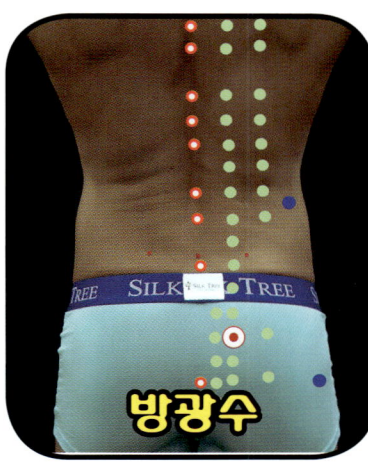

방광수
배내선상(정중선 옆1.5촌)
에서 제19척추밑의 높이.

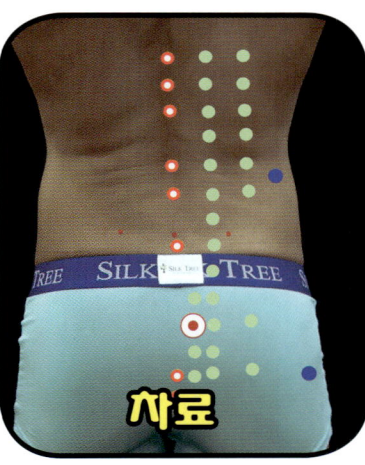

차료
방광수혈 안쪽 6푼. 엉치뼈
(천골) 두 번째 구멍.

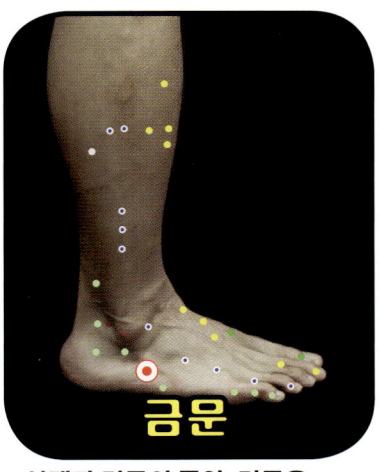

금문
신맥과 경골의 중앙. 경골은
제5중족골저의 뒤쪽.

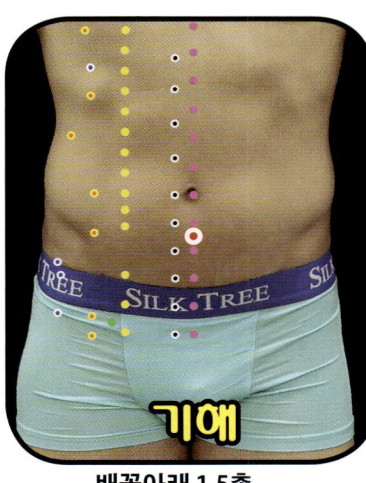

기해
배꼽아래 1.5촌

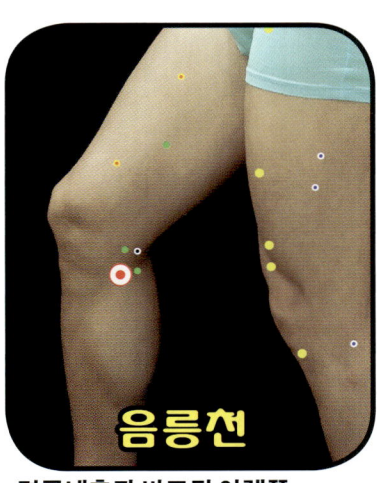

음릉천
경골내측과 바로뒤 아랫쪽.
뜸No 양릉천과 맞뚫리는 혈.

8. 비뇨 (생식)기 (신장) 방광질환

부사정(사정이 안됨): 기해,곡골,태충,관원,중극,대돈,대혁,기해,음렴

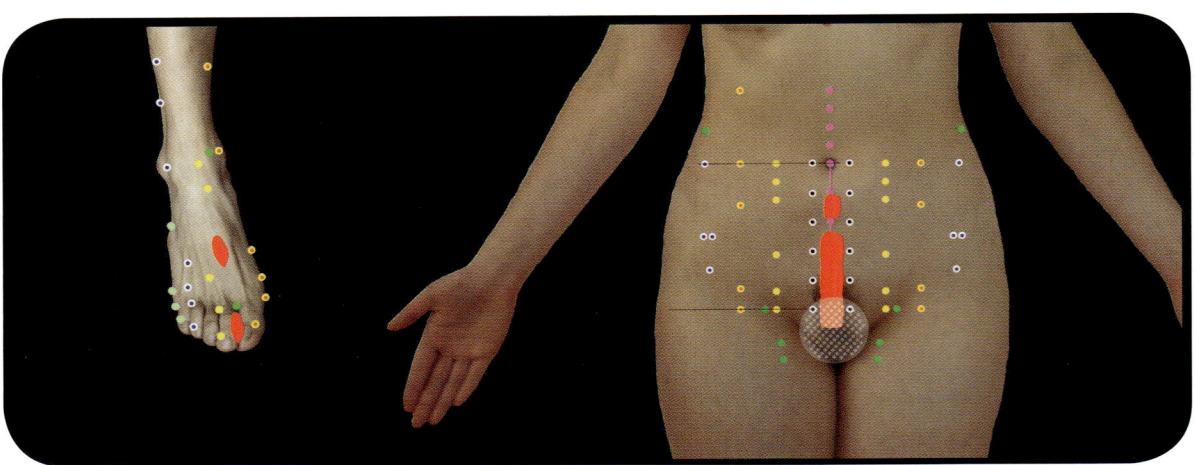

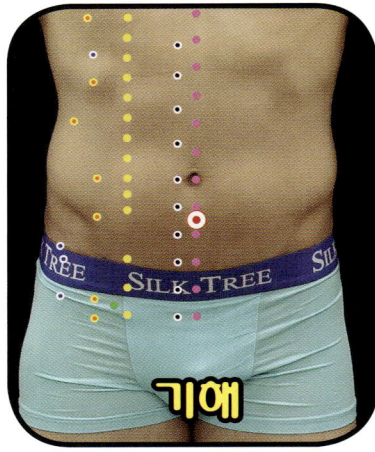

기해

배꼽아래 1.5촌

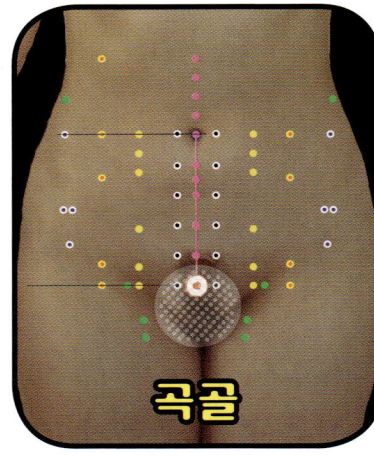

곡골

치골결합상연(음모 가장자리나 중앙)에서 패인곳의 중앙.

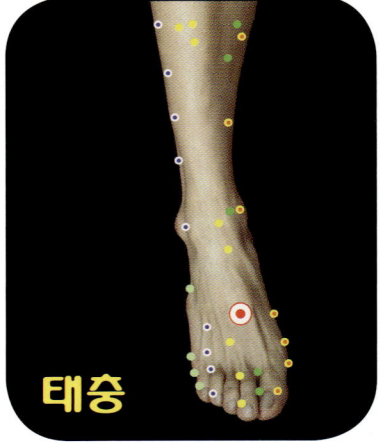

태충

제1,2중족골저의 사이.

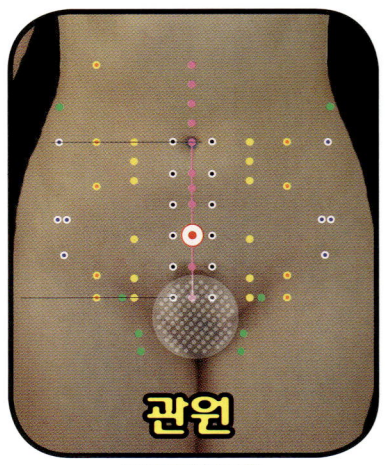

관원

배꼽아래 3촌

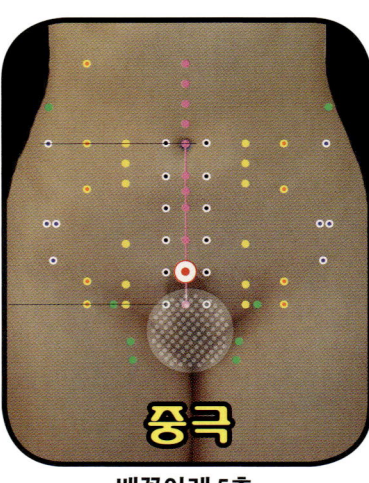

중극

배꼽아래 5촌.

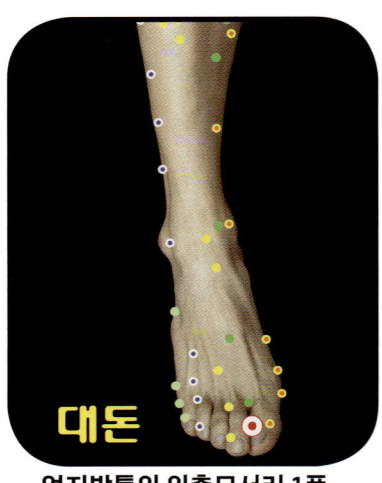

대돈

엄지발톱의 외측모서리 1푼 후방에서 대돈을 취혈한다.

8. 비뇨 (생식)기 (신장) 방광질환

부종: 중완,수분,관원,신수,방광수,음릉천,삼음교

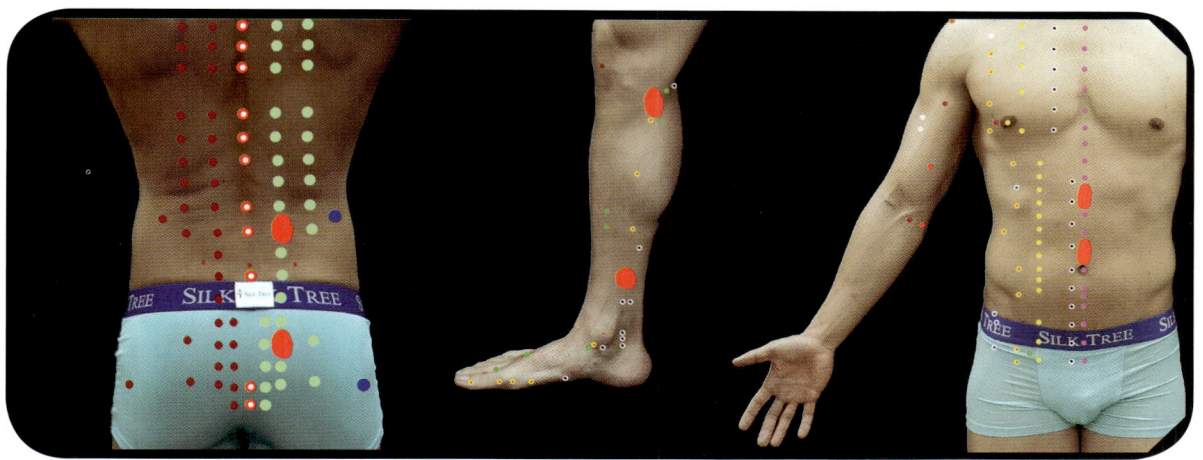

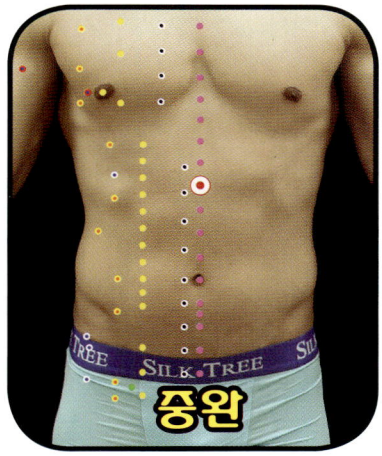

중완

배꼽위 4촌.

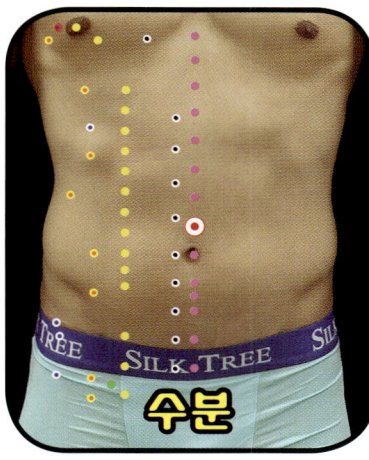

수분

배꼽 위 1촌

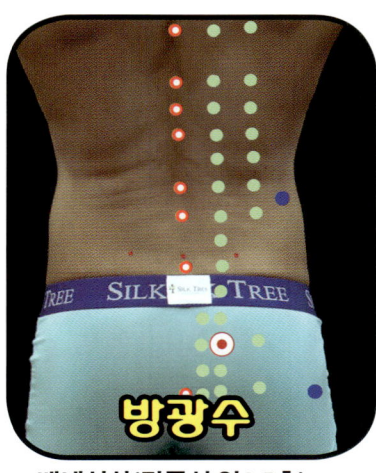

방광수

배내선상(정중선 옆1.5촌)
에서 제19척추밑의 높이.

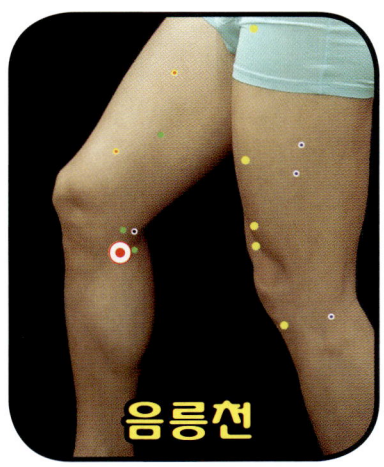

음릉천

경골내측과 바로뒤 아랫쪽.
뜸No 양릉천과 맞뚫리는 혈.

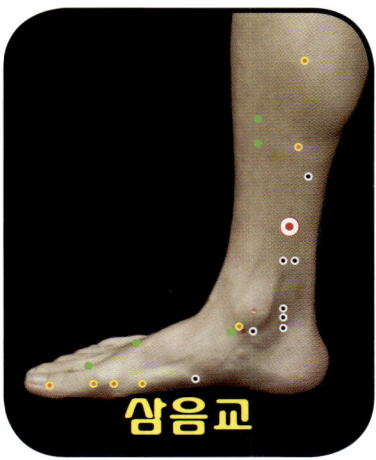

삼음교

내복사뼈 정점 상방3촌.경골과
근육의 경계.임산부 침No

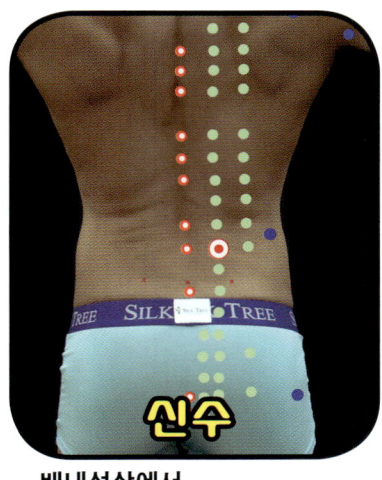

신수

배내선상에서
제2,3 요추극돌기의 사이.

8. 비뇨 (생식)기 (신장) 방광질환

성기 위축증(왜소증)/소성기증 : 백회,단중,중완,관원,명문,양릉천

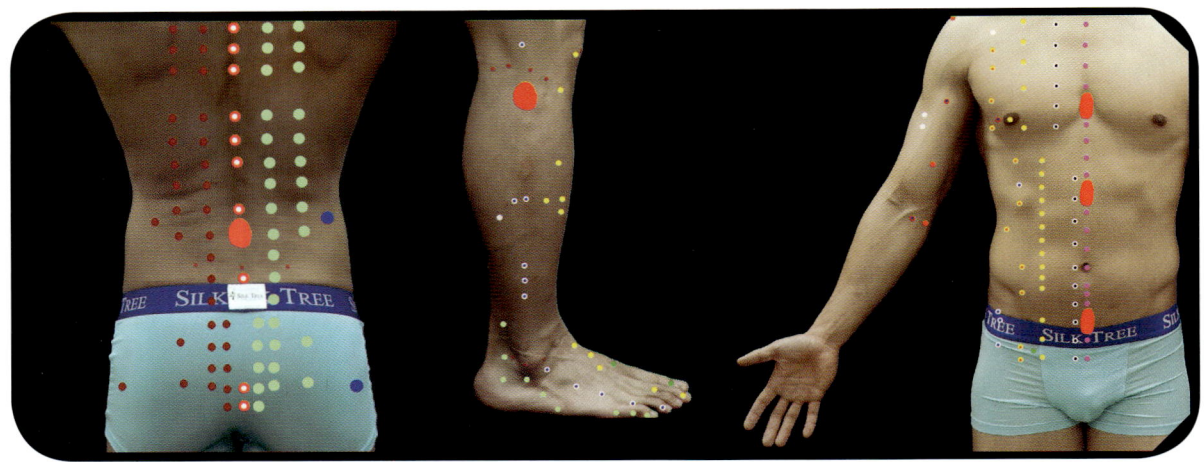

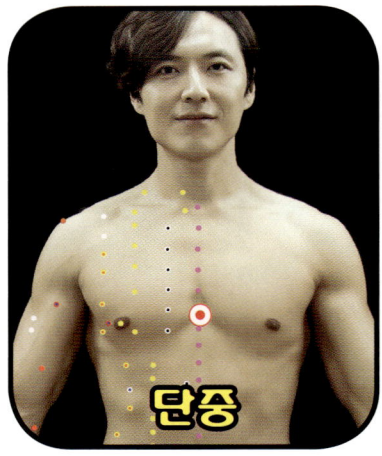

단중
양 유두 사이 중앙 약간 위.

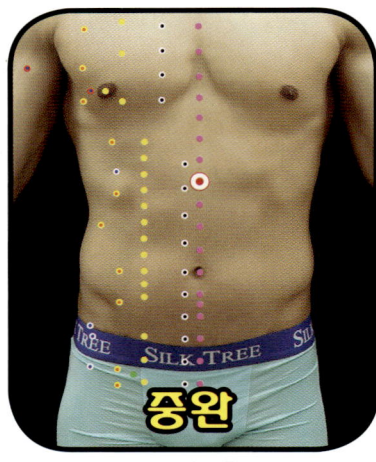

중완
배꼽위 4촌.

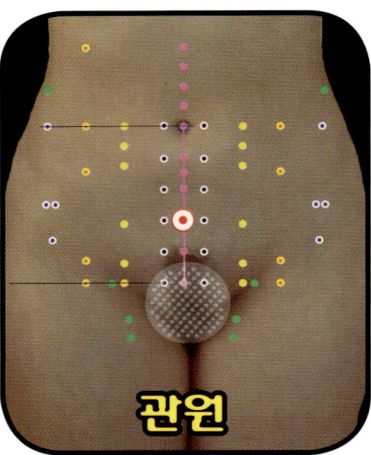

관원
배꼽아래 3촌

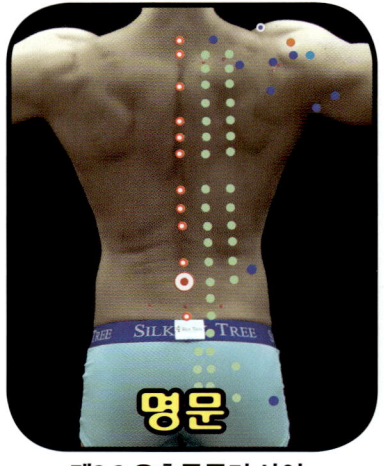

명문
제2,3 요추극돌기 사이.

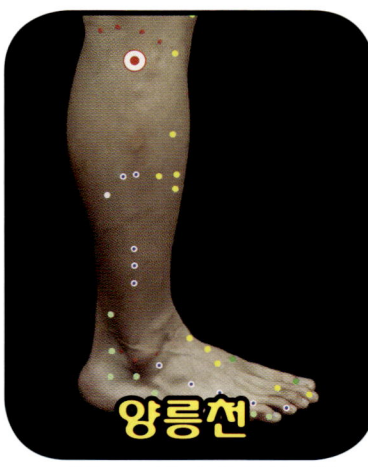

양릉천
비골소두 앞 아래, 족삼리혈 후방 1촌 윗쪽.

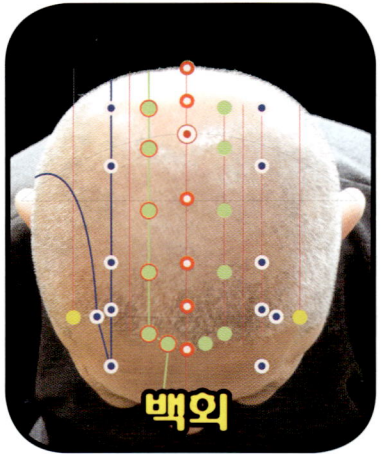

백회
이첨(귀끝)을 수직으로 올라가 정중선과 만나는 지점.

8. 비뇨 (생식)기 (신장) 방광질환

소변시 동통: 대혁, 중극, 곡천, 관원, 연곡, 방광수

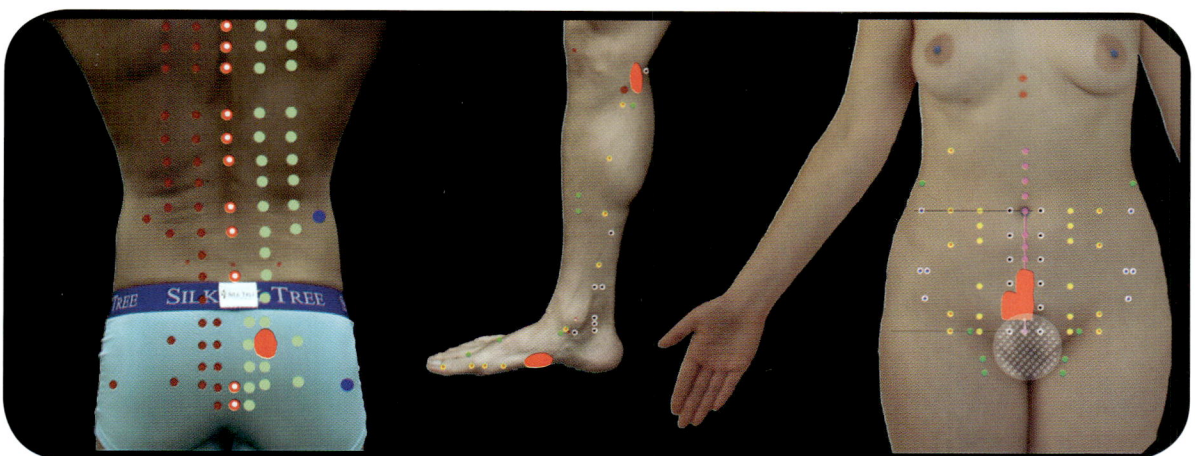

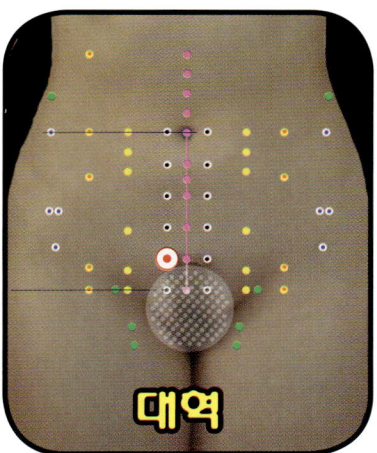

대혁
복내선상에서 횡골과 황수의 사이를 5등분하고 횡골에서 1/5

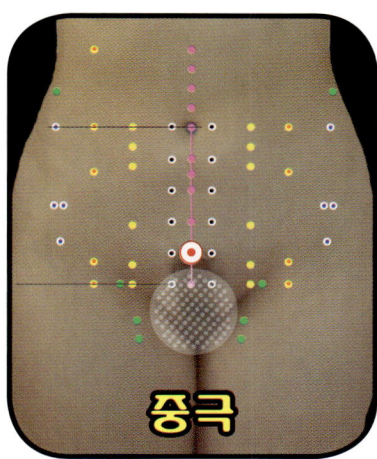

중극
배꼽아래 5촌.

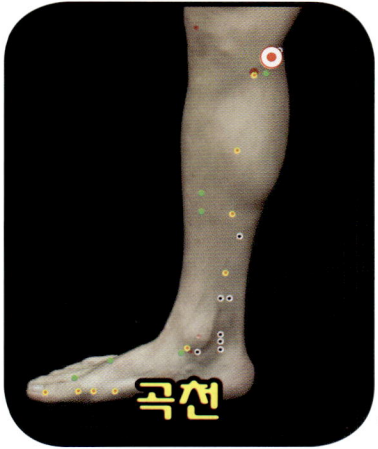

곡천
무릎을 최대로굽힌 상태에서 무릎안주름 끝의 패인곳의 중앙.

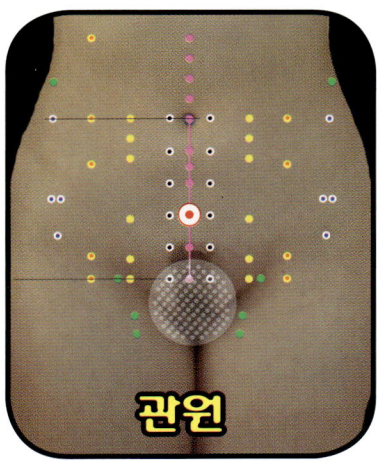

관원
배꼽아래 3촌

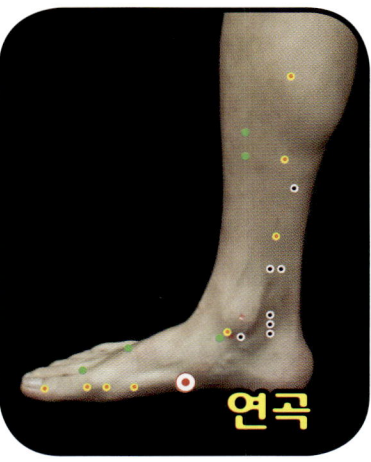

연곡
내과 앞밑 튀어나온 주상골 뒤밑. 주상골과 종골의 사이에 위치.

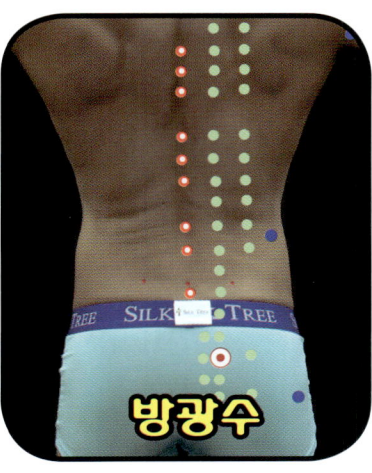

방광수
배내선상(정중선 옆1.5촌) 에서 제19척추밑의 높이.

8. 비뇨 (생식)기 (신장) 방광질환

신결석: 삼초수, 신수, 기해수, 방광수, 족삼리, 삼음교

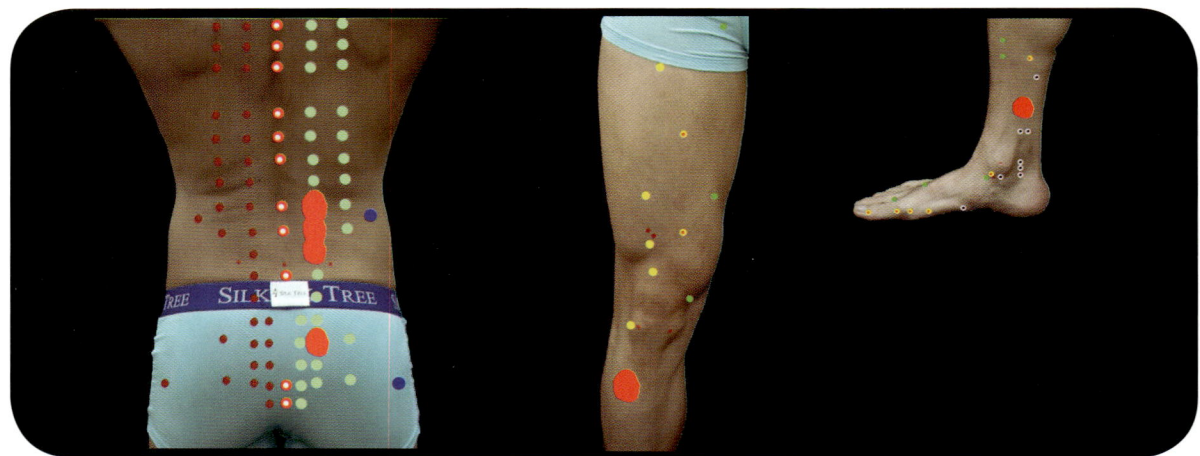

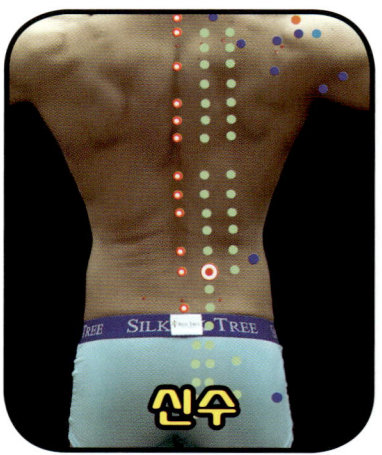

신수

배내선상에서
제2,3 요추극돌기의 사이.

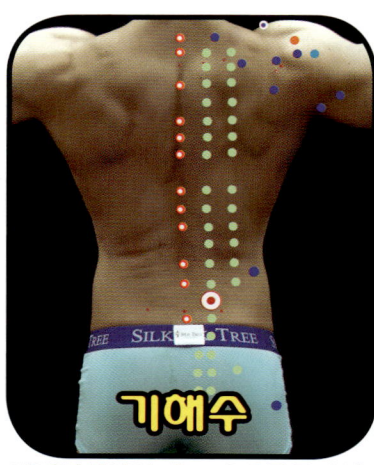

기해수

배내선상에서 제3,4요추극돌기의
사이.

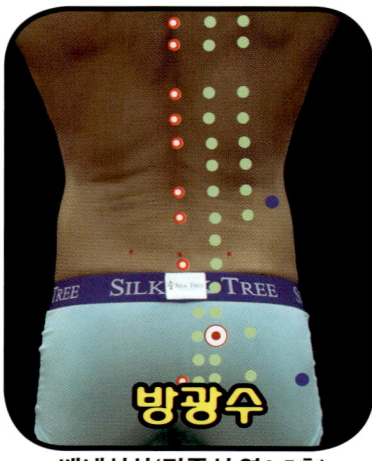

방광수

배내선상(정중선 옆1.5촌)
에서 제19척추밑의 높이.

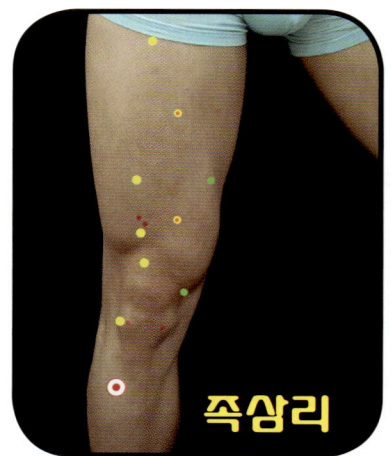

족삼리

슬개골 정점 하방 3촌에서
외측 1촌(2cm)

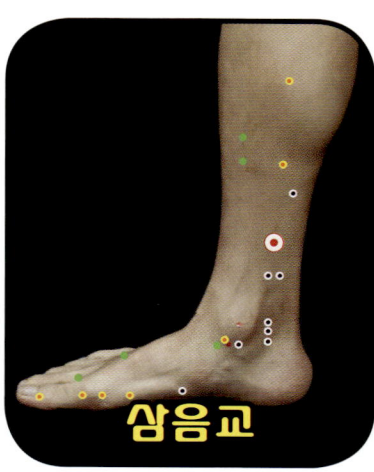

삼음교

내복사뼈 정점 상방3촌. 경골과
근육의 경계. 임산부 침No

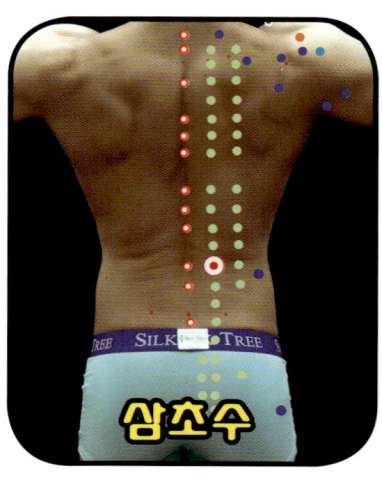

삼초수

배내선상에서 제1,2 요추
극돌기의 사이.

8. 비뇨 (생식)기 (신장) 방광질환

신결핵 : 비수,신수,경문,중완,족삼리,삼초수

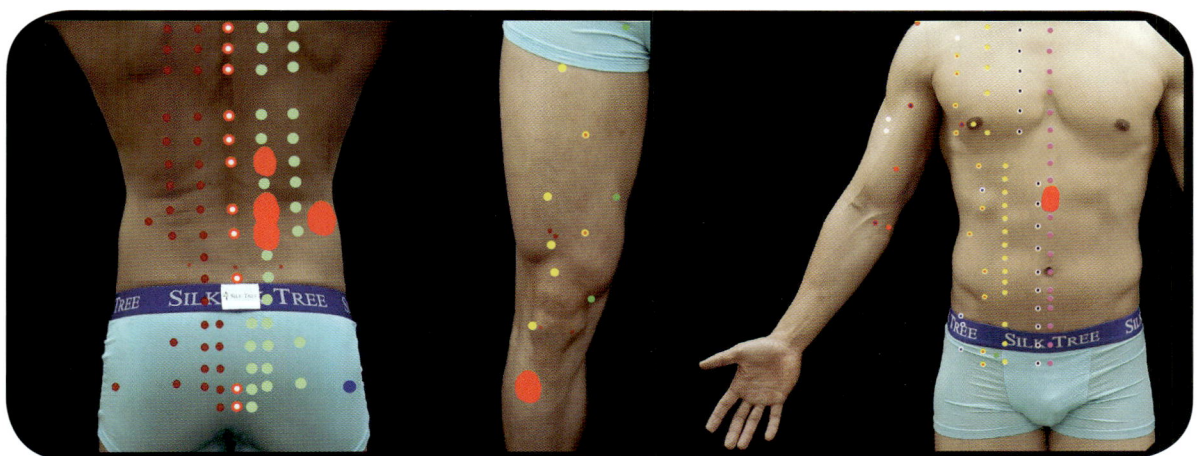

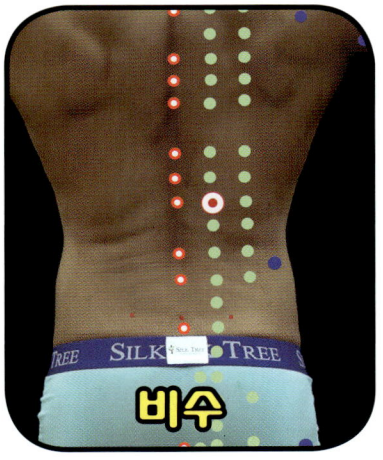

비수

배내선상 11,12흉추극돌기의 사이.

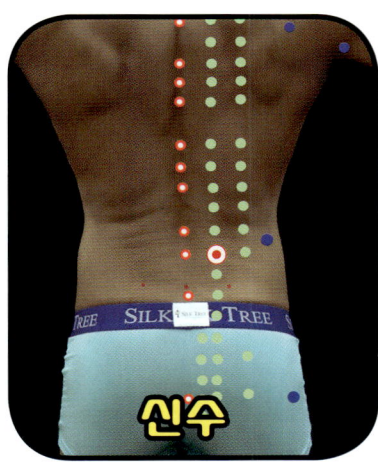

신수

배내선상에서 제2,3 요추극돌기의 사이.

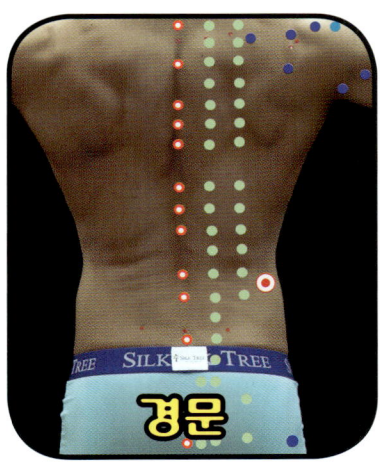

경문

제12늑골을 찾고, 그 선단부에서 조금패인 곳.

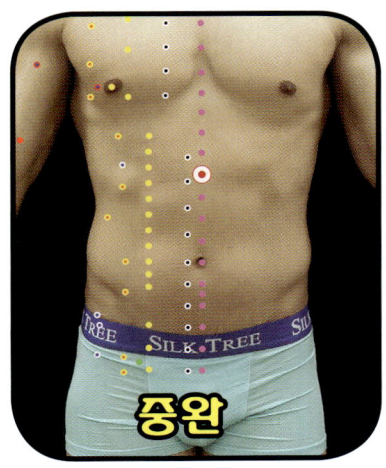

중완

배꼽위 4촌.

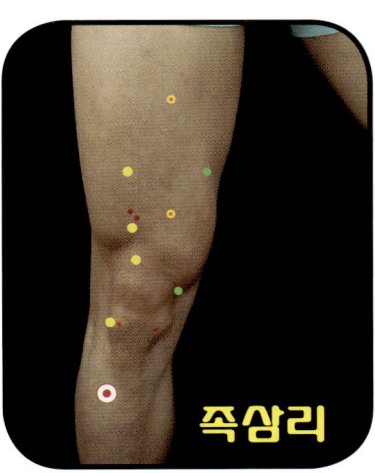

족삼리

슬개골 정점 하방 3촌에서 외측 1촌(2cm).

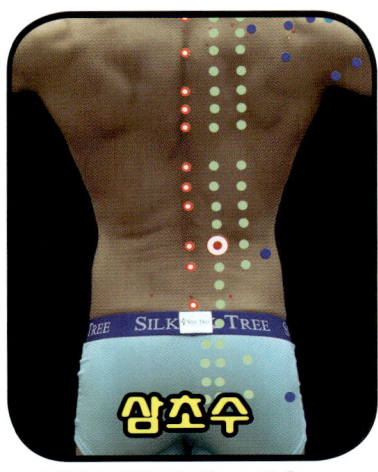

삼초수

배내선상에서 제1,2 요추 극돌기의 사이.

8. 비뇨 (생식)기 (신장) 방광질환

신염: 관원, 중극, 삼초수, 신수, 방광수, 삼음교, 수천

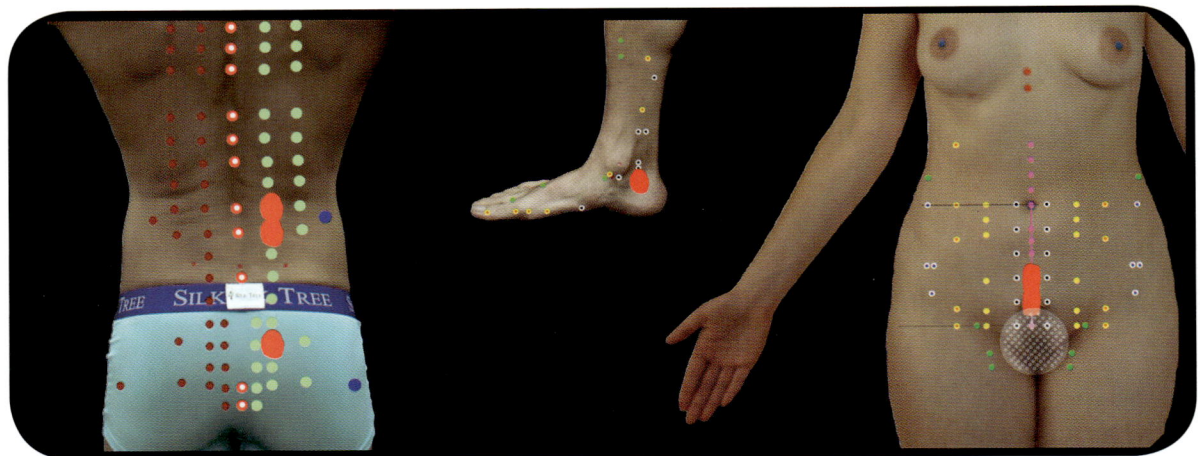

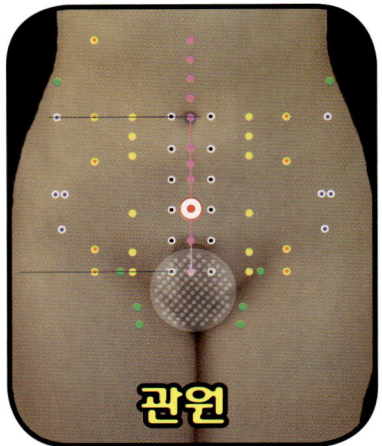

관원

배꼽아래 3촌

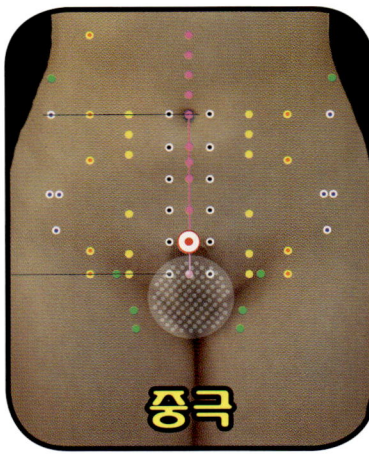

중극

배꼽아래 5촌.

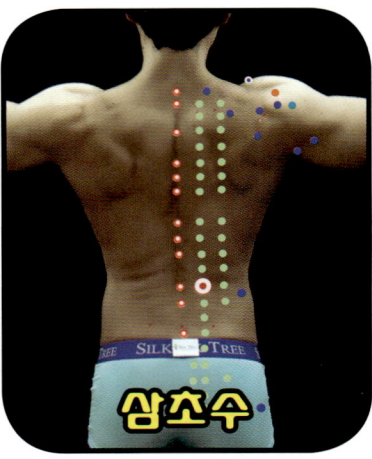

삼초수

배내선상에서 제1,2 요추 극돌기의 사이.

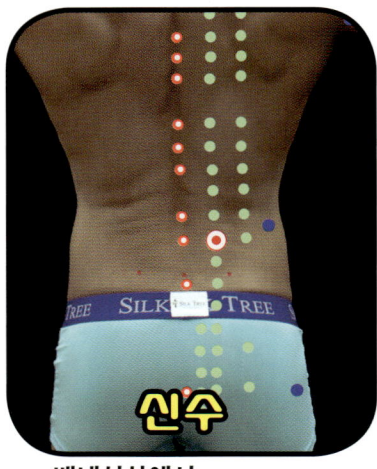

신수

배내선상에서 제2,3 요추극돌기의 사이.

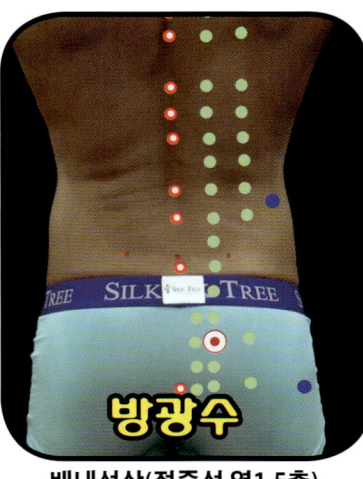

방광수

배내선상(정중선 옆1.5촌)에서 제19척추밑의 높이.

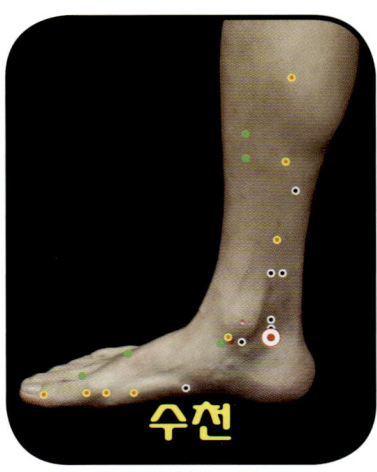

수천

태계 직하방 1촌.

8. 비뇨 (생식)기 (신장) 방광질환

신장염(급성) : 명문,삼초수,황문,중완,수분,중극,음릉천,부류,삼음교

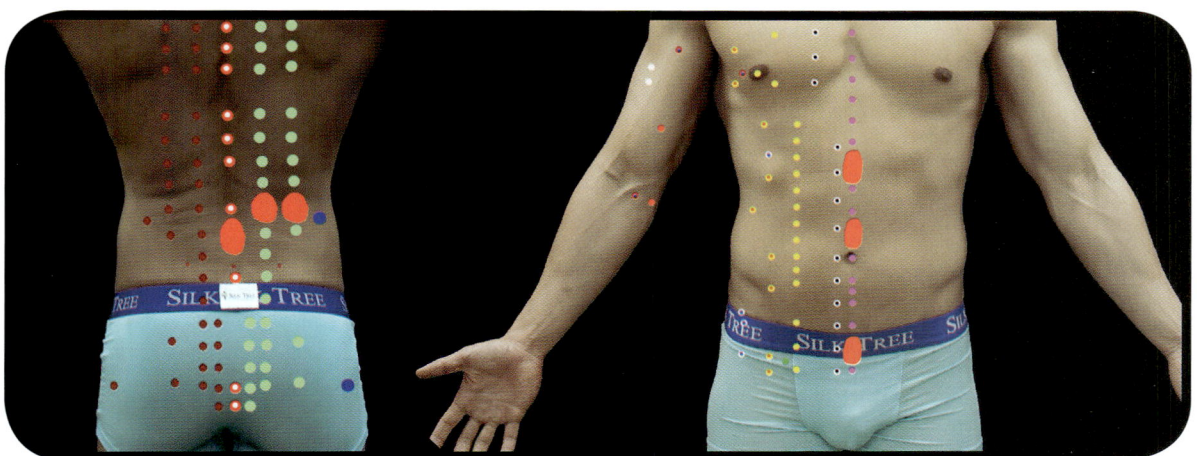

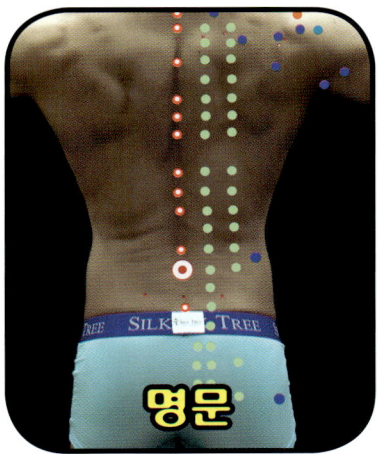

명문

제2,3 요추극돌기 사이.

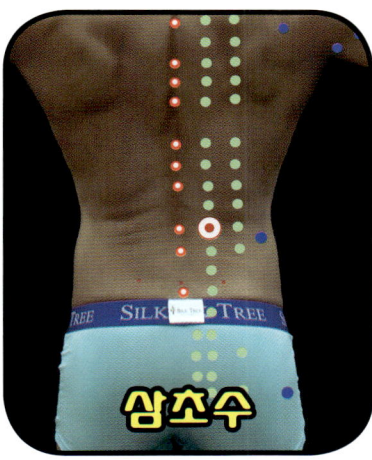

삼초수

배내선상에서 제1,2 요추 극돌기의 사이.

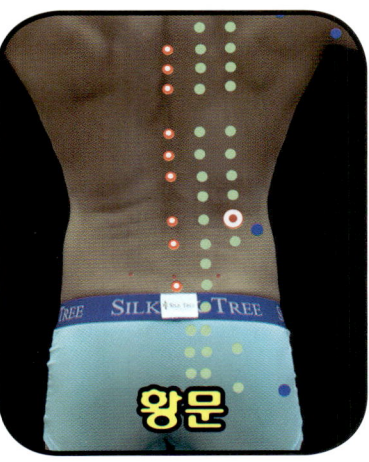

황문

배외선상에서 제1요추극돌기 밑.

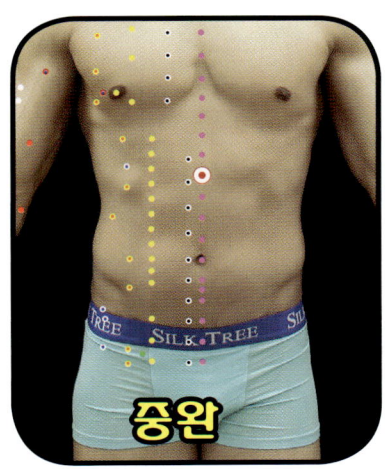

중완

배꼽위 4촌.

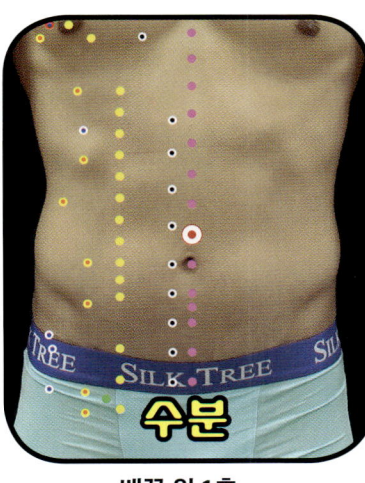

수분

배꼽 위 1촌

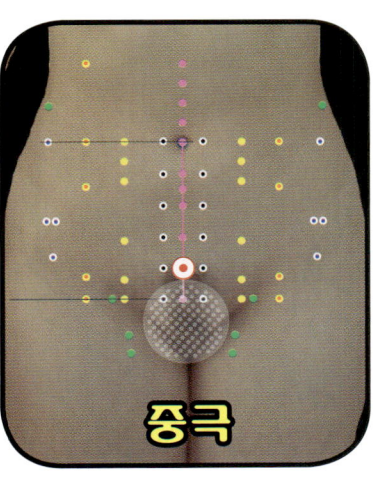

중극

배꼽아래 5촌.

8. 비뇨 (생식)기 (신장) 방광질환

신장염(만성) : 명문,삼초수,황문,중완,수분,중극,음릉천,부류,삼음교

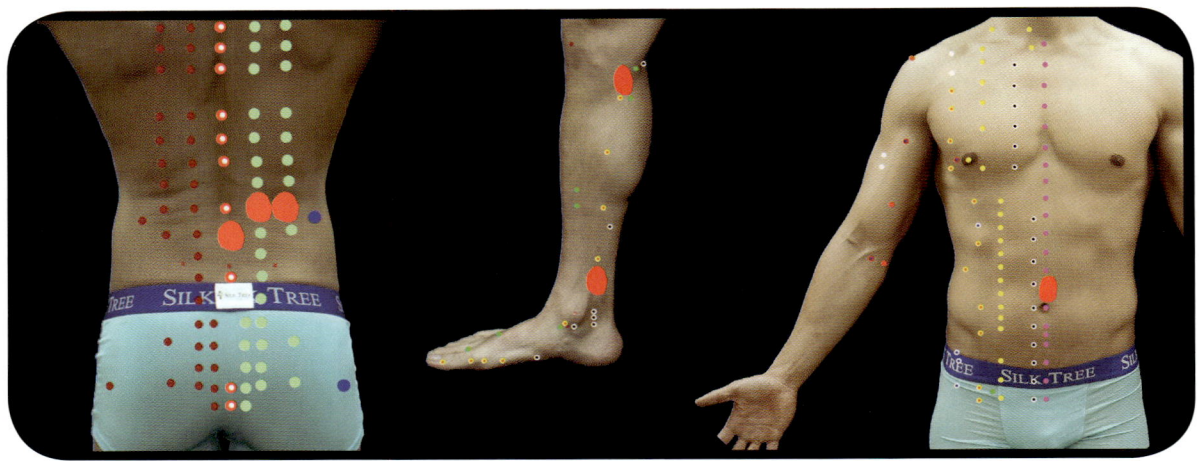

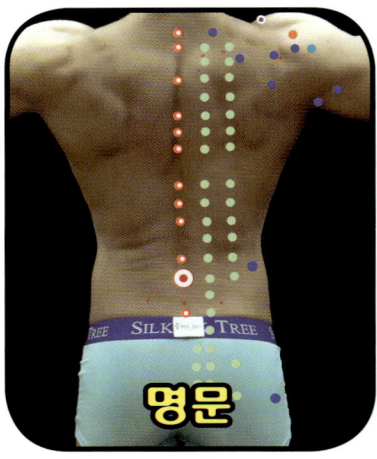

명문

제2,3 요추극돌기 사이.

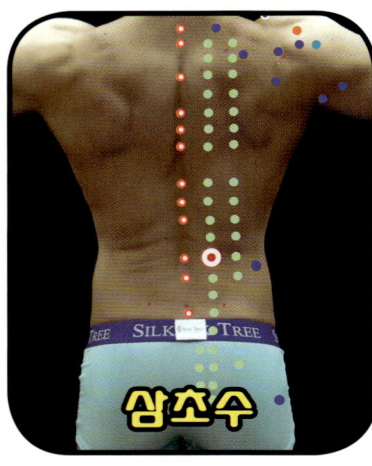

삼초수

배내선상에서 제1,2 요추 극돌기의 사이.

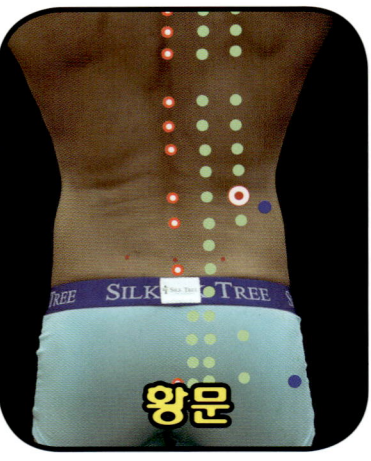

황문

배외선상에서 제1요추극돌기 밑.

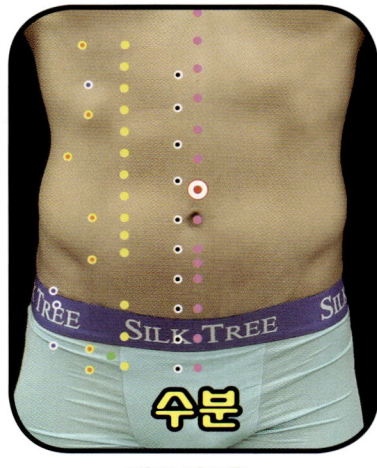

수분

배꼽 위 1촌

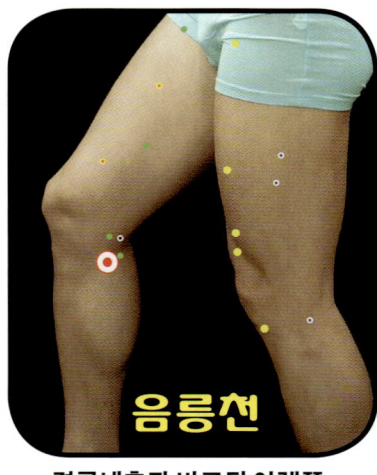

음릉천

경골내측과 바로뒤 아랫쪽. 뜸No 양릉천과 맞뚫리는 혈.

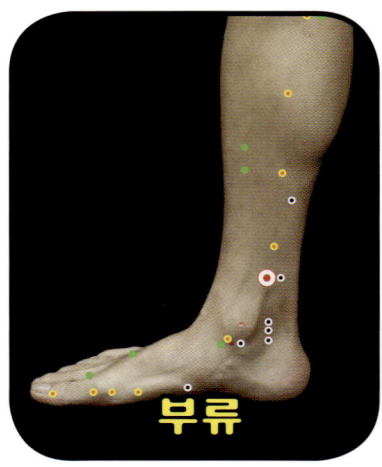

부류

태계 상방 2촌.

8. 비뇨 (생식)기 (신장) 방광질환

신장결석통(급성신장통) : 신수,지실,삼음교,태계,용천,중극

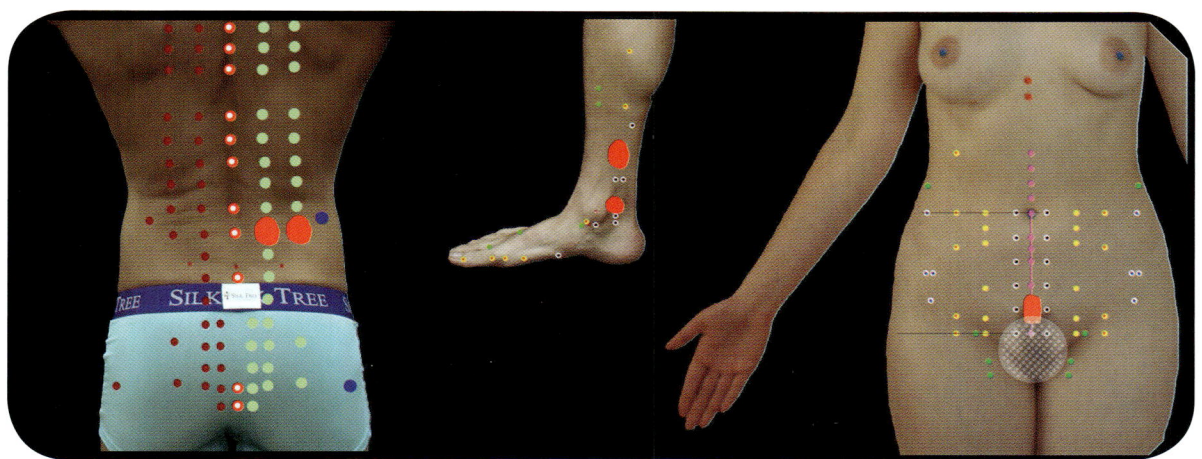

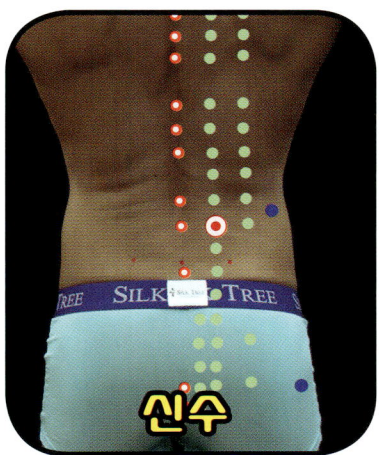

신수

배내선상에서
제2,3 요추극돌기의 사이.

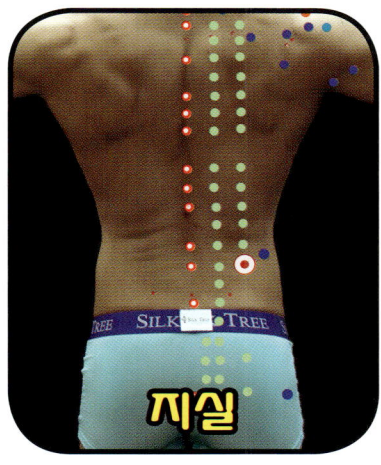

지실

배외선상에서
제2요추극돌기 밑

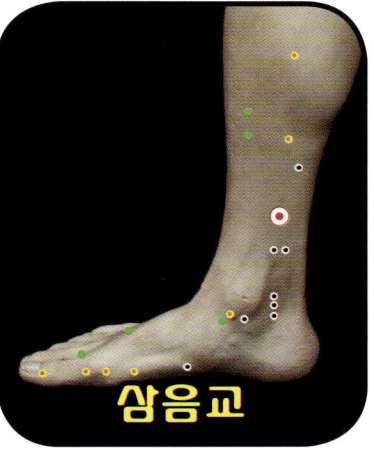

삼음교

내복사뼈 정점 상방3촌.경골과
근육의 경계.임산부 침No

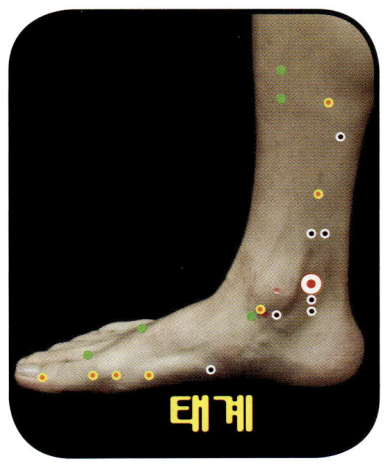

태계

내과 뒷쪽과 아킬레스건 안쪽
사이에 커다랗게 패인곳

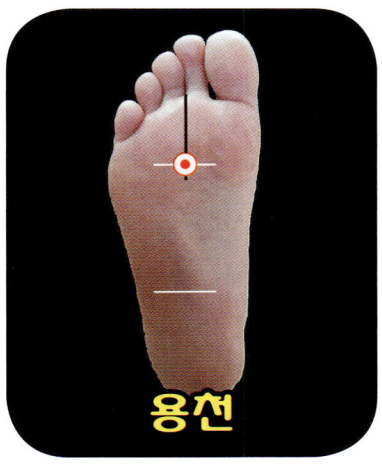

용천

2,3지사이. 발가락을 오무렸
을때 앞쪽 1/3지점 함몰된 곳

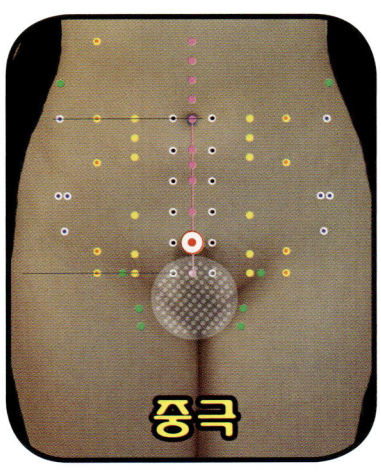

중극

배꼽아래 5촌.

8. 비뇨 (생식)기 (신장) 방광질환

신장(콩팥)위축 : 삼초수, 황문, 신수, 명문, 중완, 음릉천, 삼음교, 태계, 부류, 수천

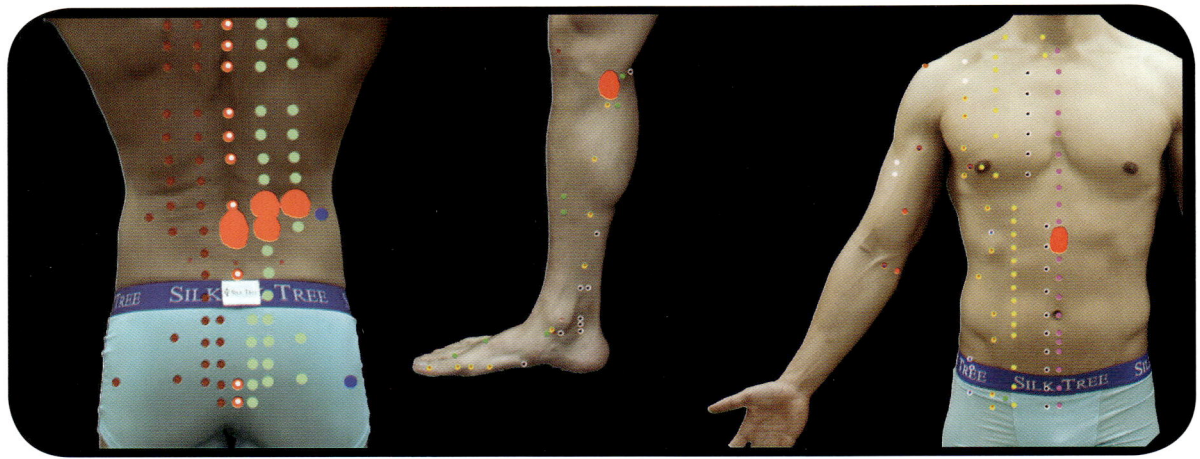

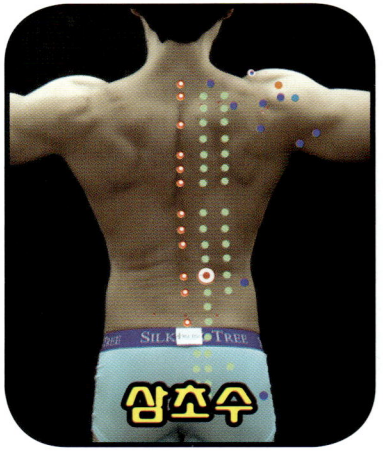

삼초수

배내선상에서 제1,2 요추 극돌기의 사이.

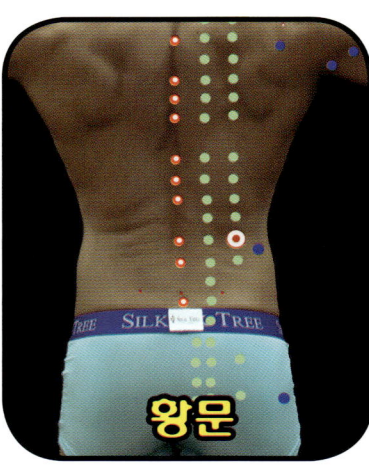

황문

배외선상에서 제1요추극돌기 밑.

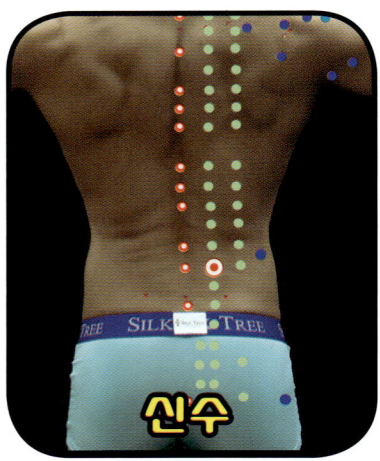

신수

배내선상에서 제2,3 요추극돌기의 사이.

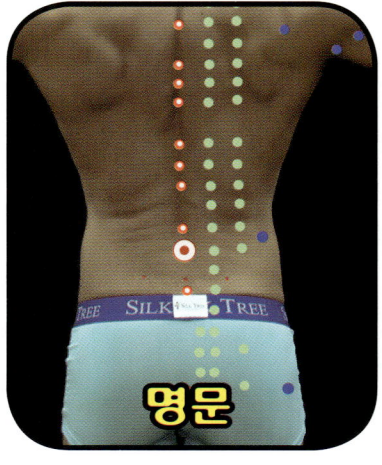

명문

제2,3 요추극돌기 사이.

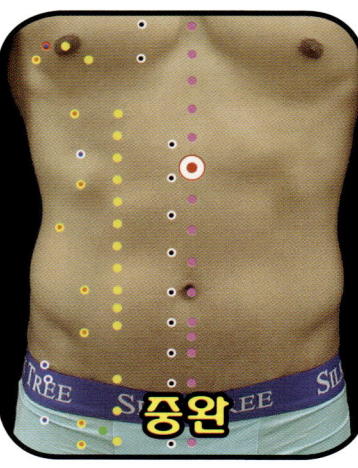

중완

배꼽위 4촌.

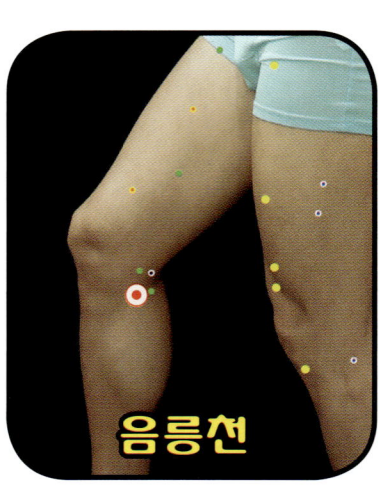

음릉천

경골내측과 바로뒤 아랫쪽.
뜸No 양릉천과 맞뚫리는 혈.

8. 비뇨 (생식)기 (신장) 방광질환

야뇨증 : 곡골, 신주, 신수, 방광수, 신문, 곤륜

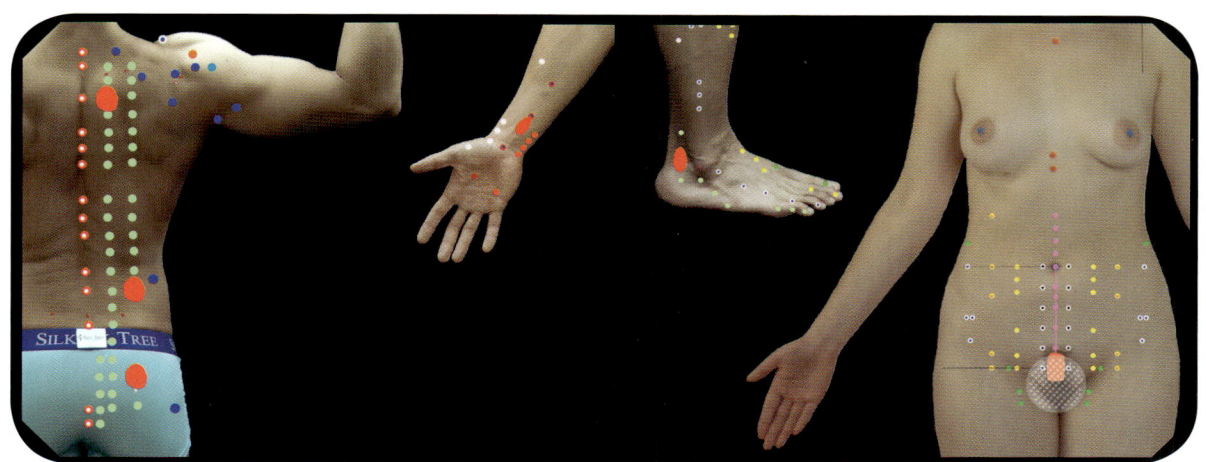

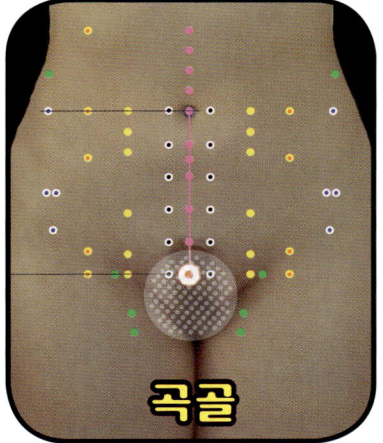

곡골

치골결합상연(음모 가장자리나 중앙)에서 패인곳의 중앙.

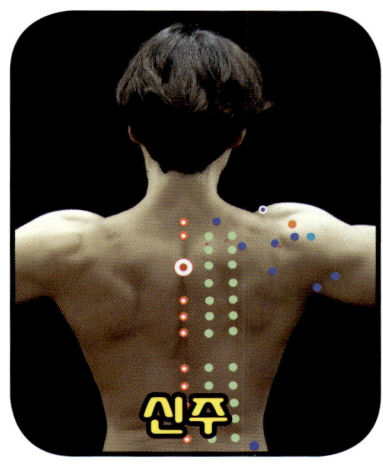

신주

제3,4흉추극돌기 사이에 있다.

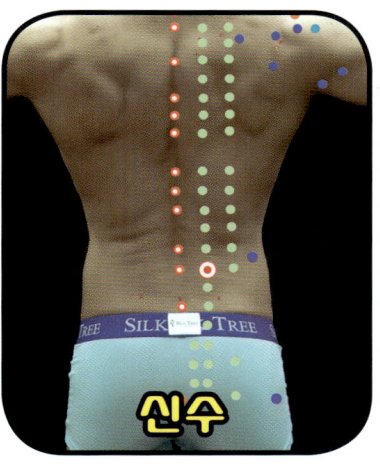

신수

배내선상에서 제2,3 요추극돌기의 사이.

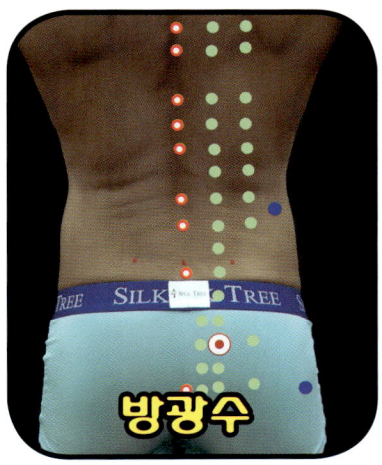

방광수

배내선상(정중선 옆1.5촌) 에서 제19척추밑의 높이.

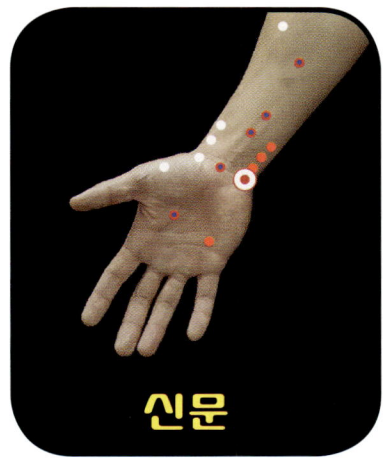

신문

손목을 뒤로 젖힐때 손목주름 위 소지측의 두 근육의 중심.

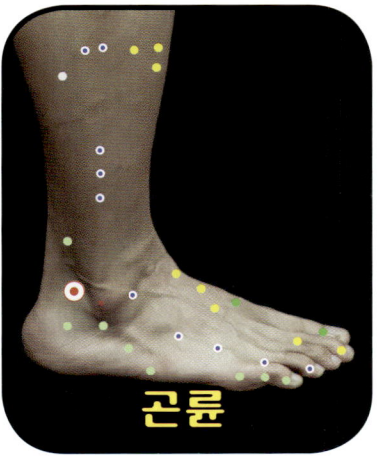

곤륜

외복사뼈 뒷쪽과 아킬레스건의 중앙.

8. 비뇨 (생식)기 (신장) 방광질환

양위(발기부전) : 관원,신수,명문,신수,삼음교,기해,심수,비수,족삼리

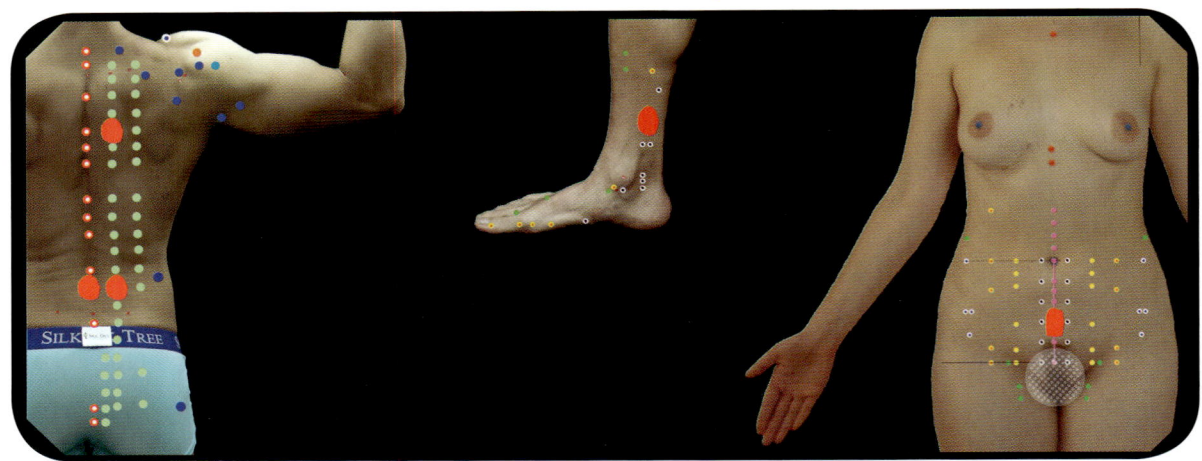

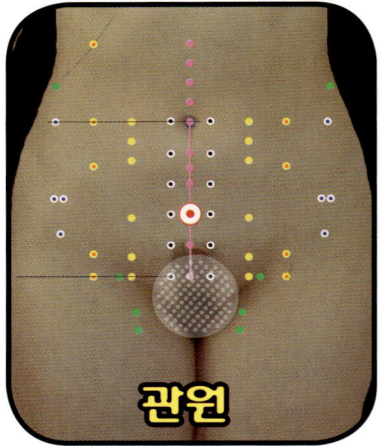

관원

배꼽아래 3촌

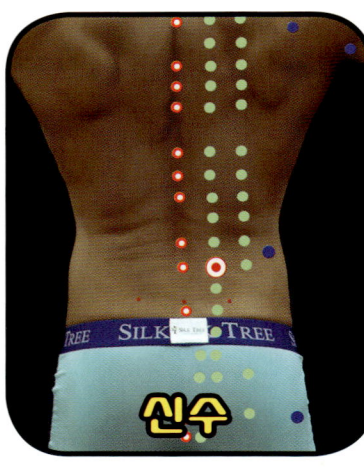

신수

배내선상에서 제2,3 요추극돌기의 사이.

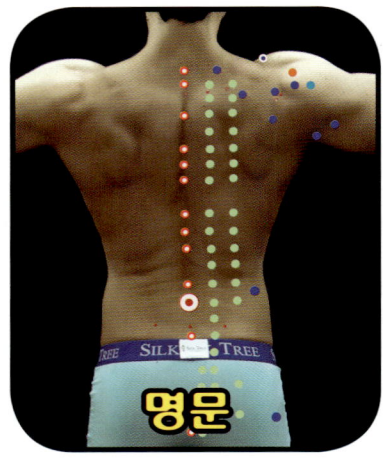

명문

제2,3 요추극돌기 사이.

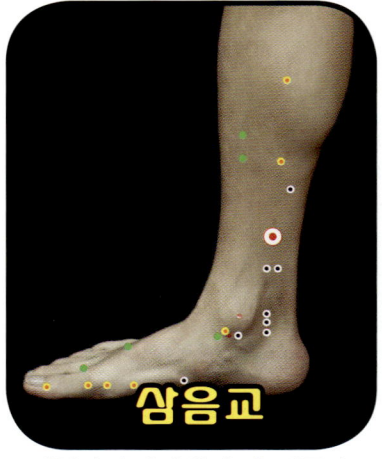

삼음교

내복사뼈 정점 상방3촌.경골과 근육의 경계.임산부 침No

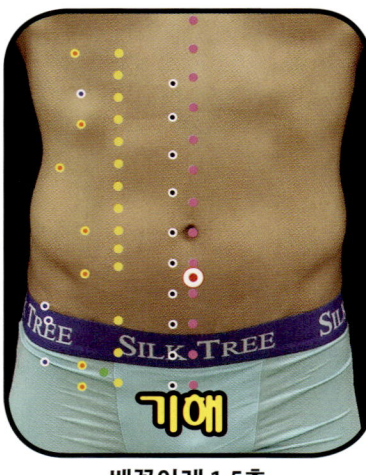

기해

배꼽아래 1.5촌

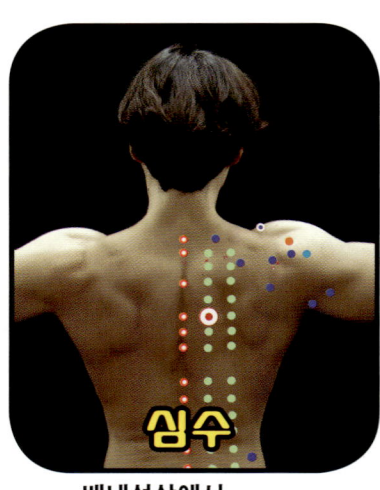

심수

배내선상에서 5,6흉추극돌기의 사이.

8. 비뇨 (생식)기 (신장) 방광질환

요폐(요분비폐지) : 음릉천, 여구, 삼음교, 관원, 위양, 중극, 음곡

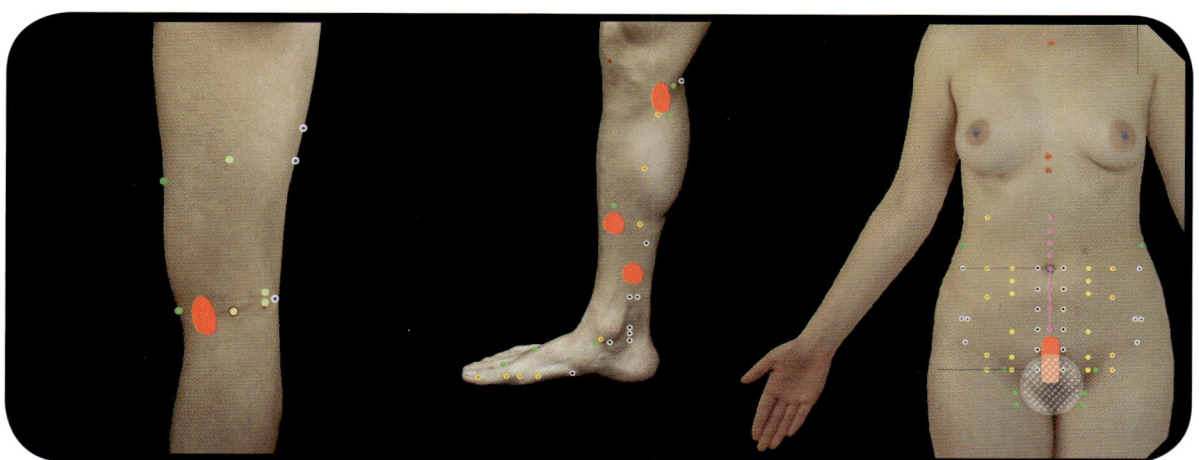

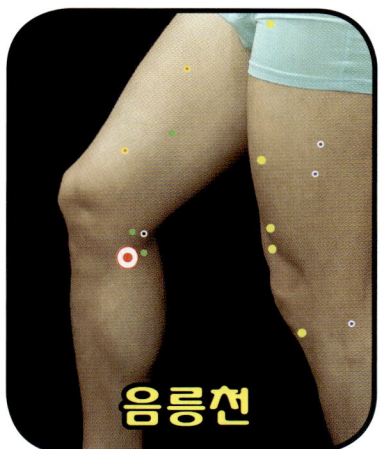

음릉천

경골내측과 바로뒤 아랫쪽.
뜸No 양릉천과 맞뚫리는 혈.

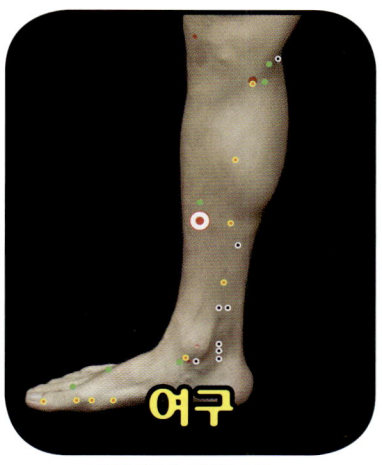

여구

내과정점 상방 5촌.

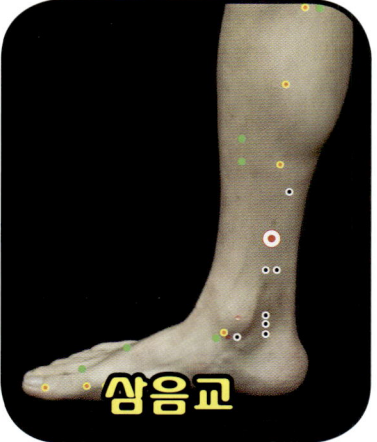

삼음교

내복사뼈 정점 상방3촌.경골과
근육의 경계.임산부 침No

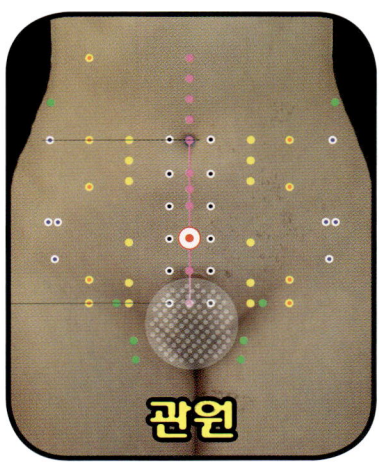

관원

배꼽아래 3촌

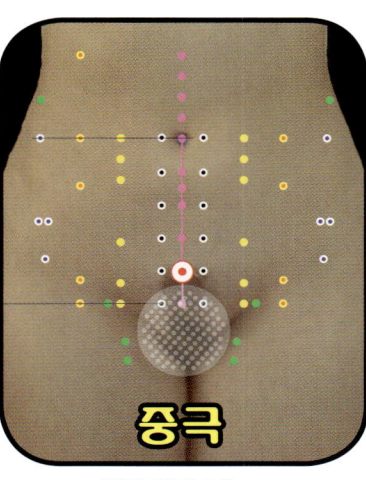

중극

배꼽아래 5촌.

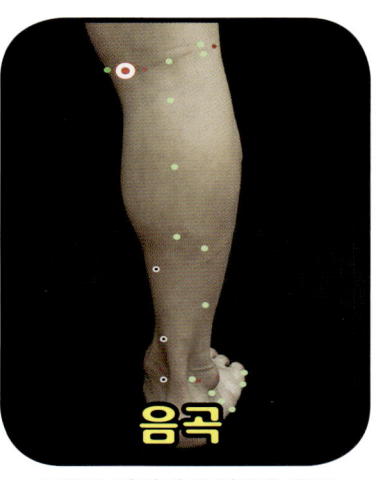

음곡

무릎을 가볍게 굽힌끝은 음곡
최대로 굽힌끝은 곡천.

8. 비뇨 (생식)기 (신장) 방광질환

외음부 소양증 : 소부, 여구, 삼음교, 행간, 중극, 곡골

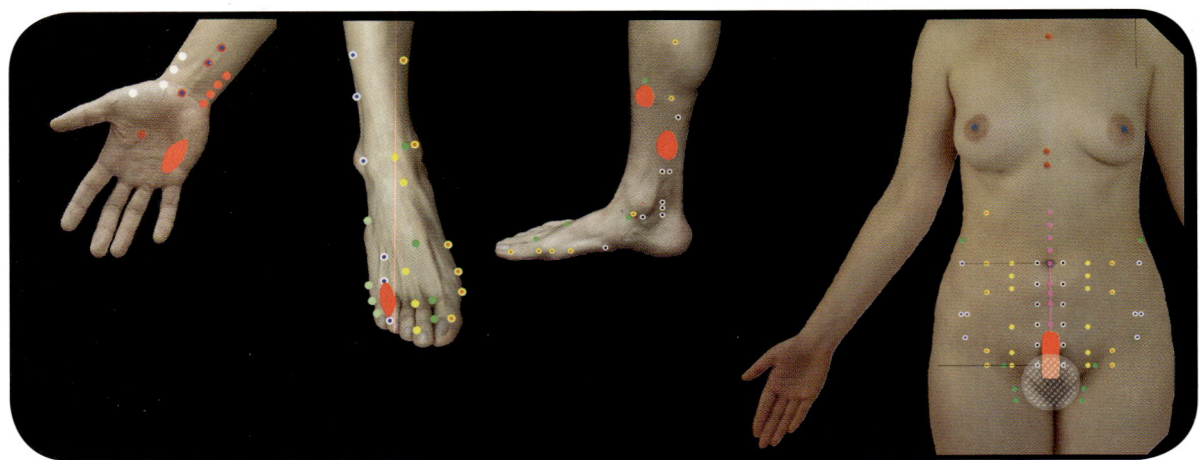

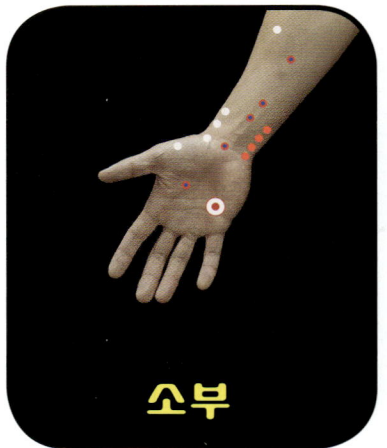

소부
엄지는 펴고 주먹을 쥐었을때 4,5지 손톱끝 사이.

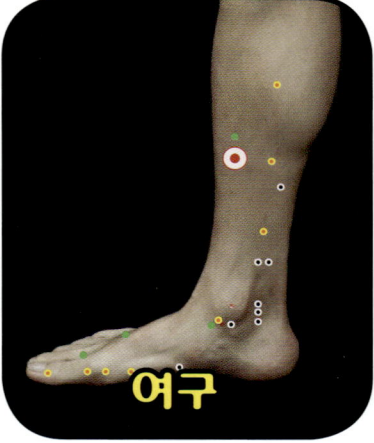

여구
내과정점 상방 5촌.

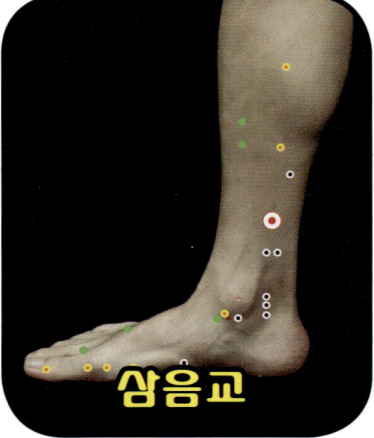

삼음교
내복사뼈 정점 상방3촌. 경골과 근육의 경계. 임산부 침No

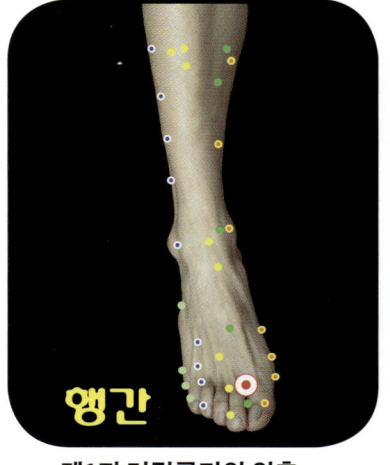

행간
제1지 기절골저의 외측.

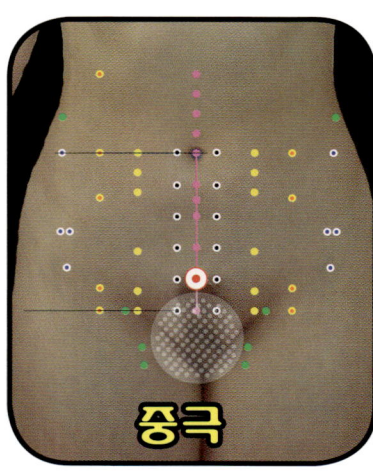

중극
배꼽아래 5촌.

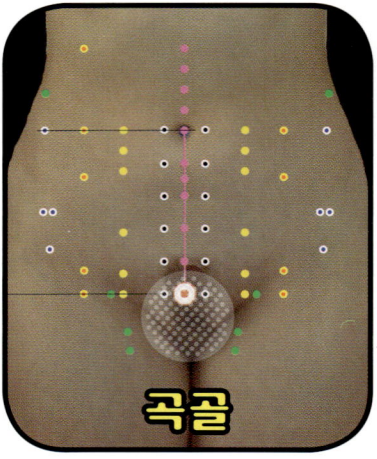

곡골
치골결합상연(음모 가장자리나 중앙)에서 패인곳의 중앙.

8. 비뇨 (생식)기 (신장) 방광질환

요도통 : 대혁,중극,곡천,관원,연곡,방광수

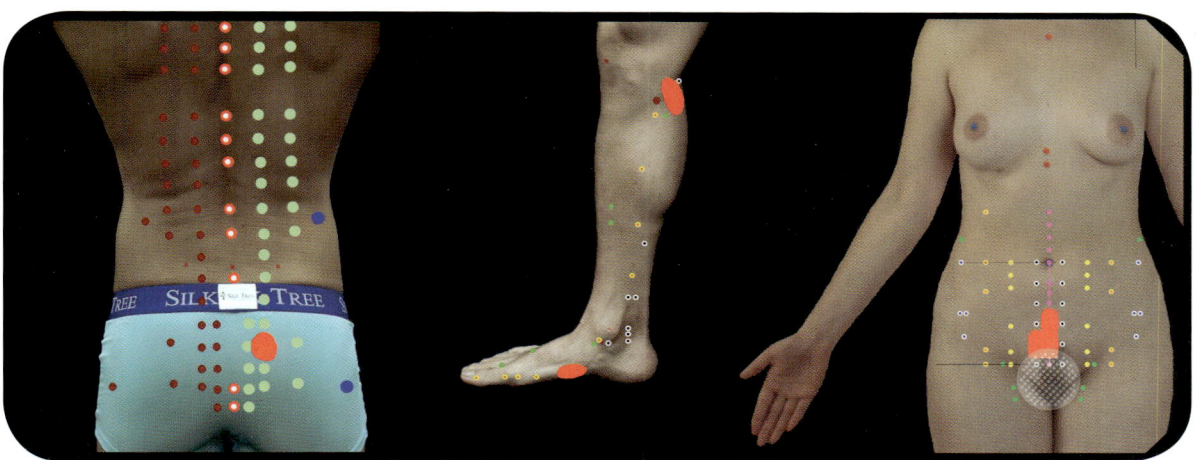

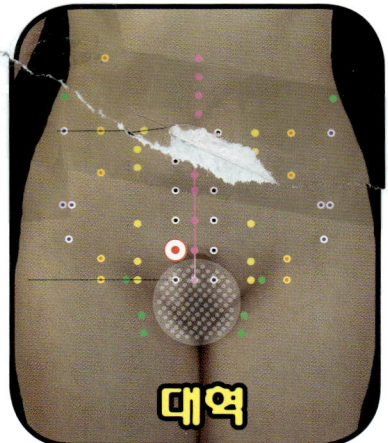

대혁

복내선상에서 횡골과 황수의
사이를 5등분하고 횡골에서 1/5

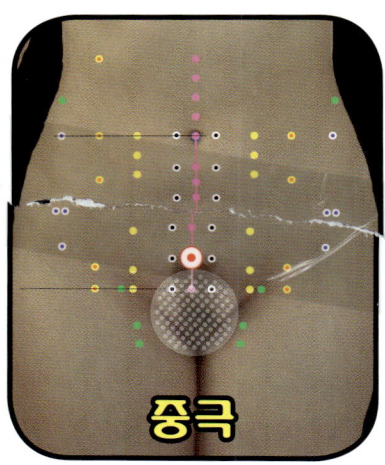

중극

배꼽아래 5촌.

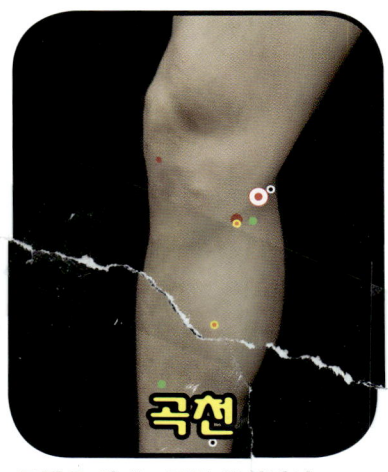

곡천

무릎을 최대로 굽힌 상태에서
무릎안주름 끝의 패인곳의 중앙.

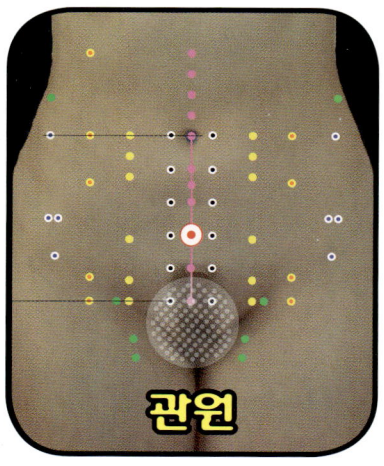

관원

배꼽아래 3촌

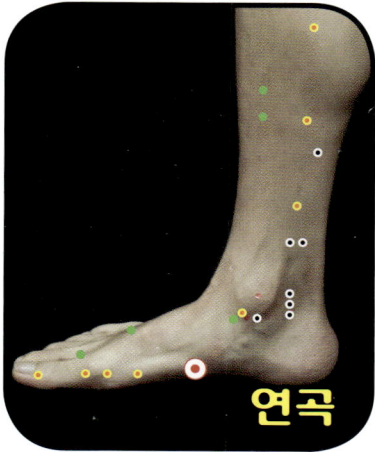

연곡

내과 앞밑 튀어나온 주상골 뒤밑.
주상골과 종골의 사이에 위치.

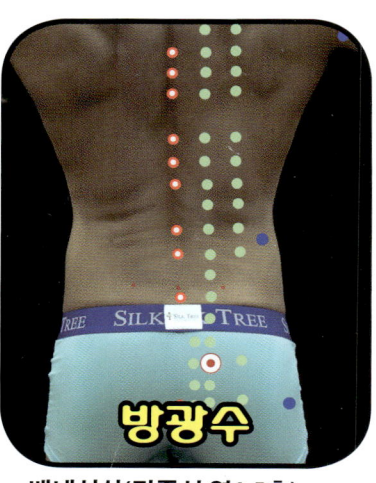

방광수

배내선상(정중선 옆 1.5촌)
에서 제19척추밑의 높이.

8. 비뇨 (생식)기 (신장) 방광질환

요로감염 : 중극,신수,삼음교,부류,기해,삼초수,곡천,조해,수도,관원,방광수

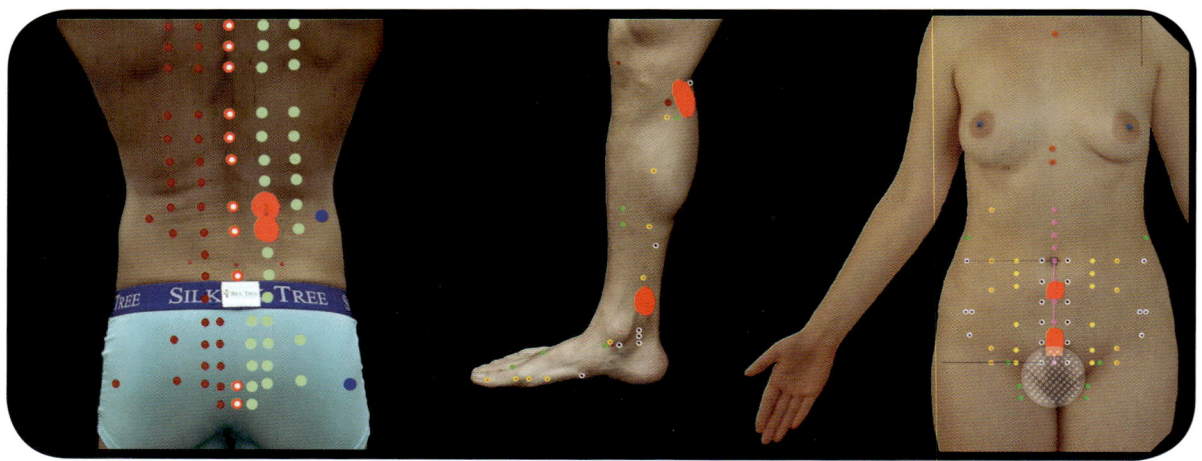

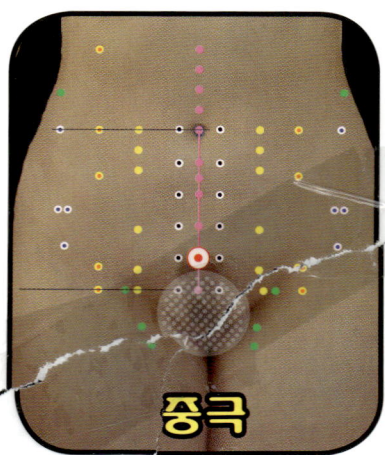

중극

배꼽아래 5촌.

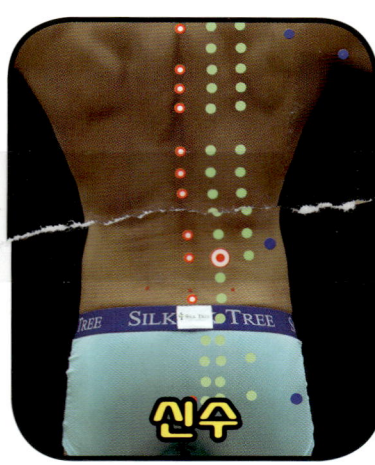

신수

배내선상에서
제2,3 요추극돌기의 사이.

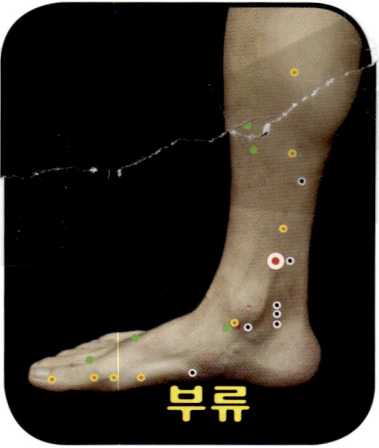

부류

태계 상방 2촌.

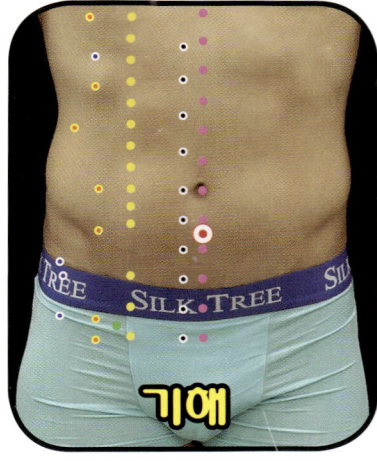

기해

배꼽아래 1.5촌

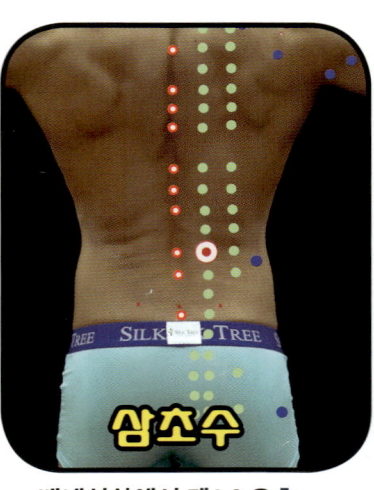

삼초수

배내선상에서 제1,2 요추
극돌기의 사이.

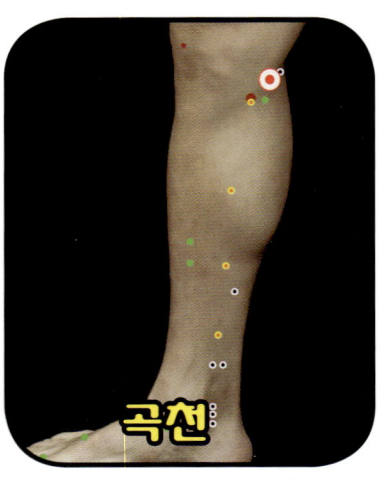

곡천

무릎을 최대로굽힌 상태에서
무릎안주름 끝의 패인곳의 중앙.

8. 비뇨 (생식)기 (신장) 방광질환

요붕증(오줌사태) : 관원,심수,삼음교,기해,신수,방광수

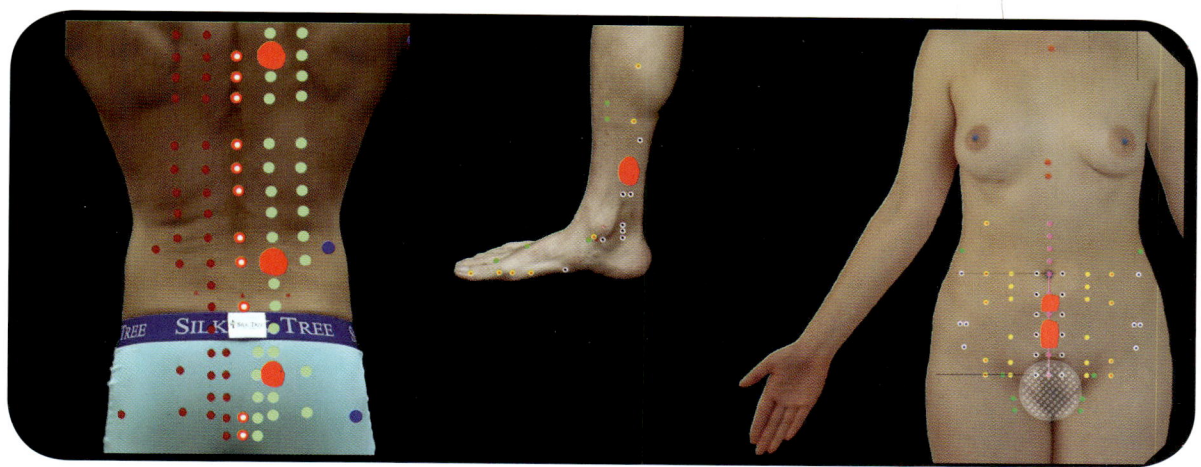

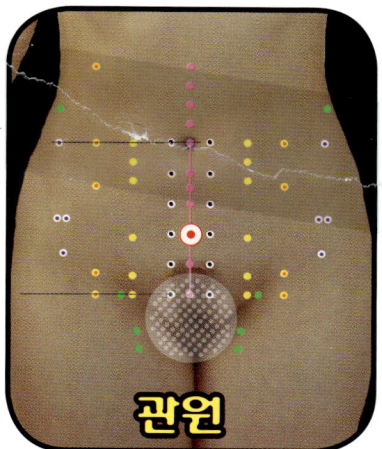

관원
배꼽아래 3촌

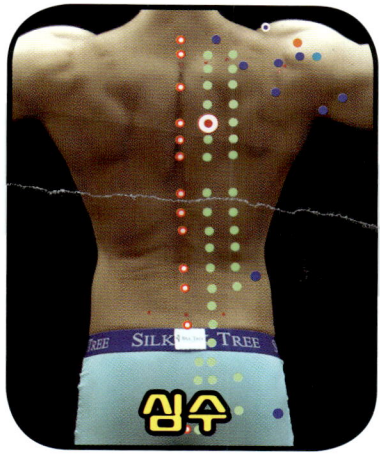

심수
배내선상에서
5,6흉추극돌기의 사이.

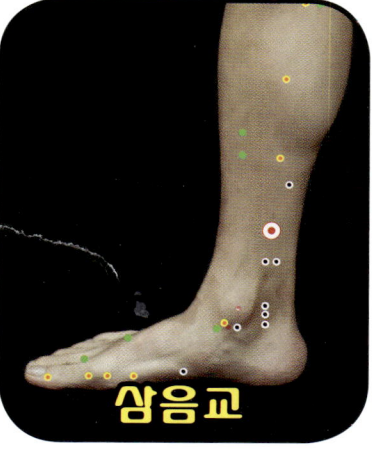

삼음교
내복사뼈 정점 상방3촌.경골과
근육의 경계.임산부 침No

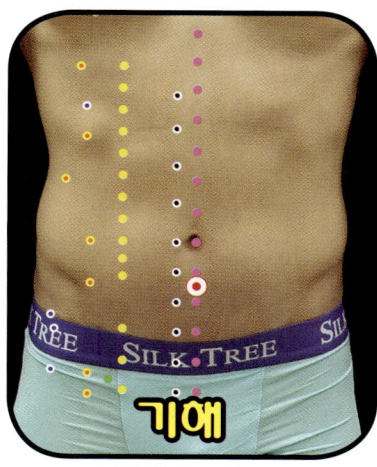

기해
배꼽아래 1.5촌

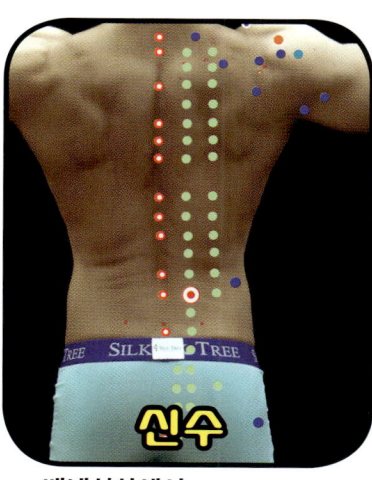

신수
배내선상에서
제2,3 요추극돌기의 사이.

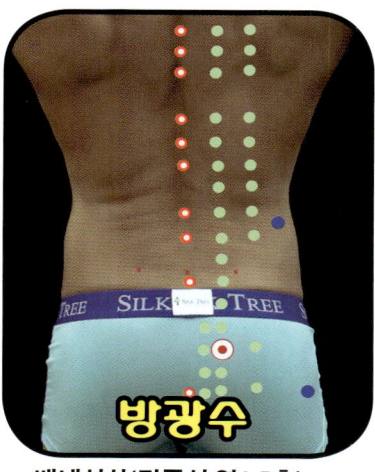

방광수
배내선상(정중선 옆1.5촌)
에서 제19척추밑의 높이.

8. 비뇨 (생식)기 (신장) 방광질환

요석증: 중극, 신수, 방광수, 위양, 음릉천, 삼음교, 경문

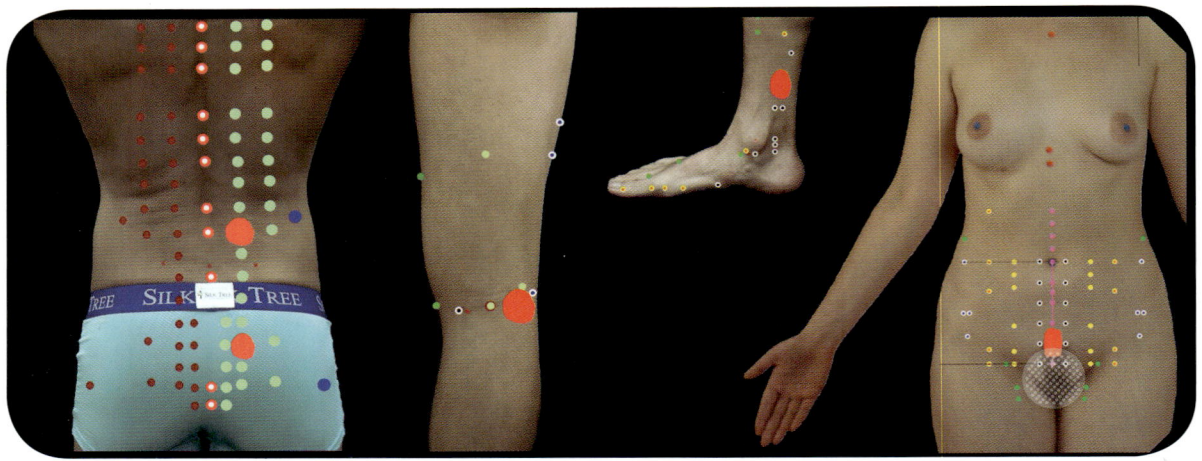

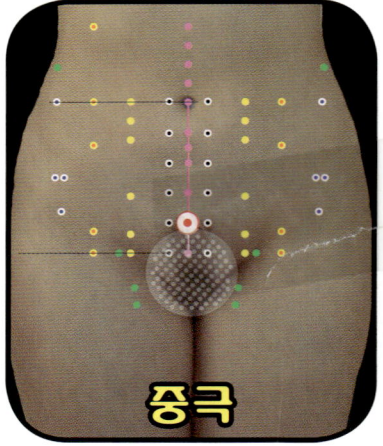

중극
배꼽아래 5촌.

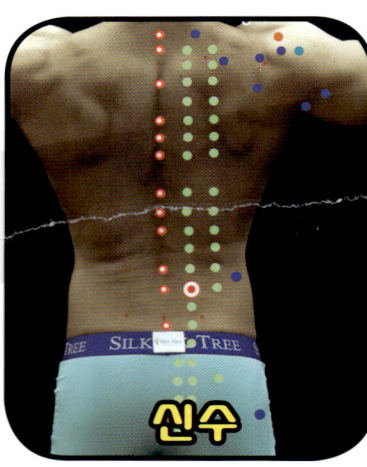

신수
배내선상에서
제2,3 요추극돌기의 사이.

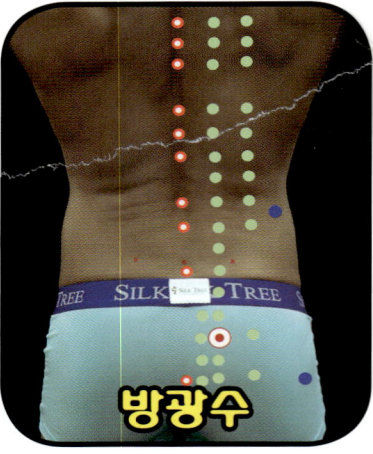

방광수
배내선상(정중선 옆1.5촌)
에서 제19척추밑의 높이.

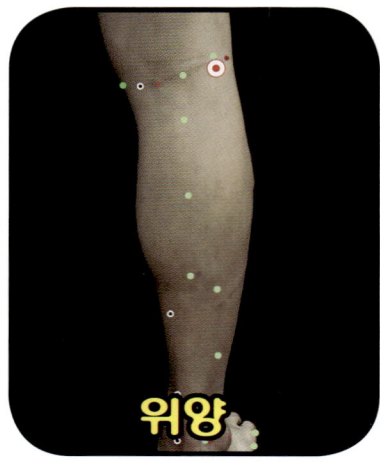

위양
위중의 바깥쪽(소지측)
2촌 두 힘줄 사이.

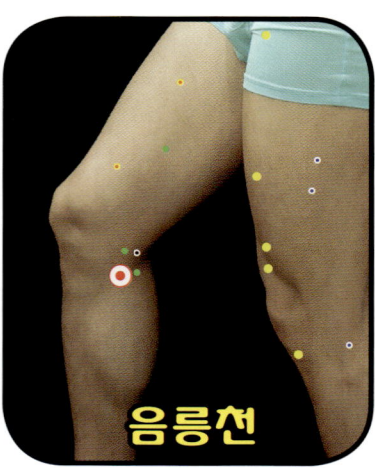

음릉천
경골내측과 바로뒤 아랫쪽.
뜸No 양릉천과 맞뚫리는 혈.

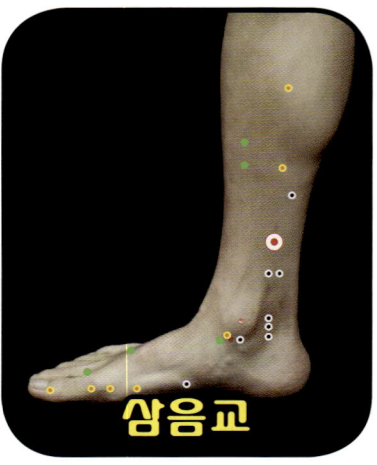

삼음교
내복사뼈 정점 상방3촌. 경골과
근육의 경계. 임산부 침No

8. 비뇨 (생식)기 (신장) 방광질환

요실금 : 관원,중극,대혁,신수,척택,곡천,삼음교

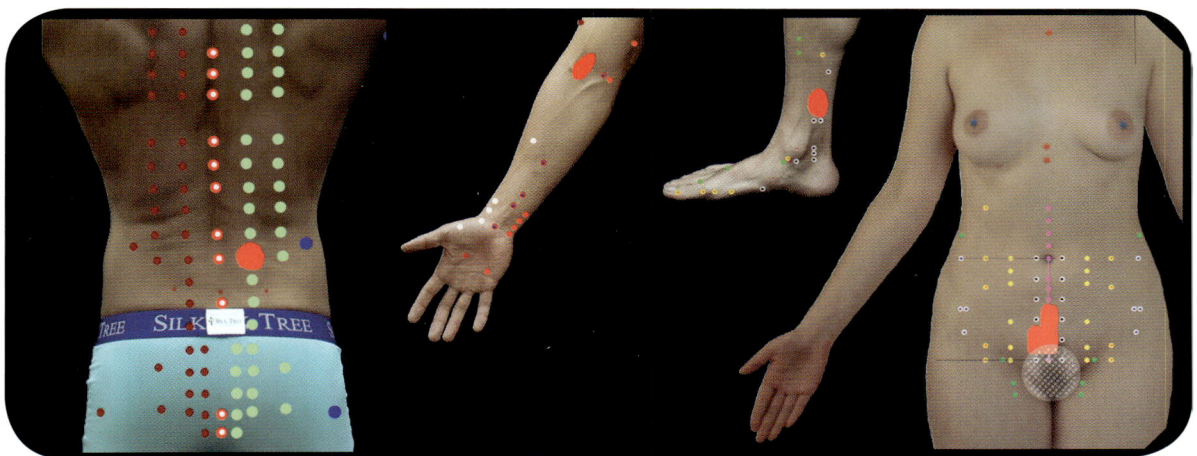

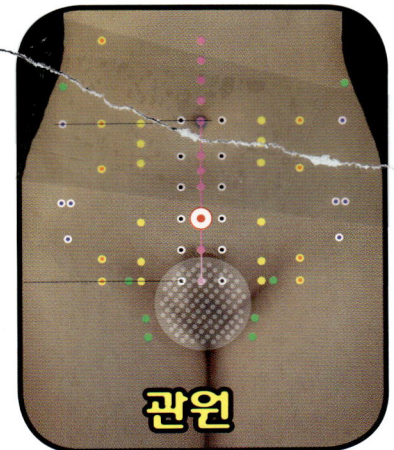

관원
배꼽아래 3촌

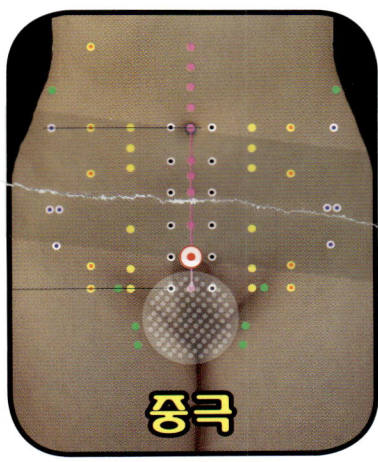

중극
배꼽아래 5촌.

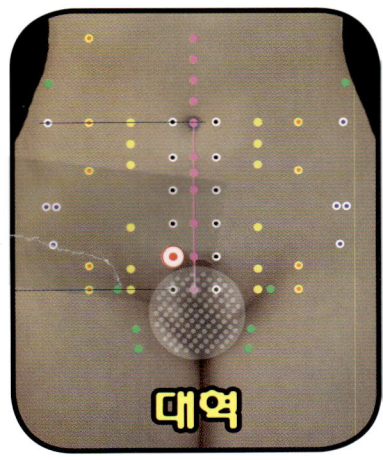

대혁
복내선상에서 횡골과 황수의 사이를 5등분하고 횡골에서 1/5

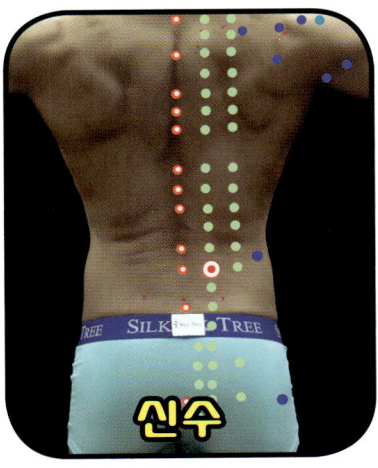

신수
배내선상에서 제2,3 요추극돌기의 사이.

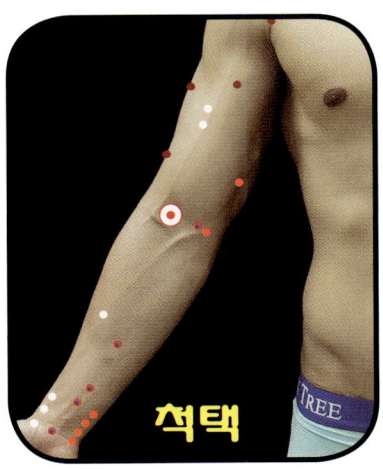

척택
손바닥을 앞으로, 팔꿈치 안주름 위 엄지측 패인 곳.

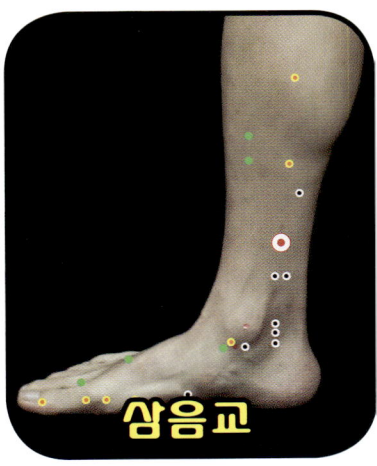

삼음교
내복사뼈 정점 상방3촌.경골과 근육의 경계.임산부 침No

8. 비뇨 (생식)기 (신장) 방광질환

유(乳우유)뇨증: 단중,중극,삼음교,신궐(뜸),신수,음릉천

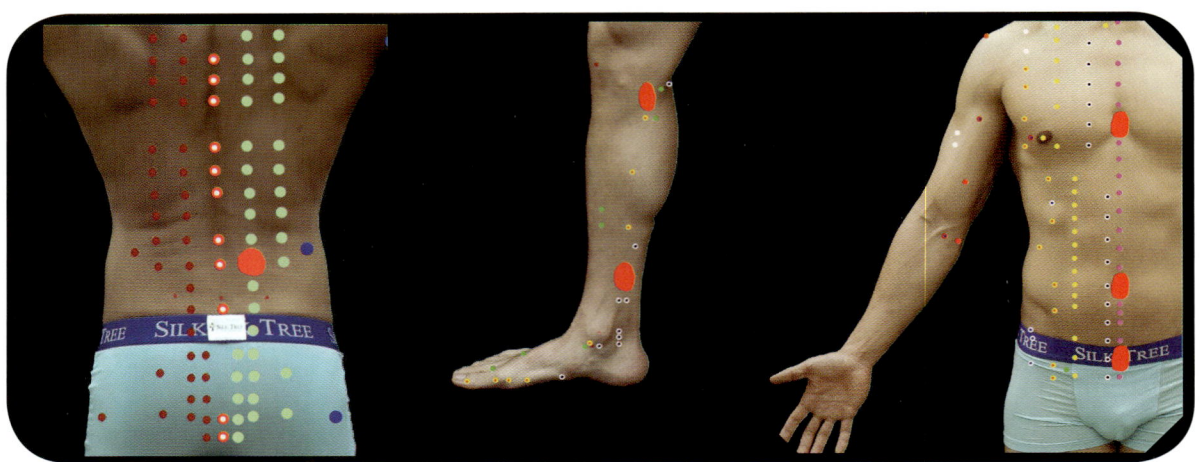

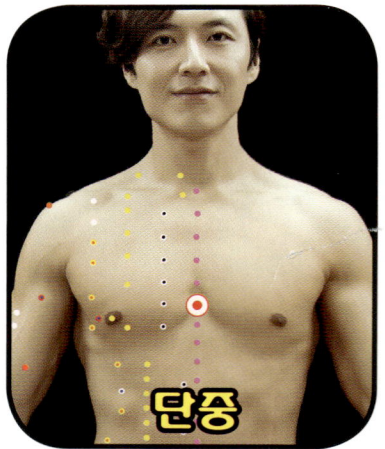

단중
양 유두 사이 중앙 약간 위.

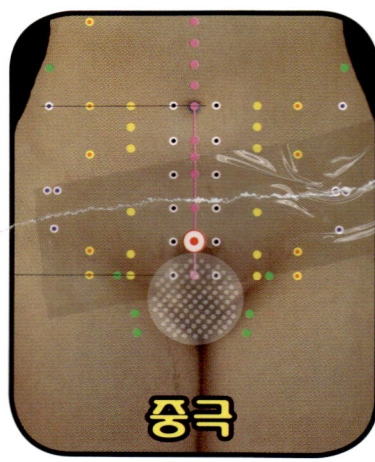

중극
배꼽아래 5촌.

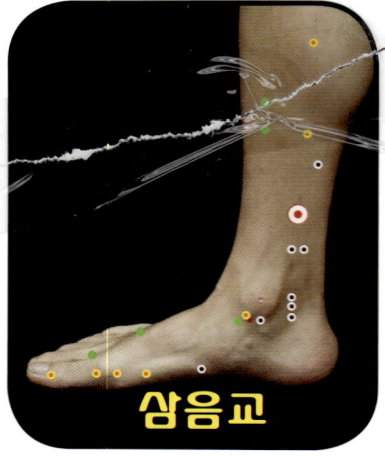

삼음교
내복사뼈 정점 상방3촌.경골과 근육의 경계.임산부 침No

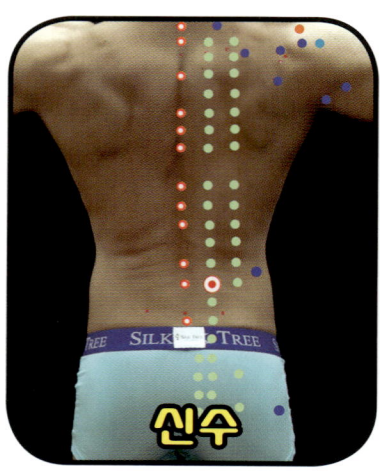

신수
배내선상에서 제2,3 요추극돌기의 사이.

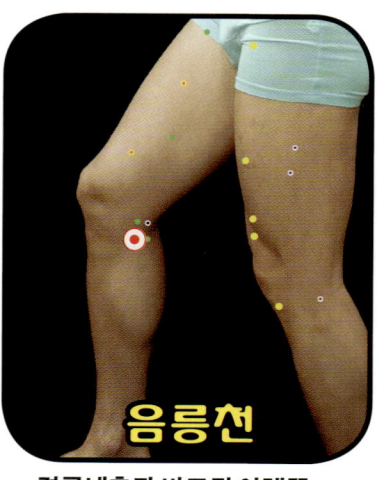

음릉천
경골내측과 바로뒤 아랫쪽. 뜸No 양릉천과 맞뚫리는 혈.

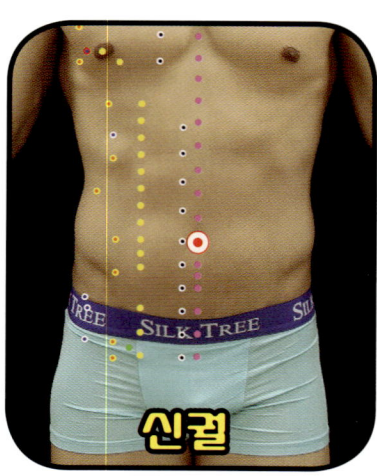

신궐
배꼽의 중심

8. 비뇨 (생식)기 (신장) 방광질환

유정: 중극,심수,지실,신문,삼음교,태계

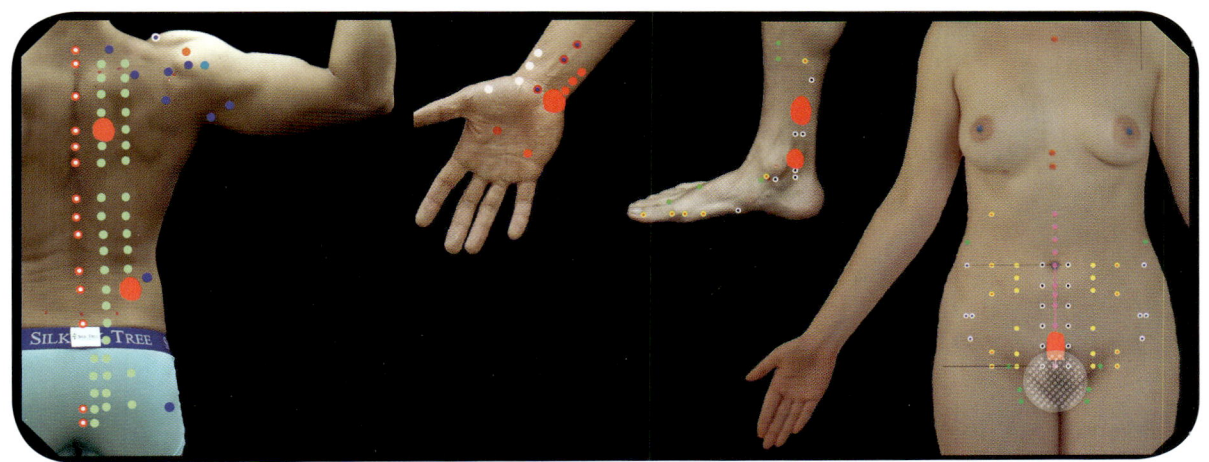

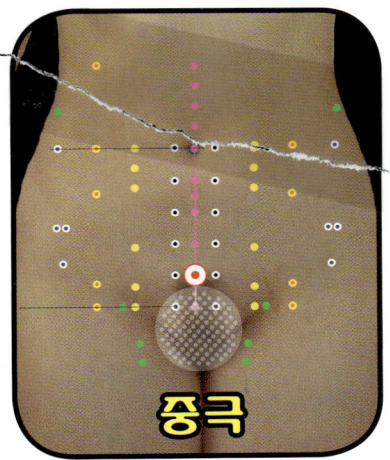

중극
배꼽아래 5촌.

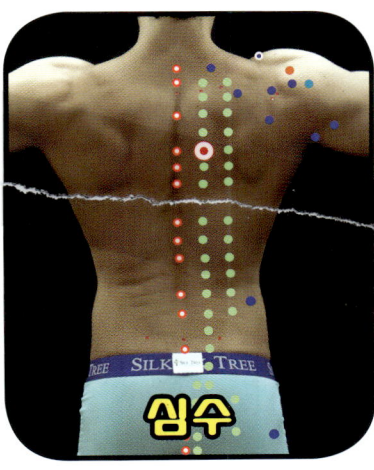

심수
배내선상에서 5,6흉추극돌기의 사이.

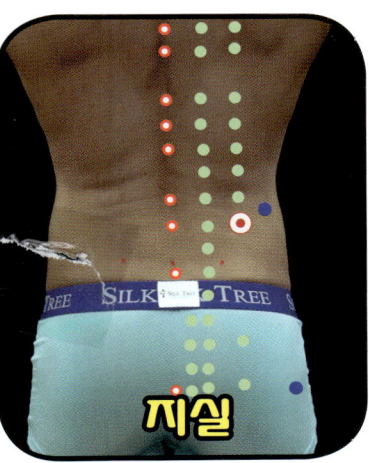

지실
배외선상에서 제2요추극돌기 밑

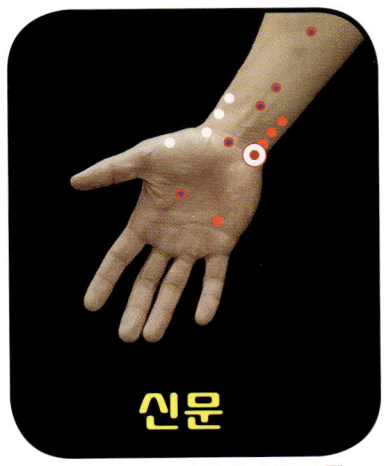

신문
손목을 뒤로 젖힐때 손목주름 위 소지측의 두 근육의 중심.

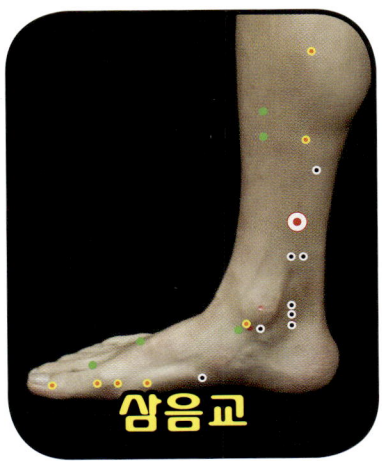

삼음교
내복사뼈 정점 상방3촌.경골과 근육의 경계.임산부 침No

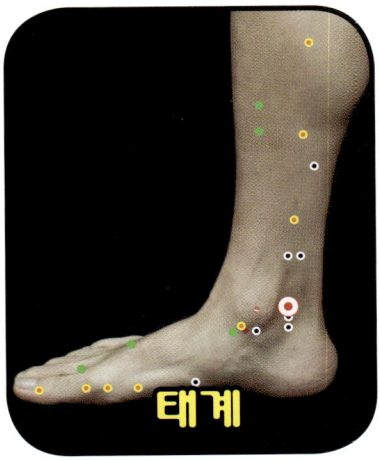

태계
내과 뒷쪽과 아킬레스건 안쪽의 사이에 커다랗게 패인곳을

8. 비뇨 (생식)기 (신장) 방광질환

음낭염: 혈해, 족삼리, 삼음교. 위중, 음릉천, 태충, 중료, 곡천, 행간

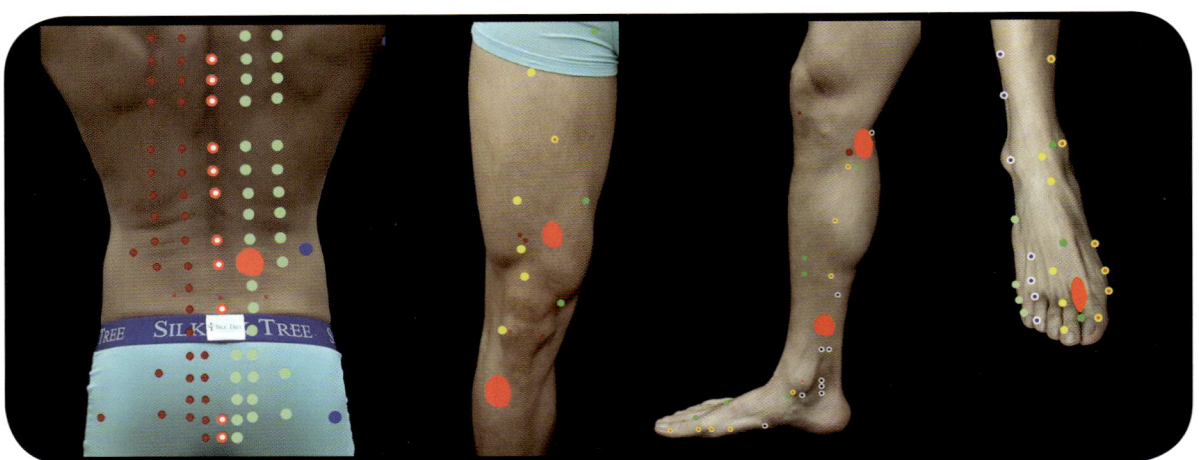

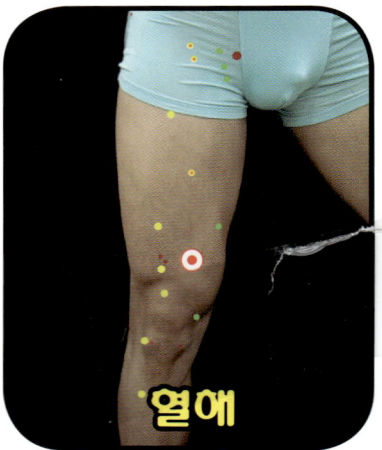

혈해
슬개골 외상점 3촌 위에있는 힘줄사이 흰살경계.

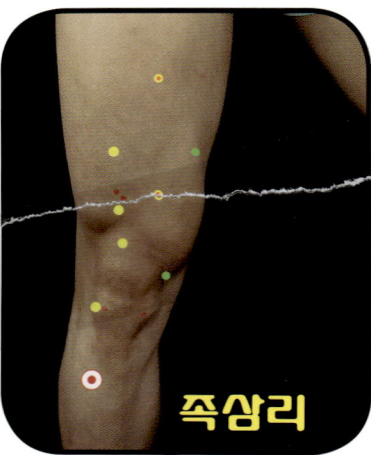

족삼리
슬개골 정점 하방 3촌에서 외측 1촌(2cm)

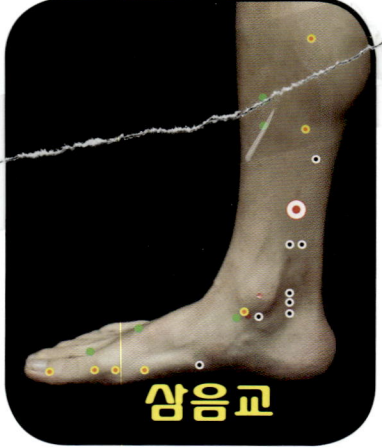

삼음교
내복사뼈 정점 상방3촌.경골과 근육의 경계.임산부 침No

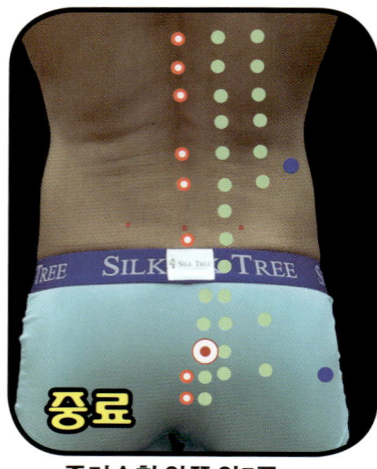

중료
중려수혈 안쪽 약7푼. 엉치뼈(천골) 세 번째 구멍.

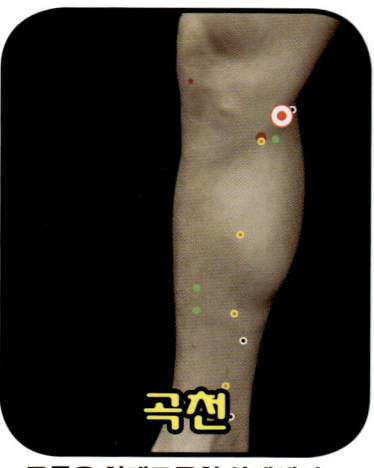

곡천
무릎을 최대로굽힌 상태에서 무릎안주름 끝의패인곳의 중앙.

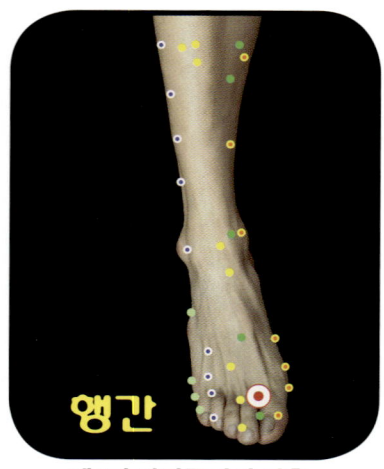

행간
제1지 기절골저의 외측.

8. 비뇨 (생식)기 (신장) 방광질환

잔뇨감 : 삼초수, 신수, 관원, 대혁, 척택, 곡천, 음릉천, 삼음교

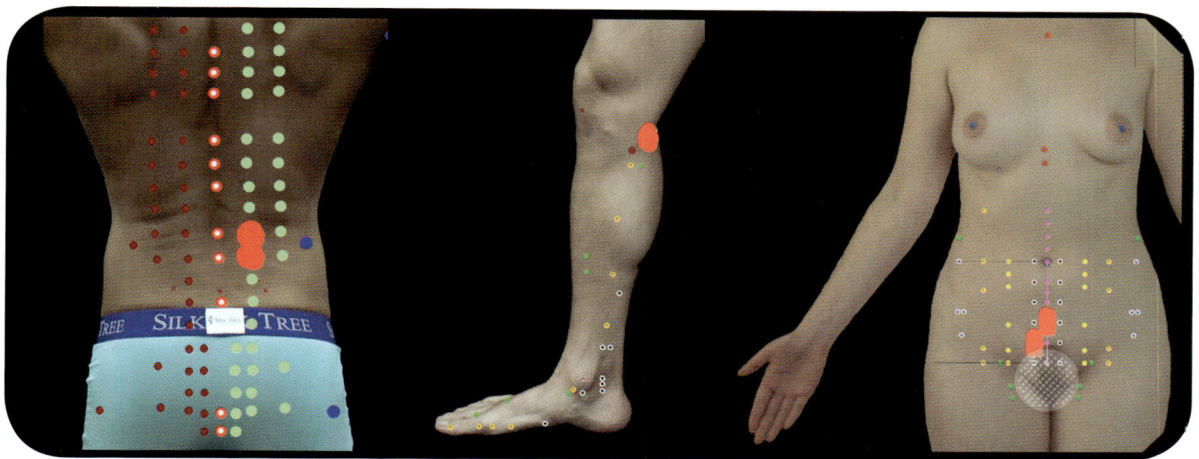

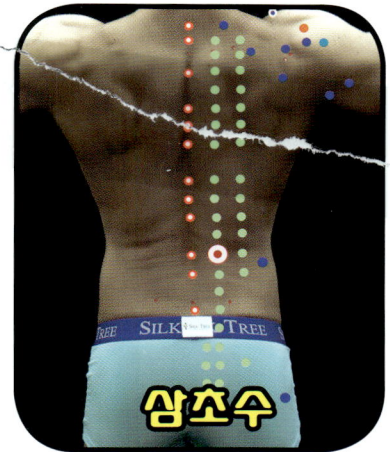

삼초수
배내선상에서 제1,2 요추 극돌기의 사이.

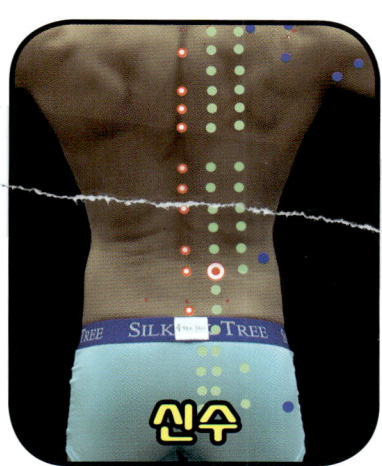

신수
배내선상에서 제2,3 요추극돌기의 사이.

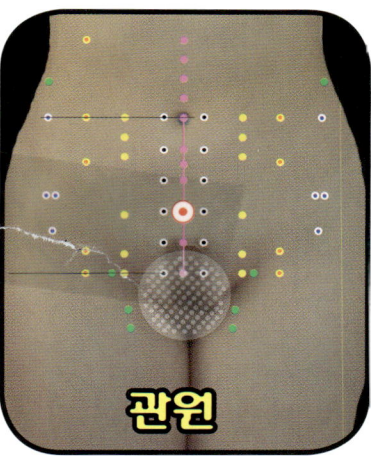

관원
배꼽아래 3촌

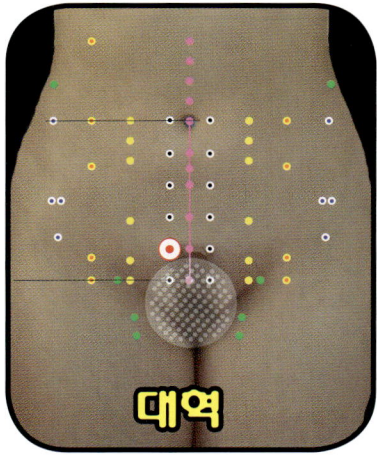

대혁
복내선상에서 횡골과 황수의 사이를 5등분하고 횡골에서 1/5

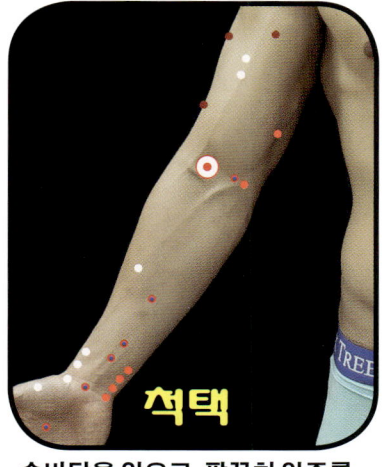

척택
손바닥을 앞으로, 팔꿈치 안주름 위 엄지측 패인 곳.

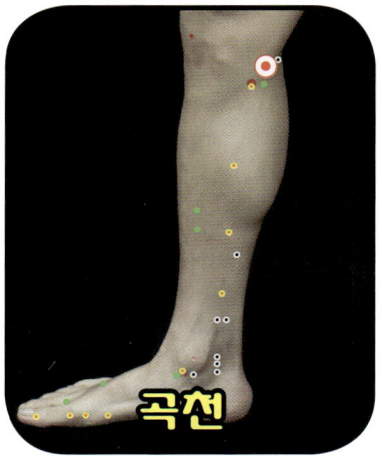

곡천
무릎을 최대로굽힌 상태에서 무릎안주름 끝의패인곳의 중앙.

8. 비뇨 (생식)기 (신장) 방광질환

전립선염(전립선 비대증) : 신수,중극,회음,후계,곡천,삼음교

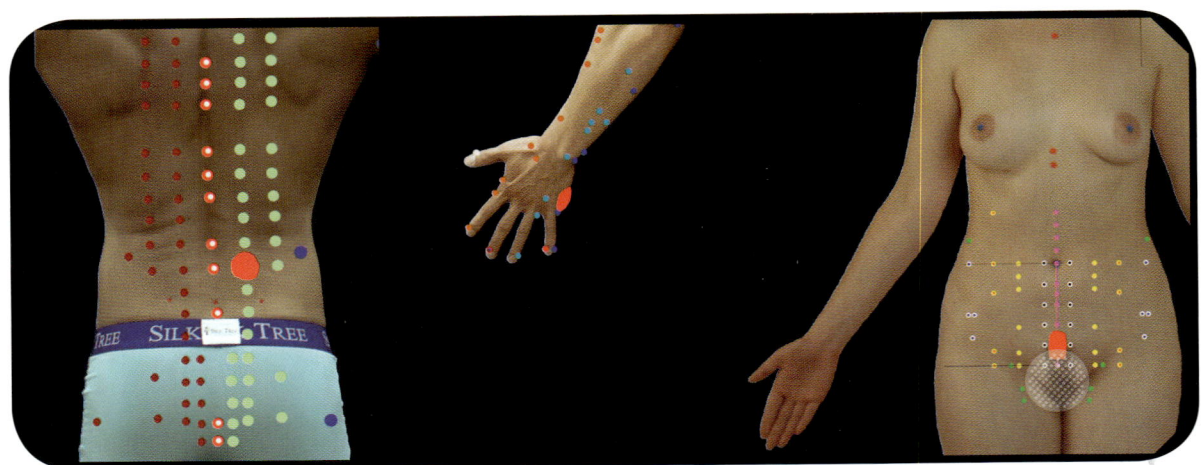

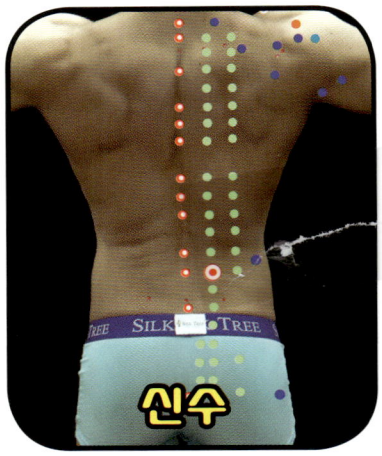

신수
배내선상에서
제2,3 요추극돌기의 사이.

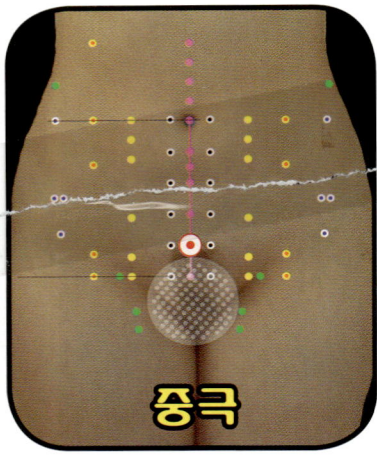

중극
배꼽아래 5촌.

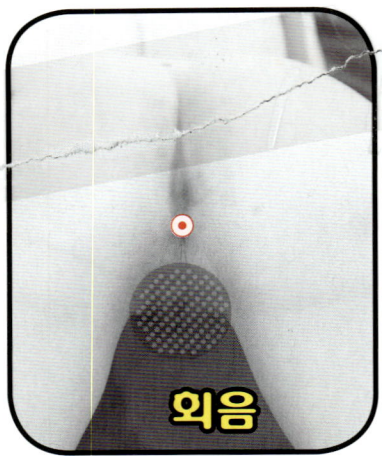

회음
질끝과 항문의 중앙 뒷쪽
(회음건의 중앙 뒷쪽)

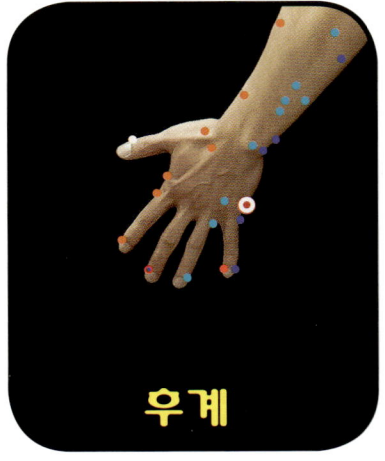

후계
주먹을 쥐면 소지측 안쪽에
두개의 주름중 손목쪽 주름끝

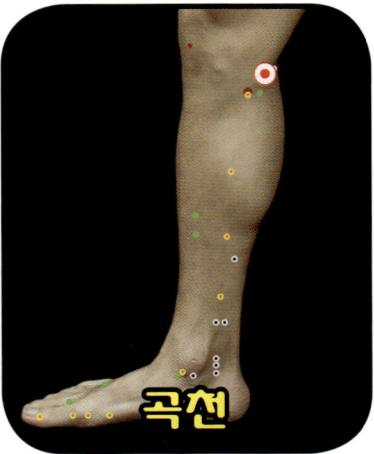

곡천
무릎을 최대로굽힌 상태에서
무릎안주름 끝의패인곳의 중앙.

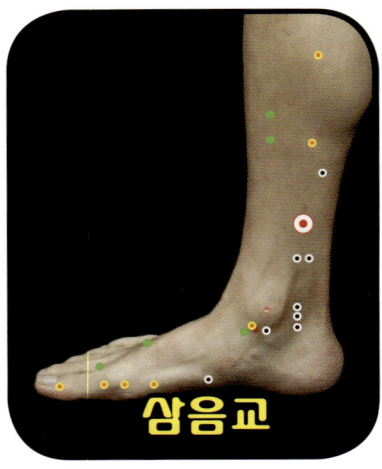

삼음교
내복사뼈 정점 상방3촌.경골과
근육의 경계.임산부 침No

8. 비뇨 (생식)기 (신장) 방광질환

정력감퇴/생식선기능감퇴증 : 대혁,지실,차료,부류,중봉,명문

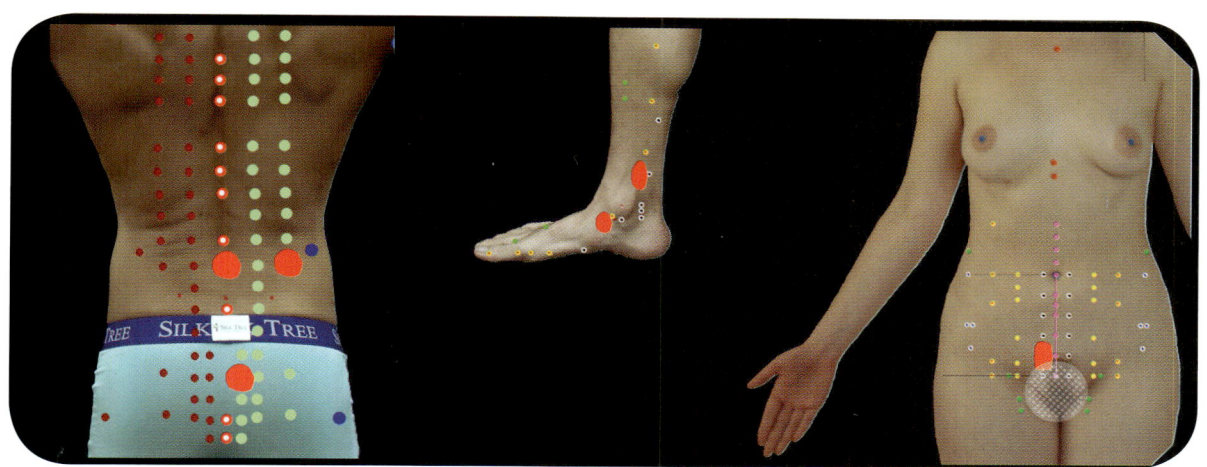

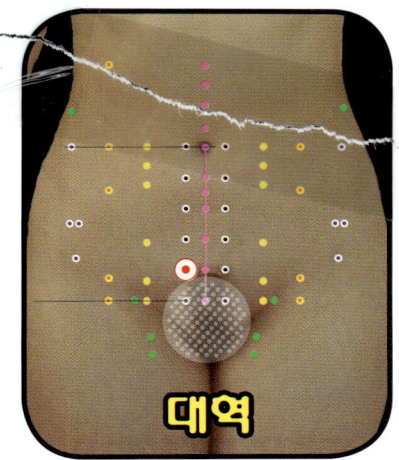

대혁
복내선상에서 횡골과 황수의 사이를 5등분하고 횡골에서 1/5

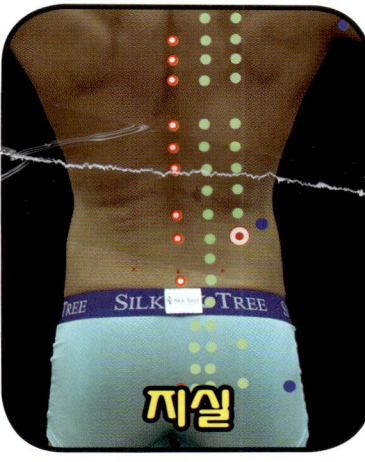

지실
배외선상에서 제2요추극돌기 밑

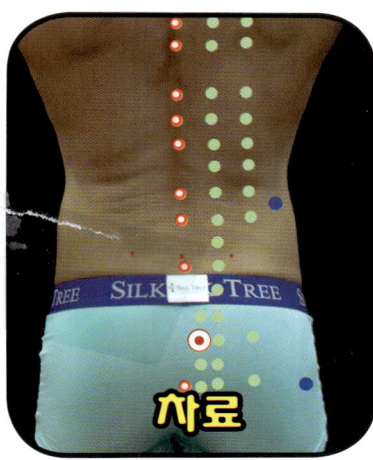

차료
방광수혈 안쪽 6푼. 엉치뼈 (천골) 두 번째 구멍.

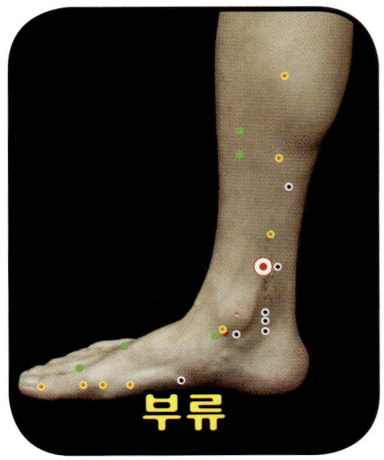

부류
태계 상방 2촌.

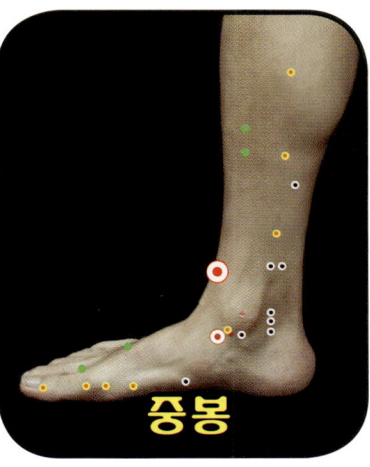

중봉
내복사뼈 앞아래 2cm 전방.

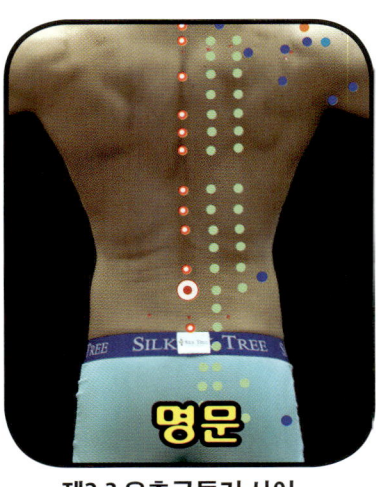

명문
제2,3 요추극돌기 사이.

8. 비뇨 (생식)기 (신장) 방광질환

정력증강: 관원, 상료, 차료, 중료, 하료, 양릉천, 태충

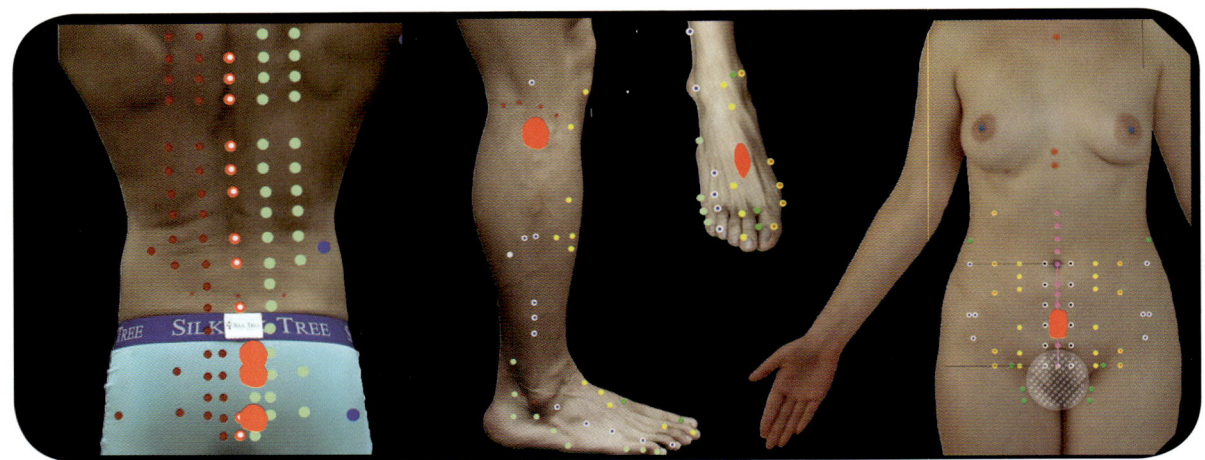

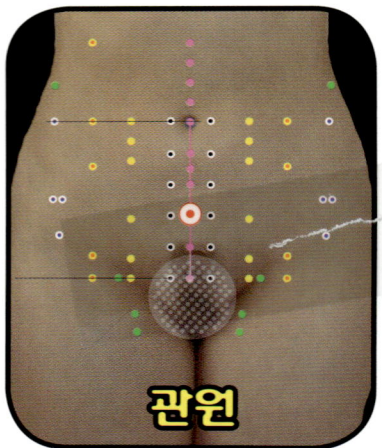

관원
배꼽아래 3촌

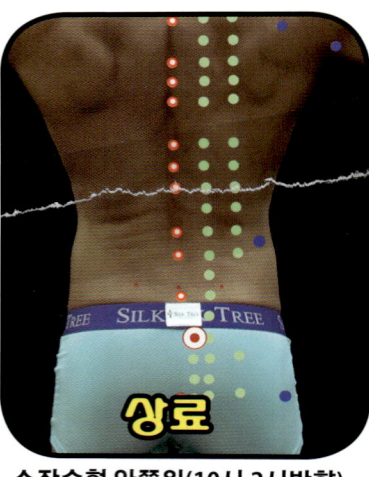

상료
소장수혈 안쪽위(10시,2시방향) 5푼. 엉치뼈(천골) 첫 번째 구멍

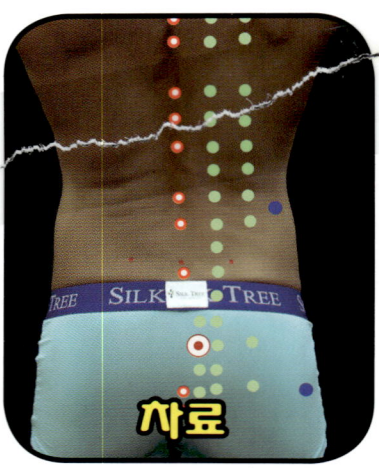

차료
방광수혈 안쪽 6푼. 엉치뼈 (천골) 두 번째 구멍.

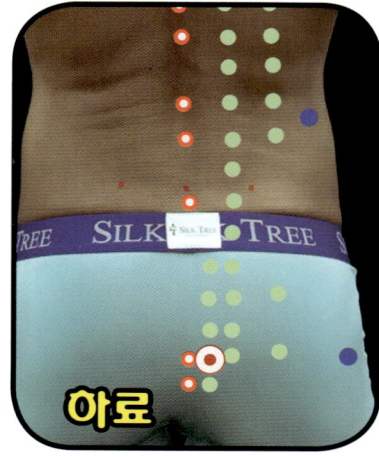

하료
하료 백환수혈 안쪽 약8푼. 엉치뼈(천골) 네 번째 구멍.

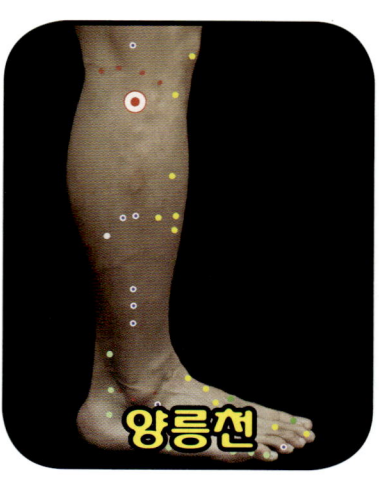

양릉천
비골소두 앞 아래, 족삼리혈 후방 1촌 윗쪽.

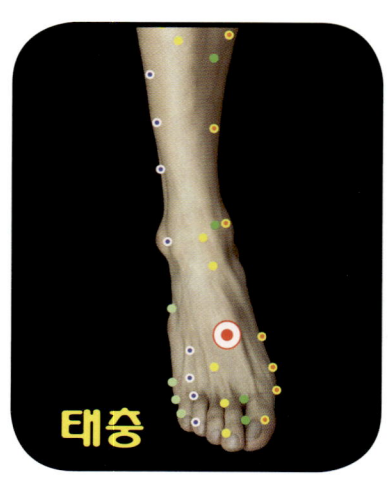

태충
제1,2중족골저의 사이.

8. 비뇨 (생식)기 (신장) 방광질환

조루(증)/조설 : 명문,심수,신수,지실,차료,관원,족삼리,삼음교

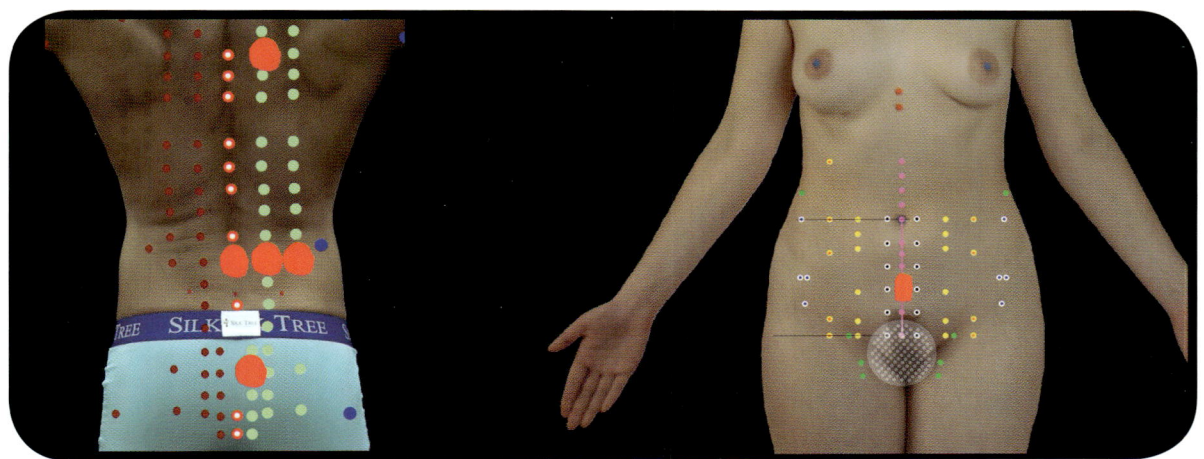

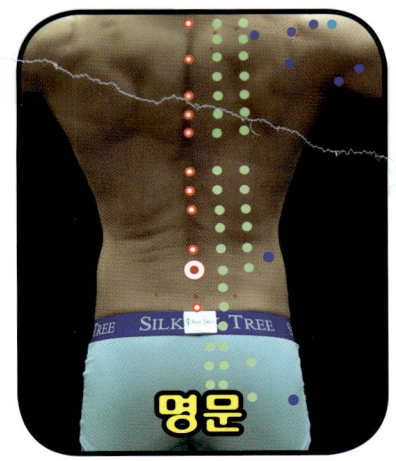

명문

제2,3 요추극돌기 사이.

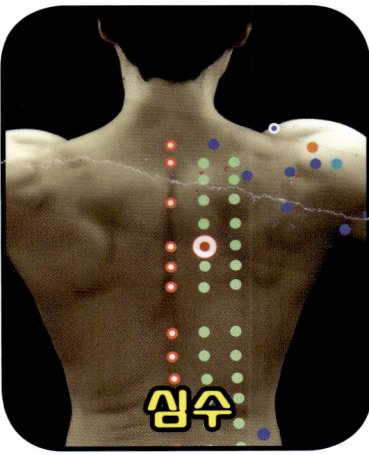

심수

배내선상에서 5,6흉추극돌기의 사이.

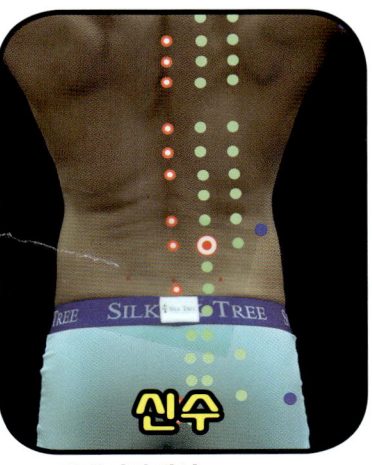

신수

배내선상에서 제2,3 요추극돌기의 사이.

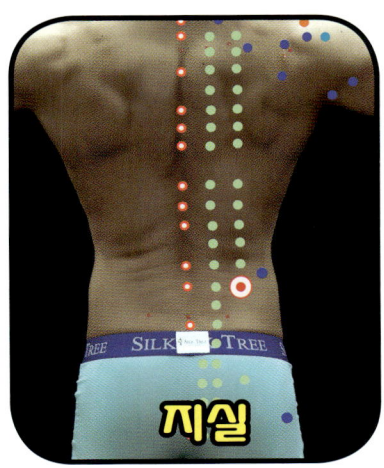

지실

배외선상에서 제2요추극돌기 밑

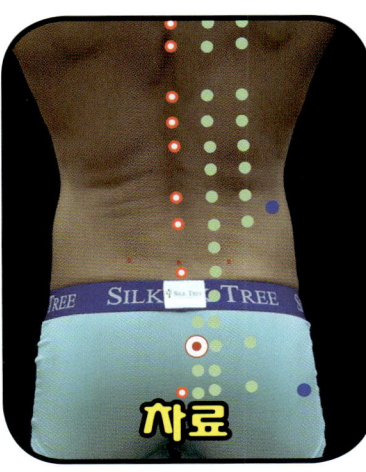

차료

방광수혈 안쪽 6푼. 엉치뼈 (천골) 두 번째 구멍.

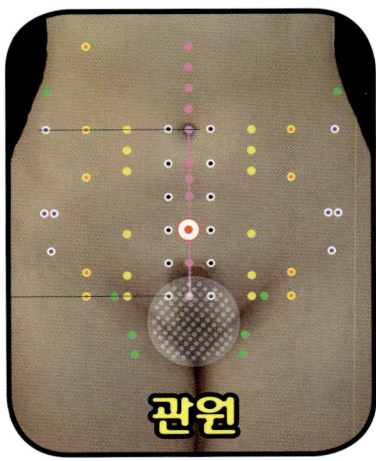

관원

배꼽아래 3촌

8. 비뇨 (생식)기 (신장) 방광질환

통풍: 합곡, 태충, 행간, 은백, 공손, 중봉

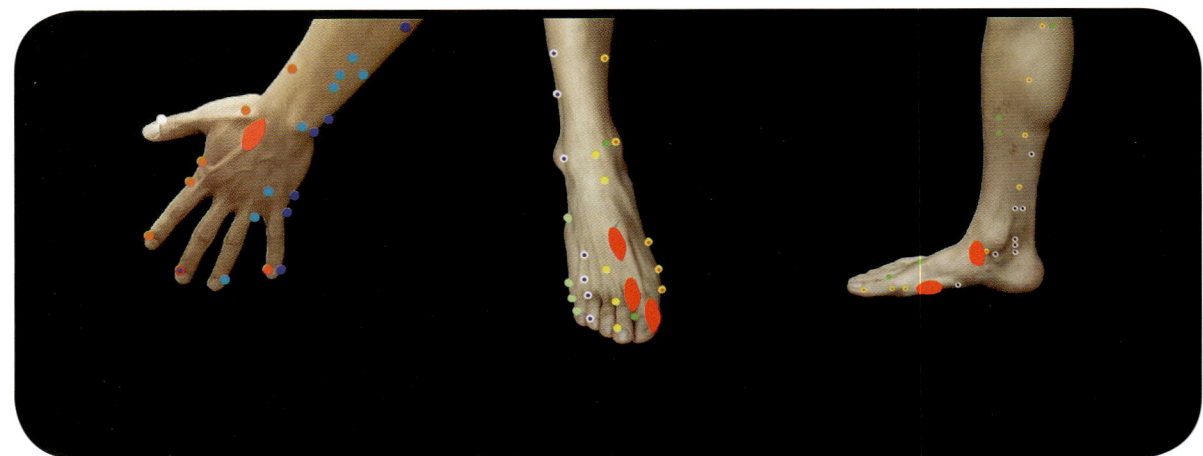

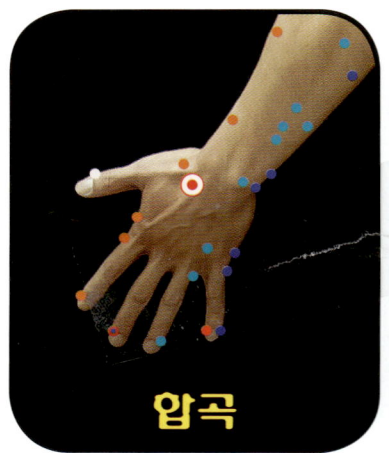

합곡
제1,2중수골저 사이에서
제2중수골저측의 뼈바로밑.

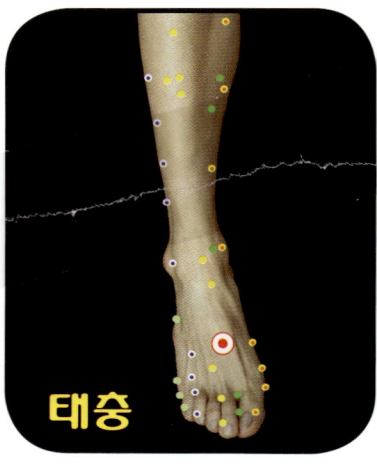

태충
제1,2중족골저의 사이.

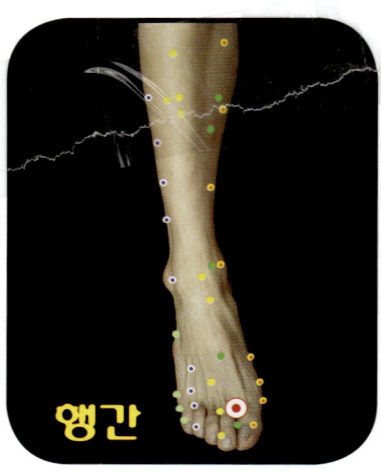

행간
제1지 기절골저의 외측.

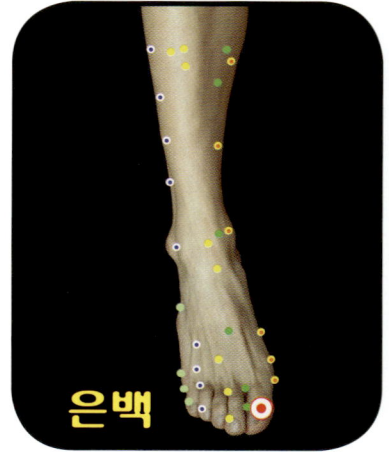

은백
엄지발가락의 내측 발톱
모서리 후방 2~3mm. 뜸No

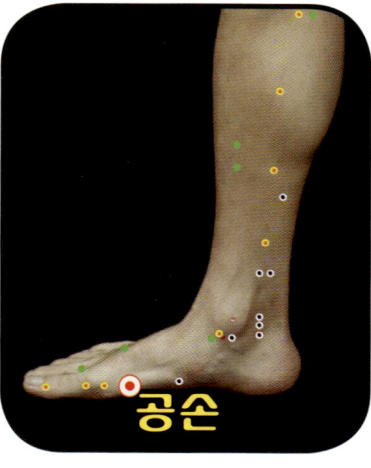

공손
제1중족골저의 내측후연
(태백)에서 후방 2cm의 곳.

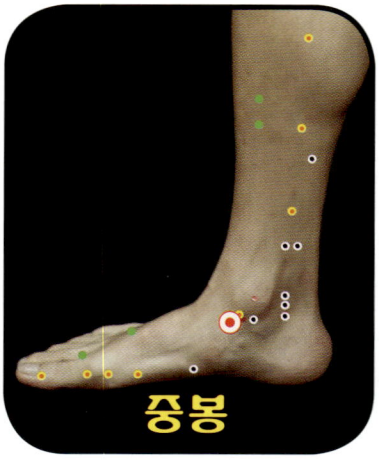

중봉
내복사뼈 앞아래 2cm 전방.

8. 비뇨 (생식)기 (신장) 방광질환

혈뇨: 명문,혈해,음릉천,수천,신문,방광수

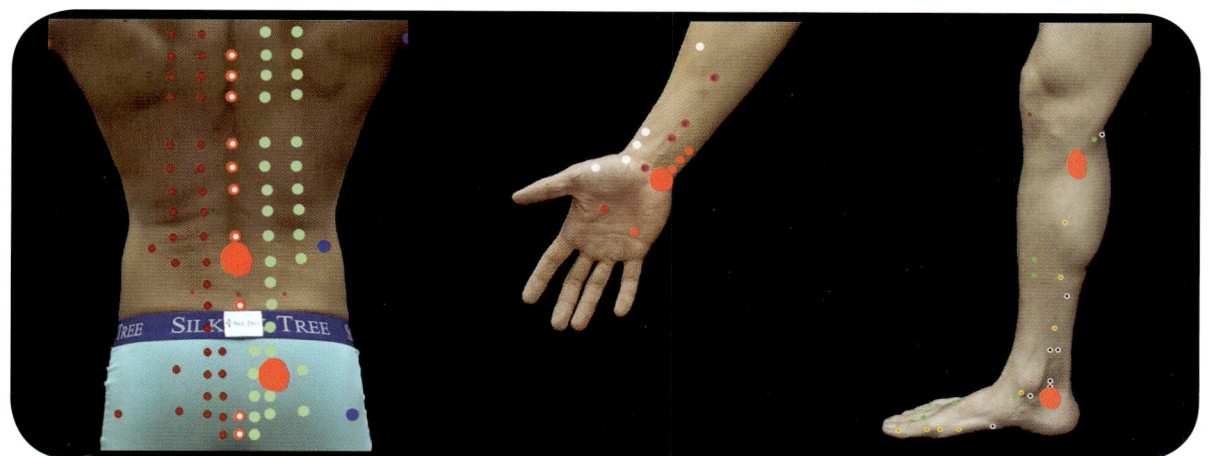

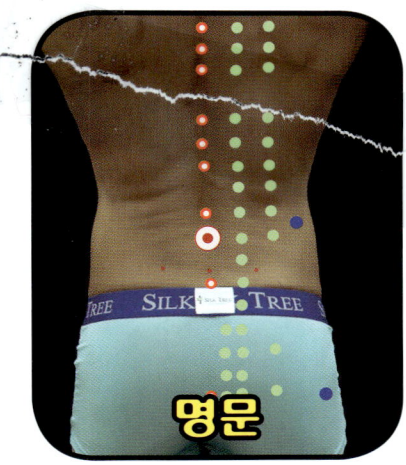

명문

제2,3 요추극돌기 사이.

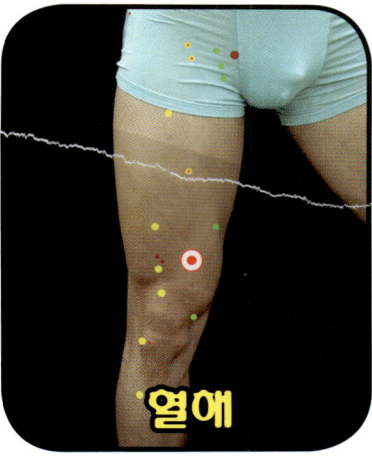

혈해

슬개골 외상점 3촌 위에있는 힘줄사이 흰살경계.

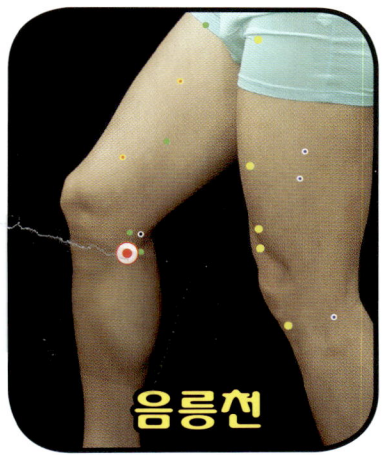

음릉천

경골내측과 바로뒤 아랫쪽. 뜸No 양릉천과 맞뚫리는 혈.

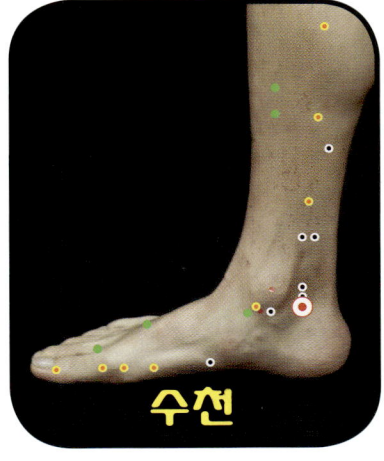

수천

태계 직하방 1촌.

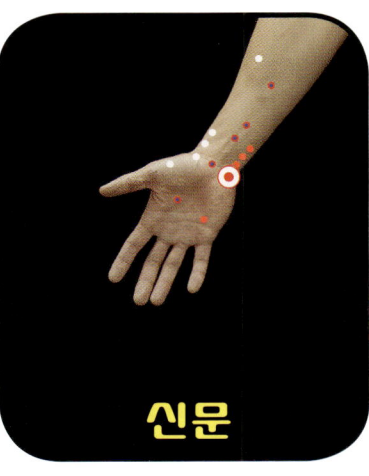

신문

손목을 뒤로 젖힐때 손목주름 위 소지측의 두 근육의 중심.

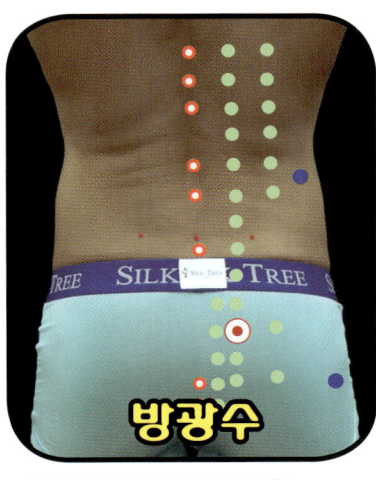

방광수

배내선상(정중선 옆1.5촌) 에서 제19척추밑의 높이.

8. 비뇨 (생식)기 (신장) 방광질환

항문소양증: 백회, 차료, 장강, 공최, 속골, 방광수

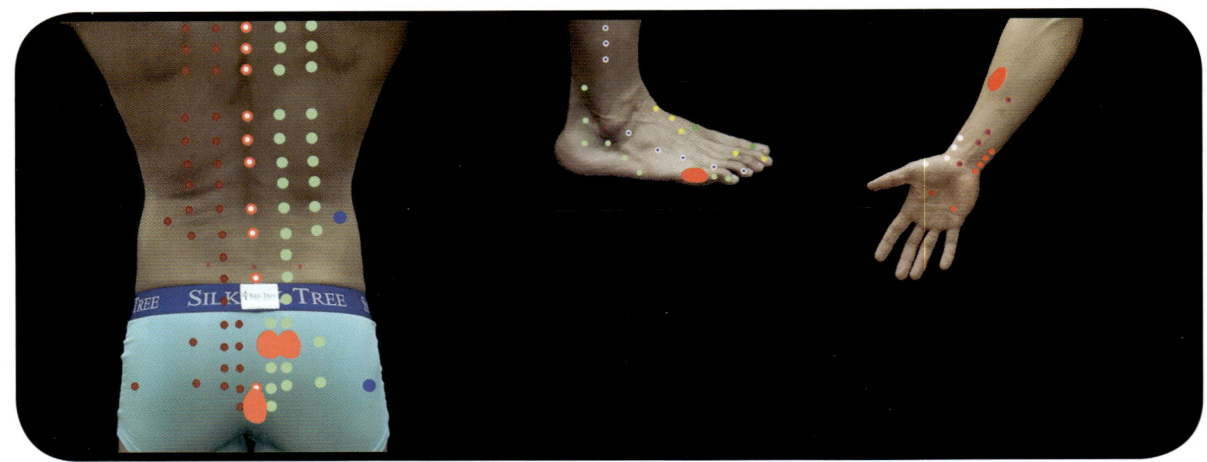

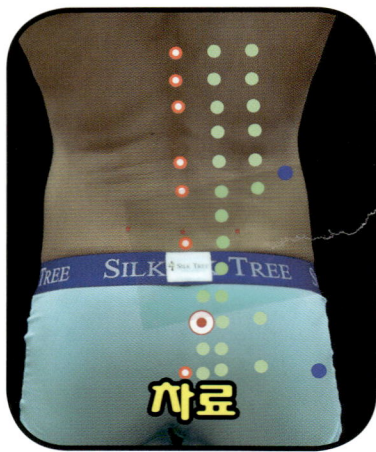

차료

방광수혈 안쪽 6푼. 엉치뼈 (천골) 두 번째 구멍.

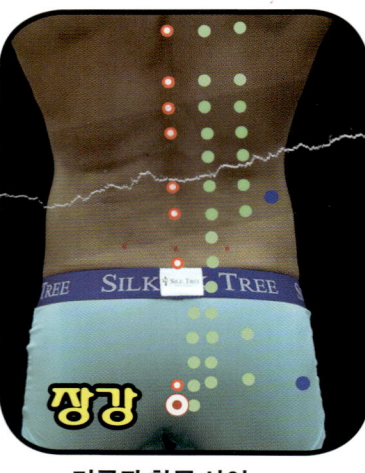

장강

미골과 항문 사이.

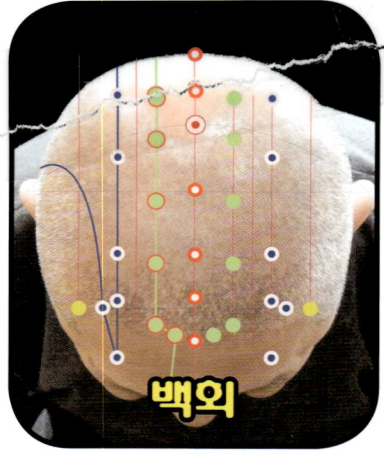

백회

이첨(귀끝)을 수직으로 올라가 정중선과 만나는 지점.

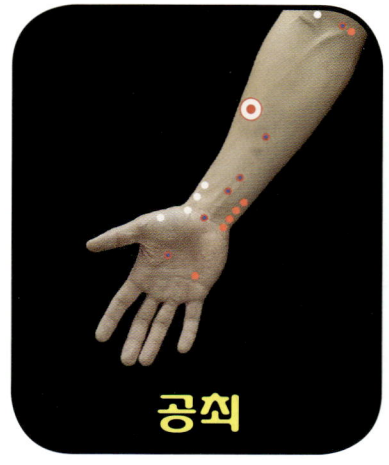

공최

태연과 척택사이. 척택에서 4/9

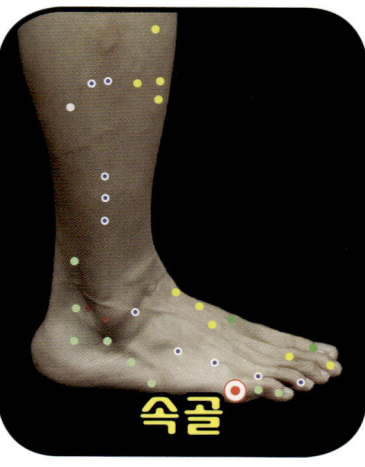

속골

제5중족골두(발폭이 가장 넓은 제5기절골저의 후방)의 뒤쪽.

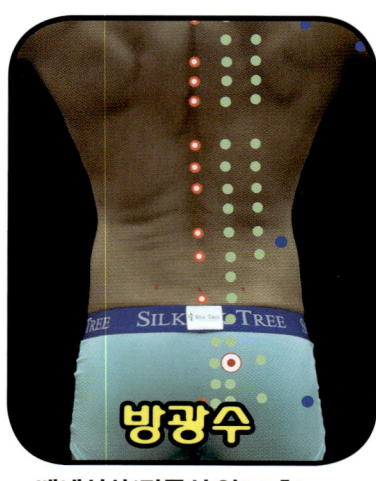

방광수

배내선상(정중선 옆1.5촌) 에서 제19척추밑의 높이.

8. 비뇨 (생식)기 (신장) 방광질환

항문통: 공최, 장강, 요수, 속골, 백회, 방광수

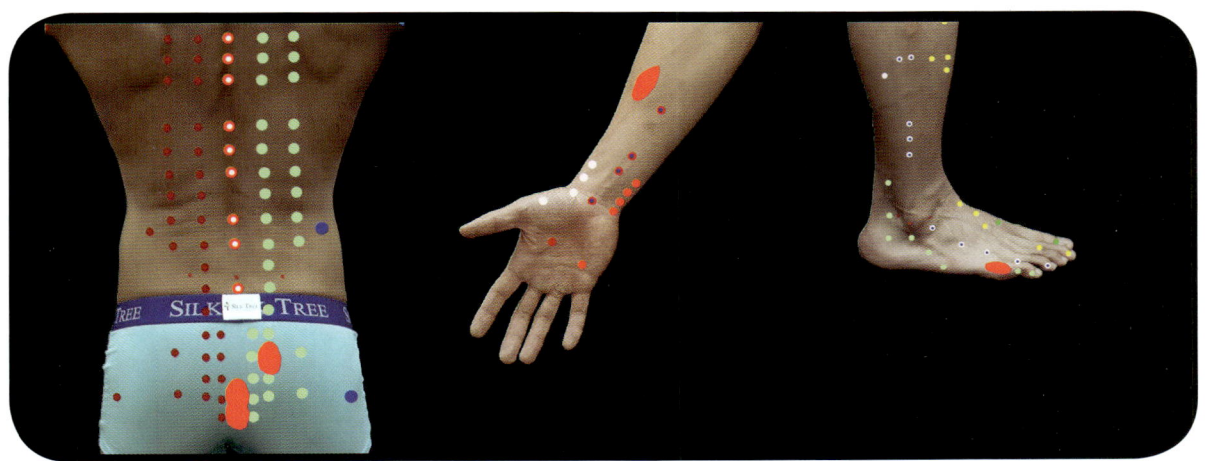

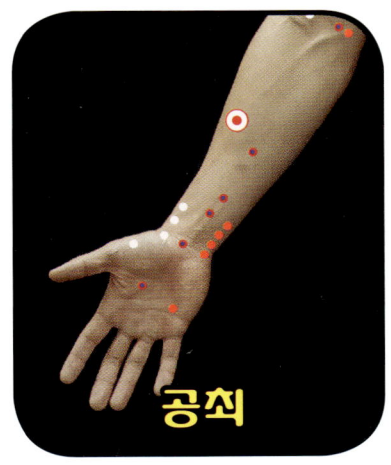

공최
태연과 척택사이.
척택에서 4/9

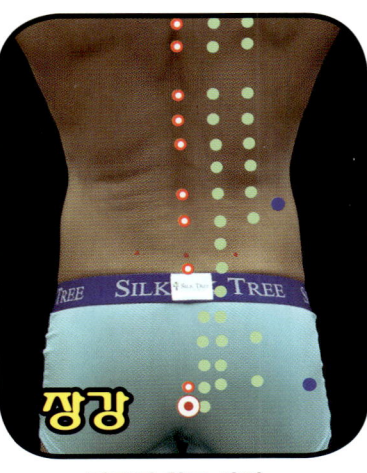

장강
미골과 항문 사이.

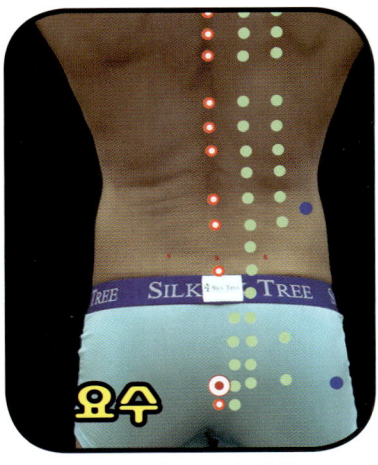

요수
꼬리뼈 위의 선골각 중앙
5mm 상방

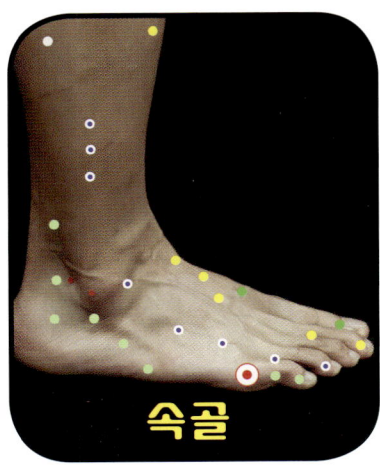

속골
제5중족골두(발폭이 가장 넓은
제5기절골저의 후방)의 뒤쪽.

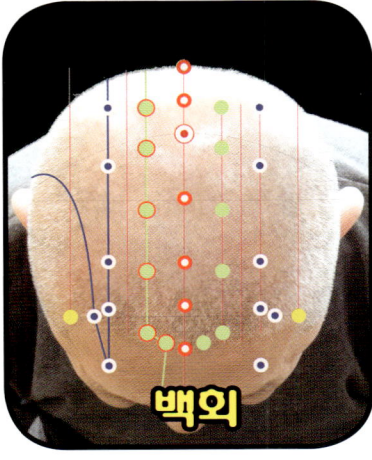

백회
이첨(귀끝)을 수직으로 올라가
정중선과 만나는 지점.

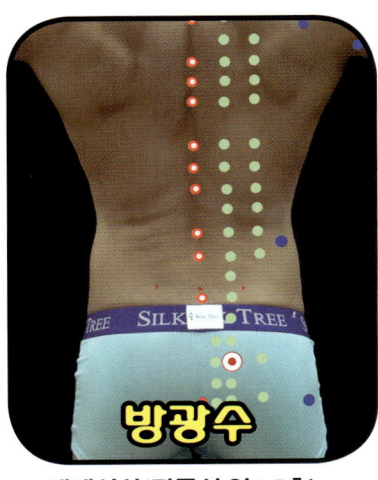

방광수
배내선상(정중선 옆1.5촌)
에서 제19척추밑의 높이.

09

간장, 담 질환

9. 간장 / 담 질환

간경화 : 상완, 수분, 기문(Liv14), 지양, 간수, 양릉천, 구허, 음릉천, 삼음교

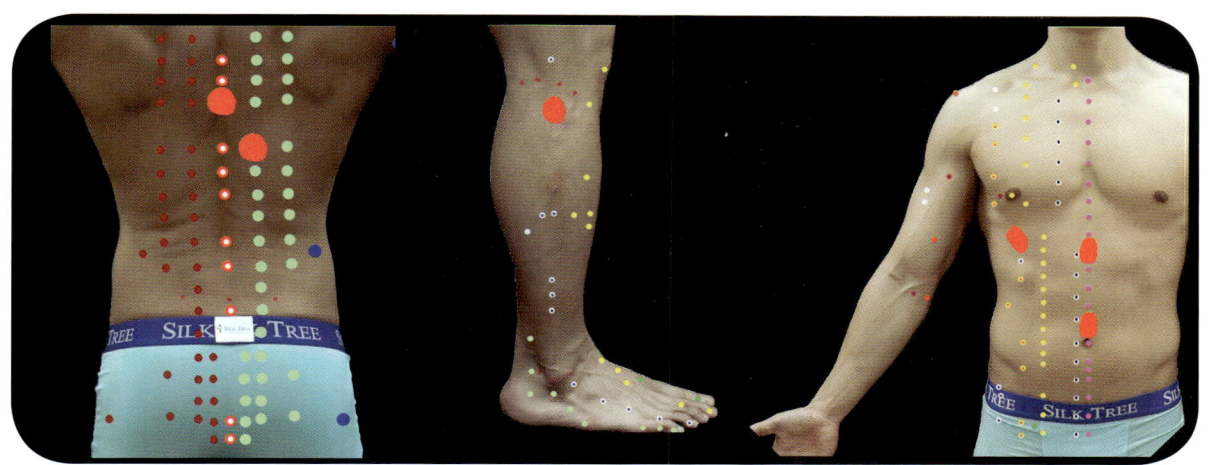

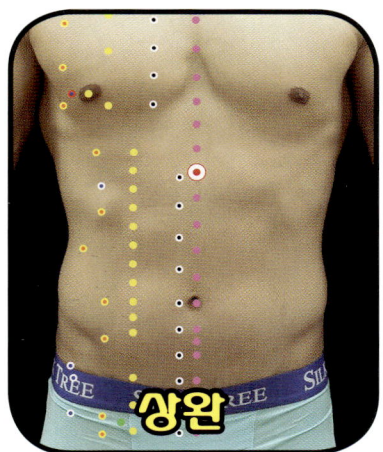

상완

배꼽위 5촌

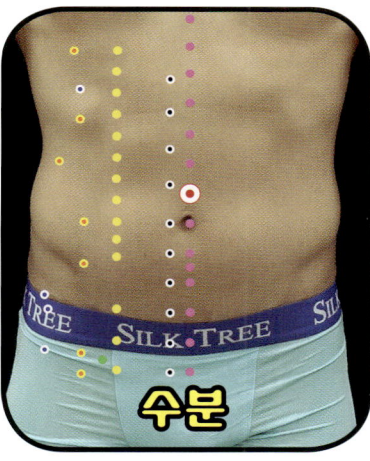

수분

배꼽 위 1촌

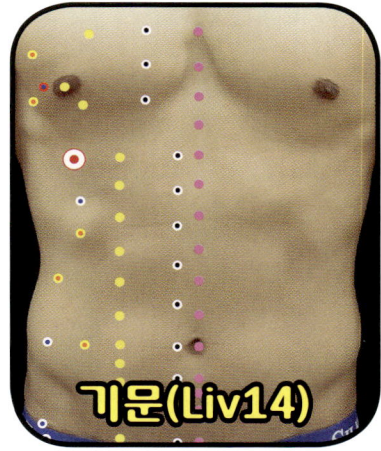

기문(Liv14)

거궐의 높이에서 복외선상에 기문을 취혈한다.

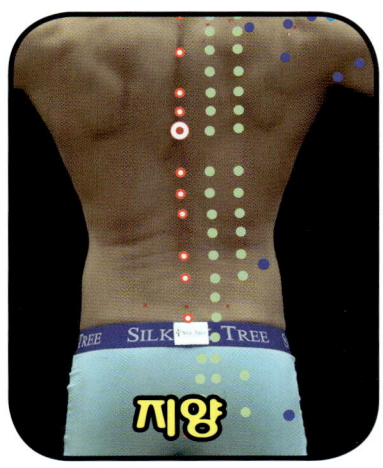

지양

제7,8흉추극돌기 사이에 있다

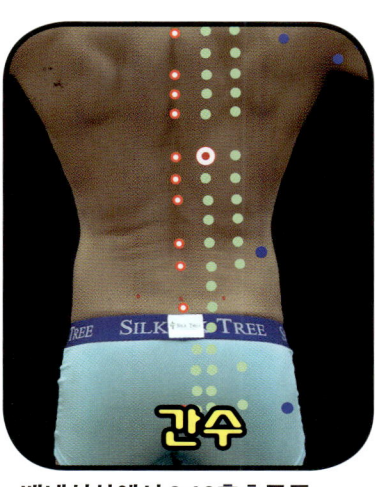

간수

배내선상에서 9,10흉추극돌기의 사이.

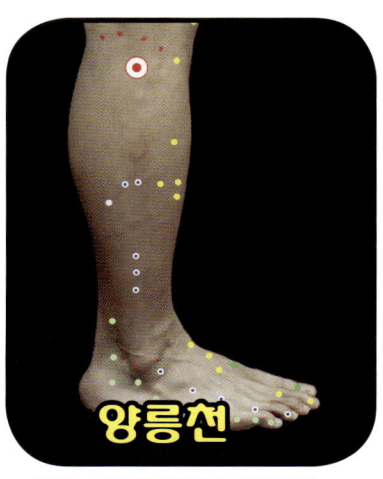

양릉천

비골소두 앞 아래, 족삼리혈 후방 1촌 윗쪽.

9. 간장 / 담 질환

간기능 이상 : 지양, 격수, 담수, 중완, 양릉천, 간수

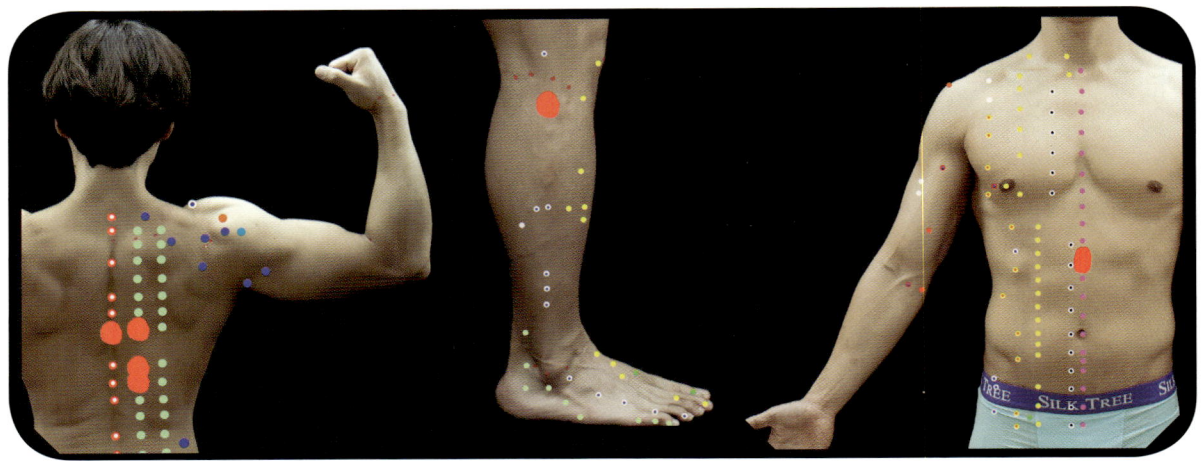

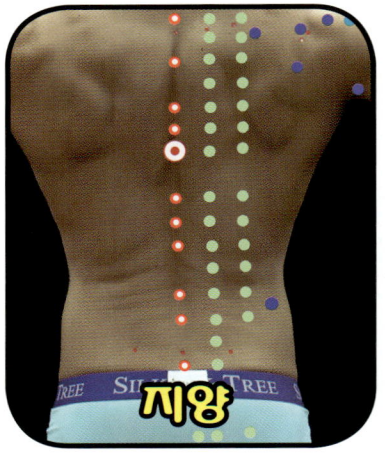

지양

제7,8흉추극돌기 사이에 있다

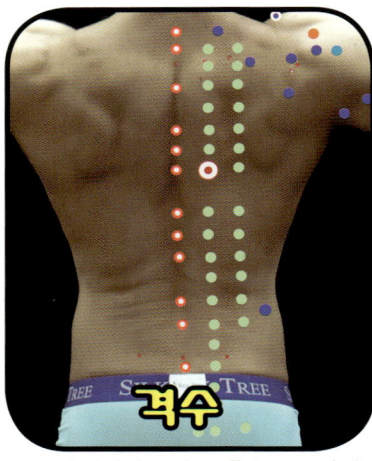

격수

배내선상에서 7,8흉추극돌기의 사이.

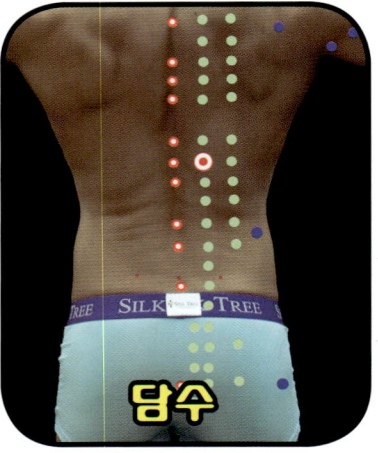

담수

배내선상에서 10,11흉추극돌기의 사이.

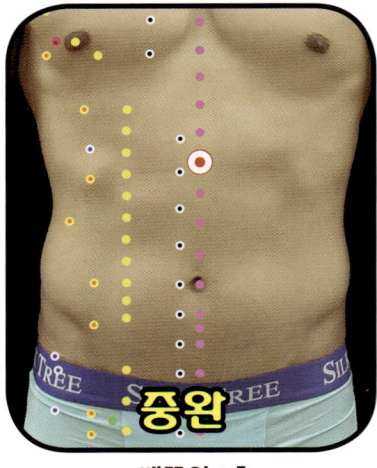

중완

배꼽위 4촌.

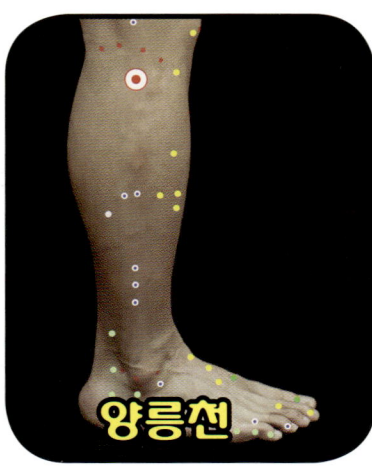

양릉천

비골소두 앞 아래, 족삼리혈 후방 1촌 윗쪽.

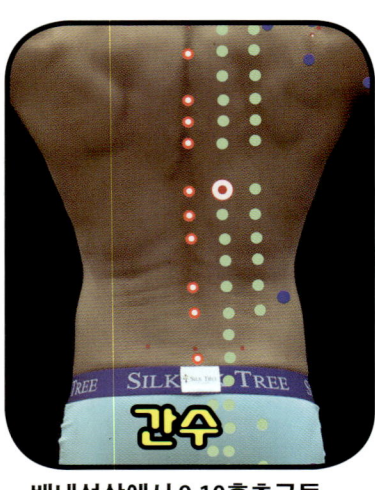

간수

배내선상에서 9,10흉추극돌기의 사이.

9. 간장 / 담 질환

간암: 상완,수분,기문(Liv14),지양,간수,음릉천,삼음교,양릉천,구허

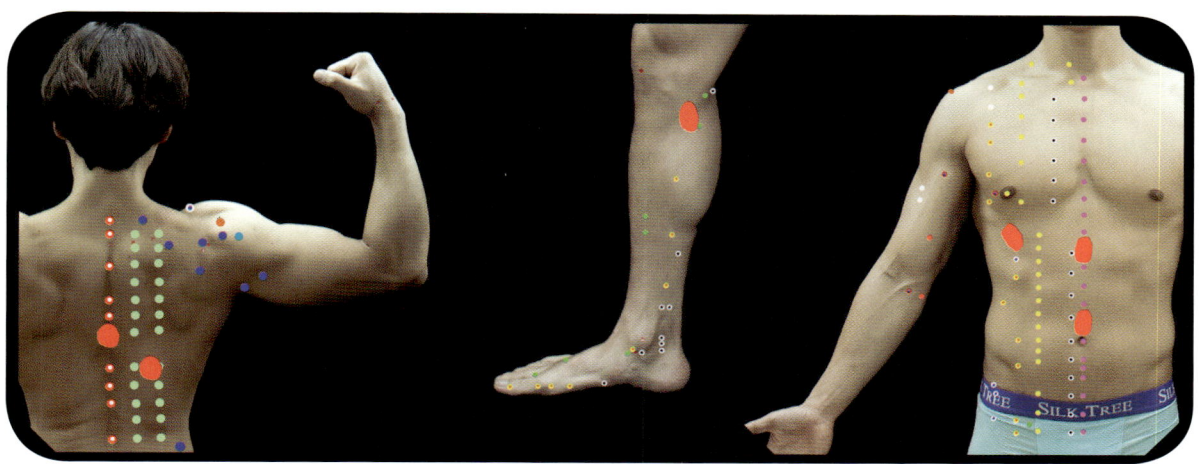

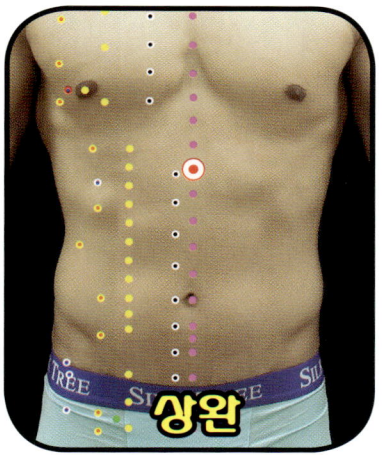
상완
배꼽위 5촌

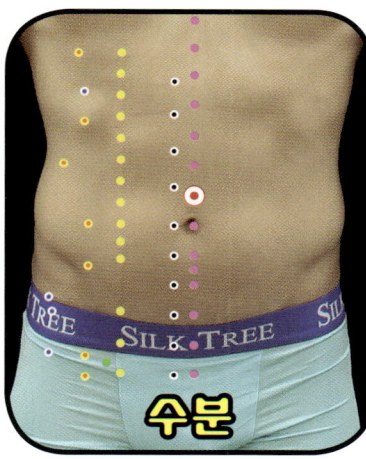
수분
배꼽 위 1촌

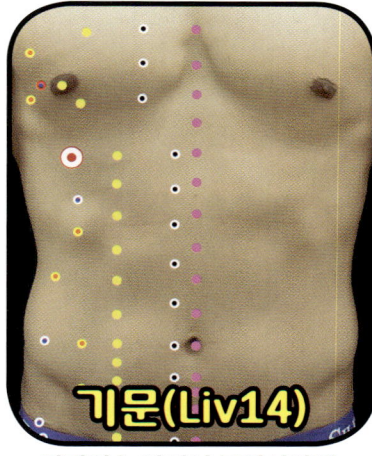
기문(Liv14)
거궐의 높이에서 복외선상에 기문을 취혈한다.

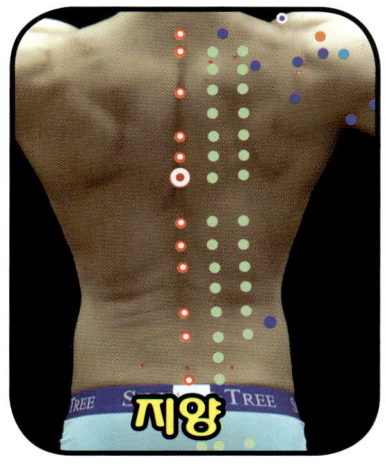
지양
제7,8흉추극돌기 사이에 있다

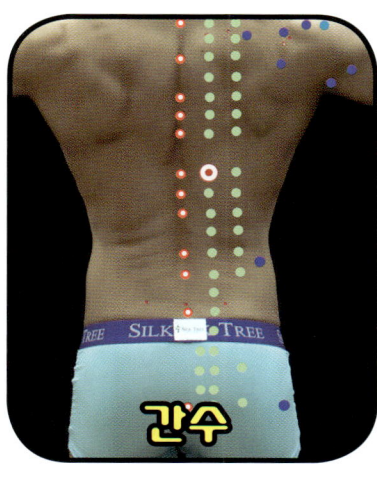
간수
배내선상에서 9,10흉추극돌기의 사이.

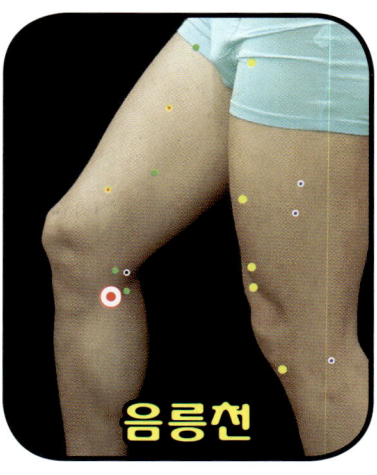
음릉천
경골내측과 바로뒤 아랫쪽. 뜸No 양릉천과 맞뚫리는 혈.

9. 간장 / 담 질환

간염(황달): 대추,양강,간수,비수,양릉천,음릉천,족삼리,태충

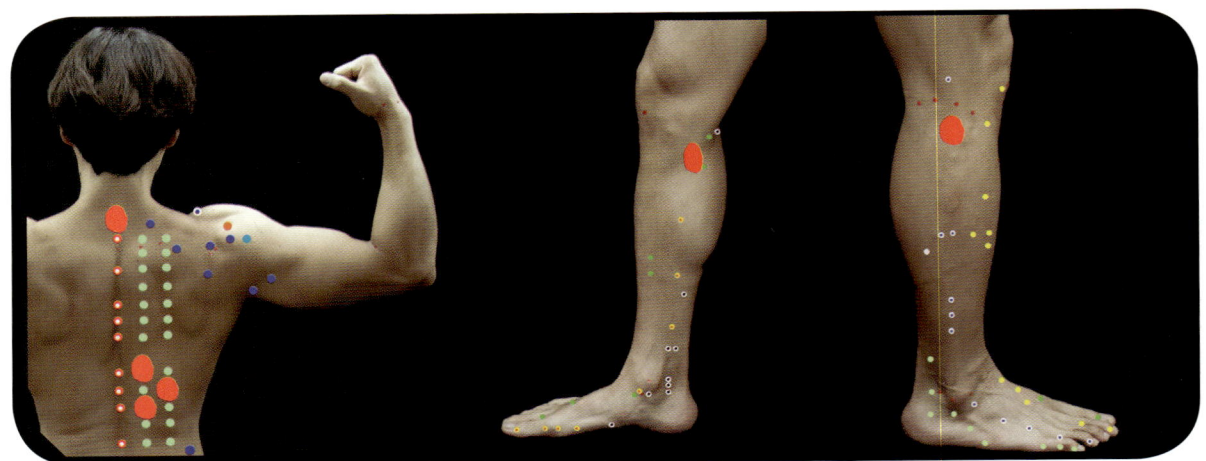

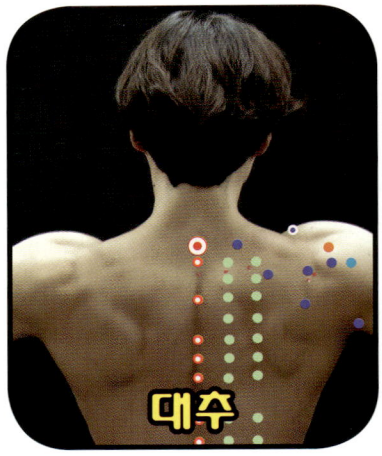

대추

제7경추와 제1흉추의 사이.

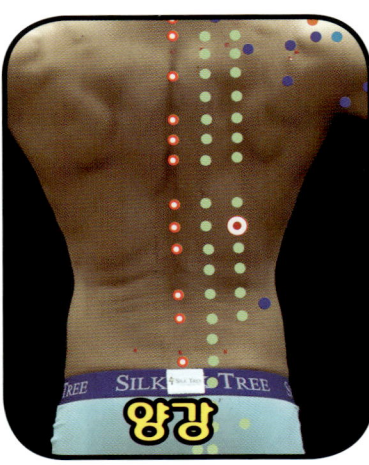

양강

배외선상에서 10흉추극돌기 밑.

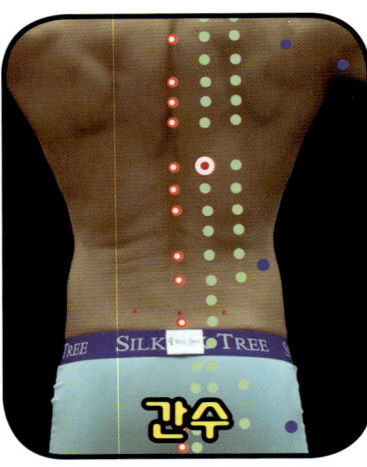

간수

배내선상에서 9,10흉추극돌기의 사이.

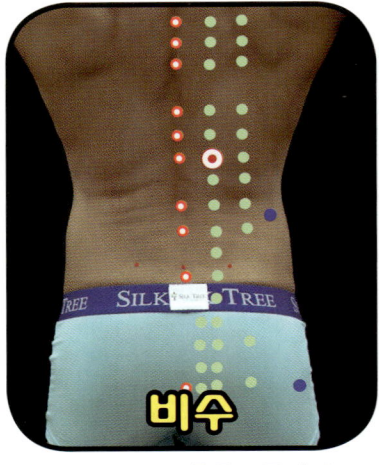

비수

배내선상 11,12흉추극돌기의 사이.

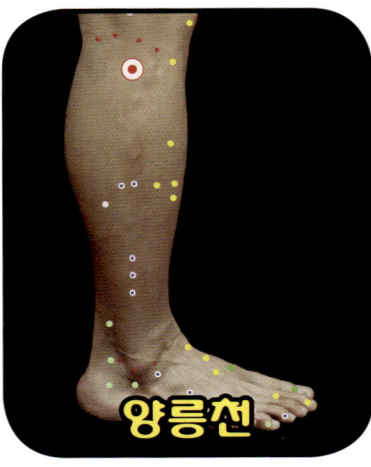

양릉천

비골소두 앞 아래, 족삼리혈 후방 1촌 윗쪽.

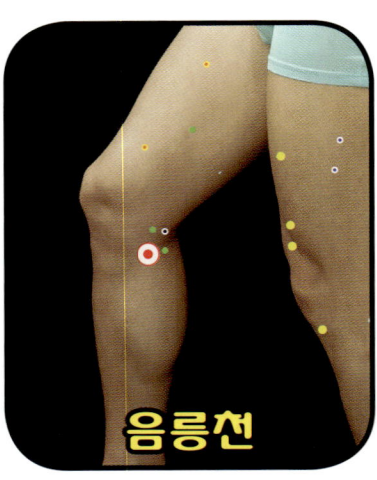

음릉천

경골내측과 바로뒤 아랫쪽. 뜸No 양릉천과 맞뚫리는 혈.

9. 간장 / 담 질환

간(장)질환 : 기문(Liv14),곡천,여구,중도,중봉,태충,중완,격수,간수,담수,지양,양릉천,외구

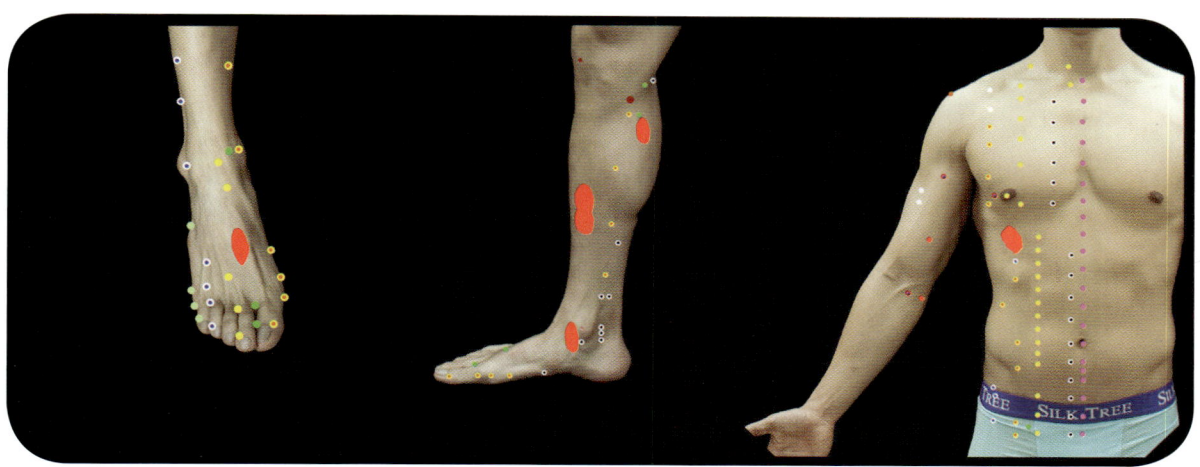

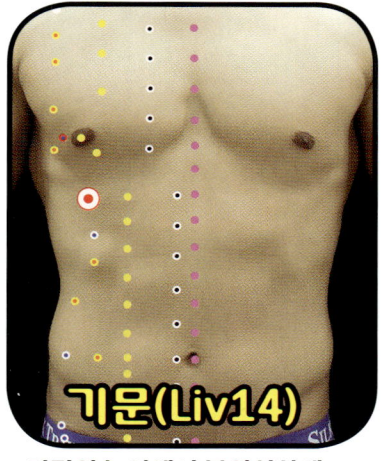

기문(Liv14)
거궐의 높이에서 복외선상에 기문을 취혈한다.

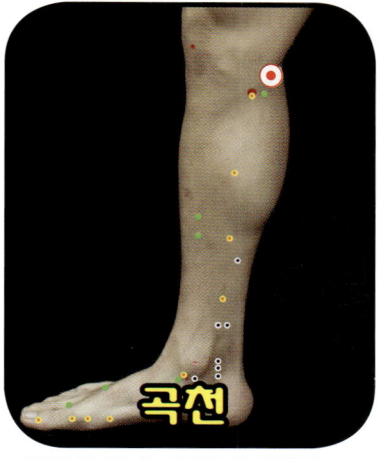

곡천
무릎을 최대로굽힌 상태에서 무릎안주름 끝의패인곳의 중앙.

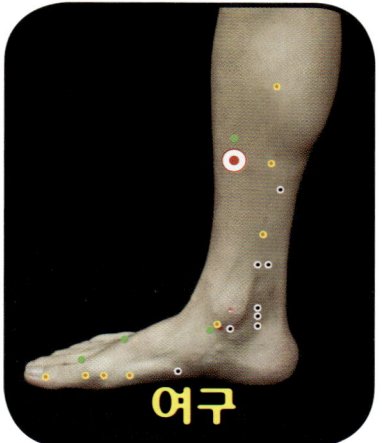

여구
내과정점 상방 5촌.

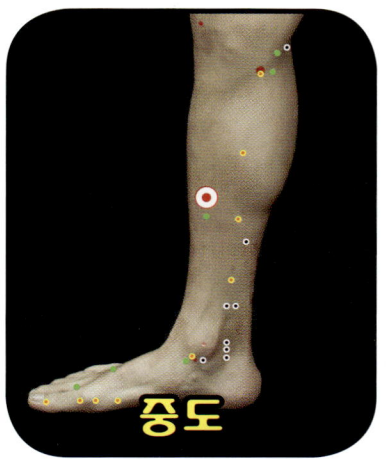

중도
여구혈 상방 2촌.

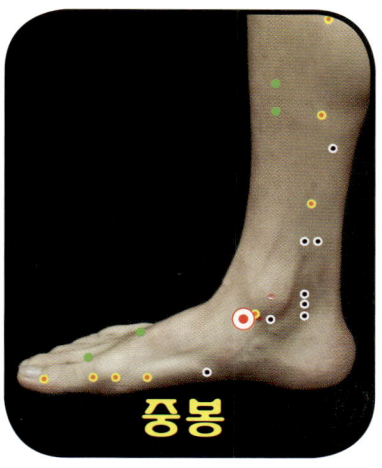

중봉
내복사뼈 앞아래 2cm 전방.

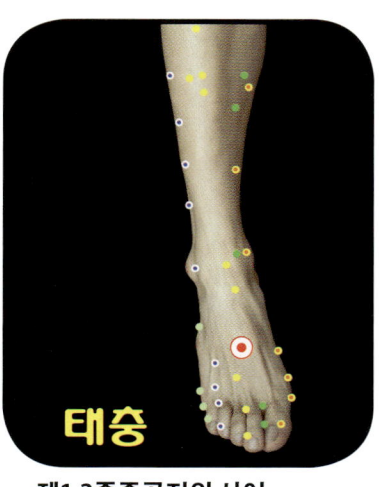

태충
제1,2중족골저의 사이.

9. 간장 / 담 질환

담(결)석: 기문(Liv14), 일월, 양문, 천종, 양강, 양릉천, 외구, 광명, 구허

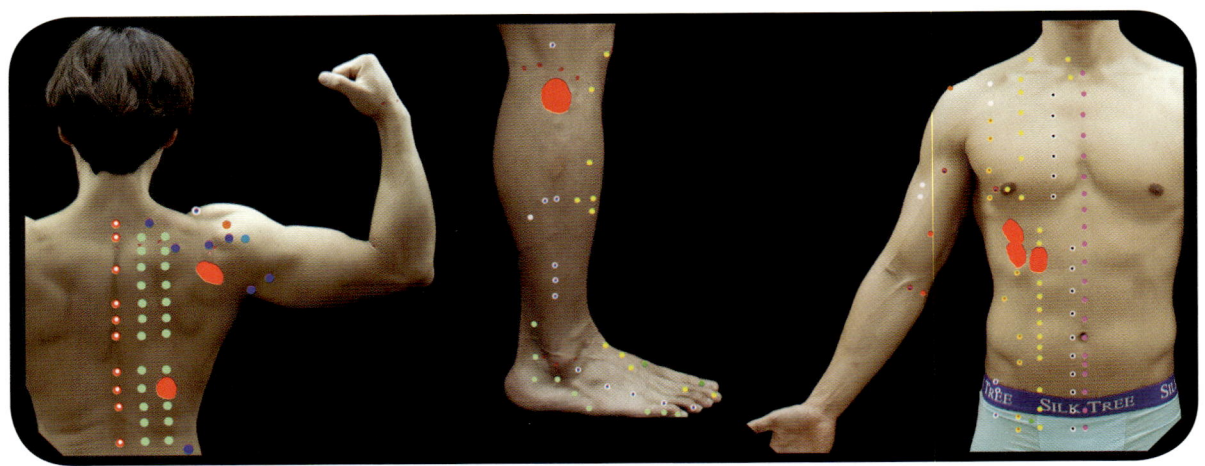

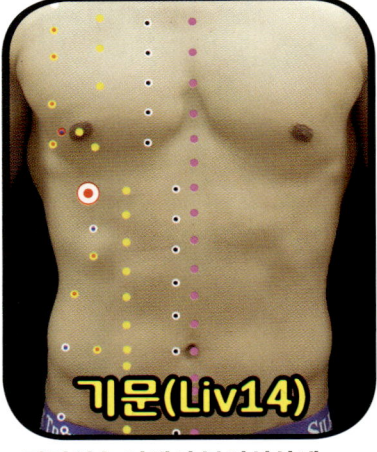

기문(Liv14)

거궐의 높이에서 복외선상에 기문을 취혈한다.

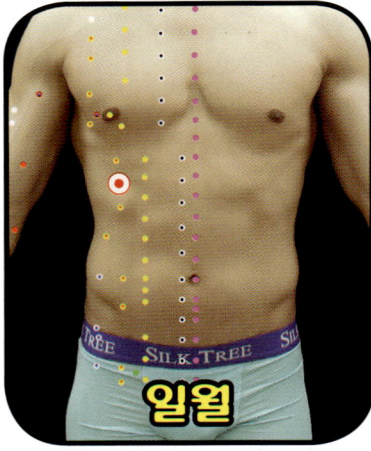

일월

복외선상에서 갈비뼈 바로 아래.

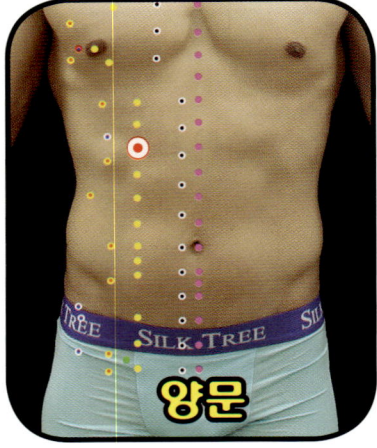

양문

복간선상에서 불용과 천추의 사이에서 불용으로부터 1/3

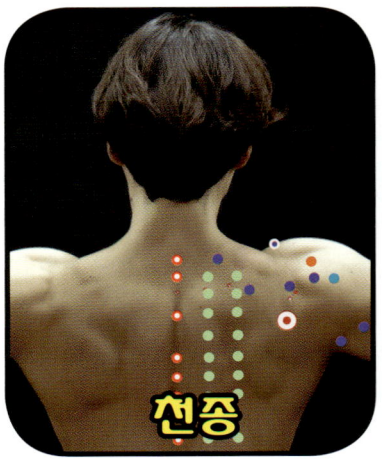

천종

제4흉추의 높이에서 견정 (SI8) 45도 각도로 선을그어 만나는 곳

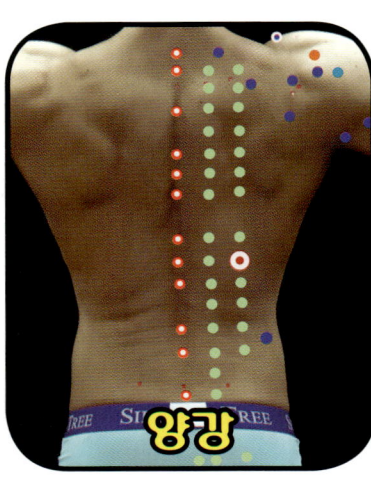

양강

배외선상에서 10흉추극돌기 밑.

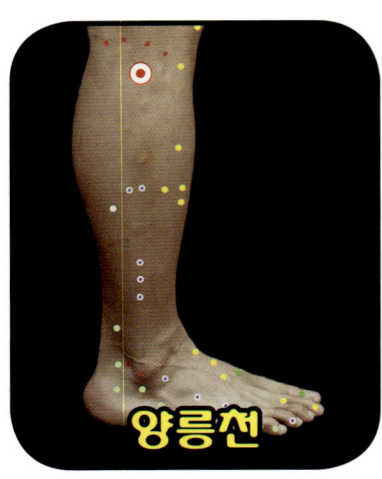

양릉천

비골소두 앞 아래, 족삼리혈 후방 1촌 윗쪽.

9. 간장 / 담 질환

담낭염급성 : 구허,태충,일월,양릉천,담수,격수

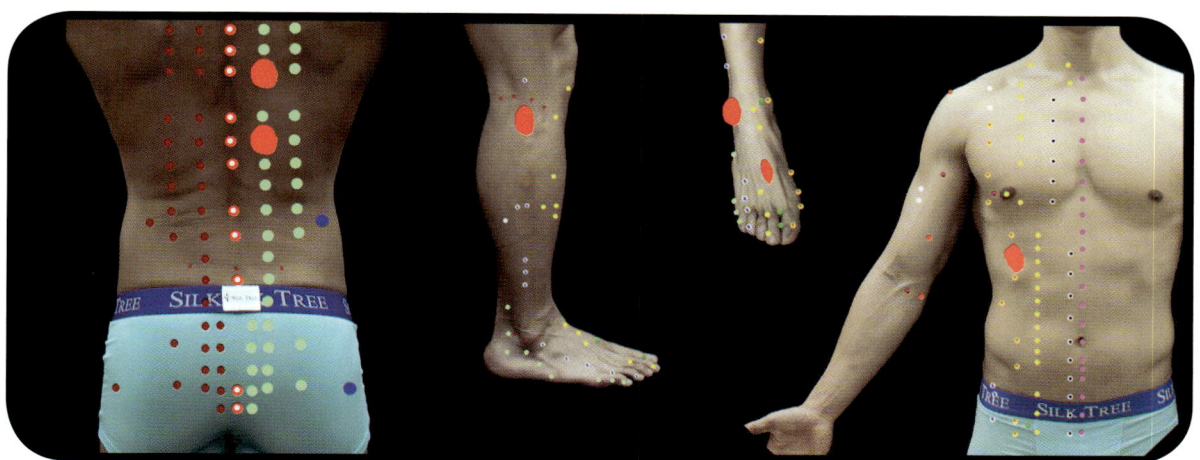

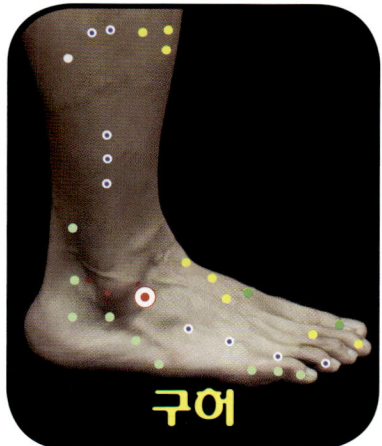

구허
바깥복사뼈의 앞밑쪽에 구허를 취혈한다.

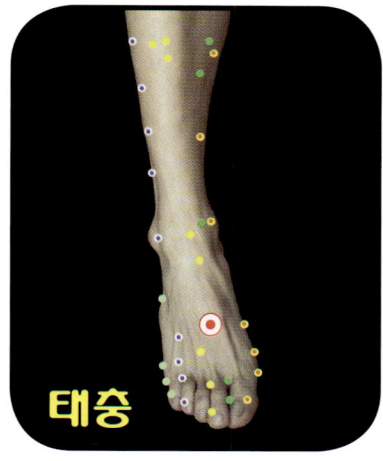

태충
제1,2중족골저의 사이.

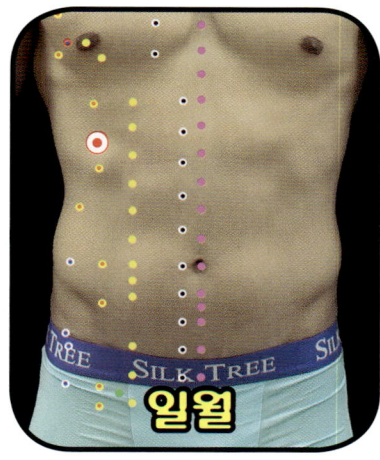

일월
복외선상에서 갈비뼈 바로 아래.

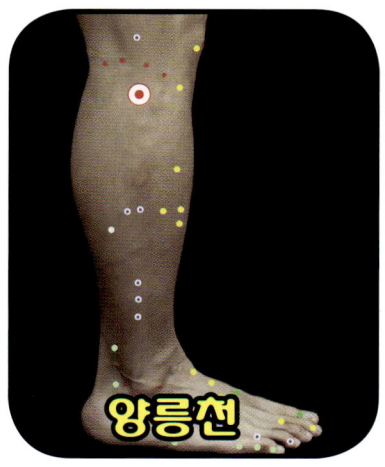

양릉천
비골소두 앞 아래, 족삼리혈 후방 1촌 윗쪽.

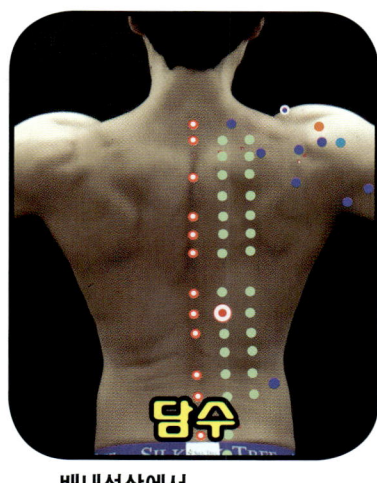

담수
배내선상에서 10,11흉추극돌기의 사이.

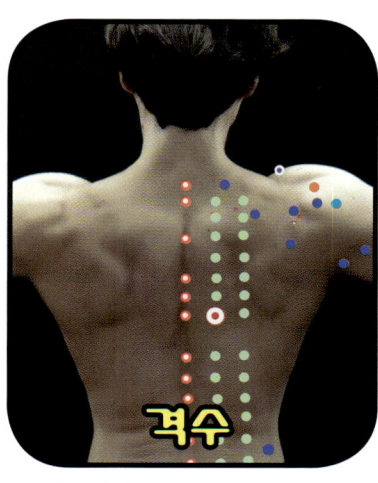

격수
배내선상에서 7,8흉추극돌기의 사이.

9. 간장 / 담 질환

담낭염/담석증(담결석) : 일월, 양릉천, 외구, 구허, 광명, 기문, 양문, 천종, 양강

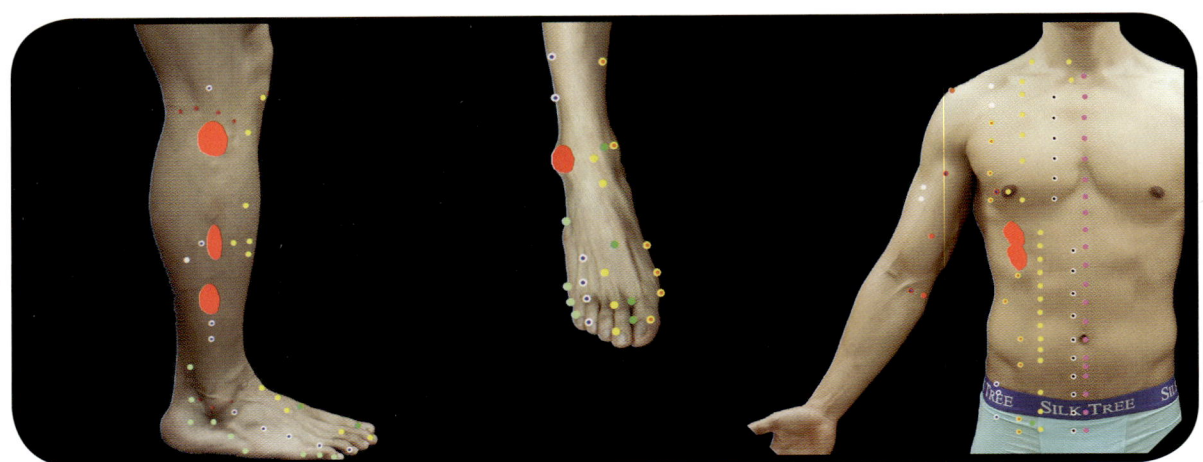

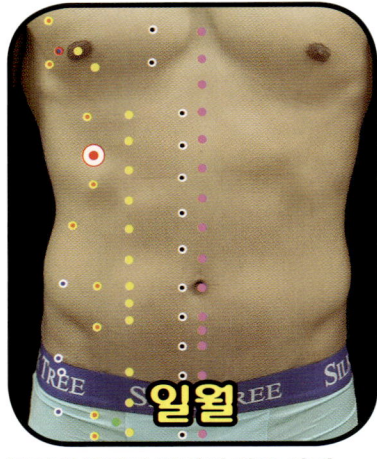
일월
복외선상에서 갈비뼈 바로 아래.

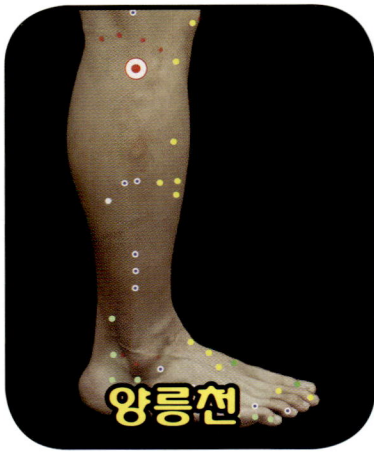
양릉천
비골소두 앞 아래, 족삼리혈 후방 1촌 윗쪽.

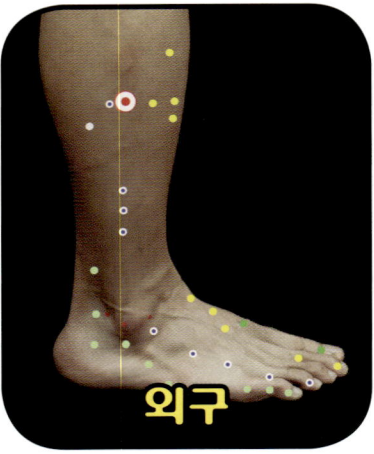
외구
비골두 윗쪽과 외과 정점의 중앙에 외구를 취혈한다.

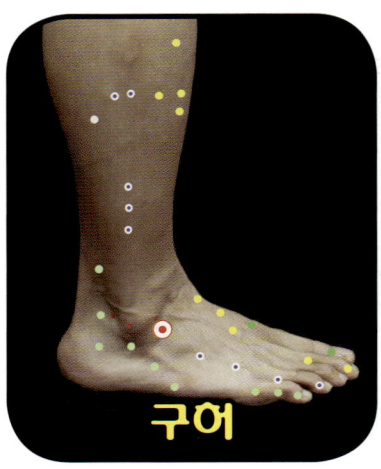
구허
바깥복사뼈의 앞밑쪽에 구허를 취혈한다.

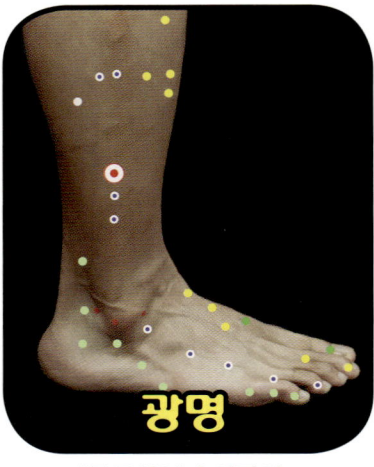
광명
비골두상연과 외과의 정점에서 1/3의 지점.

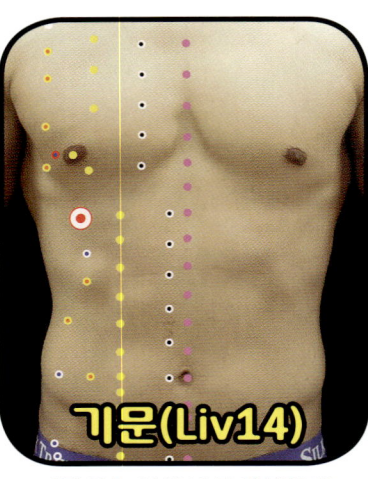
기문(Liv14)
거궐의 높이에서 복외선상에 기문을 취혈한다.

9. 간장 / 담 질환

담석통(증) : 중완, 담수, 양릉천, 담낭혈, 일월, 양강

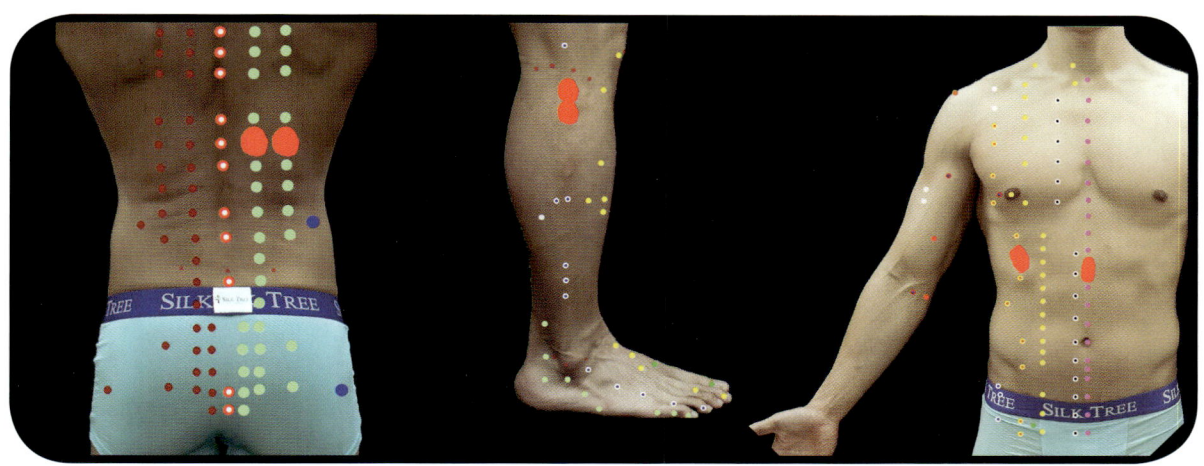

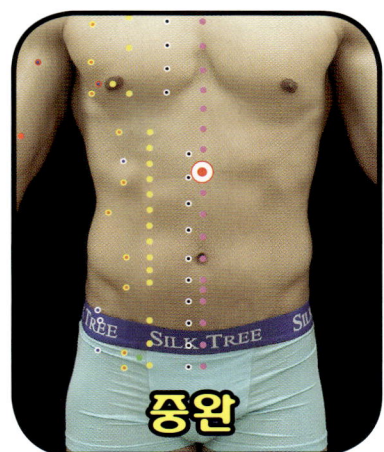

중완

배꼽위 4촌.

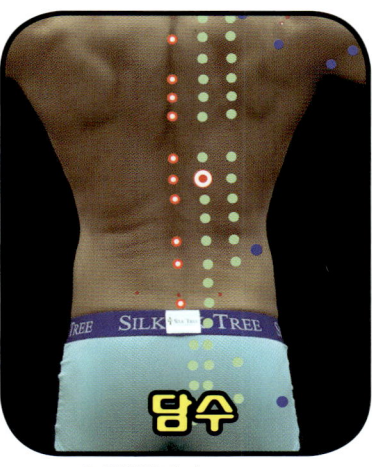

담수

배내선상에서 10,11흉추극돌기의 사이.

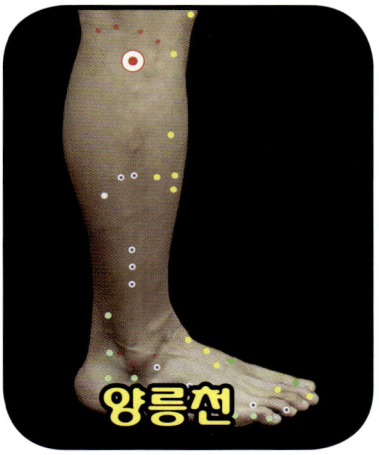

양릉천

비골소두 앞 아래, 족삼리혈 후방 1촌 윗쪽.

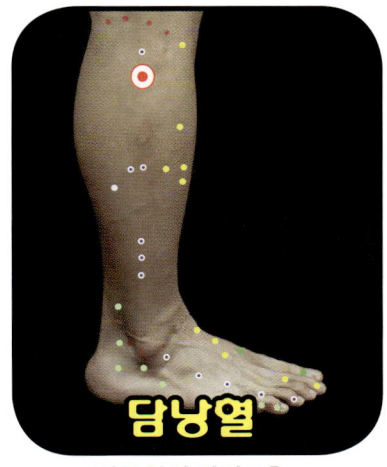

담낭혈

양릉천의 하방 2촌.

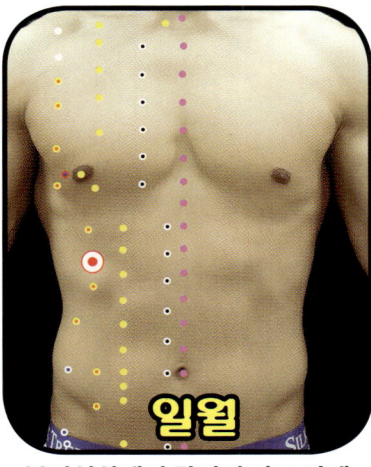

일월

복외선상에서 갈비뼈 바로 아래.

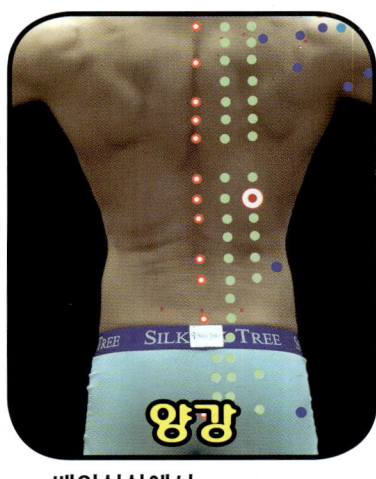

양강

배외선상에서 10흉추극돌기 밑.

9. 간장 / 담 질환

복수 : 신수,삼초수,중완,수분,관원,수도,족삼리,음릉천,공손,태백,수천

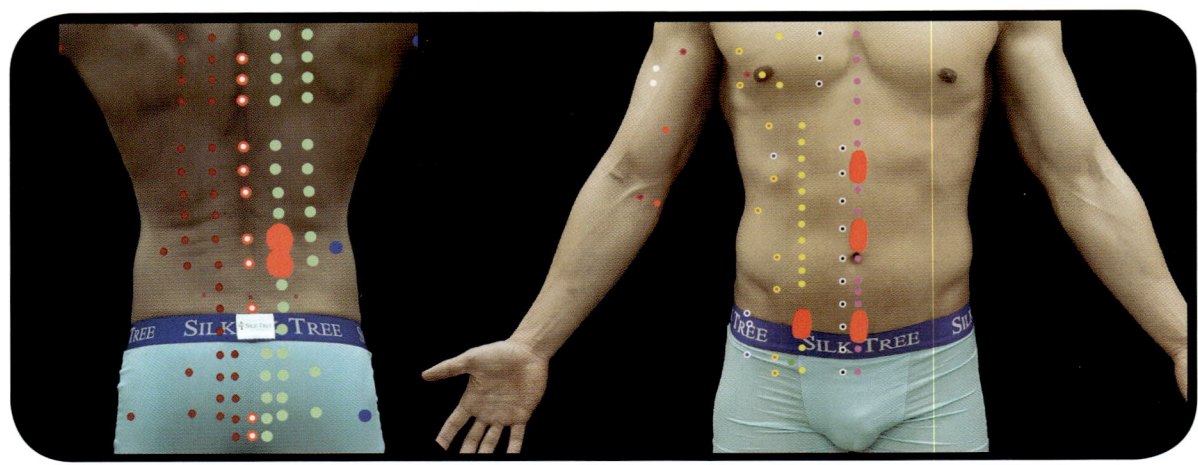

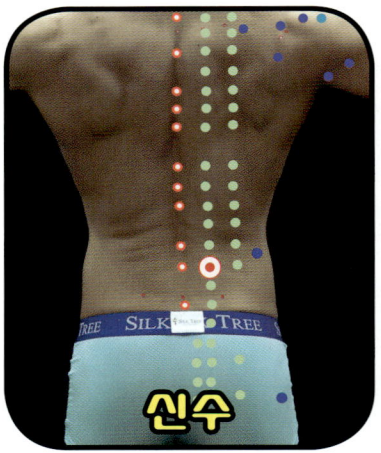

신수

배내선상에서
제2,3 요추극돌기의 사이.

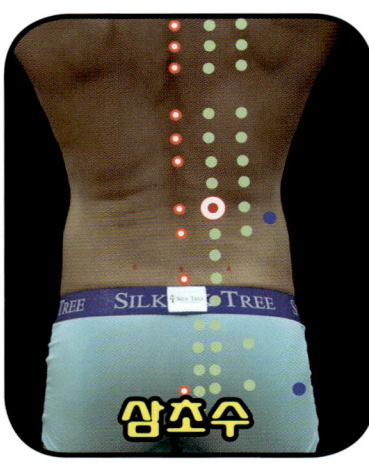

삼초수

배내선상에서 제1,2 요추
극돌기의 사이.

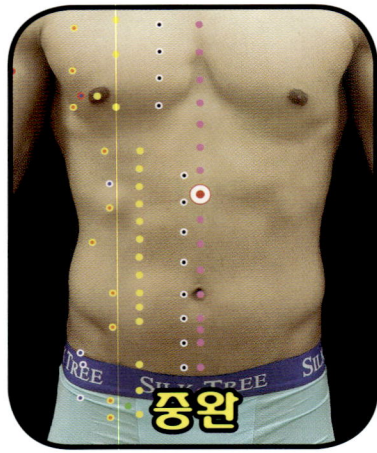

중완

배꼽위 4촌.

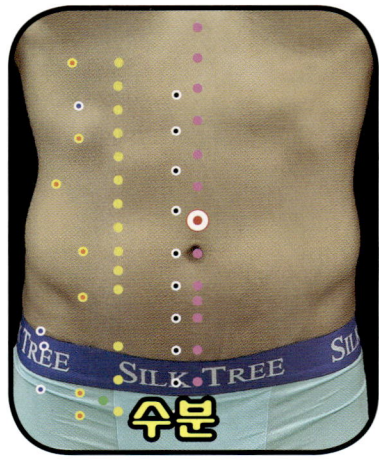

수분

배꼽 위 1촌

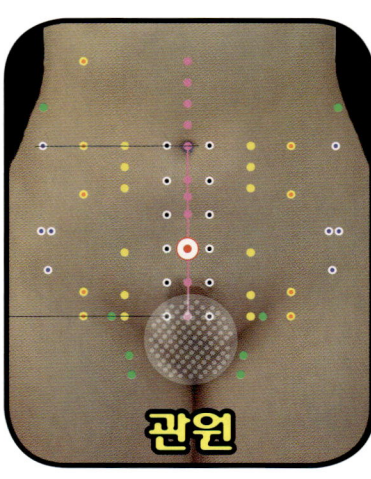

관원

배꼽아래 3촌

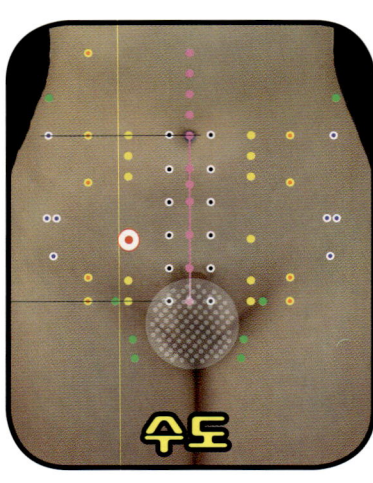

수도

복간선상에서 천추와 기충의
사이에 기충으로부터 3/8

9. 간장 / 담 질환

숙취 : 태충, 대돈, 용천, 이내정, 족삼리

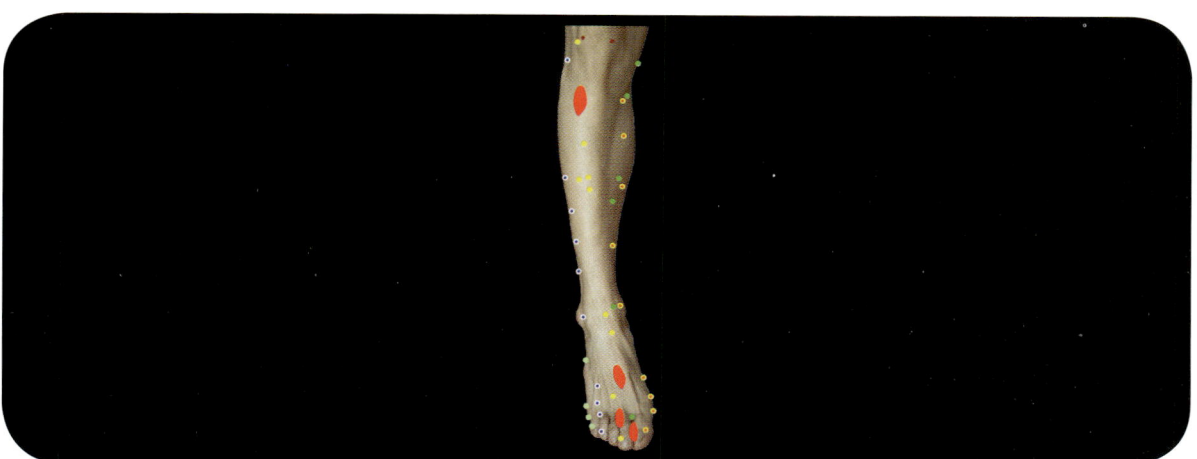

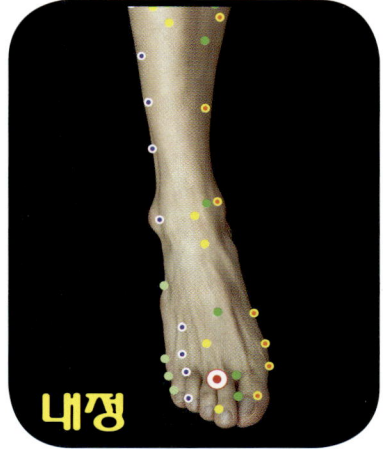
내정
내정의 발바닥쪽 2,3발가락 사이에서 발꿈치쪽으로 약 1cm 후방 (뜸/괄사)

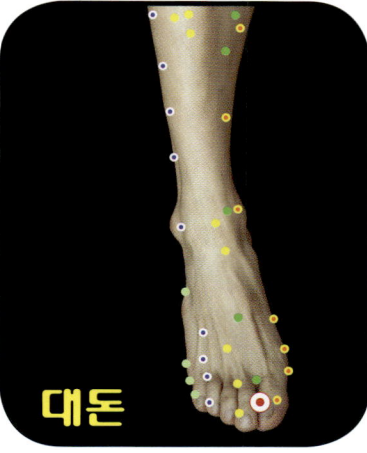
대돈
엄지발톱의 외측모서리 1푼 후방에서 대돈을 취혈한다.

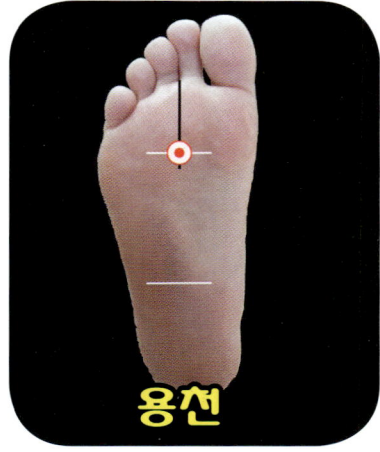
용천
2,3지사이. 발가락을 오무렸을때 앞쪽 1/3지점 함몰된 곳

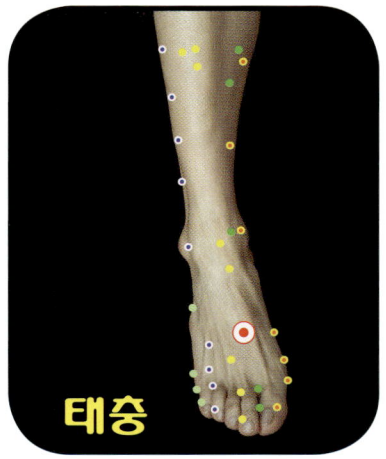
태충
제1,2중족골저의 사이.

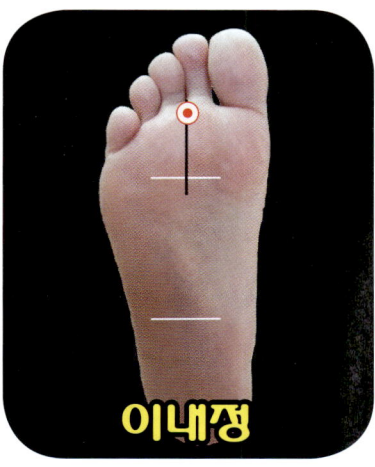
이내정
2,3 발가락 사이에서 발바닥쪽 후방 1cm. 내정 발바닥쪽

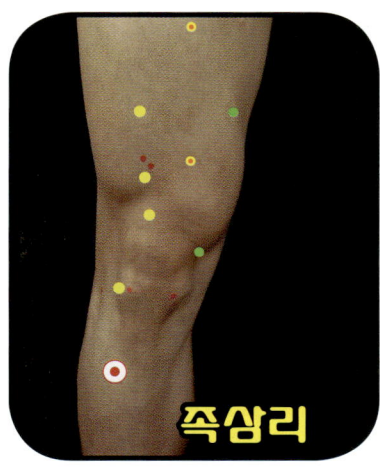
족삼리
슬개골 정점 하방 3촌에서 외측 1촌(2cm)

9. 간장 / 담 질환

황달 : 지양, 담수, 중완, 극문, 노궁, 후계, 족삼리

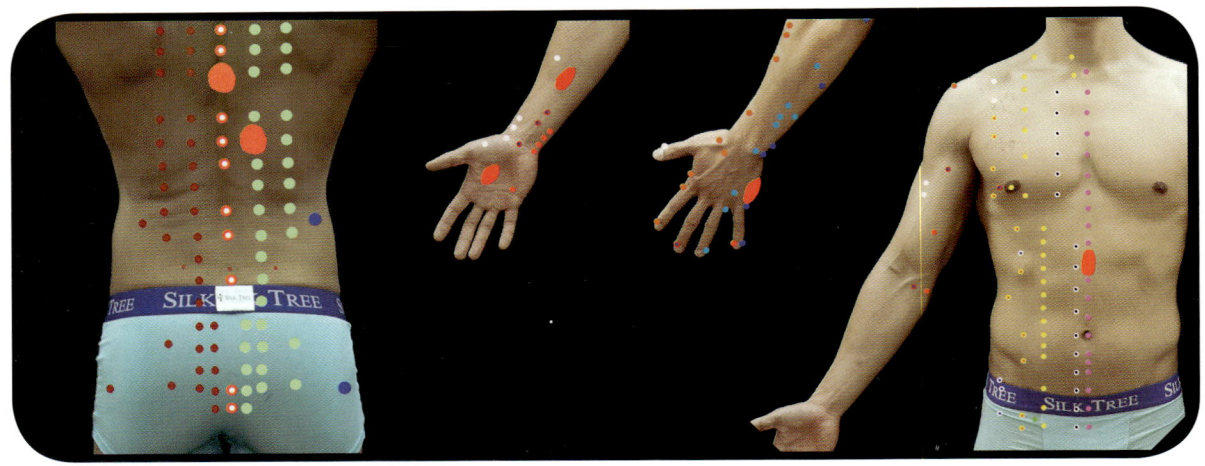

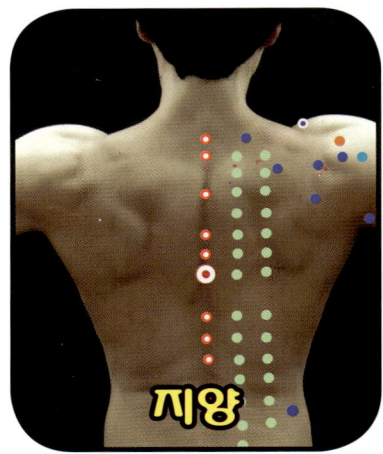

지양
제7, 8흉추극돌기 사이에 있다

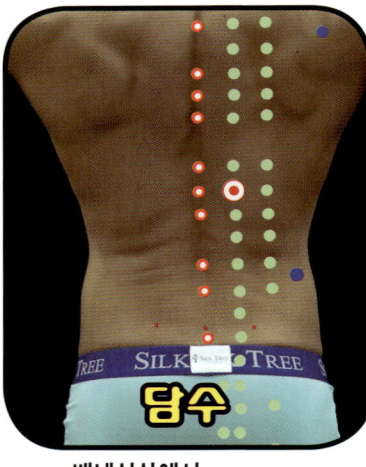

담수
배내선상에서 10, 11흉추극돌기의 사이.

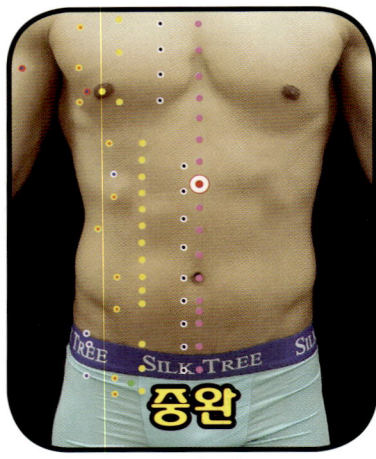

중완
배꼽위 4촌.

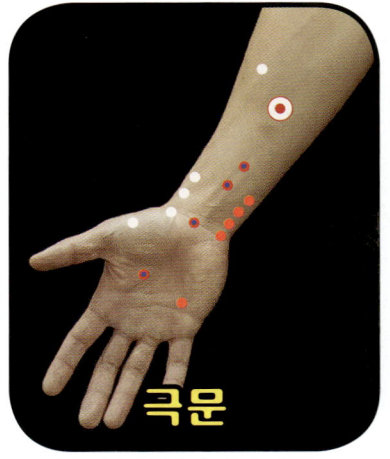

극문
곡택과 대릉의 중앙에서 대릉쪽 2cm 지점의 앞에서 두개의 힘줄 사이.

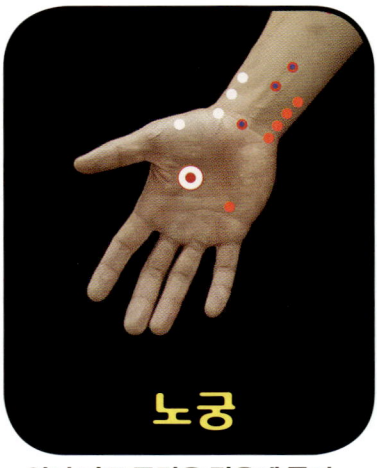

노궁
엄지 펴고 주먹을 줬을때 중지 손톱끝이 손바닥에 닿는점

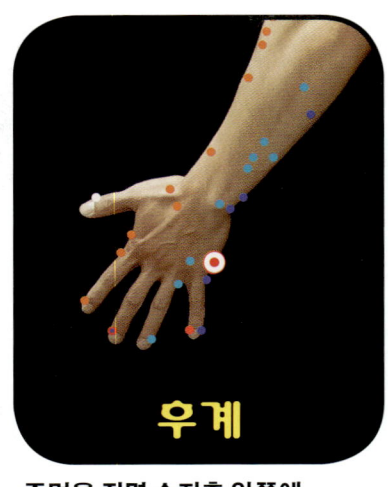

후계
주먹을 쥐면 소지측 안쪽에 두개의 주름중 손목쪽 주름끝

10

뇌 질환

10. 뇌질환

기억력 감퇴: 백회, 내관, 후계, 중충, 소충, 용천, 소충

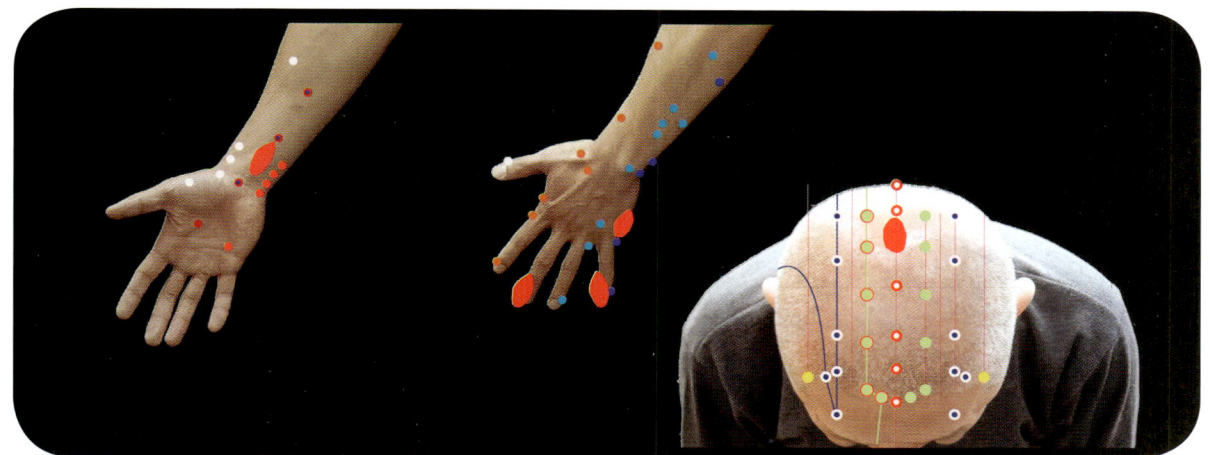

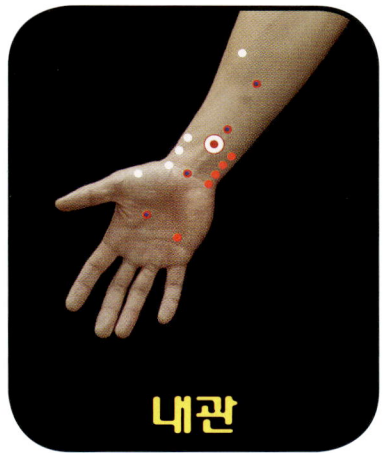

내관
곡택과 대릉 사이를 6등분하고 대릉에서 1/6지점 양건의 사이

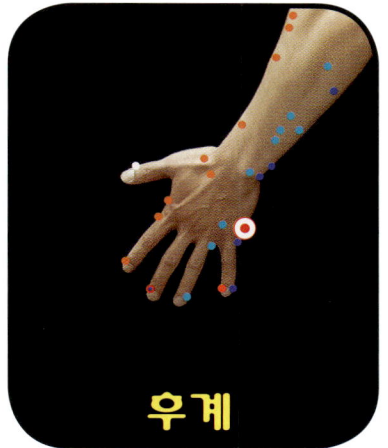

후계
주먹을 쥐면 소지측 안쪽에 두개의 주름중 손목쪽 주름끝

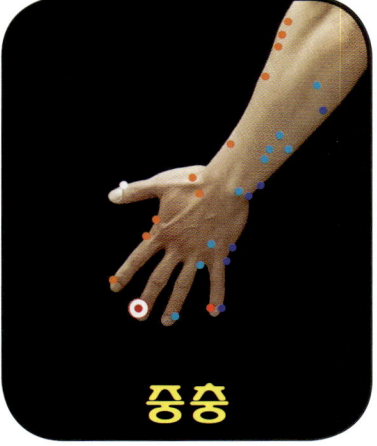

중충
중지의 엄지측 손톱모서리로부터 2mm 상방.

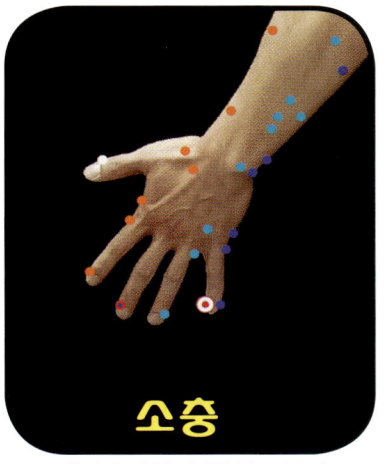

소충
새끼손가락 손톱 안모서리 약지쪽으로 2~3mm 상방.

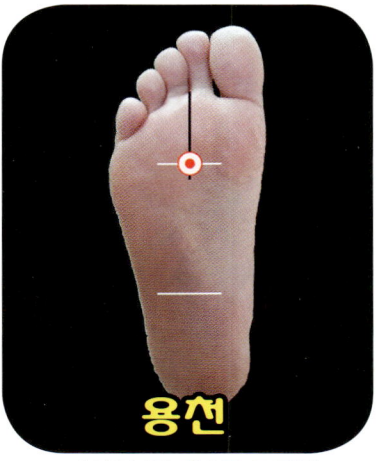

용천
2,3지사이. 발가락을 오무렸을때 앞쪽 1/3지점 함몰된 곳

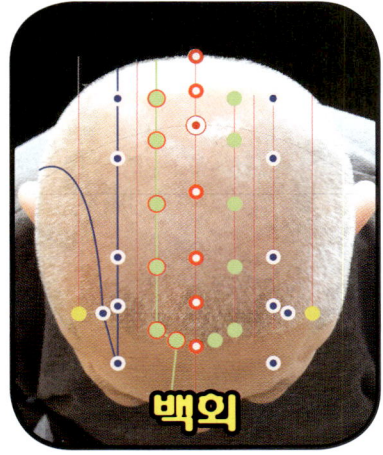

백회
이첨(귀끝)을 수직으로 올라가 정중선과 만나는 지점.

10. 뇌질환

뇌수종(뇌부종) : 백회,풍지,태양,소료,수구,십선

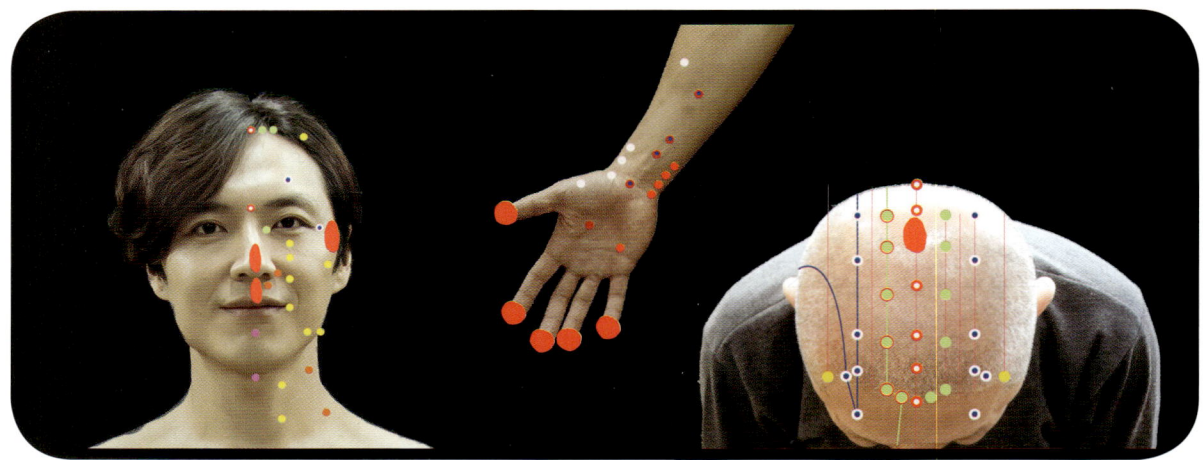

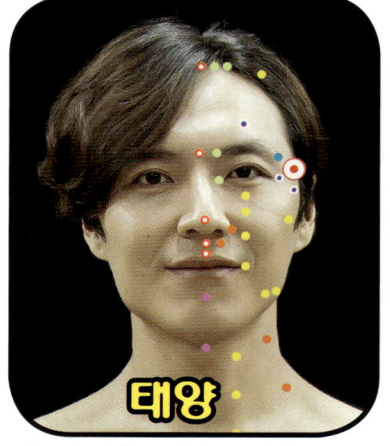

태양

눈썹 외측끝과 눈꼬리 중앙에서, 후방으로 약 1촌의 함몰부.

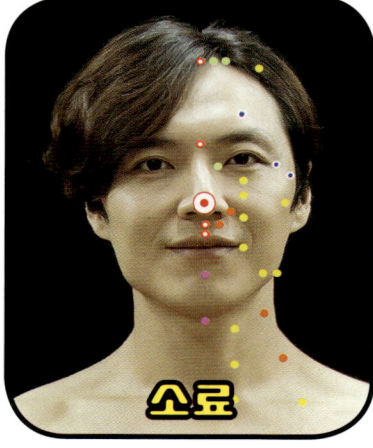

소료

코끝 최상단. 뜸No.

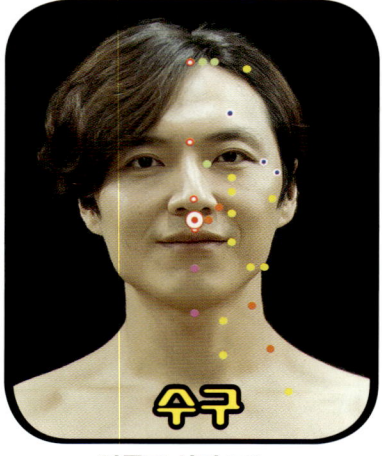

수구

인중구 상방 1/3.

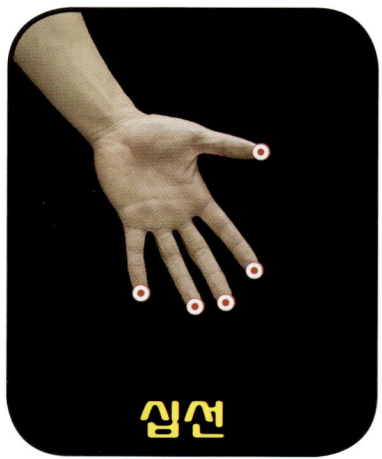

십선

열손가락 끝.
손톱으로부터 0.1촌.

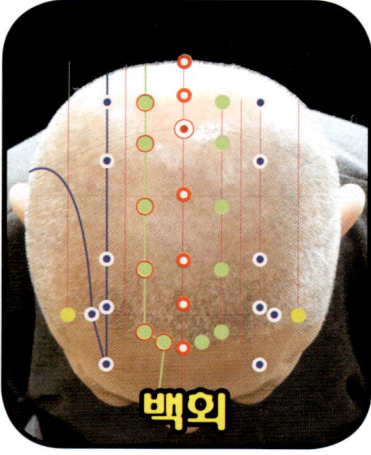

백회

이첨(귀끝)을 수직으로 올라가 정중선과 만나는 지점.

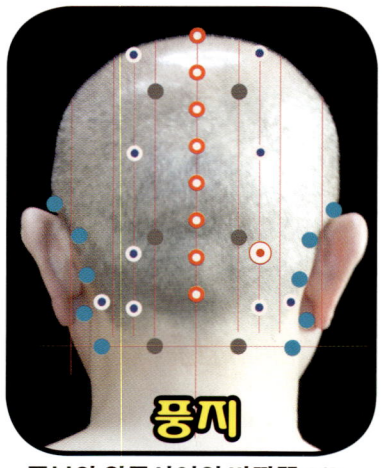

풍지

풍부와 완골사이의 바깥쪽 1/3.
풍부:외후두융기 밑 깊게 패인 곳.

10. 뇌질환

뇌염 후유증 : 아문,풍지,양릉천,절골,곡지,태충

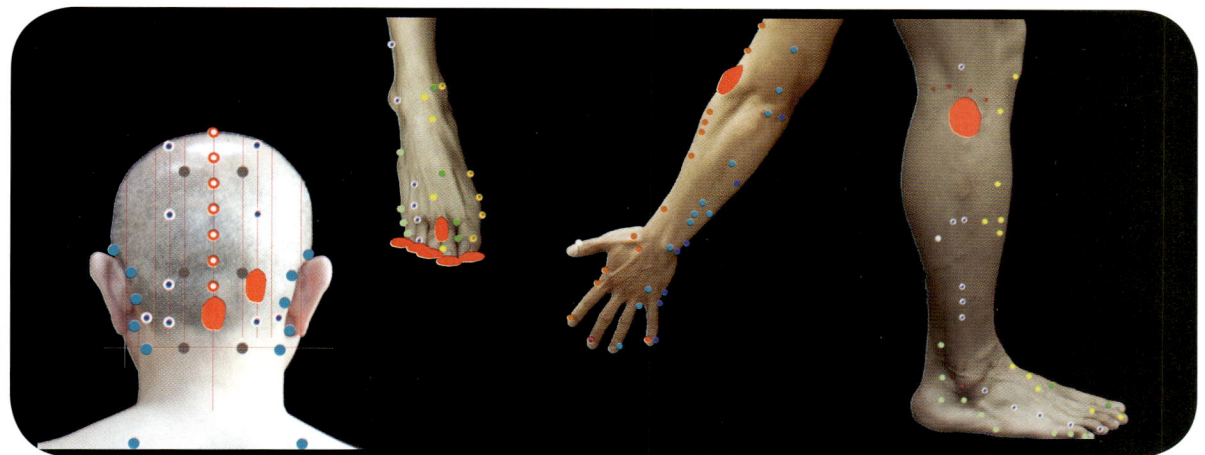

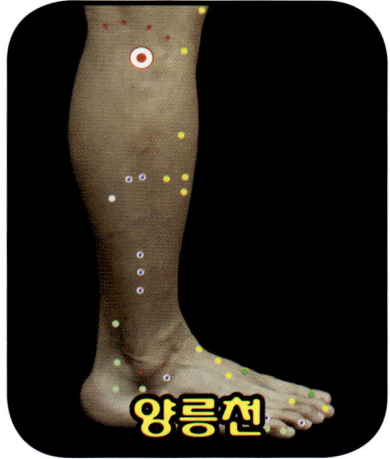

양릉천
비골소두 앞 아래, 족삼리혈 후방 1촌 윗쪽.

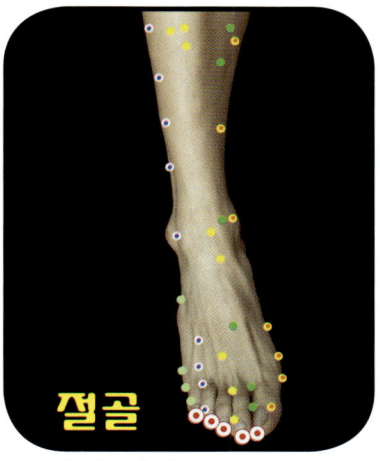

절골
열 발가락 끝.
발톱에서 0.1촌 떨어짐.

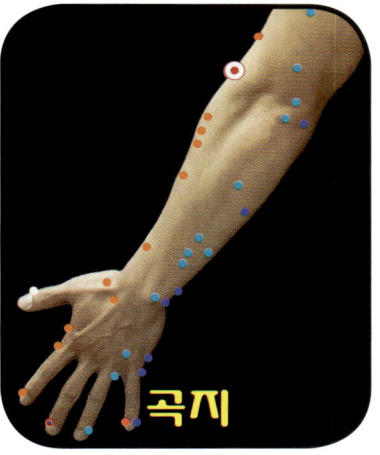

곡지
팔꿈치를 굽혔을때 바깥쪽 주름끝

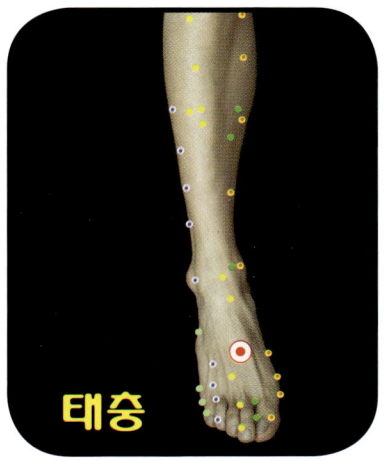

태충
제1,2중족골저의 사이.

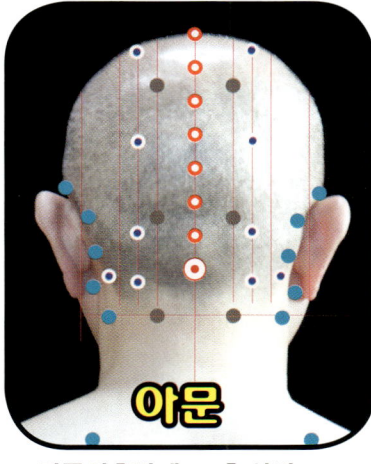

아문
정중선후발제 0.5촌 상방
패인 곳.풍부1촌 아래.뜸No

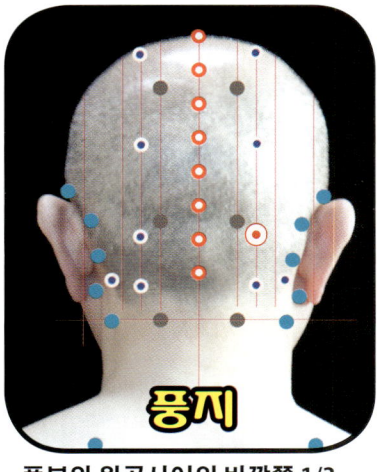

풍지
풍부와 완골사이의 바깥쪽 1/3.
풍부:외후두융기 밑 깊게 패인 곳.

10. 뇌질환

뇌일혈의식불명: 신궐,관원,소료,수구,십선,절골

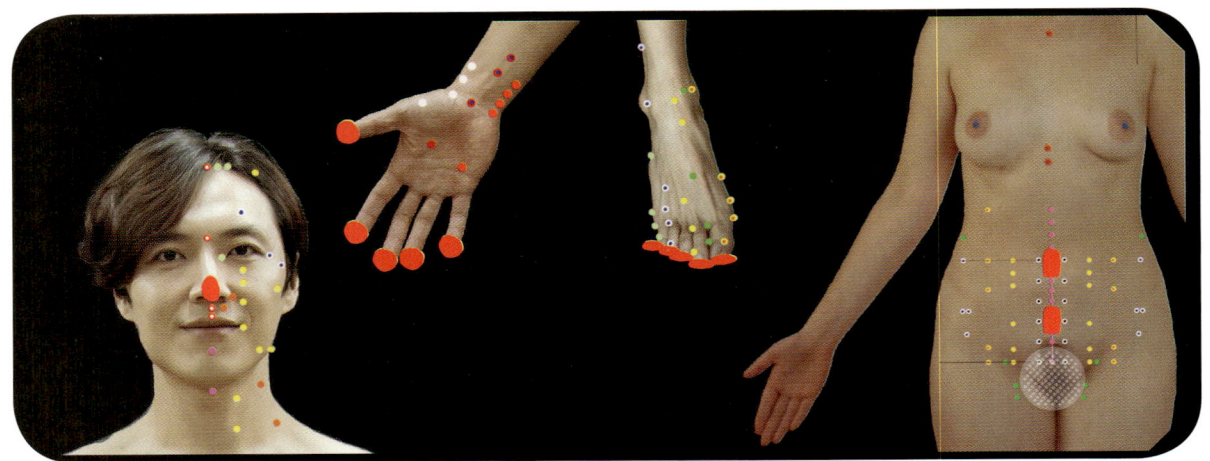

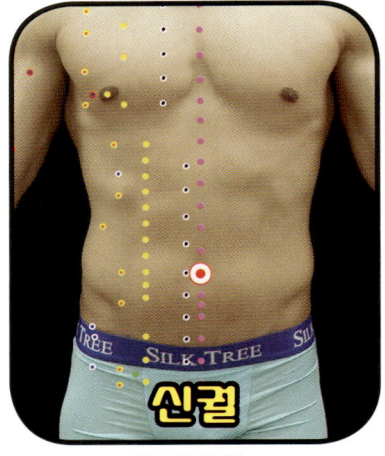

신궐
배꼽의 중심

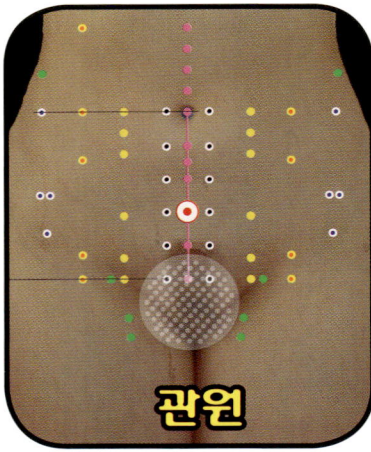

관원
배꼽아래 3촌

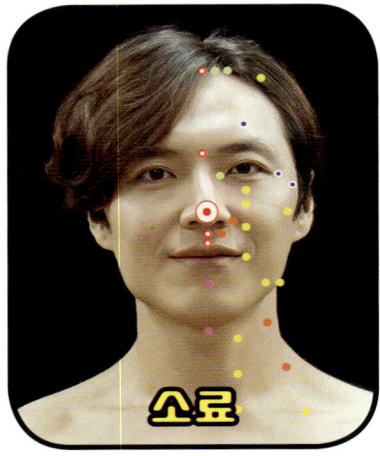

소료
코끝 최상단. 뜸No.

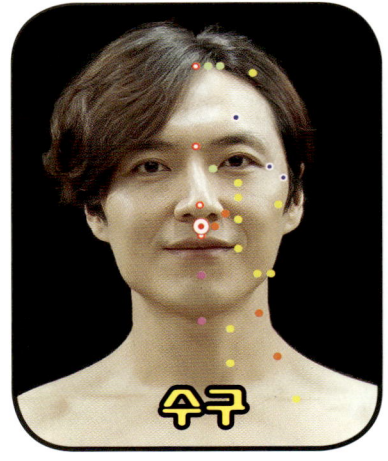

수구
인중구 상방 1/3.

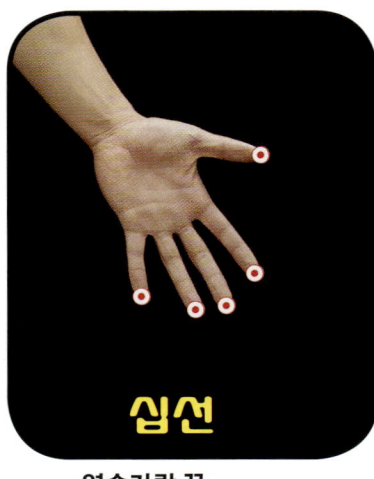

십선
열손가락 끝.
손톱으로부터 0.1촌.

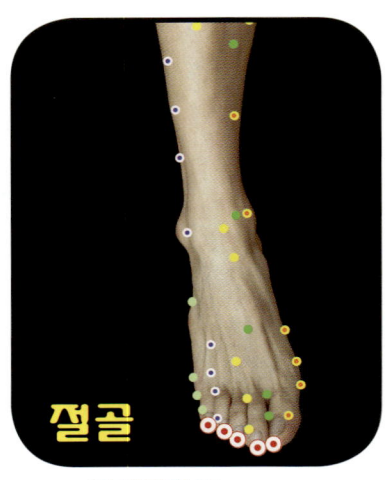

절골
열 발가락 끝.
발톱에서 0.1촌 떨어짐.

10. 뇌질환

뇌일혈경락막힘: 수구, 내관, 족삼리, 풍륭, 태충, 상양, 중충, 삼음교, 용천

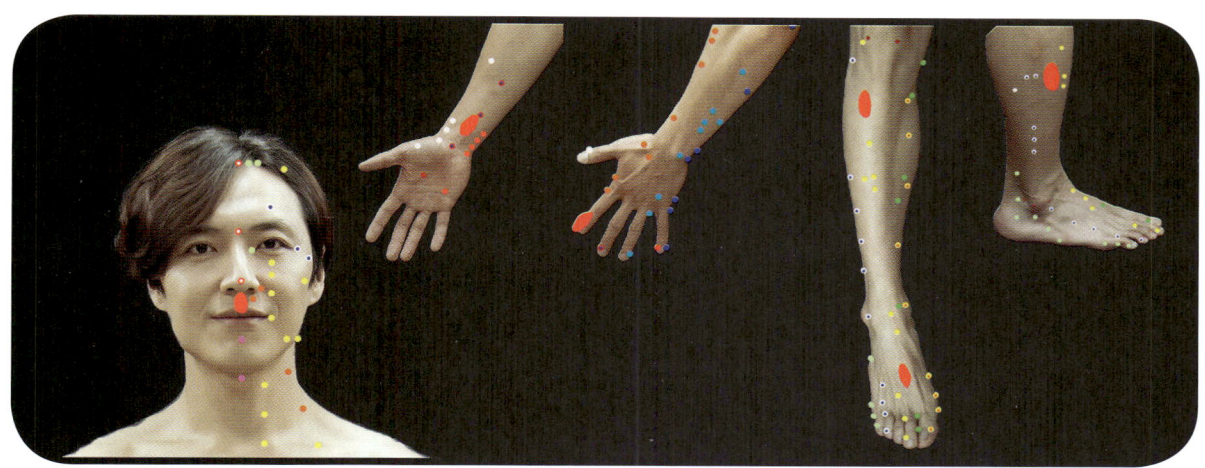

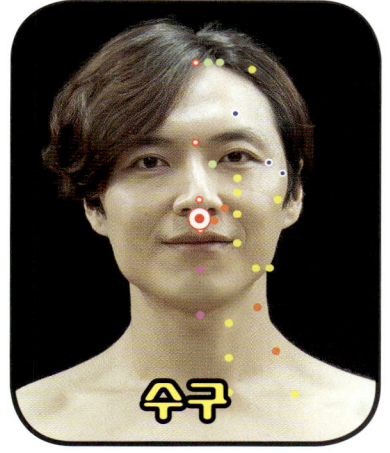

수구

인중구 상방 1/3.

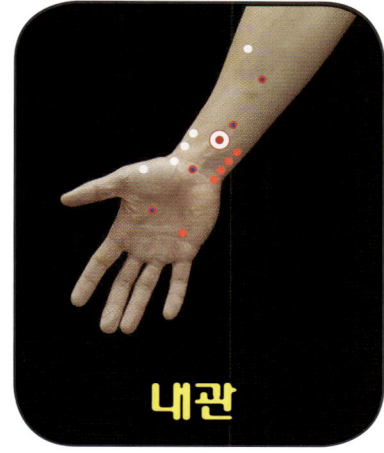

내관

곡택과 대릉 사이를 6등분하고
대릉에서 1/6지점 양건의 사이

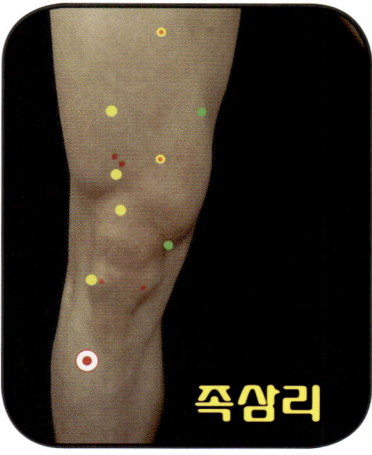

족삼리

슬개골 정점 하방 3촌에서
외측 1촌(2cm)

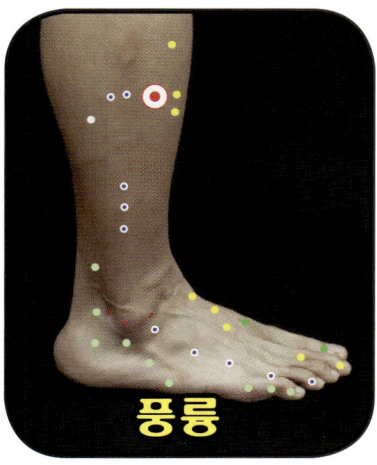

풍륭

독비와 해계의 중앙 조구혈
외측 2cm.

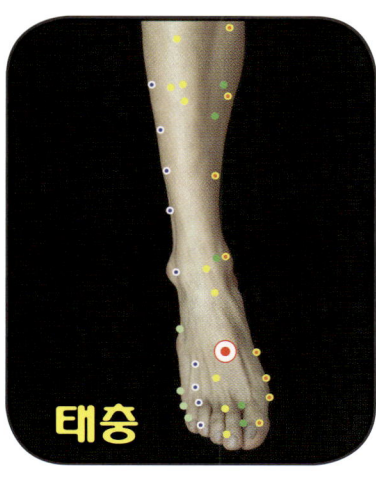

태충

제1,2중족골저의 사이.

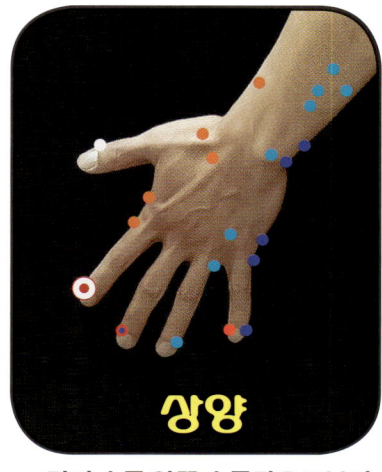

상양

검지 손톱 안쪽 손톱각으로부터
상방 2~3mm

10. 뇌질환

뇌전증(간질): 수구, 간사, 구미, 전간, 용천, 중완, 외관, 노궁, 합곡, 태충

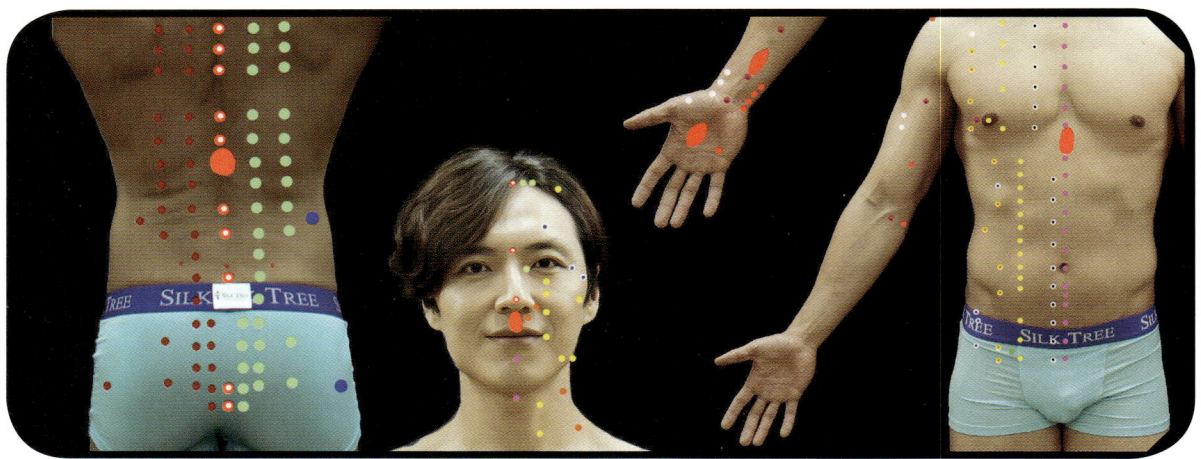

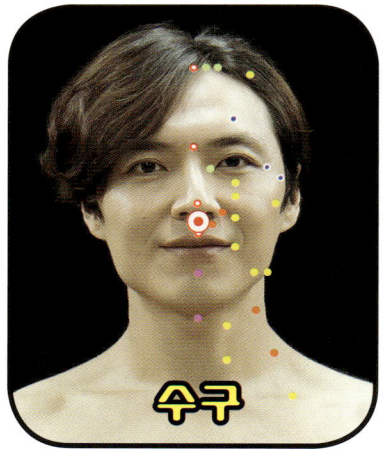

수구
인중구 상방 1/3.

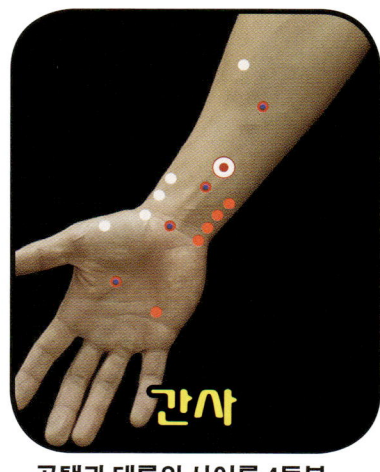

간사
곡택과 대릉의 사이를 4등분 하고 대릉1/4에서 두힘줄사이

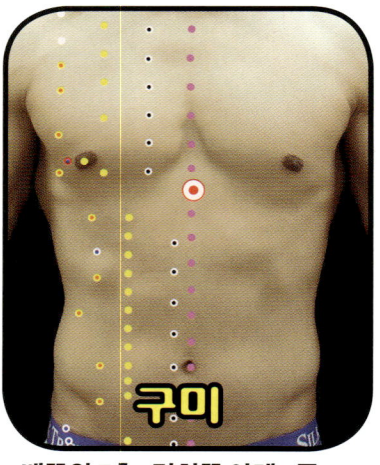

구미
배꼽위 7촌. 명치끝 아래 5푼.

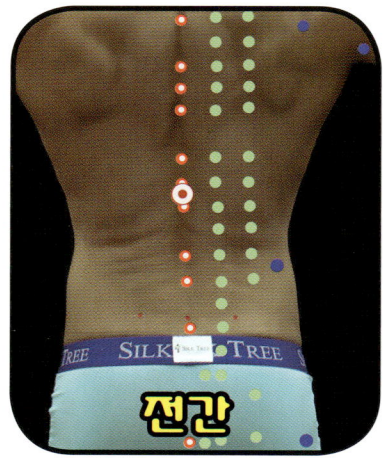

전간
대추혈과 미골단을 이은 선의 중점. 제11흉추극돌기

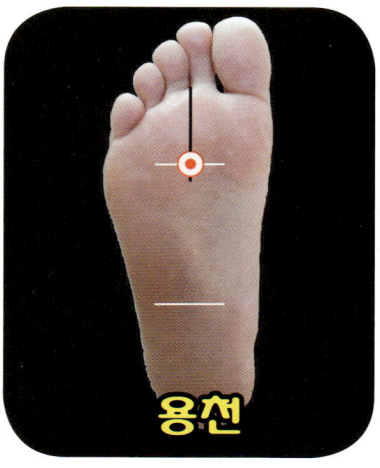

용천
2,3지사이. 발가락을 오므렸을때 앞쪽 1/3지점 함몰된 곳

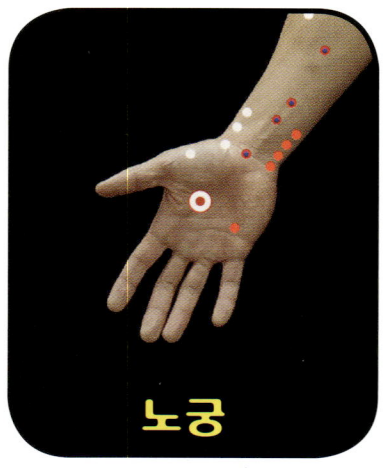

노궁
엄지 펴고 주먹을 쥤을 때 중지손톱끝이 손바닥에 닿는 점

10. 뇌질환

뇌진탕/뇌좌(외상) : 사신총,신정,풍지,중완,내관,합곡,태충

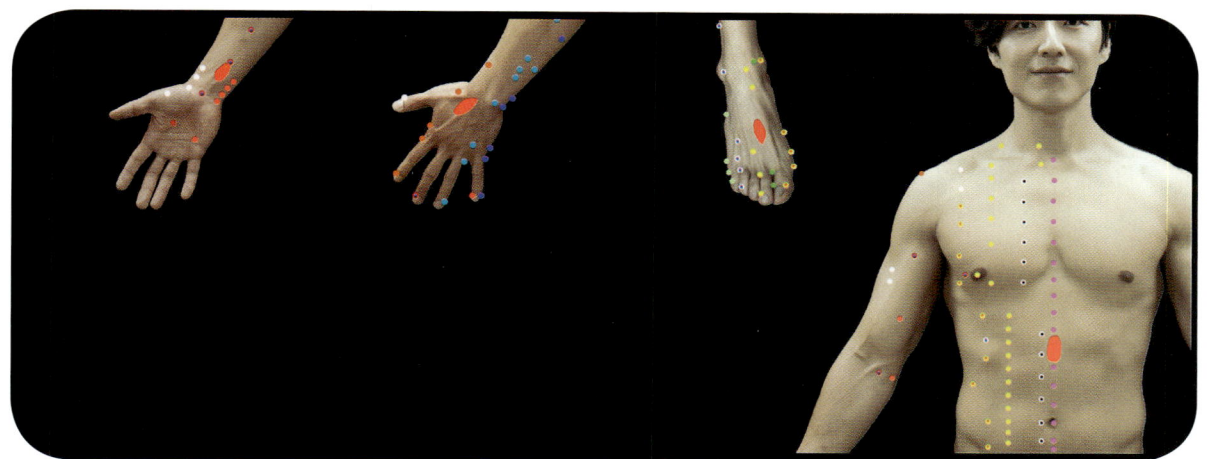

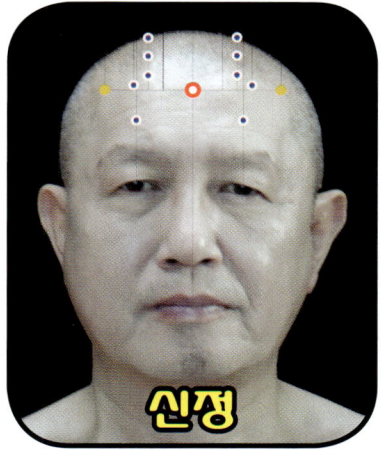

신정
정중선 전발제 후방 0.5촌.

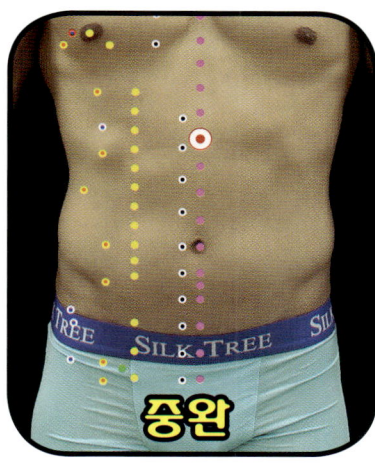

중완
배꼽위 4촌.

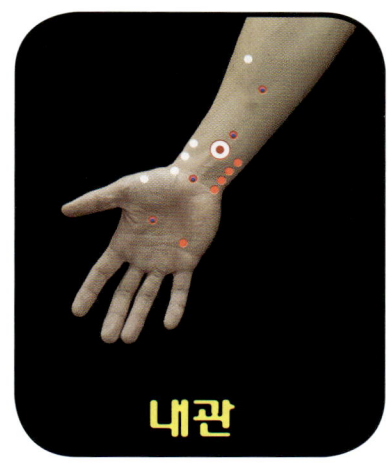

내관
곡택과 대릉 사이를 6등분하고 대릉에서 1/6지점 양건의 사이

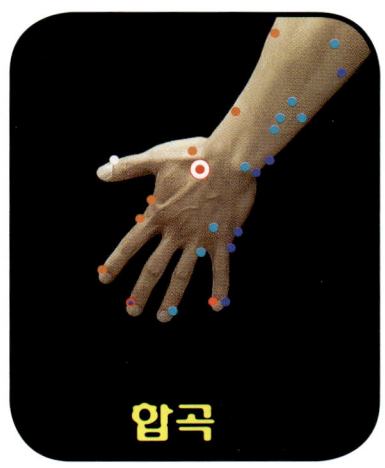

합곡
제1,2중수골저 사이에서 제2중수골저측의 뼈바로밑.

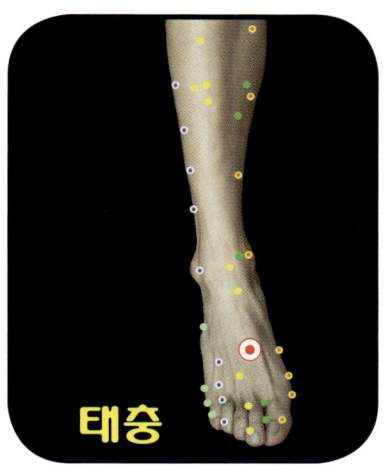

태충
제1,2중족골저의 사이.

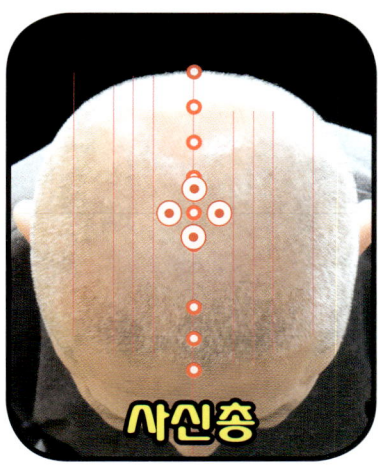

사신총
백회 사방 1촌 4혈

10. 뇌질환

뇌출혈(중풍초기) : 백회, 곡지, 족삼리, 삼음교, 십선, 수구

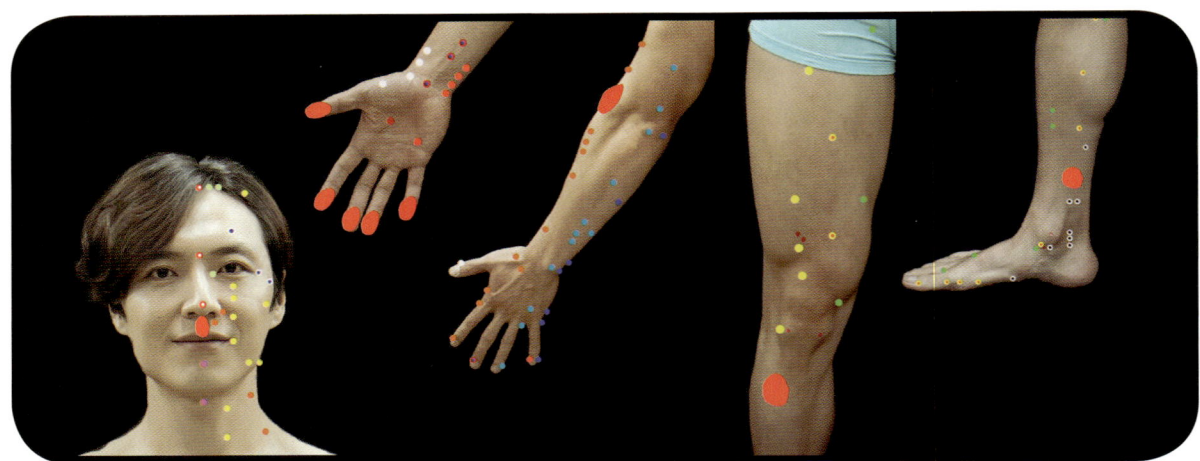

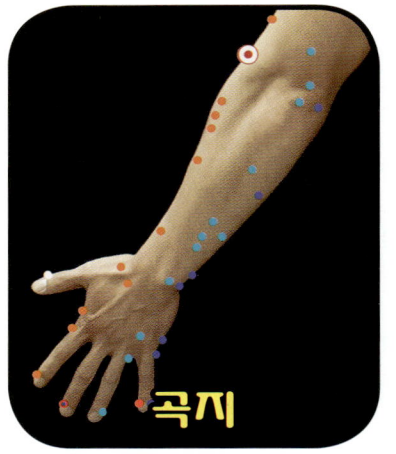

곡지
팔꿈치를 굽혔을때 바깥쪽 주름끝

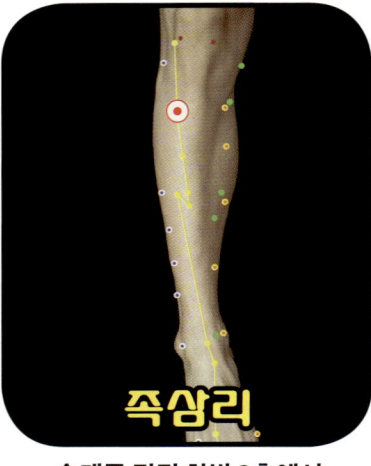

족삼리
슬개골 정점 하방 3촌에서 외측 1촌(2cm)

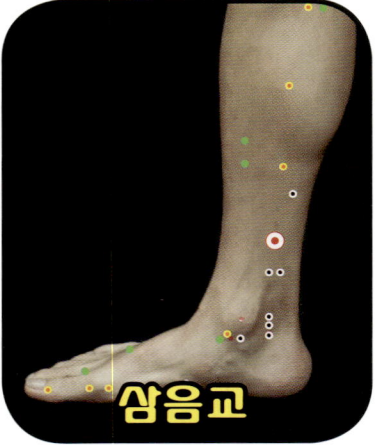

삼음교
내복사뼈 정점 상방3촌. 경골과 근육의 경계. 임산부 침No

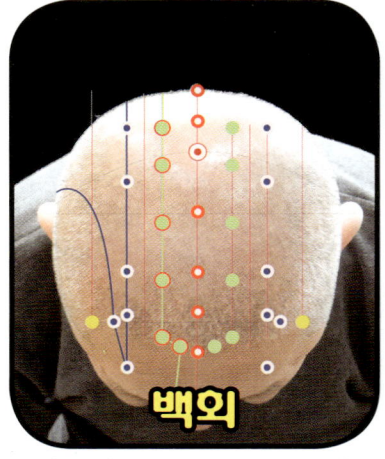

백회
이첨(귀끝)을 수직으로 올라가 정중선과 만나는 지점.

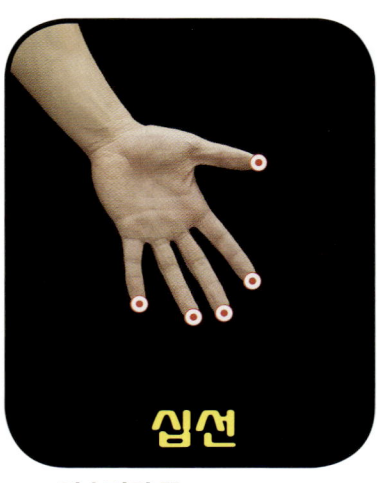

십선
열손가락 끝.
손톱으로부터 0.1촌.

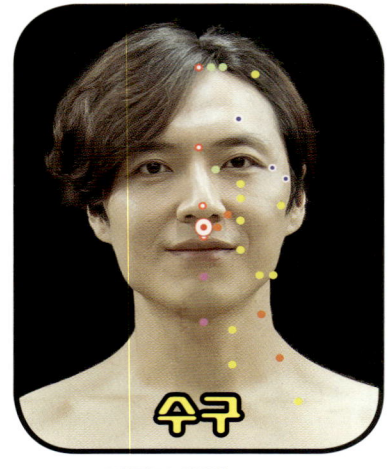

수구
인중구 상방 1/3.

10. 뇌질환

뇌혈관 경련: 합곡, 태충, 대추, 풍륭, 행간, 십선

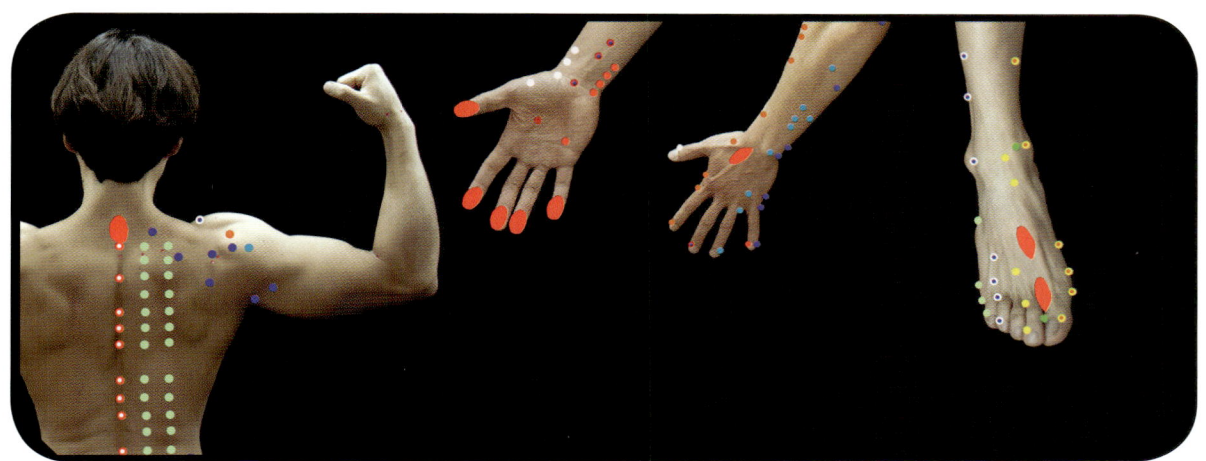

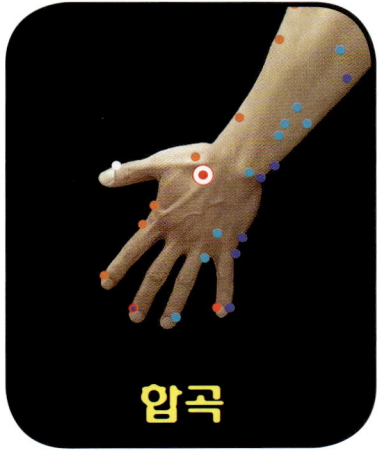

합곡
제1,2중수골저 사이에서
제2중수골저측의 뼈바로밑.

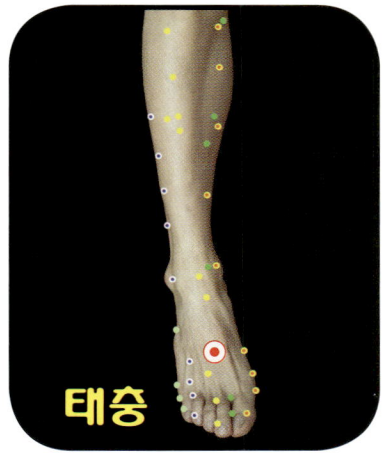

태충
제1,2중족골저의 사이.

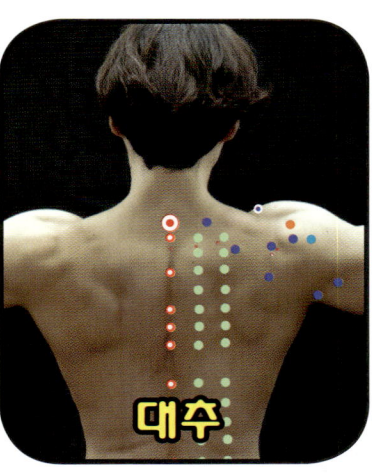

대추
제7경추와 제1흉추의 사이.

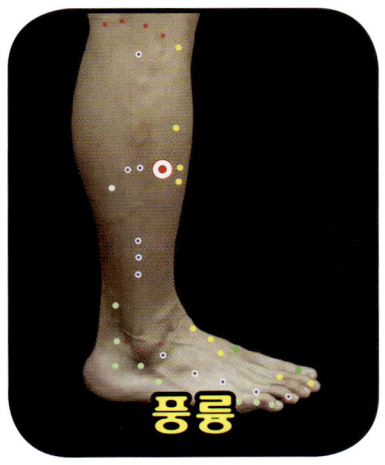

풍륭
독비와 해계의 중앙 조구혈
외측 2cm.

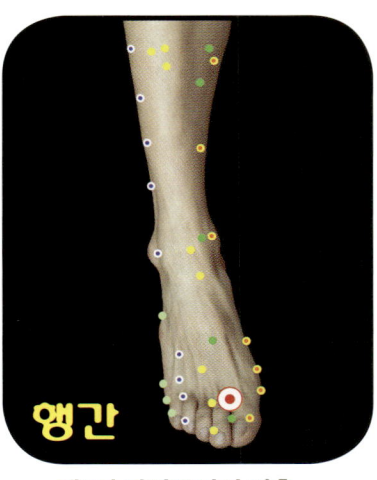

행간
제1지 기절골저의 외측.

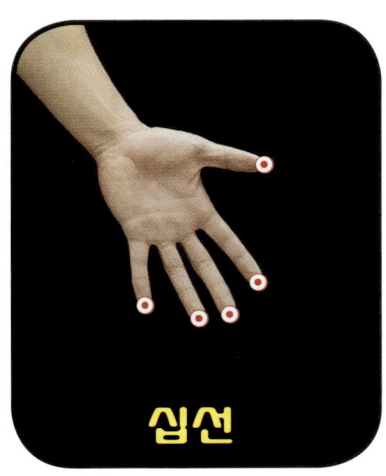

십선
열손가락 끝.
손톱으로부터 0.1촌.

10. 뇌질환

뇌혈관질환휴유증(상지마비): 대저, 견우, 곡지, 곡택, 수삼리, 내관, 외관, 대릉, 합곡

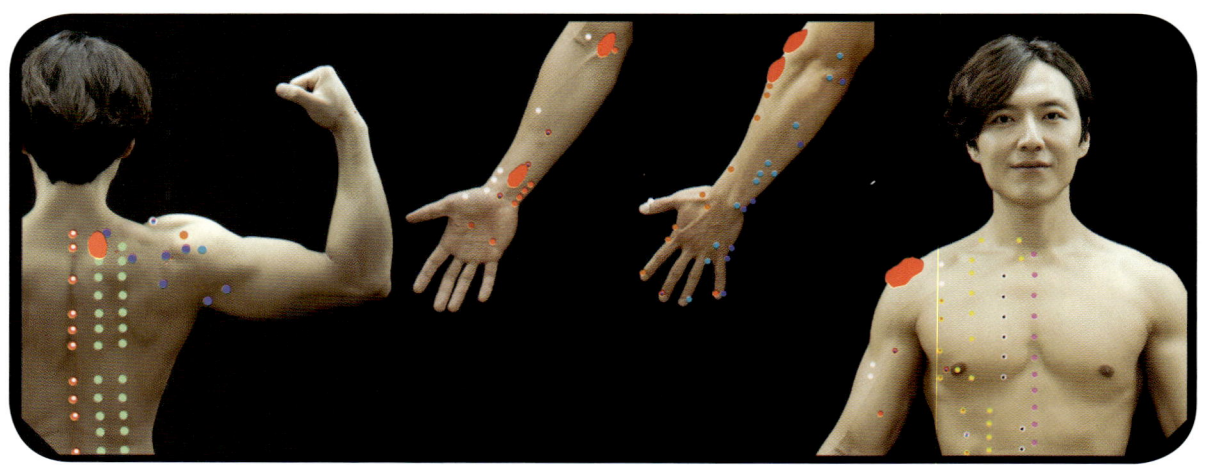

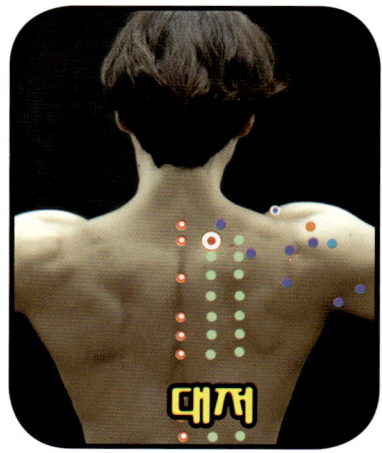

대저
배내선상에서 1,2흉추극 돌기의 사이.

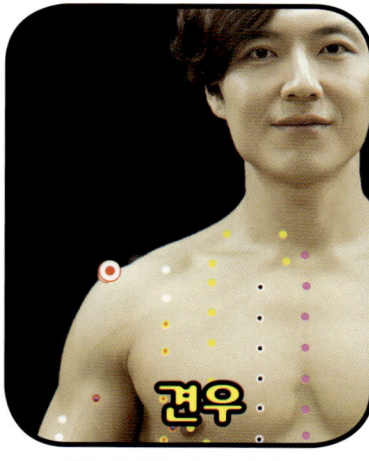

견우
견봉 바깥끝 바로 아래 패인 중심.

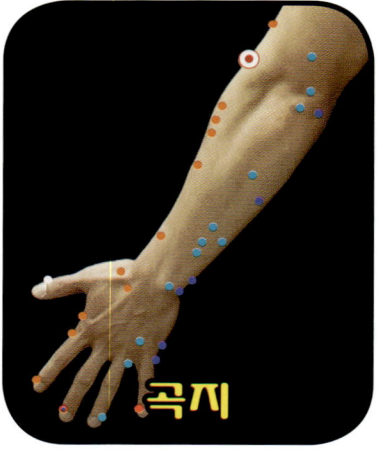

곡지
팔꿈치를 굽혔을때 바깥쪽 주름끝

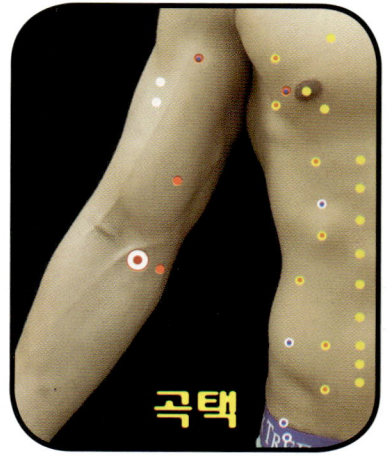

곡택
팔꿈치 주름위 소지측 패인곳

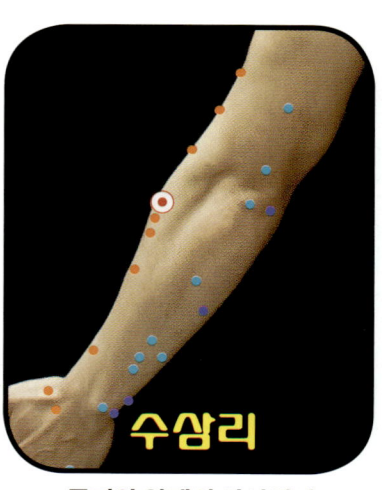

수삼리
곡지와 양계의 사이에서 곡지로부터 1/6.

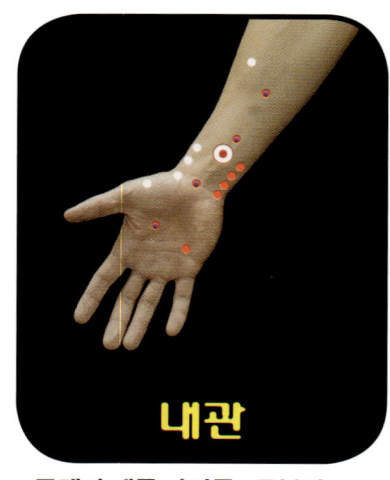

내관
곡택과 대릉 사이를 6등분하고 대릉에서 1/6지점 양건의 사이

10. 뇌질환

뇌혈관질환 휴유증(실어증): 염천,아문,통리,태계,삼음교,노수

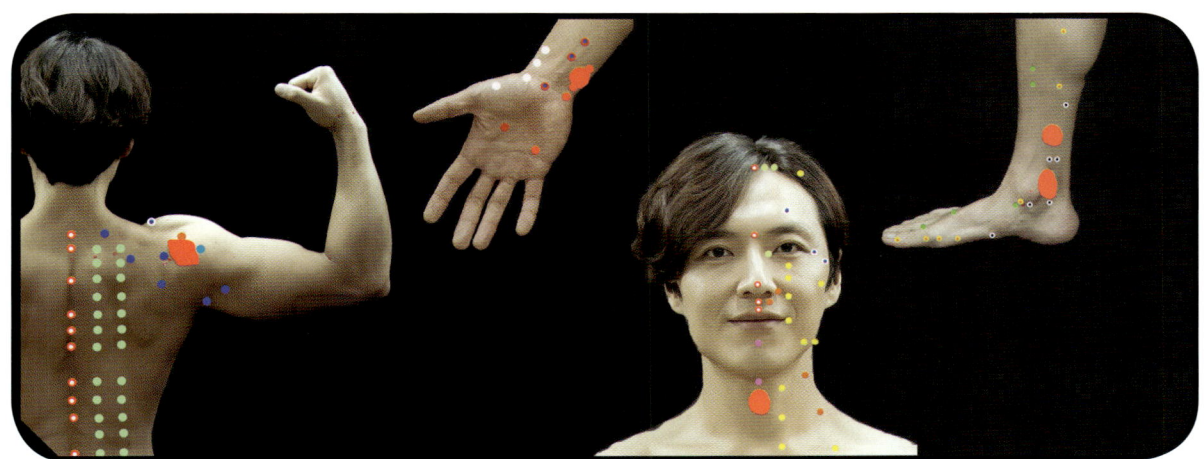

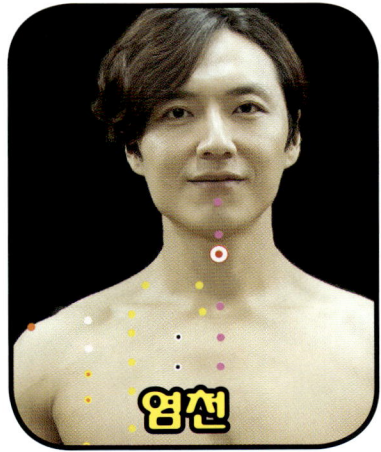

염천

목젖위 2cm 상방
패인곳의 중앙

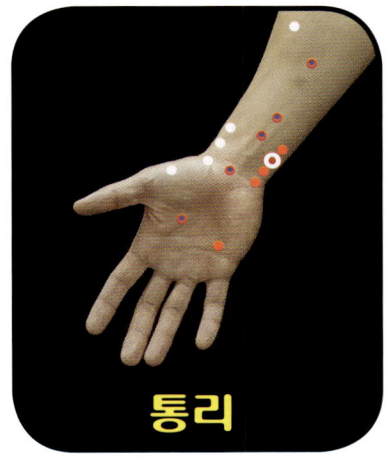

통리

손목주름위의 소지측 두 근육
사이의 신문혈 상방 2cm

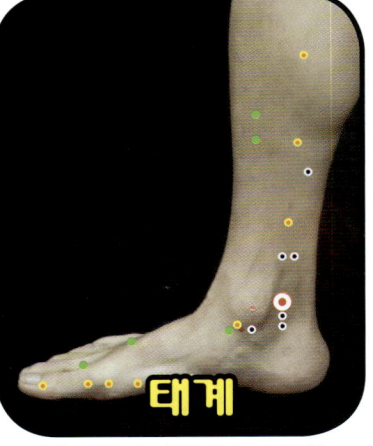

태계

내과 뒷쪽과 아킬레스건 안쪽
사이에 커다랗게 패인곳

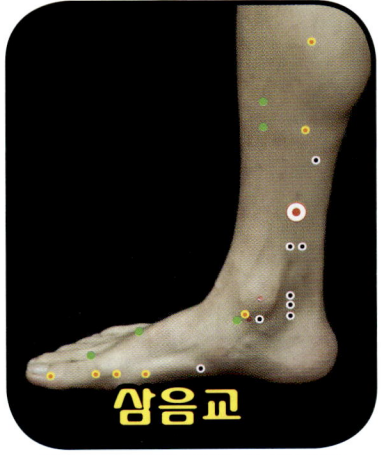

삼음교

내복사뼈 정점 상방3촌.경골과
근육의 경계.임산부 침No

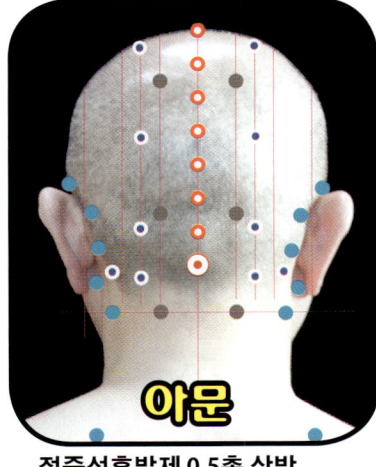

아문

정중선후발제 0.5촌 상방
패인 곳.풍부1촌 아래.뜸No

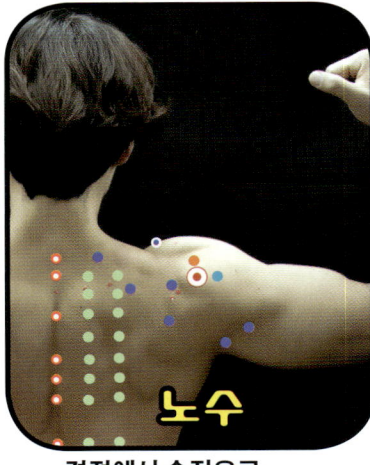

노수

견정에서 수직으로
올라가 견갑극의 아랫쪽

10. 뇌질환

뇌혈관질환 휴유증(안면마비): 지창, 승장, 협거, 관료, 사백, 영향

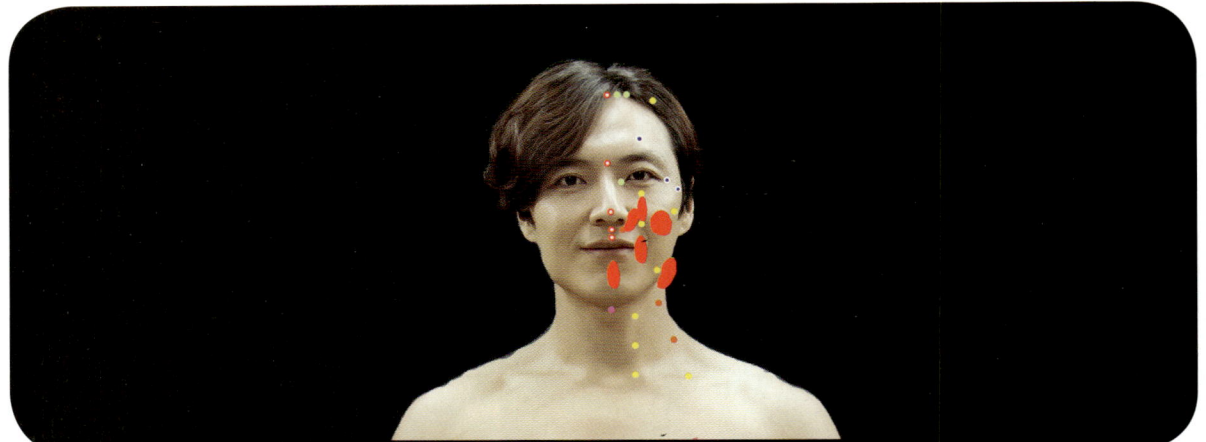

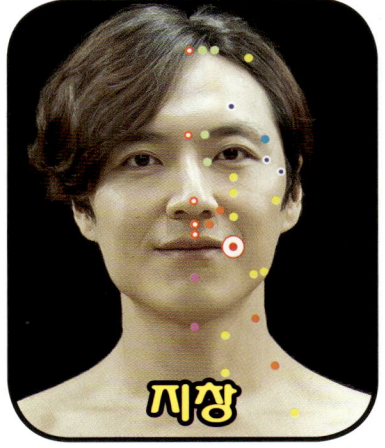

지창
입가(입술 바깥끝)로부터 바깥쪽 1cm

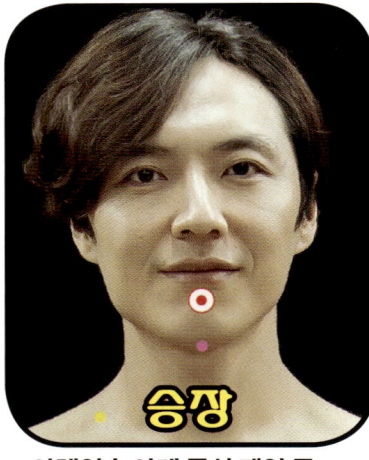

승장
아랫입술 아래 중심 패인 곳.

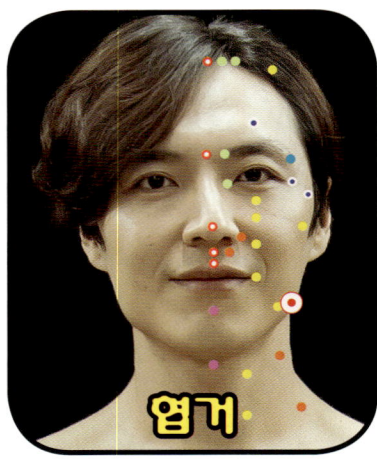

협거
하악각 2등분선 앞상방 1cm

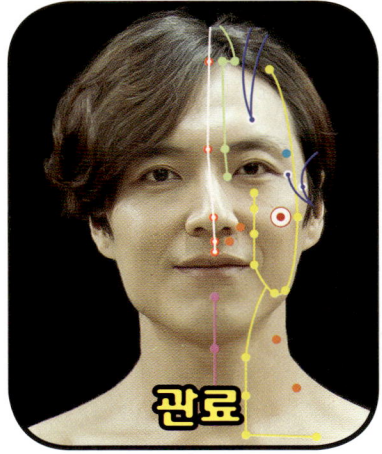

관료
눈꼬리밑 협골궁(광대뼈) 하단 외측깊게 패인 곳.

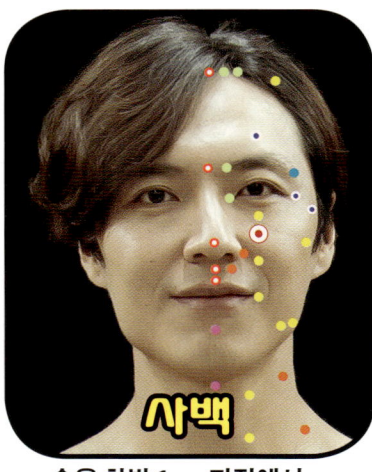

사백
승읍 하방 1cm 지점에서 사백을 취혈한다.

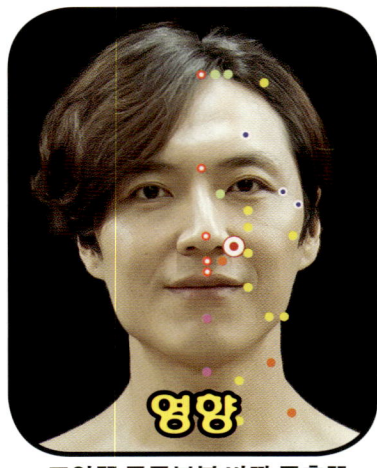

영향
코양쪽 둥근부분 바깥 돌출끝 중앙의높이. 얼굴피부 대응점

10. 뇌질환

뇌혈관질환 휴유증(삼키기 곤란): 염천,풍지,합곡,협거,부돌,풍륭,풍지

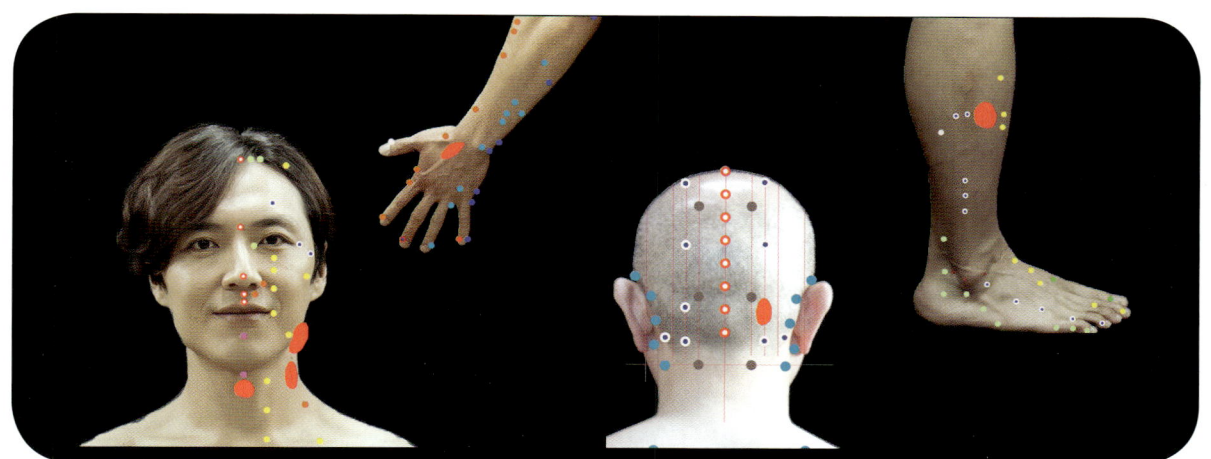

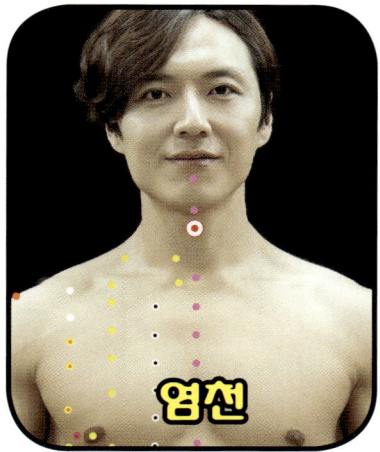

염천

목젖위 2cm 상방 패인곳의 중앙

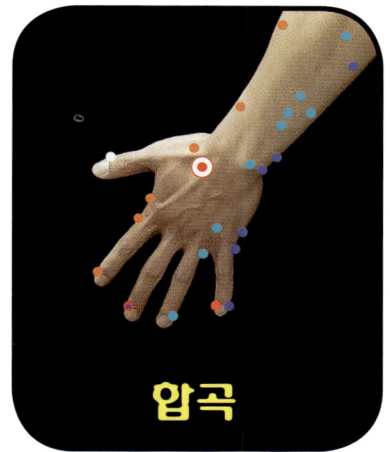

합곡

제1,2중수골저 사이에서 제2중수골저측의 뼈바로밑.

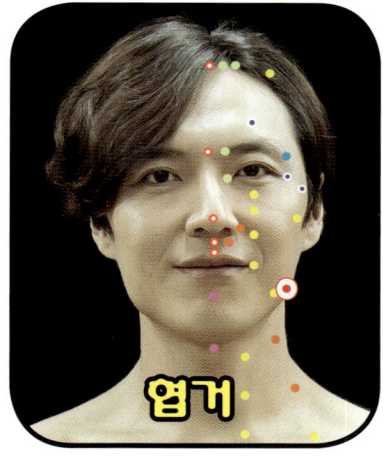

협거

하악각 2등분선 앞상방 1cm

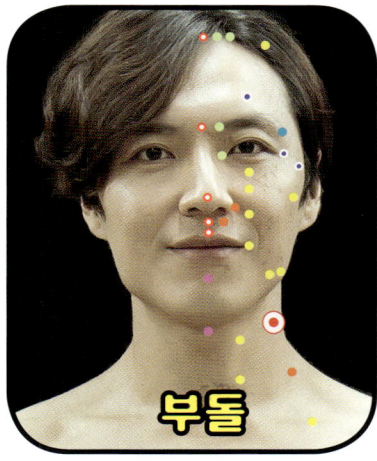

부돌

목젖의 높이에서 흉쇄유돌근의 중앙.

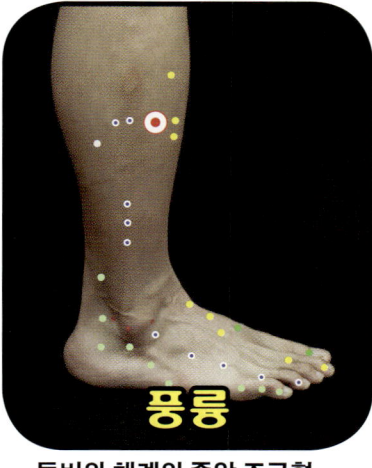

풍륭

독비와 해계의 중앙 조구혈 외측 2cm.

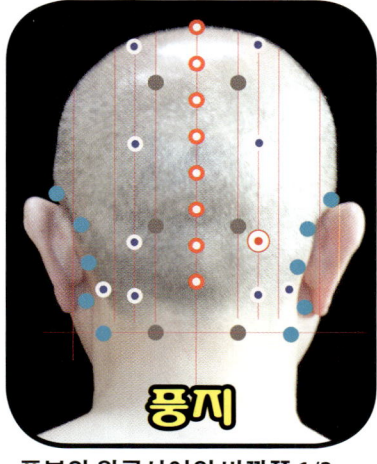

풍지

풍부와 완골사이의 바깥쪽 1/3.
풍부:외후두융기 밑 깊게 패인 곳.

10. 뇌질환

뇌혈관질환(하지마비): 척중,환도,풍시,비관,복토,곡천,양릉천,족삼리,현종,구허

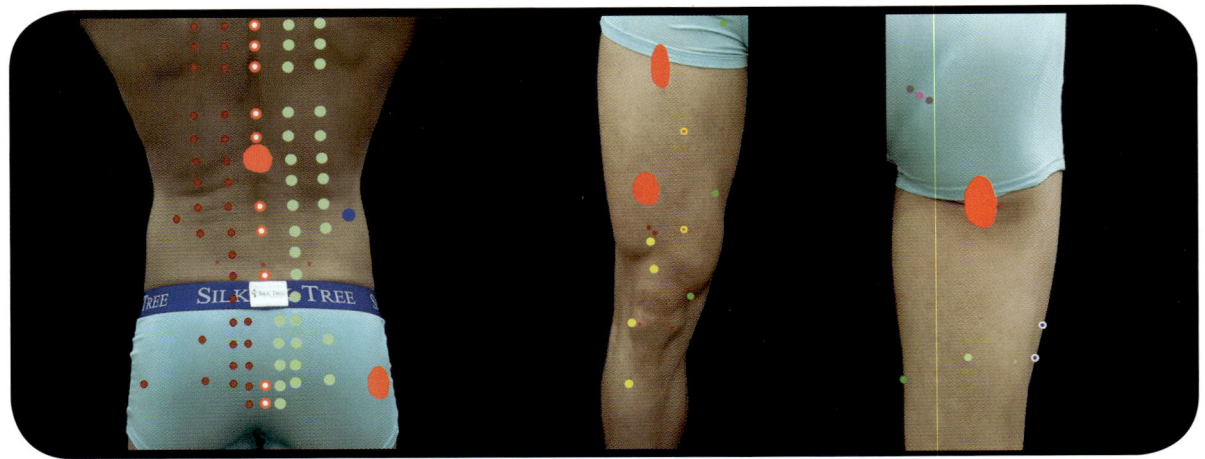

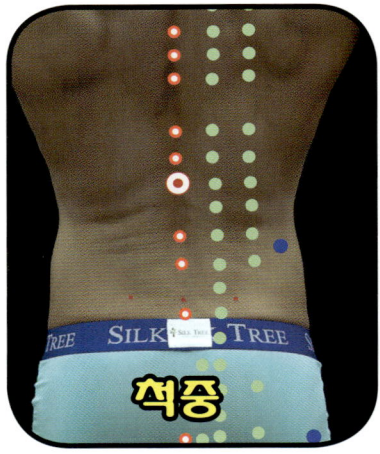

척중
제11,12흉추극돌기 사이에 있다

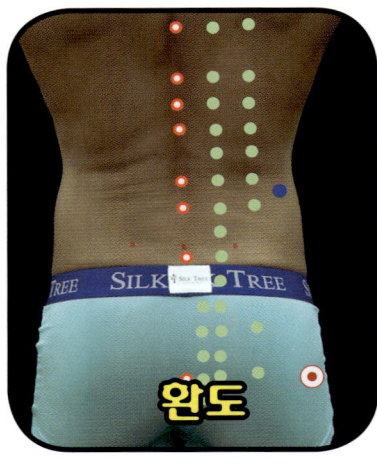

환도
대퇴골 대전자의 위끝으로부터 2cm상방

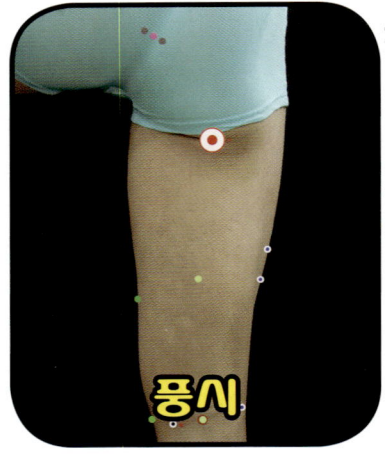

풍시
대퇴골 대전자 윗쪽과 대퇴골 하단 슬관절열극의 중앙.

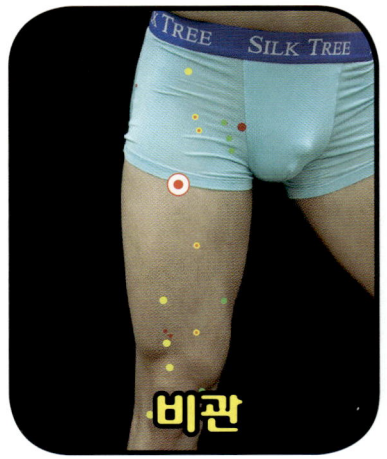

비관
상전장골극 아랫쪽과 슬개골바깥 윗쪽의 사이에서 위로부터 1/3

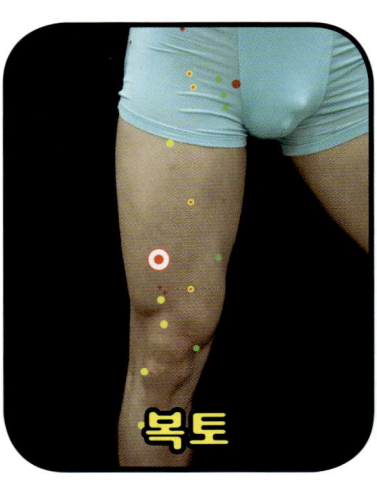

복토
상전장골극 아랫쪽과 슬개골 외상점사이의 하방1/3. 뜸No

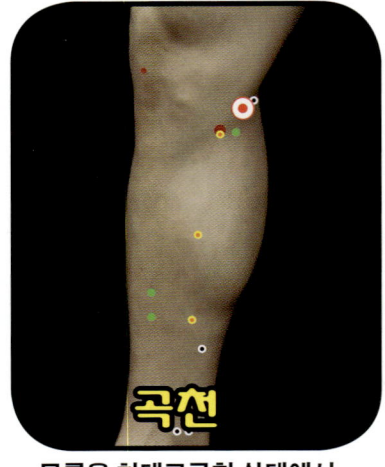

곡천
무릎을 최대로굽힌 상태에서 무릎안주름 끝의패인곳의 중앙.

10. 뇌질환

뇌혈전(증)/기저동맥 : 백회,수구,풍지,염천,천돌,중완,내관,행간

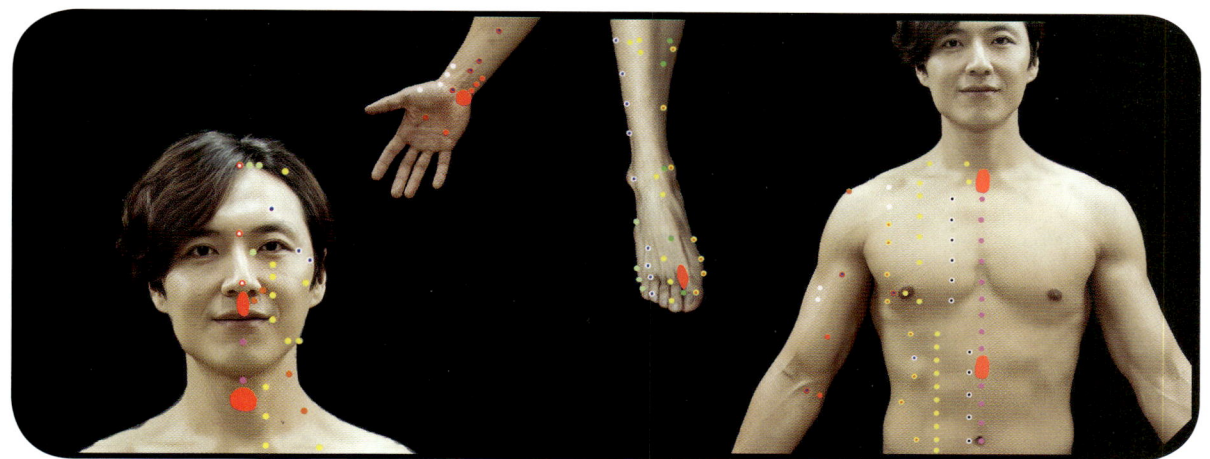

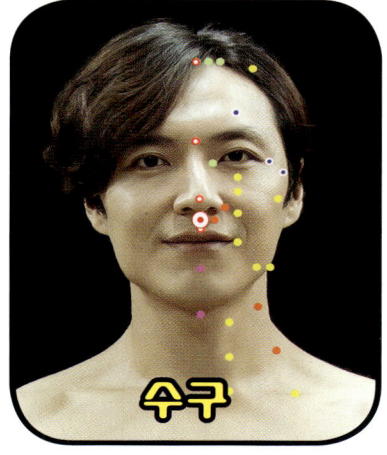
수구
인중구 상방 1/3.

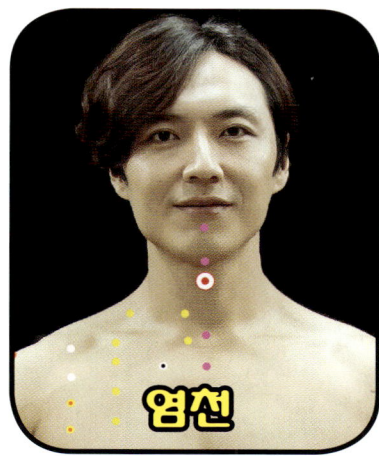
염천
목젖위 2cm 상방 패인곳의 중앙

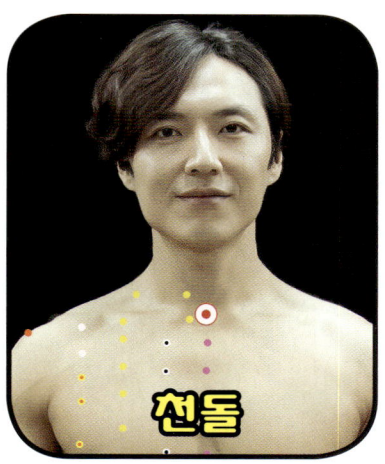
천돌
목젖 밑의 움푹 패인 곳의 중심

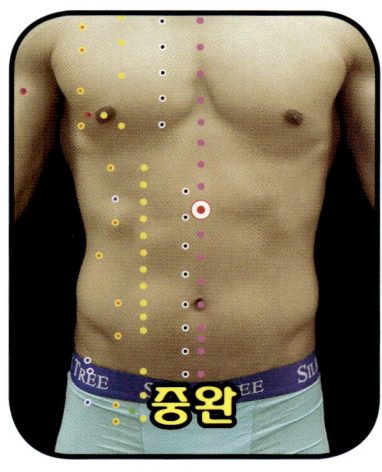
중완
배꼽위 4촌.

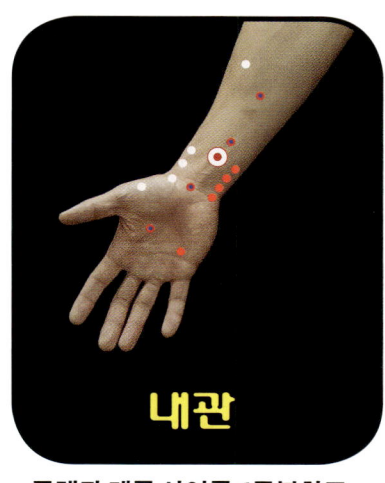
내관
곡택과 대릉 사이를 6등분하고 대릉에서 1/6지점 양건의 사이

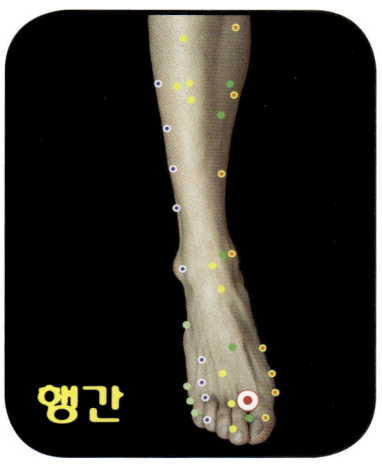
행간
제1지 기절골저의 외측.

10. 뇌질환

두통 : 백회, 풍지, 태양, 열결, 합곡, 곡지

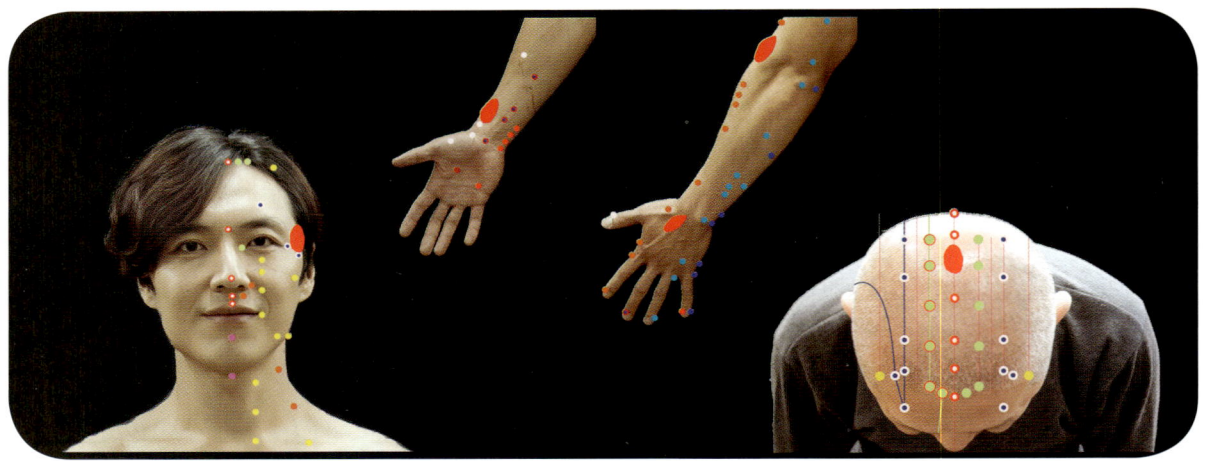

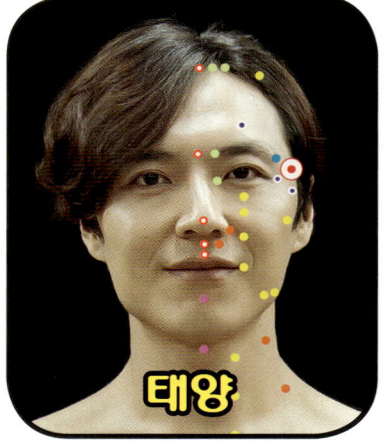

태양

눈썹 외측끝과 눈꼬리 중앙에서, 후방으로 약 1촌의 함몰부.

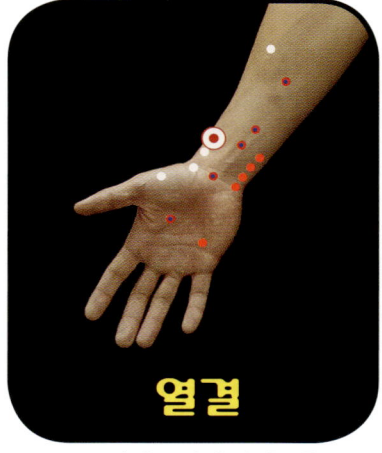

열결

요골경상돌기의 상방 1촌

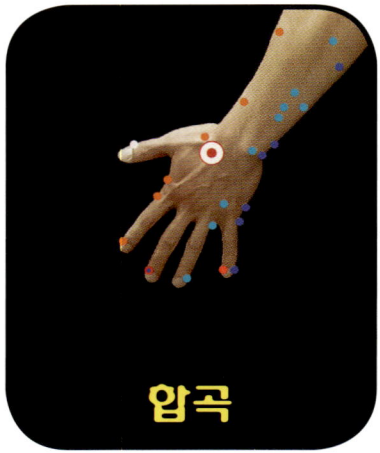

합곡

제1,2중수골저 사이에서 제2중수골저측의 뼈바로밑.

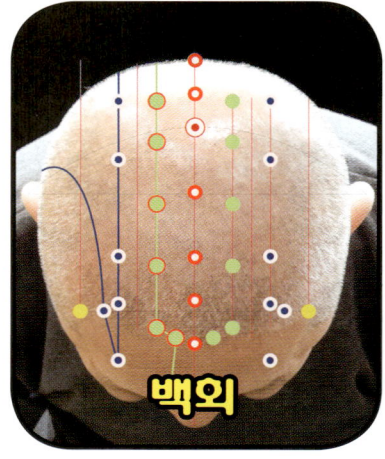

백회

이첨(귀끝)을 수직으로 올라가 정중선과 만나는 지점.

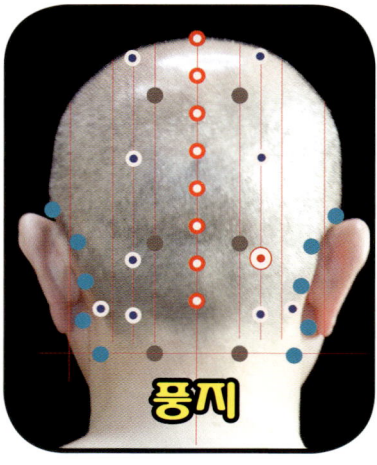

풍지

풍부와 완골사이의 바깥쪽 1/3.
풍부:외후두융기 밑 깊게 패인 곳.

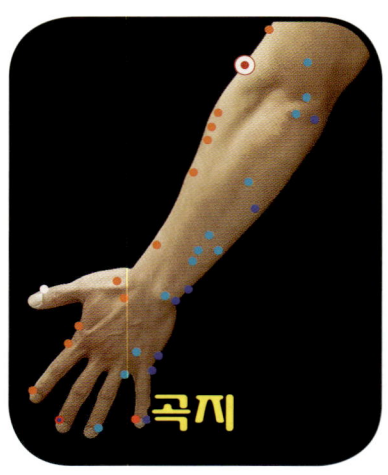

곡지

팔꿈치를 굽혔을때 바깥쪽 주름끝

10. 뇌질환

두통상두통(정수리통):백회,삼음교,태충,행간,합곡,열결

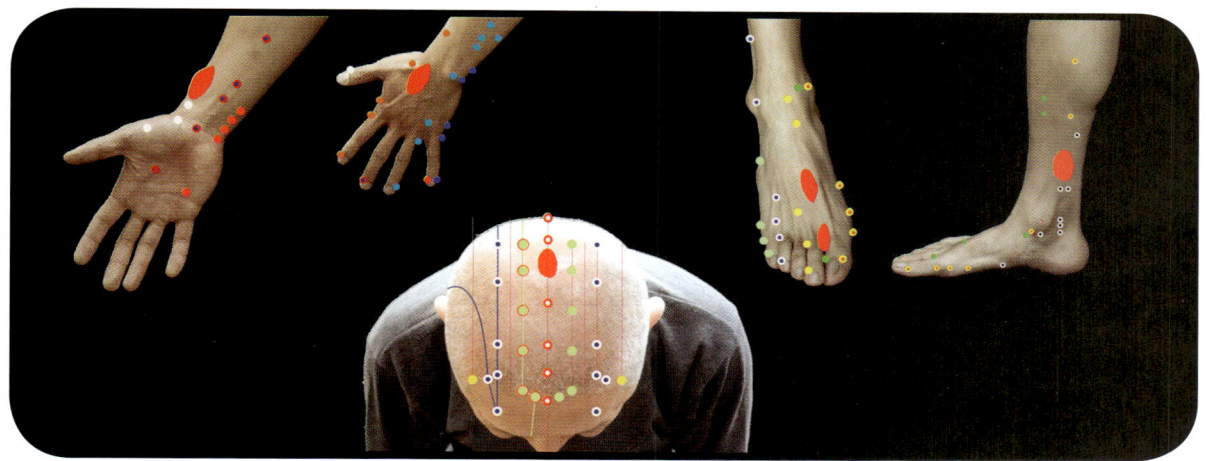

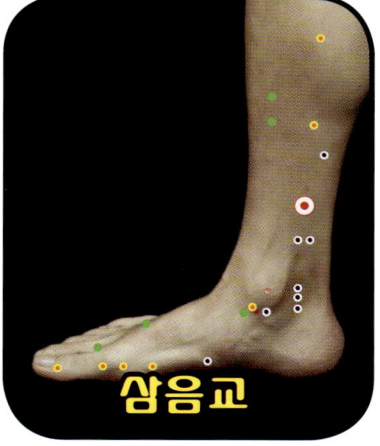
삼음교
내복사뼈 정점 상방3촌.경골과 근육의 경계.임산부 침No

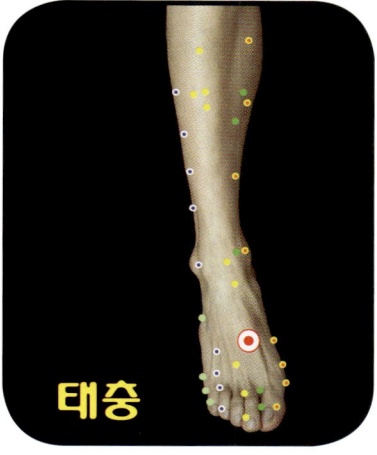
태충
제1,2중족골저의 사이.

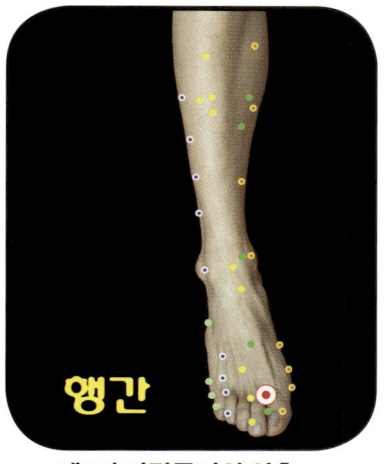
행간
제1지 기절골저의 외측.

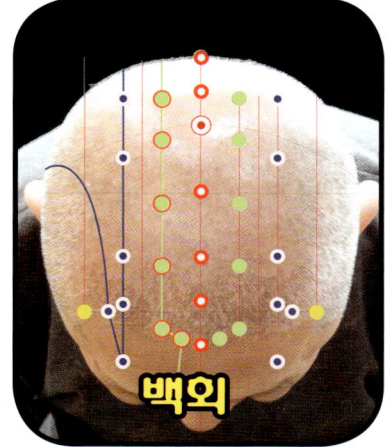
백회
이첨(귀끝)을 수직으로 올라가 정중선과 만나는 지점.

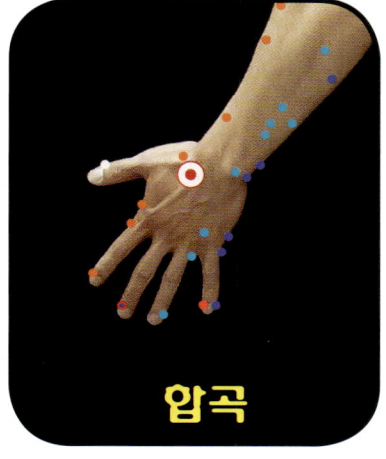
합곡
제1,2중수골저 사이에서 제2중수골저측의 뼈바로밑.

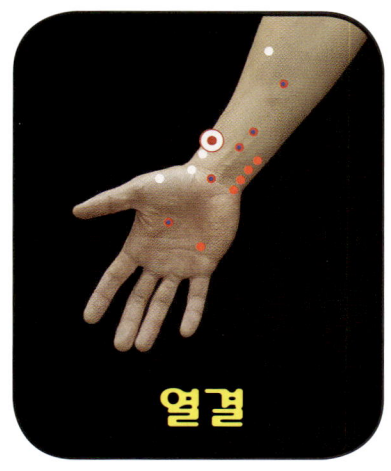
열결
요골경상돌기의 상방 1촌

10. 뇌질환

두통전두통 : 백회,두유,풍지,대추,풍부,풍문

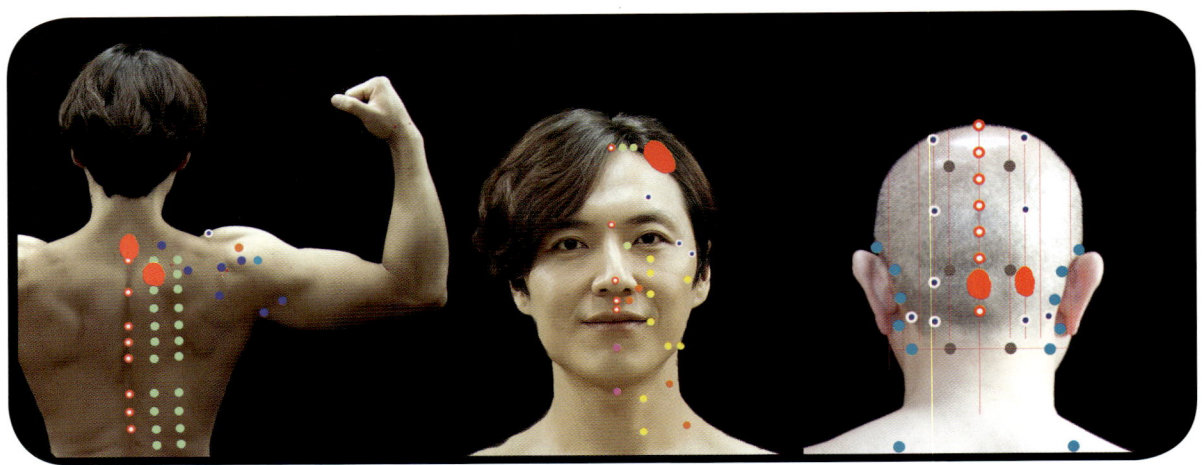

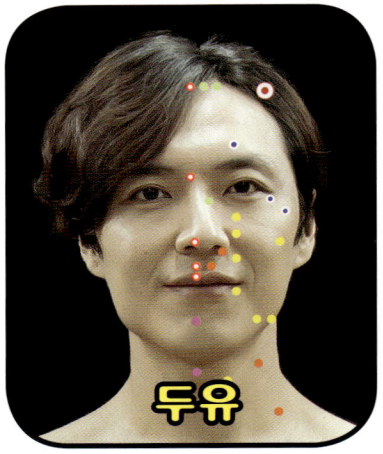
두유
앞머리쪽의 외각 뜸No

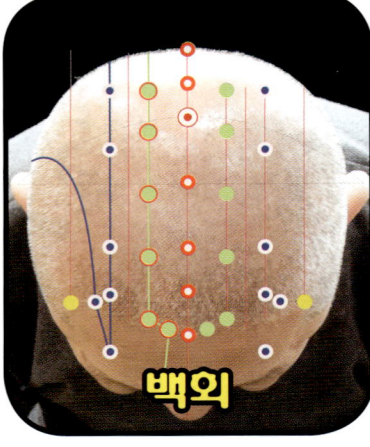
백회
이첨(귀끝)을 수직으로 올라가 정중선과 만나는 지점.

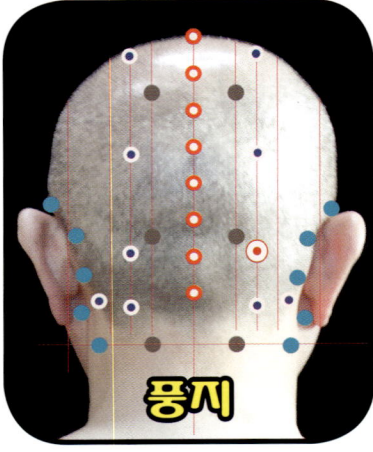
풍지
풍부와 완골사이의 바깥쪽 1/3.
풍부:외후두융기 밑 깊게 패인 곳.

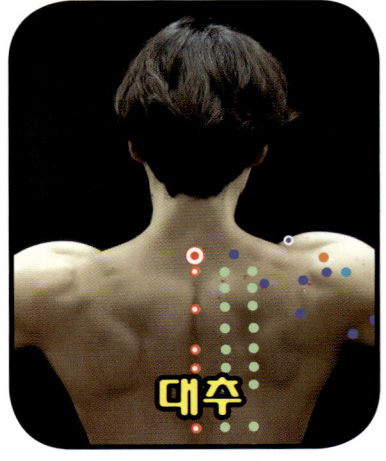
대추
제7경추와 제1흉추의 사이.

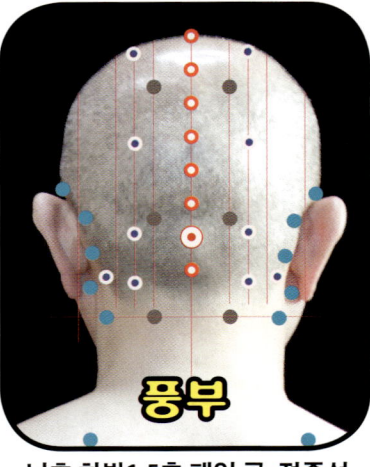
풍부
뇌호 하방1.5촌 패인 곳. 정중선 후발제 위 1.5촌. 뜸No.

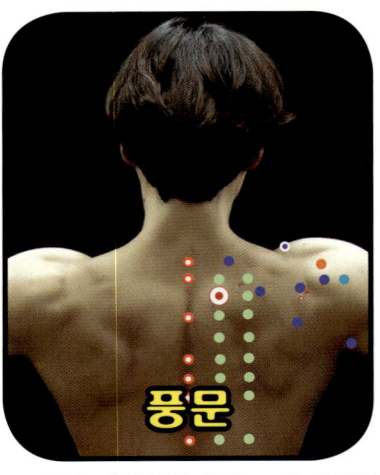
풍문
풍문 배내선상에서 2,3 흉추극돌기의 사이.

10. 뇌질환

두통편두통 : 태양,풍지,열결,천주,통천,두유, 양릉천,구허

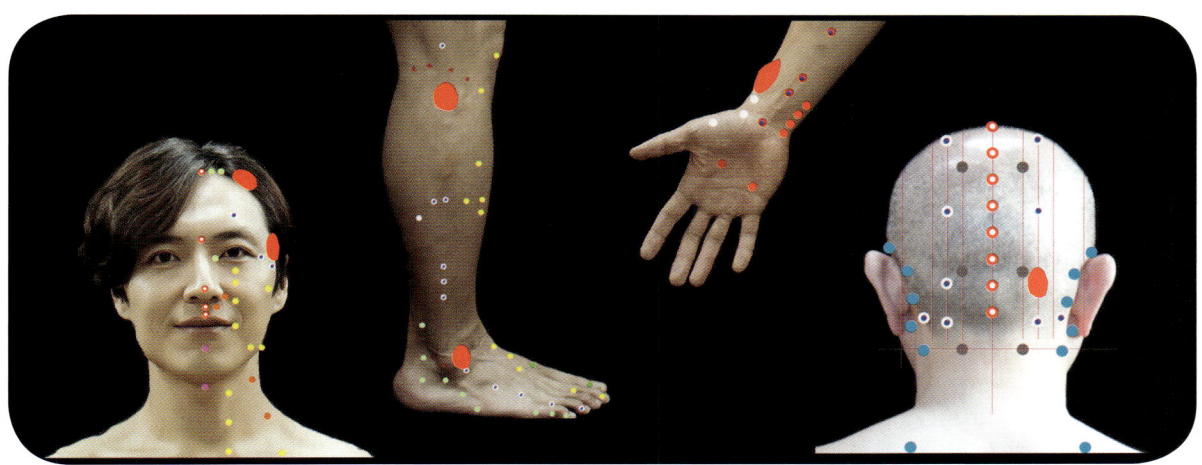

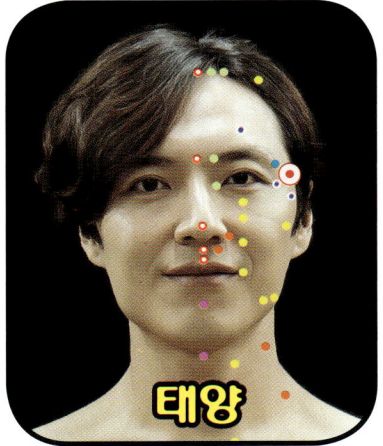

태양
눈썹 외측끝과 눈꼬리 중앙에서, 후방으로 약 1촌의 함몰부.

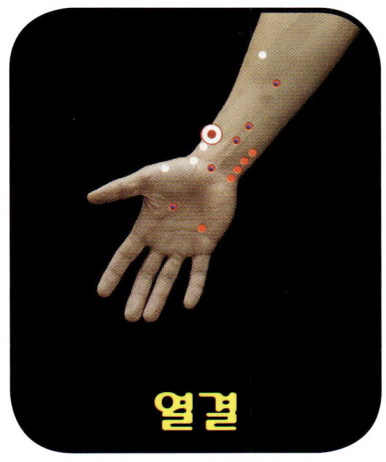

열결
요골경상돌기의 상방 1촌

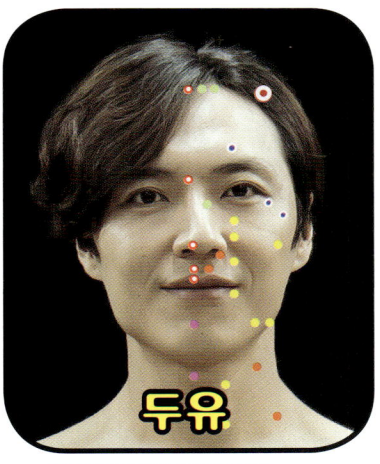

두유
앞머리쪽의 외각 뜸No

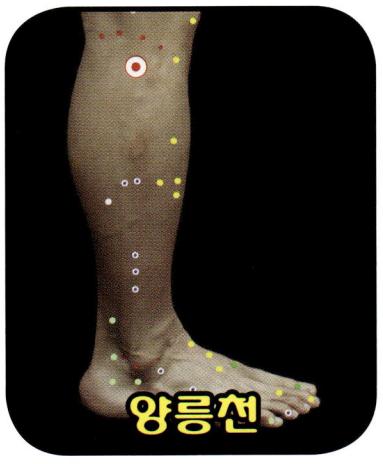

양릉천
비골소두 앞 아래, 족삼리혈 후방 1촌 윗쪽.

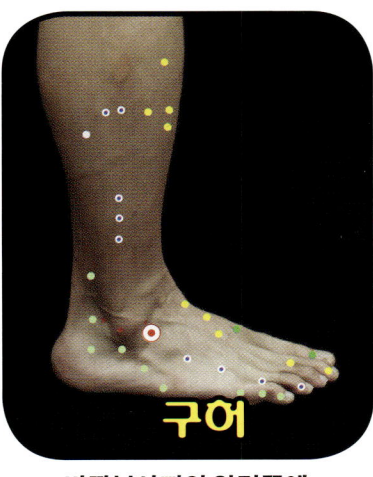

구허
바깥복사뼈의 앞밑쪽에 구허를 취혈한다.

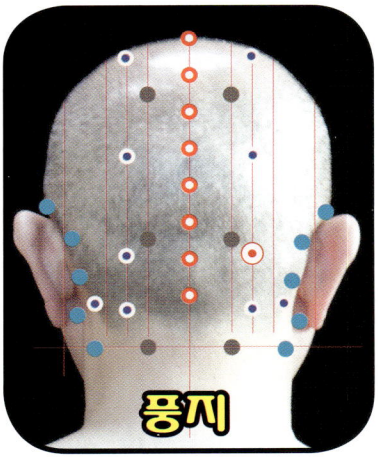

풍지
풍부와 완골사이의 바깥쪽 1/3.
풍부:외후두융기 밑 깊게 패인 곳.

10. 뇌질환

두통후두통 : 풍지,천주,완골(G12),합곡,곡지,대추

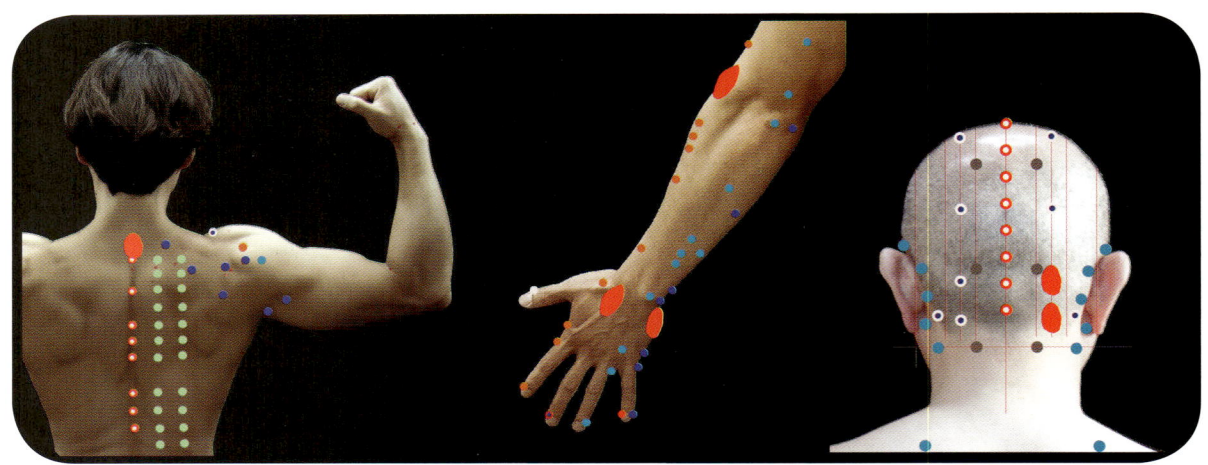

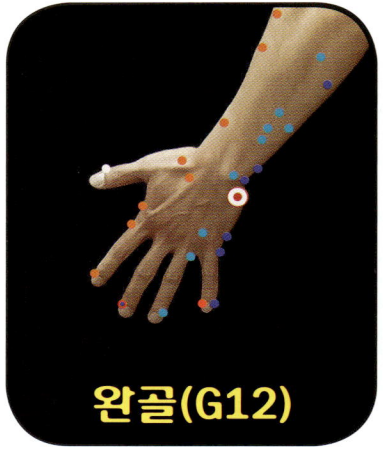

완골(G12)
귓불 뒷쪽 유양돌기 후상방 얕게 패인 압통점.

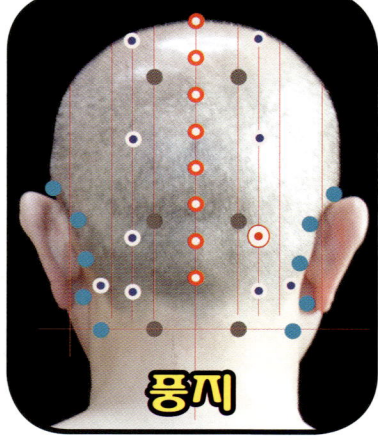

풍지
풍부와 완골사이의 바깥쪽 1/3. 풍부:외후두융기 밑 깊게 패인 곳.

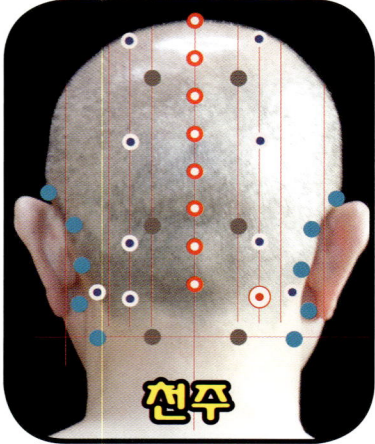

천주
천주 아문의 높이에서 바깥쪽 2cm의 증폭근의 팽융정점

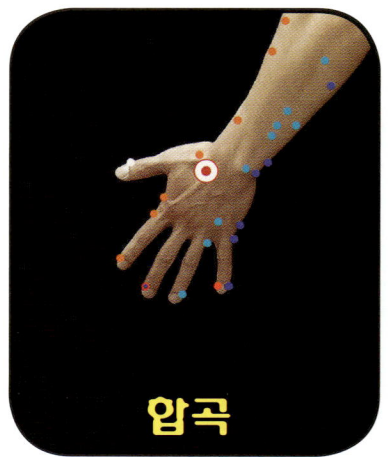

합곡
제1,2중수골저 사이에서 제2중수골저측의 뼈바로밑.

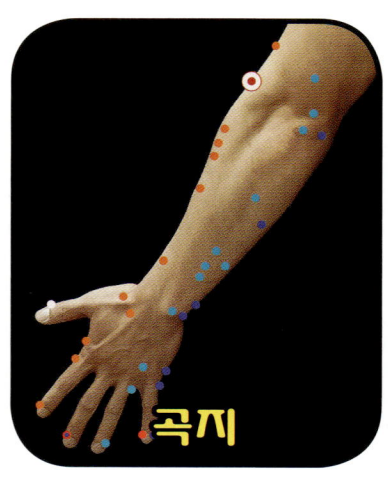

곡지
팔꿈치를 굽혔을때 바깥쪽 주름끝

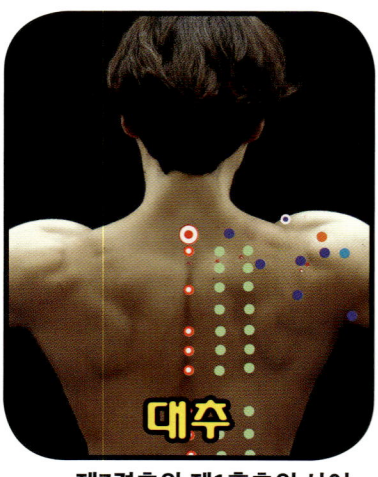

대추
제7경추와 제1흉추의 사이.

10. 뇌질환

두훈현기증 : 태양,백회,강간,천주,풍지,계맥,삼음교,대돈,협계,용천

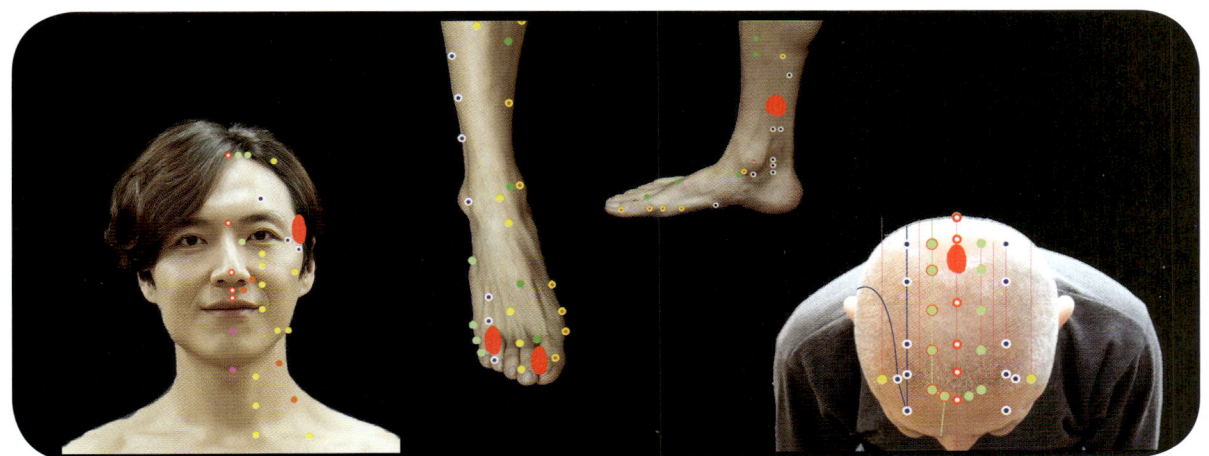

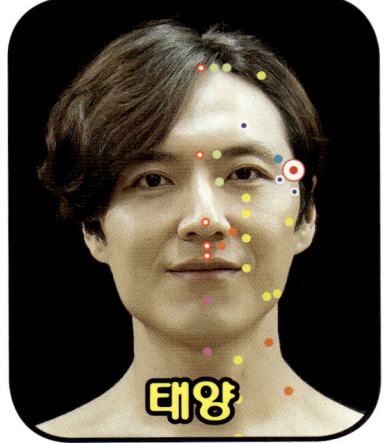

태양
눈썹 외측끝과 눈꼬리 중앙에서, 후방으로 약 1촌의 함몰부.

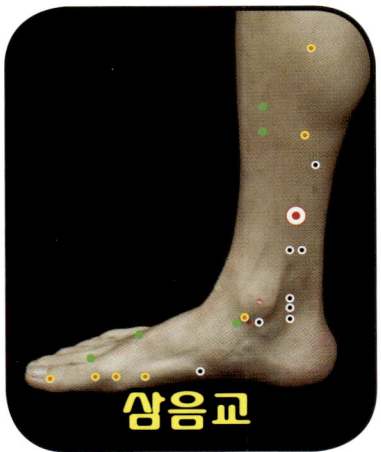

삼음교
내복사뼈 정점 상방3촌.경골과 근육의 경계.임산부 침No

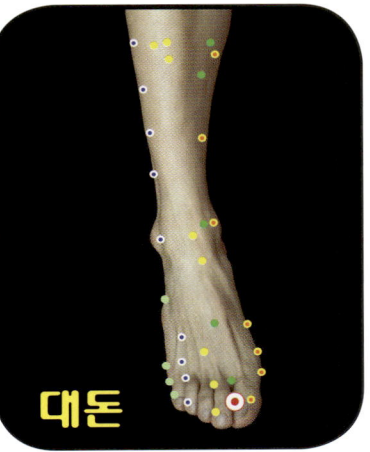

대돈
엄지발톱의 외측모서리 1푼 후방에서 대돈을 취혈한다.

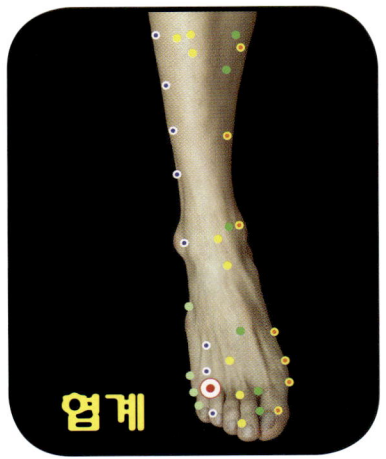

협계
제4번째 발가락의 기절골저의 외측(소지측) 앞쪽

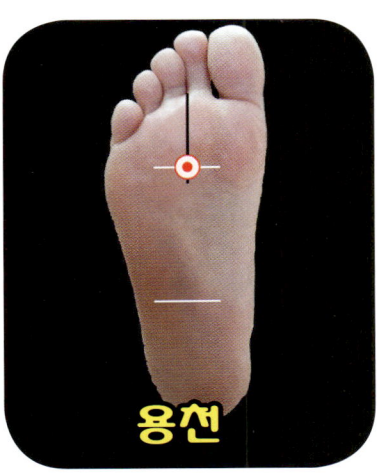

용천
2,3지사이. 발가락을 오무렸을때 앞쪽 1/3지점 함몰된 곳

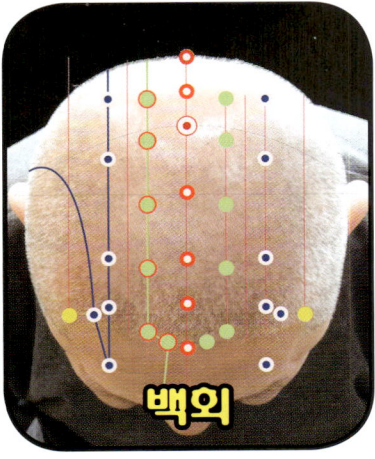

백회
이첨(귀끝)을 수직으로 올라가 정중선과 만나는 지점.

10. 뇌질환

무도병 : 곡지,수삼리,합곡,양릉천,절골,풍시,풍지,태충,대추,족삼리

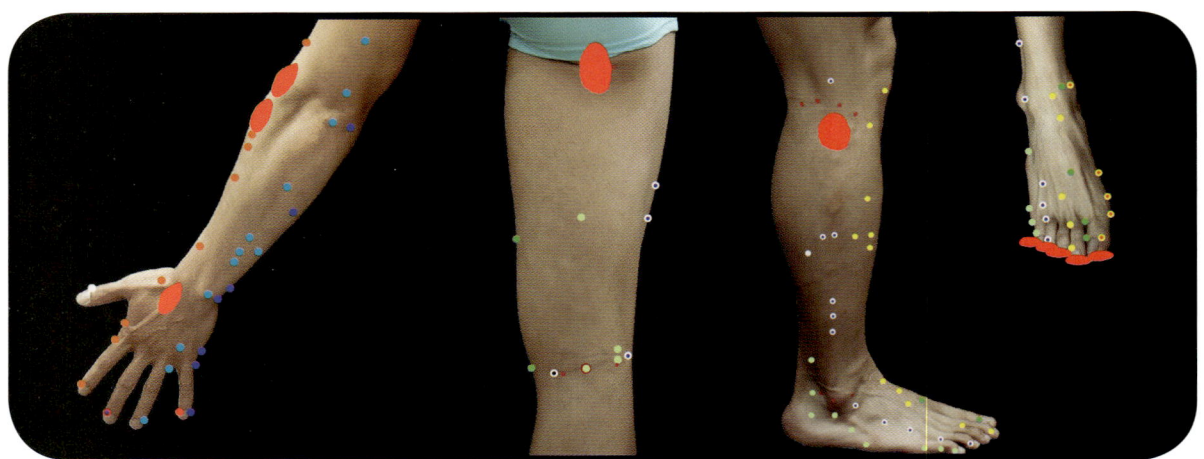

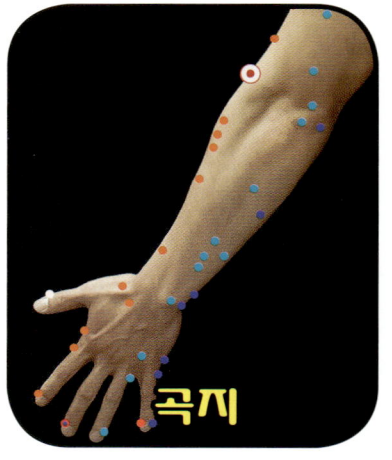

곡지
팔꿈치를 굽혔을때 바깥쪽 주름끝

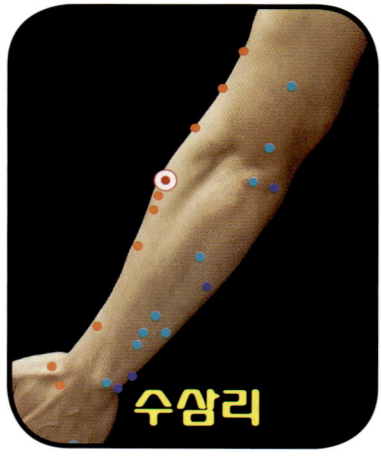

수삼리
곡지와 양계의 사이에서 곡지로부터 1/6.

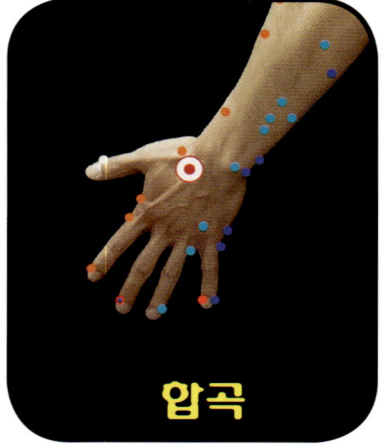

합곡
제1,2중수골저 사이에서 제2중수골저측의 뼈바로밑.

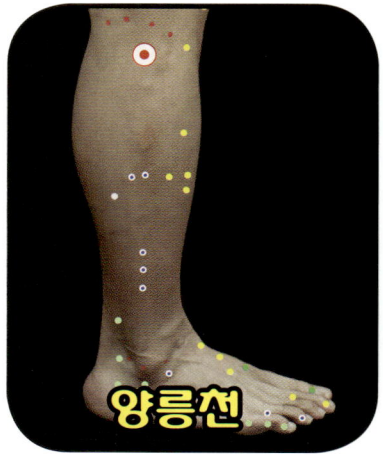

양릉천
비골소두 앞 아래, 족삼리혈 후방 1촌 윗쪽.

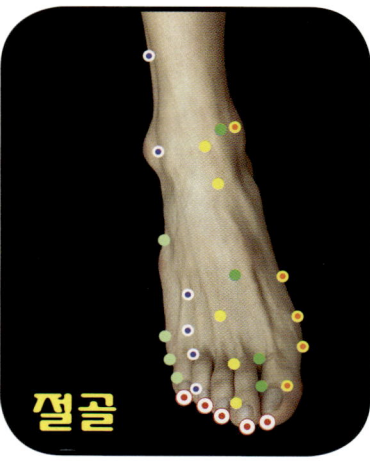

절골
열 발가락 끝. 발톱에서 0.1촌 떨어짐.

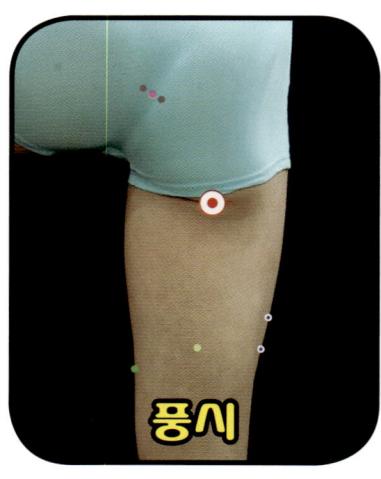

풍시
대퇴골 대전자 윗쪽과 대퇴골 하단 슬관절열극의 중앙.

10. 뇌질환

삼차신경통(안면근육경련):양백,찬죽,사백,하관,승장,협거,예풍,풍지,합곡

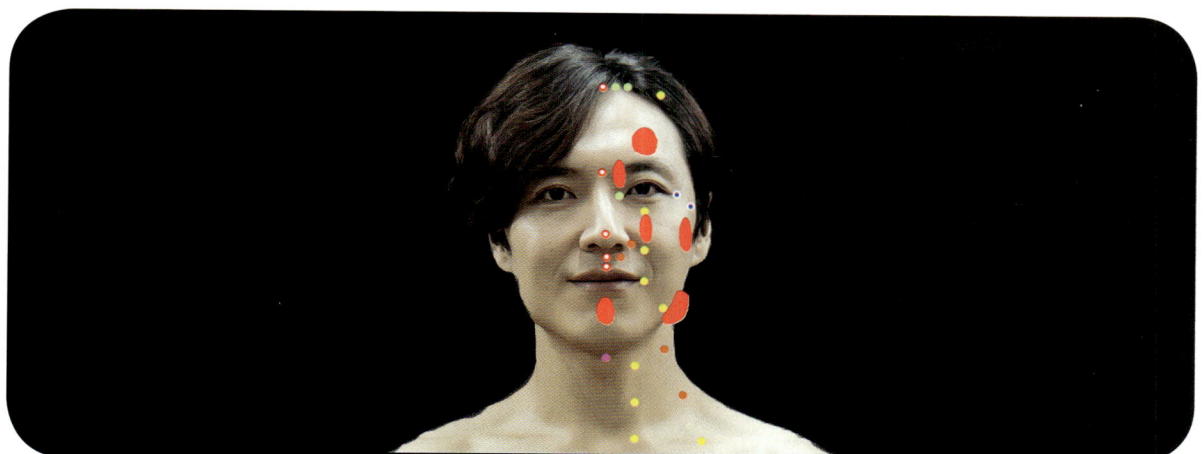

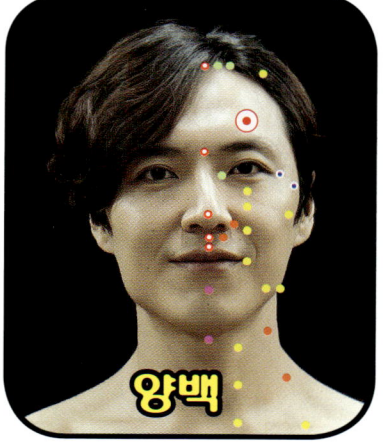

양백
동공 수직선상에서 눈썹상단 2cm 위.

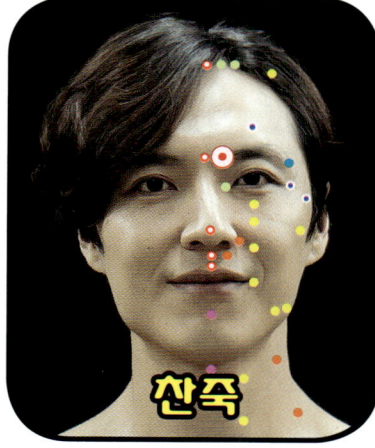

찬죽
찬죽대개 눈썹의 안쪽끝에서 취혈한다. 뜸No

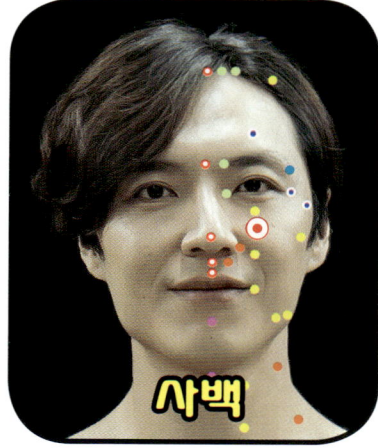

사백
승읍 하방 1cm 지점에서 사백을 취혈한다.

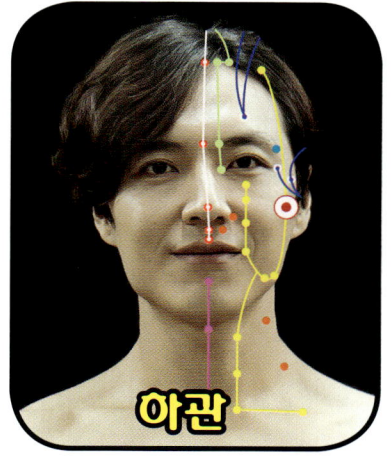

하관
청궁과 눈꼬리의 중간지점의 바로 밑인 협골궁의 밑. 뜸No

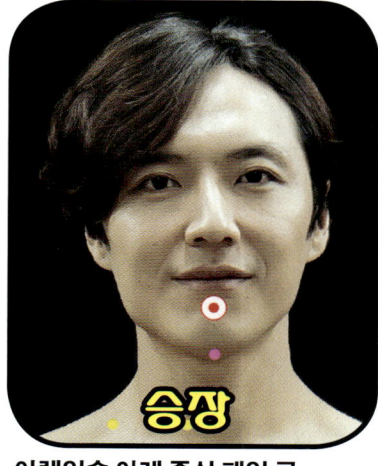

승장
아랫입술 아래 중심 패인 곳.

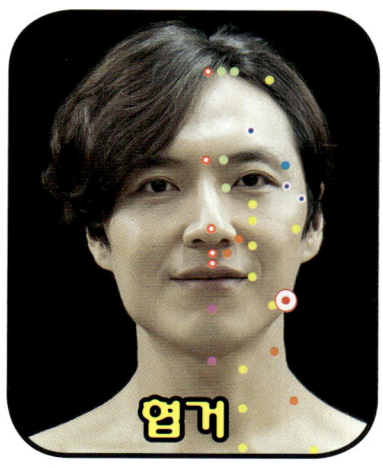

협거
하악각 2등분선 앞상방 1cm

10. 뇌질환

안면 (신경)마비 : 양백,청회,풍지,협거,지창,내정,예풍,정명,합곡,태양

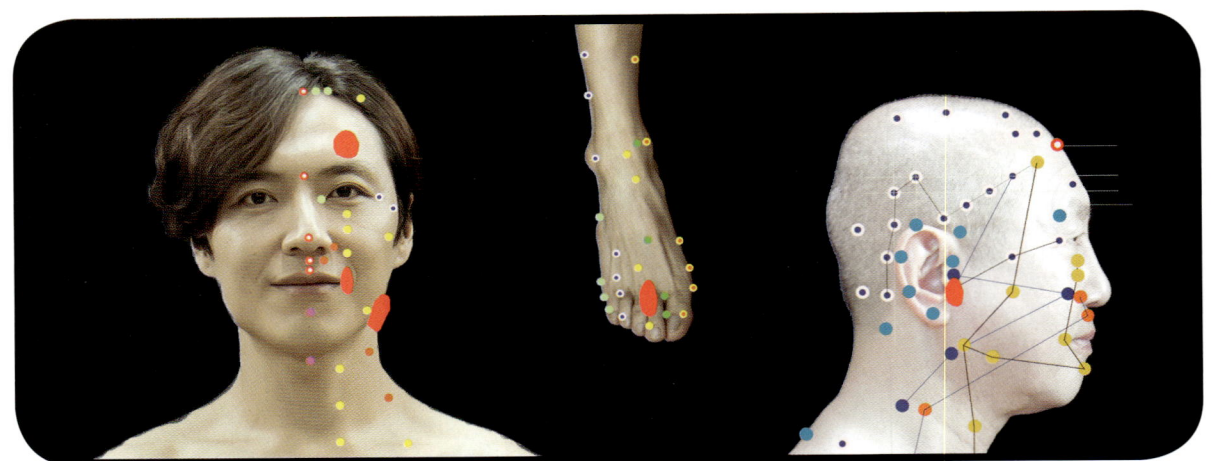

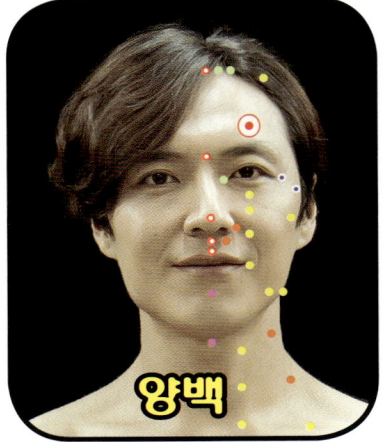

양백
동공 수직선상에서 눈썹상단 2cm 위.

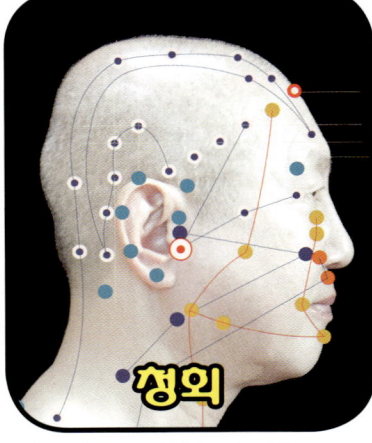

청회
이주아래 주간절흔 바로앞 패인곳.입을 벌리면 움푹 패임

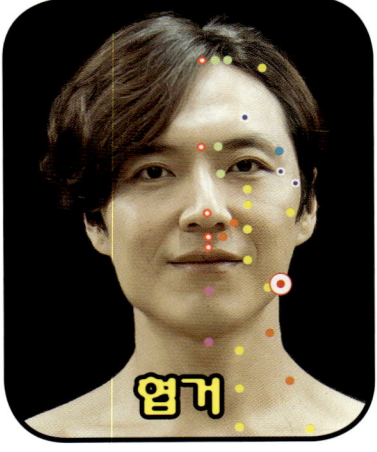

협거
하악각 2등분선 앞상방 1cm

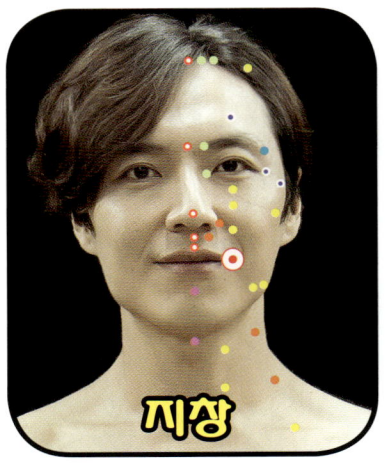

지창
입가(입술 바깥끝)로부터 바깥쪽 1cm

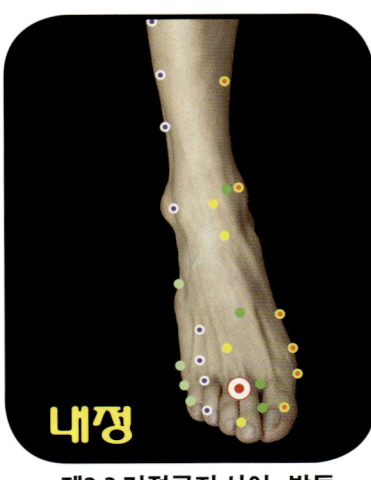

내정
제2,3 기절골저 사이. 발등 발바닥 피부 경계에서 취혈.

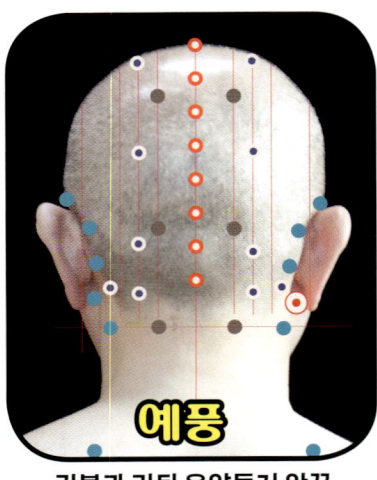

예풍
귓불과 귀뒤 유양돌기 앞끝 사이의 움푹패인 곳.

10. 뇌질환

외상성 반신불수(상지마비):대추,대저,견우,곡지,수삼리,외관,합곡,후계

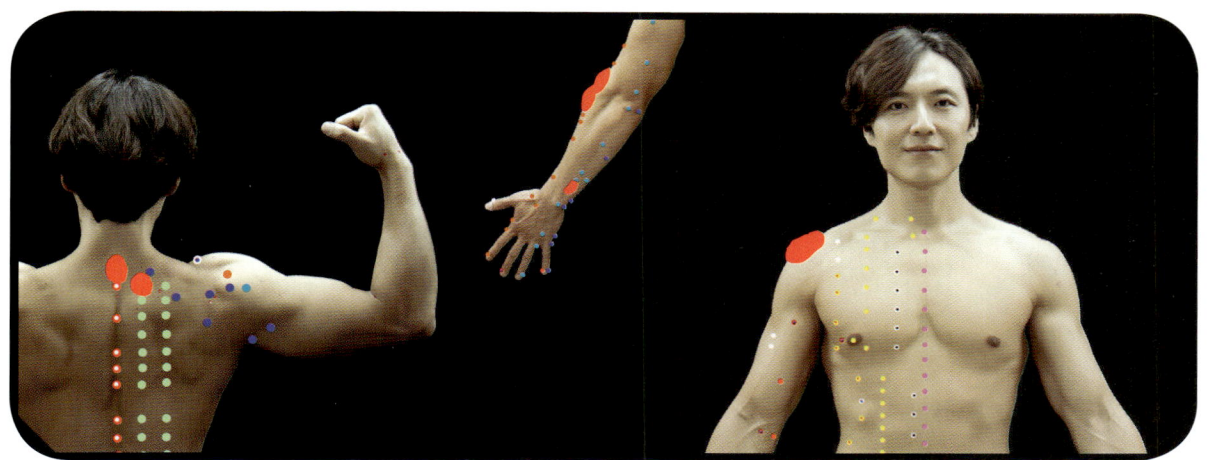

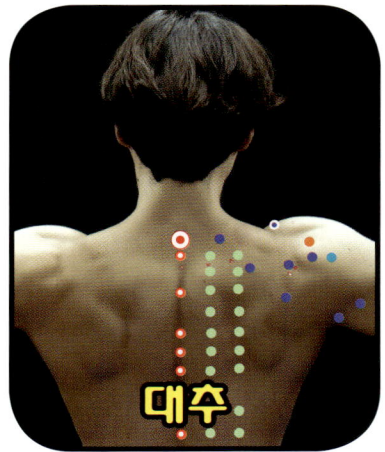

대추
제7경추와 제1흉추의 사이.

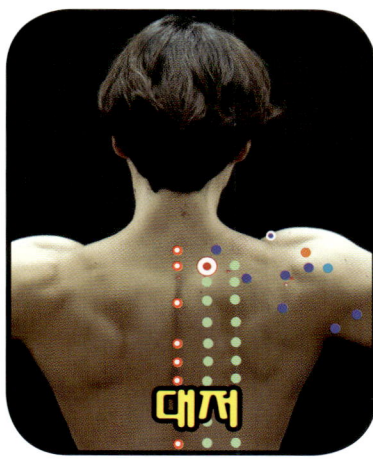

대저
배내선상에서 1,2흉추극 돌기의 사이.

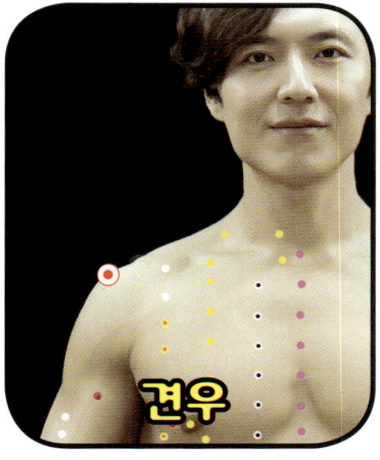

견우
견봉 바깥끝 바로 아래 패인 중심.

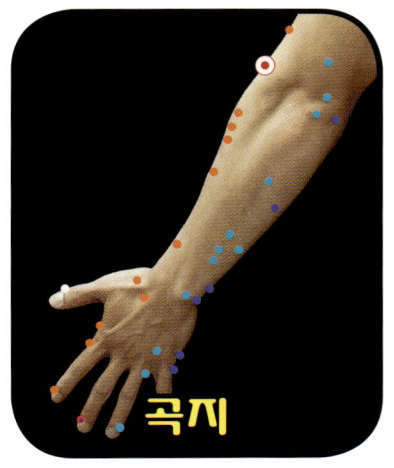

곡지
팔꿈치를 굽혔을때 바깥쪽 주름끝

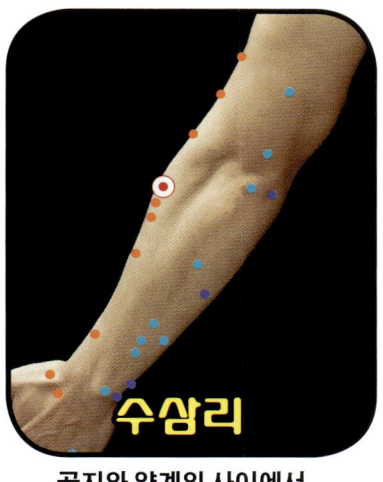

수삼리
곡지와 양계의 사이에서 곡지로부터 1/6.

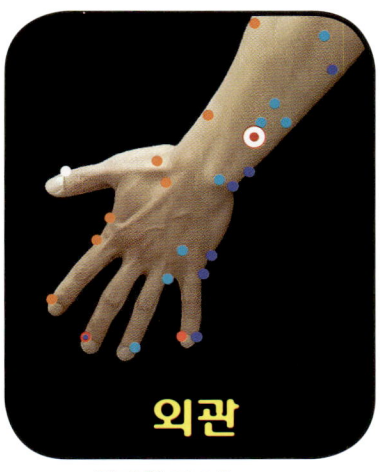

외관
양지혈 위 2촌, 척골과 요골 사이.

10. 뇌질환

외상성 반신불수(하지마비): 비관,환도,풍시,복토,족삼리,양릉천,현종,해계,은문,곤륜

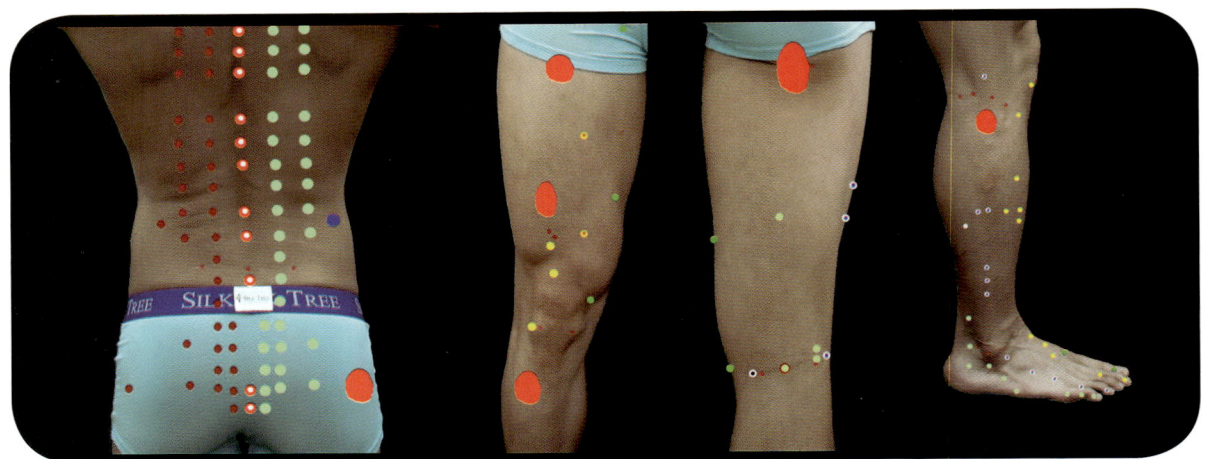

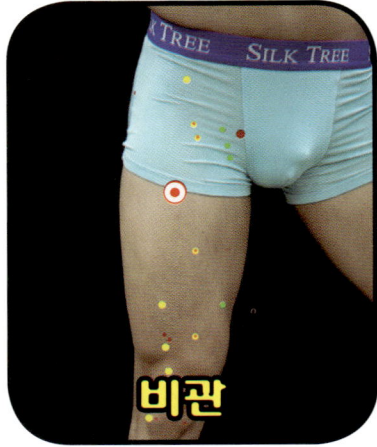

비관

상전장골극 아랫쪽과 슬개골바깥 윗쪽의 사이에서 위로부터 1/3

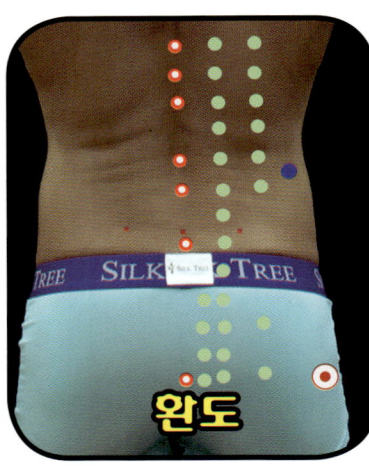

환도

대퇴골 대전자의 위끝으로부터 2cm상방

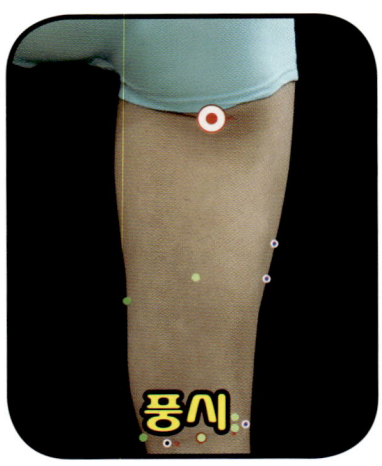

풍시

대퇴골 대전자 윗쪽과 대퇴골 하단 슬관절열극의 중앙.

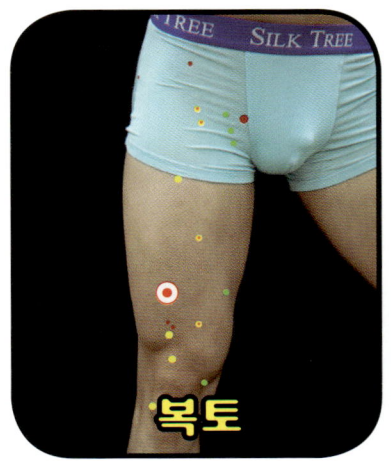

복토

상전장골극 아랫쪽과 슬개골 외상점사이의 하방1/3. 뜸No

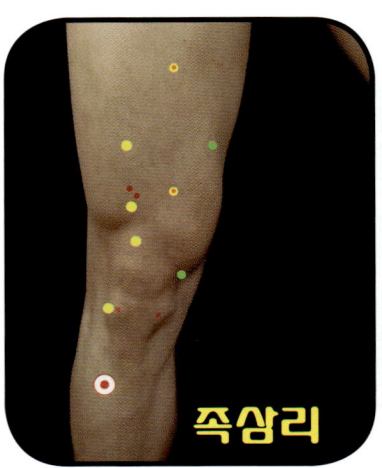

족삼리

슬개골 정점 하방 3촌에서 외측 1촌(2cm)

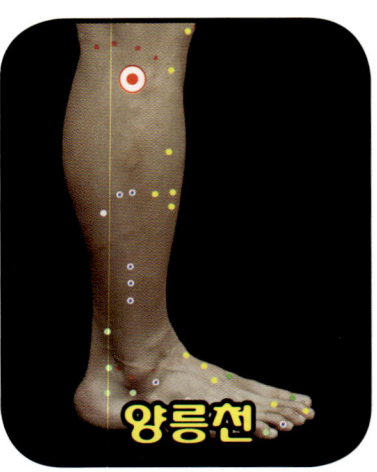

양릉천

비골소두 앞 아래, 족삼리혈 후방 1촌 윗쪽.

10. 뇌질환

중풍예방 : 족삼리,현종,백회,대추,풍지,견정,천주,곡지,수삼리,간사,신문

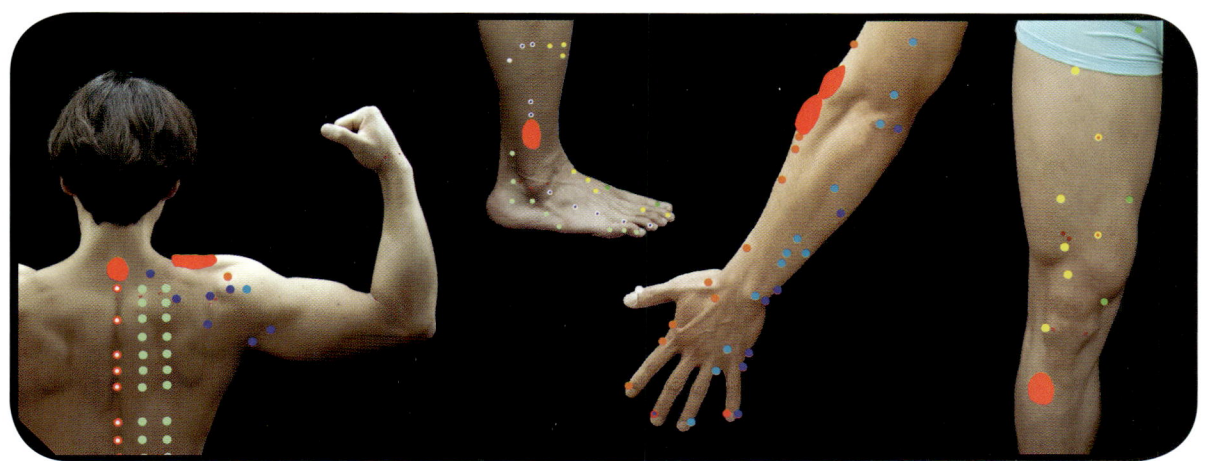

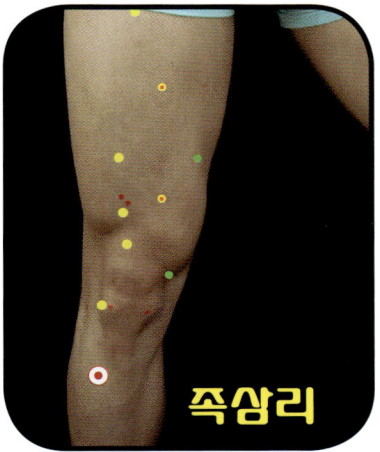

족삼리

슬개골 정점 하방 3촌에서
외측 1촌(2cm).

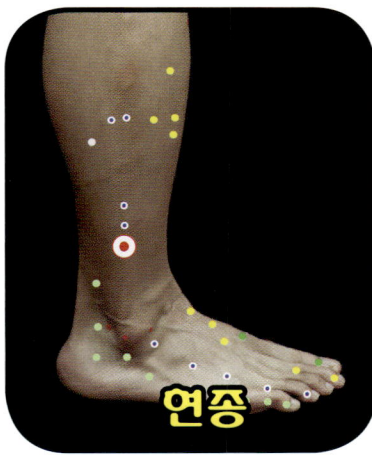

현종

외복사뼈 정점 직상방 3촌.
경골의 뒷쪽.

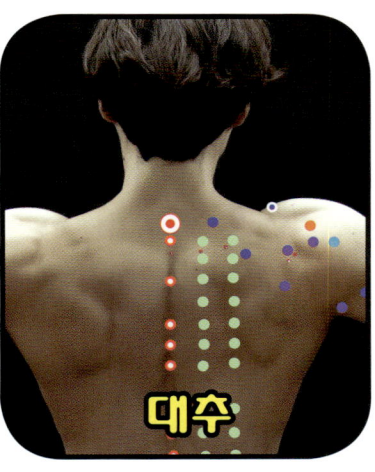

대추

제7경추와 제1흉추의 사이.

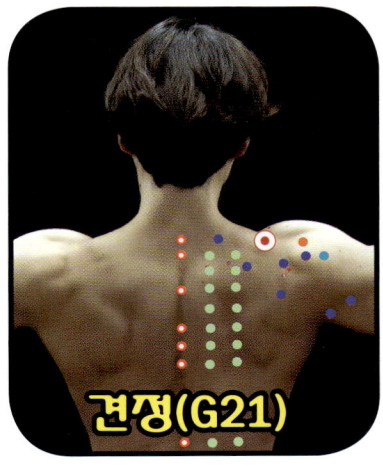

견정(G21)

제7경추극돌기 정점과
견봉각의 중앙.

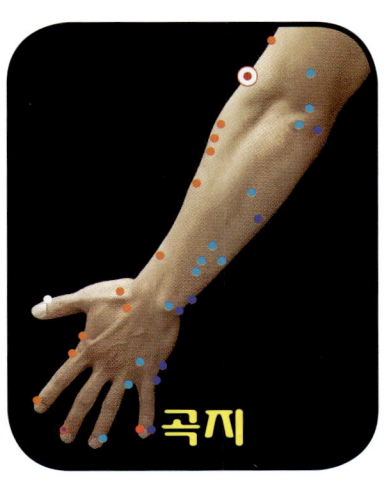

곡지

팔꿈치를 굽혔을때 바깥쪽
주름끝

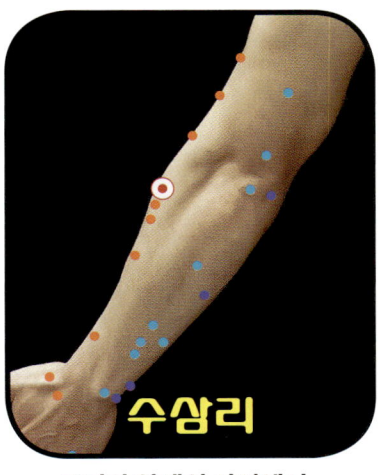

수삼리

곡지와 양계의 사이에서
곡지로부터 1/6.

10. 뇌질환

중풍초기: 백회, 곡지, 십선, 족삼리, 현종, 삼음교

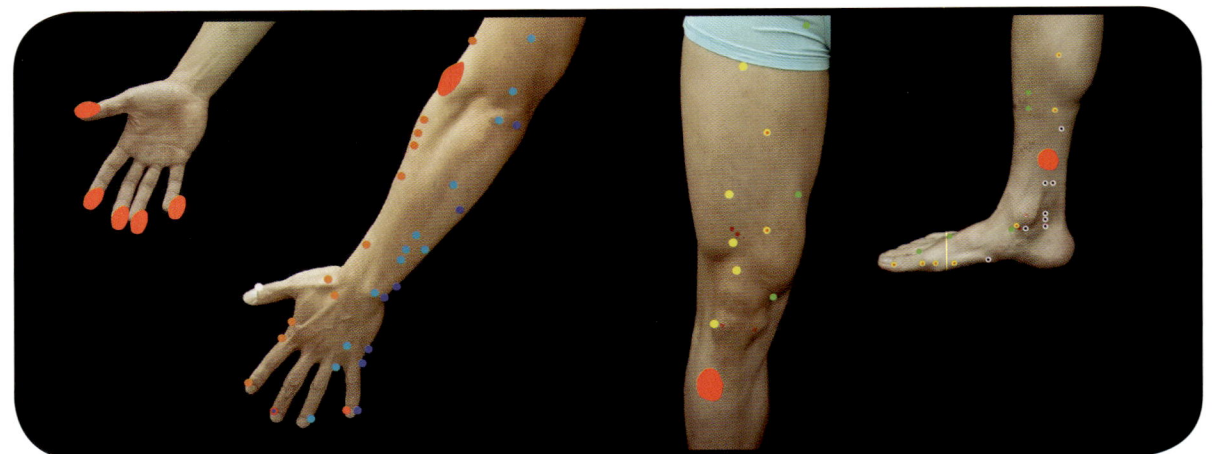

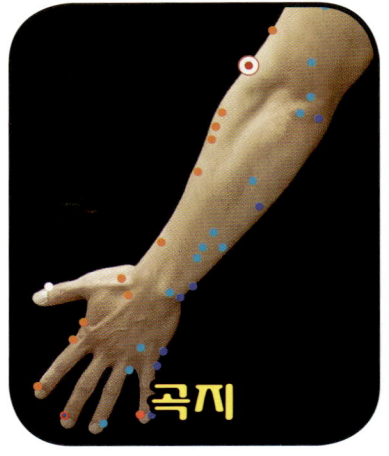

곡지
팔꿈치를 굽혔을때 바깥쪽 주름끝

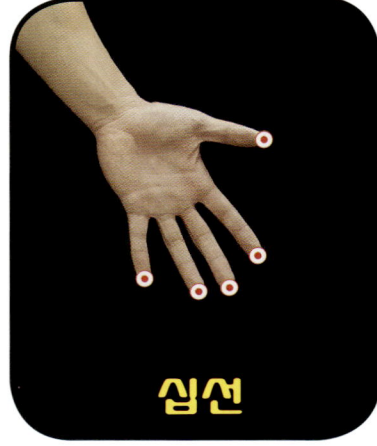

십선
열손가락 끝.
손톱으로부터 0.1촌.

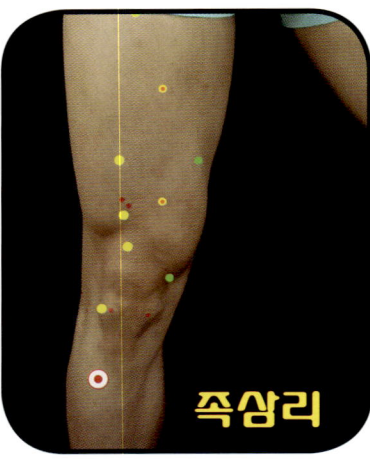

족삼리
슬개골 정점 하방 3촌에서 외측 1촌(2cm)

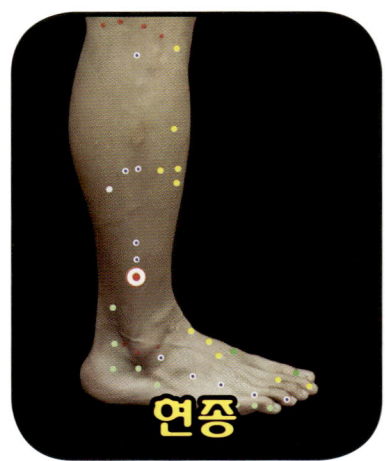

현종
외복사뼈 정점 직상방 3촌.
경골의 뒷쪽.

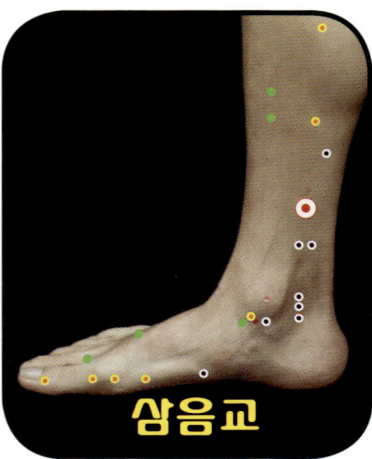

삼음교
내복사뼈 정점 상방3촌.경골과 근육의 경계.임산부 침No

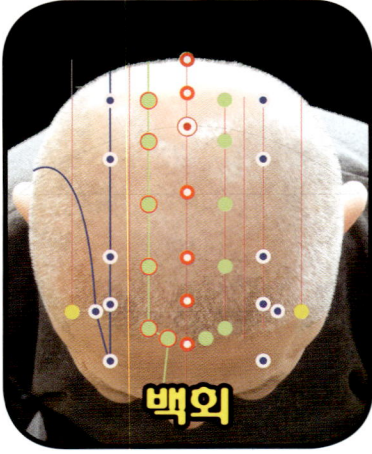

백회
이첨(귀끝)을 수직으로 올라가 정중선과 만나는 지점.

10. 뇌질환

중풍후유증 : 천주, 심수, 간수, 신수, 질변, 노수, 곡지, 수삼리, 합곡, 양지, 환도, 양릉천

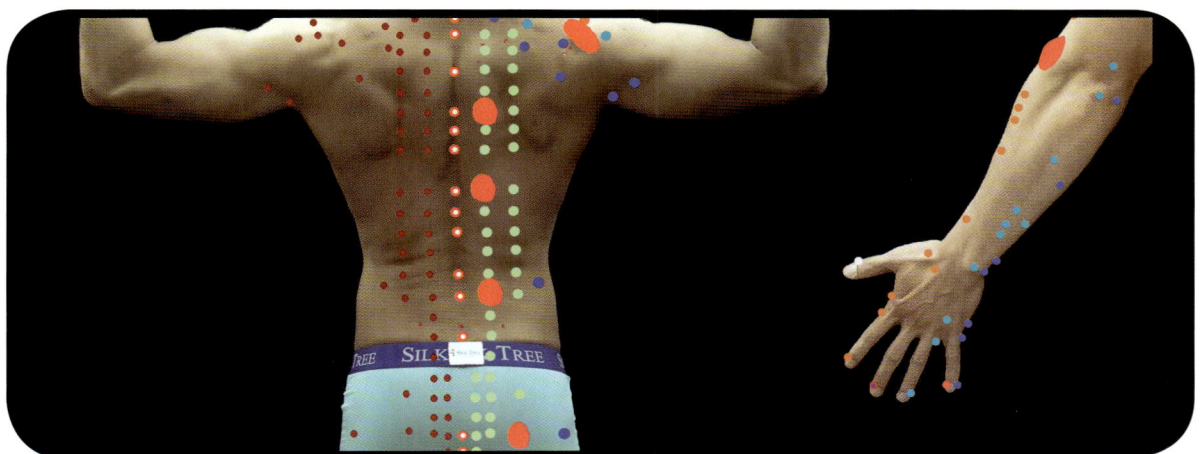

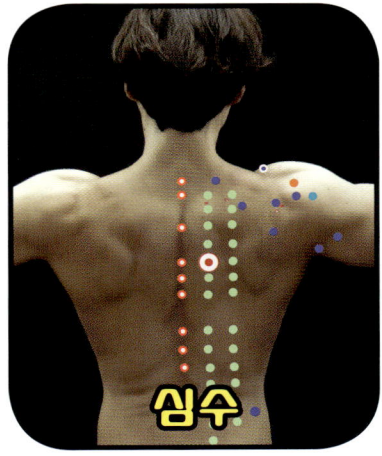

심수
배내선상에서 5,6흉추극돌기의 사이.

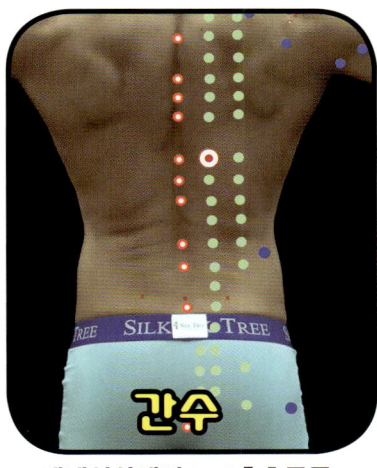

간수
배내선상에서 9,10흉추극돌기의 사이.

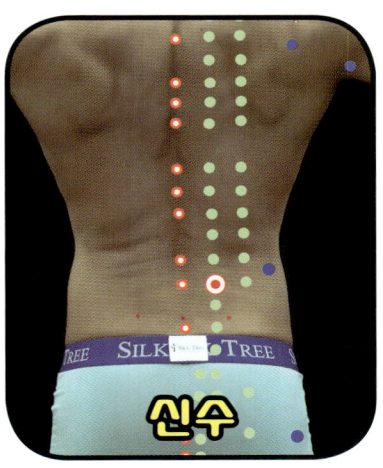

신수
배내선상에서 제2,3 요추극돌기의 사이.

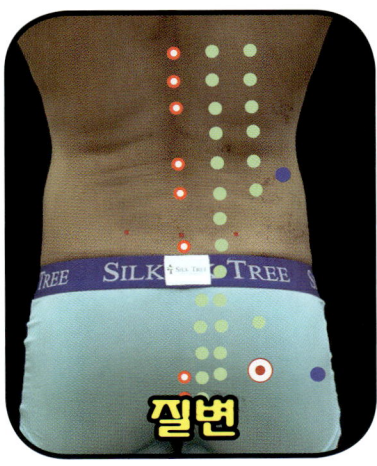

질변
배외선상에서 제20척추 밑.

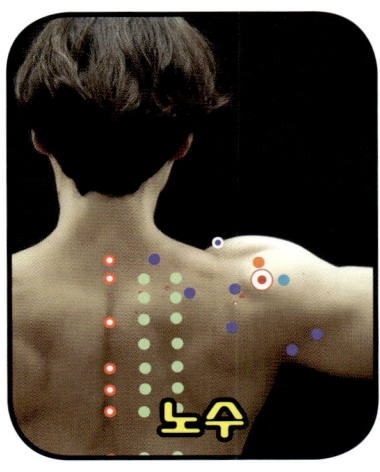

노수
견정에서 수직으로 올라가 견갑극의 아랫쪽

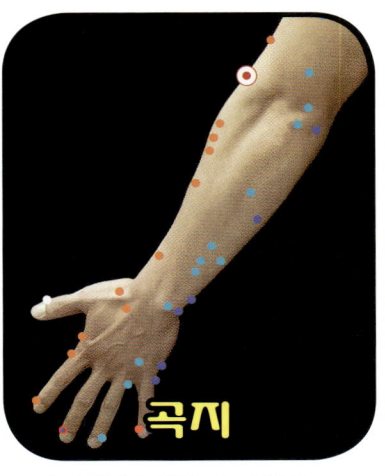

곡지
팔꿈치를 굽혔을때 바깥쪽 주름끝

10. 뇌질환

진행성 마비: 백회,풍지,염천,노수,중완,족삼리

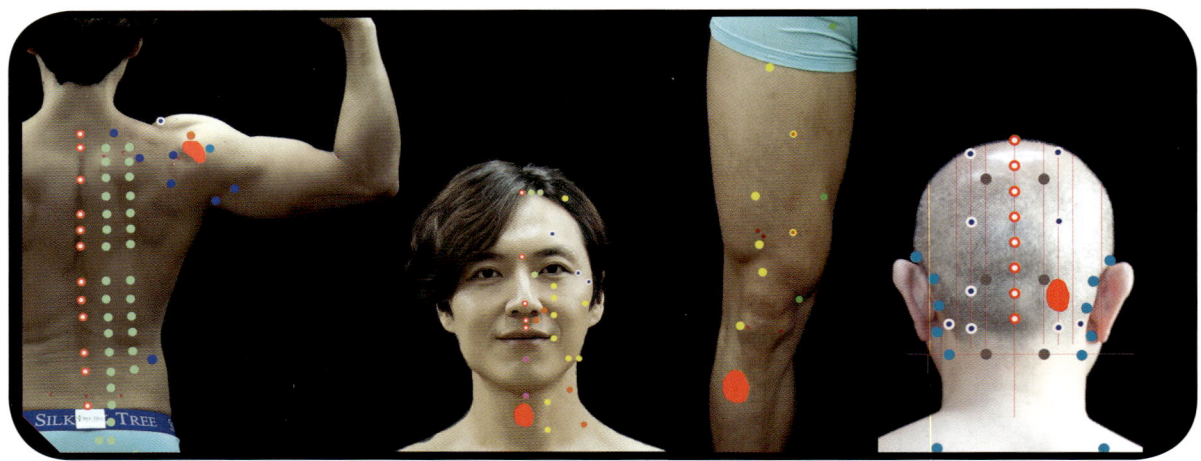

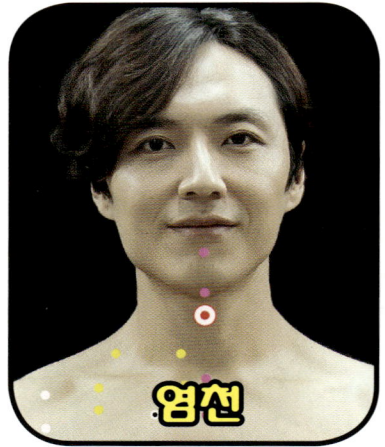
염천
목젖위 2cm 상방
패인곳의 중앙

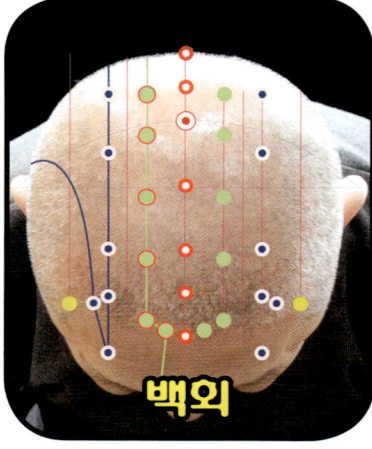
백회
이첨(귀끝)을 수직으로 올라가
정중선과 만나는 지점.

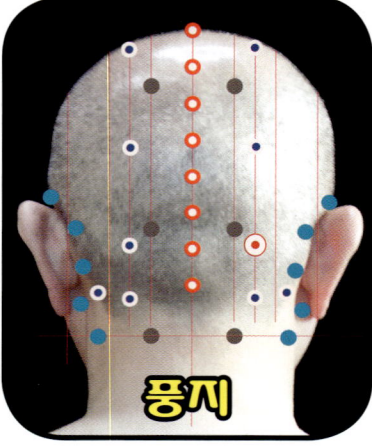
풍지
풍부와 완골사이의 바깥쪽 1/3.
풍부:외후두융기 밑 깊게 패인 곳.

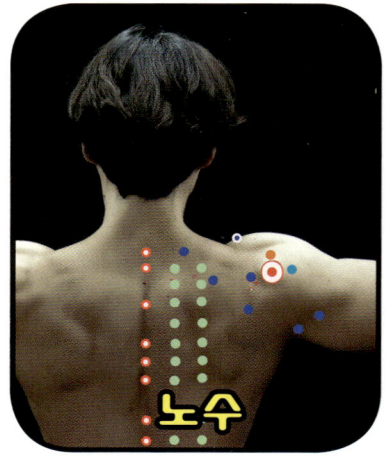
노수
견정에서 수직으로
올라가 견갑극의 아랫쪽

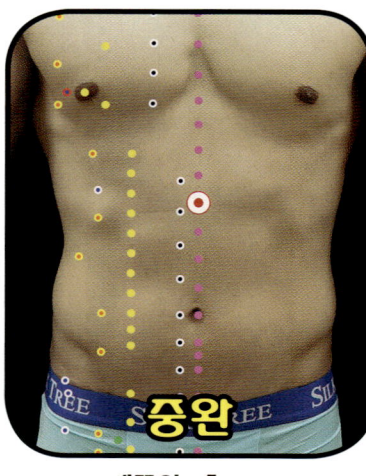
중완
배꼽위 4촌.

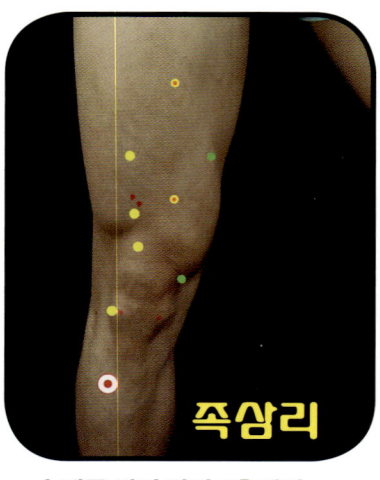
족삼리
슬개골 정점 하방 3촌에서
외측 1촌(2cm)

10. 뇌질환

치매 : 백회, 단중, 중완, 신문, 후계, 관원

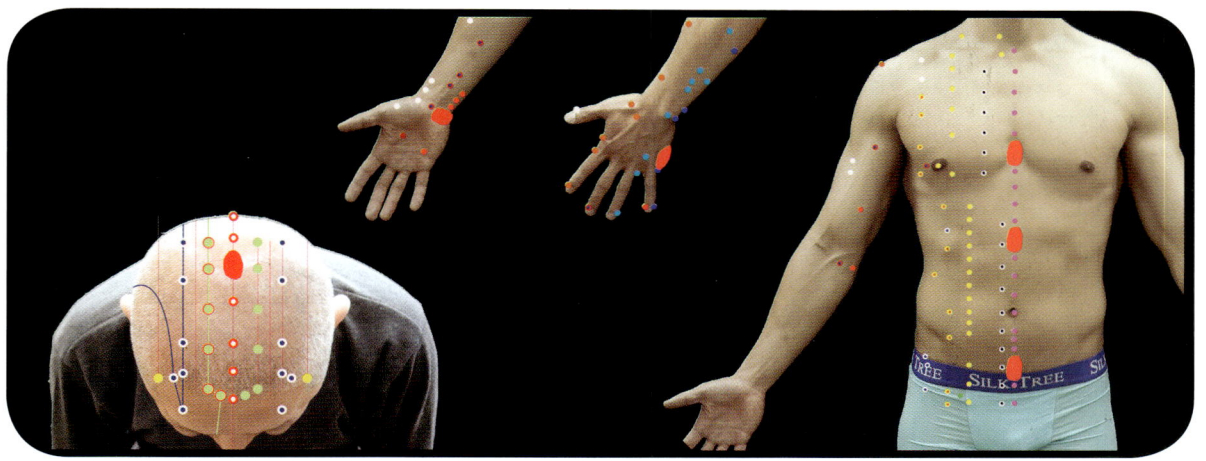

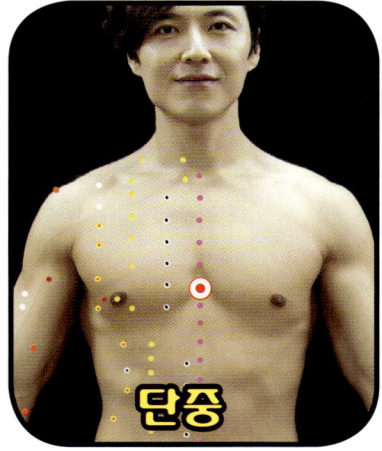

단중
양 유두 사이 중앙 약간 위.

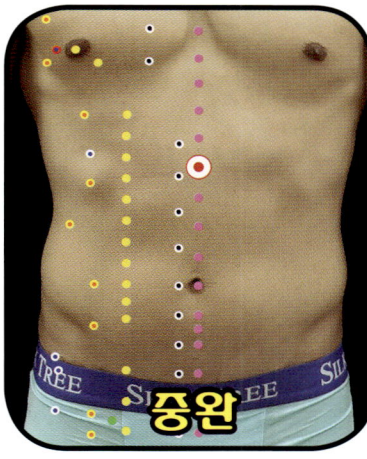

중완
배꼽위 4촌.

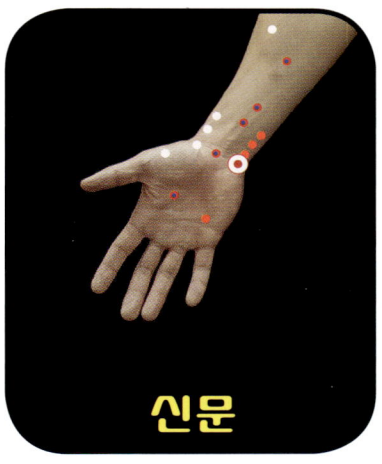

신문
손목을 뒤로 젖힐때 손목주름 위 소지측의 두 근육의 중심.

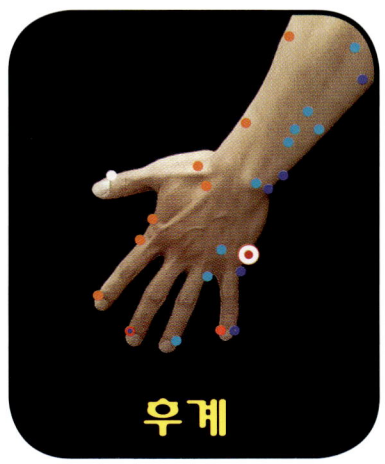

후계
주먹을 쥐면 소지측 안쪽에 두개의 주름중 손목쪽 주름끝

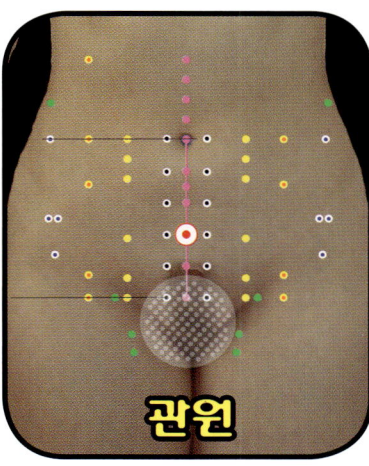

관원
배꼽아래 3촌

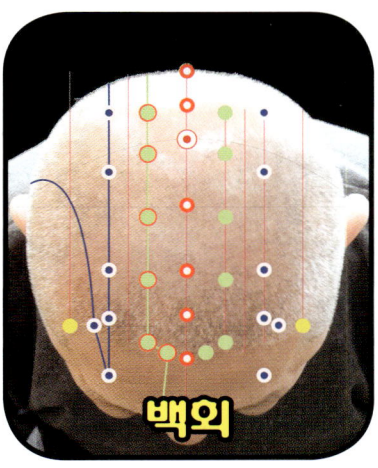

백회
이첨(귀끝)을 수직으로 올라가 정중선과 만나는 지점.

11

순환계 심장 질환

11. 순환계(혈관) 심장질환

고혈압 : 백회,천주,풍지,견정,곡지,인영,풍시

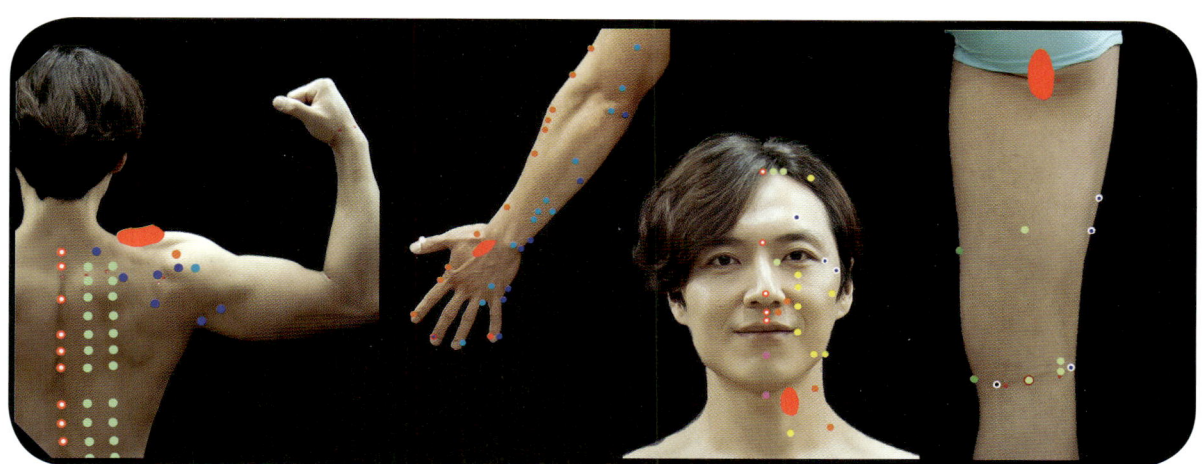

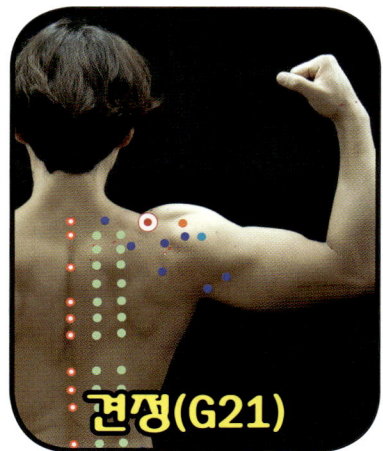

견정(G21)
제7경추극돌기 정점과 견봉각의 중앙.

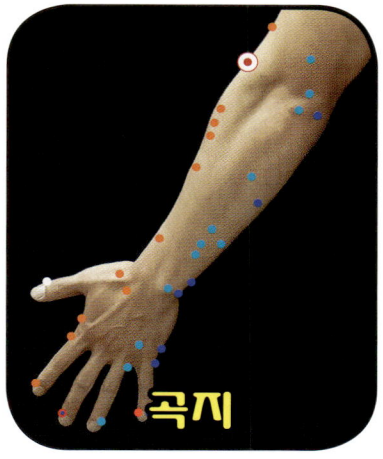

곡지
팔꿈치를 굽혔을때 바깥쪽 주름끝

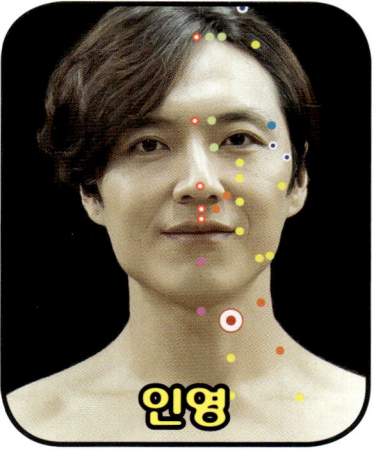

인영
목젖의 높이에서 흉쇄유돌근의 안쪽.(맥이 뜀)뜸No

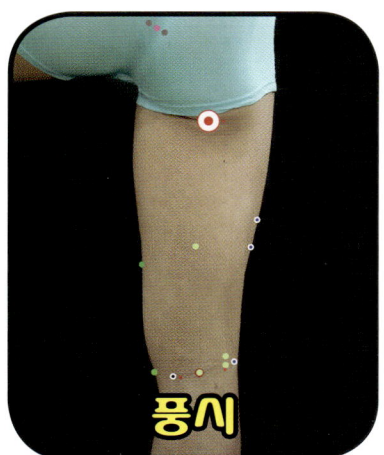

풍시
대퇴골 대전자 윗쪽과 대퇴골 하단 슬관절열극의 중앙.

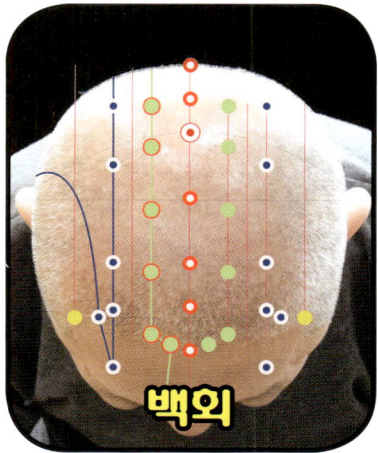

백회
이첨(귀끝)을 수직으로 올라가 정중선과 만나는 지점.

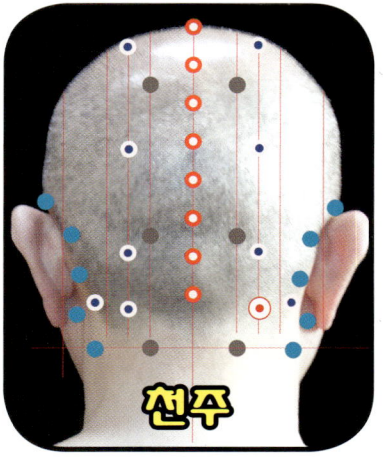

천주
천주 아문의 높이에서 바깥쪽 2cm의 증폭근의 팽융정점

11. 순환계(혈관) 심장질환

관상(심장) 동맥경화증: 단중,거궐,심수,격수,내관,신문,궐음수,극문,통리,풍륭

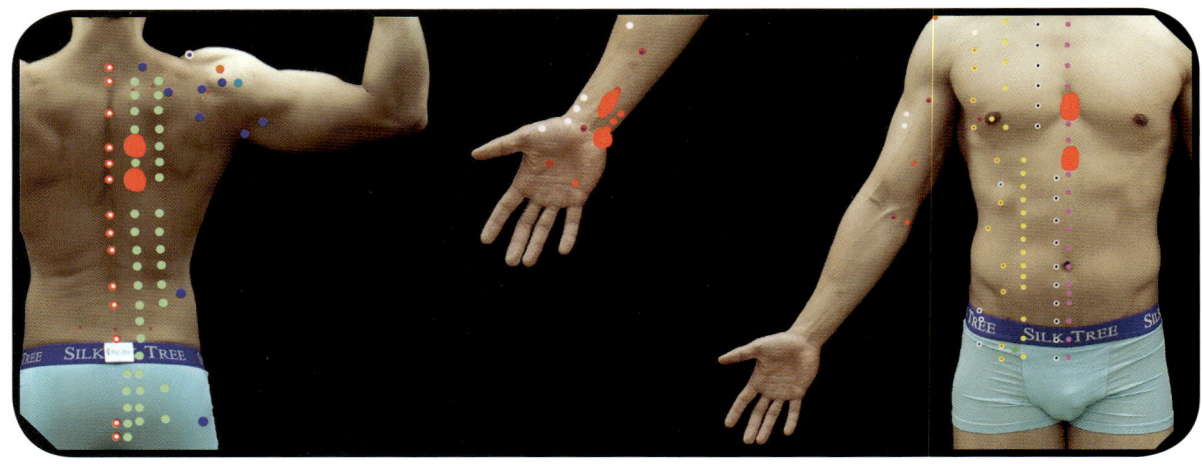

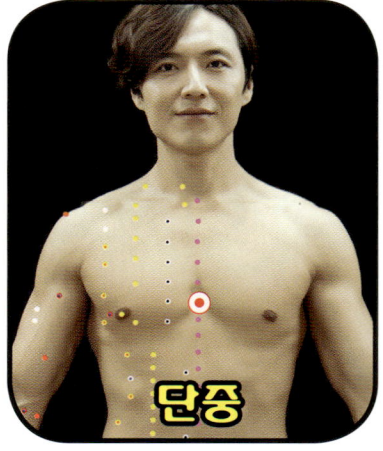

단중
양 유두 사이 중앙 약간 위.

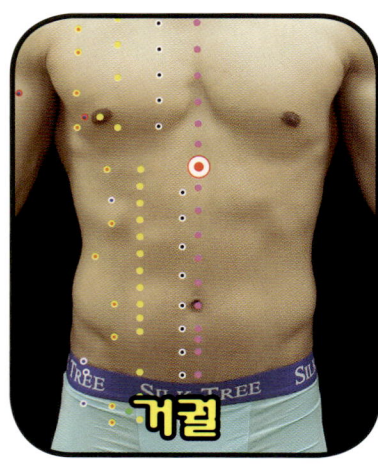

거궐
배꼽위 6촌. 중완위 2촌.

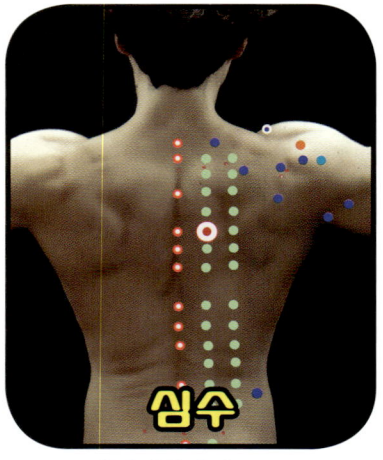

심수
배내선상에서 5,6흉추극돌기의 사이.

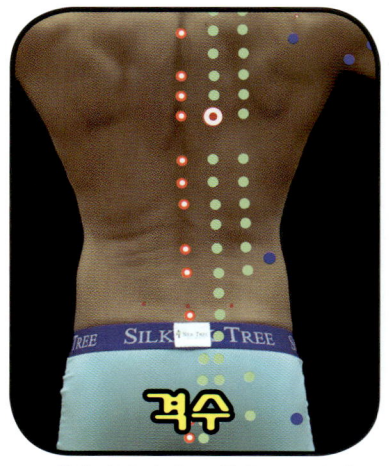

격수
배내선상에서 7,8흉추극돌기의 사이.

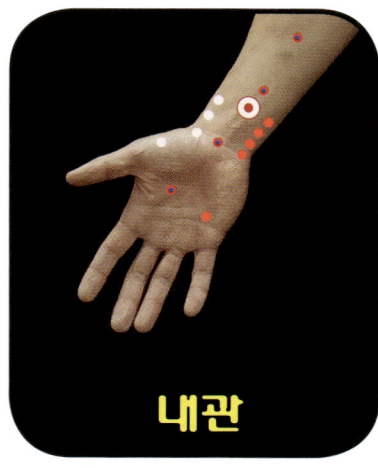

내관
곡택과 대릉 사이를 6등분하고 대릉에서 1/6지점 양건의 사이

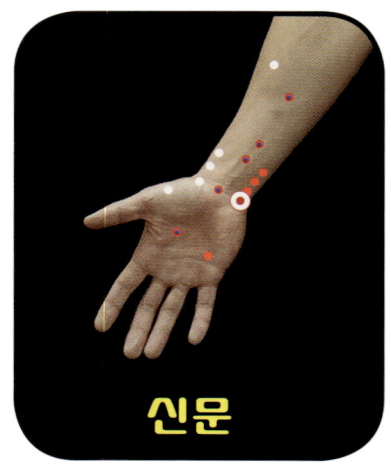

신문
손목을 뒤로 젖힐때 손목주름 위 소지측의 두 근육의 중심.

11. 순환계(혈관) 심장질환

동맥경화 : 풍문,격수,중완,곡지,풍시,족삼리,축빈

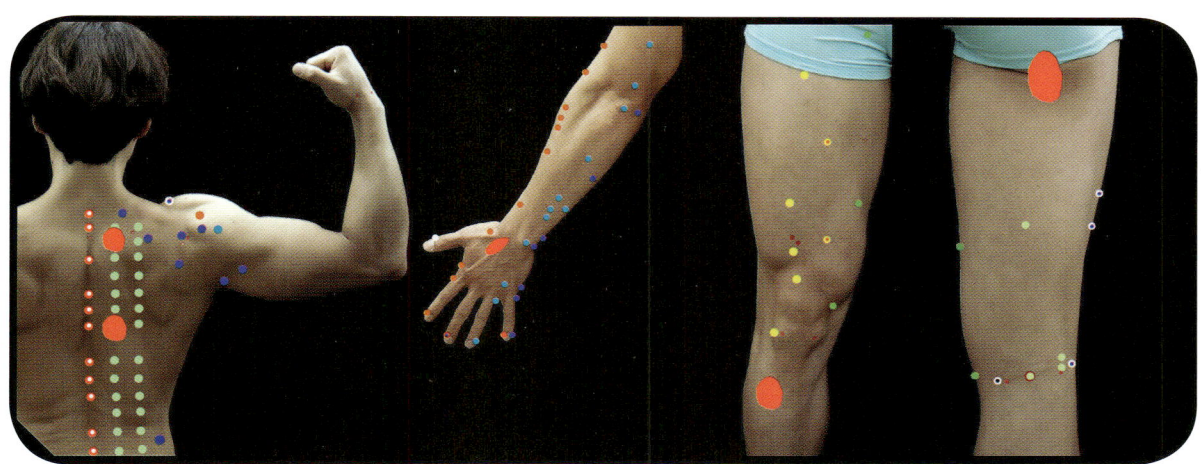

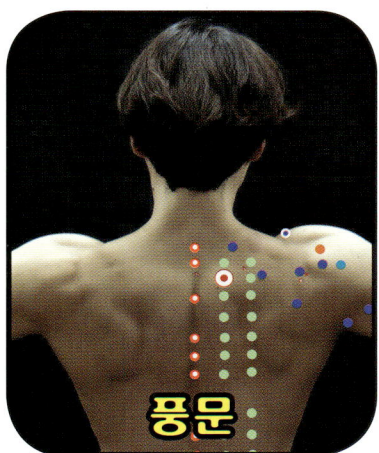

풍문
배내선상에서
2,3 흉추극돌기의 사이.

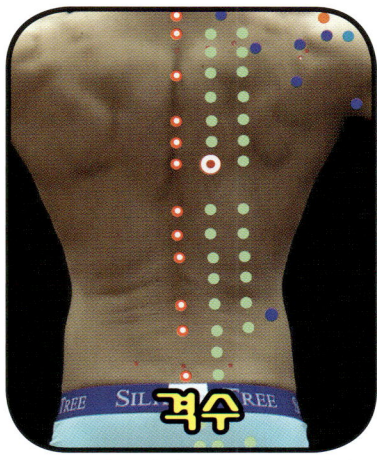

격수
배내선상에서 7,8흉추극돌기의
사이.

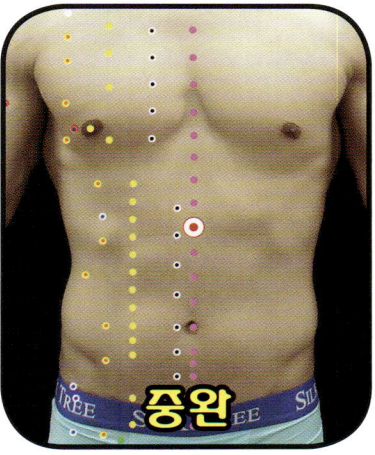

중완
배꼽위 4촌.

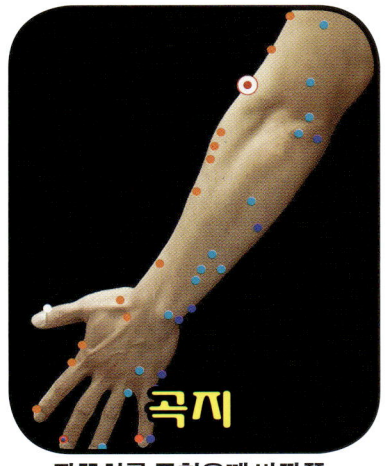

곡지
팔꿈치를 굽혔을때 바깥쪽
주름끝

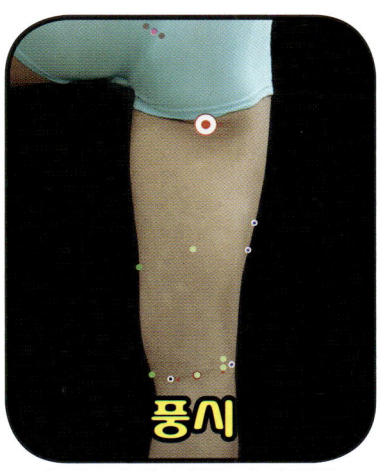

풍시
대퇴골 대전자 윗쪽과 대퇴골
하단 슬관절열극의 중앙.

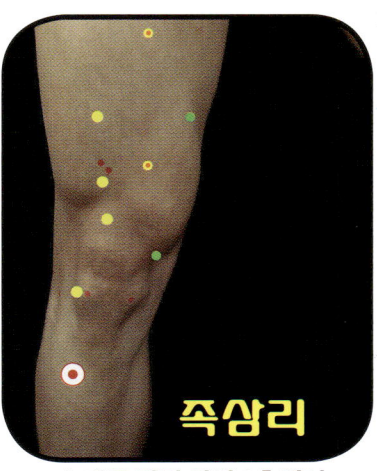

족삼리
슬개골 정점 하방 3촌에서
외측 1촌(2cm)

11. 순환계(혈관) 심장질환

류마틱(류마티스)심장병(풍습성 심장병) : 심수,영대,거궐,극문,신문,기문,소해(H3),족삼리

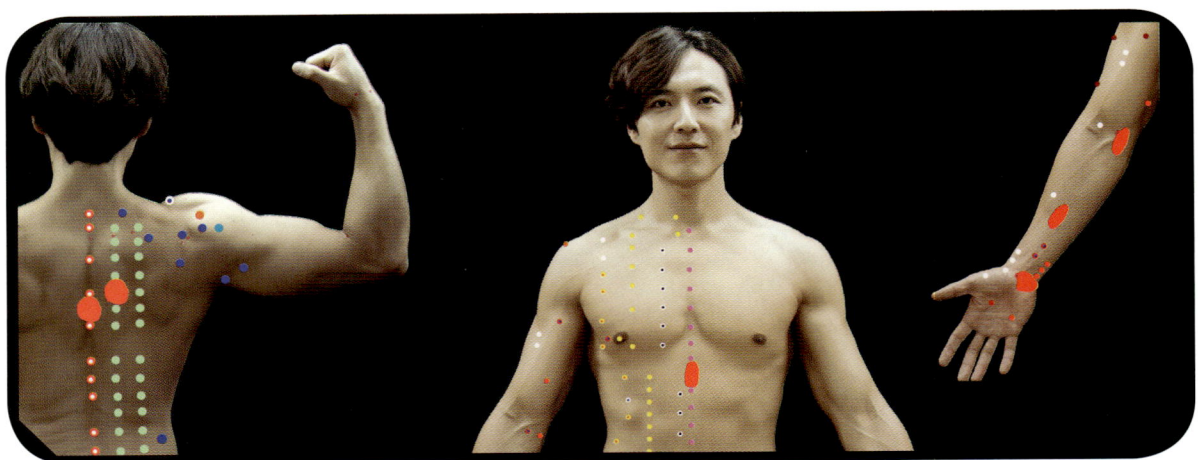

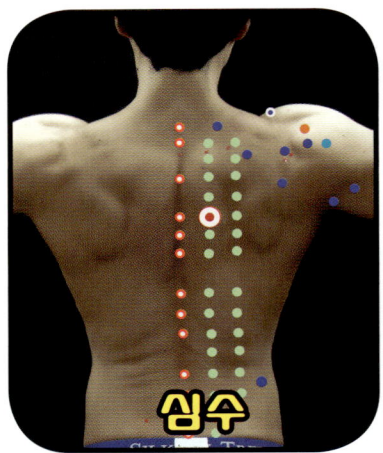

심수

배내선상에서
5,6흉추극돌기의 사이.

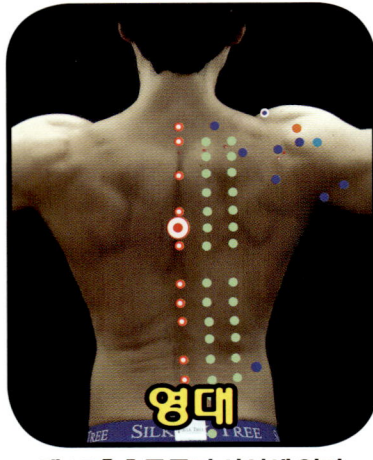

영대

제6,7흉추극돌기 사이에 있다.

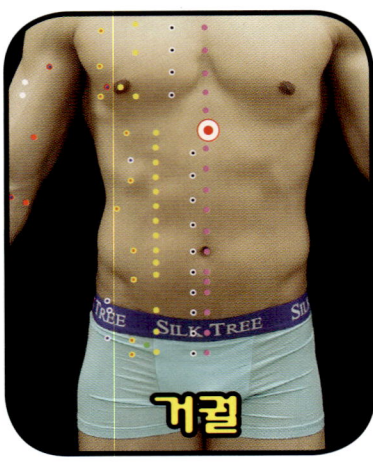

거궐

배꼽위 6촌. 중완위 2촌.

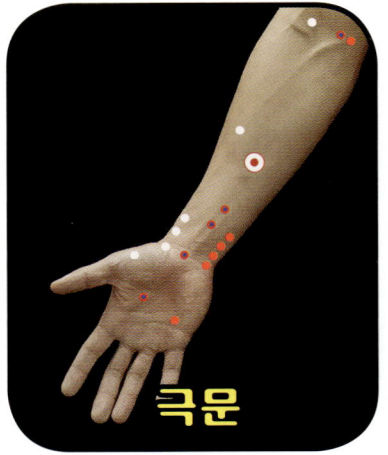

극문

곡택과대릉의 중앙에서 대릉쪽 2cm
지점의 앞에서 두개의 힘줄 사이.

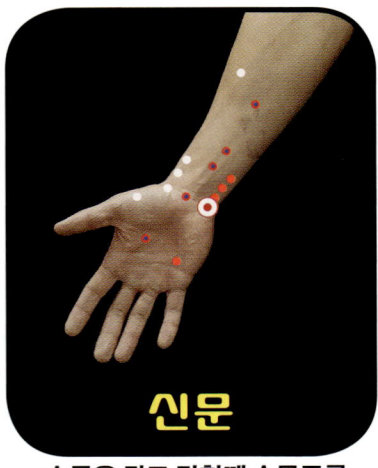

신문

손목을 뒤로 젖힐때 손목주름
위 소지측의 두 근육의 중심.

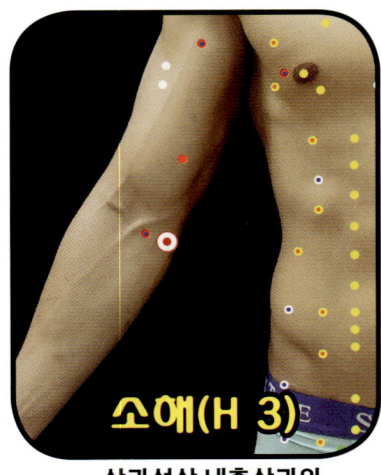

소해(H 3)

상과선상 내측상과와
팔꿈치의 중앙.

11. 순환계(혈관) 심장질환

무맥(증) : 심수,곡지,척택,태연,열결,내관,통리

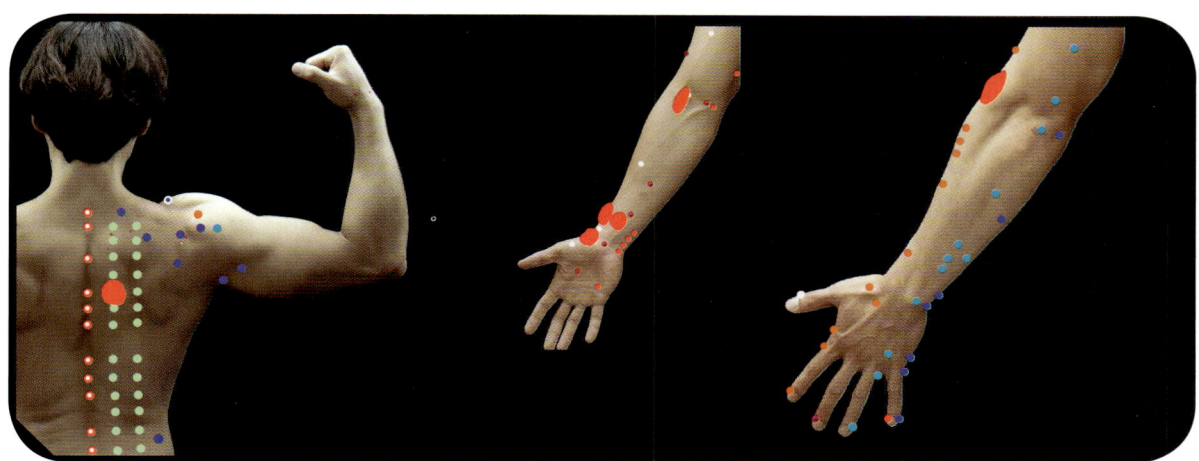

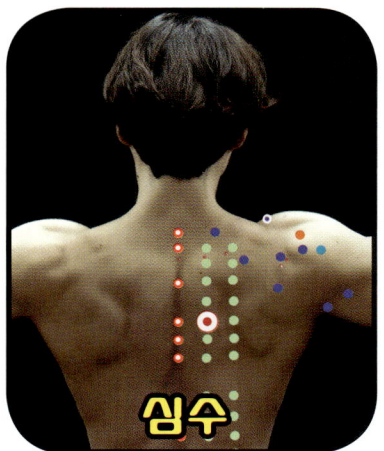

심수

배내선상에서
5,6흉추극돌기의 사이.

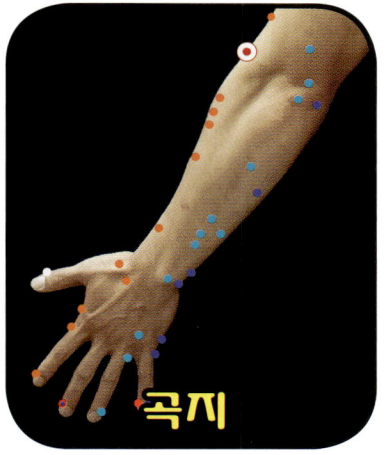

곡지

팔꿈치를 굽혔을때 바깥쪽
주름끝

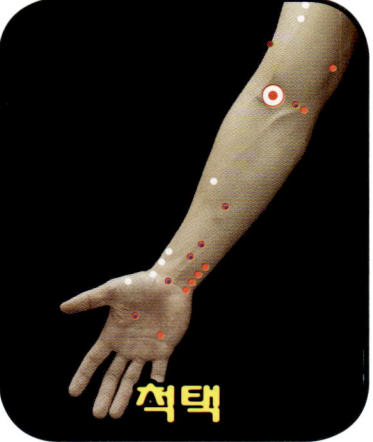

척택

손바닥을 앞으로, 팔꿈치 안주름
위 엄지측 패인 곳.

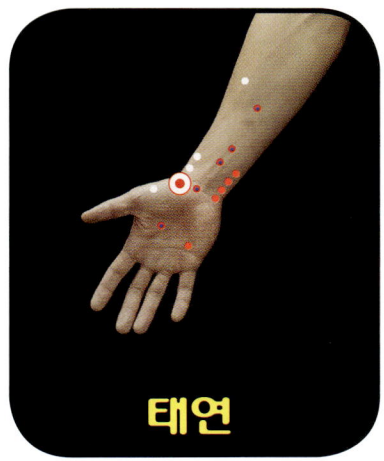

태연

손목주름위 엄지측 끝
패인 곳. 맥이 뛴다.

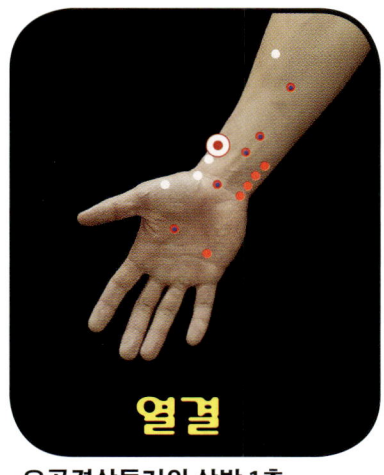

열결

요골경상돌기의 상방 1촌

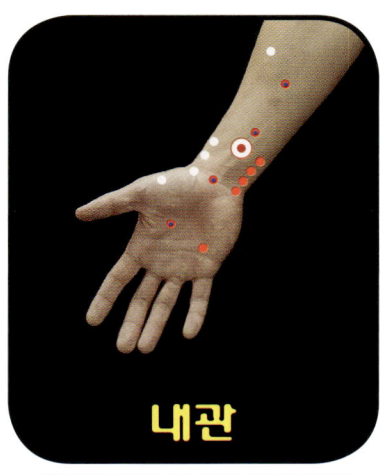

내관

곡택과 대릉 사이를 6등분하고
대릉에서 1/6지점 양건의 사이

11. 순환계(혈관) 심장질환

백혈병 : 대추, 심수, 격수, 비수, 중완, 족삼리, 현종, 혈해

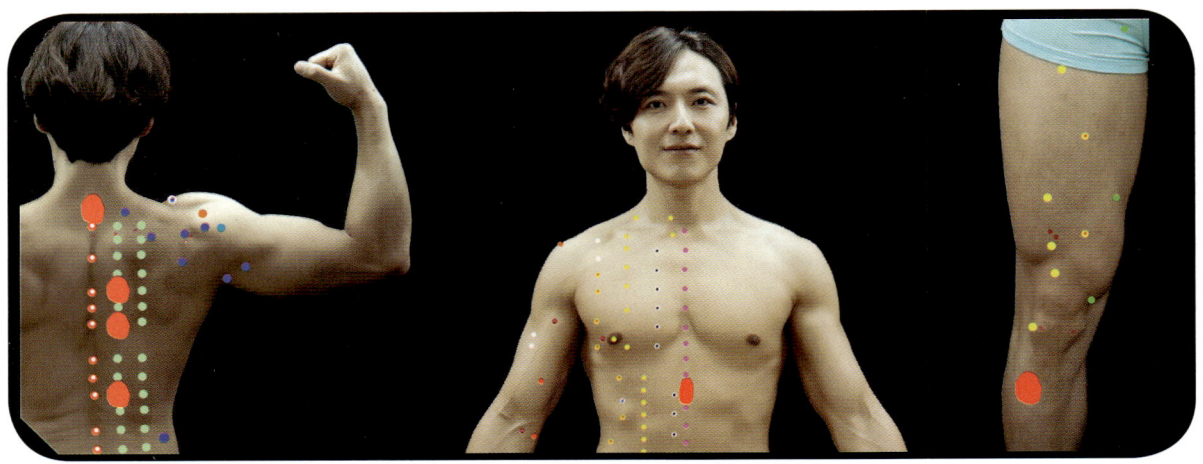

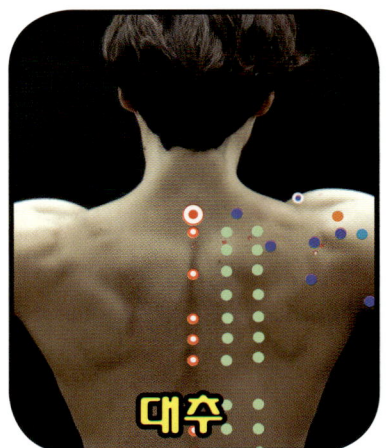

대추

제7경추와 제1흉추의 사이.

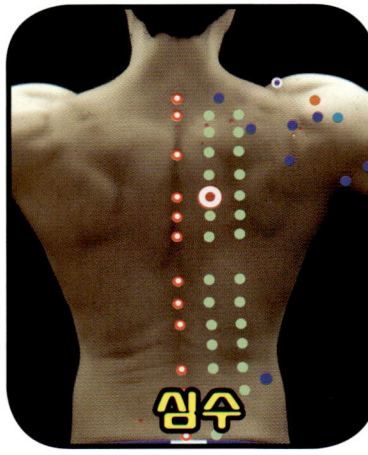

심수

배내선상에서 5,6흉추극돌기의 사이.

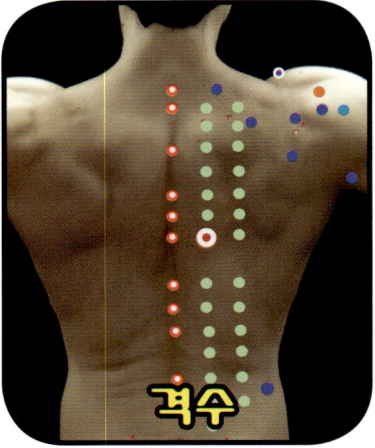

격수

배내선상에서 7,8흉추극돌기의 사이.

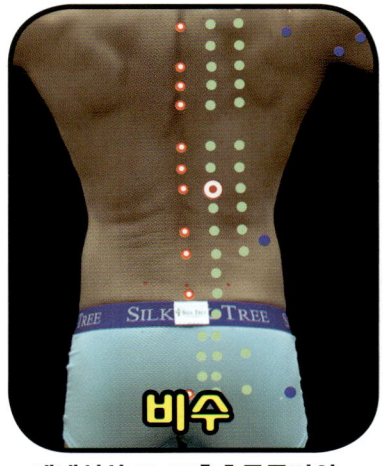

비수

배내선상 11,12흉추극돌기의 사이.

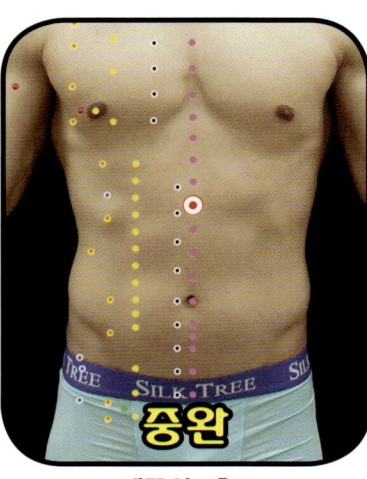

중완

배꼽위 4촌.

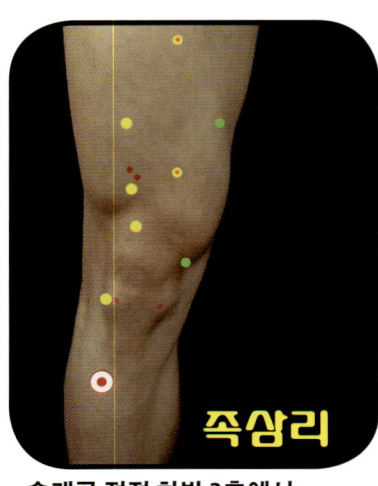

족삼리

슬개골 정점 하방 3촌에서 외측 1촌(2cm).

11. 뇌질환(혈관) 심장질환

빈혈 : 백회,천주,풍지,협계,삼음교,용천

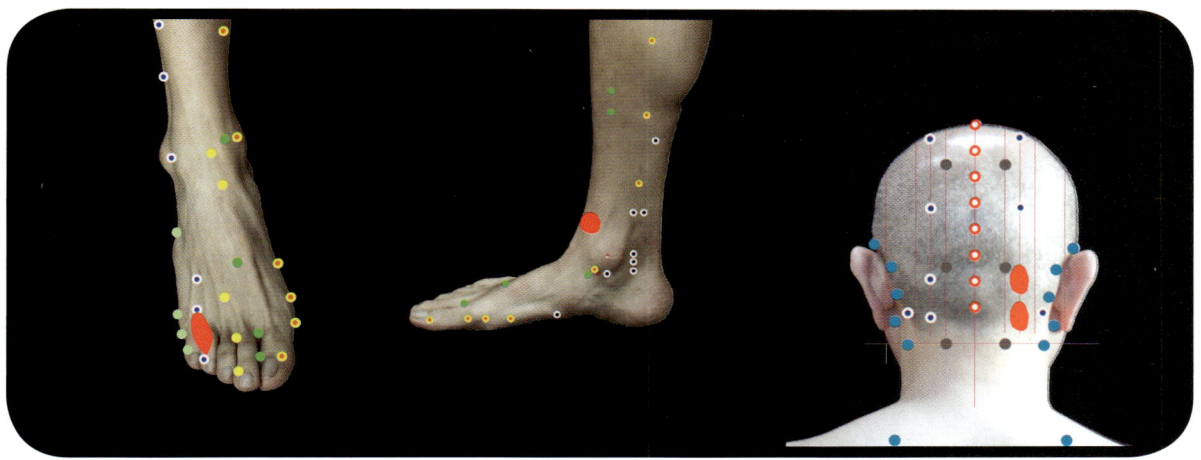

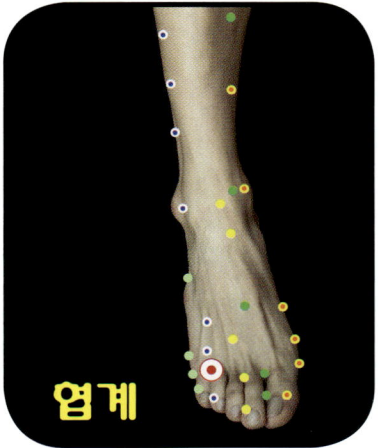

협계

제4번째 발가락의 기절골저의 외측(소지측) 앞쪽

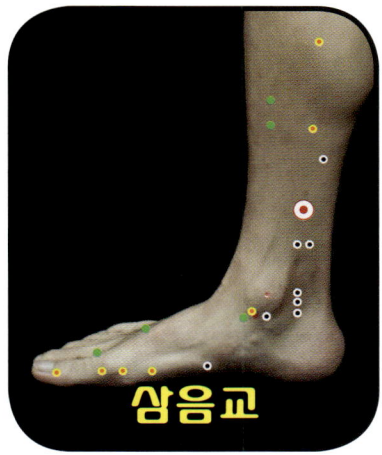

삼음교

내복사뼈 정점 상방3촌.경골과 근육의 경계.임산부 침No

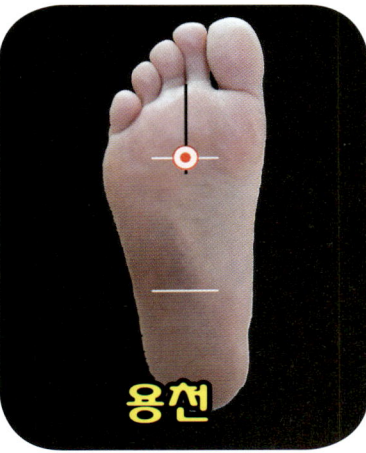

용천

2,3지사이. 발가락을 오무렸을때 앞쪽 1/3지점 함몰된 곳

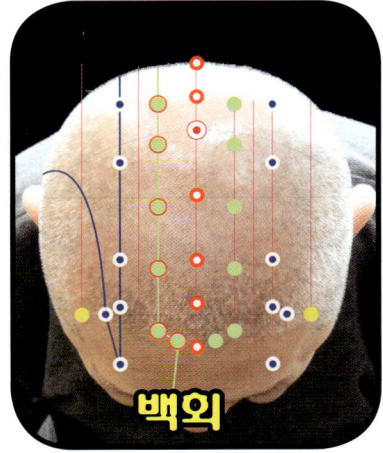

백회

이첨(귀끝)을 수직으로 올라가 정중선과 만나는 지점.

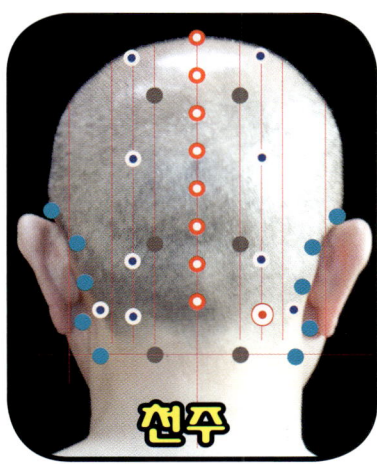

천주

천주 아문의 높이에서 바깥쪽 2cm의 증폭근의 팽융정점

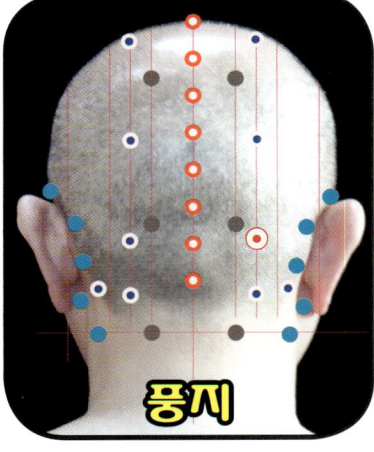

풍지

풍부와 완골사이의 바깥쪽 1/3. 풍부:외후두융기 밑 깊게 패인 곳.

11. 뇌질환(혈관) 심장질환

손발끝 감각이상: 합곡, 후계, 환도, 양릉천, 곤륜, 태충

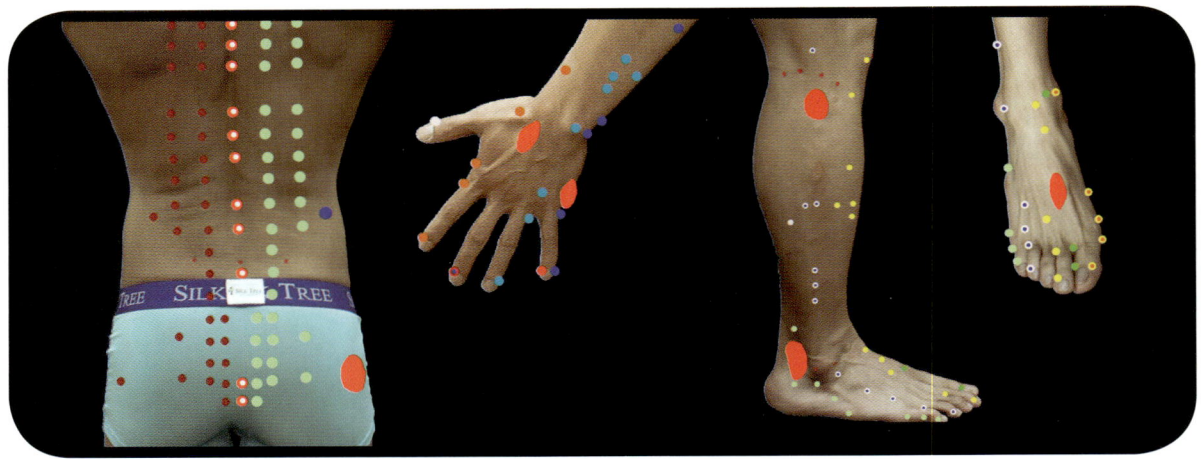

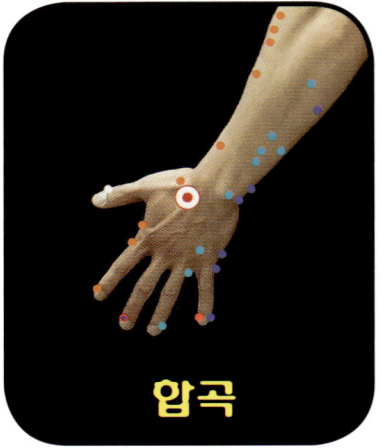

합곡
제1,2중수골저 사이에서
제2중수골저측의 뼈바로밑.

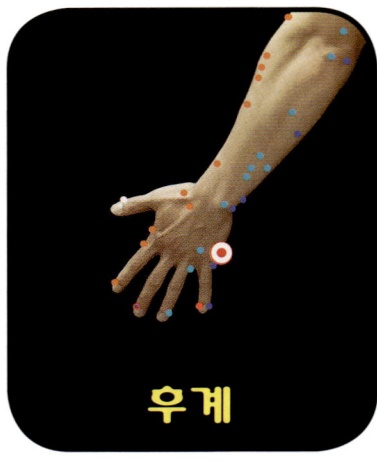

후계
주먹을 쥐면 소지측 안쪽에
두개의 주름중 손목쪽 주름끝

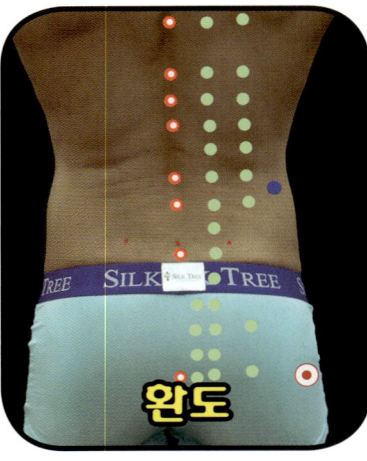

환도
대퇴골 대전자의
위끝으로부터 2cm상방

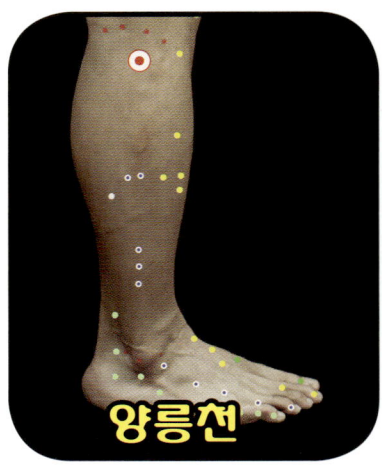

양릉천
비골소두 앞 아래, 족삼리혈
후방 1촌 윗쪽.

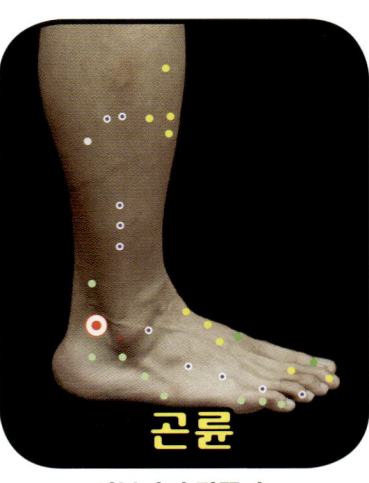

곤륜
외복사뼈 뒷쪽과
아킬레스건의 중앙.

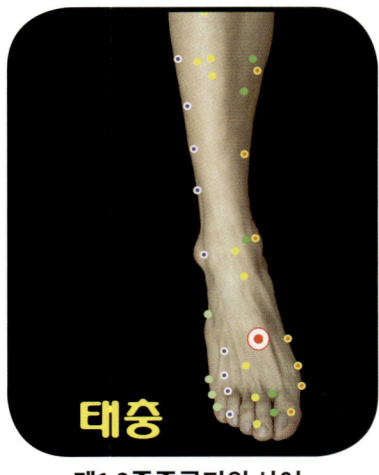

태충
제1,2중족골저의 사이.

11. 뇌질환(혈관) 심장질환

손발 냉증/피 순환 개선: 복토,삼음교,상구,태충,대돈,행간

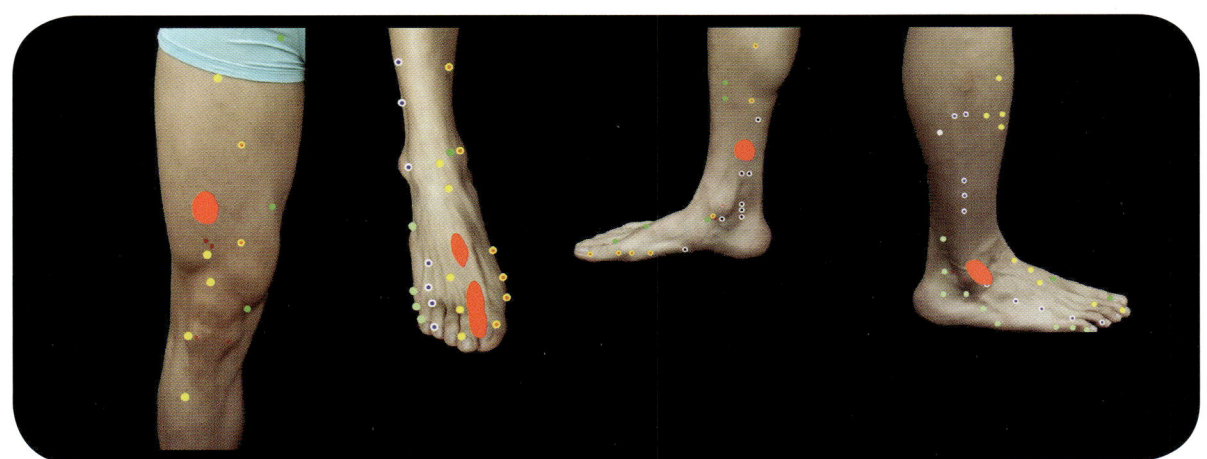

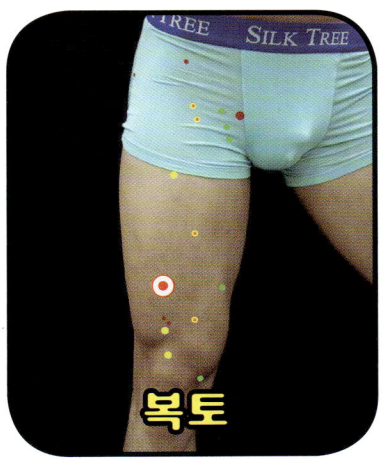

복토
상전장골극 아랫쪽과 슬개골 외상점사이의 하방1/3. 뜸No

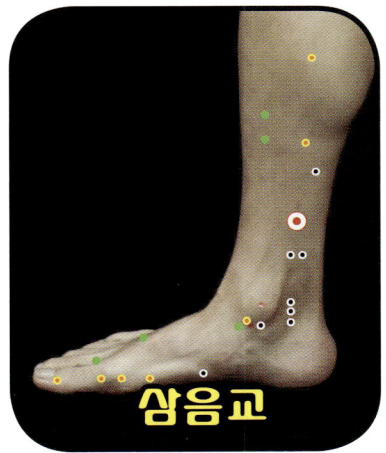

삼음교
내복사뼈 정점 상방3촌.경골과 근육의 경계.임산부 침No

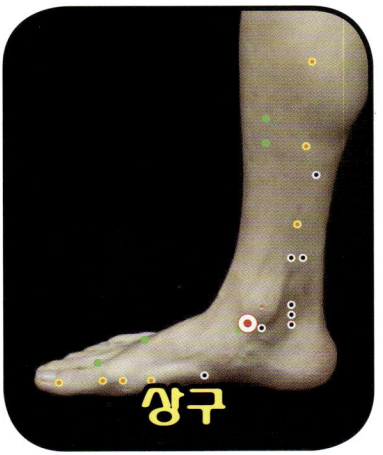

상구
내과의 앞밑쪽(둥글고 완만한 굴곡이져 있다)의 중앙.

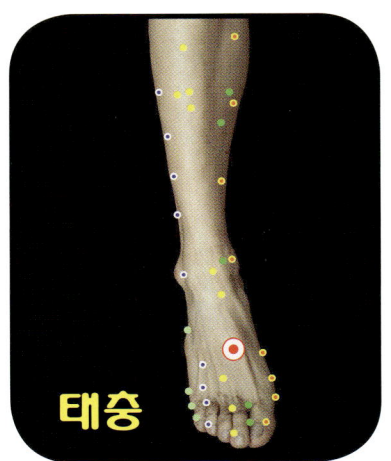

태충
제1,2중족골저의 사이.

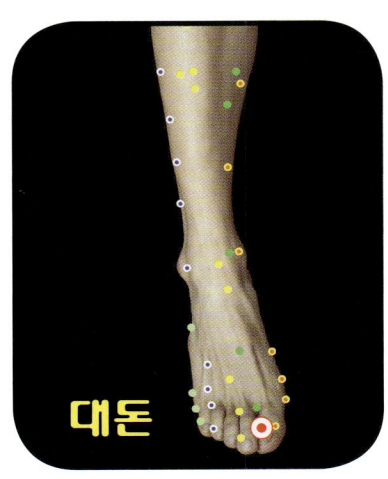

대돈
엄지발톱의 외측모서리 1푼 후방에서 대돈을 취혈한다.

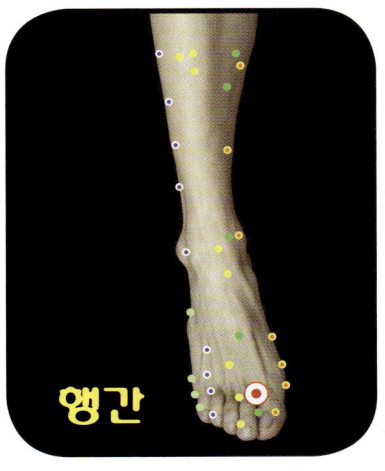

행간
제1지 기절골저의 외측.

11. 뇌질환(혈관) 심장질환

심계항진 : 심수, 단중, 거궐, 내관, 극문, 음극, 신문, 족삼리

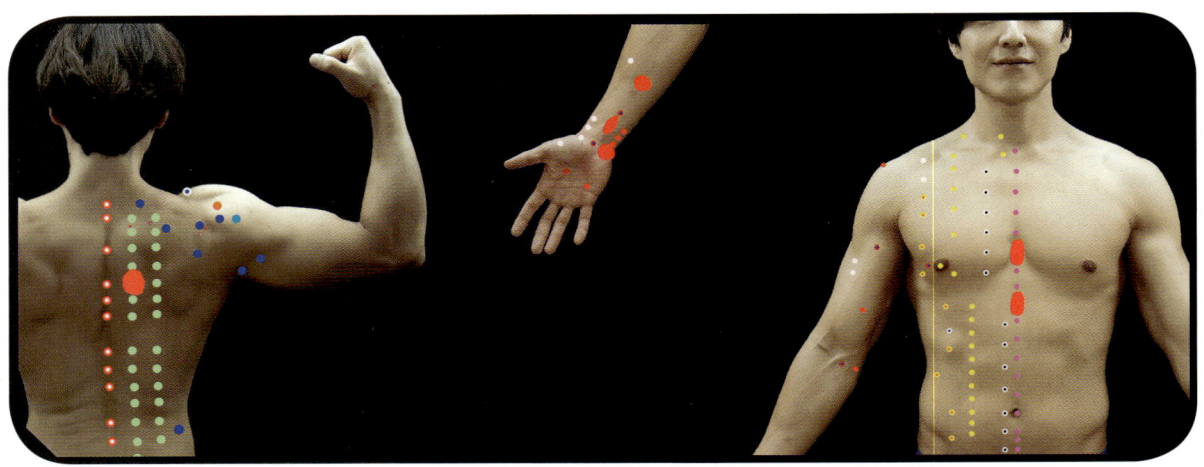

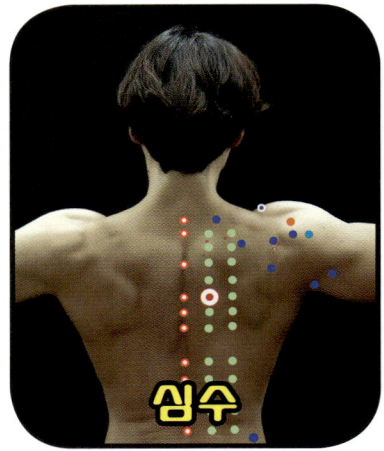

심수

배내선상에서
5,6흉추극돌기의 사이.

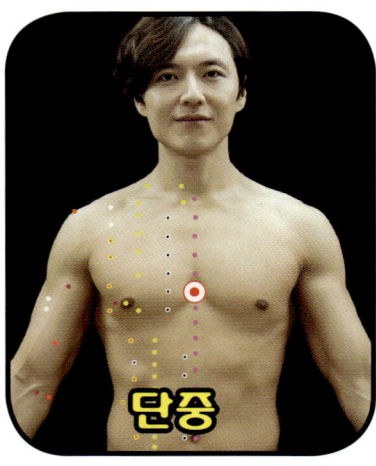

단중

양 유두 사이 중앙 약간 위.

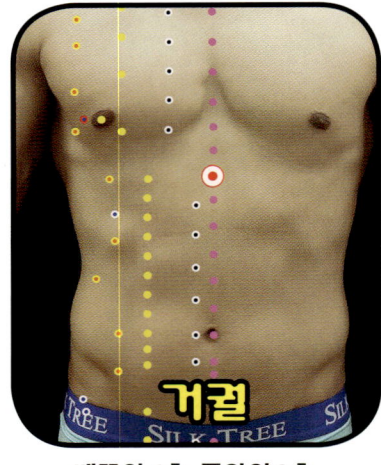

거궐

배꼽위 6촌. 중완위 2촌.

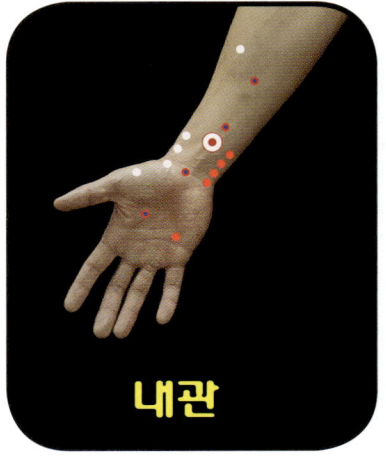

내관

곡택과 대릉 사이를 6등분하고
대릉에서 1/6지점 양건의 사이

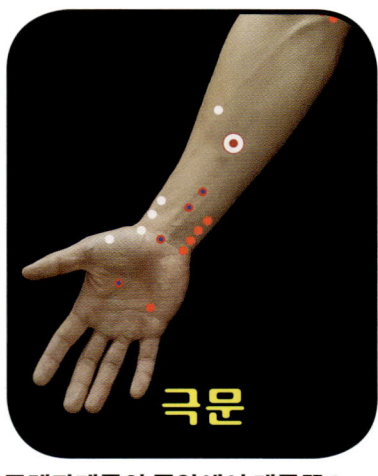

극문

곡택과대릉의 중앙에서 대릉쪽 2cm
지점의 앞에서 두개의 힘줄 사이.

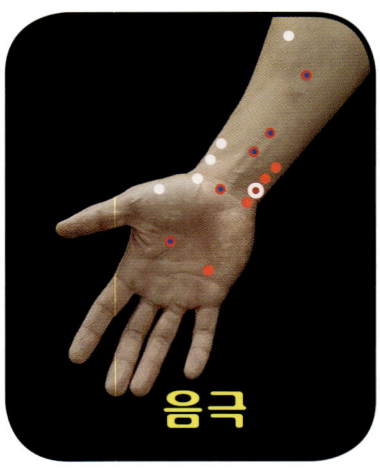

음극

손목주름위의 소지측 두 근육
사이의 신문혈 상방 1cm

11. 뇌질환(혈관) 심장질환

심근경색: 단중, 신봉, 심수, 내관, 신맥, 십선

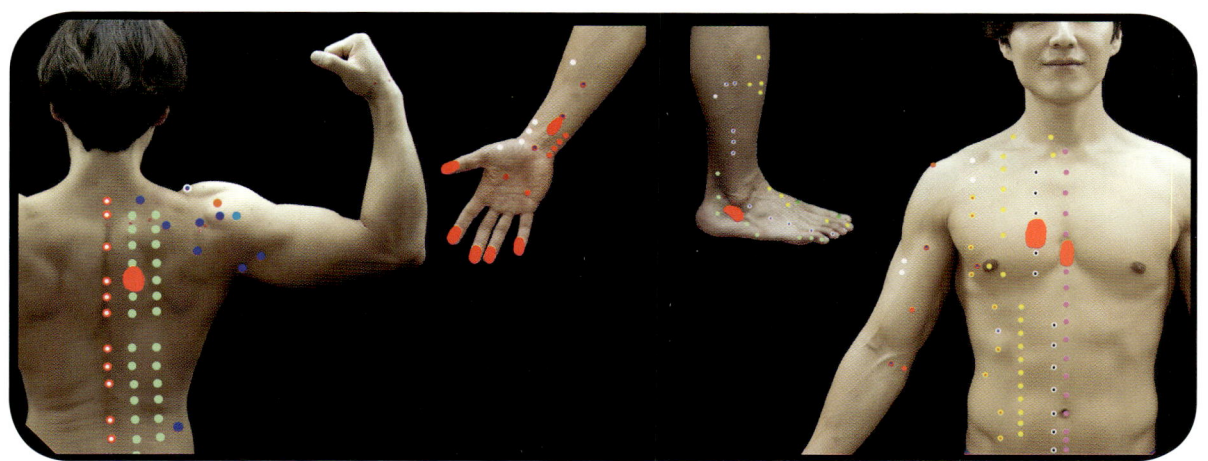

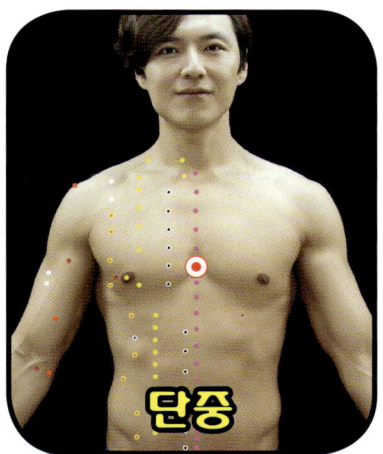

단중
양 유두 사이 중앙 약간 위.

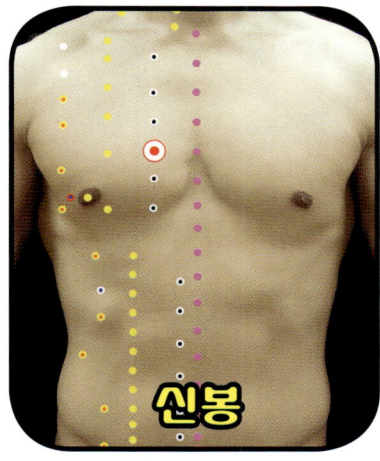

신봉
대략 유두와 같은 높이의 흉내선상에서 음푹 들어간 곳

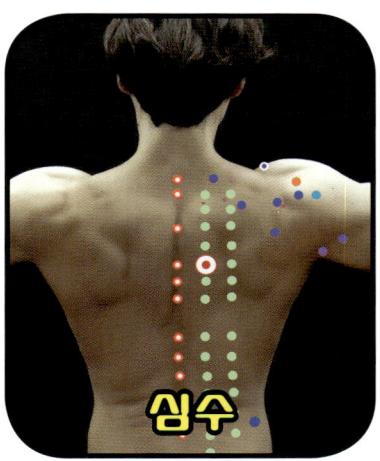

심수
배내선상에서 5,6흉추극돌기의 사이.

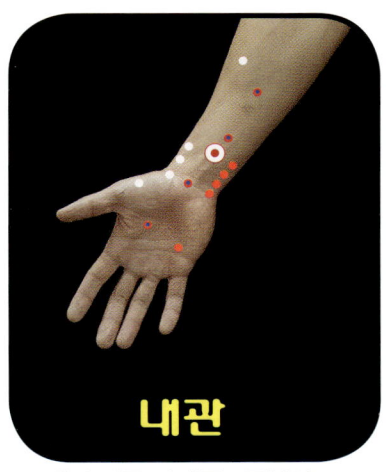

내관
곡택과 대릉 사이를 6등분하고 대릉에서 1/6지점 양건의 사이

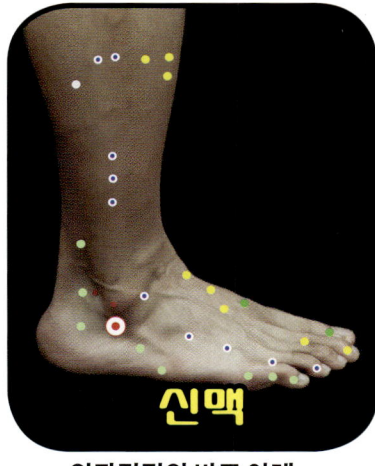

신맥
외과정점의 바로 아래 2cm의 움푹 들어간 곳.

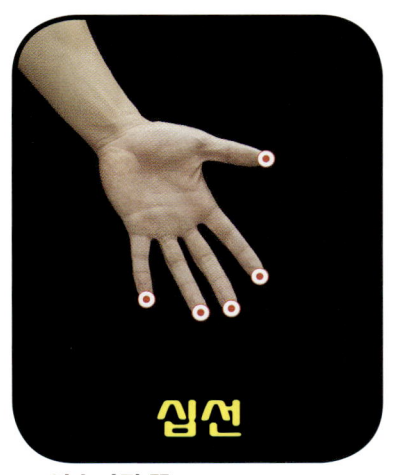

십선
열손가락 끝. 손톱으로부터 0.1촌.

11. 뇌질환(혈관) 심장질환

심근염(심장근육염증): 단중,심수,곡지,내관,신문,극문,삼음교

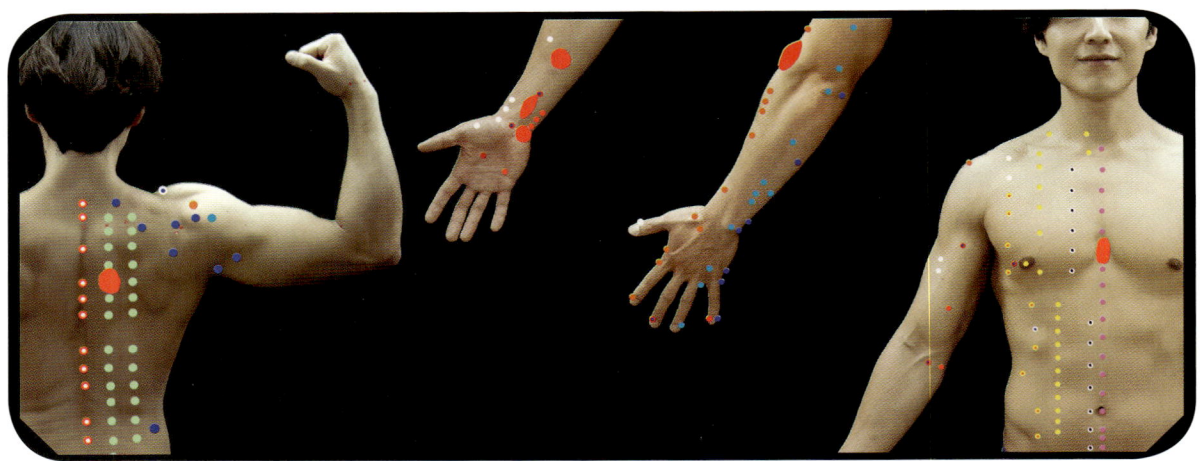

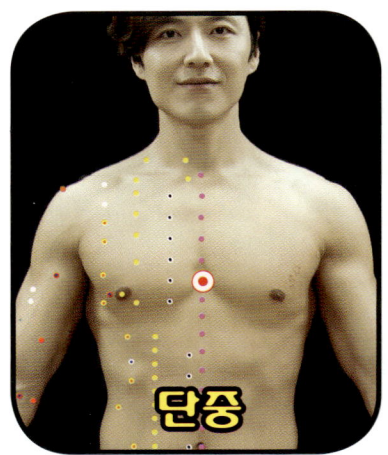

단중
양 유두 사이 중앙 약간 위.

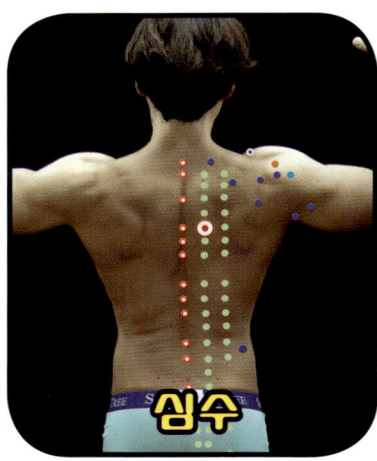

심수
배내선상에서 5,6흉추극돌기의 사이.

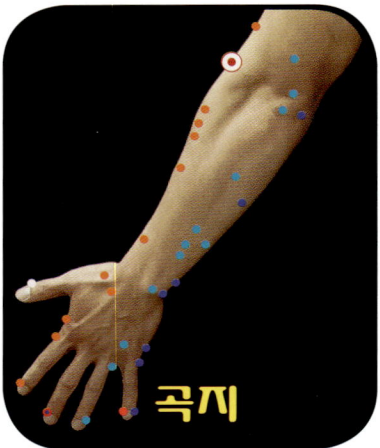

곡지
팔꿈치를 굽혔을때 바깥쪽 주름끝

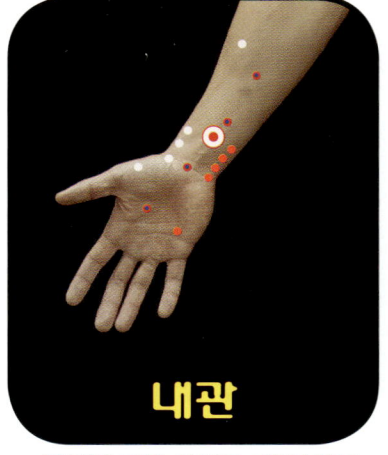

내관
곡택과 대릉 사이를 6등분하고 대릉에서 1/6지점 양건의 사이

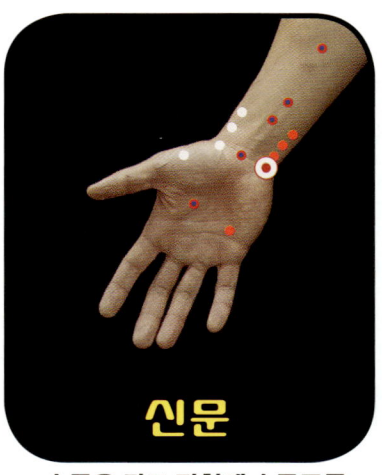

신문
손목을 뒤로 젖힐때 손목주름 위 소지측의 두 근육의 중심.

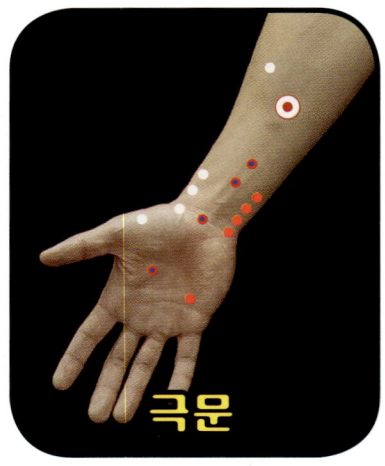

극문
곡택과대릉의 중앙에서 대릉쪽 2cm 지점의 앞에서 두개의 힘줄 사이.

11. 뇌질환(혈관) 심장질환

심장마비: 단중,소료,수구,십선,내관,족삼리

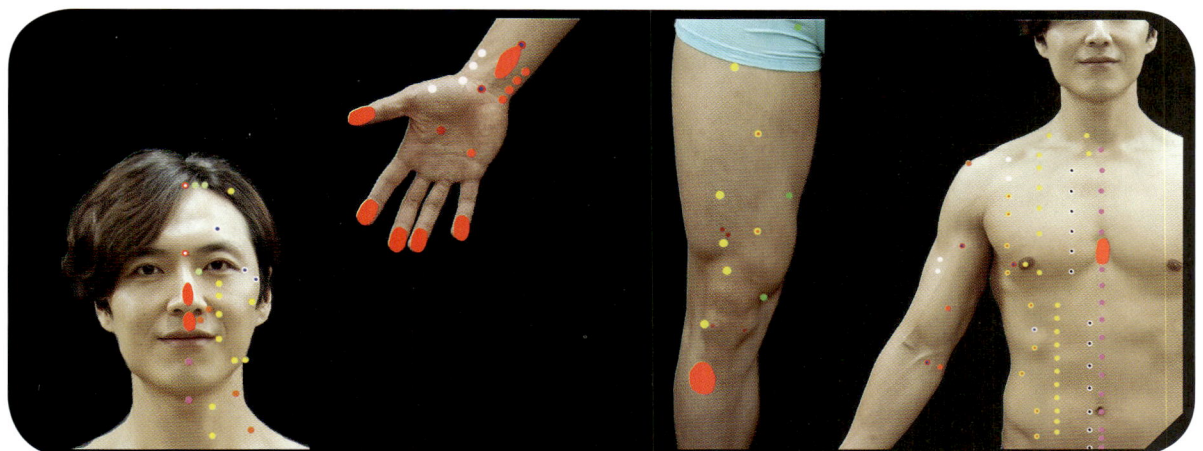

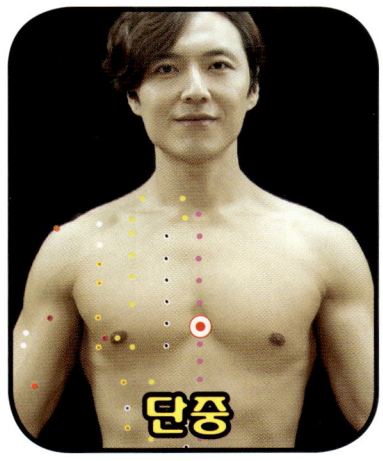

단중
양 유두 사이 중앙 약간 위.

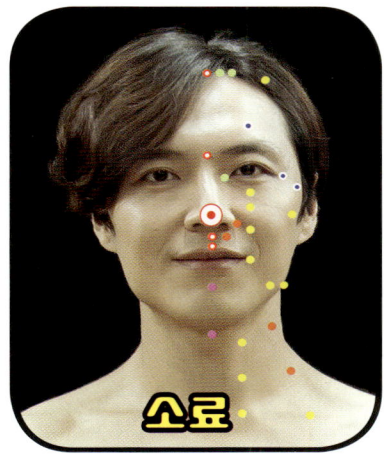

소료
코끝 최상단. 뜸No.

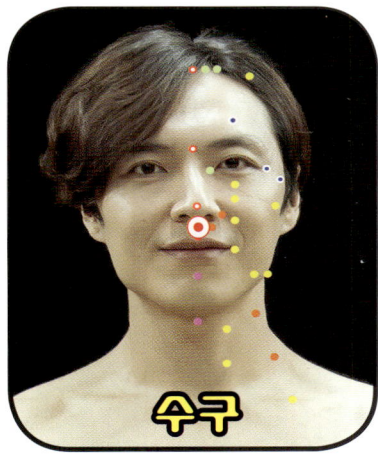

수구
인중구 상방 1/3.

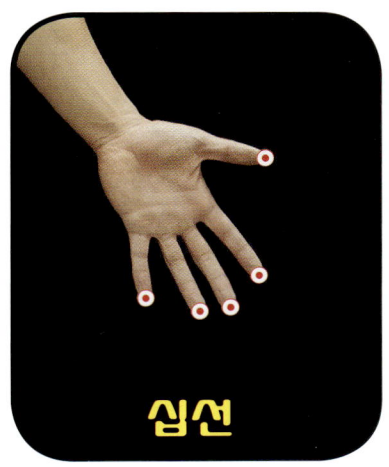

십선
열손가락 끝.
손톱으로부터 0.1촌.

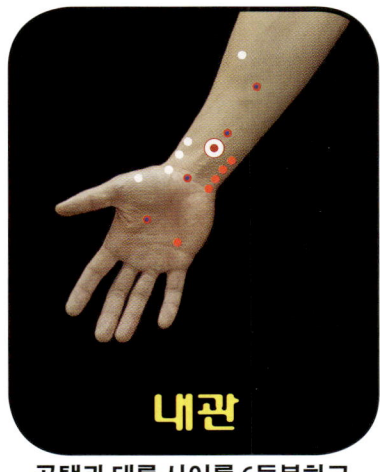

내관
곡택과 대릉 사이를 6등분하고
대릉에서 1/6지점 양건의 사이

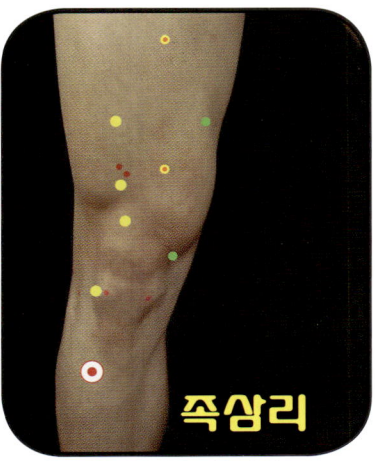

족삼리
슬개골 정점 하방 3촌에서
외측 1촌(2cm)

11. 뇌질환(혈관) 심장질환

심장 박동이 고르지않음: 단중,소해(H3),지정,내관,통리,극문

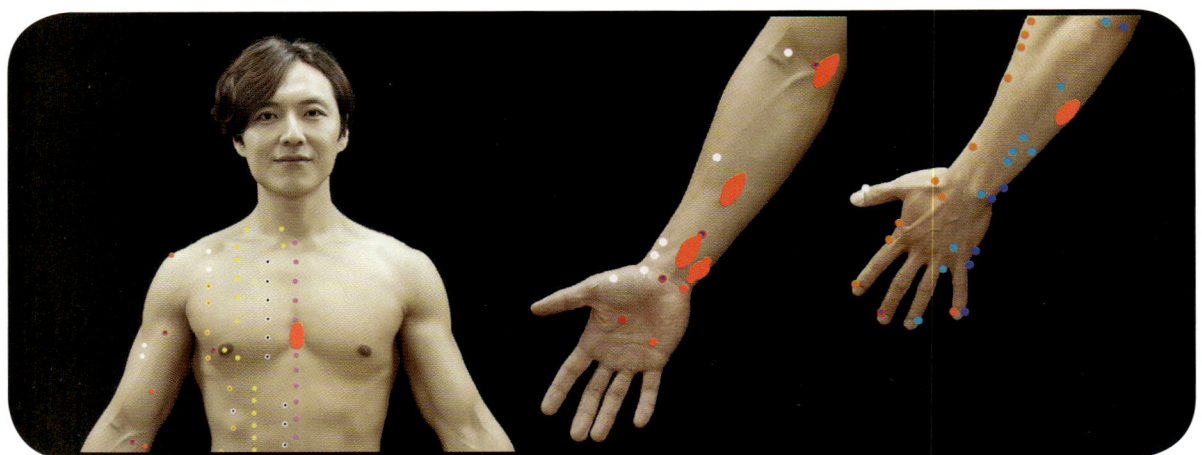

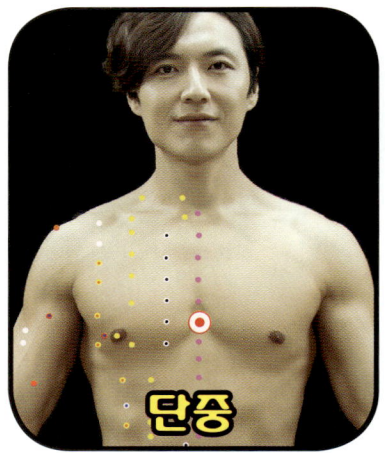

단중
양 유두 사이 중앙 약간 위.

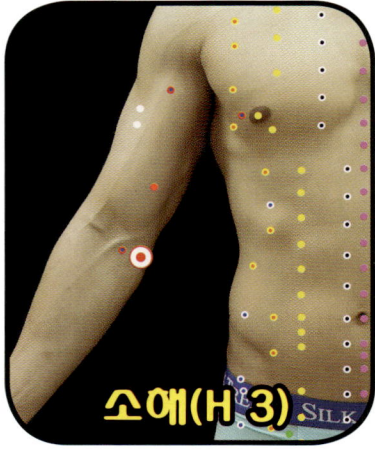

소해(H 3)
상과선상 내측상과와 팔꿈치의 중앙.

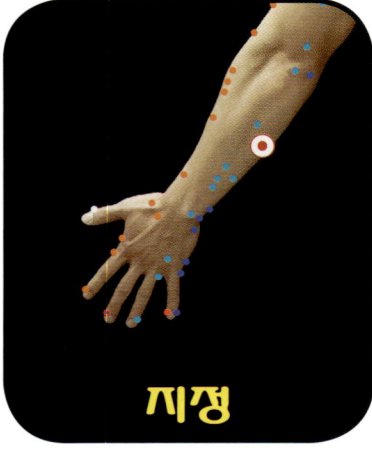

지정
소해와 양곡의 중앙 바로 밑2cm

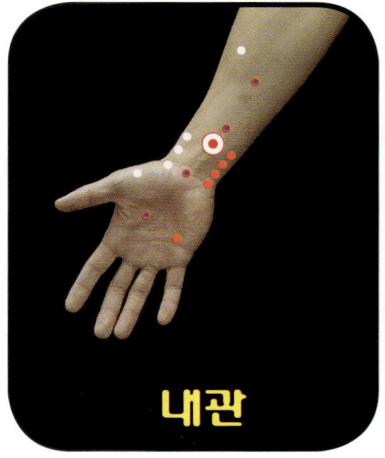

내관
곡택과 대릉 사이를 6등분하고 대릉에서 1/6지점 양건의 사이

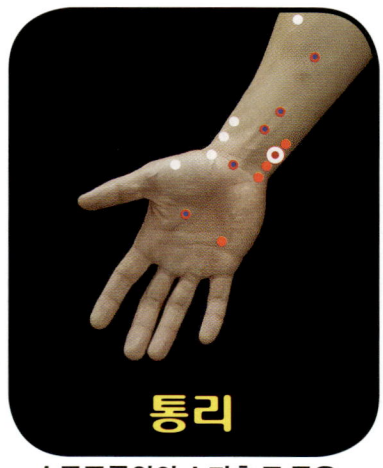

통리
손목주름위의 소지측 두 근육 사이의 신문혈 상방 2cm

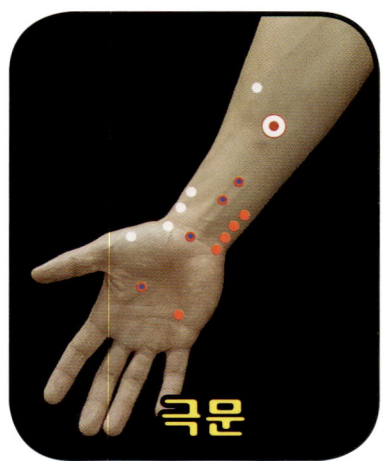

극문
곡택과대릉의 중앙에서 대릉쪽 2cm 지점의 앞에서 두개의 힘줄 사이.

11. 뇌질환(혈관) 심장질환

저혈압 : 백회, 단중, 중완, 극문, 곡지, 협계

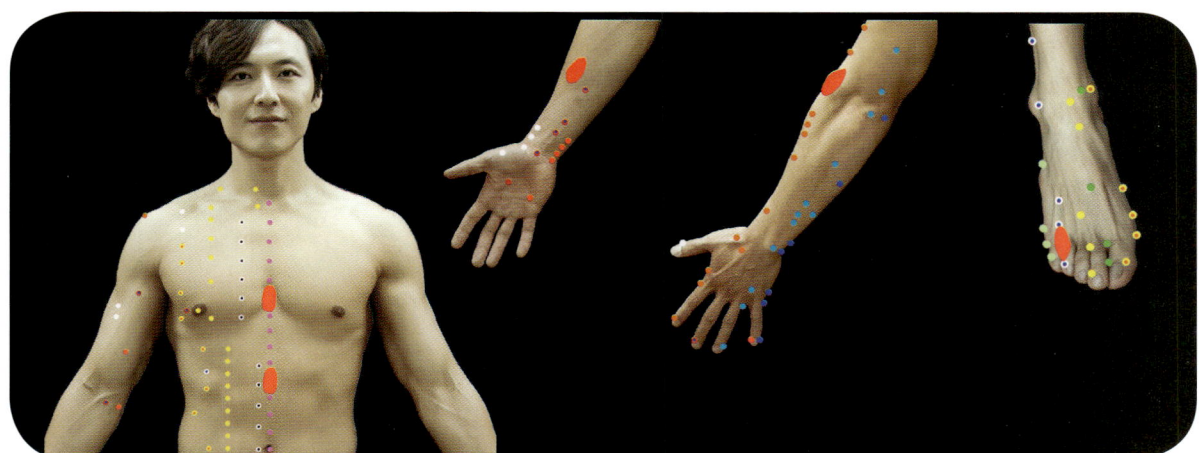

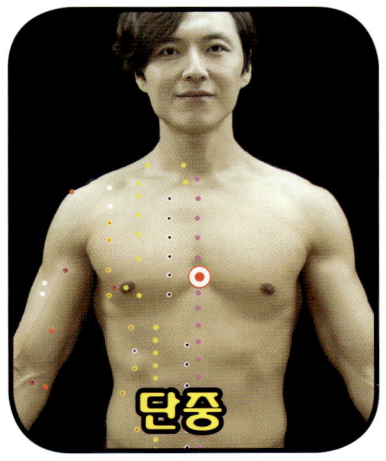

단중
양 유두 사이 중앙 약간 위.

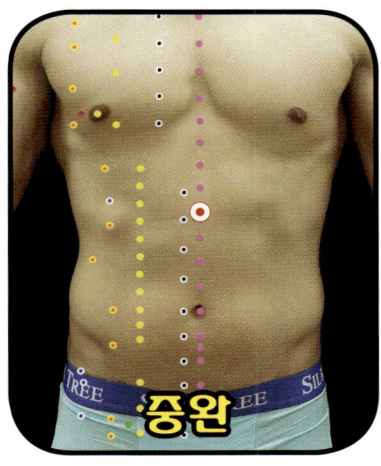

중완
배꼽위 4촌.

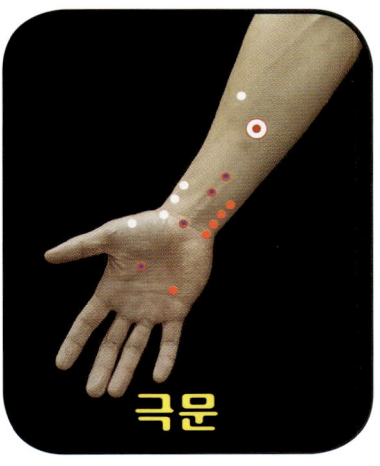

극문
곡택과 대릉의 중앙에서 대릉쪽 2cm 지점의 앞에서 두개의 힘줄 사이.

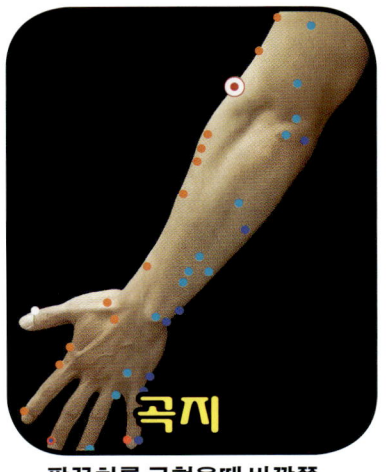

곡지
팔꿈치를 굽혔을때 바깥쪽 주름끝

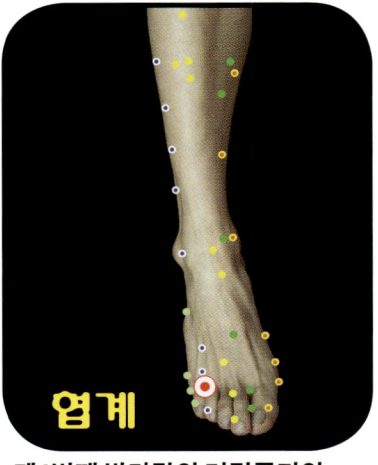

협계
제4번째 발가락의 기절골저의 외측(소지측) 앞쪽

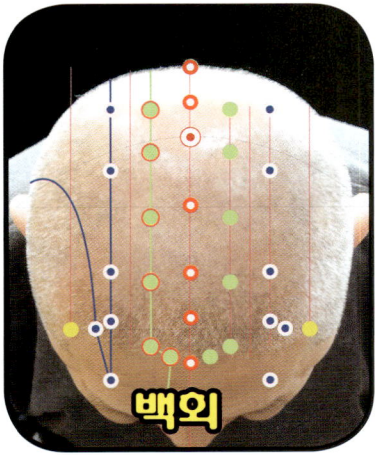

백회
이첨(귀끝)을 수직으로 올라가 정중선과 만나는 지점.

11. 뇌질환(혈관) 심장질환

정맥류: 위중,승산,삼음교,태충,곤륜,태계

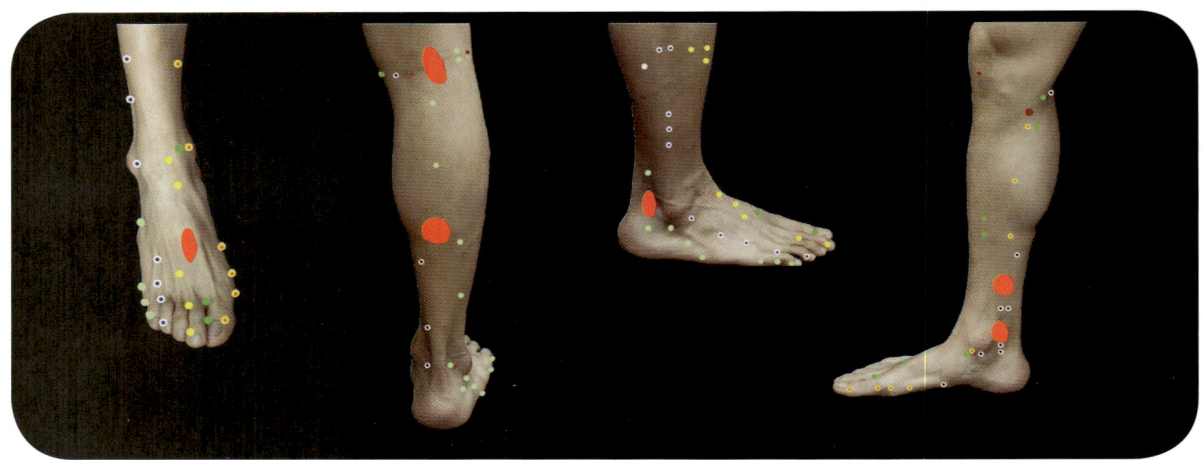

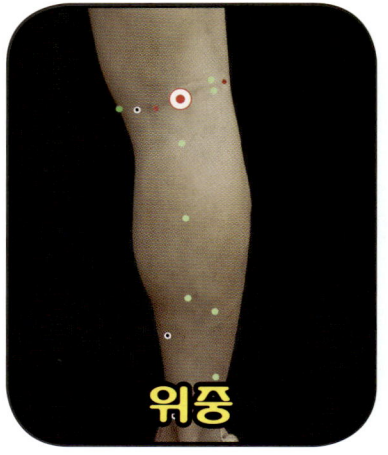

위중
위중무릎 뒤 오금주름의 중간지점 깊게 패인 곳

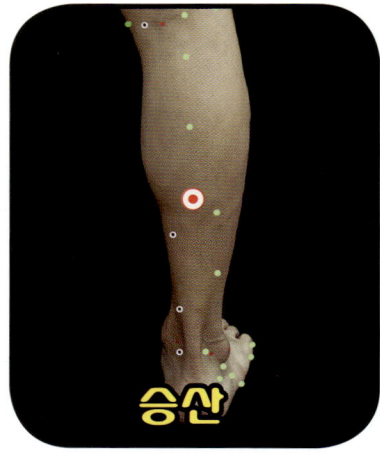

승산
위중과 아킬레스건 후면 중앙 사이에서 가운데 하방 2cm.

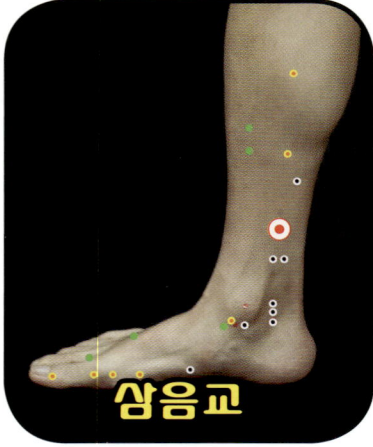

삼음교
내복사뼈 정점 상방3촌.경골과 근육의 경계.임산부 침No

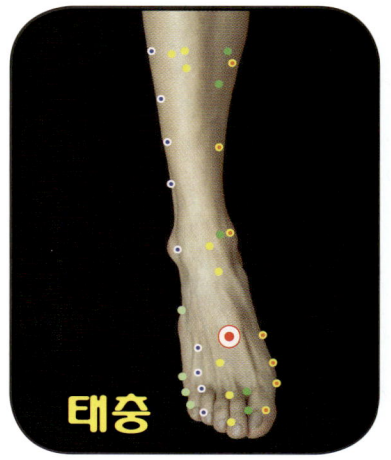

태충
제1,2중족골저의 사이.

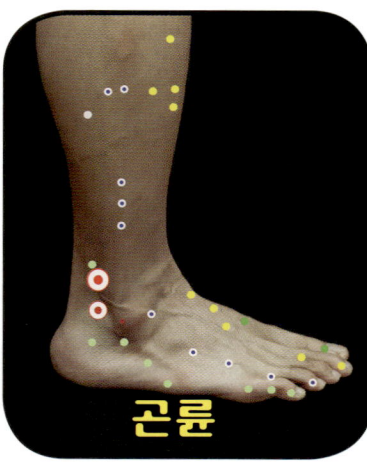

곤륜
외복사뼈 뒷쪽과 아킬레스건의 중앙.

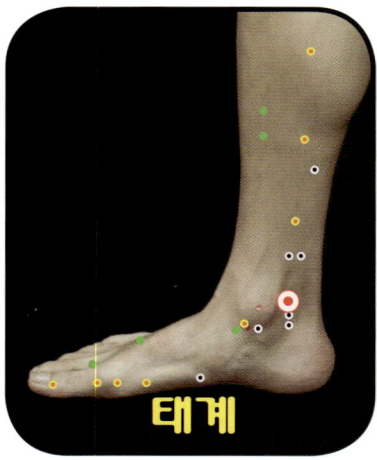

태계
내과 뒷쪽과 아킬레스건 안쪽의 사이에 커다랗게 패인곳을

11. 뇌질환(혈관) 심장질환

충혈성 심장질환 : 심수,비수,신수,중완,극문,내관,족삼리

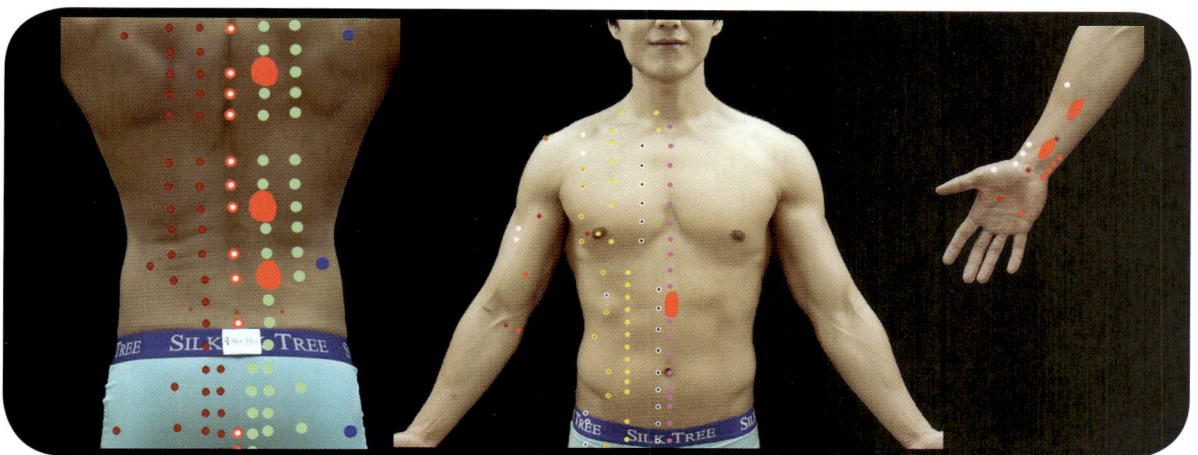

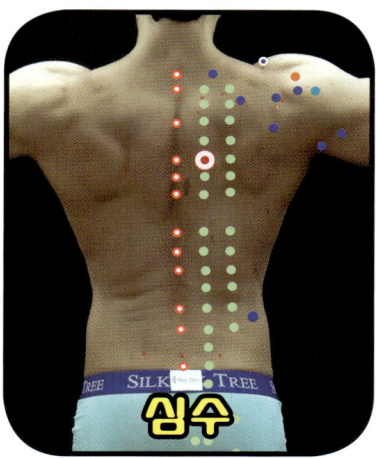

심수

배내선상에서
5,6흉추극돌기의 사이.

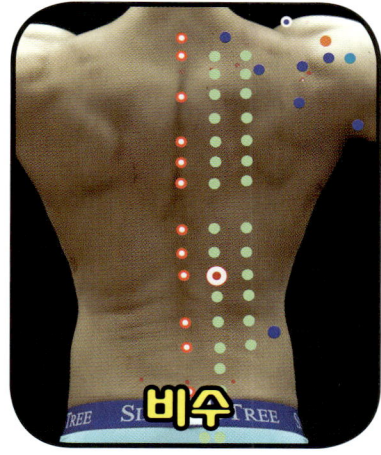

비수

배내선상 11,12흉추극돌기의
사이.

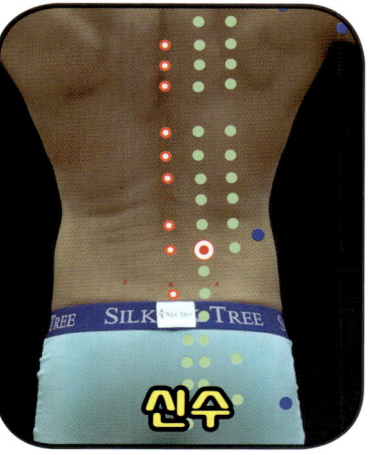

신수

배내선상에서
제2,3 요추극돌기의 사이.

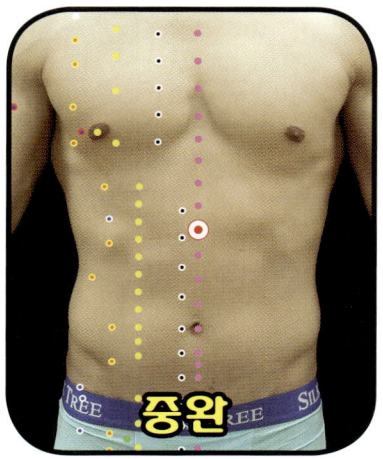

중완

배꼽위 4촌.

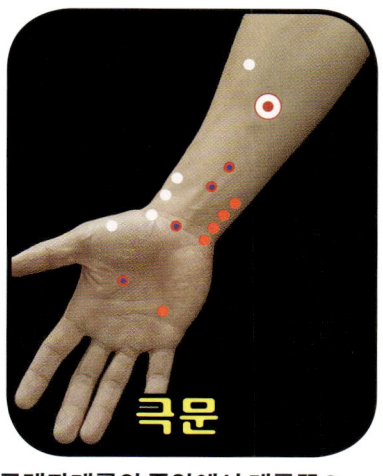

극문

곡택과대릉의 중앙에서 대릉쪽 2cm
지점의 앞에서 두개의 힘줄 사이.

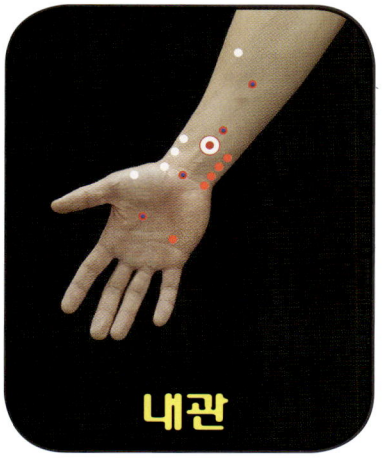

내관

곡택과 대릉 사이를 6등분하고
대릉에서 1/6지점 양건의 사이.

11. 뇌질환(혈관) 심장질환

치질(출혈): 백회, 차료, 장강, 승산, 공최, 중료

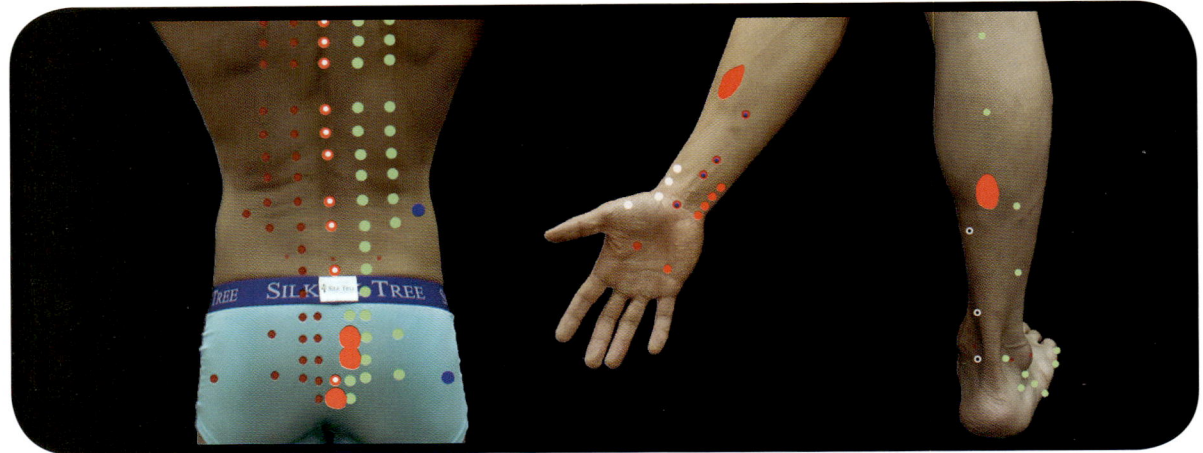

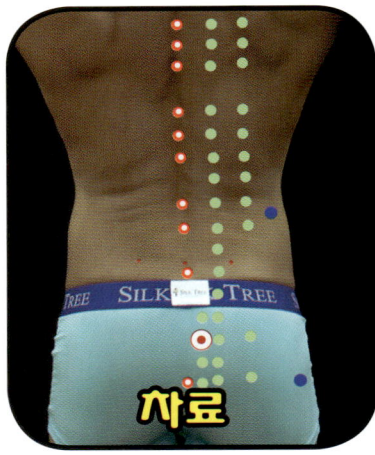

차료
방광수혈 안쪽 6푼. 엉치뼈 (천골) 두 번째 구멍.

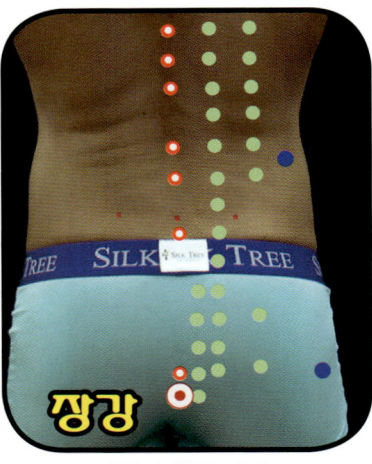

장강
미골과 항문 사이.

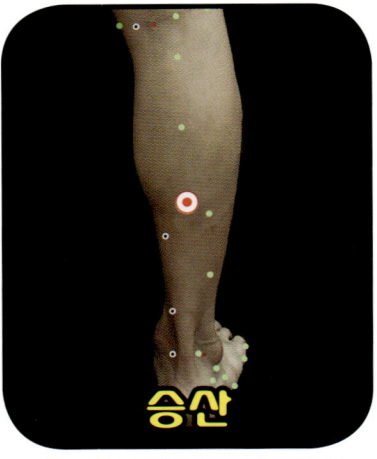

승산
위중과 아킬레스건 후면 중앙 사이에서 가운데 하방 2cm.

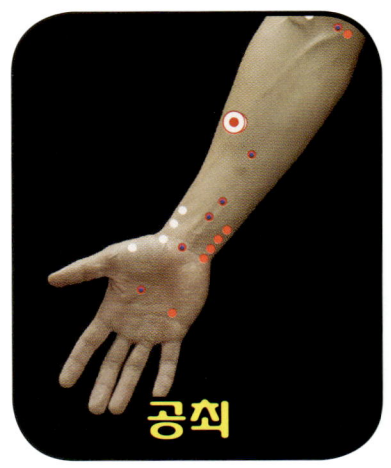

공최
태연과 척택사이. 척택에서 4/9

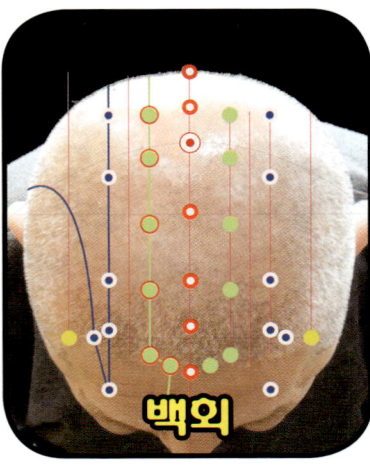

백회
이첨(귀끝)을 수직으로 올라가 정중선과 만나는 지점.

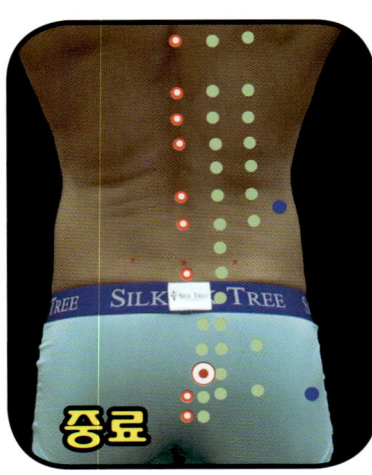

중료
중려수혈 안쪽 약 7푼. 엉치뼈(천골) 세 번째 구멍.

11. 뇌질환(혈관) 심장질환

콜레스트롤 과다: 곡지.내관,족삼리,태충,양릉천,담낭혈

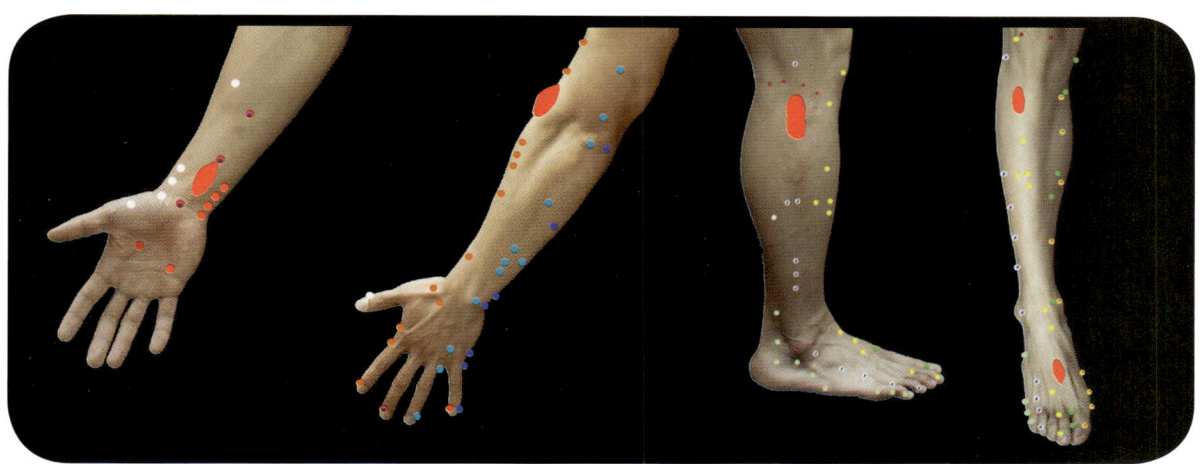

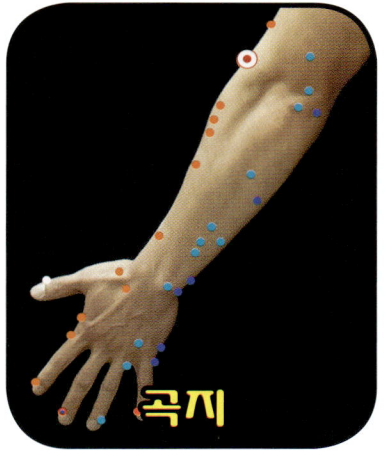
곡지
팔꿈치를 굽혔을때 바깥쪽 주름끝

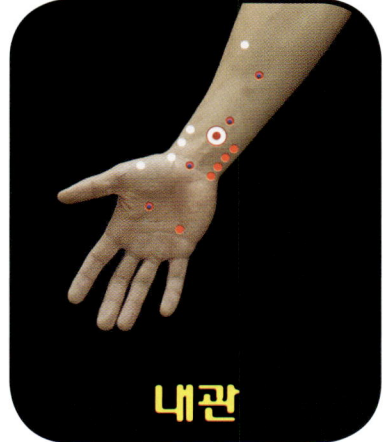
내관
곡택과 대릉 사이를 6등분하고 대릉에서 1/6지점 양건의 사이

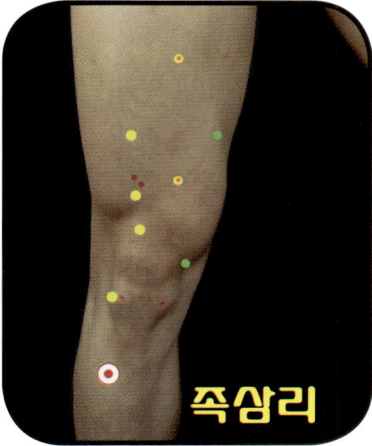
족삼리
슬개골 정점 하방 3촌에서 외측 1촌(2cm)

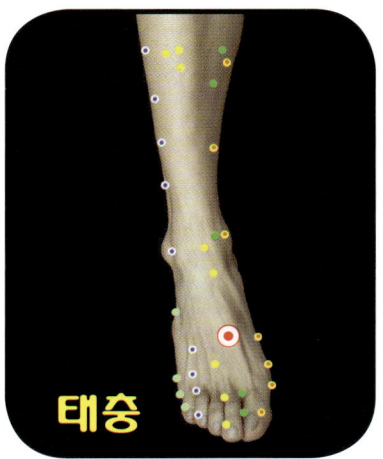
태충
제1,2중족골저의 사이.

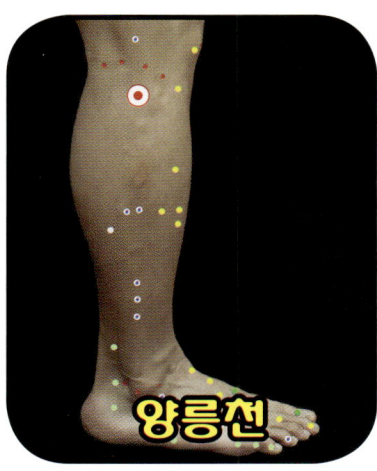
양릉천
비골소두 앞 아래, 족삼리혈 후방 1촌 윗쪽.

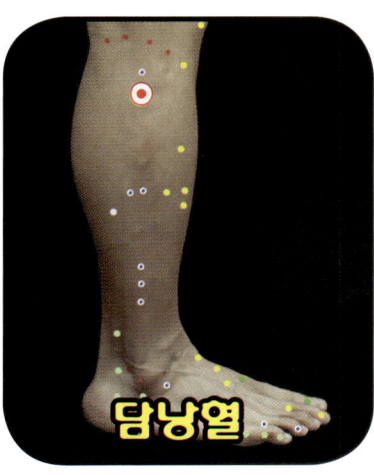
담낭혈
양릉천의 하방 2촌.

11. 뇌질환(혈관) 심장질환

폐색성 혈전(증) 혈관염 : 태연, 양릉천, 족삼리, 충양, 태충, 중봉

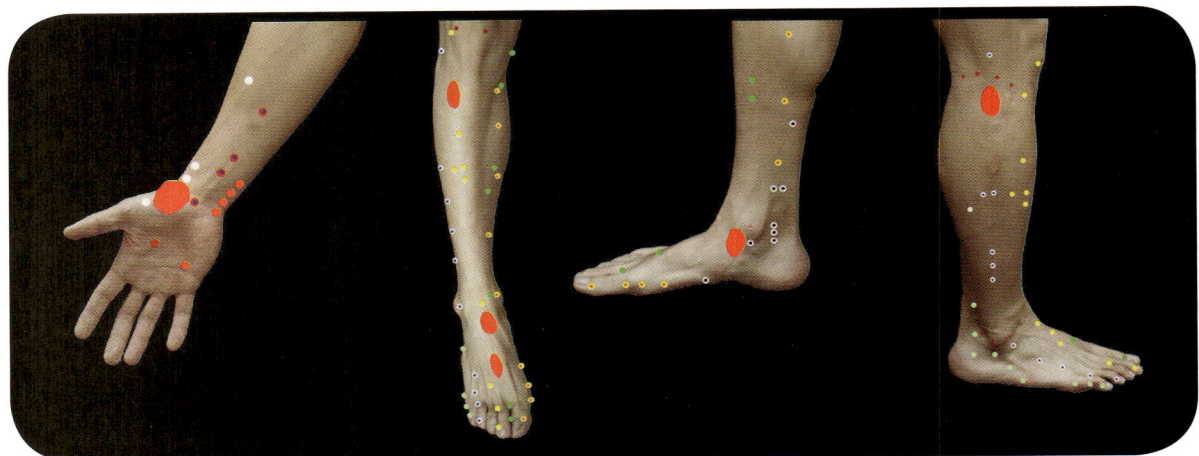

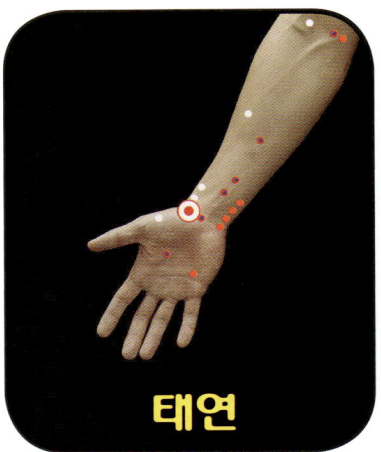

태연
손목주름위 엄지측 끝 패인 곳. 맥이 뛴다.

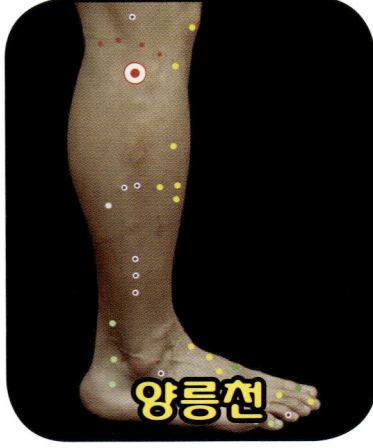

양릉천
비골소두 앞 아래, 족삼리혈 후방 1촌 윗쪽.

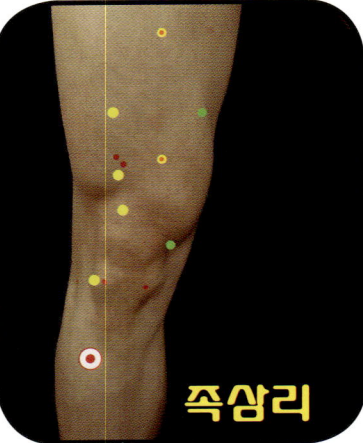

족삼리
슬개골 정점 하방 3촌에서 외측 1촌(2cm)

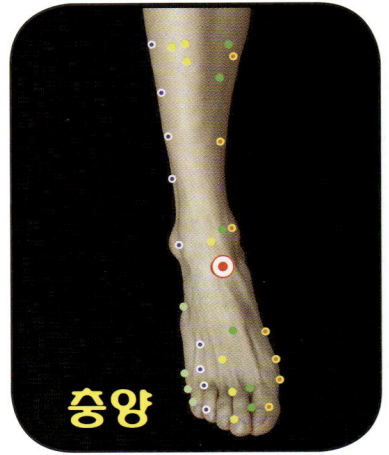

충양
해계의 앞쪽 3cm 박동부. 맥이 안 뛰면 자침금지.

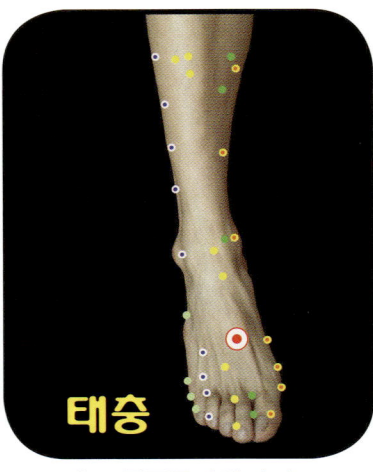

태충
제1,2중족골저의 사이.

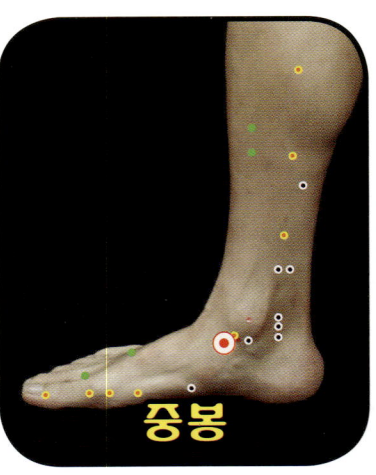

중봉
내복사뼈 앞아래 2cm 전방.

11. 뇌질환(혈관) 심장질환

협심증 : 궐음수,신당,심수,천돌,단중,거궐,곡택,극문,대릉,태연,삼음교,태계

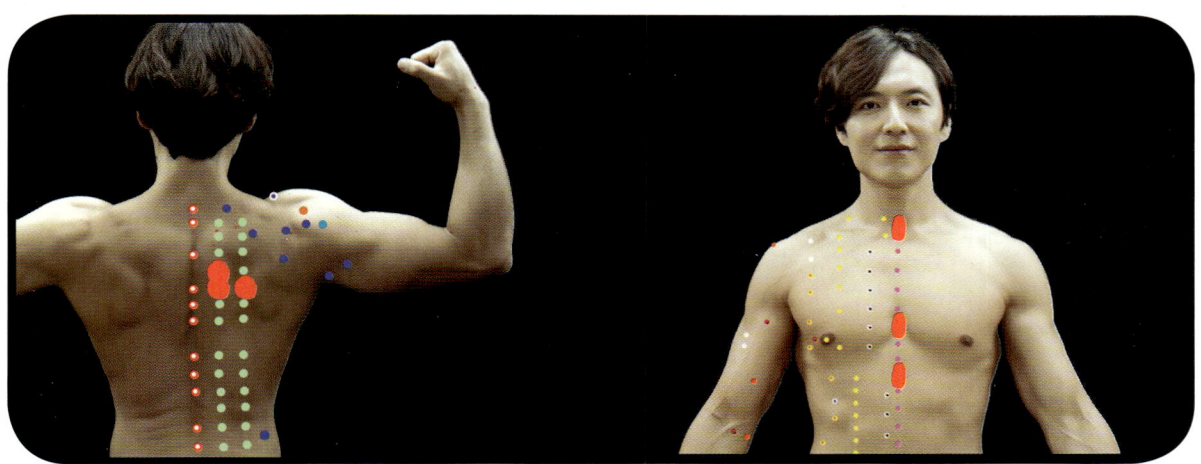

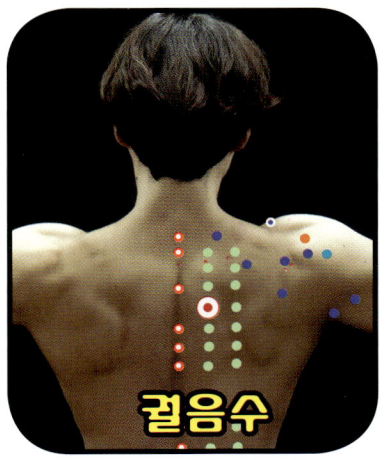

궐음수
배내선상에서 4,5흉추극돌기의 사이.

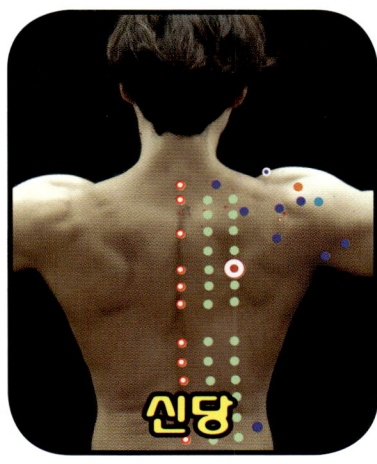

신당
배외선상에서 5흉추극돌기밑

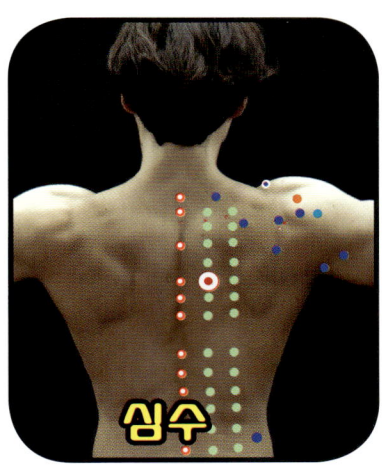

심수
배내선상에서 5,6흉추극돌기의 사이.

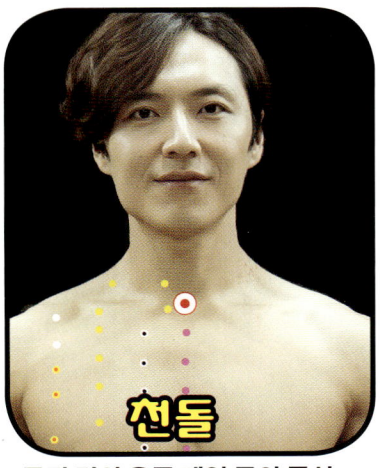

천돌
목젖 밑의 움푹 패인 곳의 중심

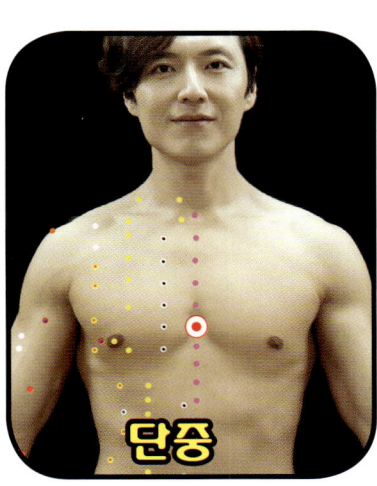

단중
양 유두 사이 중앙 약간 위.

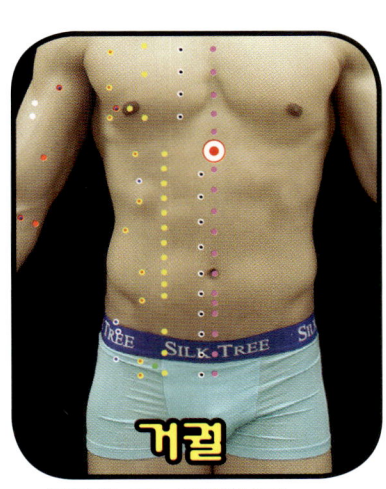

거궐
배꼽위 6촌. 중완위 2촌.

12

피부 질환

12. 피부질환

각화증(각질증) : 양릉천, 족삼리, 현종, 혈해, 음릉천, 삼음교

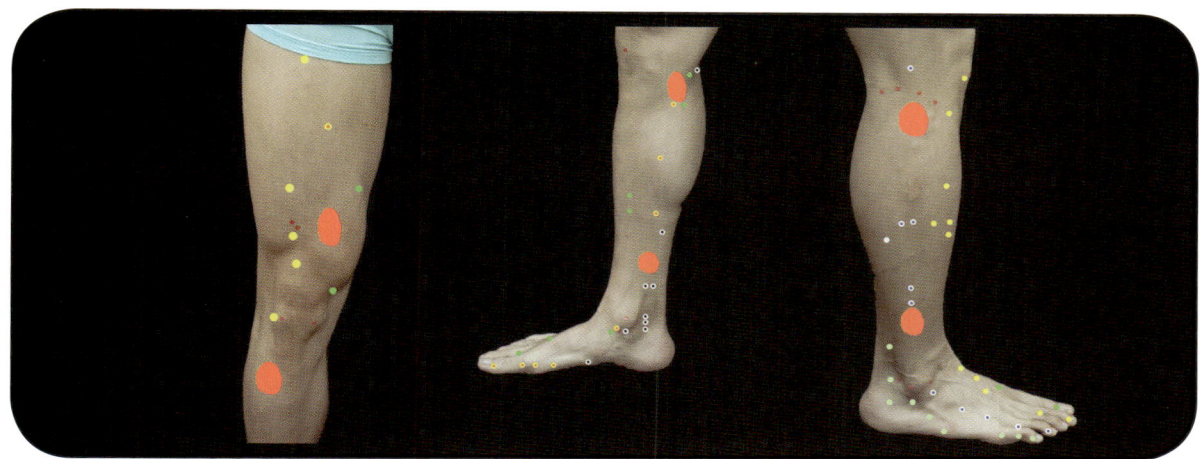

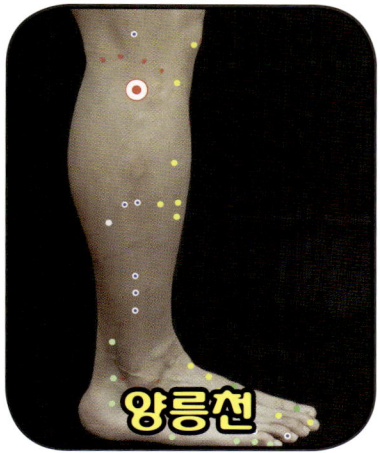
양릉천
비골소두 앞 아래, 족삼리혈 후방 1촌 윗쪽.

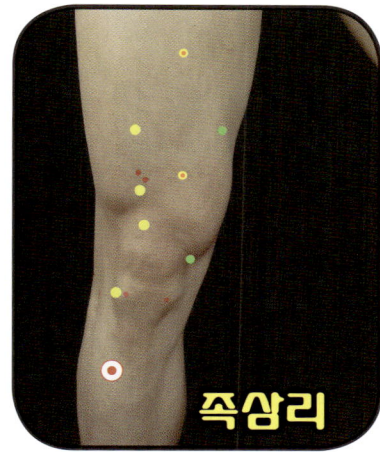
족삼리
슬개골 정점 하방 3촌에서 외측 1촌(2cm)

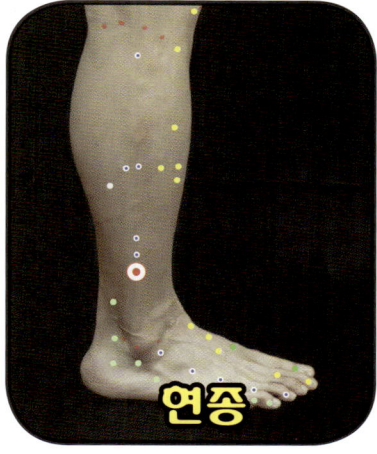
현종
외복사뼈 정점 직상방 3촌. 경골의 뒷쪽.

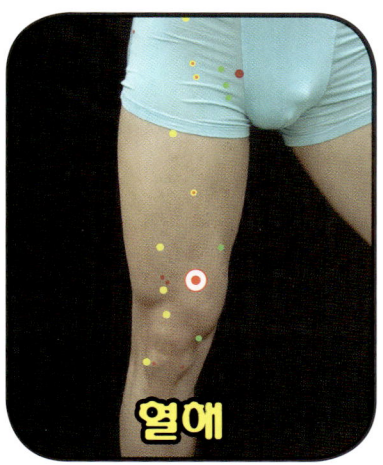
혈해
슬개골 외상점 3촌 위에있는 힘줄사이 흰살경계.

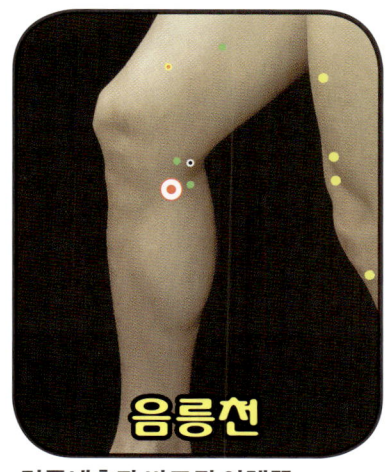
음릉천
경골내측과 바로뒤 아랫쪽. 뜸No 양릉천과 맞뚫리는 혈.

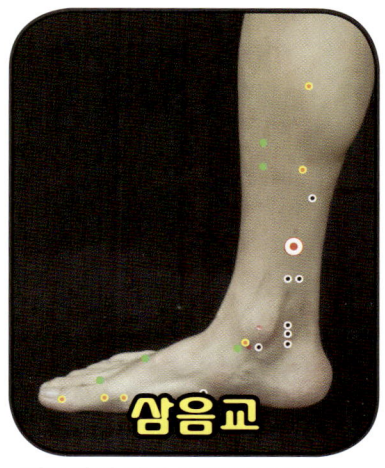
삼음교
내복사뼈 정점 상방3촌. 경골과 근육의 경계. 임산부 침No

12. 피부질환

갑상샘종: 풍지, 천주, 견정(G21), 곡지, 합곡, 족삼리

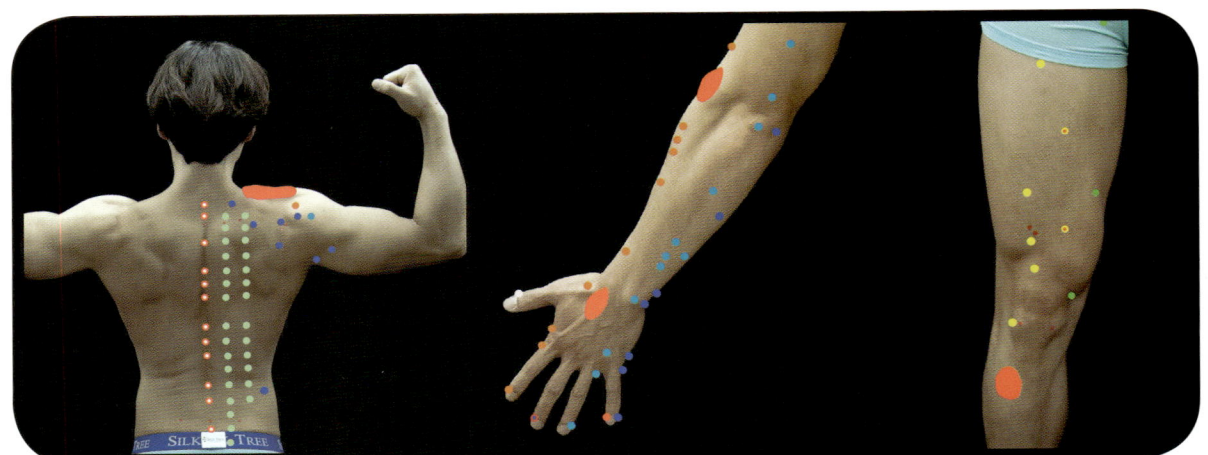

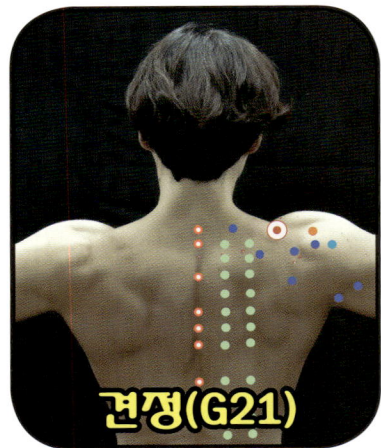

견정(G21)
제7경추극돌기 정점과 견봉각의 중앙.

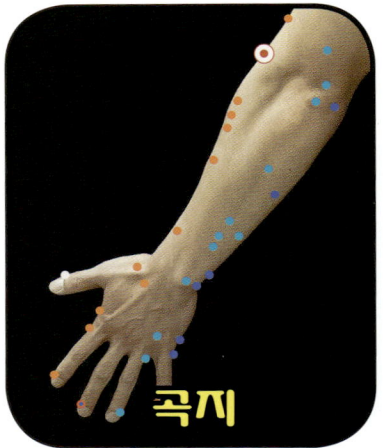

곡지
팔꿈치를 굽혔을때 바깥쪽 주름끝

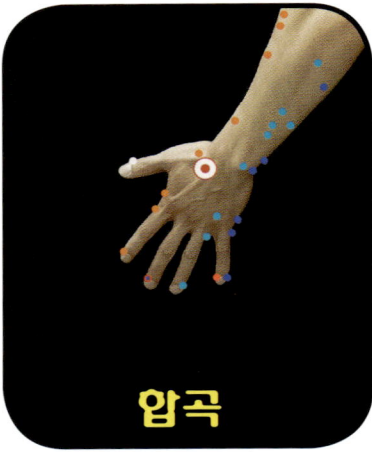

합곡
제1,2중수골저 사이에서 제2중수골저측의 뼈바로밑.

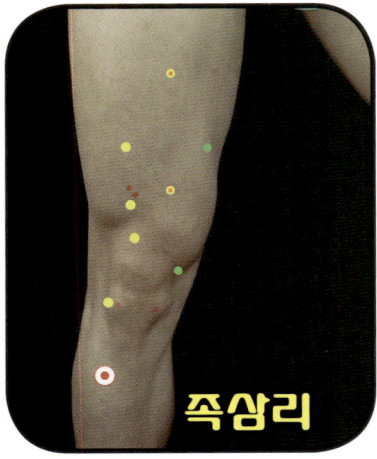

족삼리
슬개골 정점 하방 3촌에서 외측 1촌(2cm)

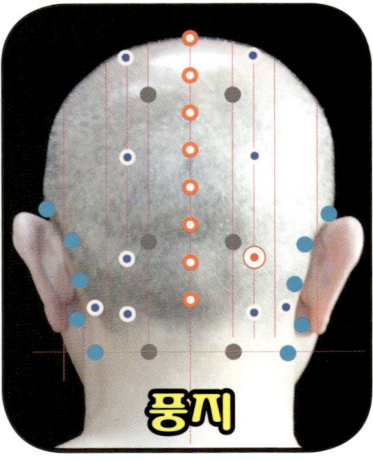

풍지
풍부와 완골사이의 바깥쪽 1/3.
풍부:외후두융기 밑 깊게 패인 곳.

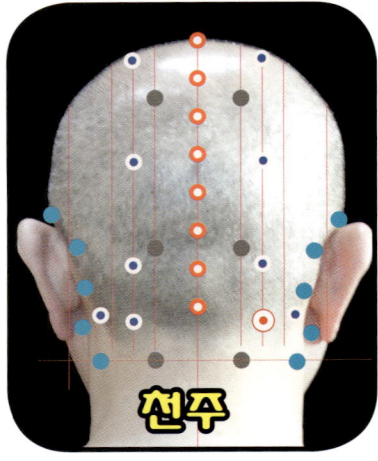

천주
천주 아문의 높이에서 바깥쪽 2cm의 증폭근의 팽융정점

12. 피부질환

결절성홍반: 혈해, 음릉천, 삼음교, 양릉천, 족삼리, 폐수

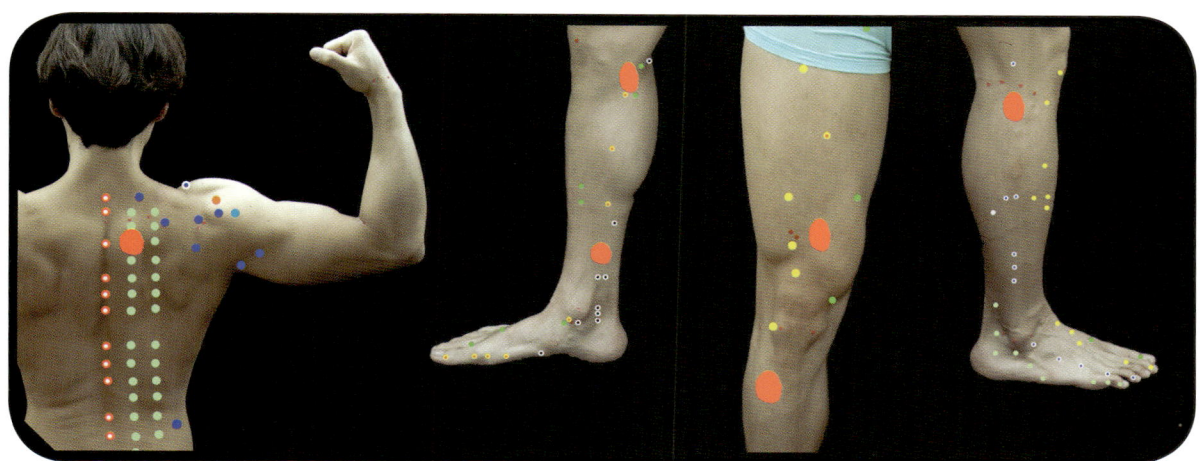

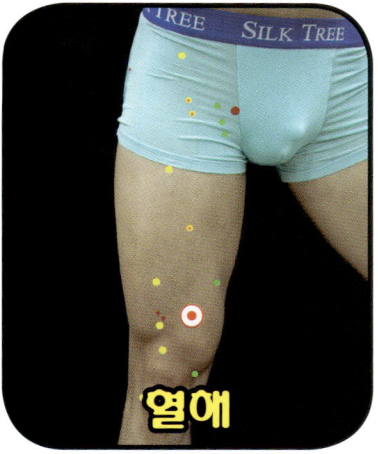

혈해
슬개골 외상점 3촌 위에있는 힘줄사이 흰살경계.

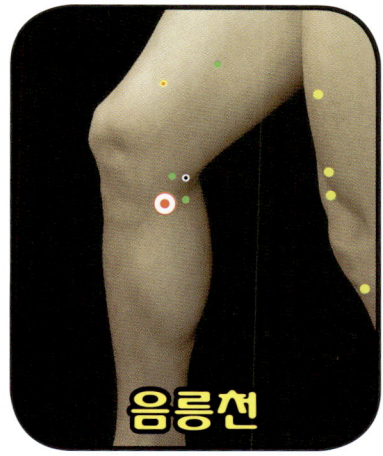

음릉천
경골내측과 바로뒤 아랫쪽. 뜸No 양릉천과 맞뚫리는 혈.

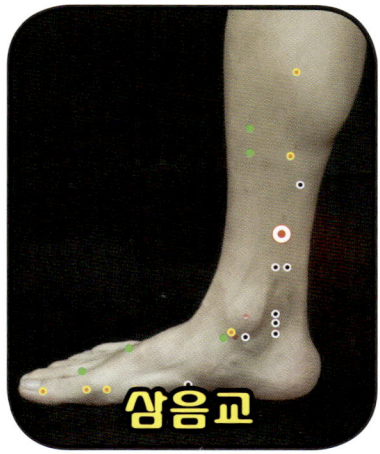

삼음교
내복사뼈 정점 상방3촌. 경골과 근육의 경계. 임산부 침No

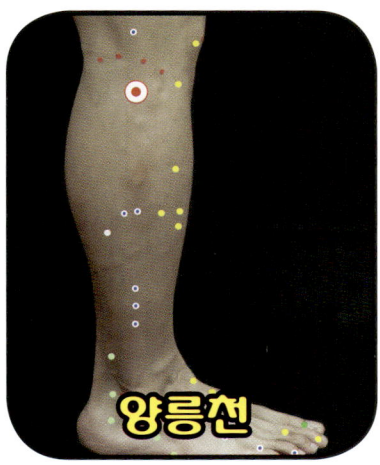

양릉천
비골소두 앞 아래, 족삼리혈 후방 1촌 윗쪽.

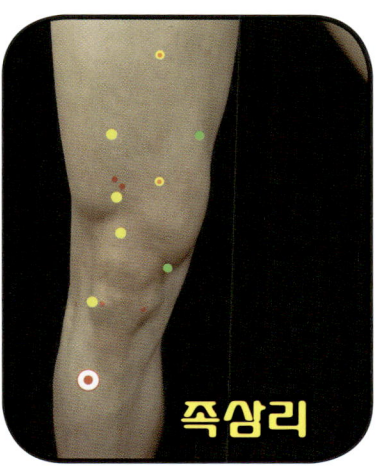

족삼리
슬개골 정점 하방 3촌에서 외측 1촌(2cm).

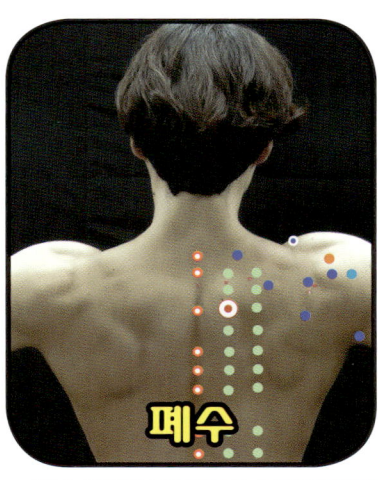

폐수
폐수 배내선상에서 3,4 흉추극돌기의 사이.

12. 피부질환

기미, 주근깨: 단중,중완,간수,비수,삼초수,신수,명문,양지

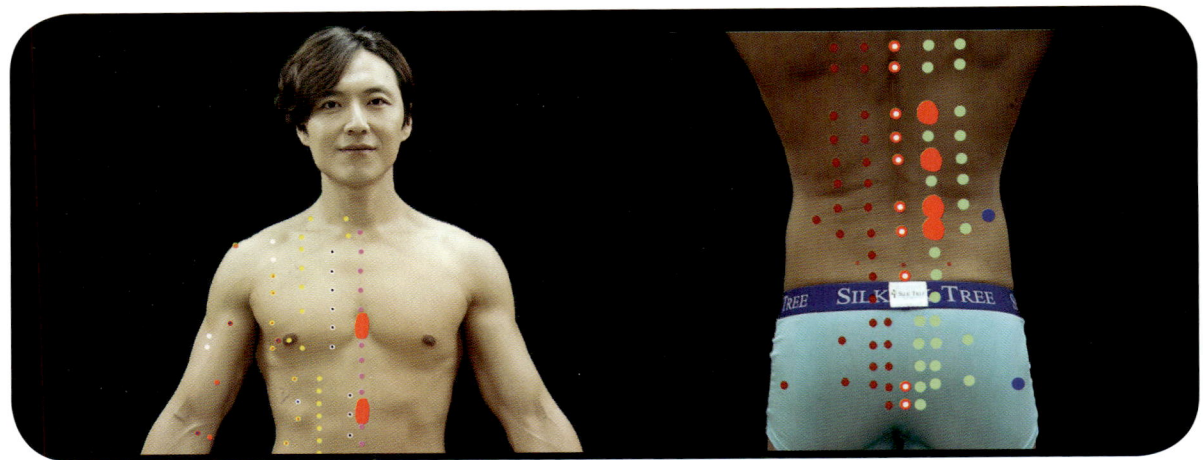

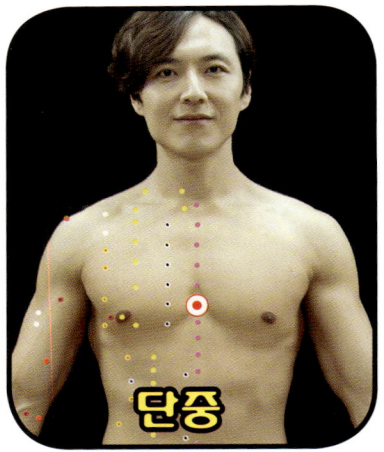

단중 — 양 유두 사이 중앙 약간 위.

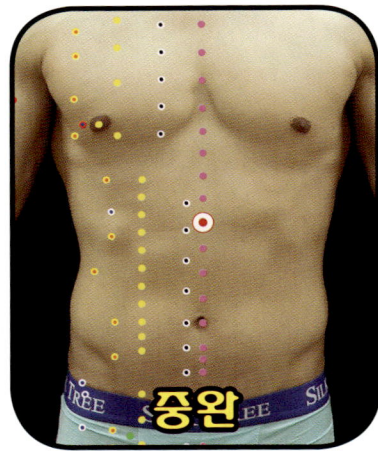

중완 — 배꼽위 4촌.

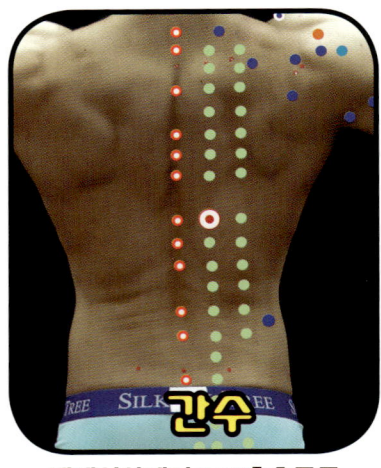

간수 — 배내선상에서 9,10흉추극돌기의 사이.

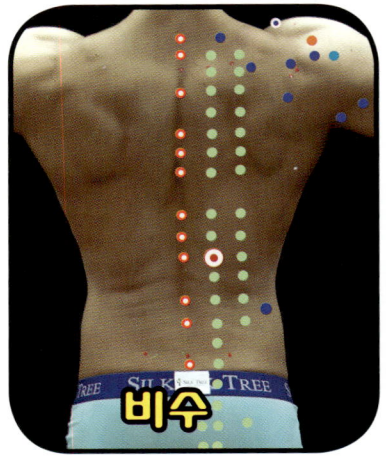

비수 — 배내선상 11,12흉추극돌기의 사이.

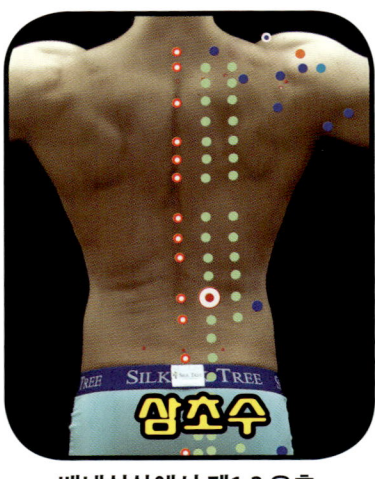

삼초수 — 배내선상에서 제1,2 요추 극돌기의 사이.

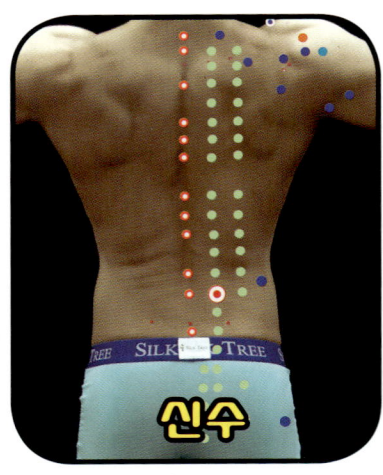

신수 — 배내선상에서 제2,3 요추극돌기의 사이.

12. 피부질환

노화방지(피부): 혈해,삼음교,폐수,격수,삼초수,대장수

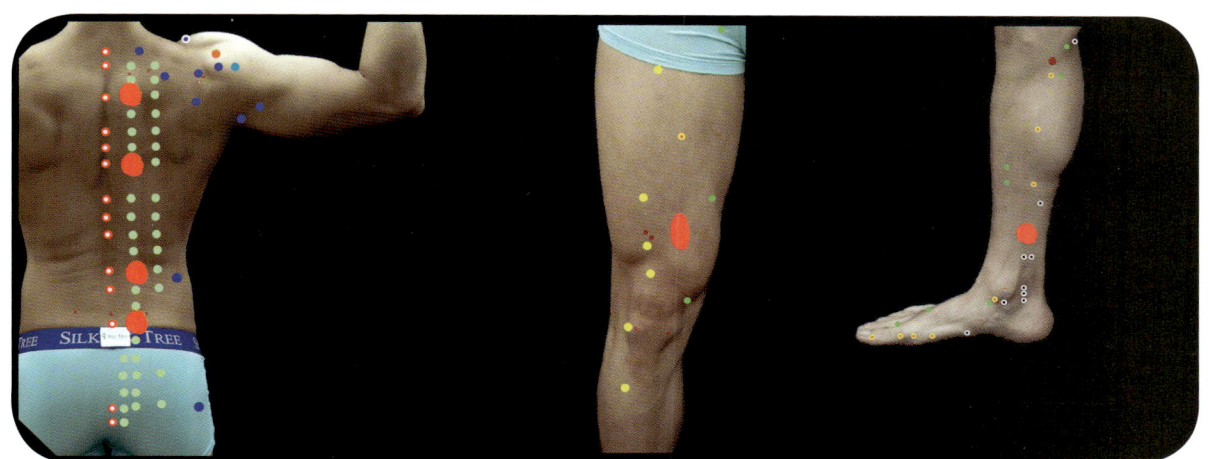

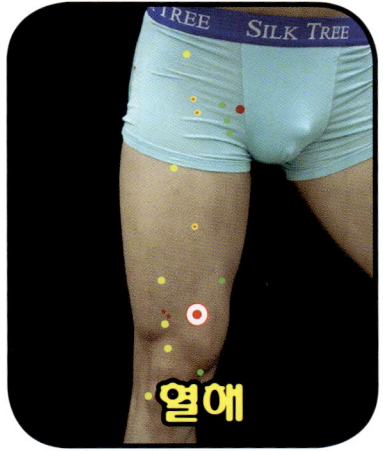

혈해
슬개골 외상점 3촌 위에있는 힘줄사이 흰살경계.

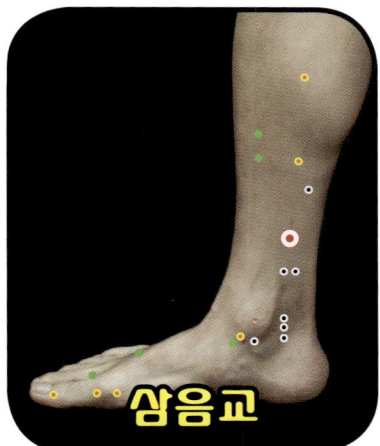

삼음교
내복사뼈 정점 상방3촌.경골과 근육의 경계.임산부 침No

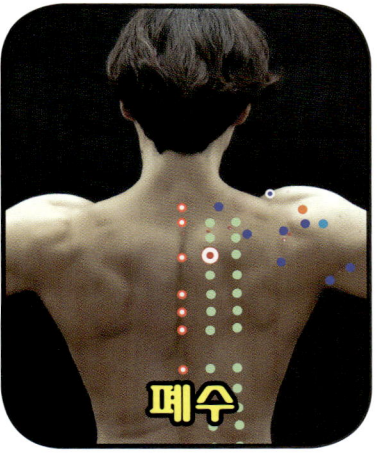

폐수
폐수 배내선상에서 3,4 흉추극돌기의 사이.

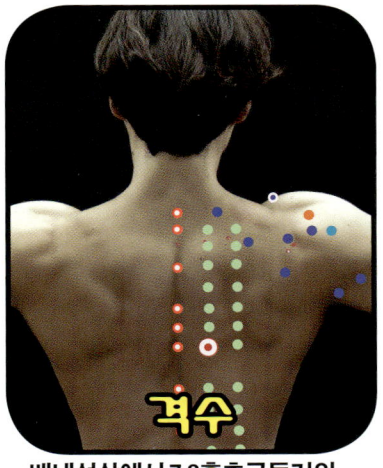

격수
배내선상에서 7,8흉추극돌기의 사이.

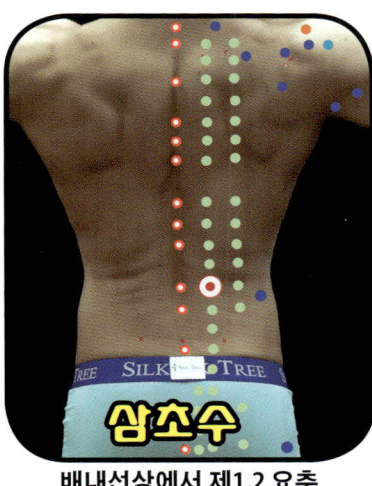

삼초수
배내선상에서 제1,2 요추 극돌기의 사이.

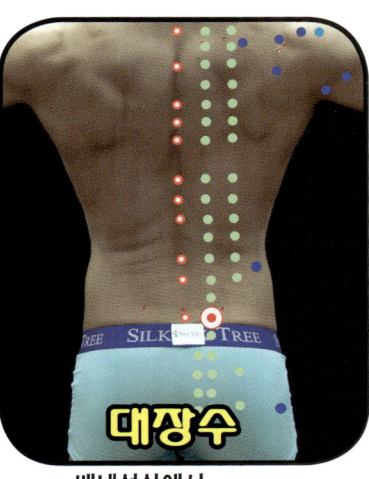

대장수
배내선상에서 제4,5요추극돌기의 사이.

12. 피부질환

다한증 : 신수, 부류, 합곡, 후계, 기해, 중완

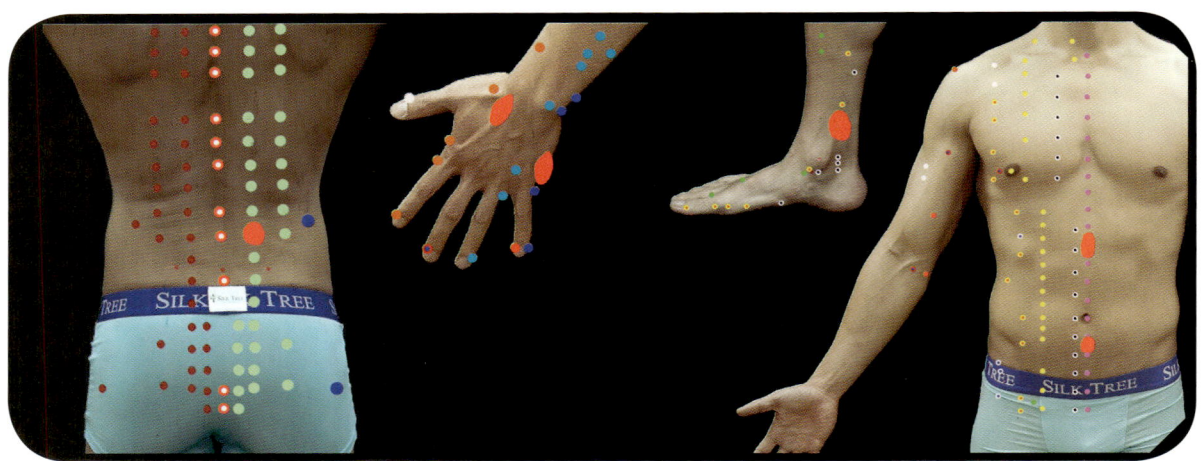

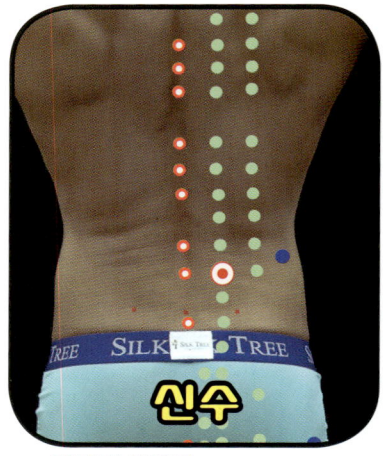

신수
배내선상에서
제2,3 요추극돌기의 사이.

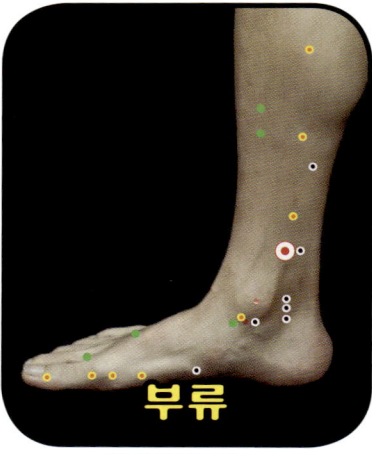

부류
태계 상방 2촌.

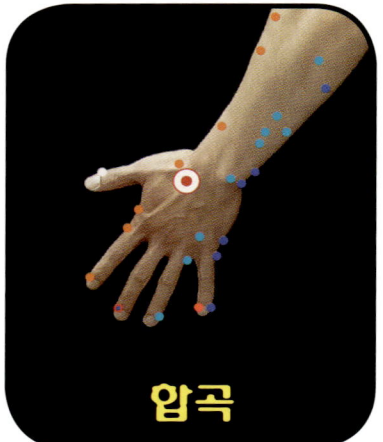

합곡
제1,2중수골저 사이에서
제2중수골저측의 뼈바로밑.

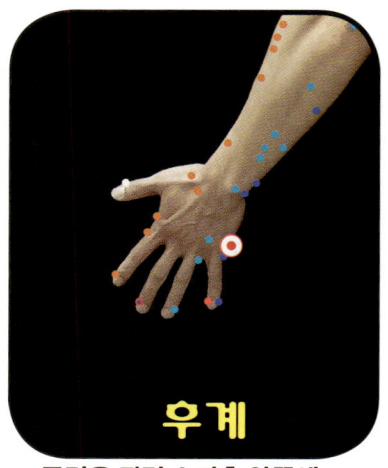

후계
주먹을 쥐면 소지측 안쪽에
두개의 주름중 손목쪽 주름끝

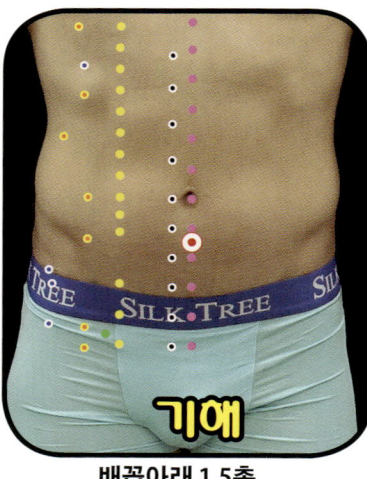

기해
배꼽아래 1.5촌

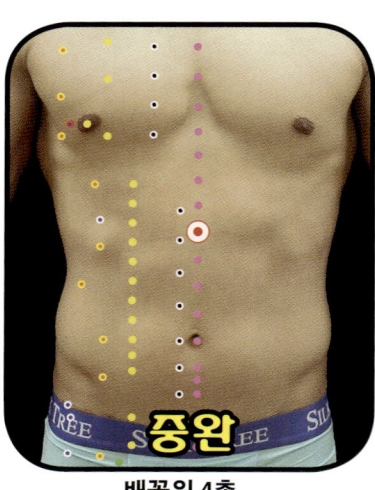

중완
배꼽위 4촌.

12. 피부질환

단독 : 곡지, 합곡, 음릉천, 혈해, 위중, 폐수

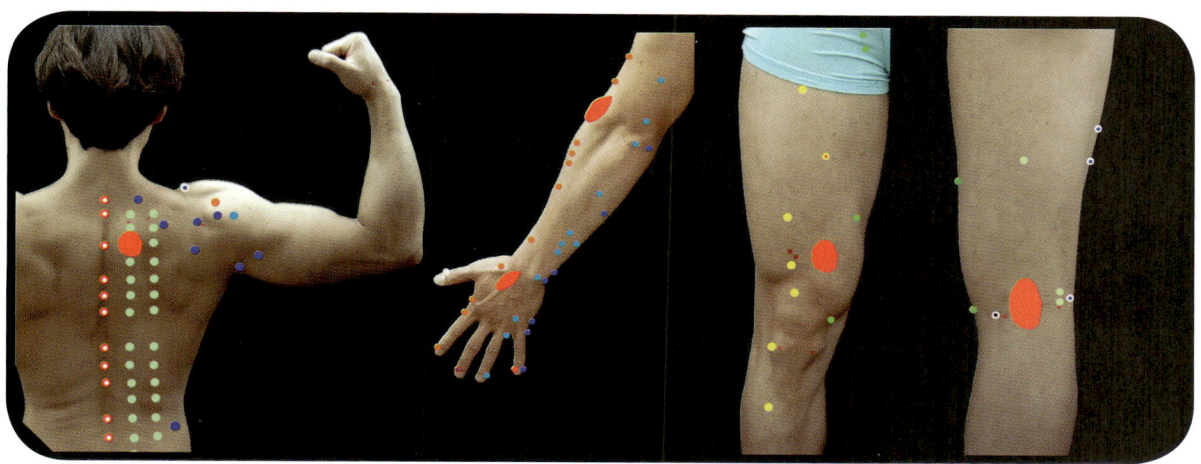

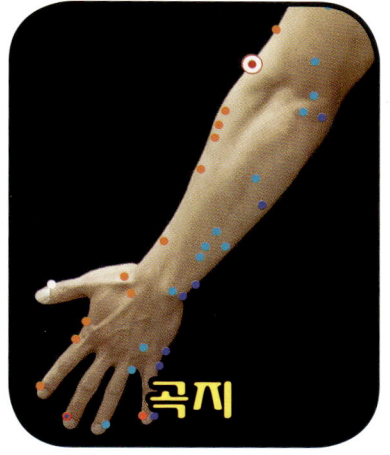

곡지
팔꿈치를 굽혔을때 바깥쪽 주름끝

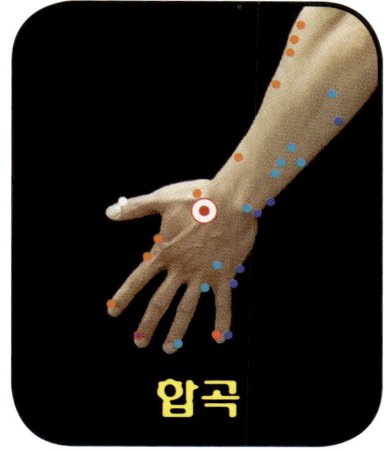

합곡
제1,2중수골저 사이에서 제2중수골저측의 뼈바로밑.

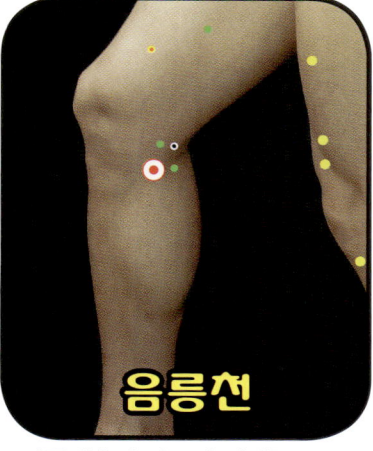

음릉천
경골내측과 바로뒤 아랫쪽. 뜸No 양릉천과 맞뚫리는 혈.

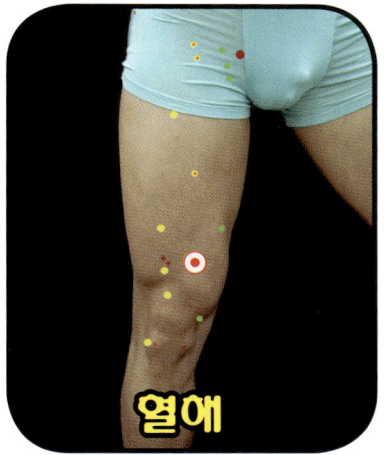

혈해
슬개골 외상점 3촌 위에있는 힘줄사이 흰살경계.

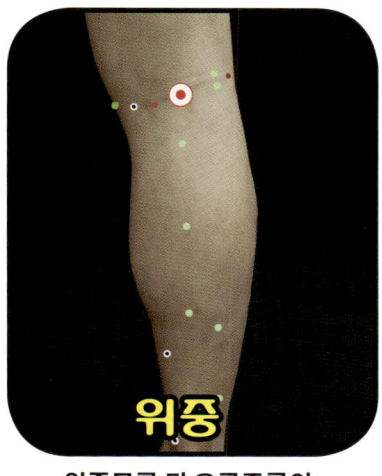

위중
위중무릎 뒤 오금주름의 중간지점 깊게 패인 곳

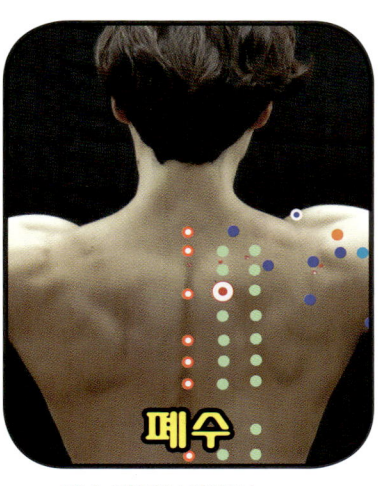

폐수
폐수 배내선상에서 3,4 흉추극돌기의 사이.

12. 피부질환

담마진(두드러기): 혈해,풍문,폐수,격수,비수,곡지

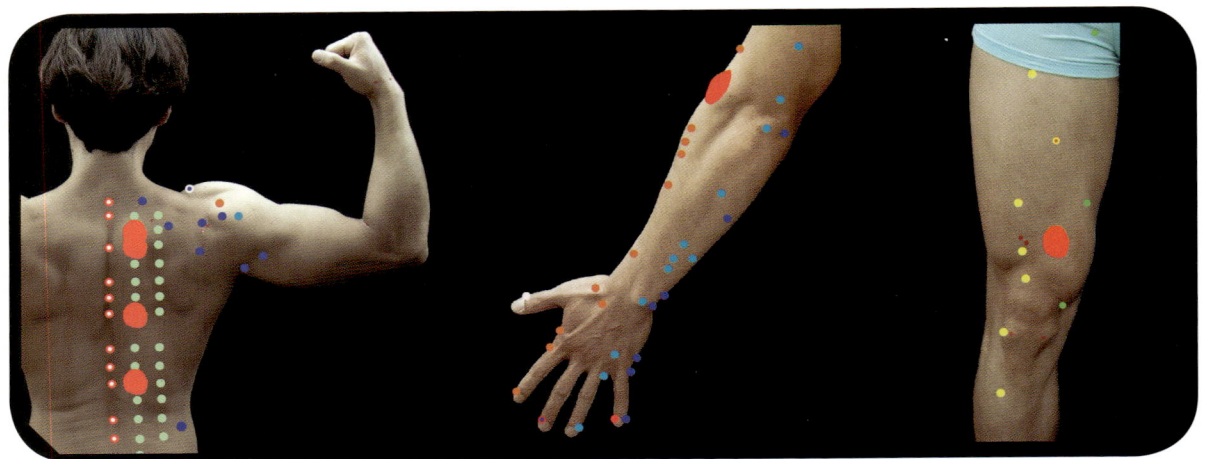

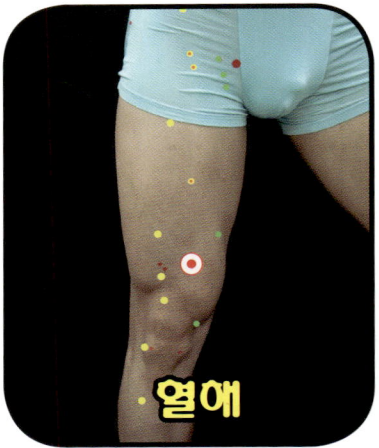

혈해
슬개골 외상점 3촌 위에있는 힘줄사이 흰살경계.

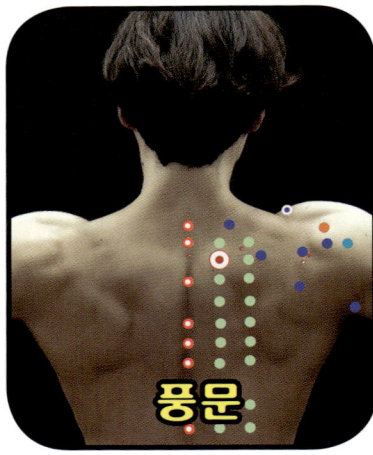

풍문
배내선상에서 2,3 흉추극돌기의 사이.

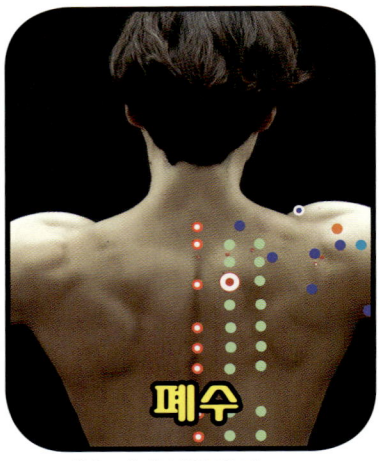

폐수
폐수 배내선상에서 3,4 흉추극돌기의 사이.

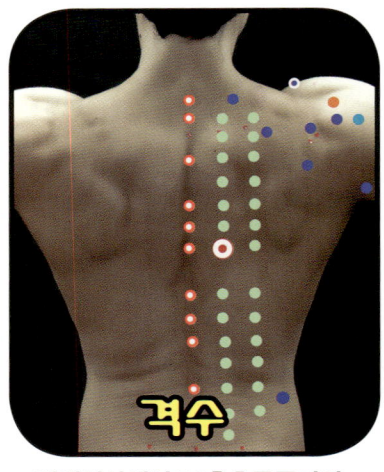

격수
배내선상에서 7,8흉추극돌기의 사이.

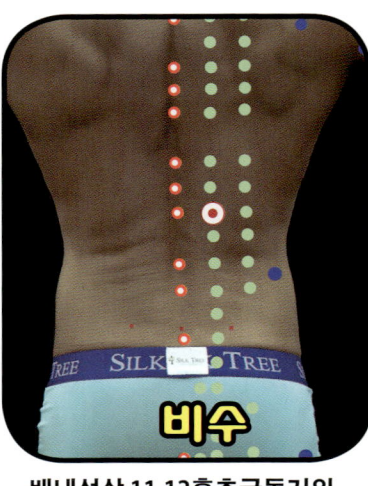

비수
배내선상 11,12흉추극돌기의 사이.

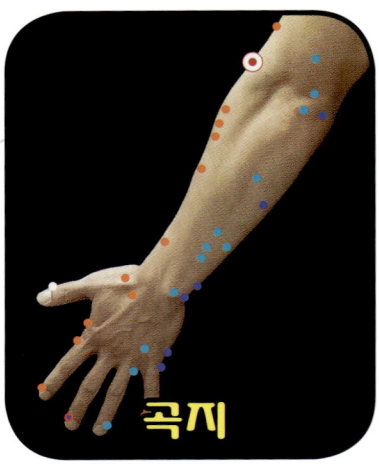

곡지
팔꿈치를 굽혔을때 바깥쪽 주름끝

12. 피부질환

대상포진 : 곡지,지구,합곡,혈해,음릉천,삼음교,태충,위중

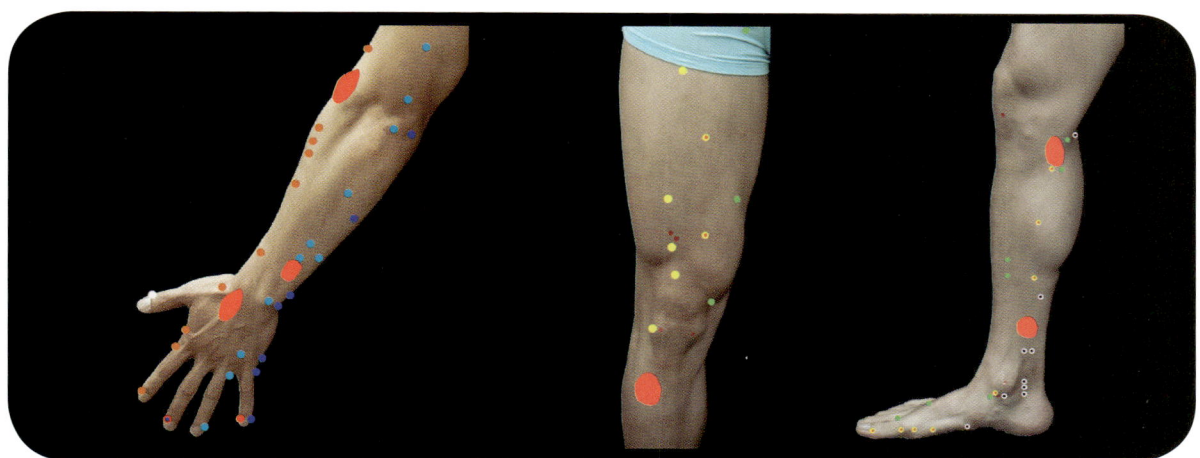

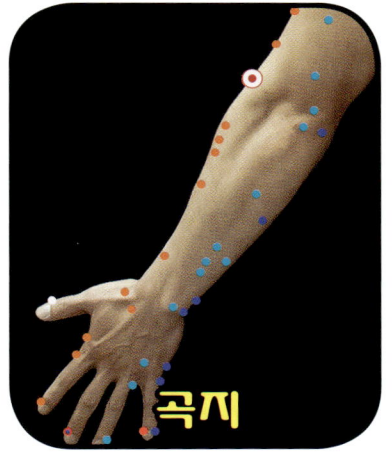

곡지
팔꿈치를 굽혔을때 바깥쪽 주름끝

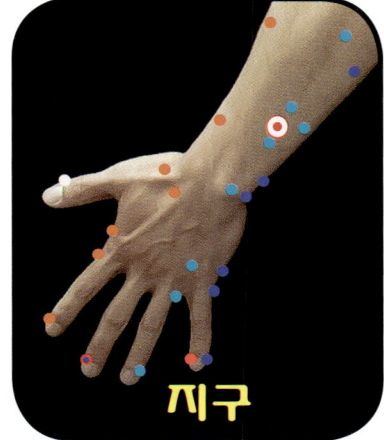

지구
양지혈 위3촌, 척골과 요골 사이

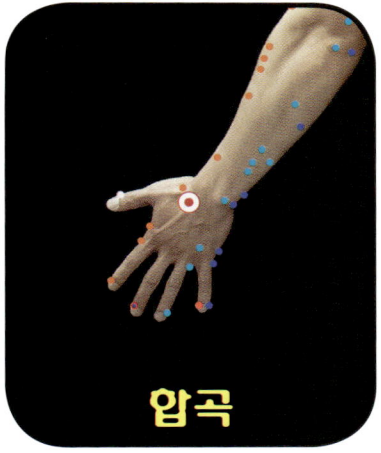

합곡
제1,2중수골저 사이에서 제2중수골저측의 뼈바로밑.

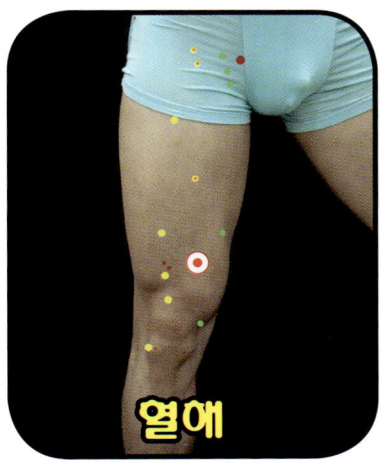

혈해
슬개골 외상점 3촌 위에있는 힘줄사이 흰살경계.

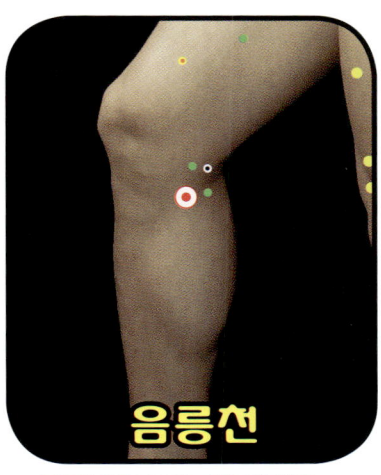

음릉천
경골내측과 바로뒤 아랫쪽. 뜸No 양릉천과 맞뚫리는 혈.

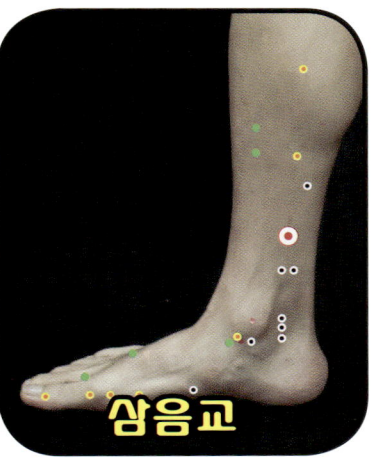

삼음교
내복사뼈 정점 상방3촌.경골과 근육의 경계.임산부 침No

12. 피부질환

동상(후유증) : 곡지, 족삼리, 상양, 합곡, 내관, 외관

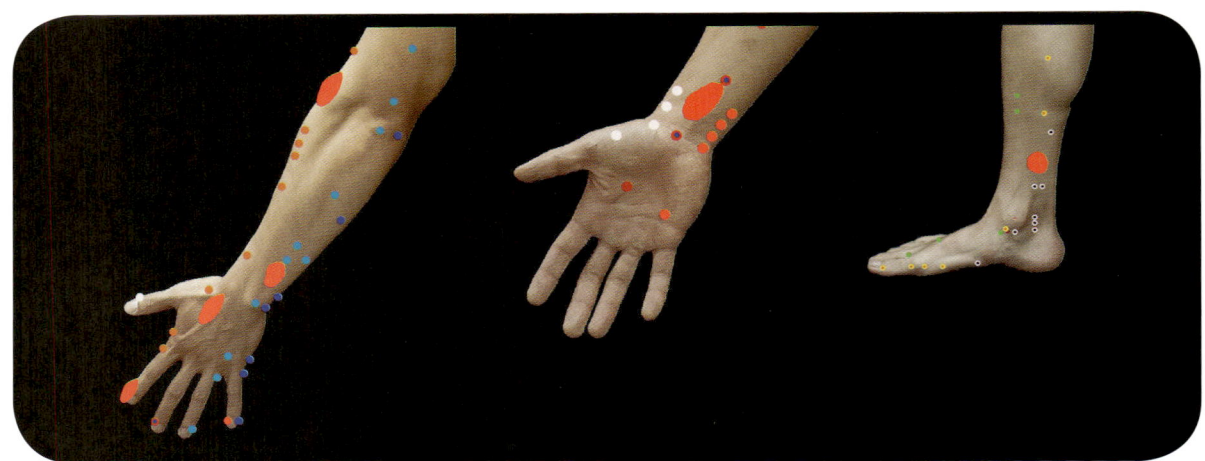

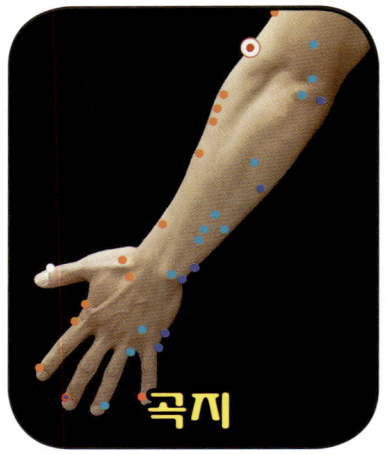

곡지
팔꿈치를 굽혔을때 바깥쪽 주름끝

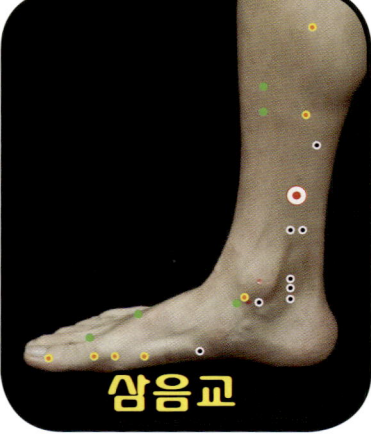

삼음교
내복사뼈 정점 상방3촌.경골과 근육의 경계.임산부 침No

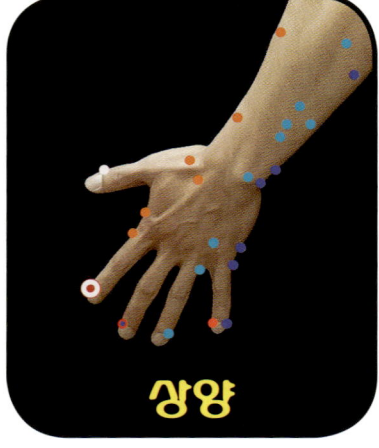

상양
검지 손톱 안쪽 손톱각으로부터 상방2~3mm

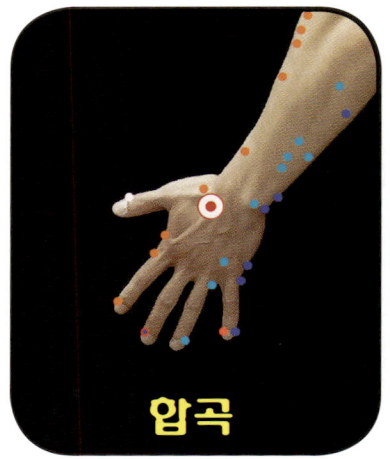

합곡
제1,2중수골저 사이에서 제2중수골저측의 뼈바로밑.

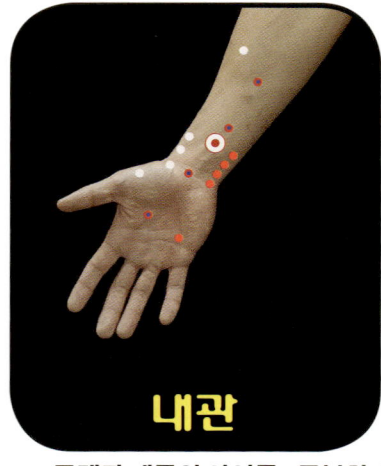

내관
곡택과 대릉의 사이를 6등분하고 대릉 1/6의 점에서 양건의 사이.

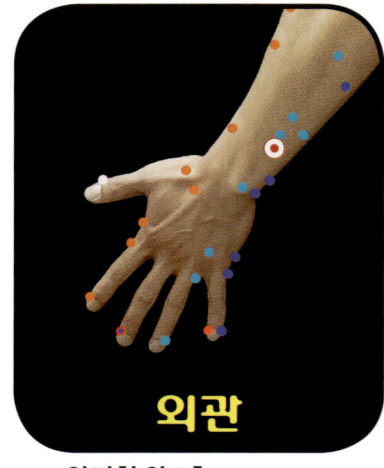

외관
양지혈 위 2촌, 척골과 요골 사이.

12. 피부질환

두드러기(풍진) : 백회,견우,곡지,간수,혈해,격수

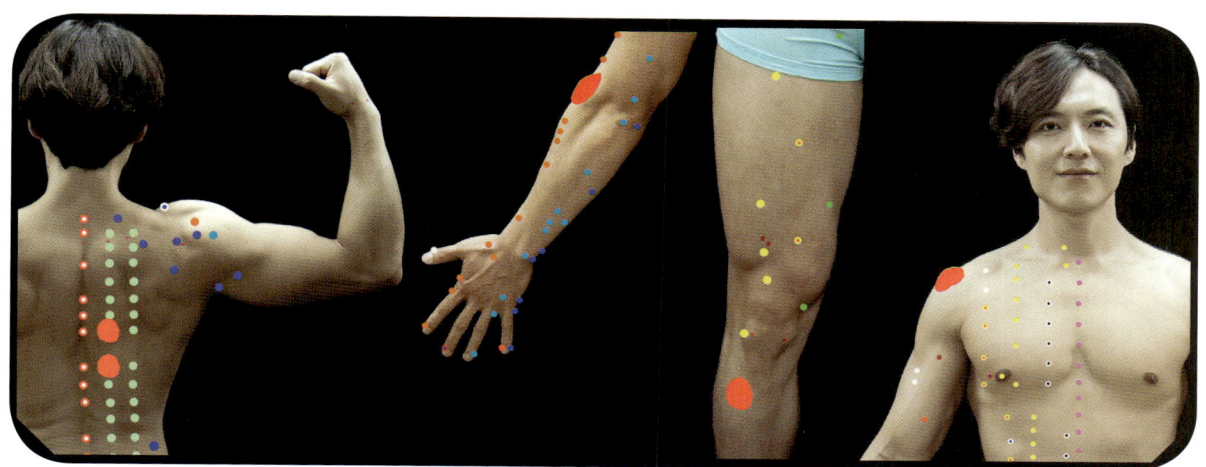

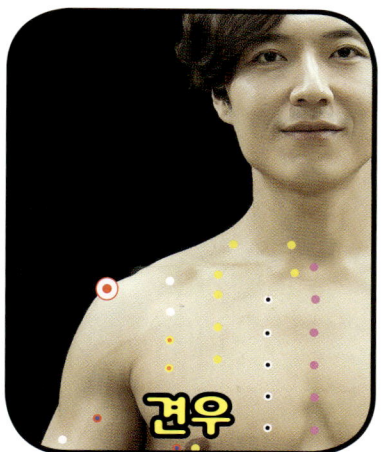

견우
견봉 바깥끝 바로 아래 패인 중심.

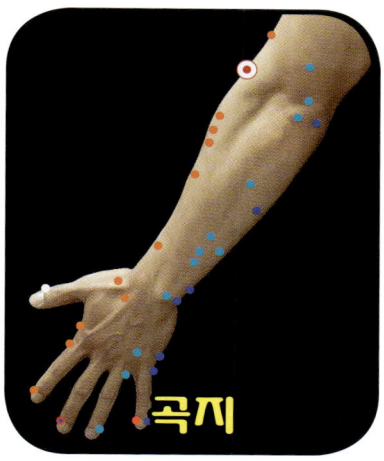

곡지
팔꿈치를 굽혔을때 바깥쪽 주름끝

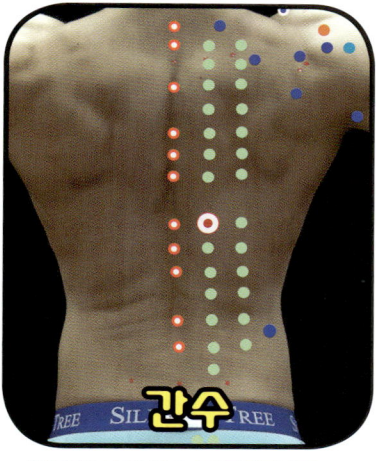

간수
배내선상에서 9,10흉추극돌기의 사이.

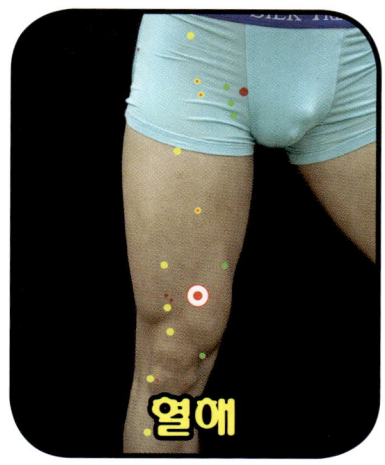

혈해
슬개골 외상점 3촌 위에있는 힘줄사이 흰살경계.

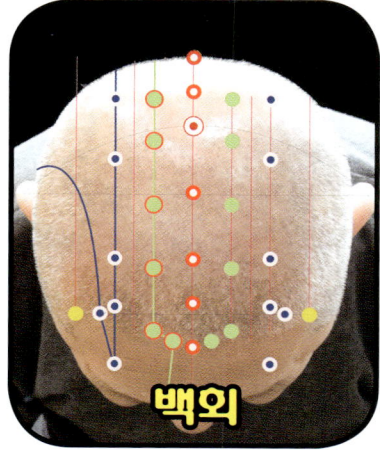

백회
이첨(귀끝)을 수직으로 올라가 정중선과 만나는 지점.

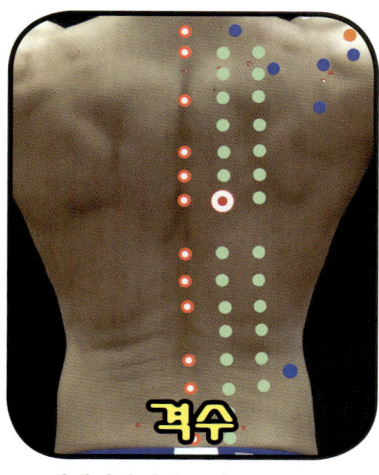

격수
배내선상에서 7,8흉추극돌기의 사이.

12. 피부질환

두부/안면부 부스럼: 영대, 곡지, 수삼리, 외관, 양로, 합곡

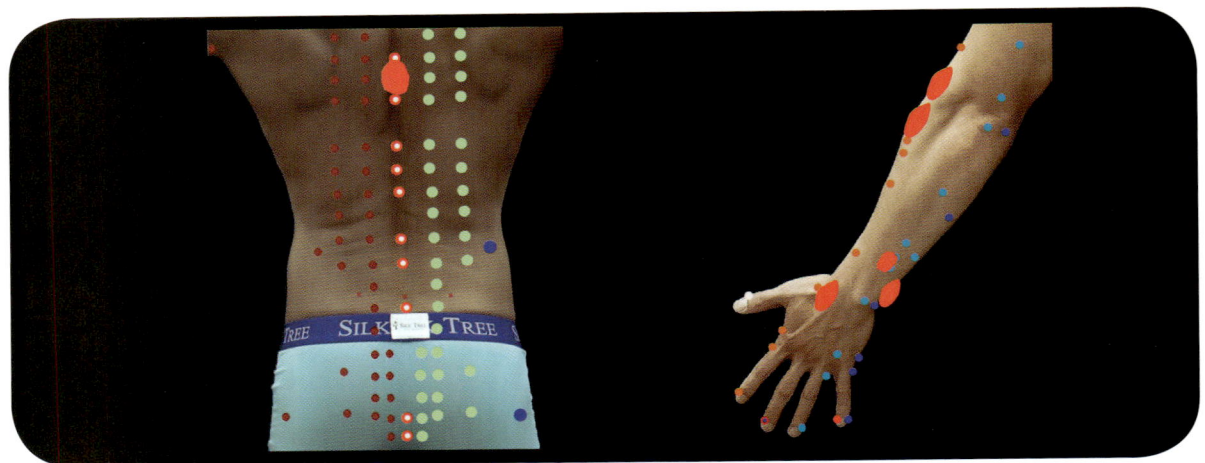

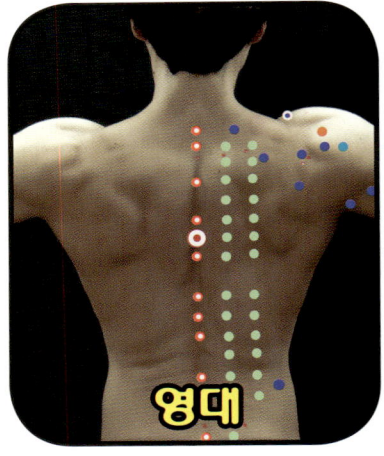

영대
제6,7흉추극돌기 사이에 있다.

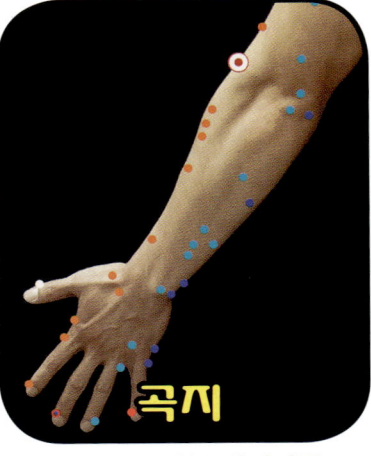

곡지
팔꿈치를 굽혔을때 바깥쪽 주름끝

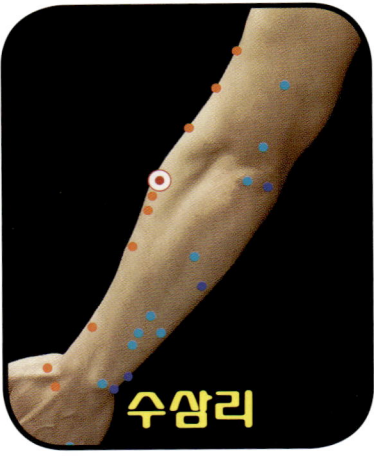

수삼리
곡지와 양계의 사이에서 곡지로부터 1/6.

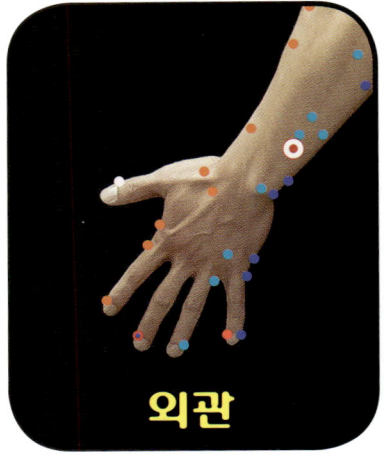

외관
양지혈 위 2촌, 척골과 요골 사이.

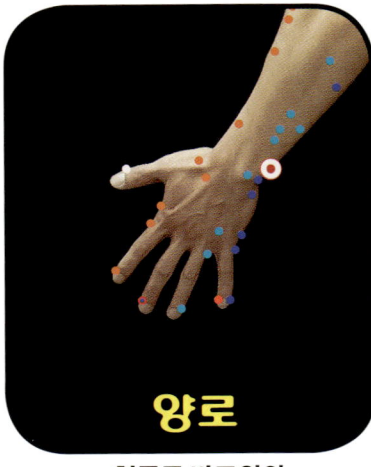

양로
척골두 바로위의 척측밑의 패인 곳.

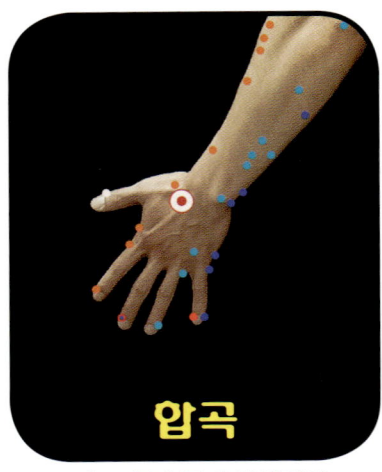

합곡
제1,2중수골저 사이에서 제2중수골저측의 뼈바로밑.

12. 피부질환

모든 피부병: 곡지, 열결, 합곡, 혈해, 족삼리, 삼음교

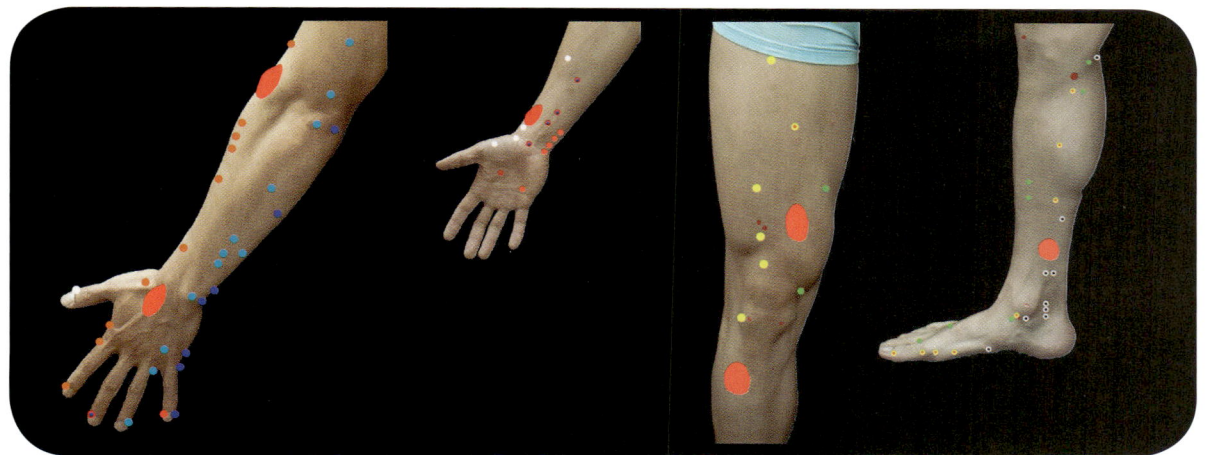

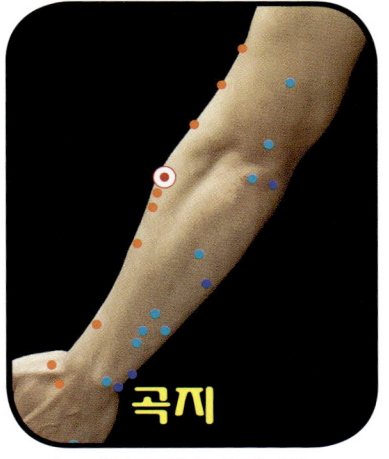

곡지
팔꿈치를 굽혔을때 바깥쪽 주름끝

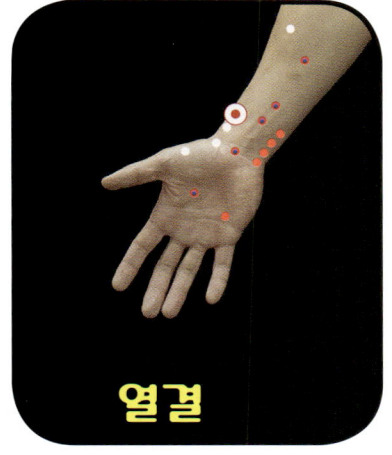

열결
요골경상돌기의 상방 1촌

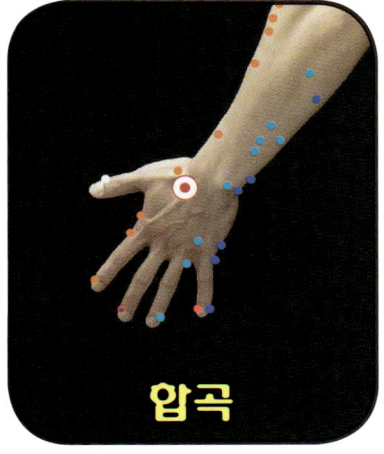

합곡
제1,2중수골저 사이에서 제2중수골저측의 뼈바로밑.

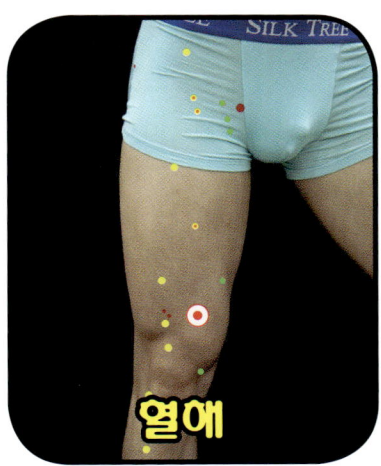

혈해
슬개골 외상점 3촌 위에있는 힘줄사이 흰살경계.

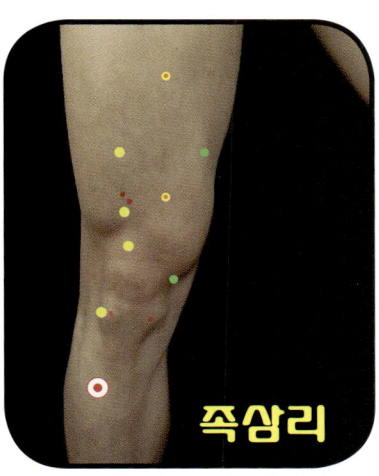

족삼리
슬개골 정점 하방 3촌에서 외측 1촌(2cm)

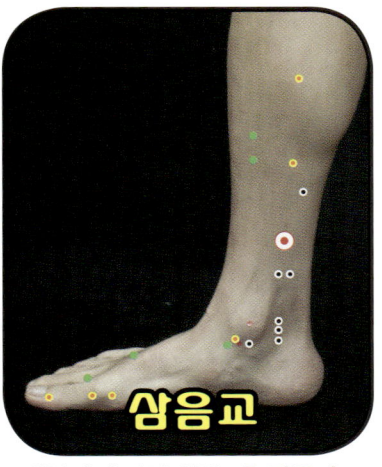

삼음교
내복사뼈 정점 상방3촌.경골과 근육의 경계.임산부 침No

12. 피부질환

무좀 : 족삼리,현종,해계,삼음교,절골,팔풍

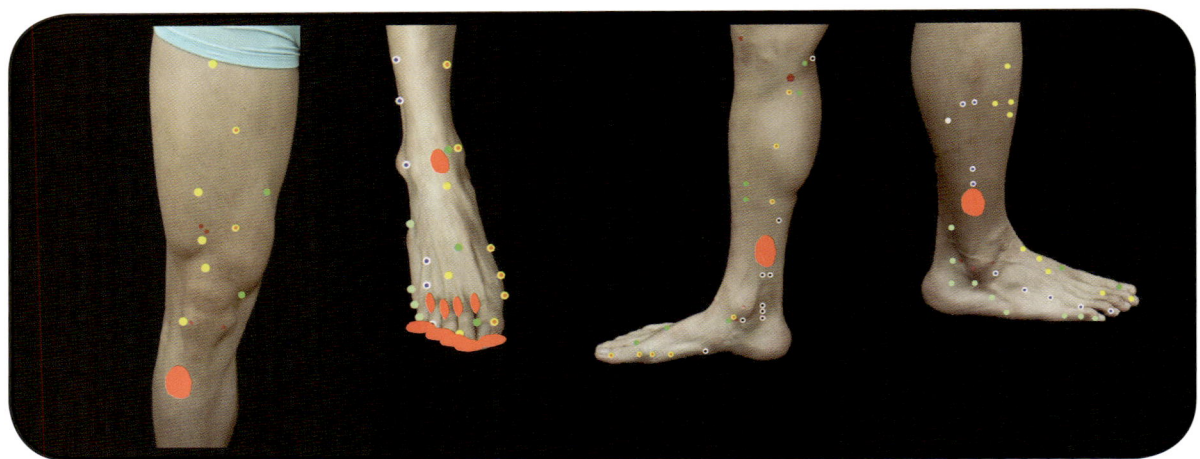

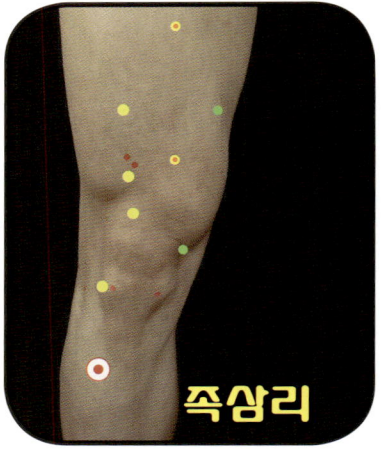

족삼리

슬개골 정점 하방 3촌에서
외측 1촌(2cm)

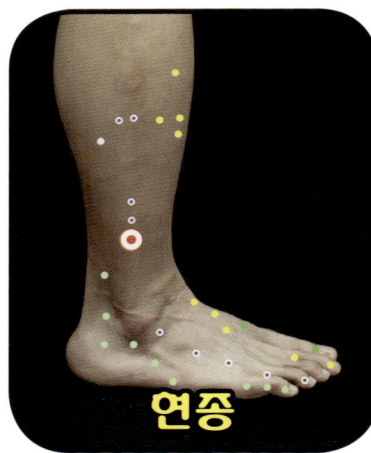

현종

외복사뼈 정점 직상방 3촌.
경골의 뒷쪽.

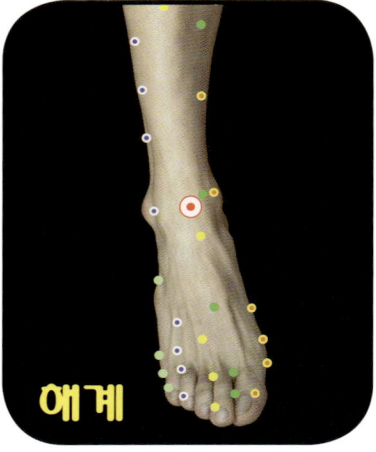

해계

외복사뼈 높이에서
장모지신근건 소지측.

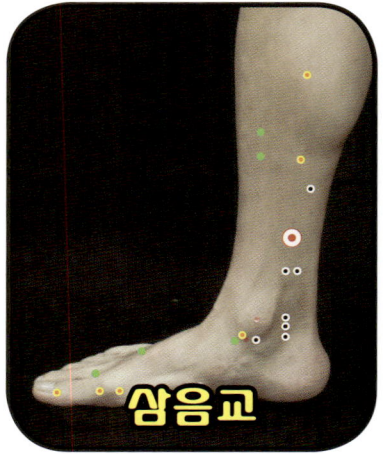

삼음교

내복사뼈 정점 상방3촌.경골과
근육의 경계.임산부 침No

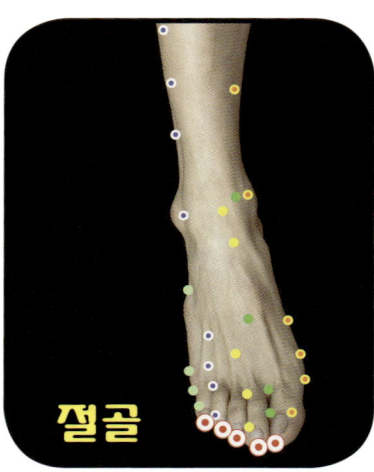

절골

열 발가락 끝.
발톱에서 0.1촌 떨어짐.

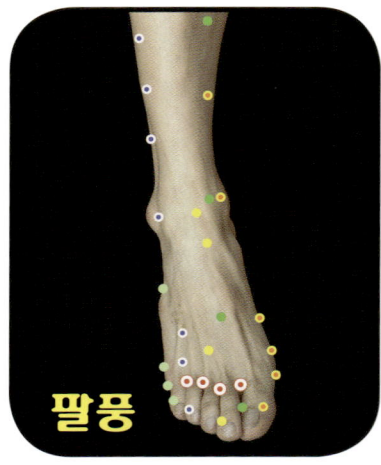

팔풍

10 발가락 사이의 중앙.
발등과 발바닥 피부의 경계

12. 피부질환

부스럼(얼굴,머리) : 곡지,외관,폐수,열결,위중,합곡

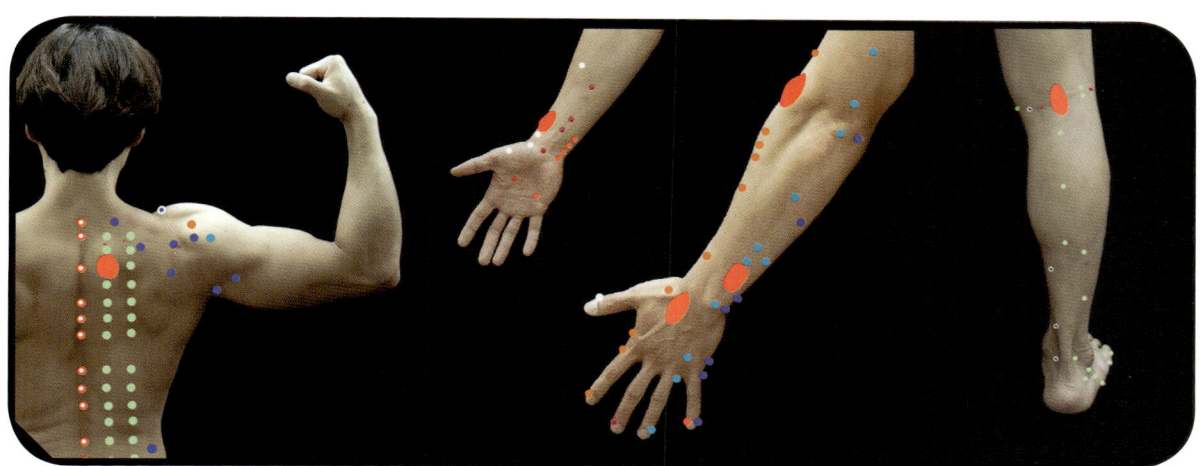

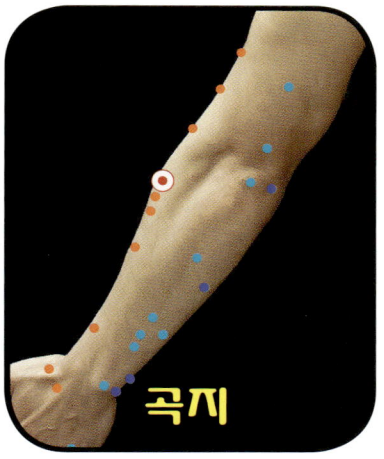

곡지
팔꿈치를 굽혔을때 바깥쪽 주름끝

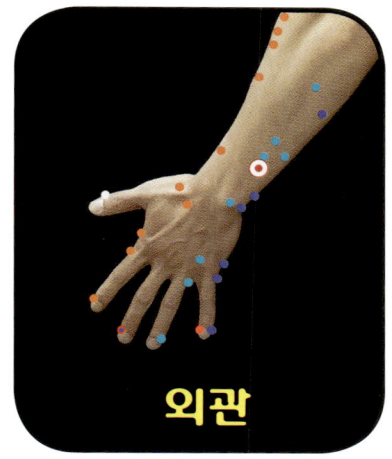

외관
양지혈 위 2촌, 척골과 요골 사이.

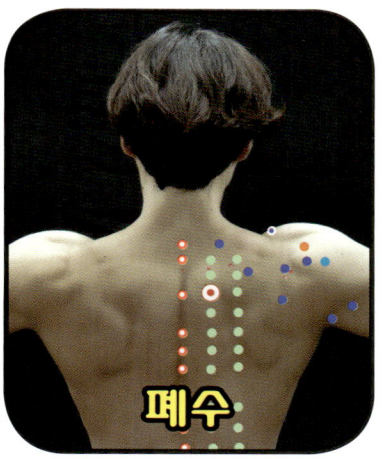

폐수
폐수 배내선상에서 3,4 흉추극돌기의 사이.

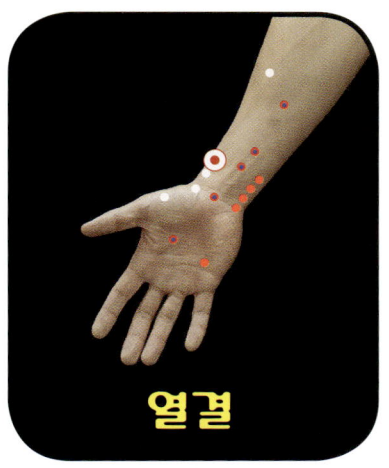

열결
요골경상돌기의 상방 1촌

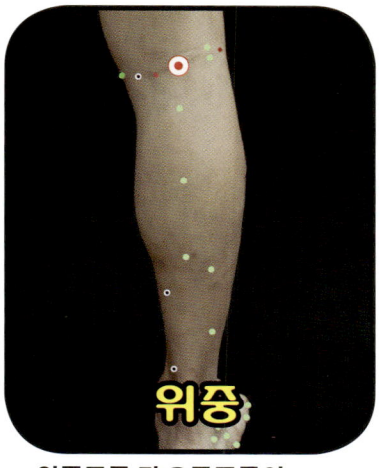

위중
위중무릎 뒤 오금주름의 중간지점 깊게 패인 곳

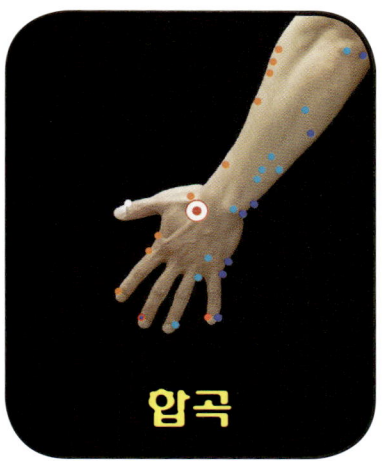

합곡
제1,2중수골저 사이에서 제2중수골저측의 뼈바로밑.

12. 피부질환

부스럼/종기: 견정,풍문,위중,혈해,삼음교,폐수

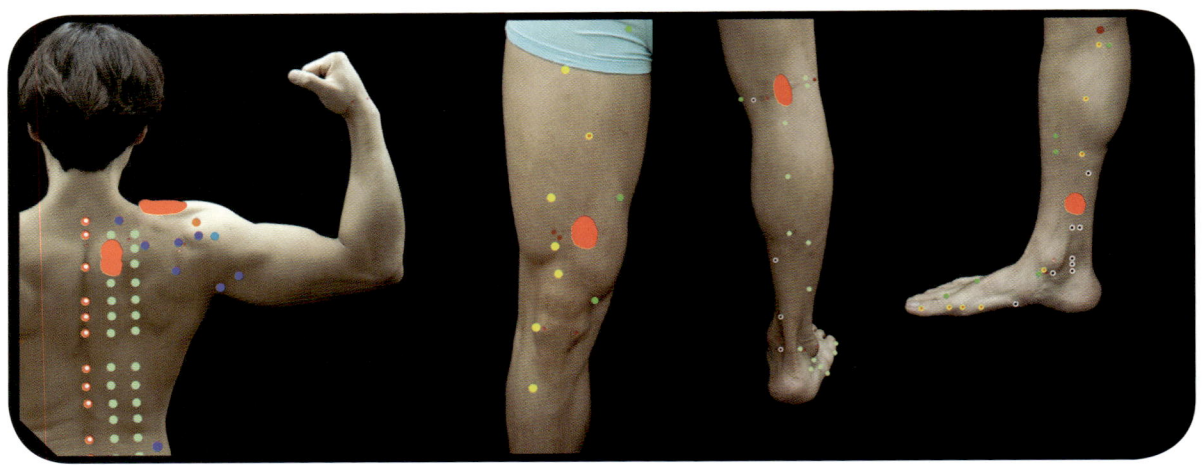

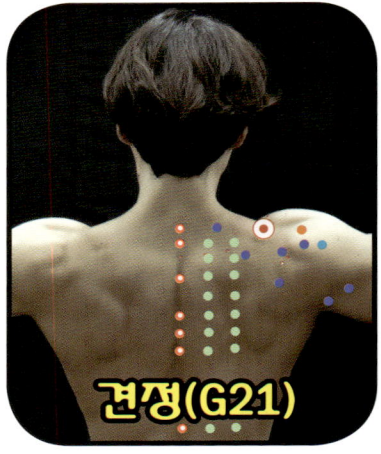

견정(G21)
제7경추극돌기 정점과 견봉각의 중앙.

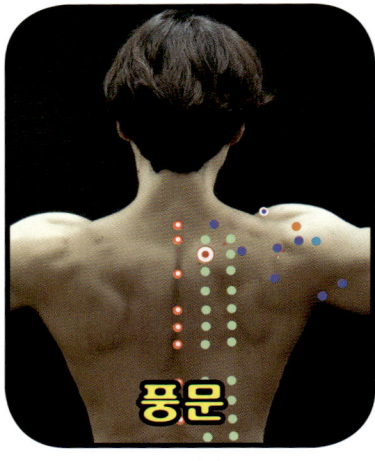

풍문
배내선상에서 2,3 흉추극돌기의 사이.

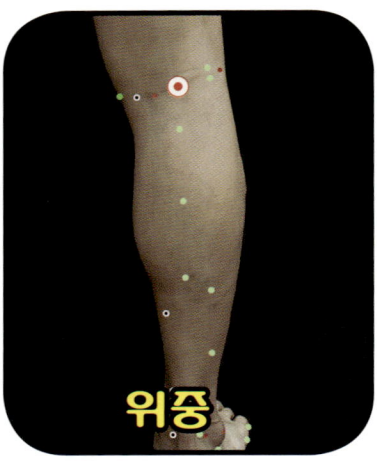

위중
위중무릎 뒤 오금주름의 중간지점 깊게 패인 곳

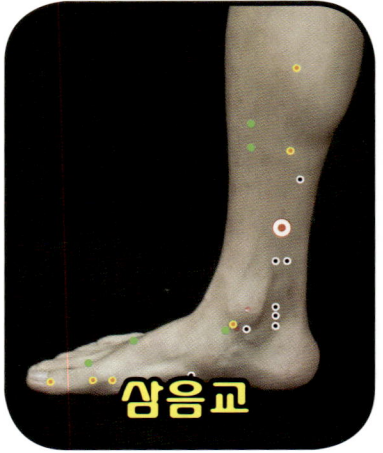

삼음교
내복사뼈 정점 상방3촌.경골과 근육의 경계.임산부 침No

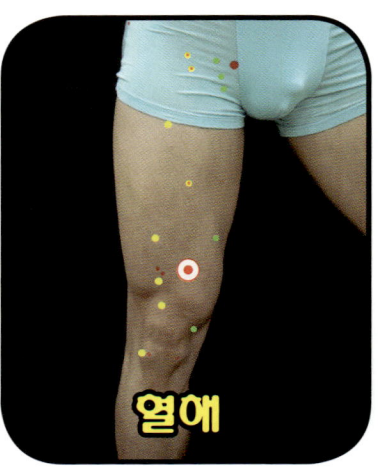

혈해
슬개골 외상점 3촌 위에있는 힘줄사이 흰살경계.

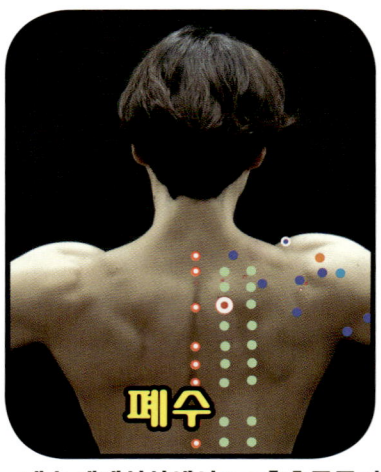

폐수
폐수 배내선상에서 3,4 흉추극돌기의 사이.

12. 피부질환

사마귀: 곡지, 혈해, 족삼리, 합곡, 태충, 격수

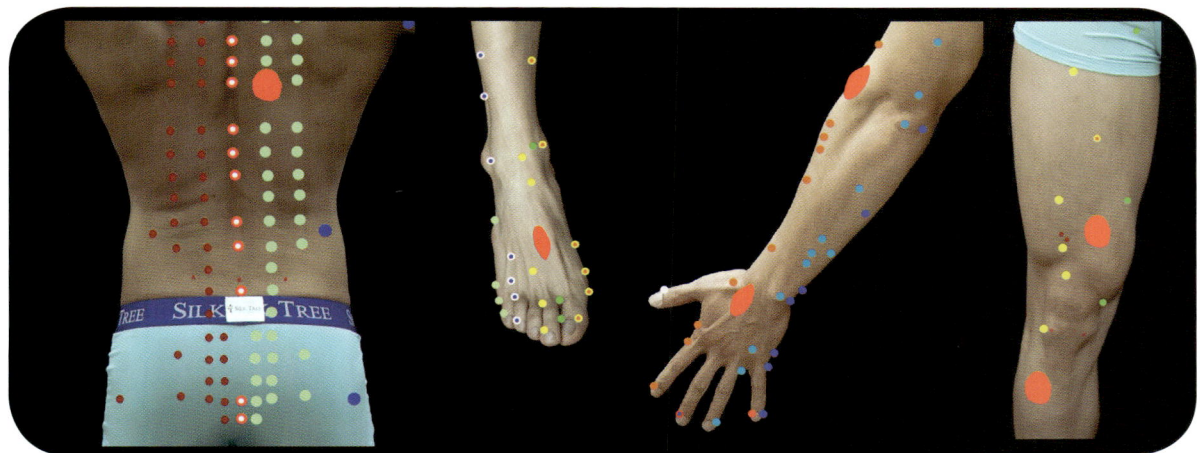

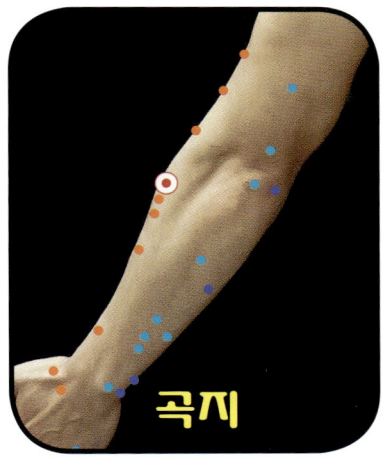

곡지
팔꿈치를 굽혔을때 바깥쪽 주름끝

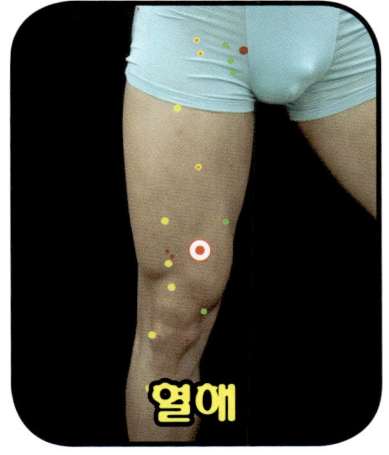

혈해
슬개골 외상점 3촌 위에있는 힘줄사이 흰살경계.

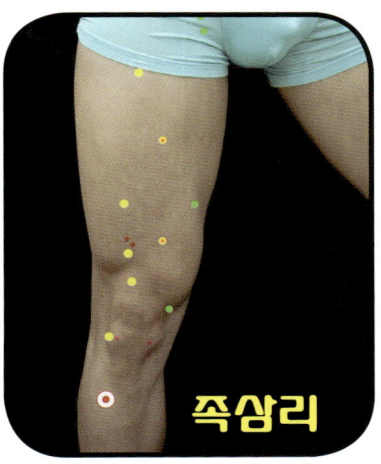

족삼리
슬개골 정점 하방 3촌에서 외측 1촌(2cm)

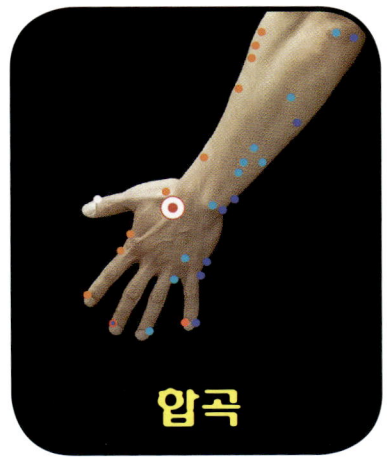

합곡
제1,2중수골저 사이에서 제2중수골저측의 뼈바로밑.

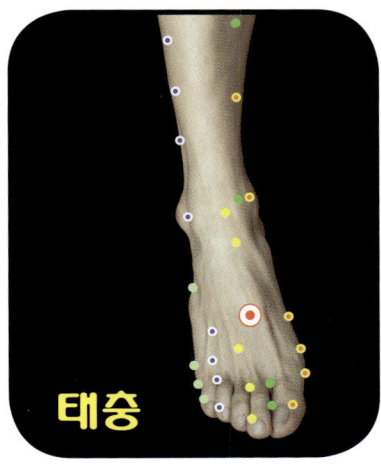

태충
제1,2중족골저의 사이.

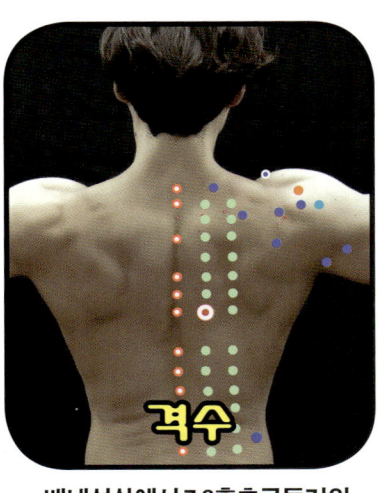

격수
배내선상에서 7,8흉추극돌기의 사이.

12. 피부질환

상지부스럼(두드러기) : 곡지,수삼리,합곡,혈해,삼음교,폐수

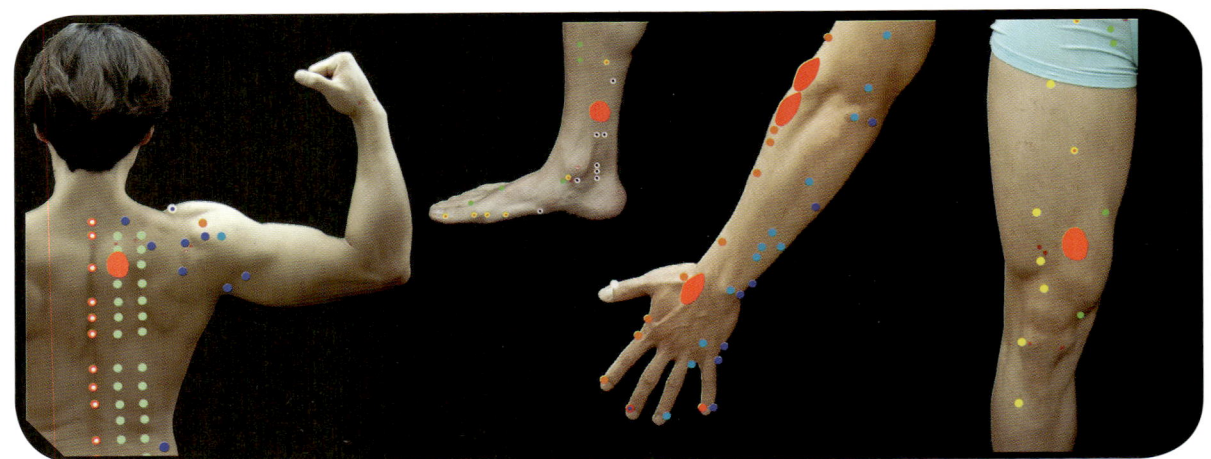

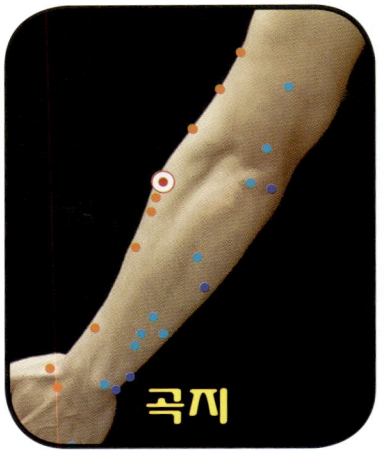

곡지
팔꿈치를 굽혔을때 바깥쪽 주름끝

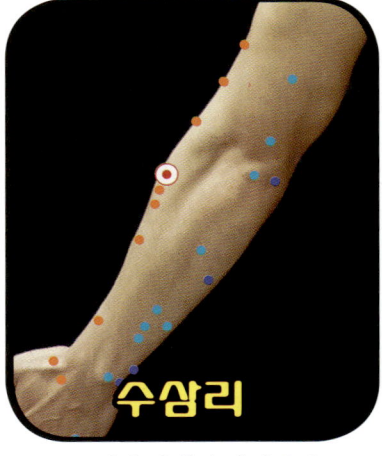

수삼리
곡지와 양계의 사이에서 곡지로부터 1/6.

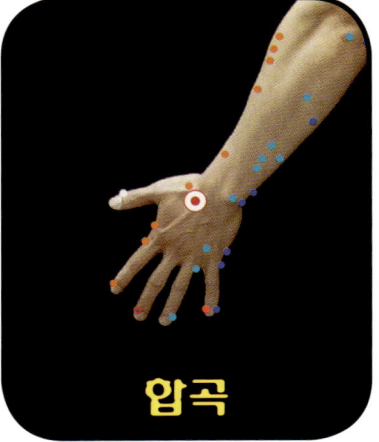

합곡
제1,2중수골저 사이에서 제2중수골저측의 뼈바로밑.

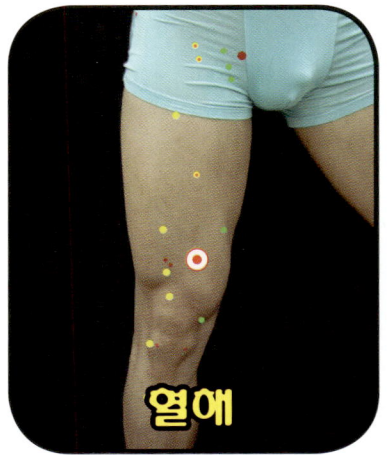

혈해
슬개골 외상점 3촌 위에있는 힘줄사이 흰살경계.

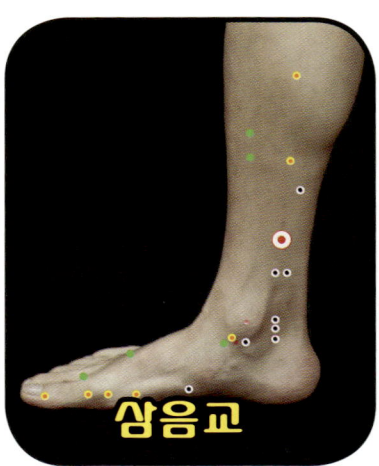

삼음교
내복사뼈 정점 상방3촌.경골과 근육의 경계.임산부 침No

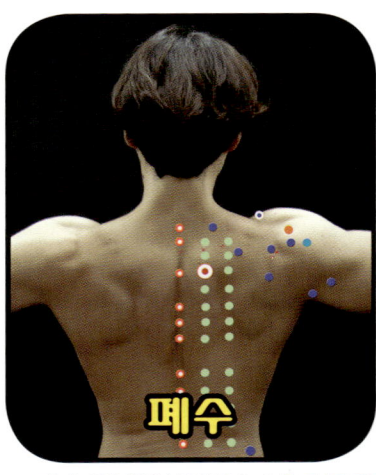

폐수
폐수 배내선상에서 3,4 흉추극돌기의 사이.

12. 피부질환

소양증(피부 가려움증) : 곡지,혈해,삼음교,폐수,간수,격수

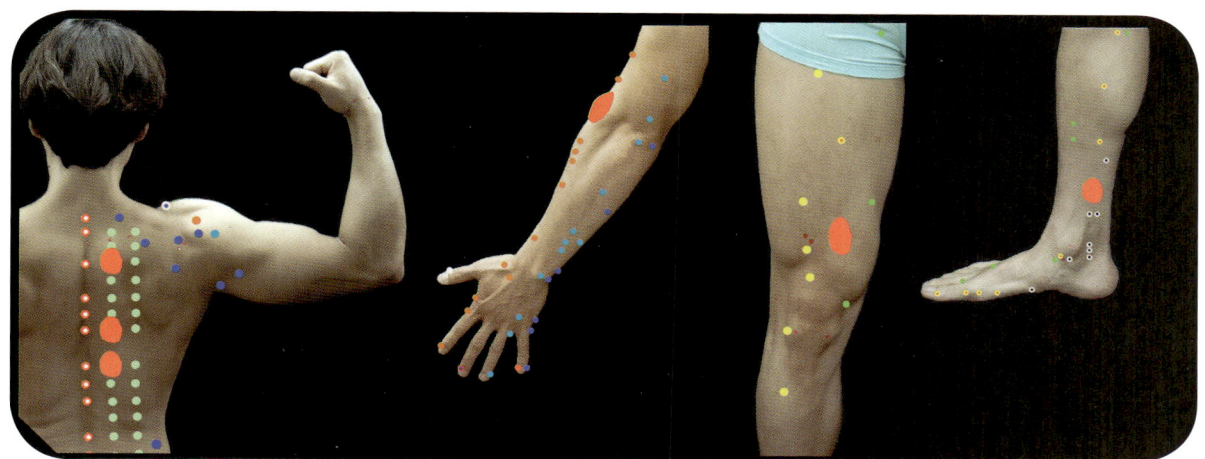

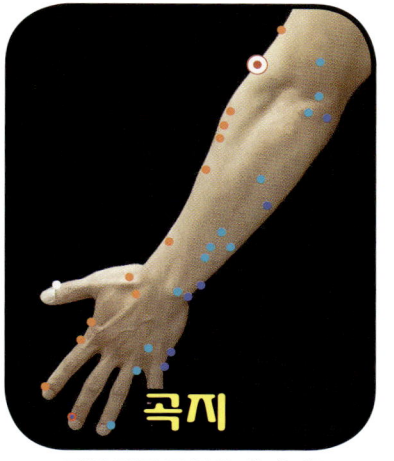

곡지
팔꿈치를 굽혔을때 바깥쪽 주름끝

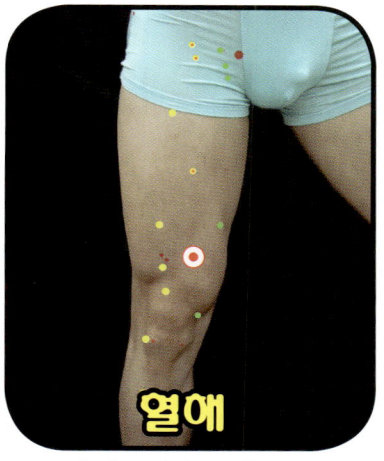

혈해
슬개골 외상점 3촌 위에있는 힘줄사이 흰살경계.

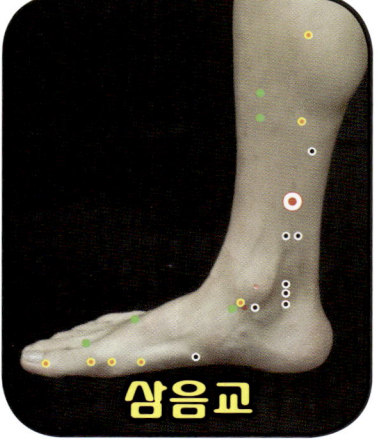

삼음교
내복사뼈 정점 상방3촌.경골과 근육의 경계.임산부 침No

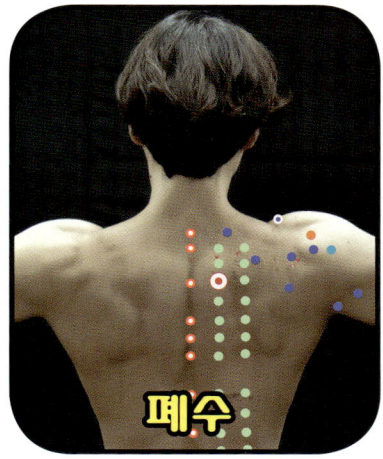

폐수
폐수 배내선상에서 3,4 흉추극돌기의 사이.

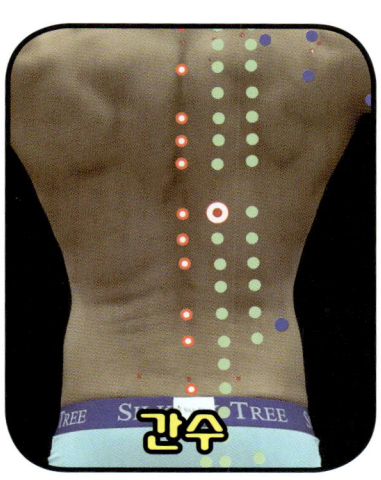

간수
배내선상에서 9,10흉추극돌기의 사이.

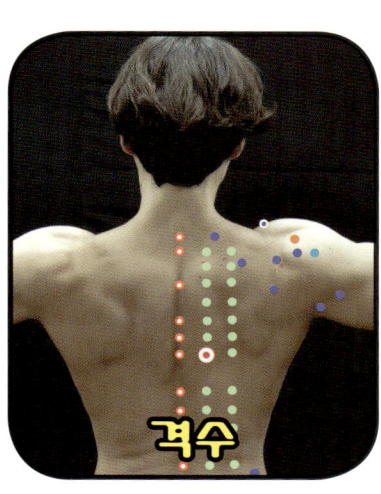

격수
배내선상에서 7,8흉추극돌기의 사이.

12. 피부질환

습진 : 간수, 비수, 신수, 견우, 합곡, 중완, 천추

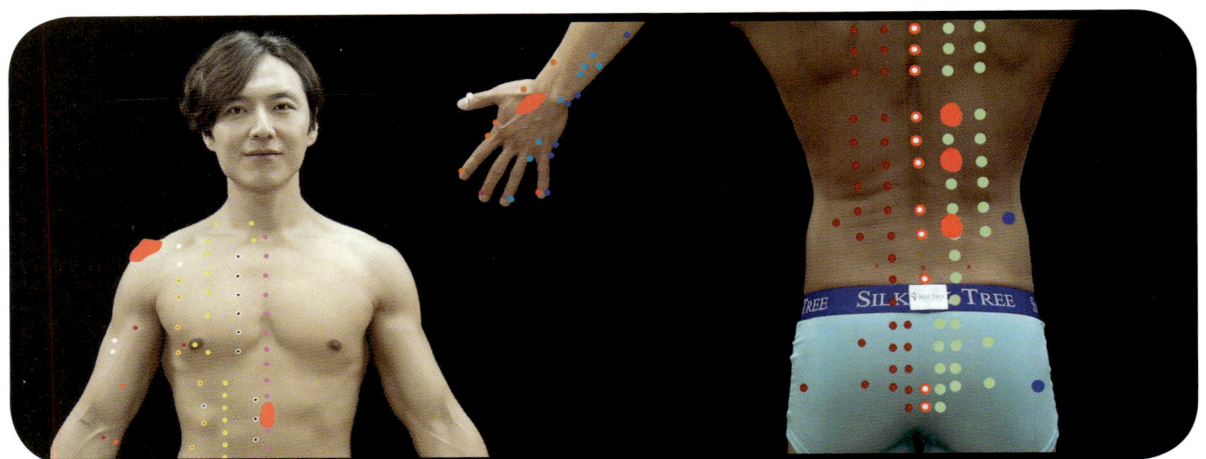

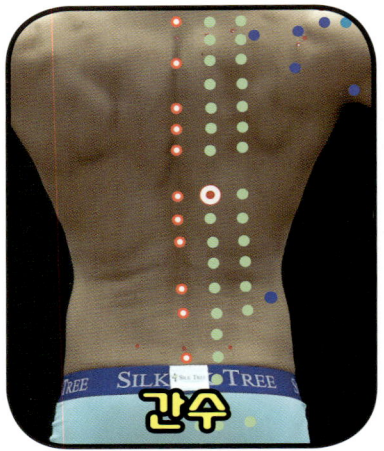

간수
배내선상에서 9,10흉추극돌기의 사이.

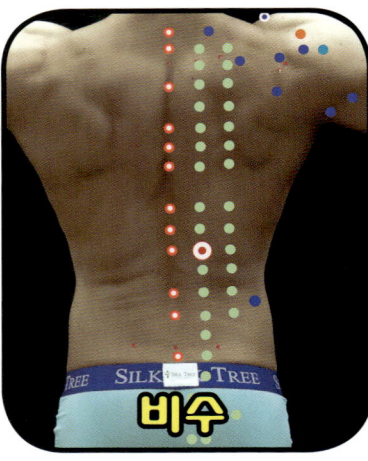

비수
배내선상 11,12흉추극돌기의 사이.

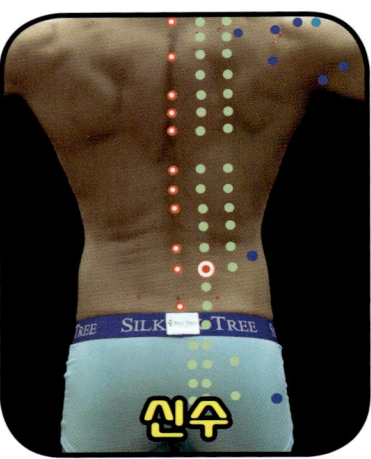

신수
배내선상에서 제2,3 요추극돌기의 사이.

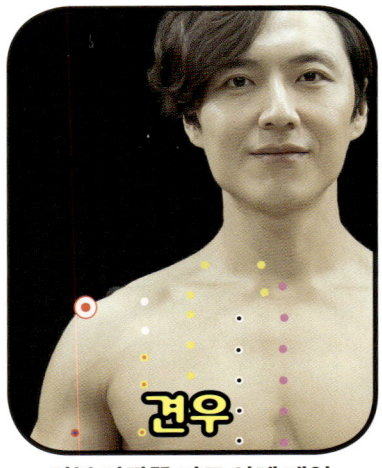

견우
견봉 바깥끝 바로 아래 패인 중심.

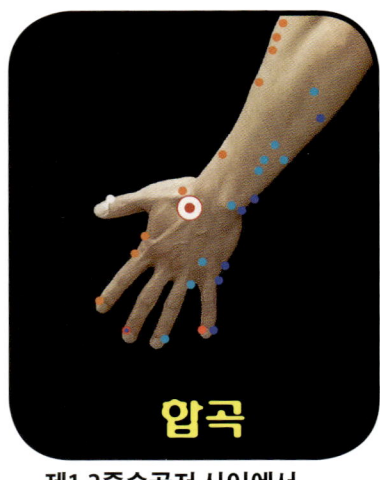

합곡
제1,2중수골저 사이에서 제2중수골저측의 뼈바로밑.

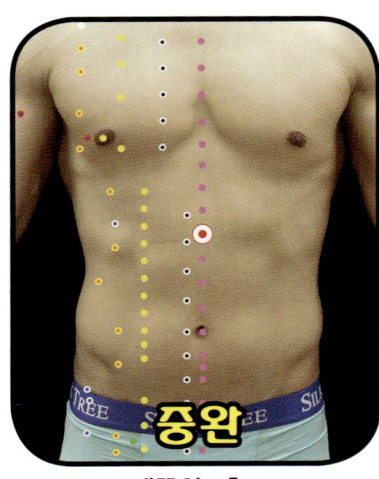

중완
배꼽위 4촌.

12. 피부질환

신경성 피부염: 곡지,혈해,삼음교,격수,비수,신수

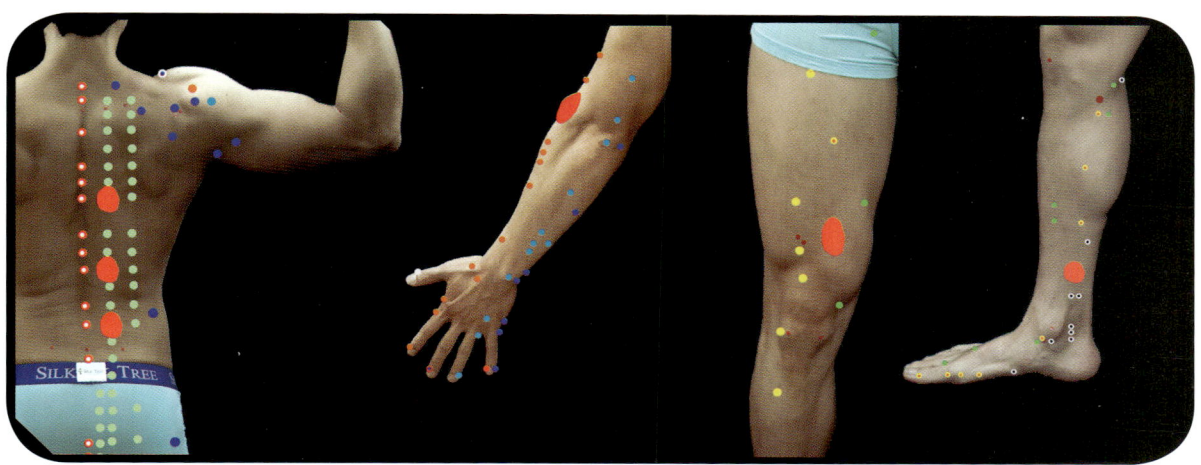

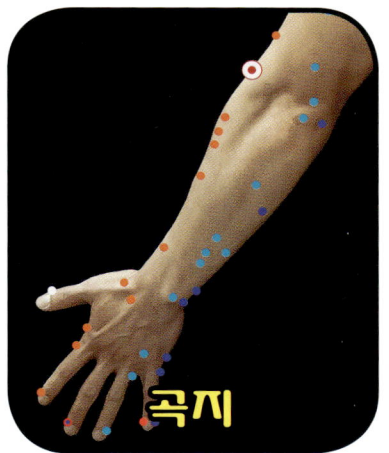

곡지
팔꿈치를 굽혔을때 바깥쪽 주름끝

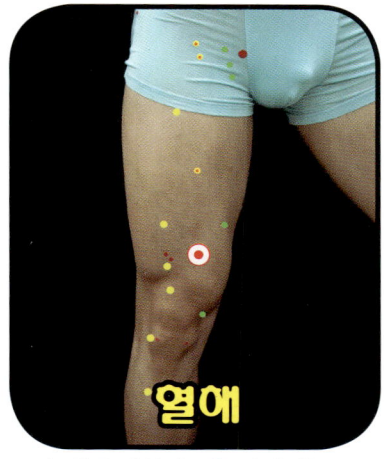

혈해
슬개골 외상점 3촌 위에있는 힘줄사이 흰살경계.

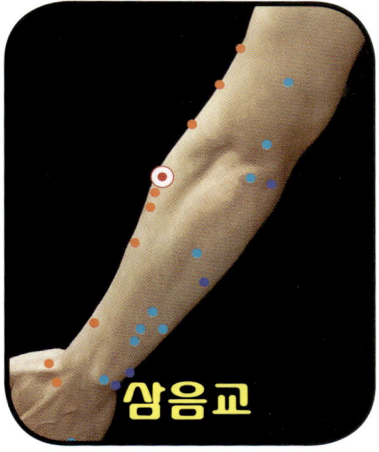

삼음교
내복사뼈 정점 상방3촌.경골과 근육의 경계.임산부 침No

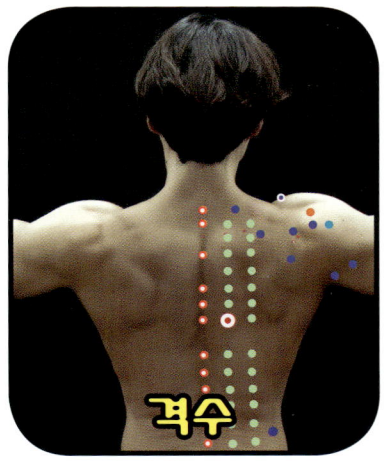

격수
배내선상에서 7,8흉추극돌기의 사이.

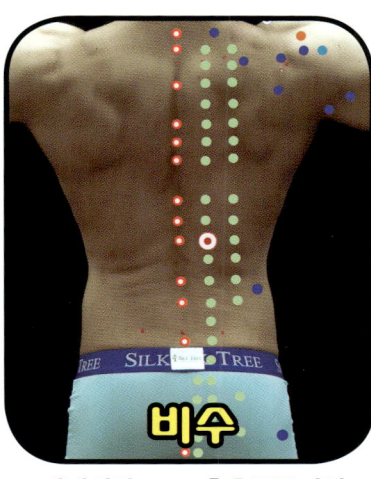

비수
배내선상 11,12흉추극돌기의 사이.

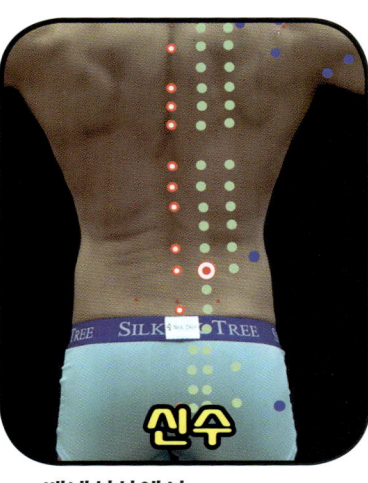

신수
배내선상에서 제2,3 요추극돌기의 사이.

12. 피부질환

아토피성 피부염/유전성・과민성 피부: 단중,중완,풍지,폐수,혈해,음릉천,삼음교,양릉천

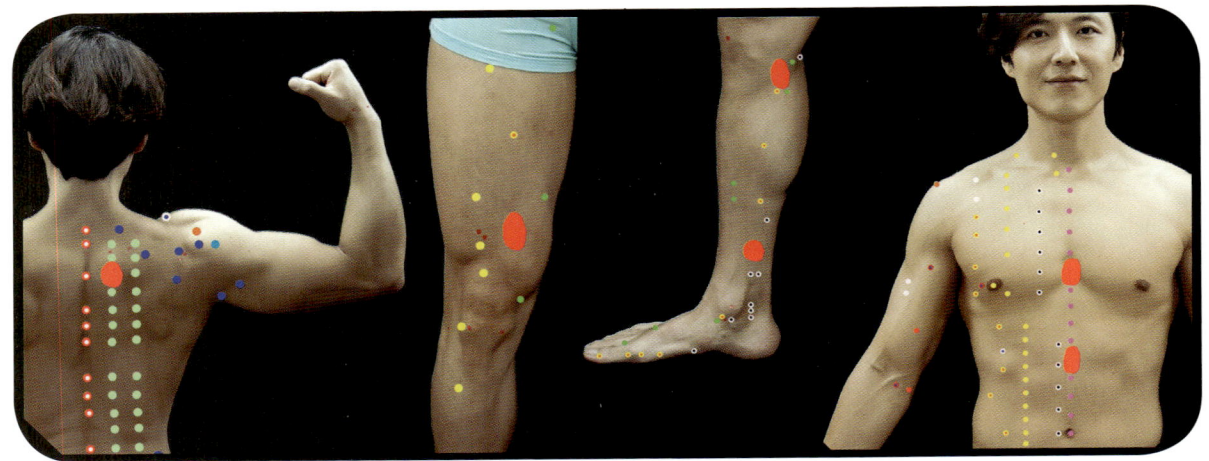

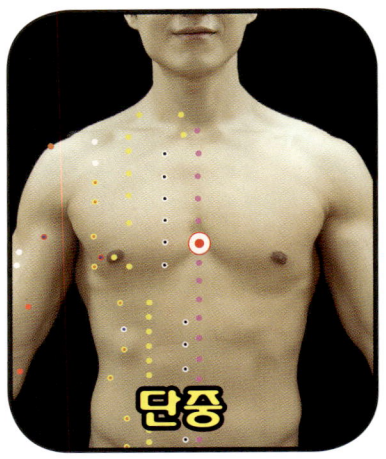

단중

양 유두 사이 중앙 약간 위.

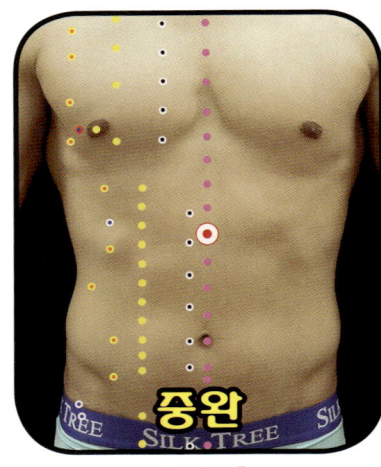

중완

배꼽위 4촌.

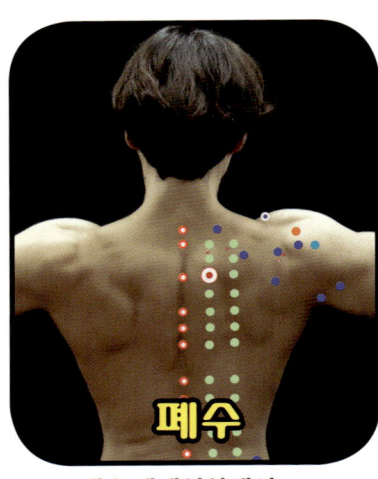

폐수

폐수 배내선상에서 3,4 흉추극돌기의 사이.

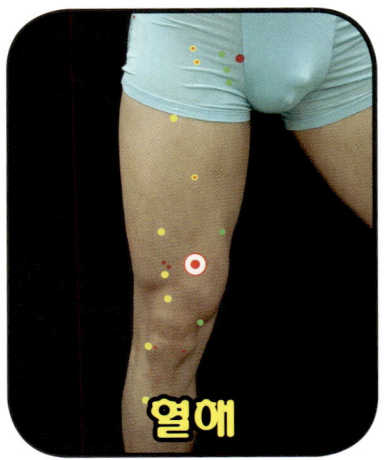

혈해

슬개골 외상점 3촌 위에있는 힘줄사이 흰살경계.

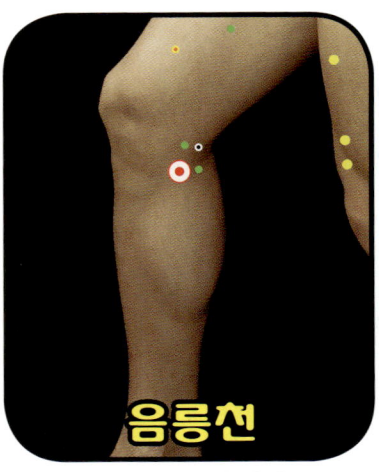

음릉천

경골내측과 바로뒤 아랫쪽. 뜸No 양릉천과 맞뚫리는 혈.

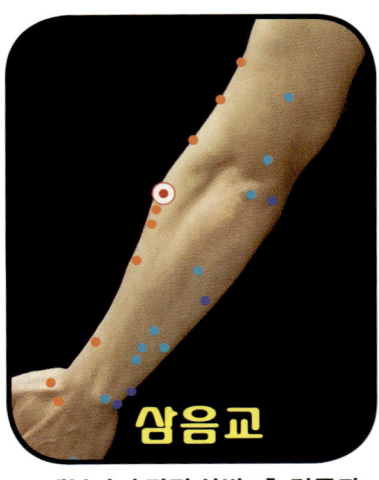

삼음교

내복사뼈 정점 상방3촌.경골과 근육의 경계.임산부 침No

12. 피부질환

알러지/풍진: 백회, 견우, 곡지, 간수, 혈해, 폐수

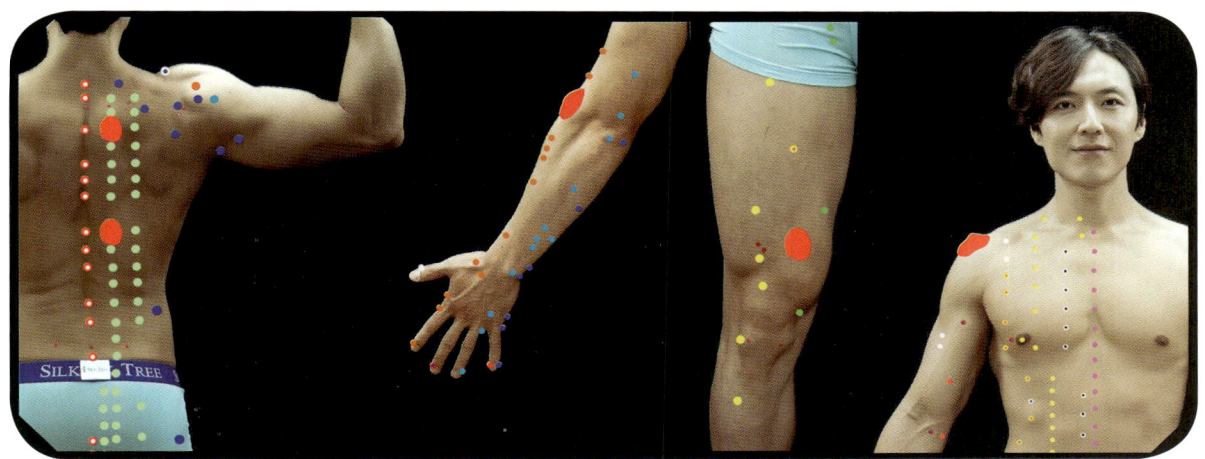

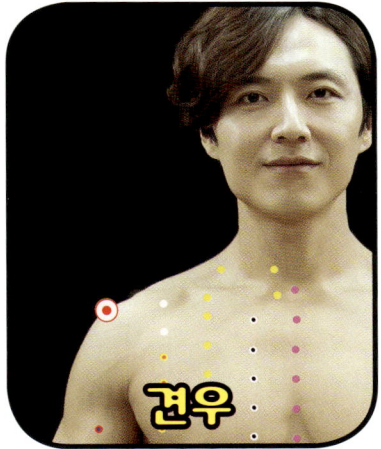

견우
견봉 바깥끝 바로 아래 패인 중심.

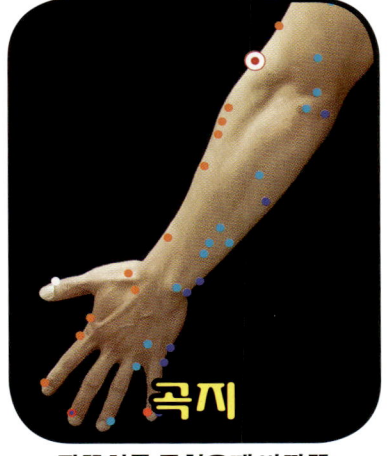

곡지
팔꿈치를 굽혔을때 바깥쪽 주름끝.

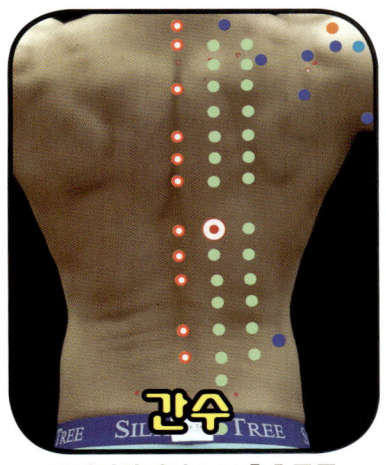

간수
배내선상에서 9,10흉추극돌기의 사이.

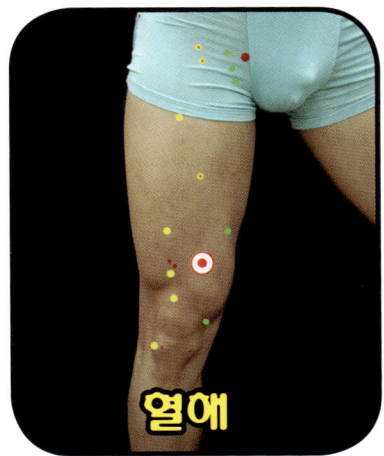

혈해
슬개골 외상점 3촌 위에있는 힘줄사이 흰살경계.

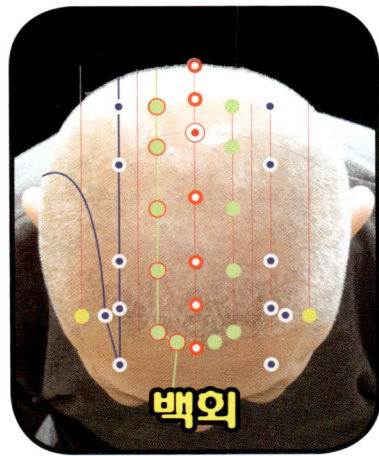

백회
이첨(귀끝)을 수직으로 올라가 정중선과 만나는 지점.

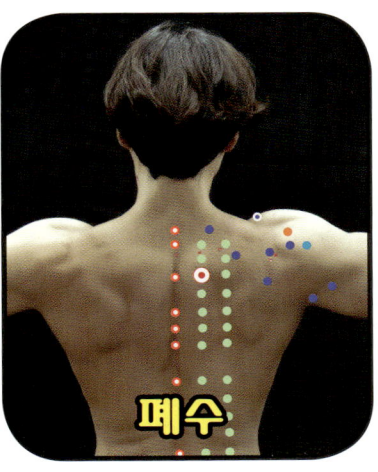

폐수
폐수 배내선상에서 3,4 흉추극돌기의 사이.

12. 피부질환

어린선: 곡지,풍지,격수,혈해,음릉천,삼음교,태백,태계

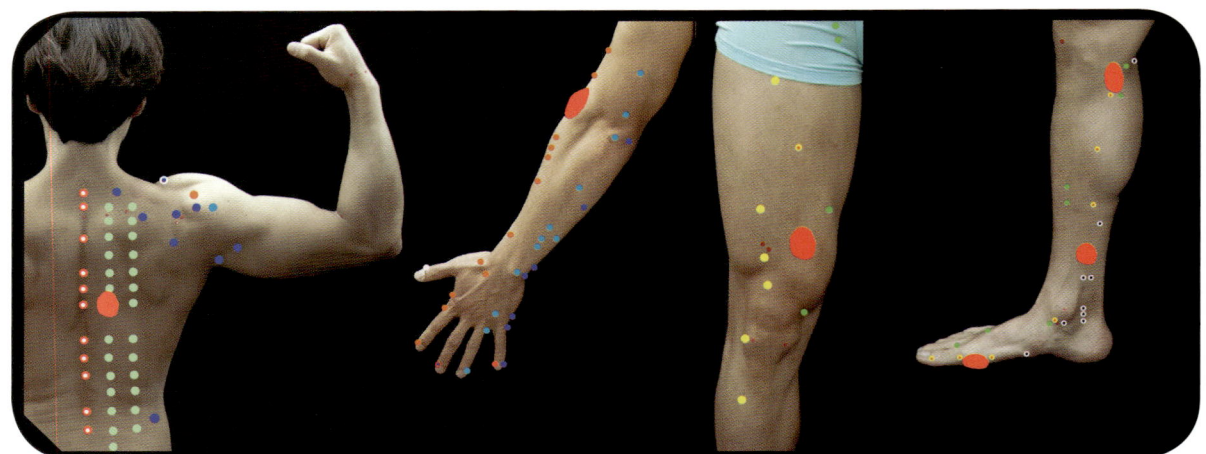

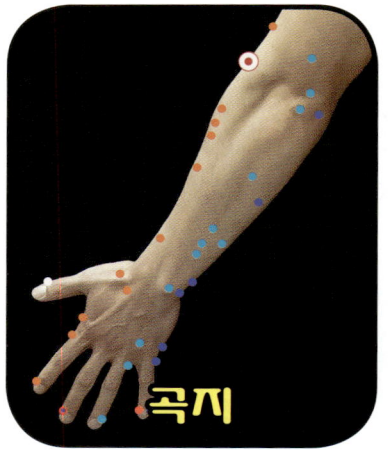

곡지
팔꿈치를 굽혔을때 바깥쪽 주름끝

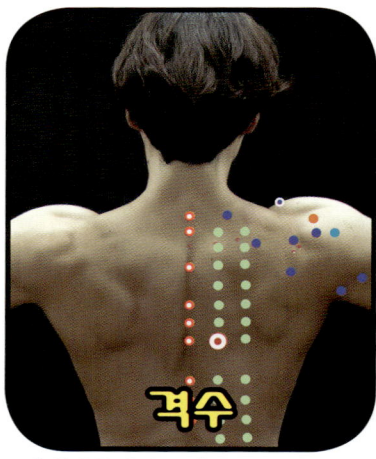

격수
배내선상에서 7,8흉추극돌기의 사이.

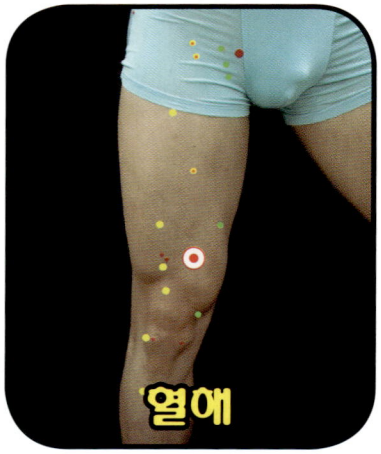

혈해
슬개골 외상점 3촌 위에있는 힘줄사이 흰살경계.

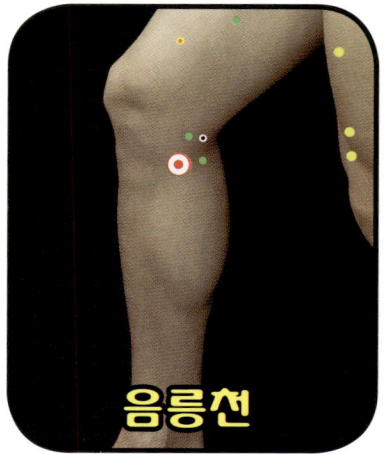

음릉천
경골내측과 바로뒤 아랫쪽. 뜸No 양릉천과 맞뚫리는 혈.

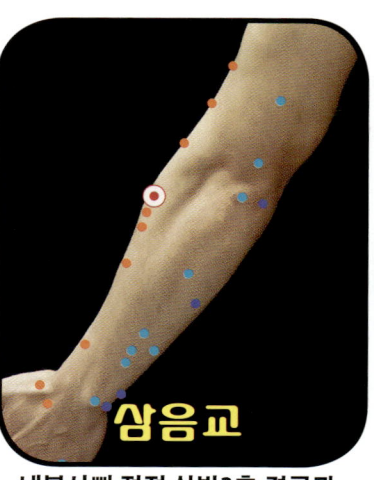

삼음교
내복사뼈 정점 상방3촌.경골과 근육의 경계.임산부 침No

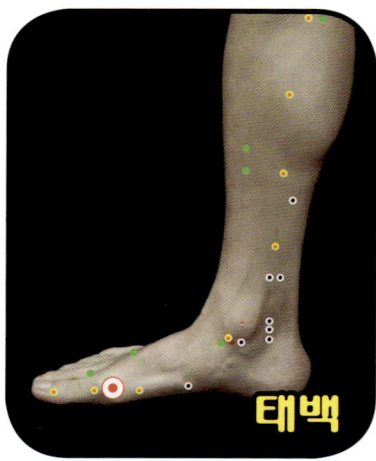

태백
제1중족골의 뼈머리(골두) 뒷쪽의 안쪽

12. 피부질환

얼굴홍조: 열결, 신문, 합곡, 폐수, 심수, 간수

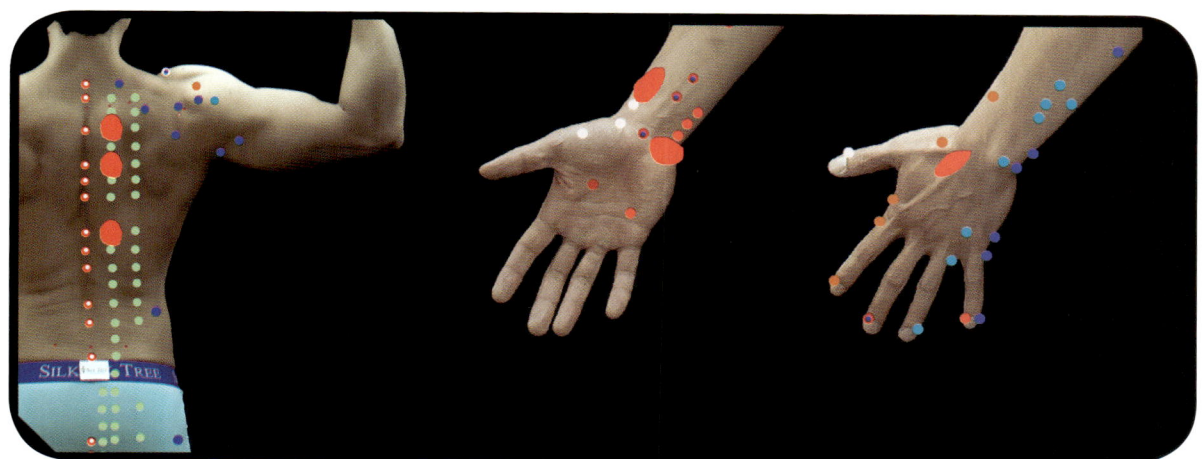

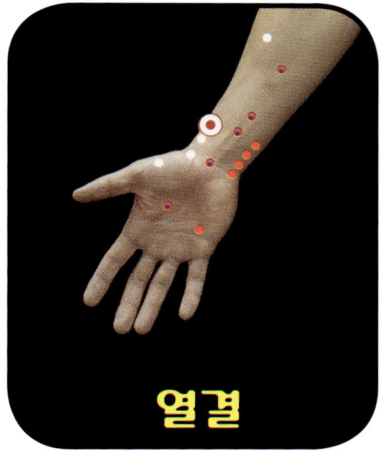

열결
요골경상돌기의 상방 1촌

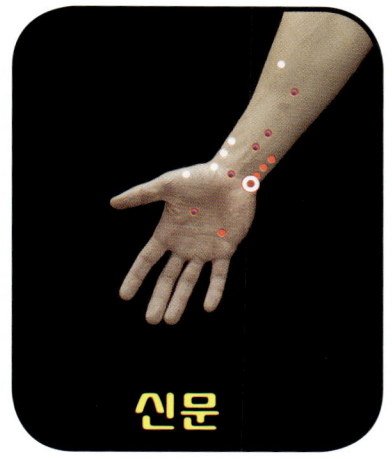

신문
손목을 뒤로 젖힐때 손목주름 위 소지측의 두 근육의 중심.

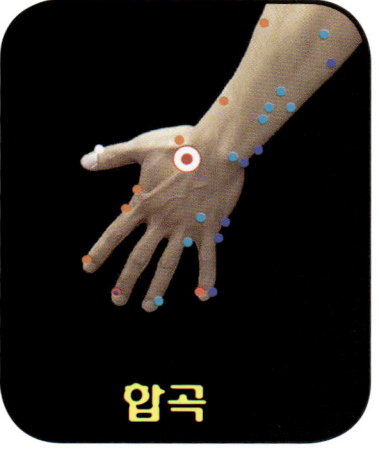

합곡
제1,2중수골저 사이에서 제2중수골저측의 뼈바로밑.

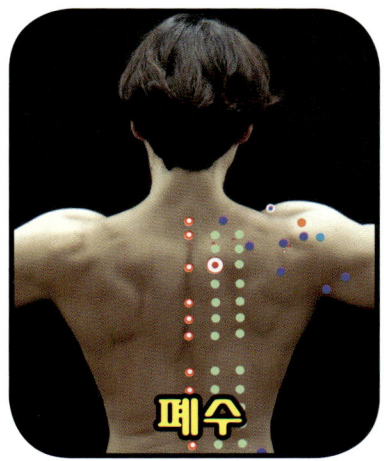

폐수
폐수 배내선상에서 3,4 흉추극돌기의 사이.

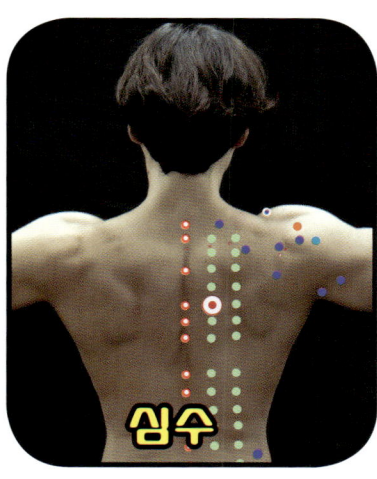

심수
배내선상에서 5,6흉추극돌기의 사이.

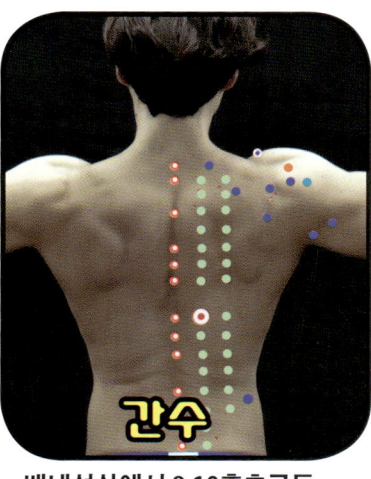

간수
배내선상에서 9,10흉추극돌기의 사이.

12. 피부질환

여드름: 하관,지창,협거,곡지,합곡,상양,대추,폐수,신수,족삼리,삼음교

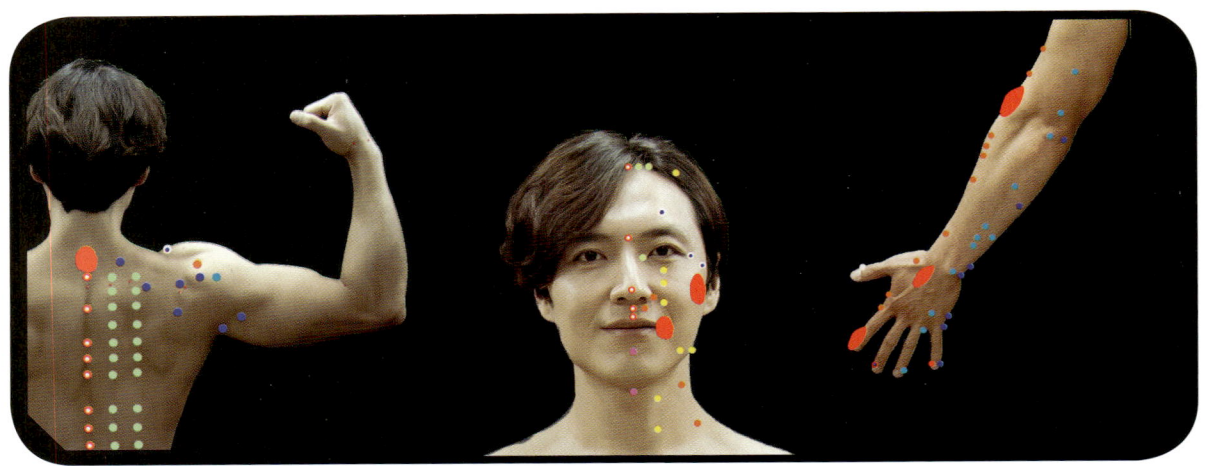

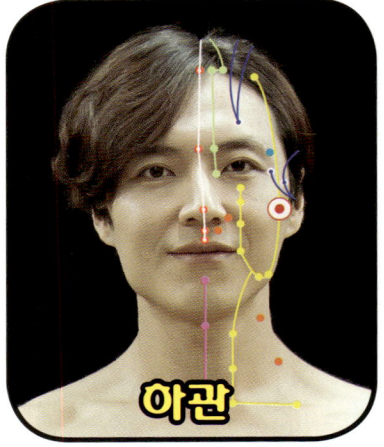

하관

청궁과 눈꼬리의 중간지점의 바로 밑인 협골궁의 밑. 뜸No

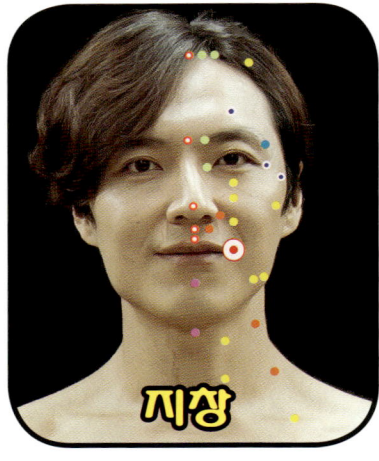

지창

입가(입술 바깥끝)로부터 바깥쪽 1cm

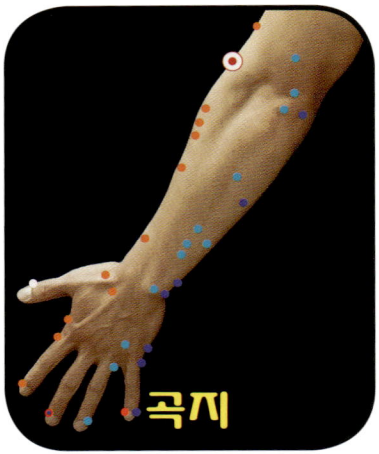

곡지

팔꿈치를 굽혔을때 바깥쪽 주름끝

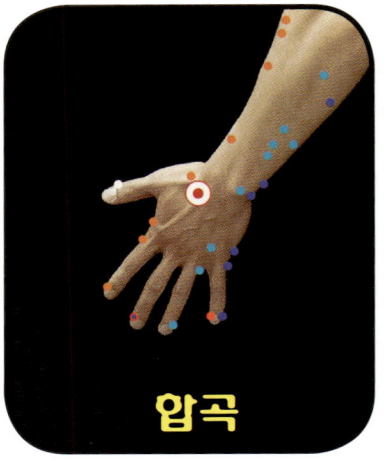

합곡

제1,2중수골저 사이에서 제2중수골저측의 뼈바로밑.

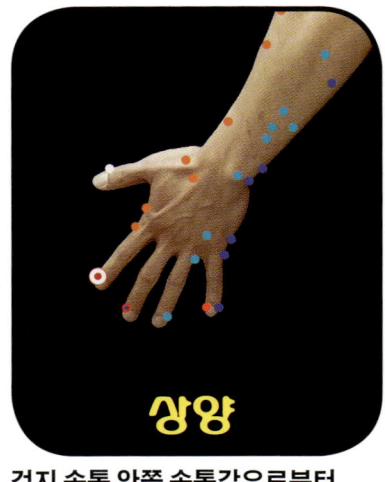

상양

검지 손톱 안쪽 손톱각으로부터 상방2~3mm

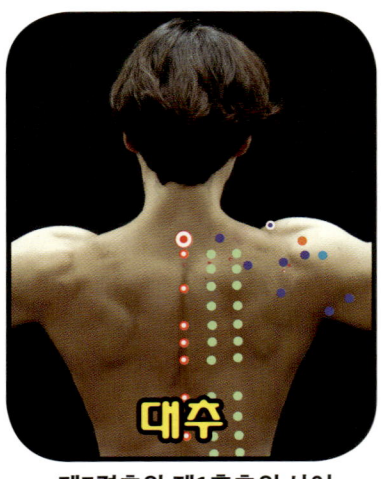

대추

제7경추와 제1흉추의 사이.

12. 피부질환

연주창: 백로, 풍문, 곡지, 수삼리, 소해(H3), 공최

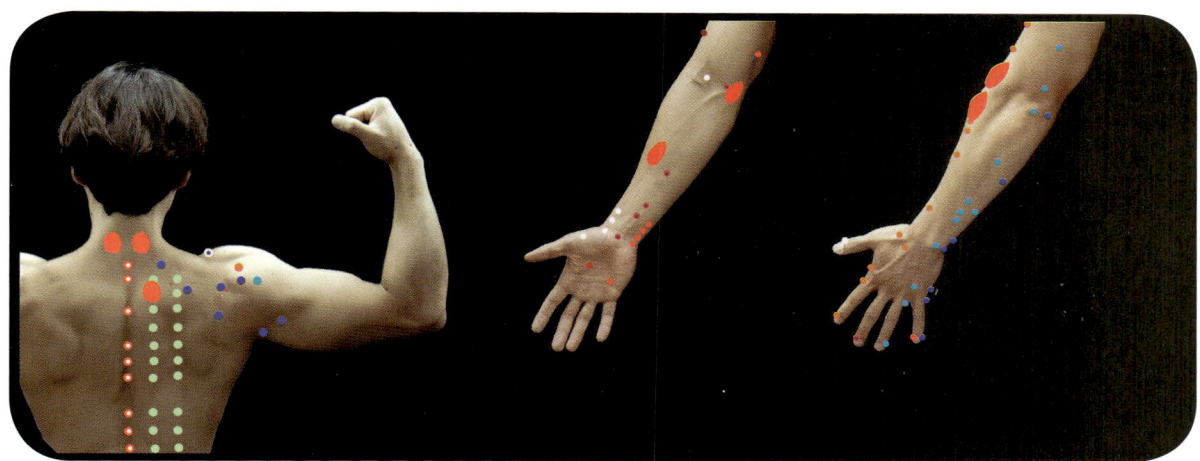

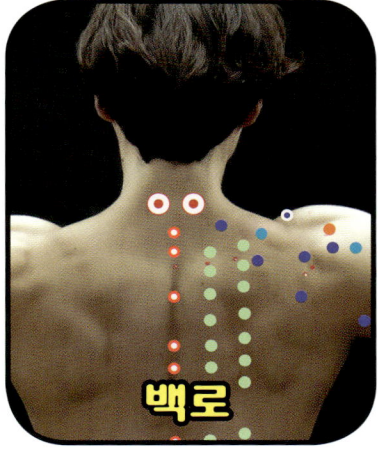

백로
대추혈의 상방 2촌에서 양옆 1촌.

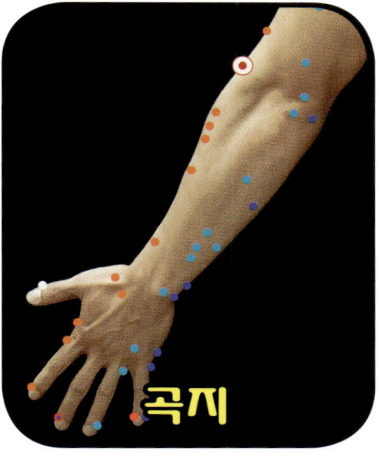

곡지
팔꿈치를 굽혔을때 바깥쪽 주름끝

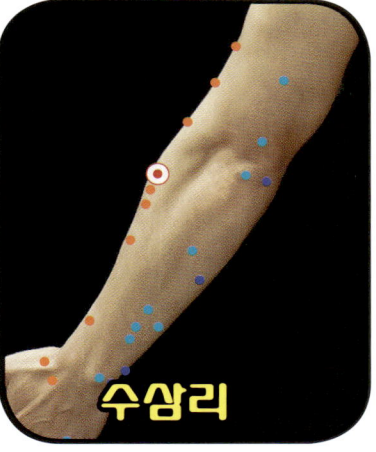

수삼리
곡지와 양계의 사이에서 곡지로부터 1/6.

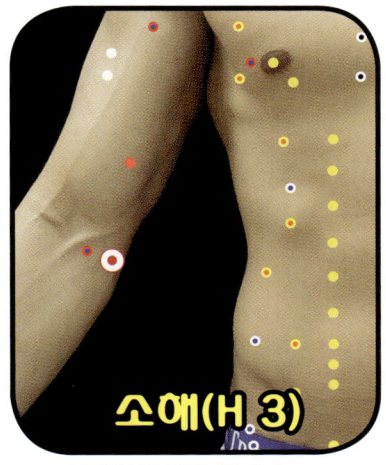

소해(H 3)
상과선상 내측상과와 팔꿈치의 중앙.

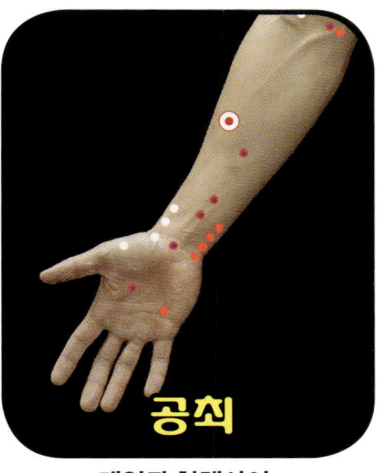

공최
태연과 척택사이. 척택에서 4/9

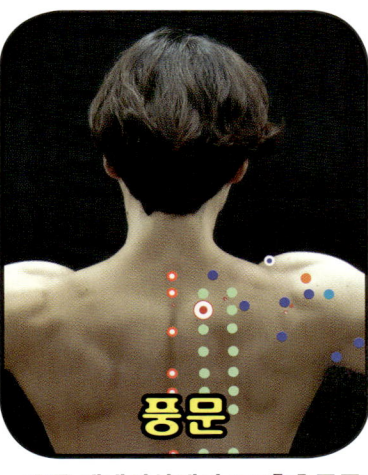

풍문
풍문 배내선상에서 2,3 흉추극돌기의 사이.

12. 피부질환

원형탈모증: 폐수, 신수, 외관, 족삼리, 양릉천, 혈해

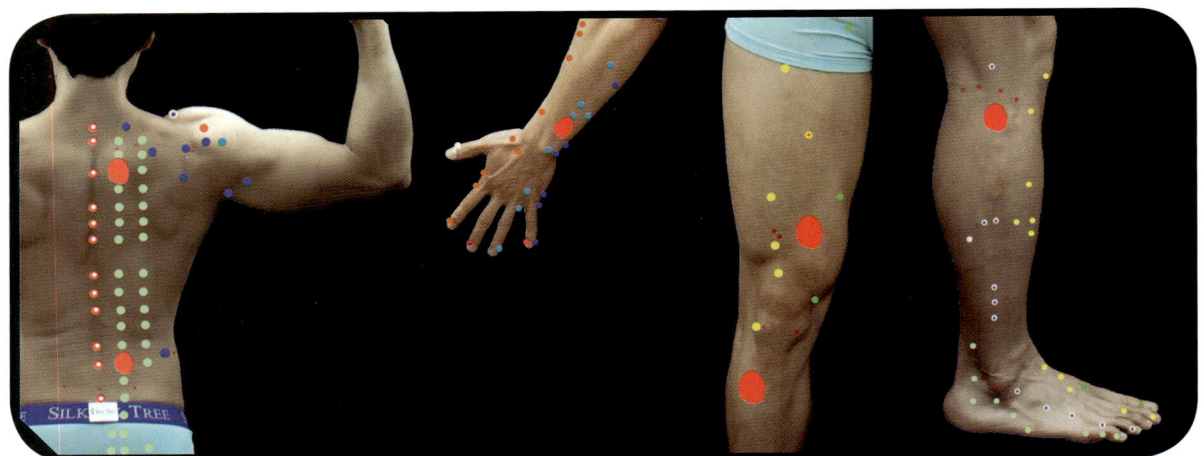

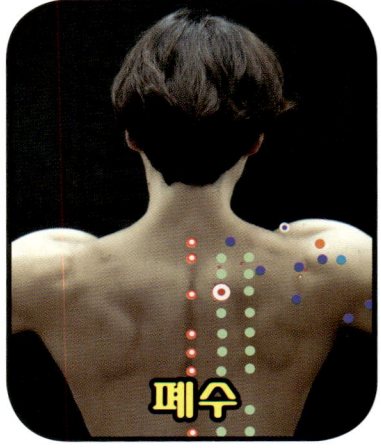

폐수
폐수 배내선상에서
3,4 흉추극돌기의 사이.

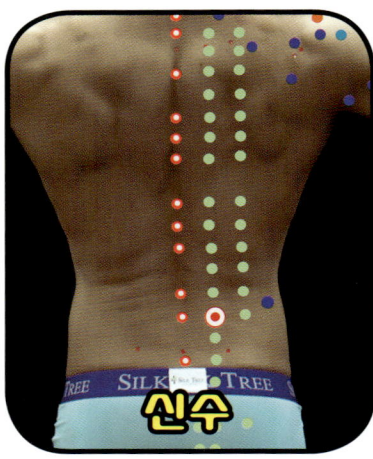

신수
배내선상에서
제2,3 요추극돌기의 사이.

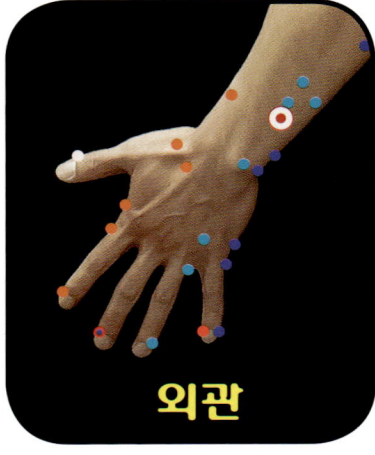

외관
양지혈 위 2촌,
척골과 요골 사이.

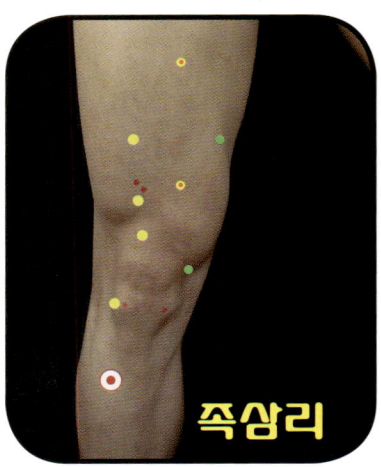

족삼리
슬개골 정점 하방 3촌에서
외측 1촌(2cm).

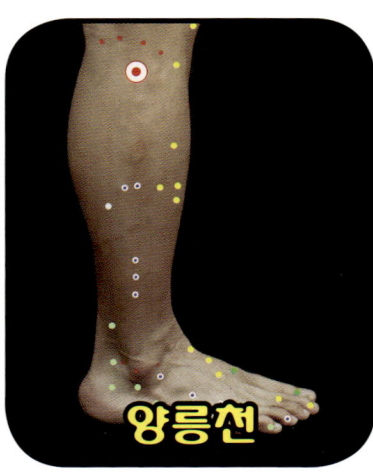

양릉천
비골소두 앞 아래, 족삼리혈
후방 1촌 윗쪽.

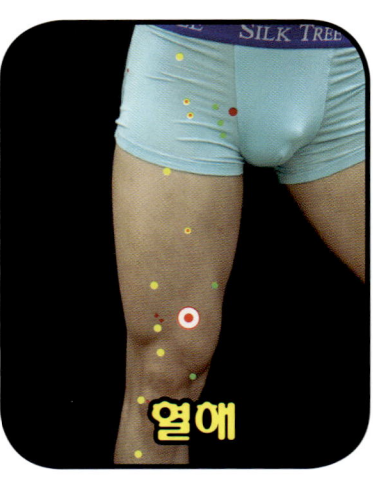

혈해
슬개골 외상점 3촌 위에있는
힘줄사이 흰살경계.

12. 피부질환

음낭습진 : 신수,삼음교,음릉천,태충,폐수,혈해

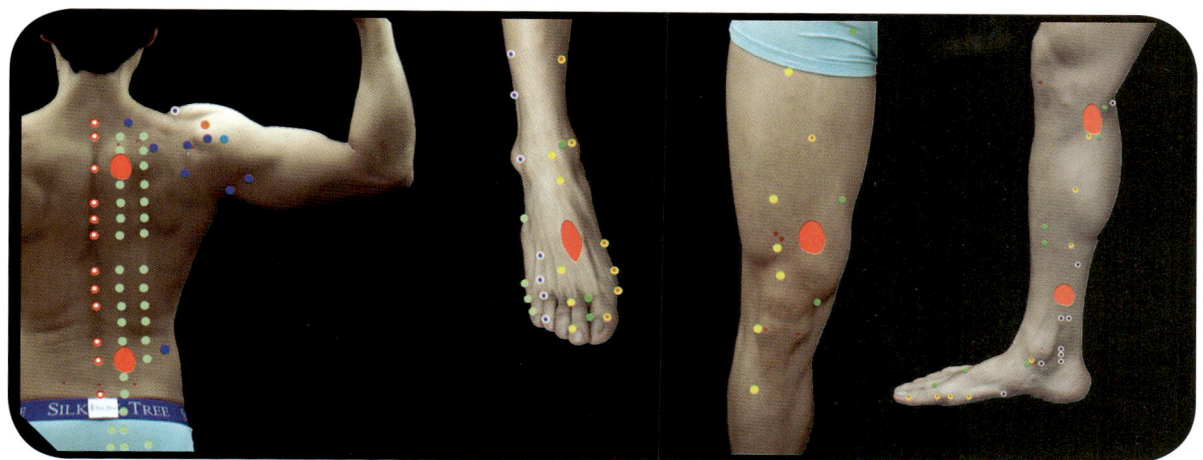

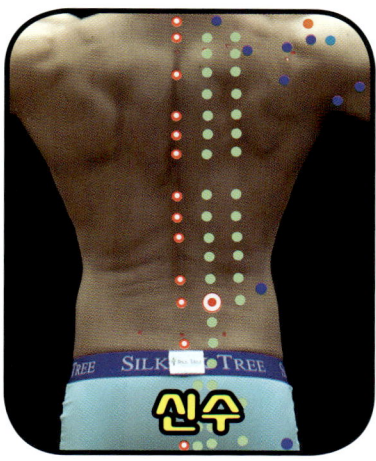

신수
배내선상에서
제2,3 요추극돌기의 사이.

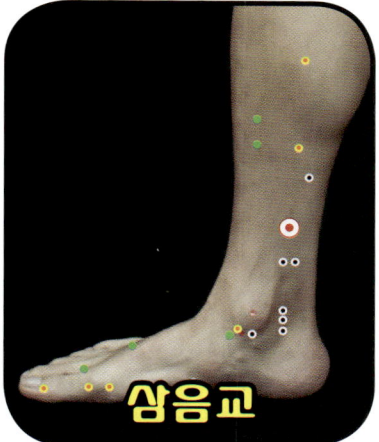

삼음교
내복사뼈 정점 상방3촌.경골과
근육의 경계.임산부 침No

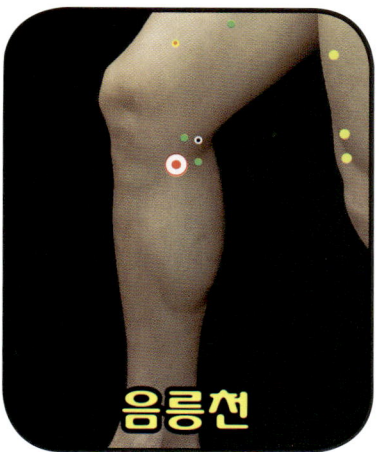

음릉천
경골내측과 바로뒤 아랫쪽.
뜸No 양릉천과 맞뚫리는 혈.

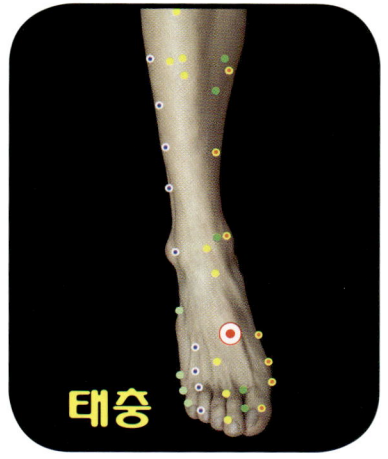

태충
제1,2중족골저의 사이.

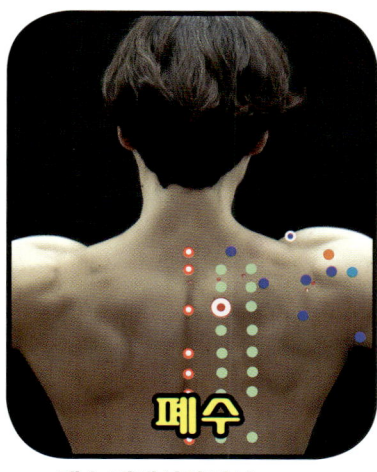

폐수
폐수 배내선상에서
3,4 흉추극돌기의 사이.

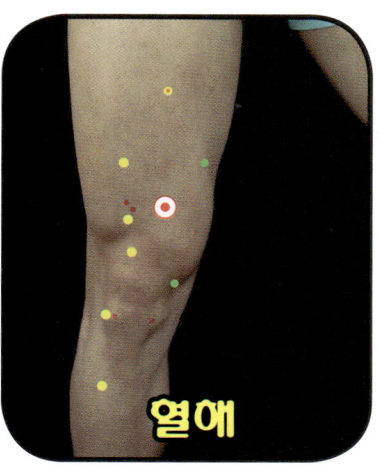

혈해
슬개골 외상점 3촌 위에있는
힘줄사이 흰살경계.

12. 피부질환

입술 물집: 내관,합곡,후계,위중,삼음교,신맥

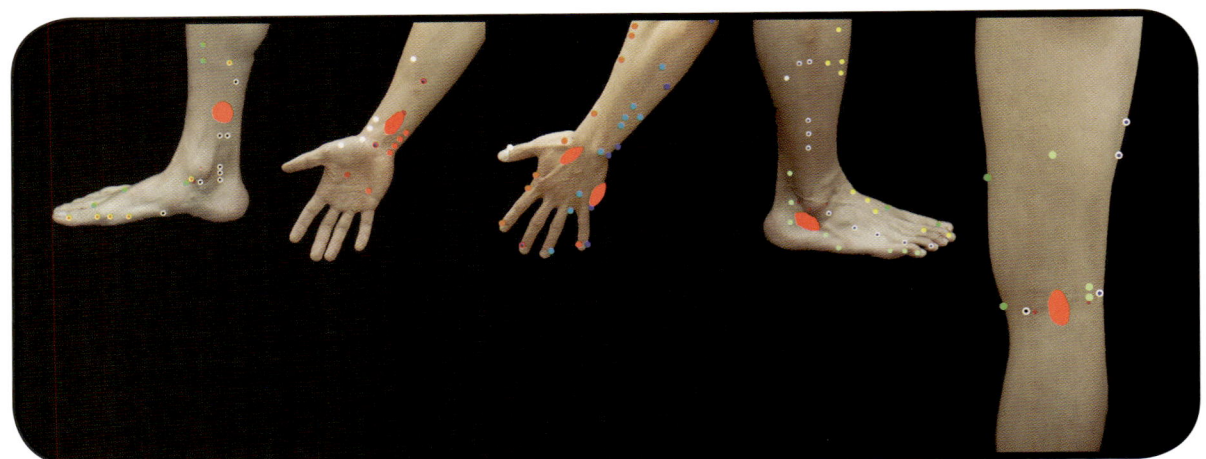

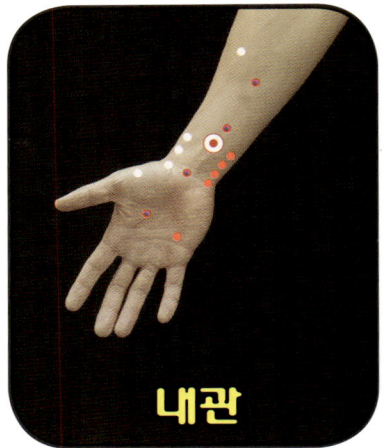

내관
곡택과 대릉 사이를 6등분하고 대릉에서 1/6지점 양건의 사이

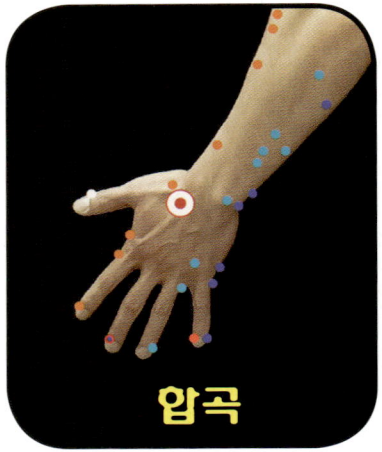

합곡
제1,2중수골저 사이에서 제2중수골저측의 뼈바로밑.

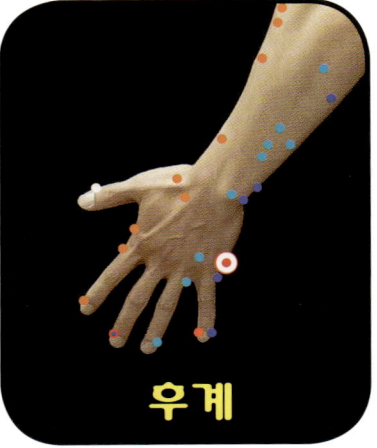

후계
주먹을 쥐면 소지측 안쪽에 두개의 주름중 손목쪽 주름끝

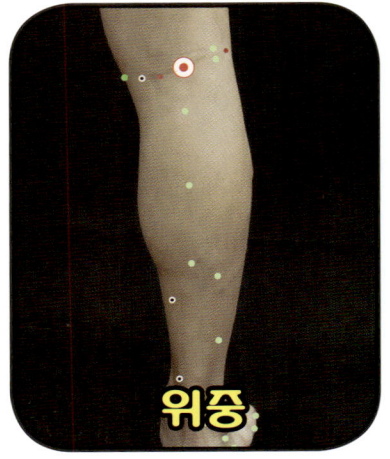

위중
위중무릎 뒤 오금주름의 중간지점 깊게 패인 곳

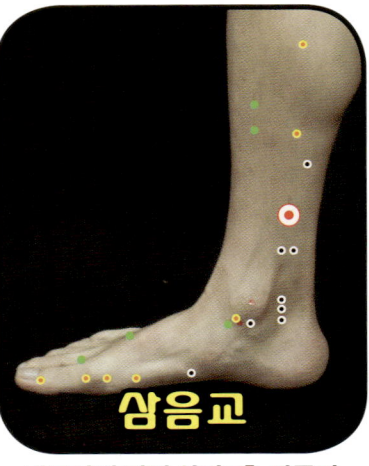

삼음교
내복사뼈 정점 상방3촌.경골과 근육의 경계.임산부 침No

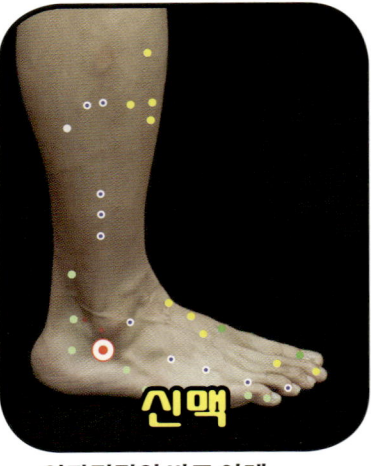

신맥
외과정점의 바로 아래 2cm의 움푹 들어간 곳.

12. 피부질환

자반(피부반점) : 대추, 대저, 신수, 양릉천, 족삼리, 혈해

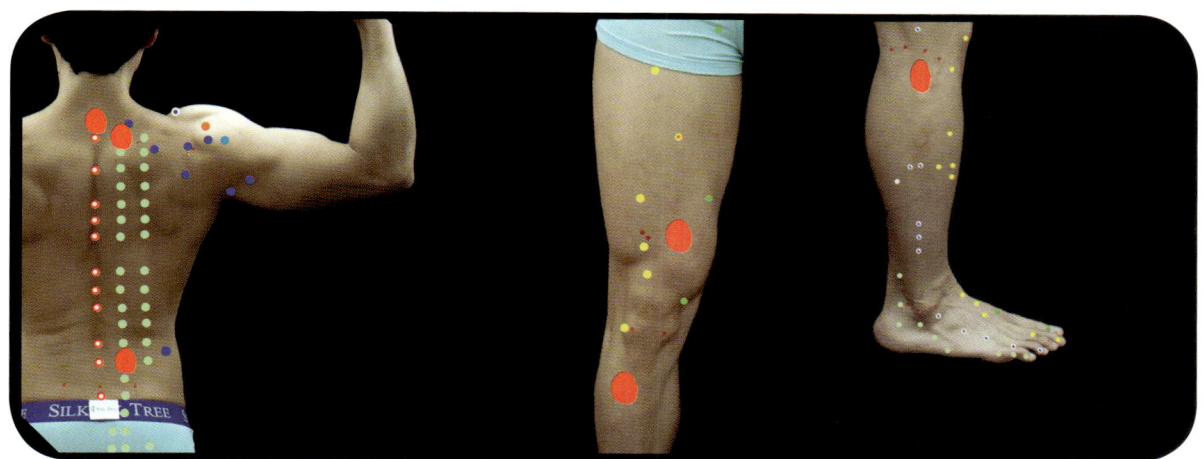

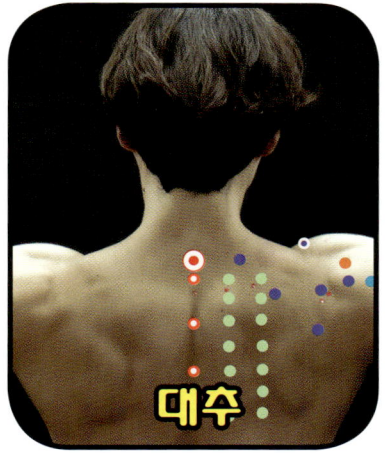

대추
제7경추와 제1흉추의 사이.

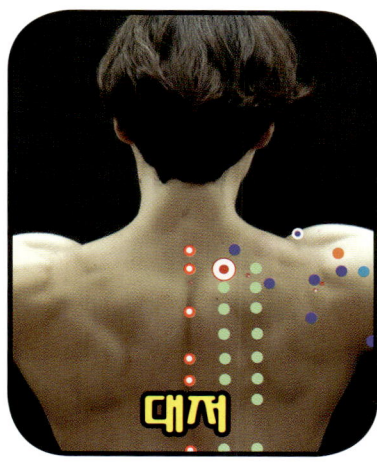

대저
배내선상에서 1,2흉추극 돌기의 사이.

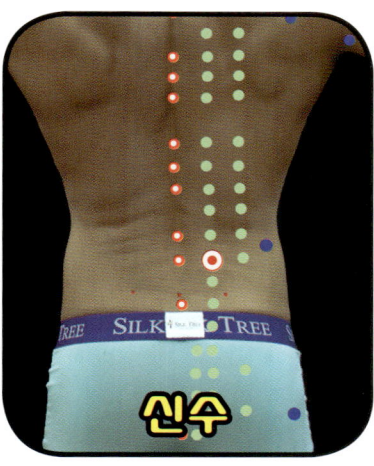

신수
배내선상에서 제2,3 요추극돌기의 사이.

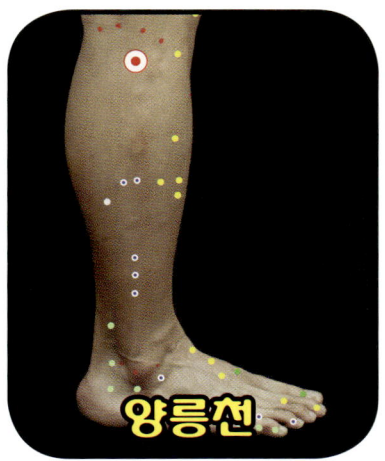

양릉천
비골소두 앞 아래, 족삼리혈 후방 1촌 윗쪽.

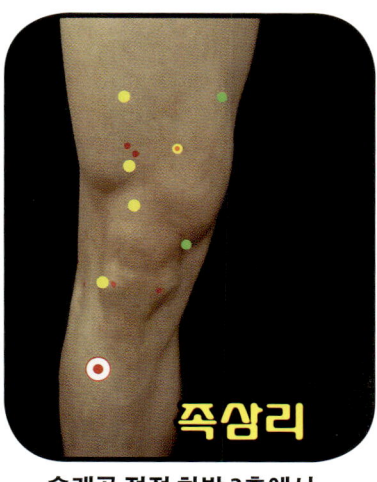

족삼리
슬개골 정점 하방 3촌에서 외측 1촌(2cm)

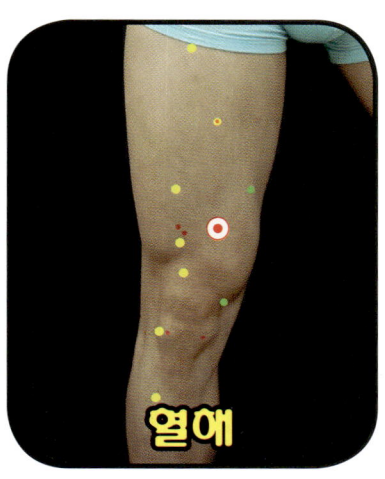

혈해
슬개골 외상점 3촌 위에있는 힘줄사이 흰살경계.

12. 피부질환

종기: 견정(G21), 풍문, 위중, 폐수, 간수, 혈해

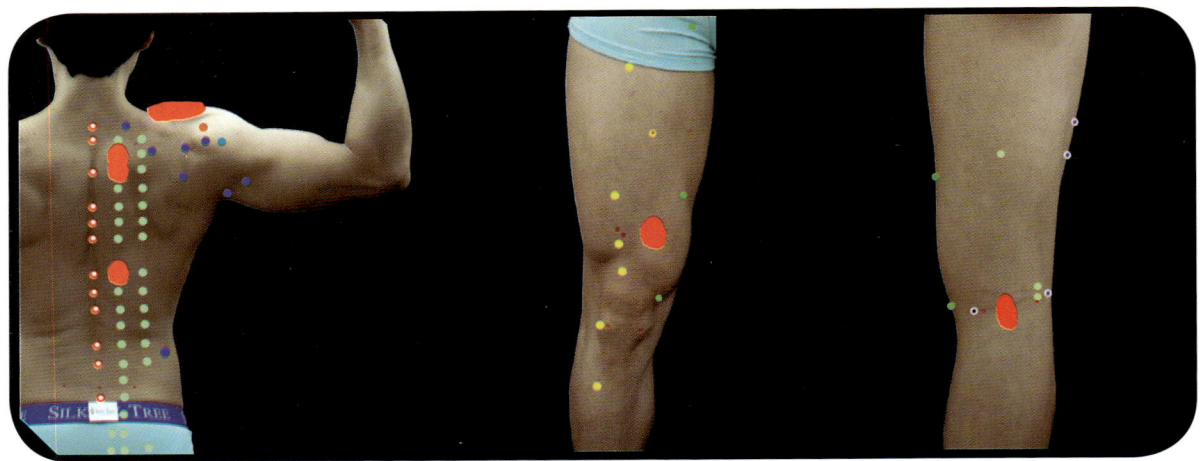

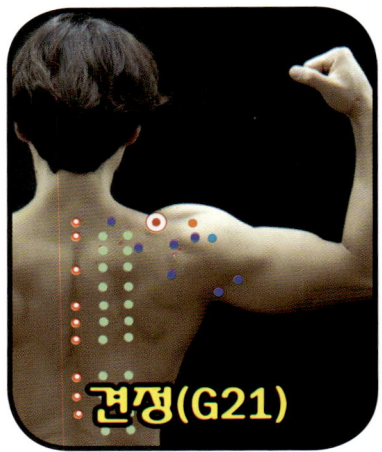

견정(G21)
제7경추극돌기 정점과 견봉각의 중앙.

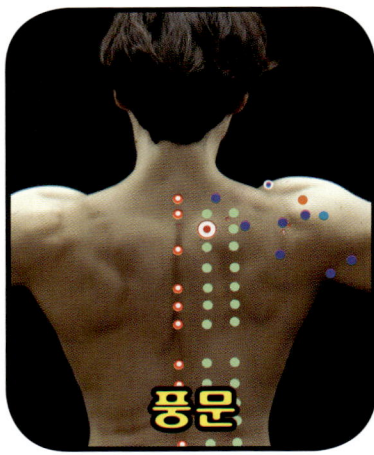

풍문
배내선상에서 2,3 흉추극돌기의 사이.

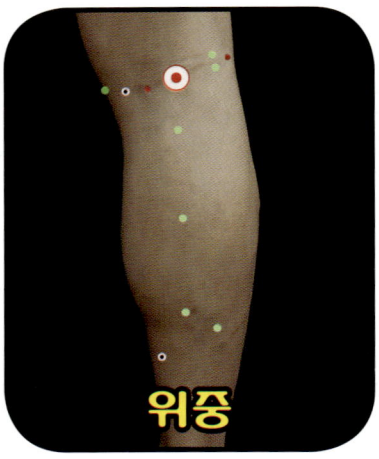

위중
위중무릎 뒤 오금주름의 중간지점 깊게 패인 곳

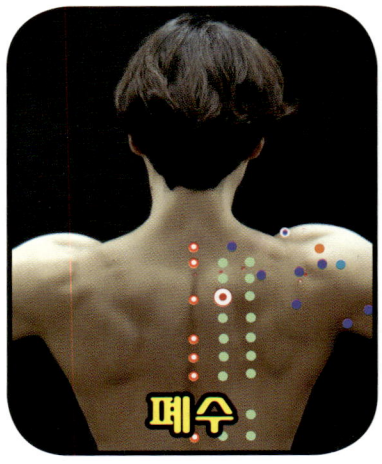

폐수
폐수 배내선상에서 3,4 흉추극돌기의 사이.

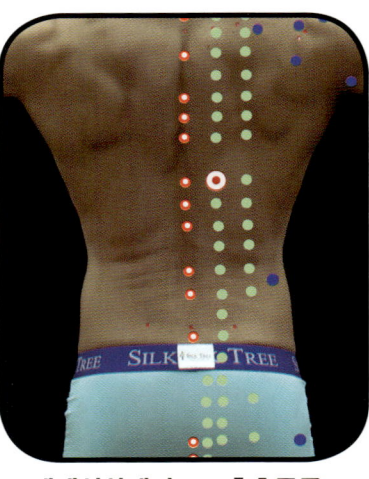

배내선상에서 9,10 흉추극돌기의 사이.

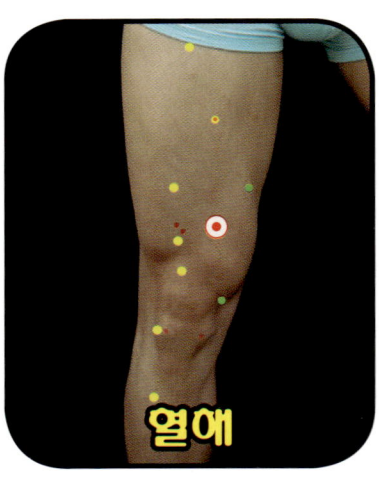

혈해
슬개골 외상점 3촌 위에있는 힘줄사이 흰살경계.

12. 피부질환

주름제거: 양백,인당,사백,지창,찬죽,동자료,승읍,하관,영향,승장,협거,태양,정명,곡지

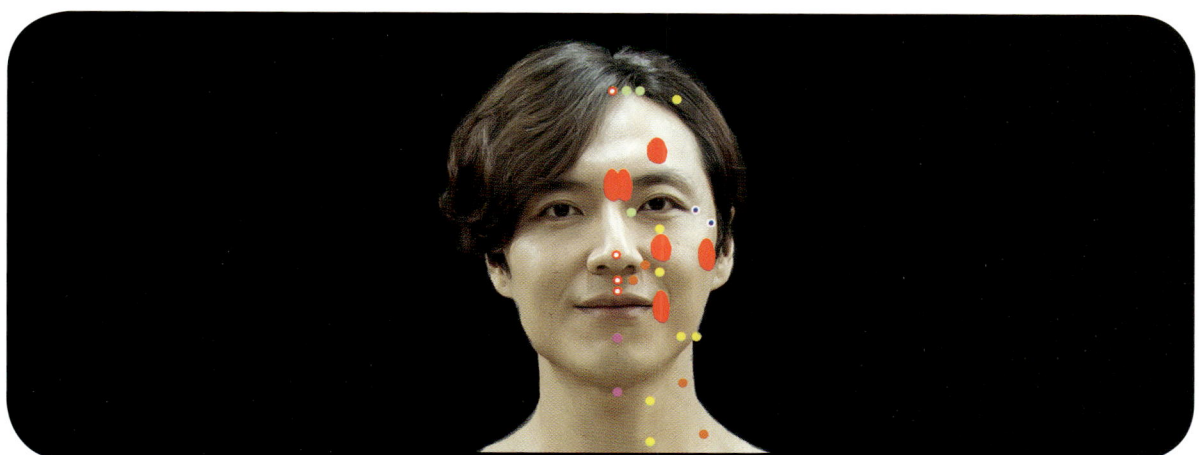

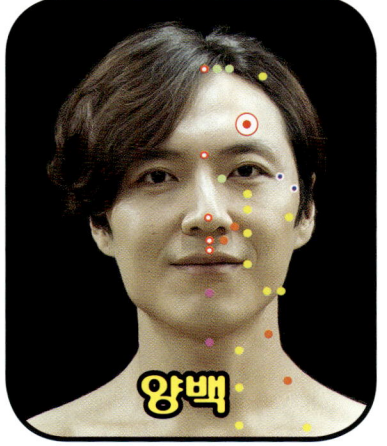

양백

동공 수직선상에서 눈썹상단 2cm 위.

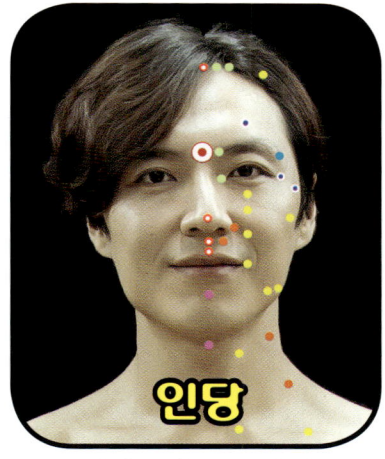

인당

양미간의 중앙.(양 눈썹 안쪽 끝의 중앙)

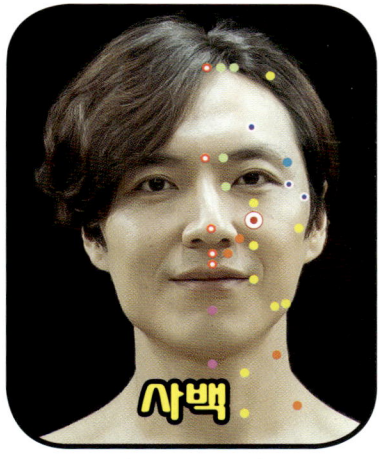

사백

승읍 하방 1cm 지점에서 사백을 취혈한다.

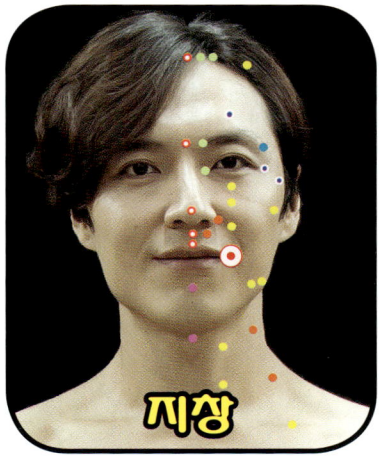

지창

입가(입술 바깥끝)로부터 바깥쪽 1cm

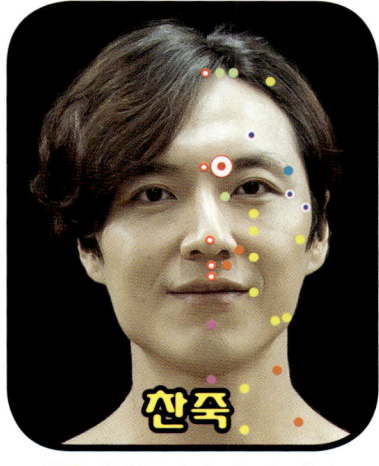

찬죽

찬죽대개 눈썹의 안쪽끝에서 취혈한다. 뜸No

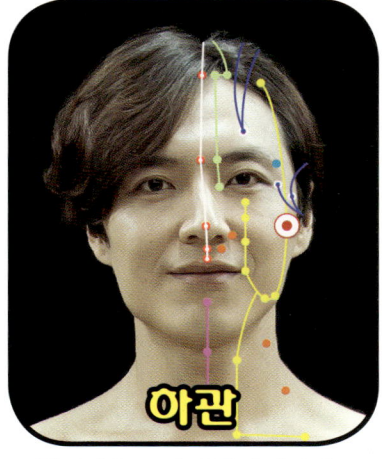

하관

청궁과 눈꼬리의 중간지점의 바로 밑인 협골궁의 밑. 뜸No

12. 피부질환

주사비(딸기코): 영향, 소료

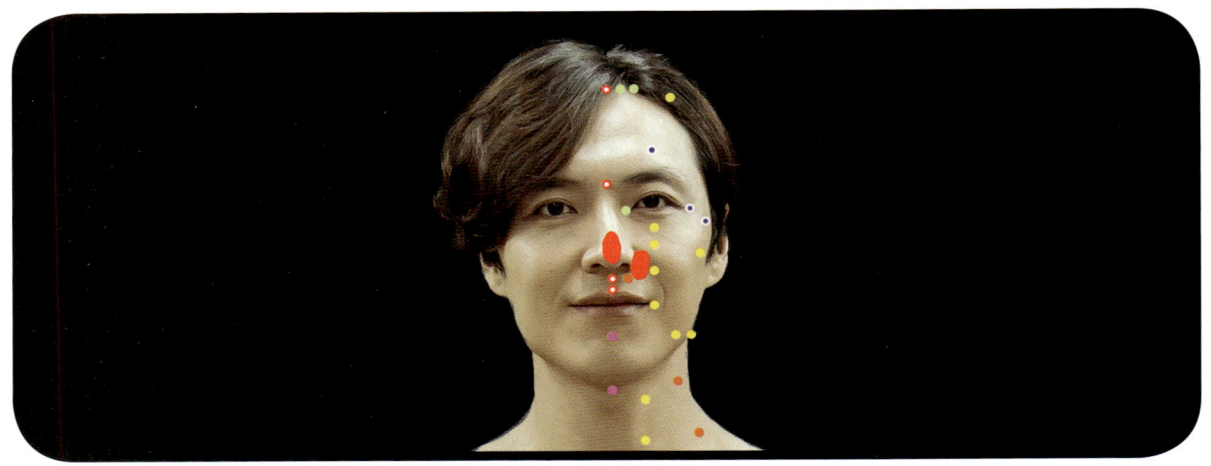

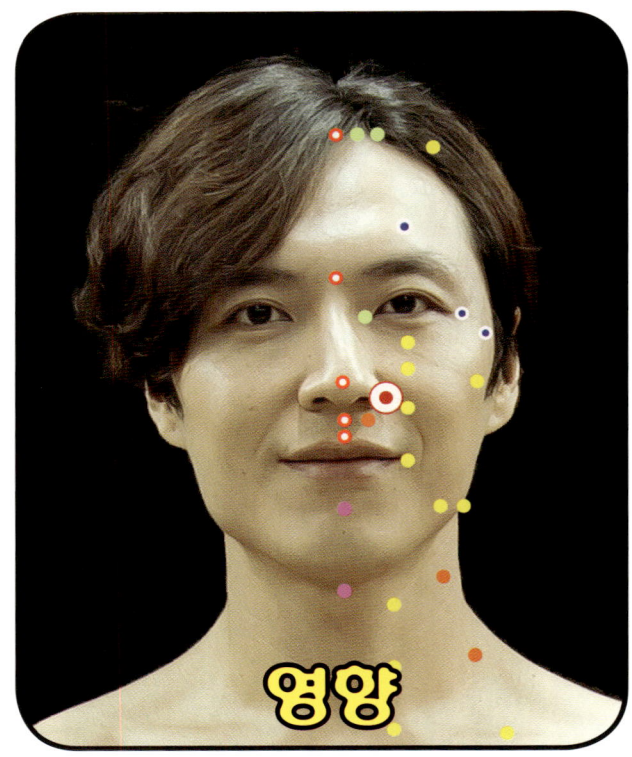

코양쪽 둥근부분 바깥 돌출끝
중앙의높이. 얼굴피부 대응점

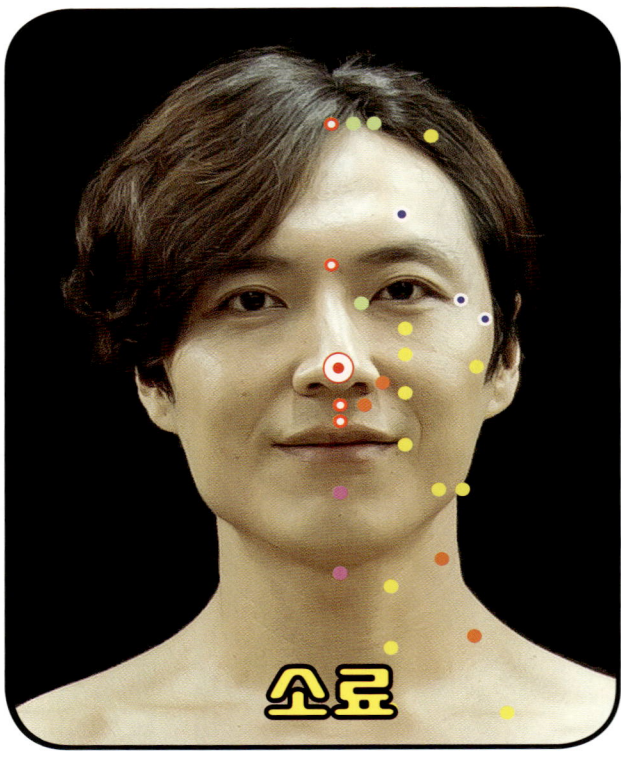

코끝 최상단. 뜸No.

12. 피부질환

탈모(대머리): 폐수,신수,곡지,외관,열결,족삼리,양릉천,삼음교

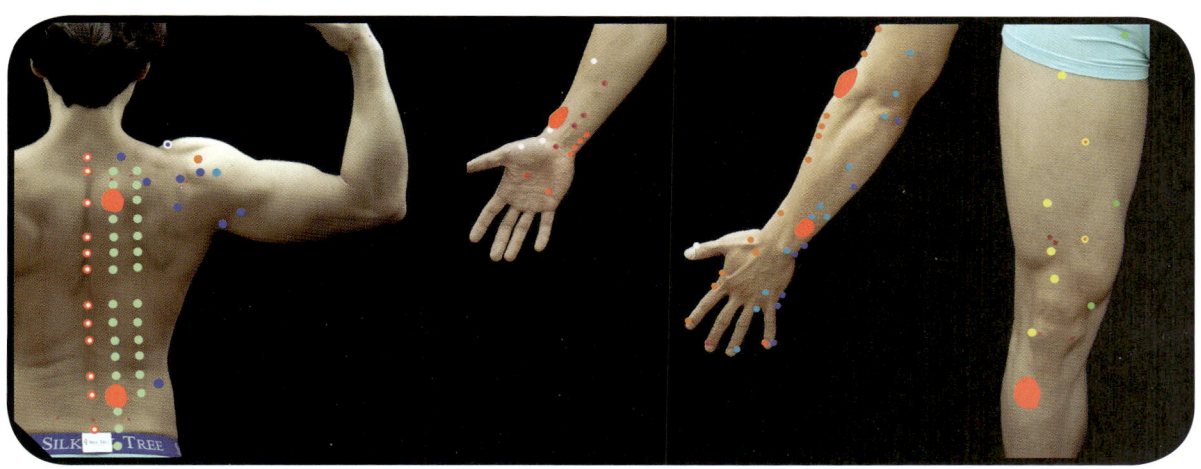

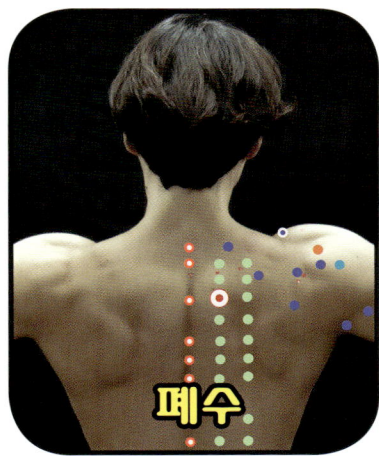

폐수
폐수 배내선상에서
3,4 흉추극돌기의 사이.

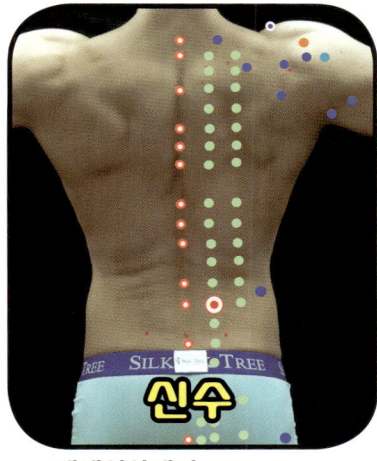

신수
배내선상에서
제2,3 요추극돌기의 사이.

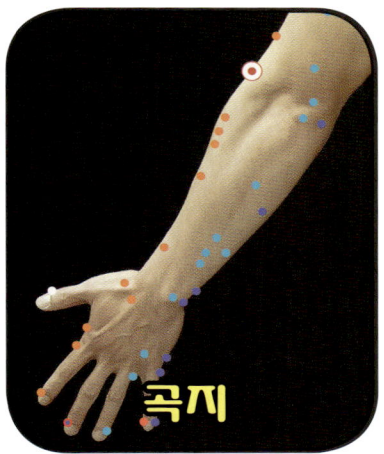

곡지
팔꿈치를 굽혔을때 바깥쪽
주름끝

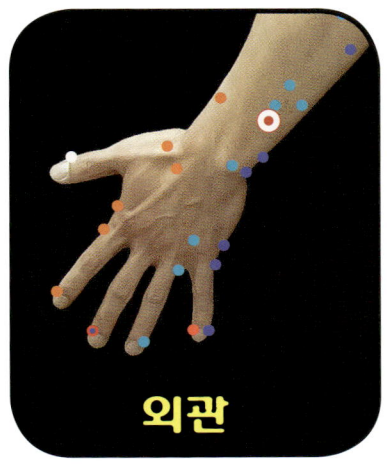

외관
양지혈 위 2촌,
척골과 요골 사이.

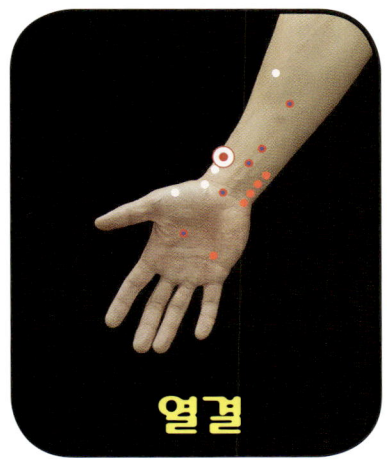

열결
요골경상돌기의 상방 1촌

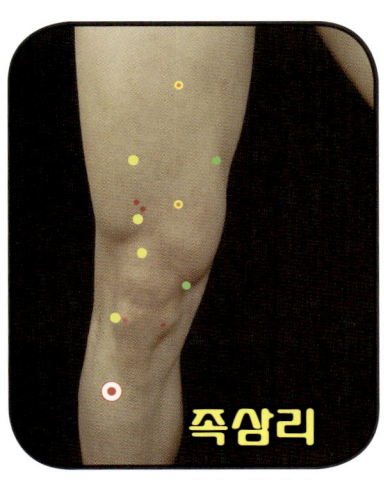

족삼리
슬개골 정점 하방 3촌에서
외측 1촌(2cm)

12. 피부질환

피부병 : 격수, 곡지, 혈해, 폐수, 간수, 비수

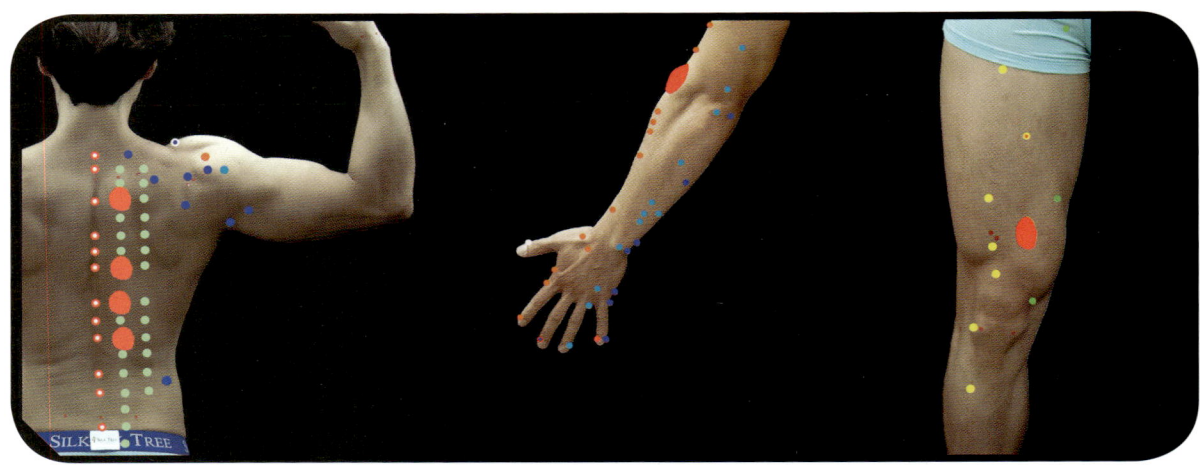

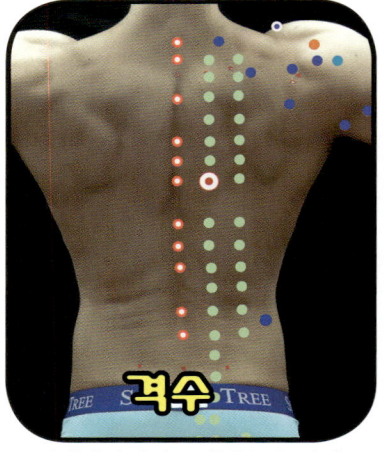

격수
배내선상에서 7,8흉추극돌기의 사이.

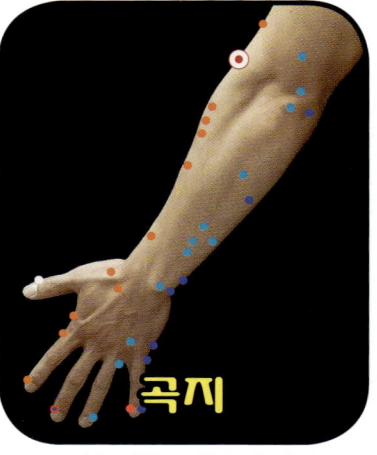

곡지
팔꿈치를 굽혔을때 바깥쪽 주름끝.

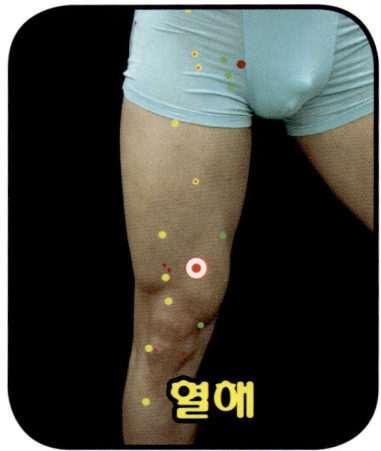

혈해
슬개골 외상점 3촌 위에있는 힘줄사이 흰살경계.

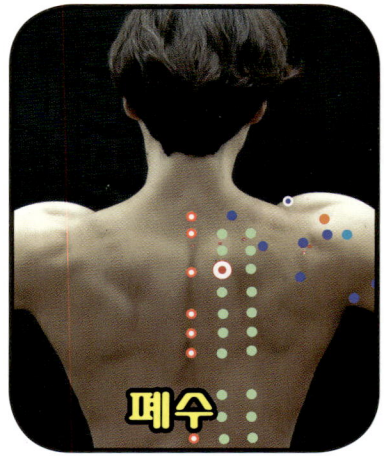

폐수
폐수 배내선상에서 3,4 흉추극돌기의 사이.

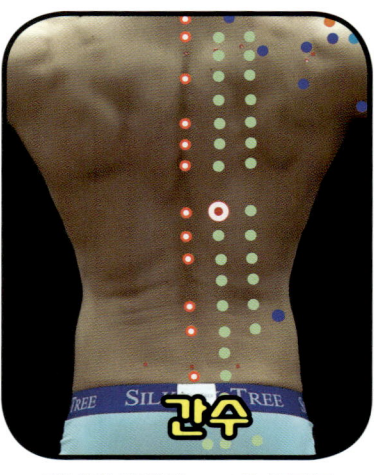

간수
배내선상에서 9,10흉추극돌기의 사이.

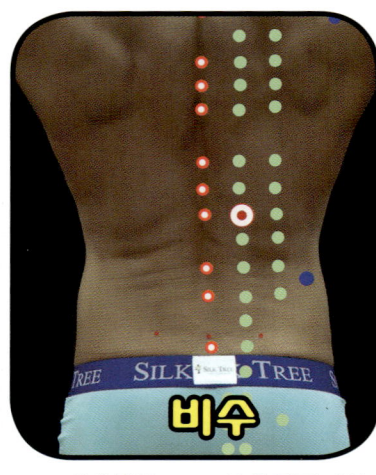

비수
배내선상 11,12흉추극돌기의 사이.

12. 피부질환

하지단독: 곡지, 합곡, 혈해, 음릉천, 위중, 족삼리

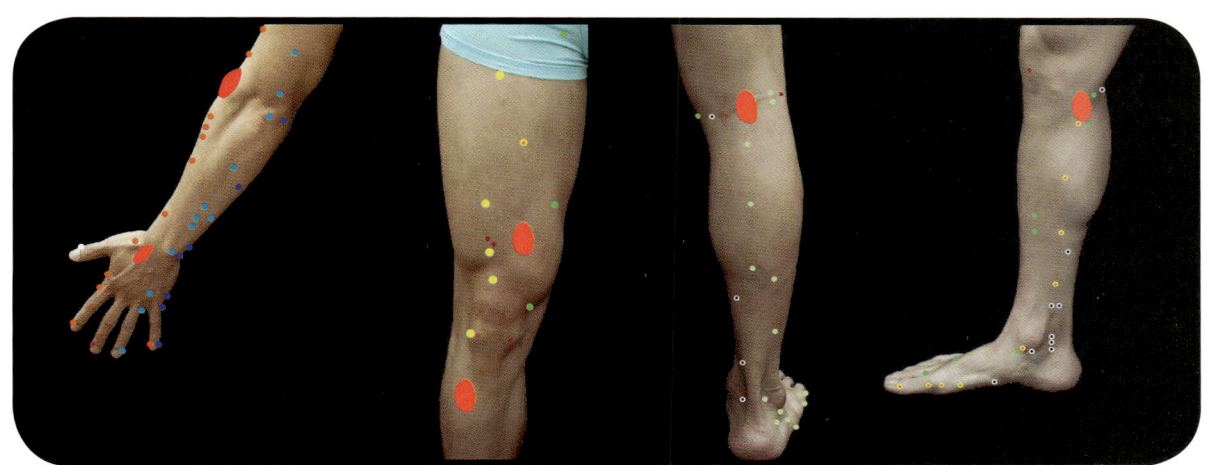

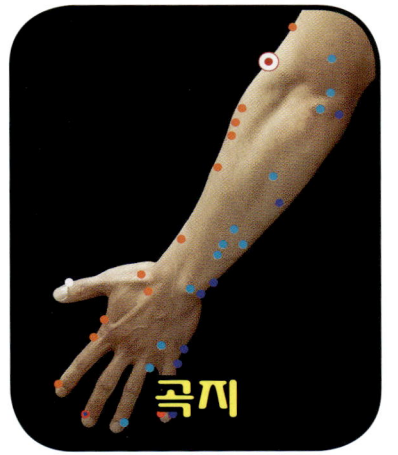

곡지
팔꿈치를 굽혔을때 바깥쪽 주름끝

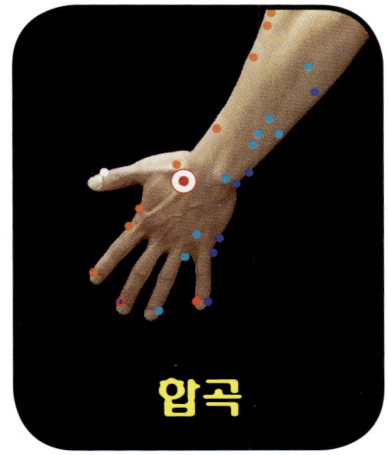

합곡
제1,2중수골저 사이에서 제2중수골저측의 뼈바로밑.

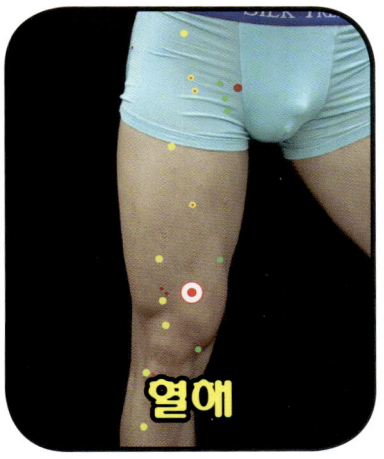

혈해
슬개골 외상점 3촌 위에있는 힘줄사이 흰살경계.

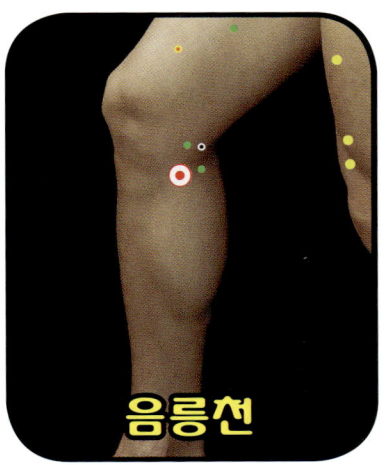

음릉천
경골내측과 바로뒤 아랫쪽. 뜸No 양릉천과 맞뚫리는 혈.

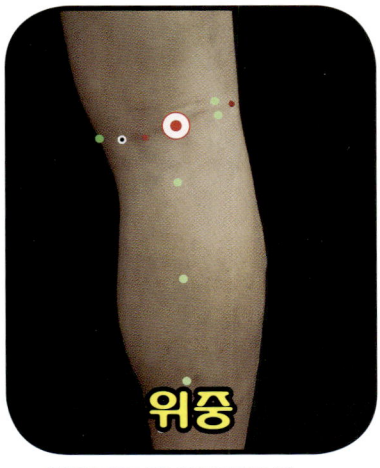

위중
위중무릎 뒤 오금주름의 중간지점 깊게 패인 곳

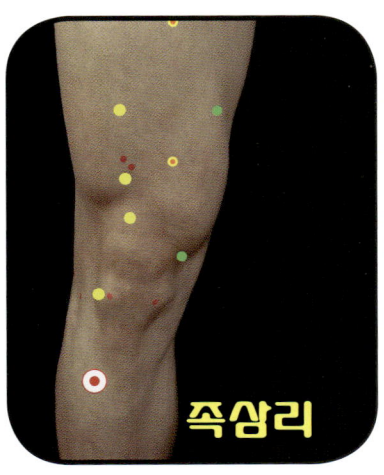

족삼리
슬개골 정점 하방 3촌에서 외측 1촌(2cm)

12. 피부질환

하지부스럼 : 족삼리,양릉천,축빈,혈해,열결,삼음교

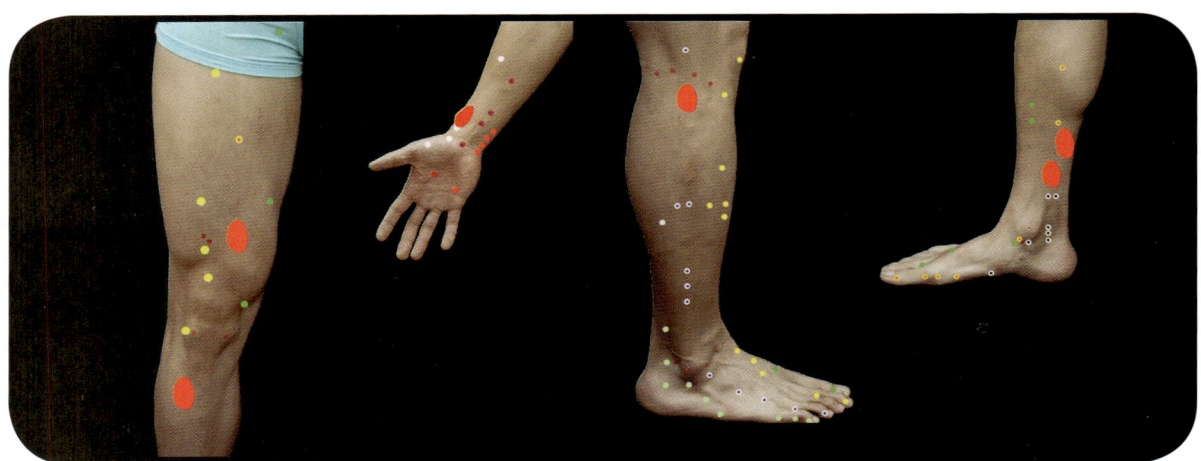

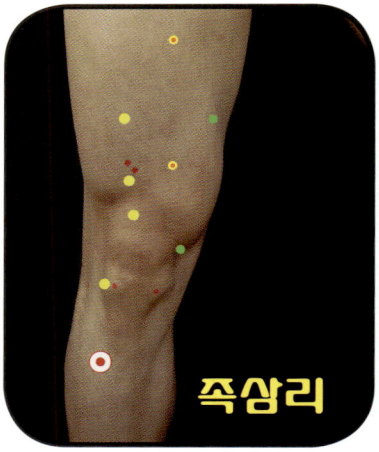

족삼리

슬개골 정점 하방 3촌에서 외측 1촌(2cm)

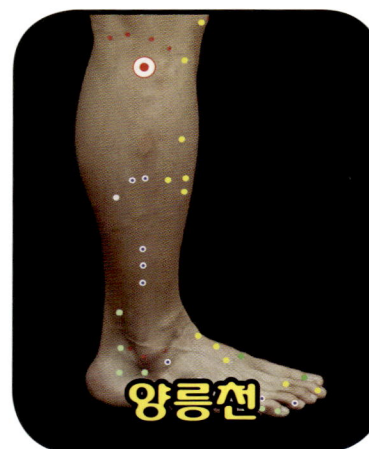

양릉천

비골소두 앞 아래, 족삼리혈 후방 1촌 윗쪽.

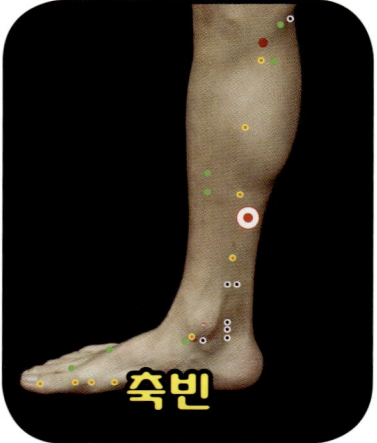

축빈

음곡과 태계의 사이를 3등분 하고 태계로부터 1/3 상방 1cm

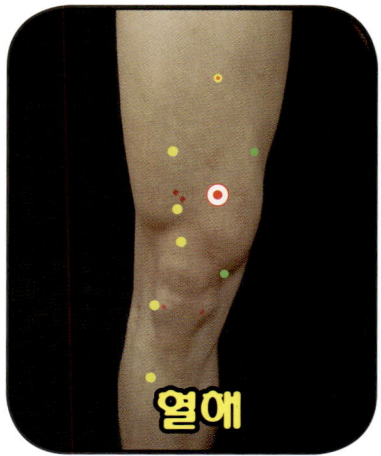

혈해

슬개골 외상점 3촌 위에있는 힘줄사이 흰살경계.

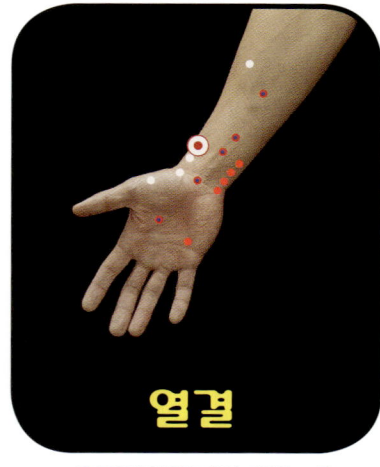

열결

요골경상돌기의 상방 1촌

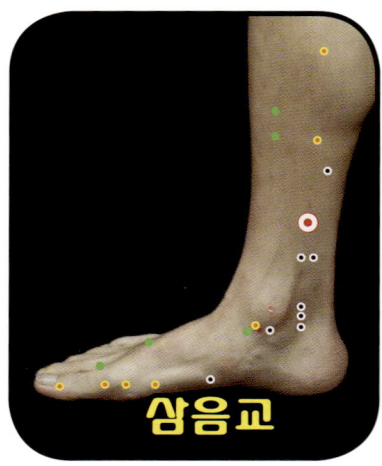

삼음교

내복사뼈 정점 상방 3촌. 경골과 근육의 경계. 임산부 침No

12. 피부질환

한센병/나병: 곡지,수삼리,소해,어제,혈해,양구,족삼리,풍륭,승산,공손,연곡,용천

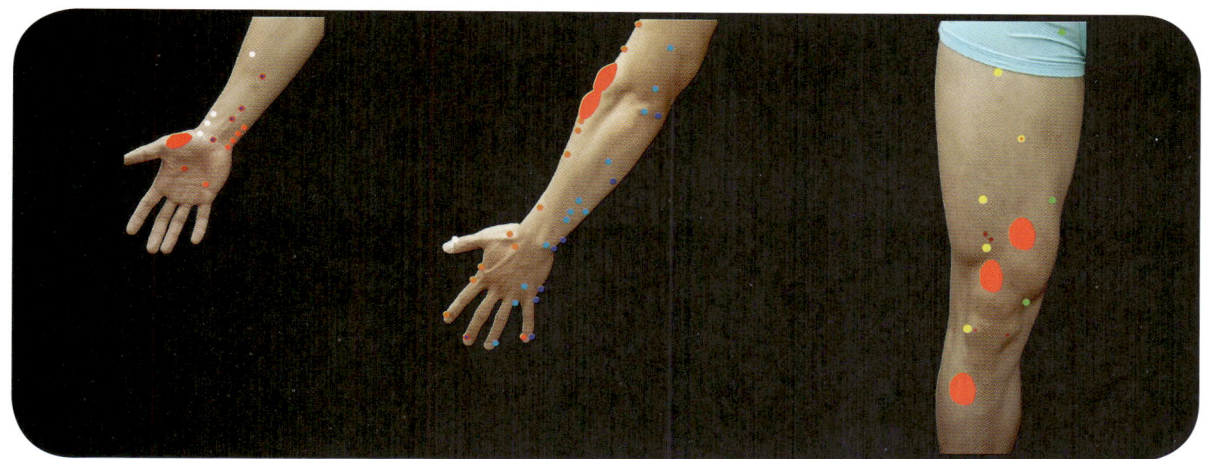

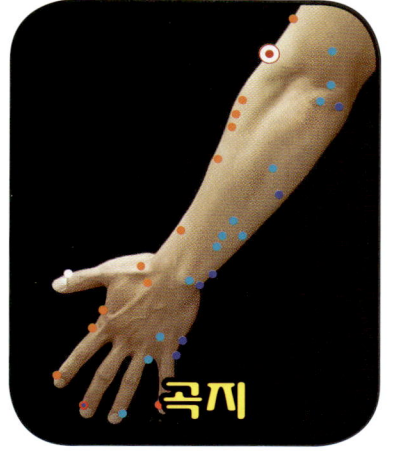

곡지
팔꿈치를 굽혔을때 바깥쪽 주름끝

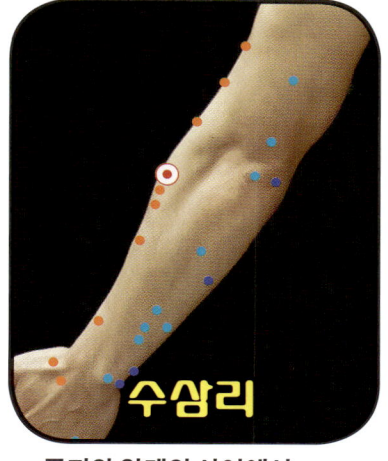

수삼리
곡지와 양계의 사이에서 곡지로부터 1/6.

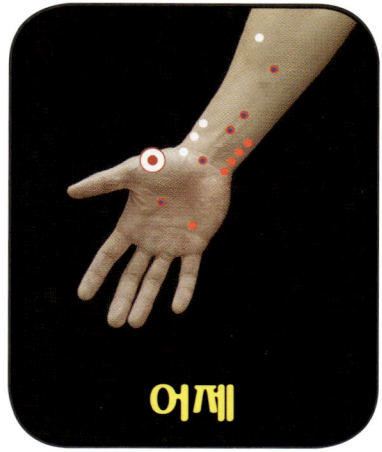

어제
제1중수골의 중앙. 손등손바닥 피부경계의 약간 손바닥쪽.

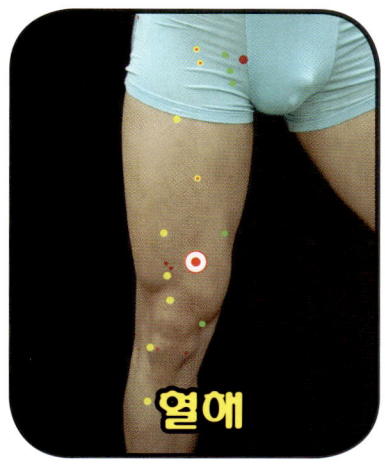

혈해
슬개골 외상점 3촌 위에있는 힘줄사이 흰살경계.

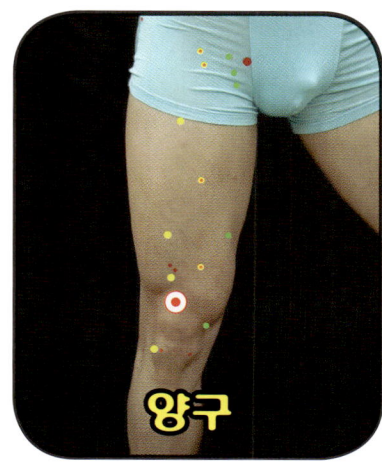

양구
음시의 사이에서 음시로부터 1/3.슬개골 외측 상방 2촌.

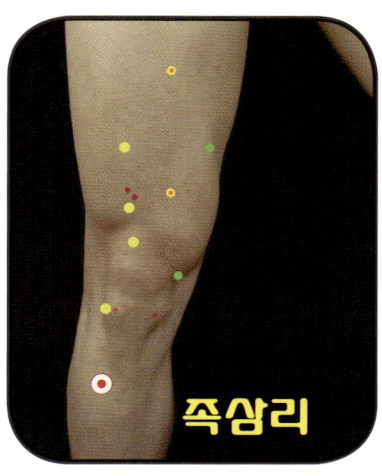

족삼리
슬개골 정점 하방 3촌에서 외측 1촌(2cm)

12. 피부질환

항문가려움증 : 백회, 장강, 차료, 중극, 방광수, 회음

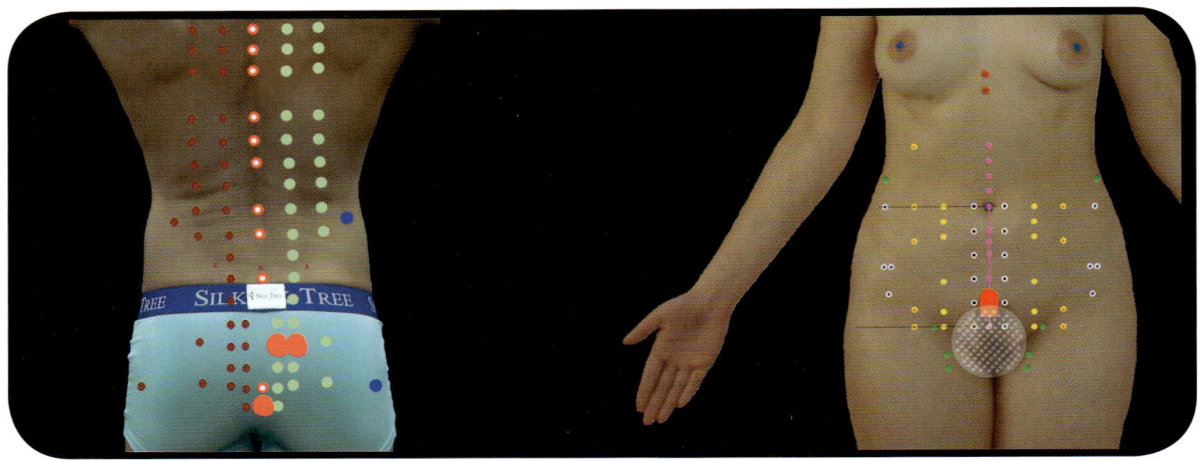

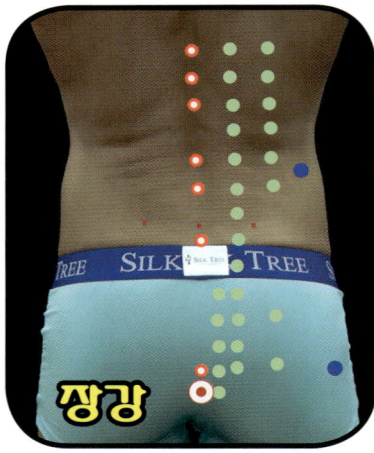

장강

미골과 항문 사이.

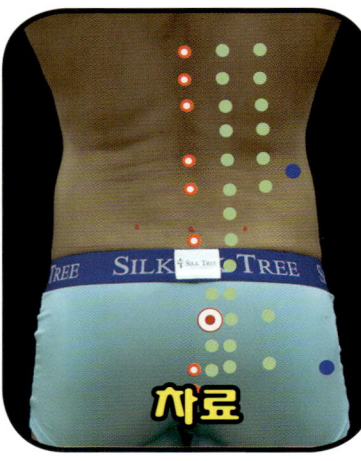

차료

방광수혈 안쪽 6푼. 엉치뼈(천골) 두 번째 구멍.

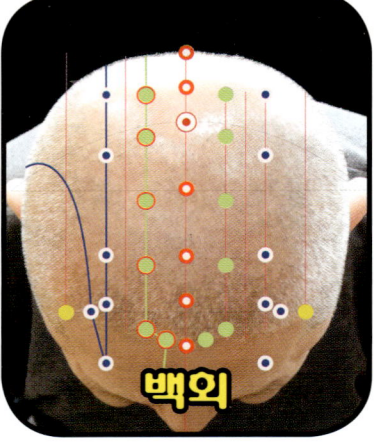

백회

이첨(귀끝)을 수직으로 올라가 정중선과 만나는 지점.

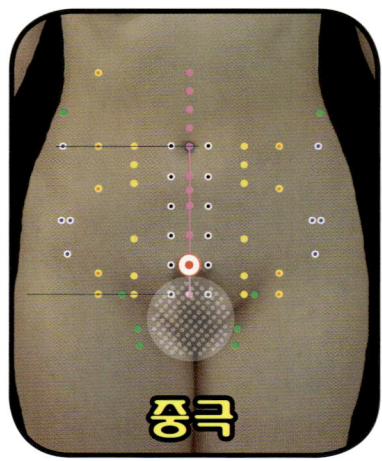

중극

배꼽아래 5촌.

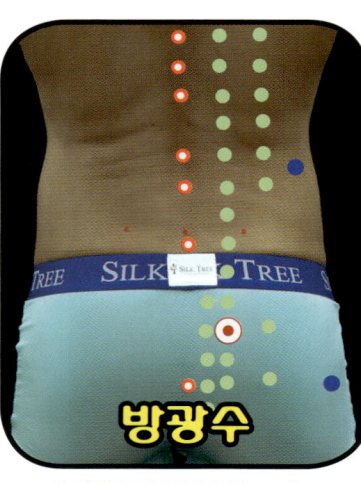

방광수

배내선상(정중선 옆1.5촌)에서 제19척추밑의 높이.

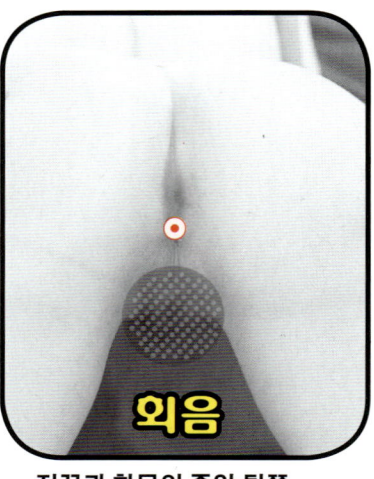

회음

질끝과 항문의 중앙 뒷쪽 (회음건의 중앙 뒷쪽)

13

운동계통 질환

(관절, 팔, 다리, 목 질환)

13. 운동계통질환 (관절/팔,다리,목질환)

강직성척추염/척추골반염증: 대추,명문,신수,관원수,소장수,질변,화타협척

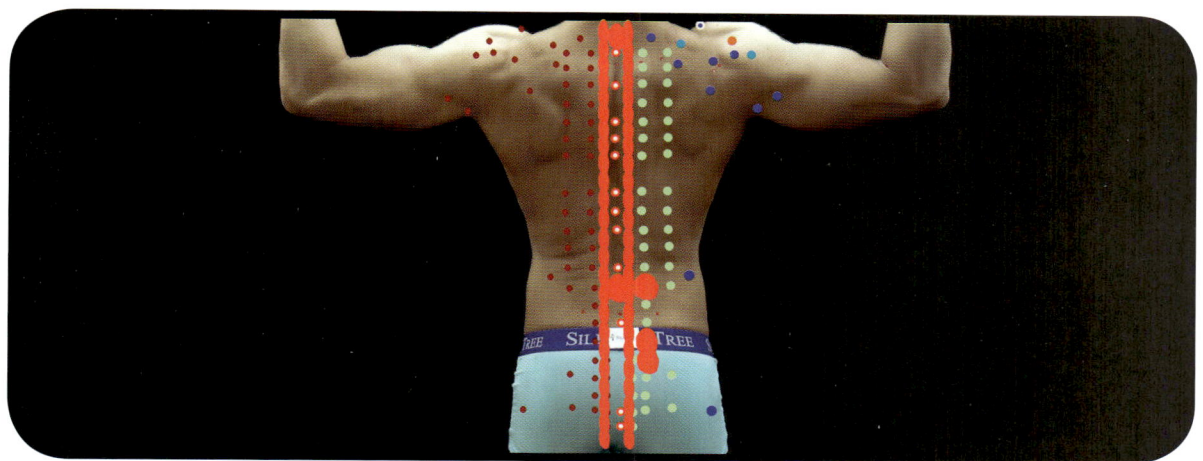

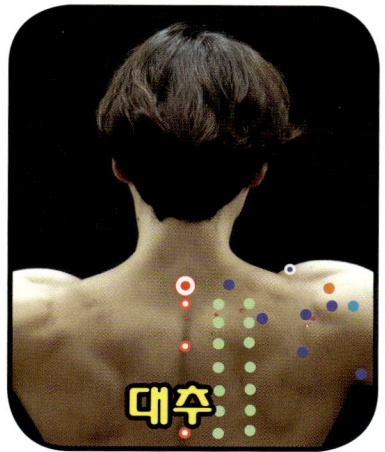

대추
제7경추와 제1흉추의 사이.

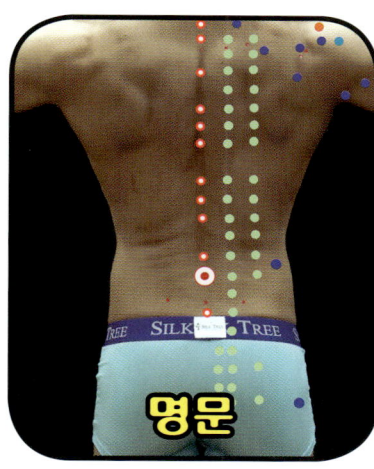

명문
제2,3 요추극돌기 사이.

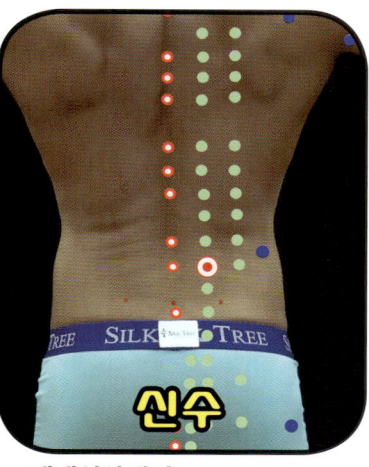

신수
배내선상에서 제2,3 요추극돌기의 사이.

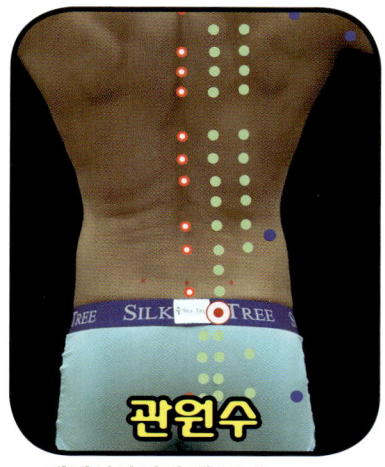

관원수
배내선상에서 제5요추 극돌기의 아래.

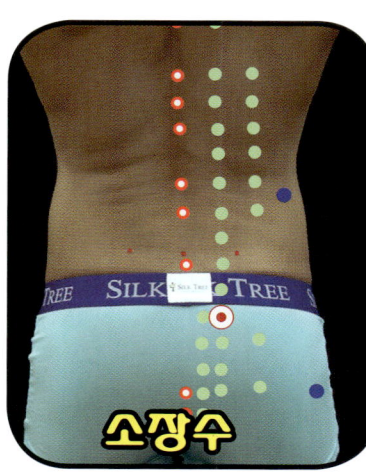

소장수
배내선상(정중선 옆1.5촌) 에서 제18척추밑의 높이.

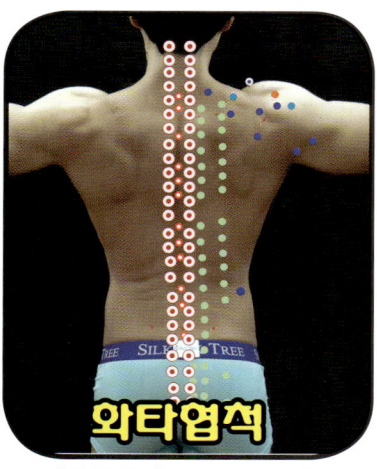

화타협척
1경추극돌기~5요추극돌기 24극돌기 양옆0.5~1촌 48혈

13. 운동계통질환 (관절/팔,다리,목질환)

견관절주위염/오십견/견관절통: 견정(G21),견우,중부,천종,고황,곡지,외관

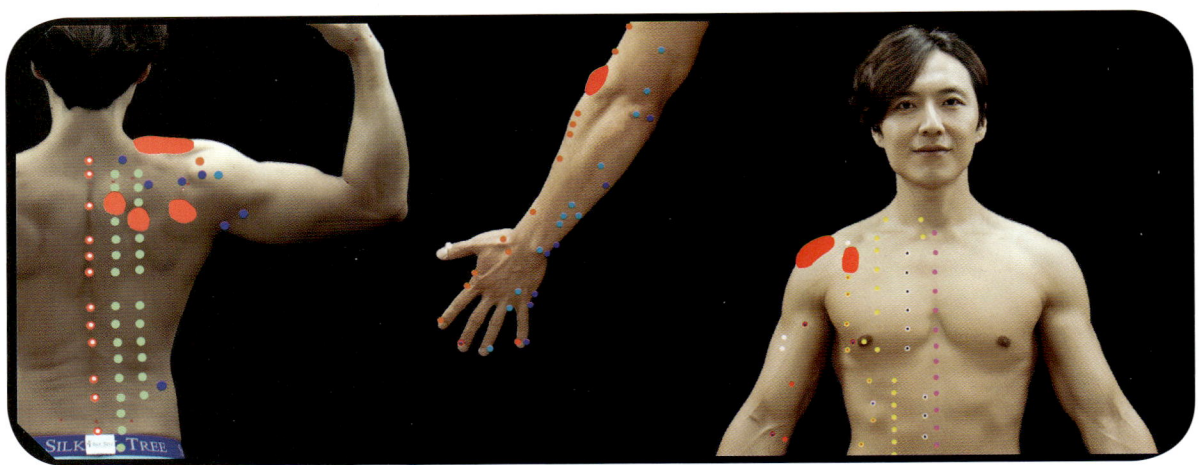

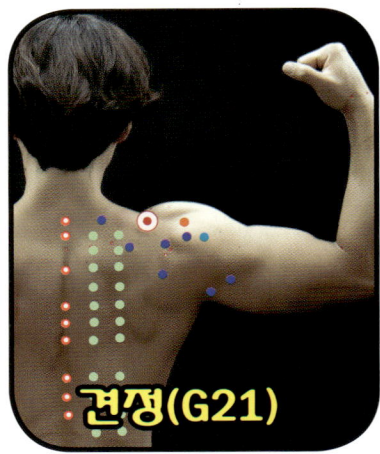

견정(G21)
제7경추극돌기 정점과 견봉각의 중앙.

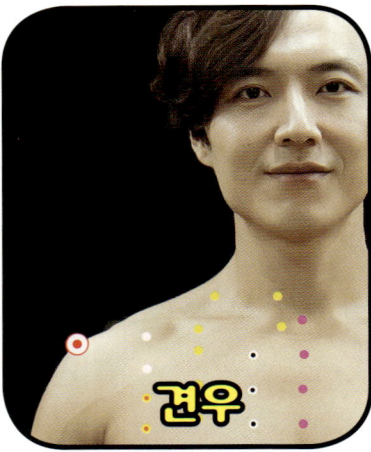

견우
견봉 바깥끝 바로 아래 패인 중심.

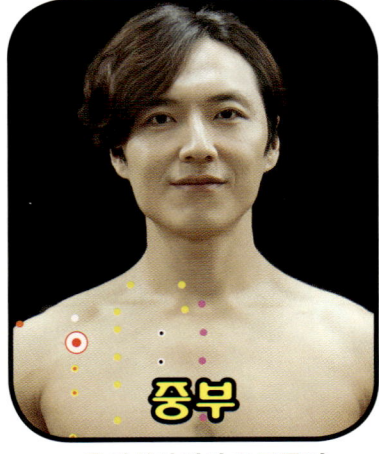

중부
흉외선상에서 오구돌기 안쪽 중앙의 높이에서 취혈

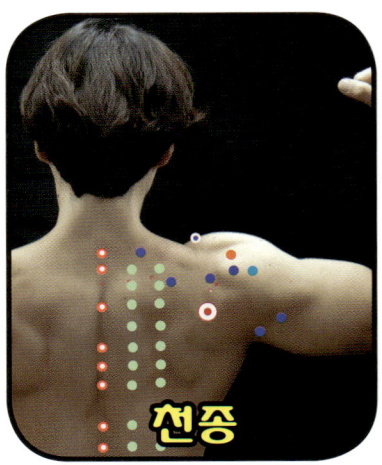

천종
제4흉추의 높이에서 견정(SI8) 45도 각도로 선을그어 만나는 곳

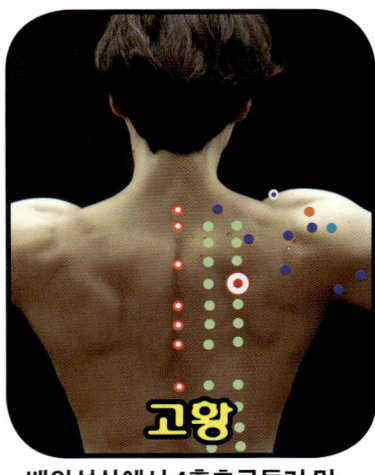

고황
배외선상에서 4흉추극돌기 밑

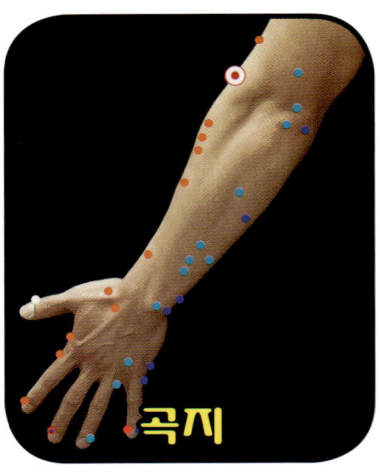

곡지
팔꿈치를 굽혔을때 바깥쪽 주름끝

13. 운동계통질환 (관절/팔,다리,목질환)

골결핵 : 대추,대저,고황,족삼리,비수,폐수

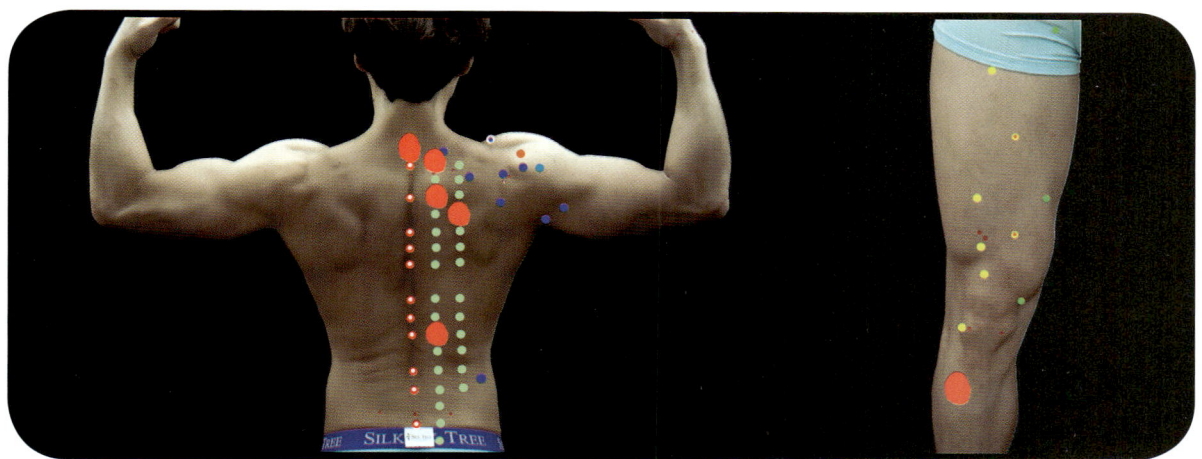

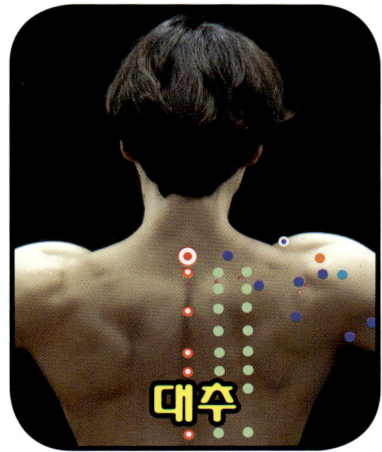

대추
제7경추와 제1흉추의 사이.

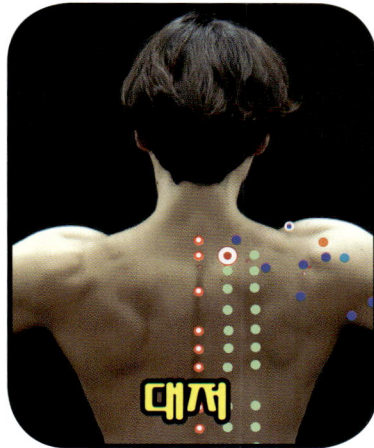

대저
배내선상에서 1,2흉추극 돌기의 사이.

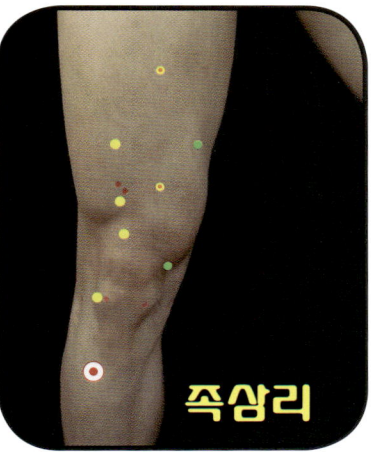

족삼리
슬개골 정점 하방 3촌에서 외측 1촌(2cm)

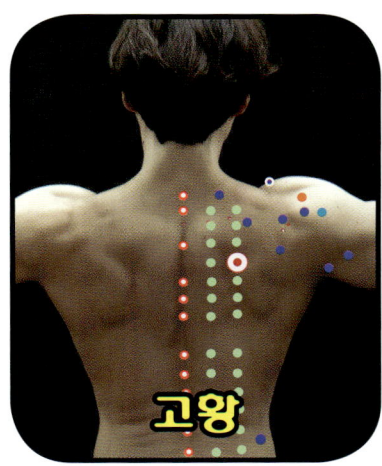

고황
배외선상에서 4흉추극돌기 밑

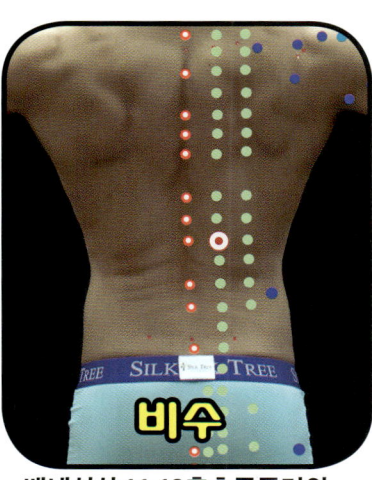

비수
배내선상 11,12흉추극돌기의 사이.

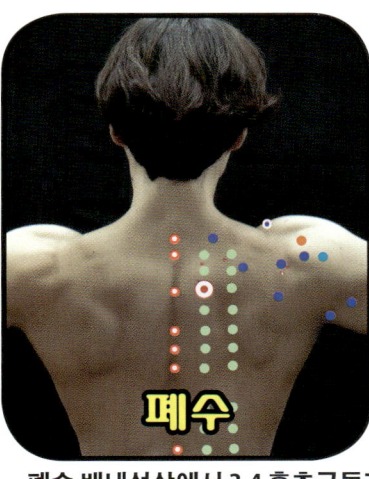

폐수
폐수 배내선상에서 3,4 흉추극돌기의 사이.

13. 운동계통질환 (관절/팔,다리,목질환)

골프 전/후: 대맥,견정(G21),천종,곡지,양지,족삼리

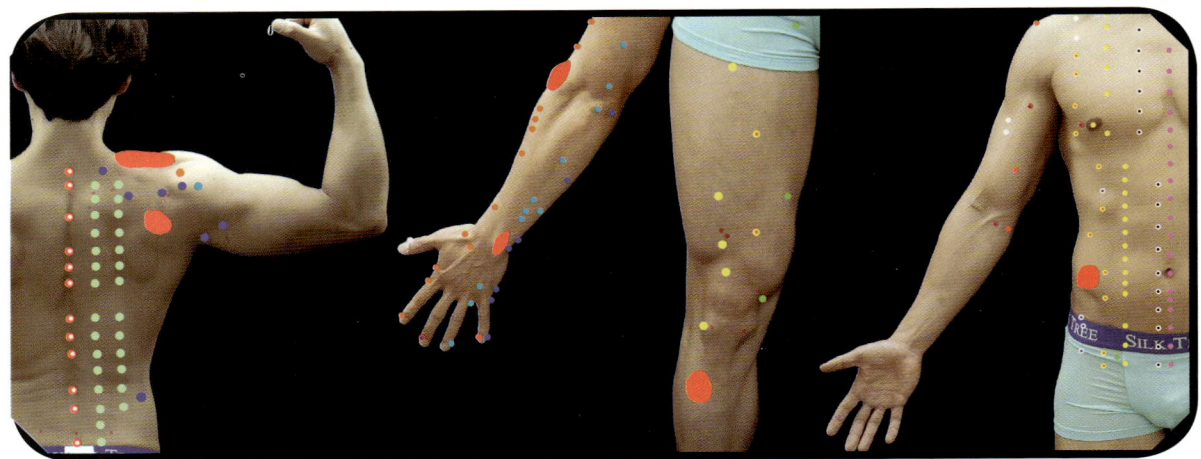

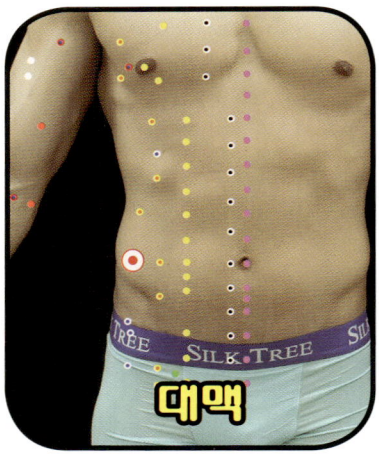

대맥
신궐의 높이에서 제11늑골선단 에있는 장문을 지나는 수직선상

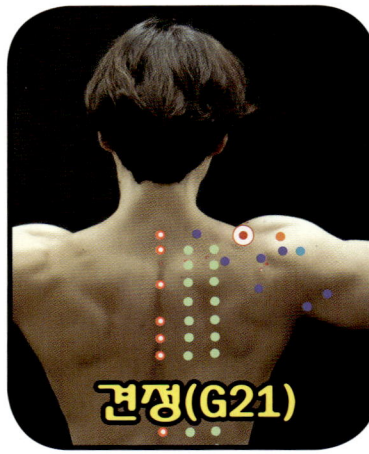

견정(G21)
제7경추극돌기 정점과 견봉각의 중앙.

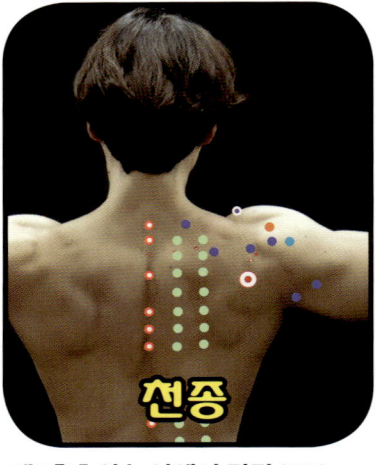

천종
제4흉추의 높이에서 견정 (SI8) 45도 각도로 선을그어 만나는 곳

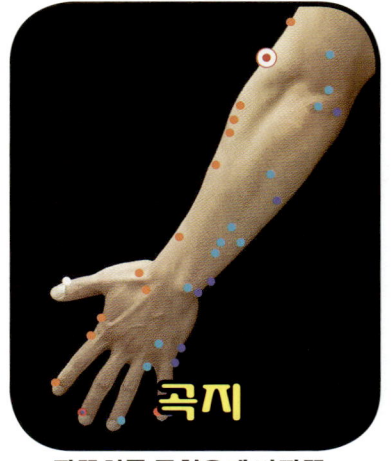

곡지
팔꿈치를 굽혔을때 바깥쪽 주름끝

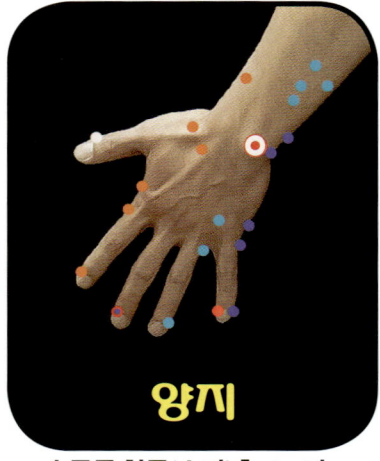

양지
손목등 척골(소지)측, 3,4지 중수골 위 움푹한 곳.

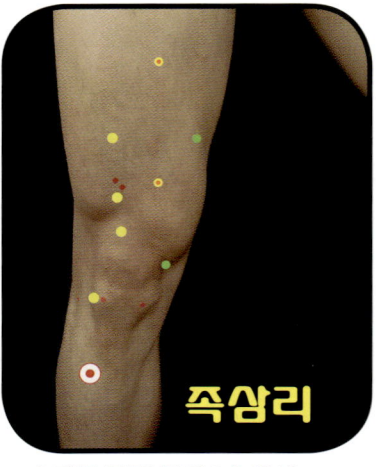

족삼리
슬개골 정점 하방 3촌에서 외측 1촌(2cm)

13. 운동계통질환 (관절/팔,다리,목질환)

곱추/구루병: 중완,대저,신주,신수,족삼리,상거허,현종

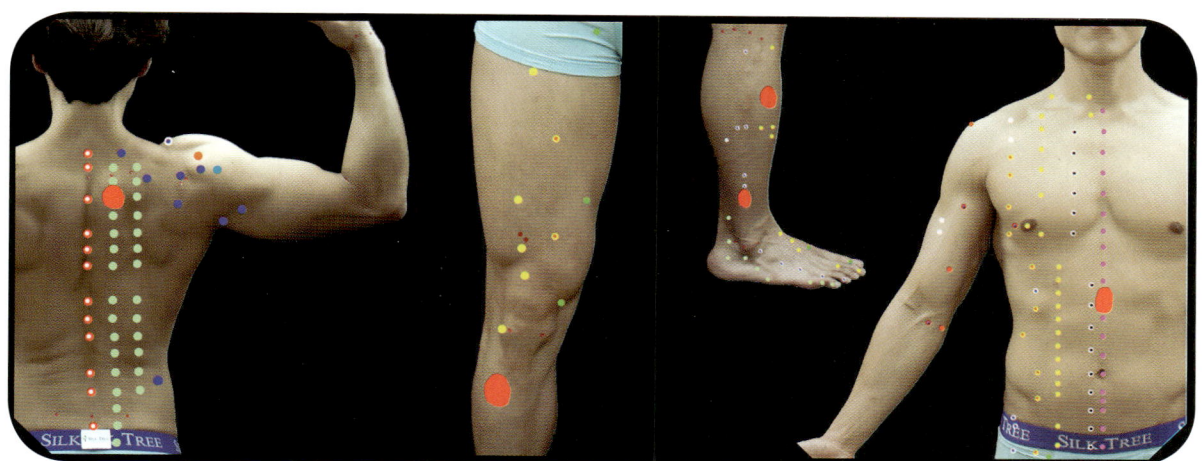

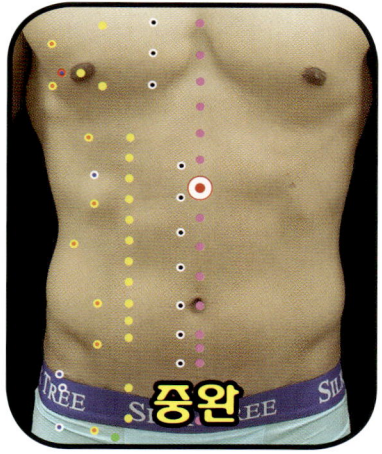

중완

배꼽위 4촌.

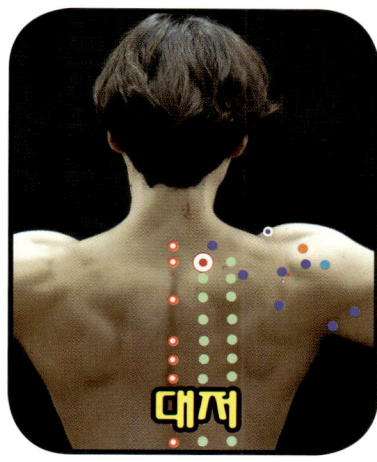

대저

배내선상에서 1,2흉추극 돌기의 사이.

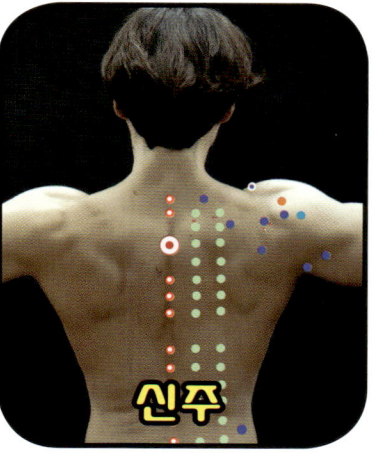

신주

제3,4흉추극돌기 사이에 있다.

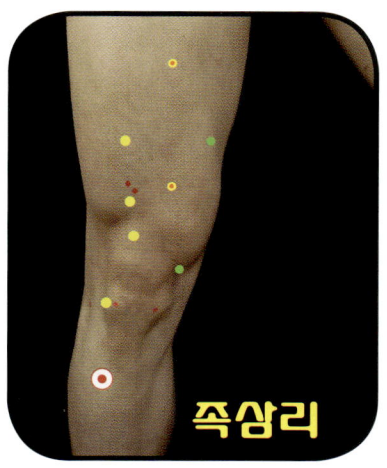

족삼리

슬개골 정점 하방 3촌에서 외측 1촌(2cm)

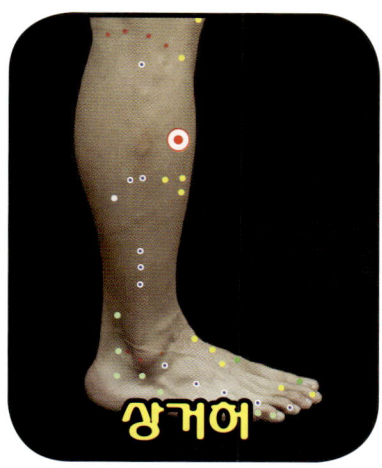

상거허

족삼리 하방 3촌. 경골 외측 1촌

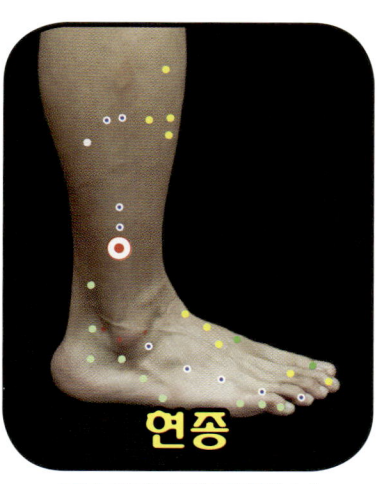

현종

외복사뼈 정점 직상방 3촌. 경골의 뒷쪽.

13. 운동계통질환 (관절/팔,다리,목질환)

관절질환견부(어깨), 어깨관절통 : 견우,견료,견정(G21),환도,거료(G29),양릉천,곡지

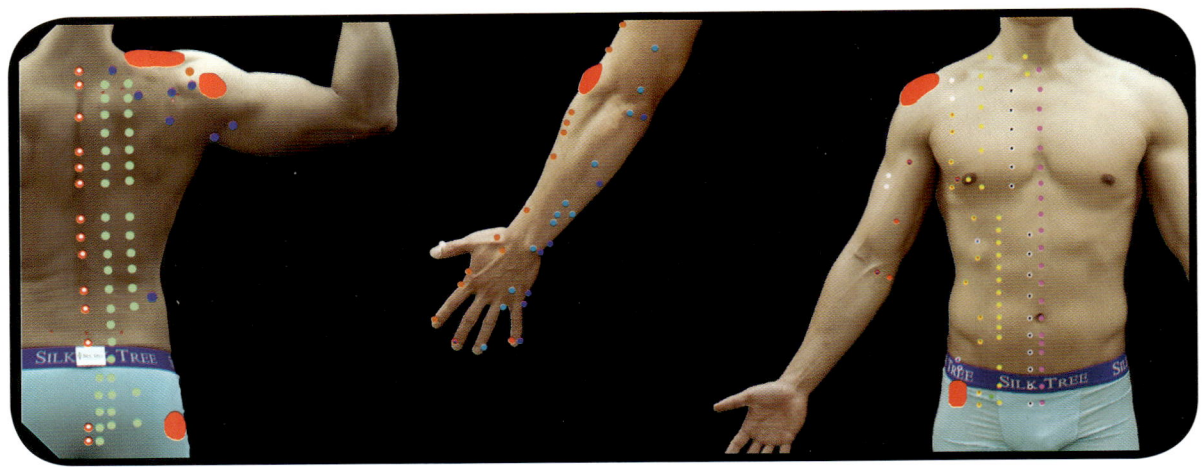

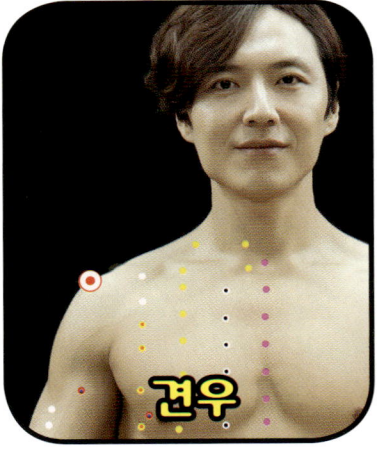

견우
견봉 바깥끝 바로 아래 패인 중심.

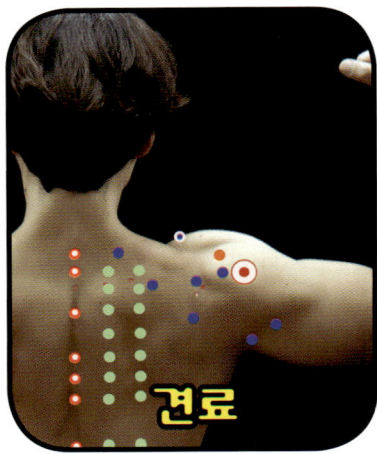

견료
팔꿈치를 어깨보다 높이올려 어깨에생긴 도랑중앙의 견봉밑

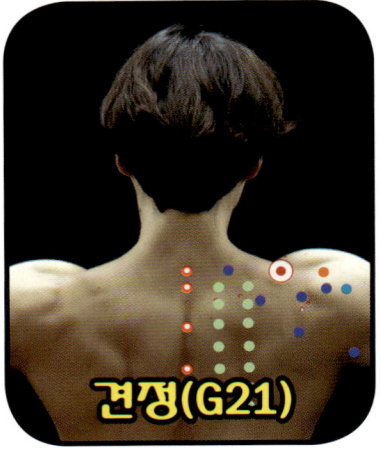

견정(G21)
제7경추극돌기 정점과 견봉각의 중앙.

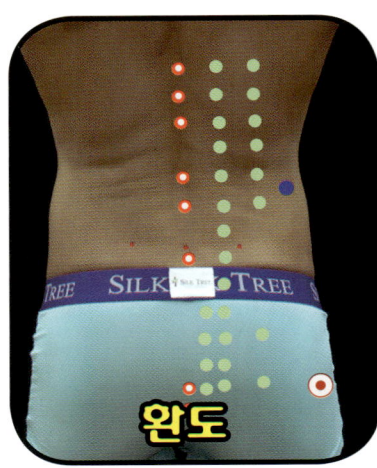

환도
대퇴골 대전자의 위끝으로부터 2cm상방

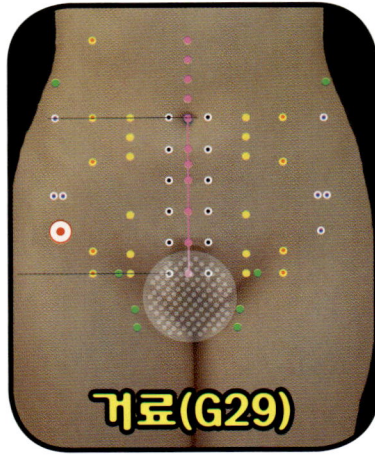

거료(G29)
상전장골극과 대퇴골 대전자 윗쪽의 중앙에 거료를취혈한다

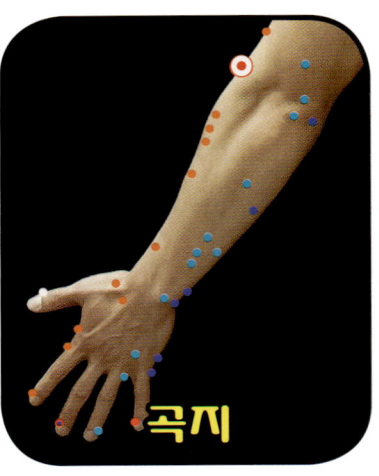

곡지
팔꿈치를 굽혔을때 바깥쪽 주름끝

13. 운동계통질환 (관절/팔,다리,목질환)

관절질환과부(복숭아뼈): 해계,태계,곤륜,구허,조해,신맥

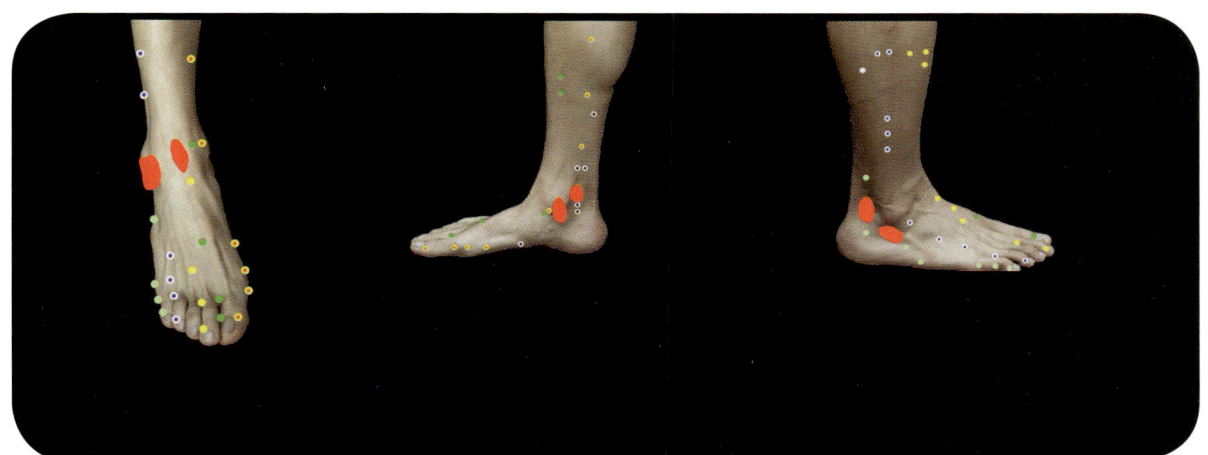

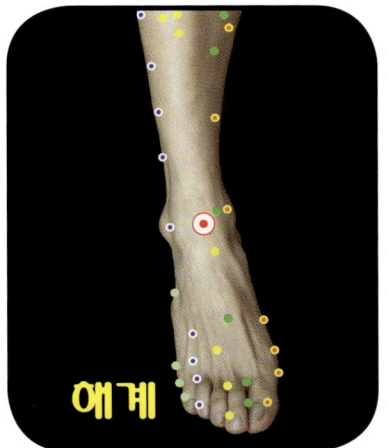

해계
외복사뼈 높이에서
장모지신근건 소지측.

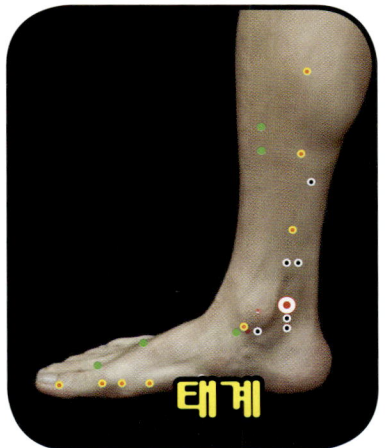

태계
내과 뒷쪽과 아킬레스건 안쪽
사이에 커다랗게 패인곳

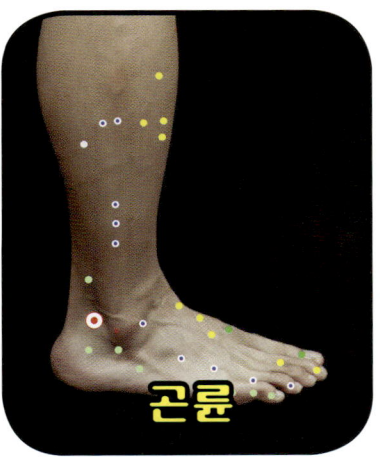

곤륜
외복사뼈 뒷쪽과
아킬레스건의 중앙.

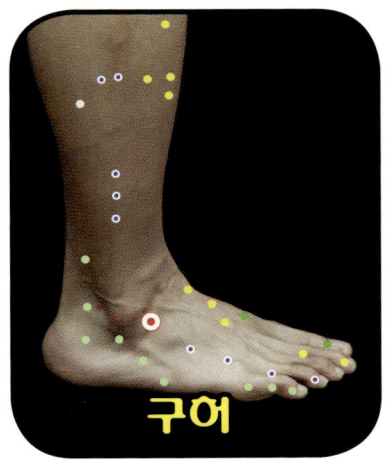

구허
바깥복사뼈의 앞밑쪽에
구허를 취혈한다.

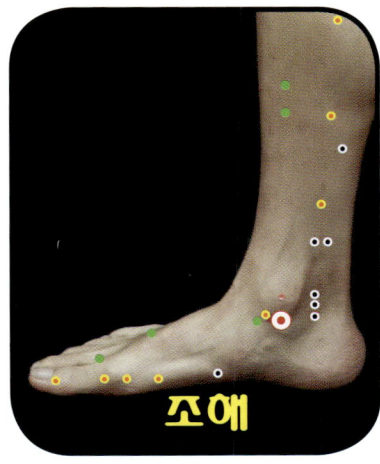

조해
내복사뼈 바로 아래 오목하게
들어간 곳

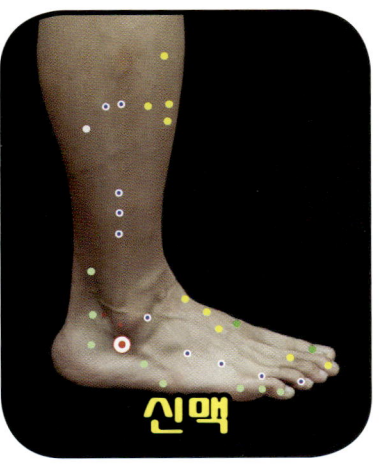

신맥
외과정점의 바로 아래
2cm의 움푹 들어간 곳.

13. 운동계통질환 (관절/팔,다리,목질환)

관절질환근부(발뒤꿈치): 태계,곤륜,신맥,복삼,조해,수천

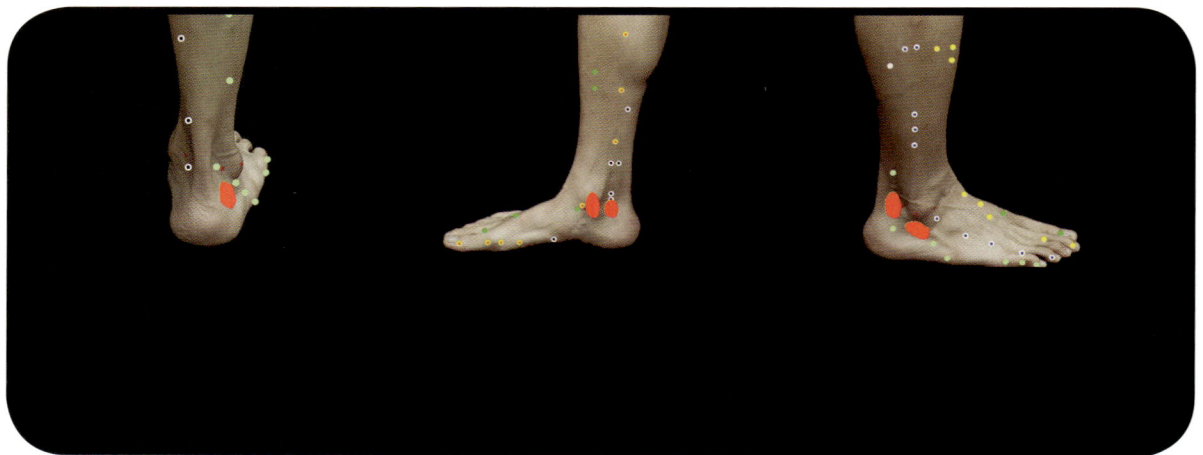

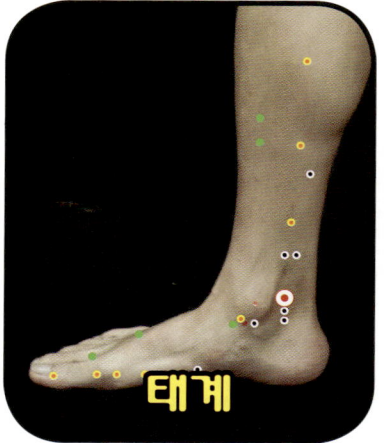

태계

내과 뒷쪽과 아킬레스건 안쪽 사이에 커다랗게 패인곳

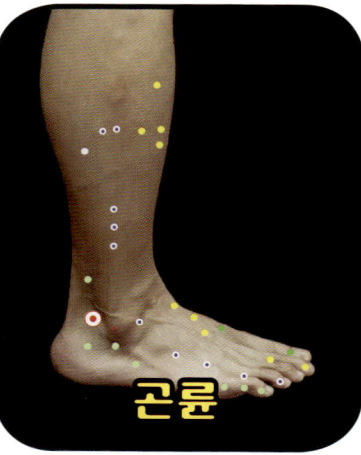

곤륜

외복사뼈 뒷쪽과 아킬레스건의 중앙.

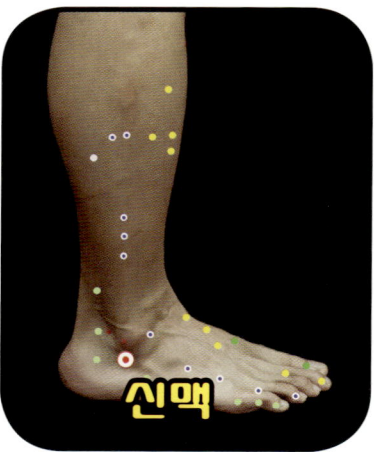

신맥

외과정점의 바로 아래 2cm의 움푹 들어간 곳.

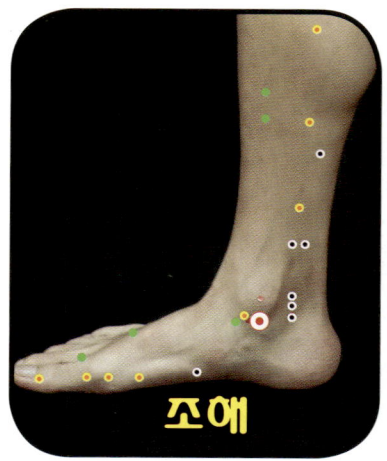

조해

내복사뼈 바로 아래 오목하게 들어간 곳

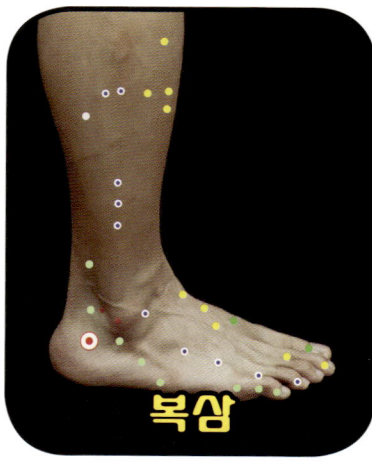

복삼

곤륜 직하방 3cm.

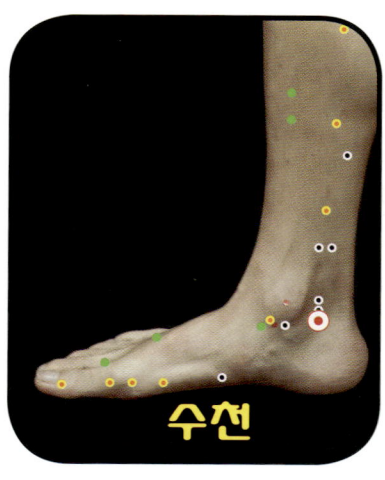

수천

태계 직하방 1 촌.

13. 운동계통질환 (관절/팔,다리,목질환)

관절질환둔부(엉덩이뼈): 질변,환도,승부,풍시,대장수,관원수

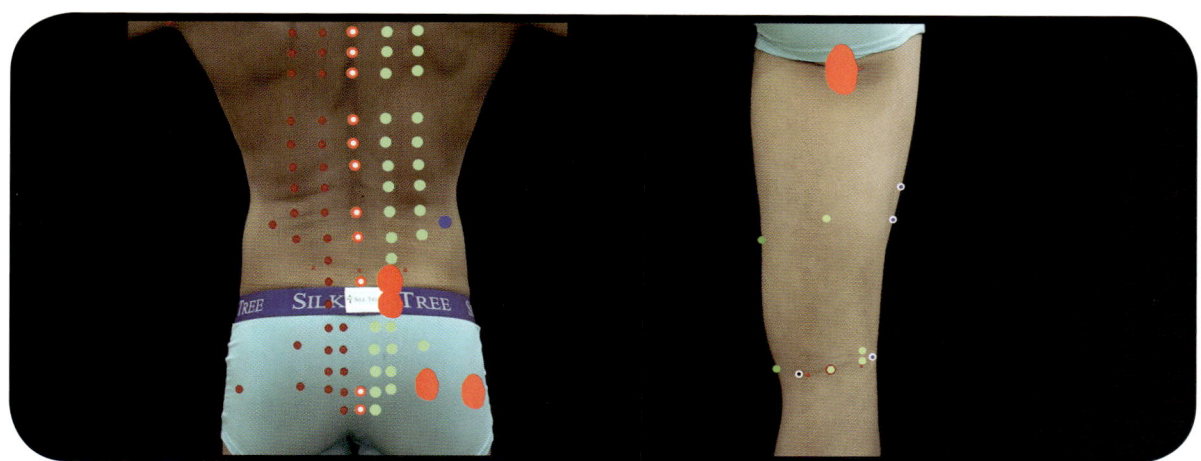

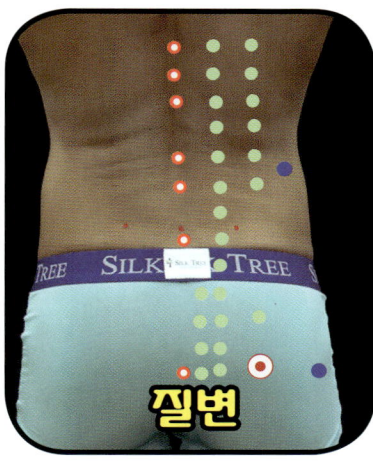

질변

배외선상에서 제20척추 밑.

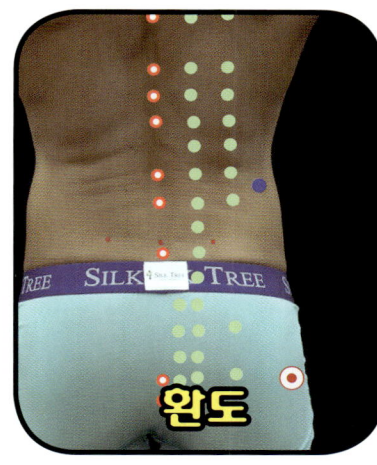

환도

대퇴골 대전자의 위끝으로부터 2cm상방

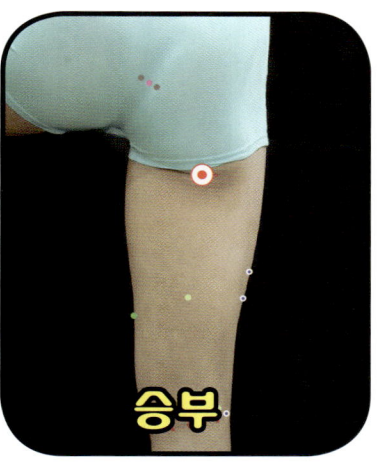

승부

엉덩이 하단횡문(둔구)의 중간.

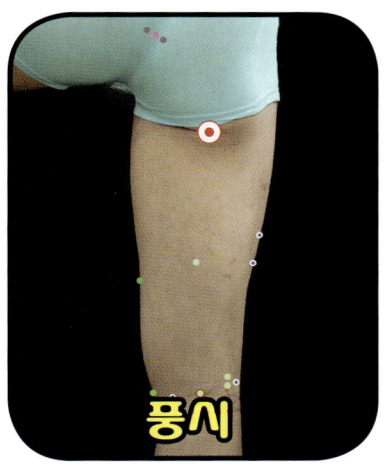

풍시

대퇴골 대전자 윗쪽과 대퇴골 하단 슬관절열극의 중앙.

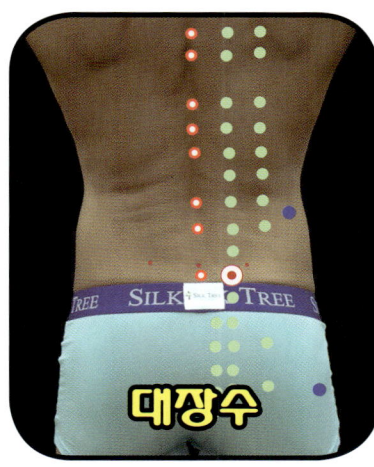

대장수

배내선상에서 제4,5요추극돌기의 사이.

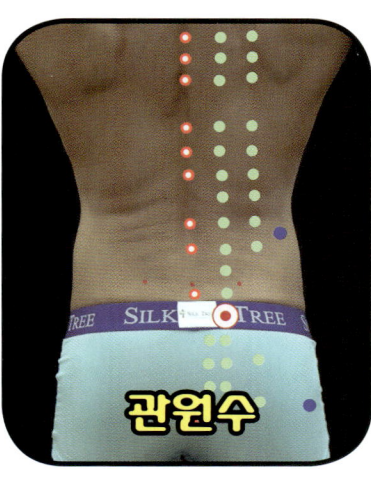

관원수

배내선상에서 제5요추 극돌기의 아래.

13. 운동계통질환 (관절/팔,다리,목질환)

관절질환목부: 풍지,천주,대추,열결,합곡,후계,낙침

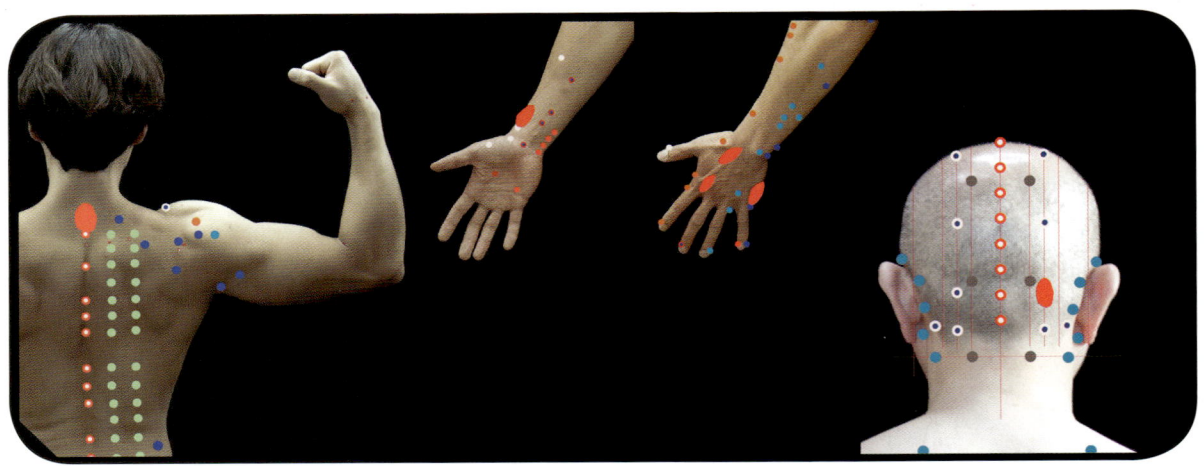

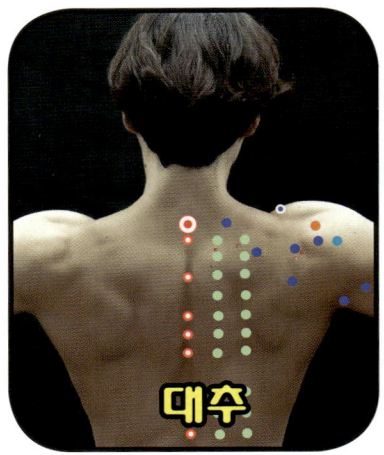

대추
제7경추와 제1흉추의 사이.

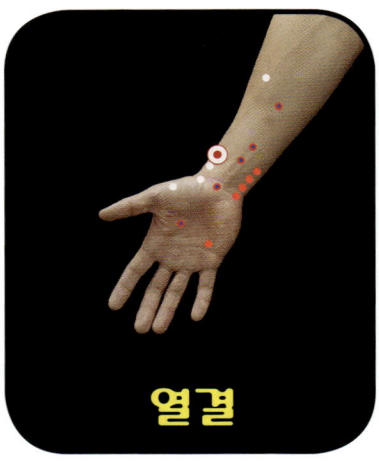

열결
요골경상돌기의 상방 1촌

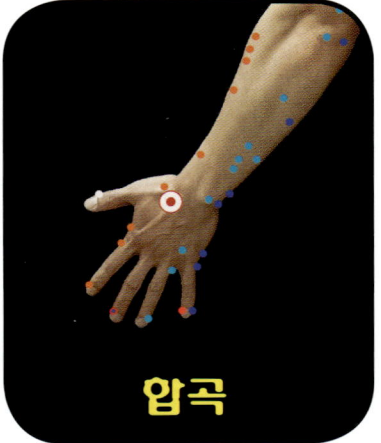

합곡
제1,2중수골저 사이에서
제2중수골저측의 뼈바로밑.

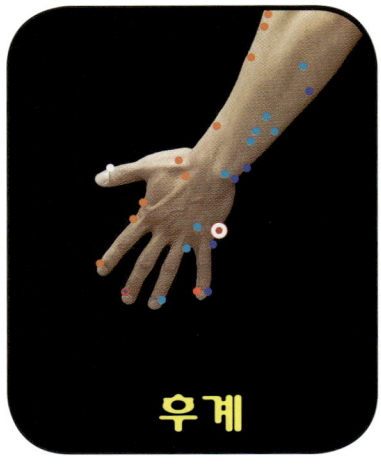

후계
주먹을 쥐면 소지측 안쪽에
두개의 주름중 손목쪽 주름끝

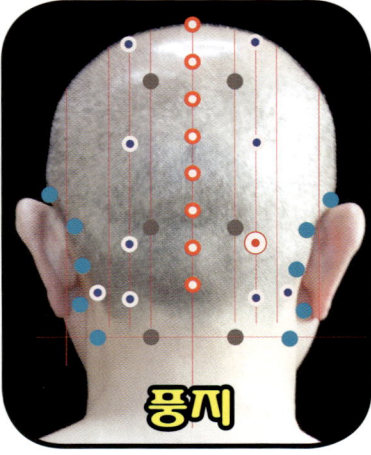

풍지
풍부와 완골사이의 바깥쪽 1/3.
풍부:외후두융기 밑 깊게 패인 곳.

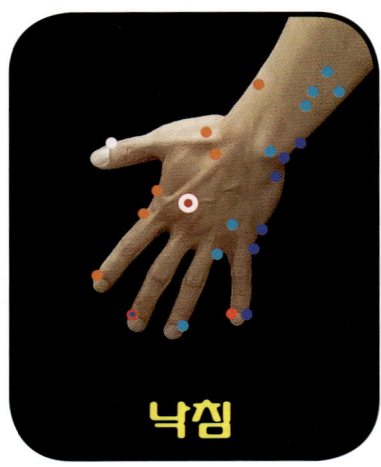

낙침
손등쪽 2,3중수골저의 사이
에서 후방 0.5촌.

13. 운동계통질환 (관절/팔,다리,목질환)

관절질환슬부(무릎): 독비,양릉천,슬관,슬양관,족삼리,슬안

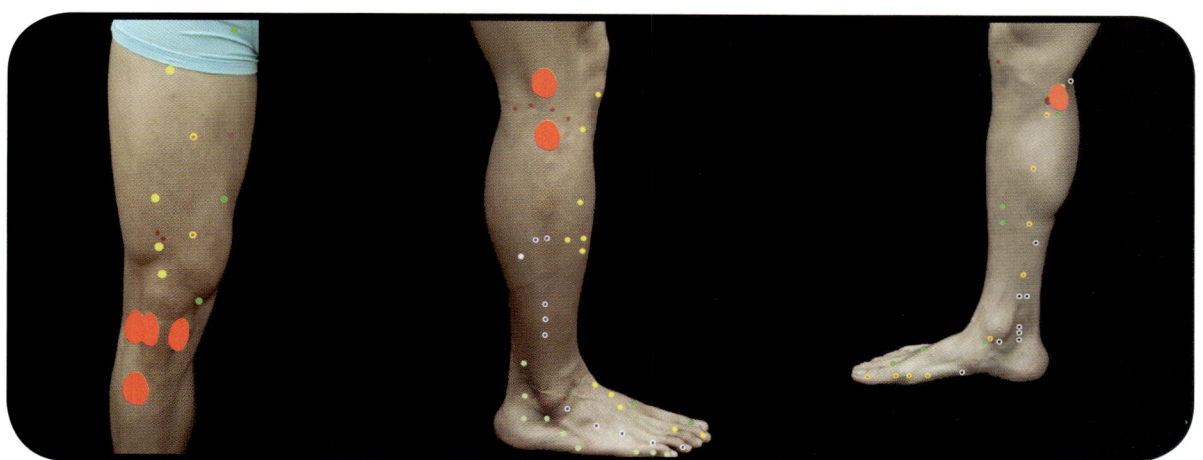

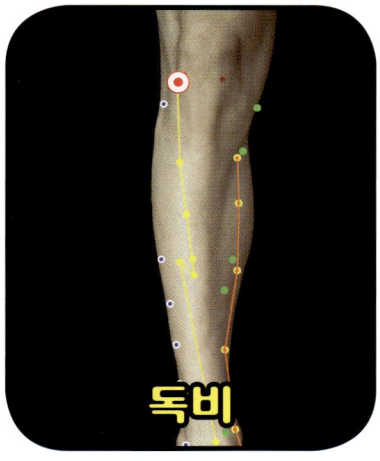

독비
슬개골첨 아래 5mm 외하방 패인곳. 외슬안밑5mm.뜸No

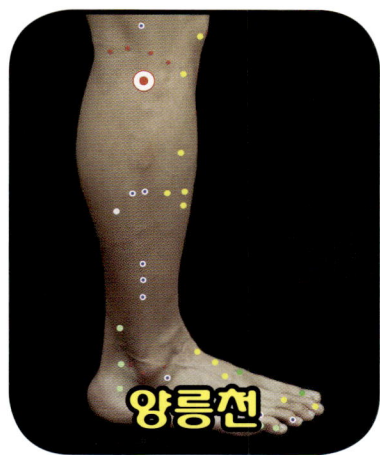

양릉천
비골소두 앞 아래, 족삼리혈 후방 1촌 윗쪽.

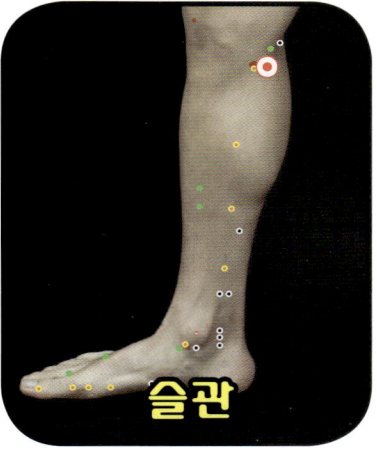

슬관
음릉천의 높이에서 극천의 바로 아래.(음릉천 바로 뒤)

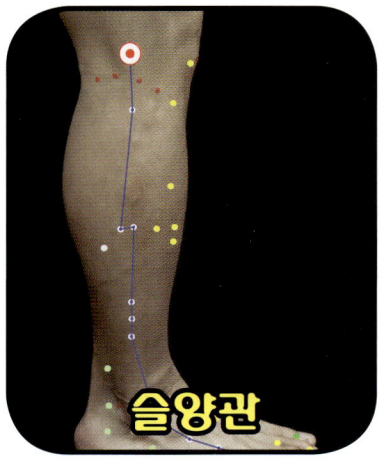

슬양관
대퇴골 외측과 바로 아래, 슬관절 열극에서 취혈.

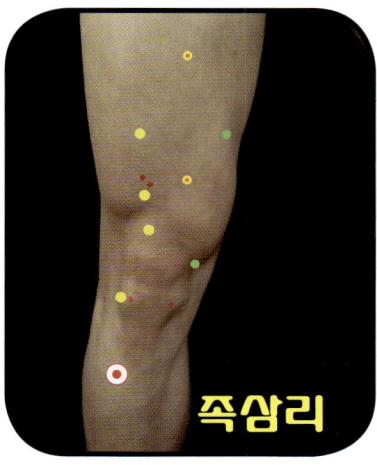

족삼리
슬개골 정점 하방 3촌에서 외측 1촌(2cm)

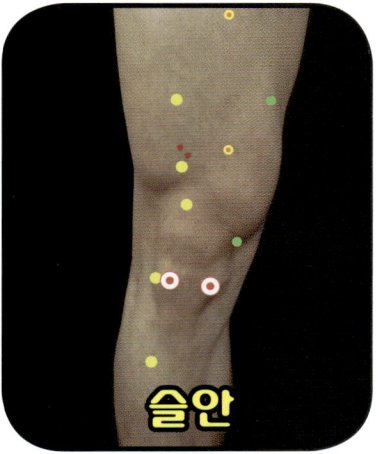

슬안
슬개골 하단의 대각선 양하단 2혈

13. 운동계통질환 (관절/팔,다리,목질환)

관절질환아래턱: 하관,예풍,협거,합곡,청궁,청회

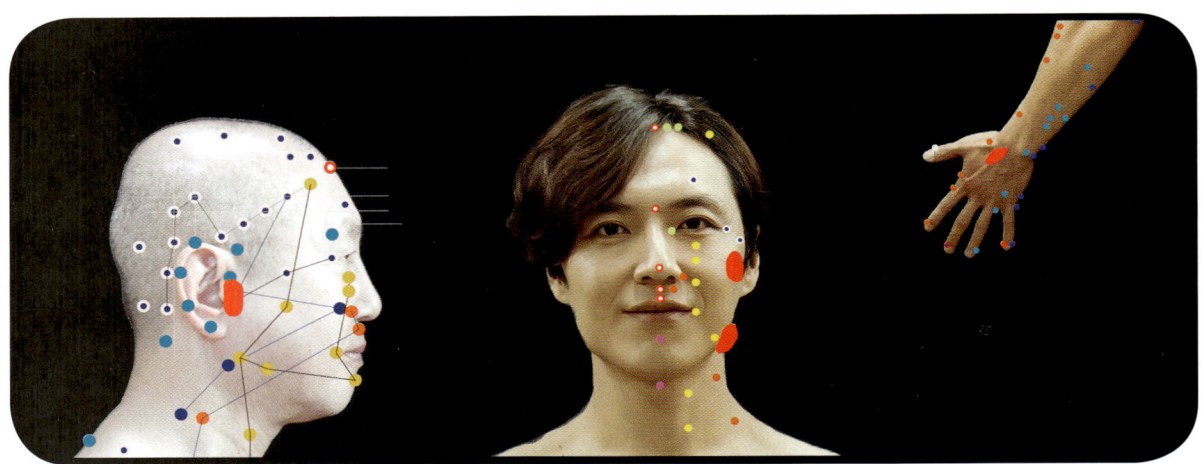

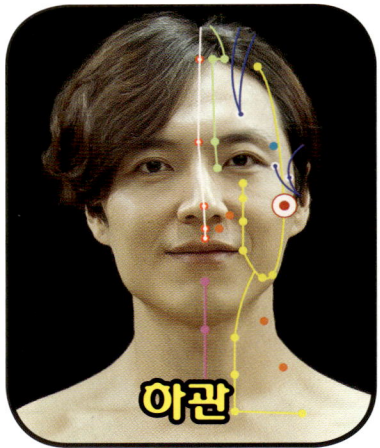

하관

청궁과 눈꼬리의 중간지점의 바로 밑인 협골궁의 밑. 뜸No

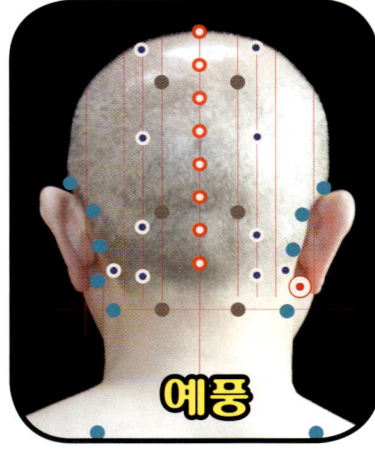

예풍

귓불과 귀뒤 유양돌기 앞끝 사이의 움푹패인 곳.

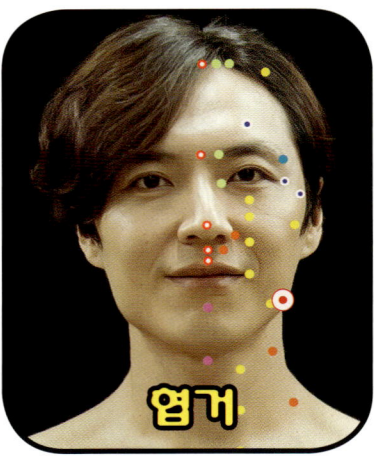

협거

하악각 2등분선 앞상방 1cm

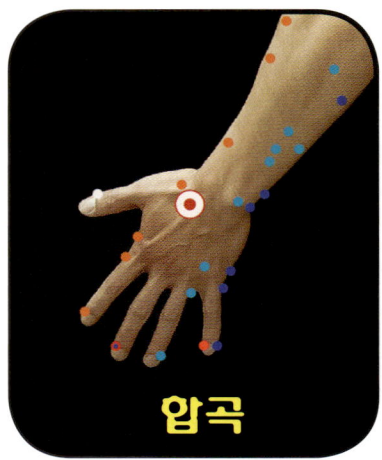

합곡

제1,2중수골저 사이에서 제2중수골저측의 뼈바로밑.

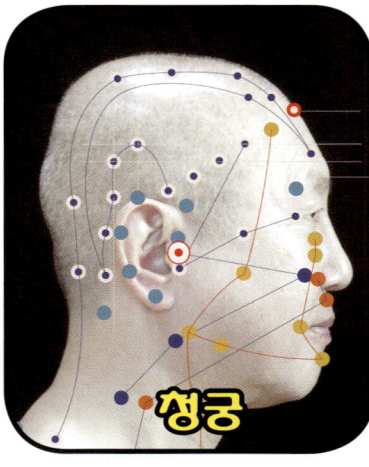

청궁

이주 바로 앞에서 입을 크게 열면 벌어져 패이는 지점.

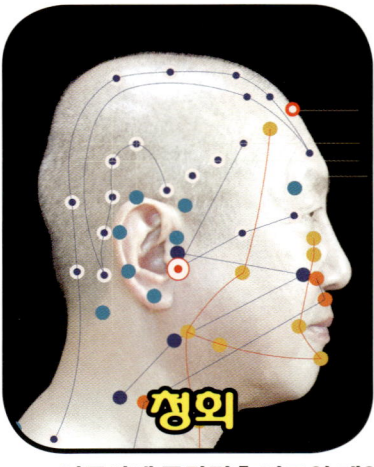

청회

이주아래 주간절흔 바로앞 패인곳. 입을 벌리면 움푹 패임.

13. 운동계통질환 (관절/팔,다리,목질환)

관절질환완부(손목): 양계,양지,양곡,완골(SI-4),합곡,외관

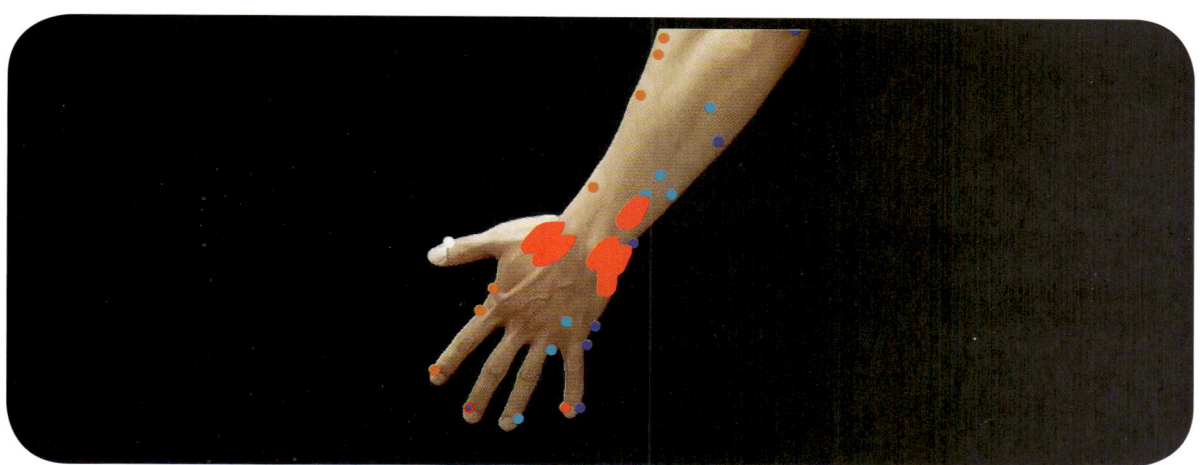

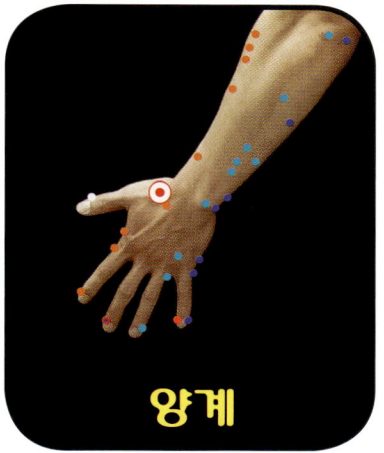

양계
손등 위로해 엄지를 펴면 두가닥 힘줄 깊이 패인 곳의 중심

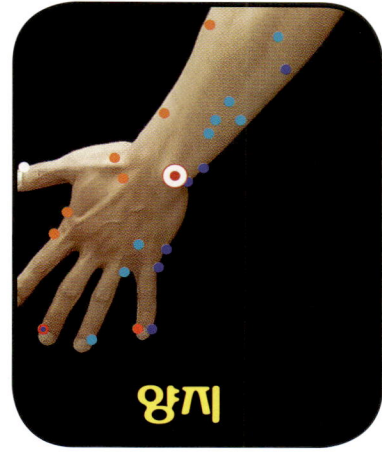

양지
손목등 척골(소지)측, 3,4지 중수골 위 움푹한 곳.

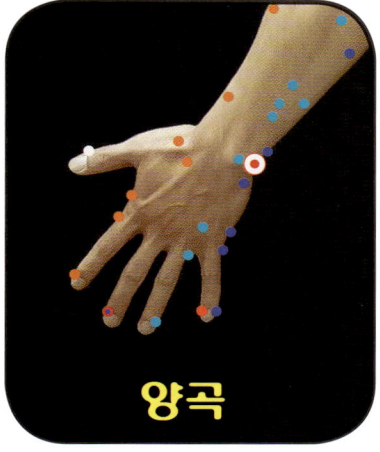

양곡
소지측 척골두 경상돌기 아래 끝

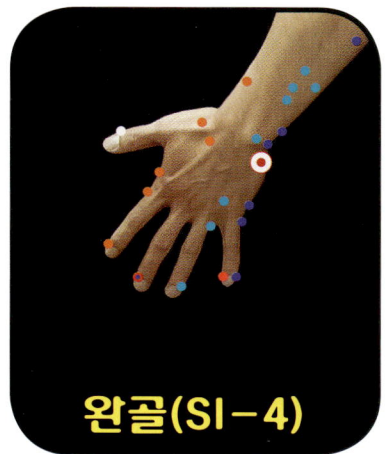

완골(SI-4)
제5중수골저 위 삼각골 사이의 패인 곳.

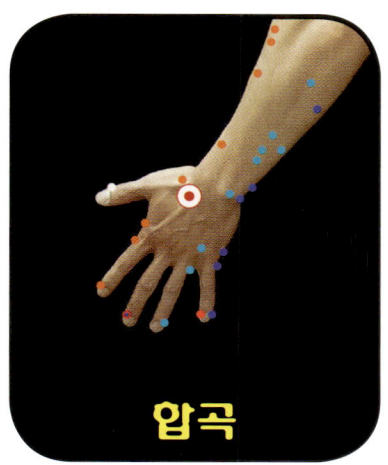

합곡
제1,2중수골저 사이에서 제2중수골저측의 뼈바로밑.

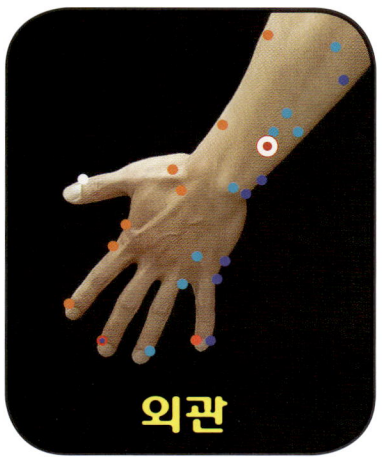

외관
양지혈 위 2촌, 척골과 요골 사이.

13. 운동계통질환 (관절/팔,다리,목질환)

관절질환요추부/허리디스크: 수구,대추,명문,신수,위중,곤륜

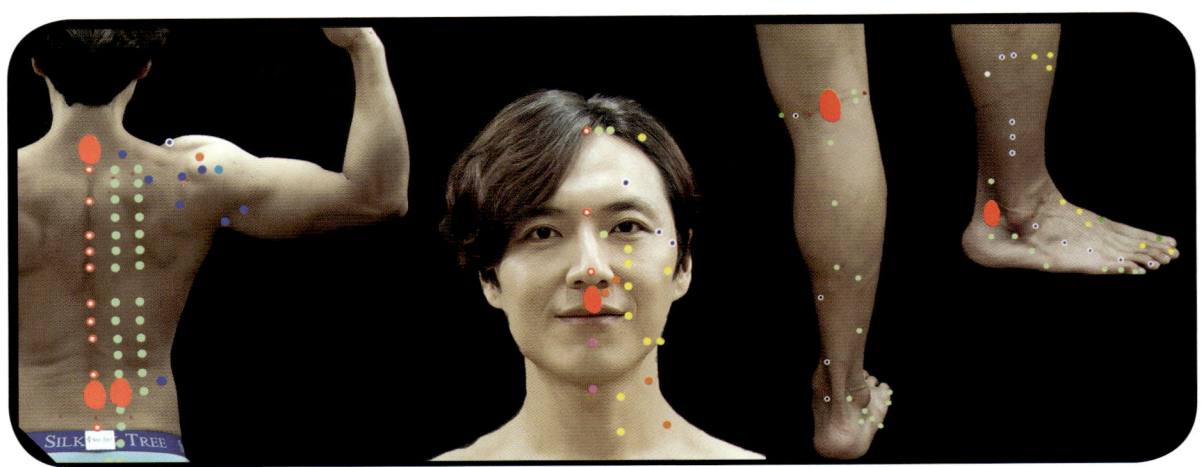

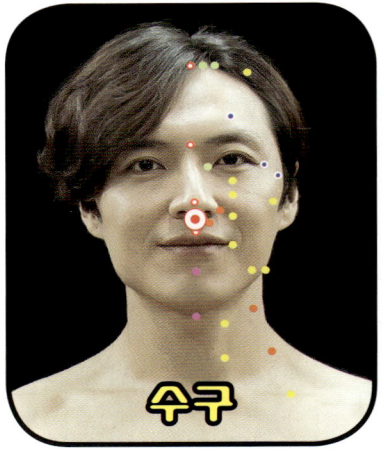

수구
인중구 상방 1/3.

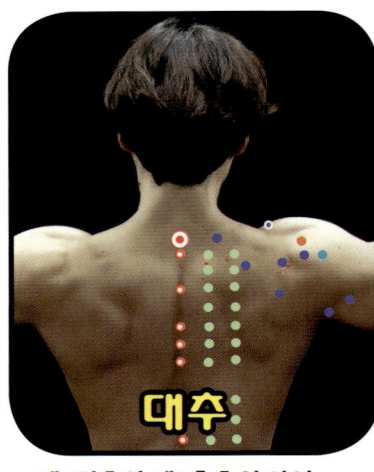

대추
제7경추와 제1흉추의 사이.

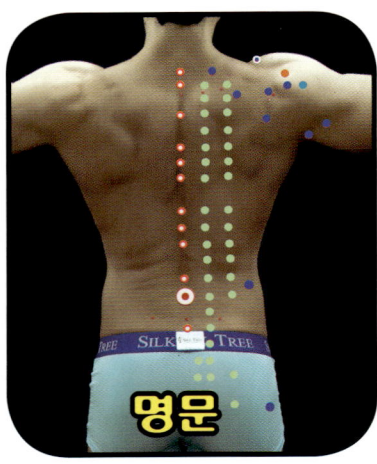

명문
제2,3 요추극돌기 사이.

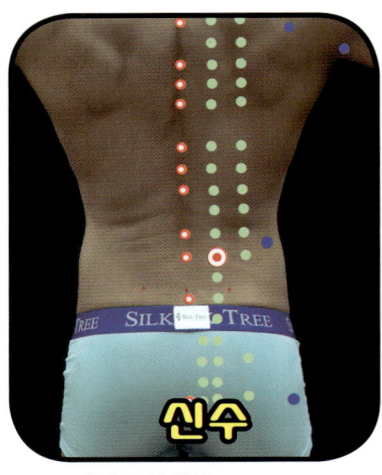

신수
배내선상에서
제2,3 요추극돌기의 사이.

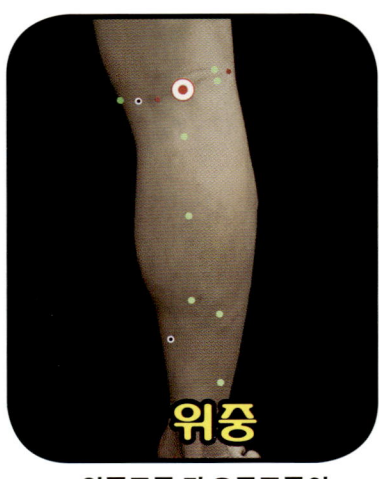

위중
위중무릎 뒤 오금주름의
중간지점 깊게 패인 곳

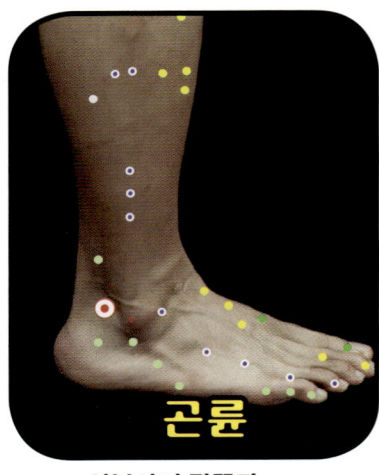

곤륜
외복사뼈 뒷쪽과
아킬레스건의 중앙.

13. 운동계통질환 (관절/팔,다리,목질환)

관절질환저가부(꼬리뼈): 관원수,소장수,질변,요수,차료,중료

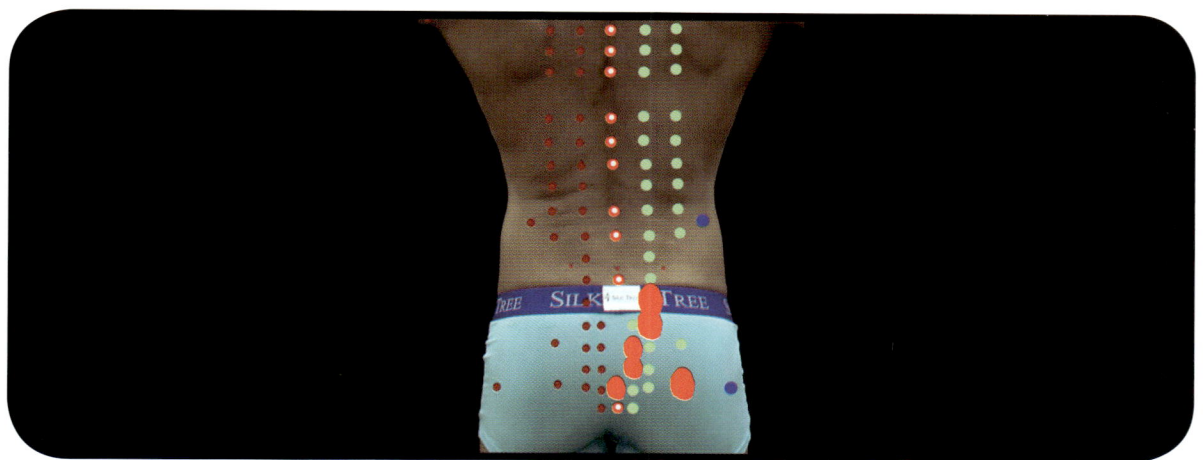

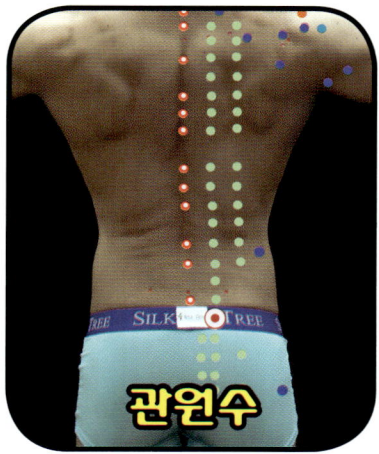

관원수
배내선상에서 제5요추 극돌기의 아래.

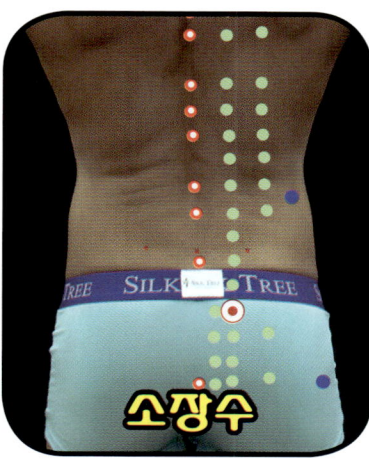

소장수
배내선상(정중선 옆1.5촌)에서 제18척추밑의 높이.

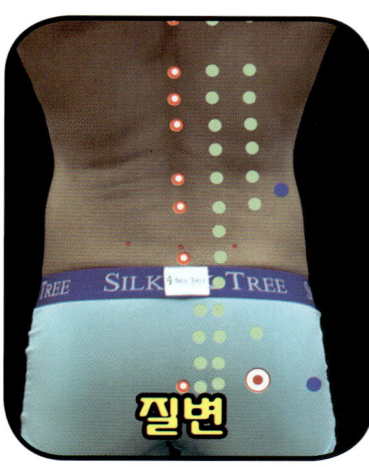

질변
배외선상에서 제20척추 밑.

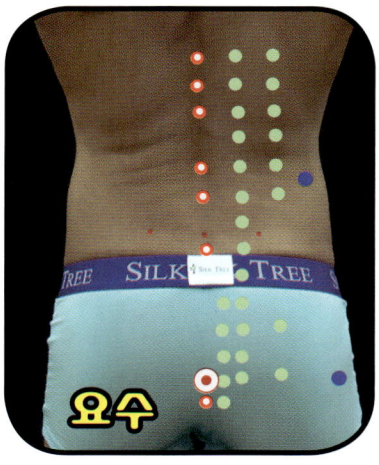

요수
선골각의 중앙에서 취혈.

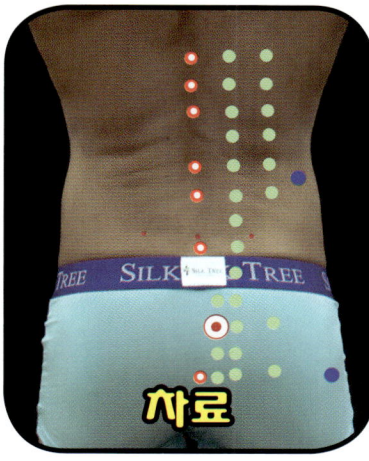

차료
방광수혈 안쪽 6푼. 엉덩이뼈 (천골) 두 번째 구멍.

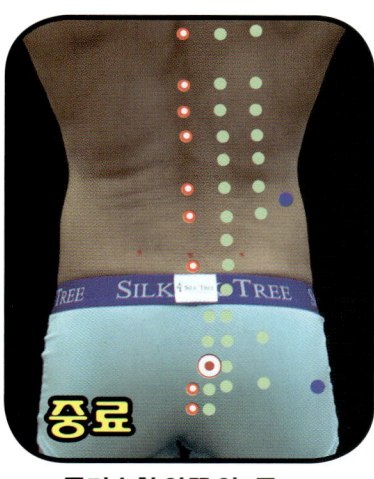

중료
중려수혈 안쪽 약7푼. 엉치뼈(천골) 세 번째 구멍.

13. 운동계통질환 (관절/팔,다리,목질환)

관절질환주부(팔꿈치): 곡지,척택,소해(H3),외관,주료,천정(TE10)

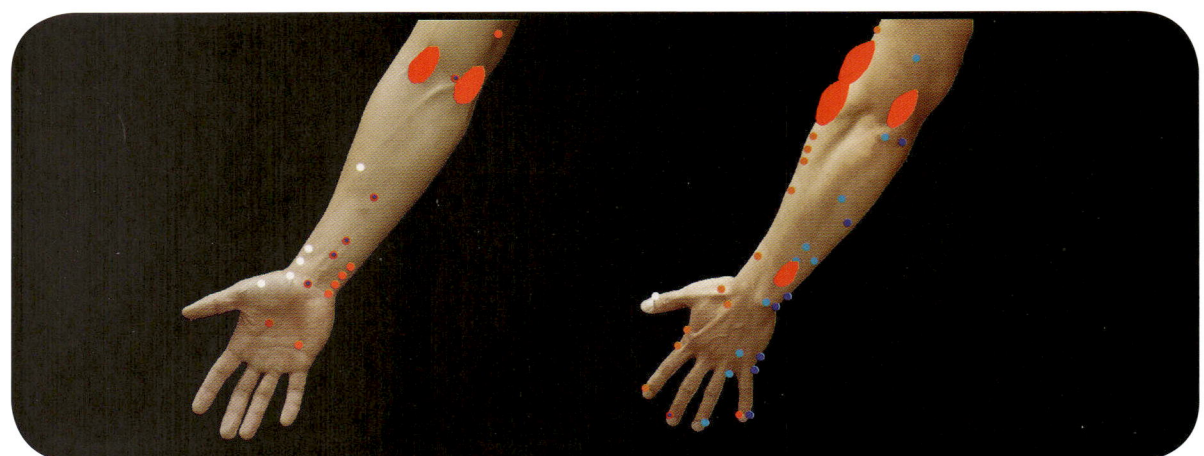

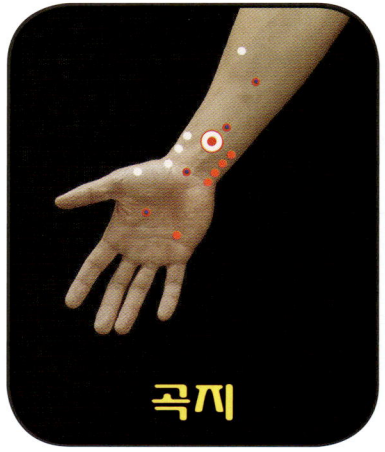

곡지
팔꿈치를 굽혔을때 바깥쪽 주름끝

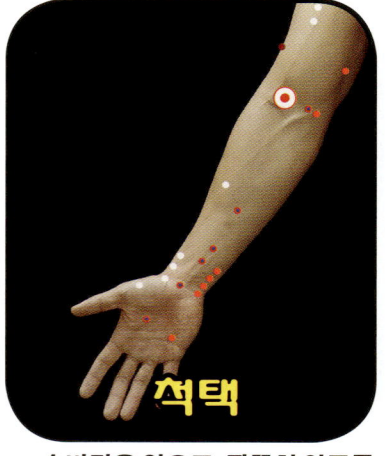

척택
손바닥을 앞으로, 팔꿈치 안주름 위 엄지측 패인 곳.

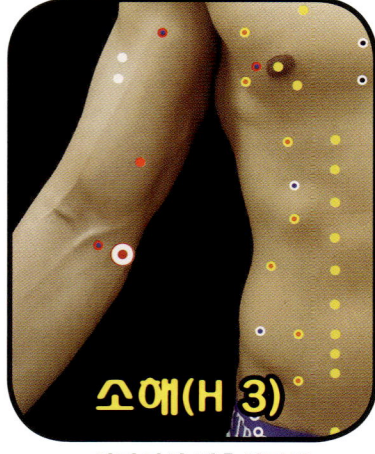

소해(H 3)
상과선상 내측상과와 팔꿈치의 중앙.

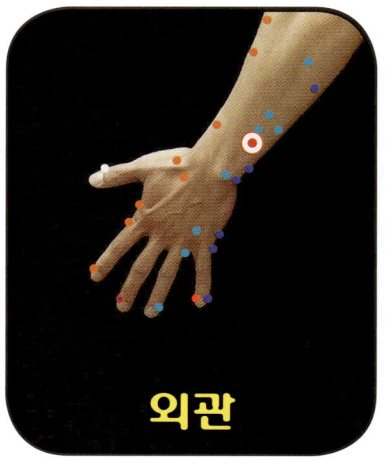

외관
양지혈 위 2촌, 척골과 요골 사이.

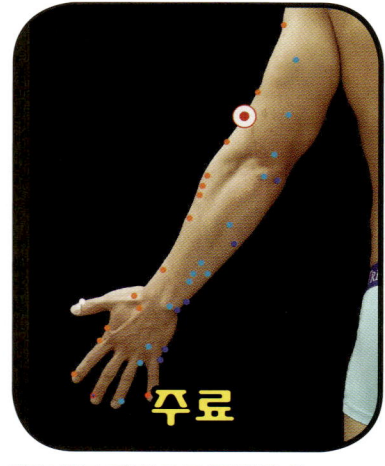

주료
팔꿈치를 직각으로 굽혔을때 상완골 외측상과 바로 위1cm

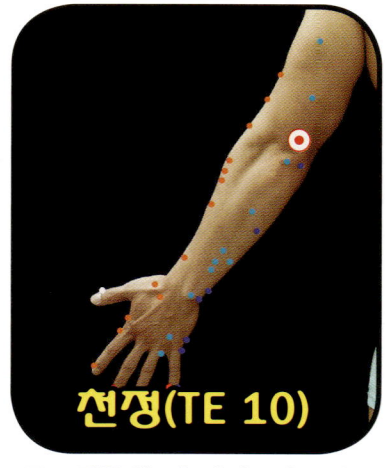

천정(TE 10)
주두 뒷쪽 위 1촌 패인곳의 중심

13. 운동계통질환 (관절/팔,다리,목질환)

관절질환지부: 함곡, 후계, 외관, 편력, 중괴, 사봉

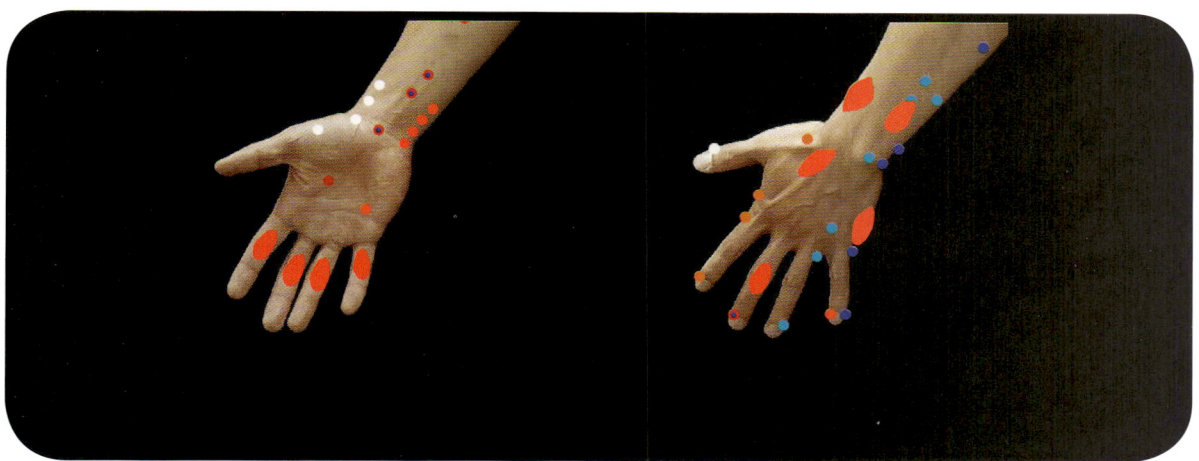

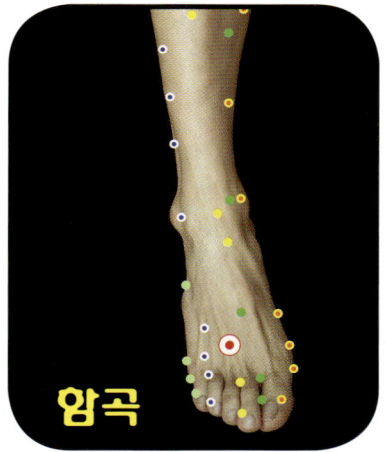

함곡
내정 상방 2촌.

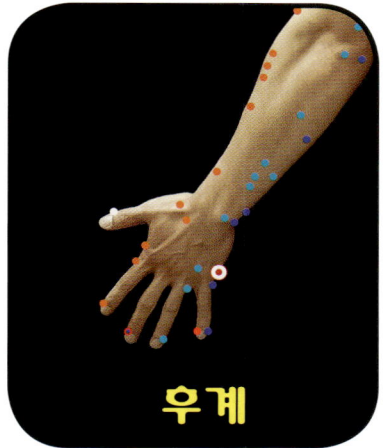

후계
주먹을 쥐면 소지측 안쪽에 두개의 주름중 손목쪽 주름끝

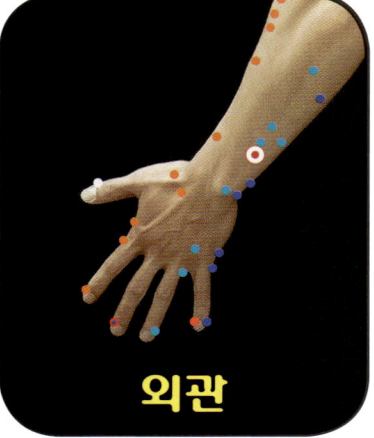

외관
양지혈 위 2촌, 척골과 요골 사이.

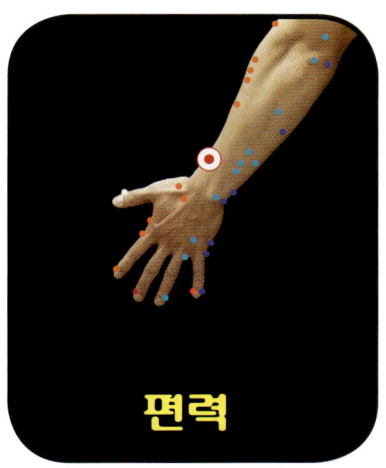

편력
양계에서 곡지쪽으로 3촌.

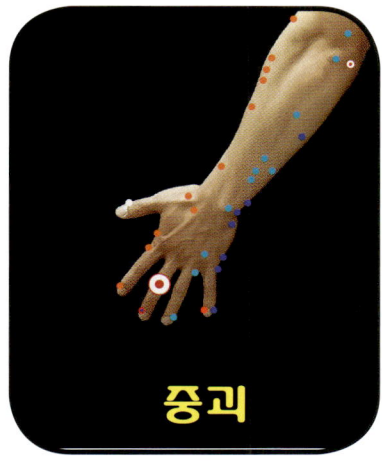

중괴
3지의 두 번째 마디 횡문 중앙.

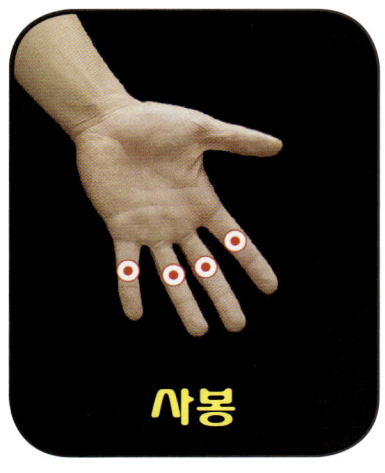

사봉
2-5지의 두번째마디 횡문중앙

13. 운동계통질환 (관절/팔,다리,목질환)

관절질환흉추부: 대추,지양,척중,위중,명문,요안

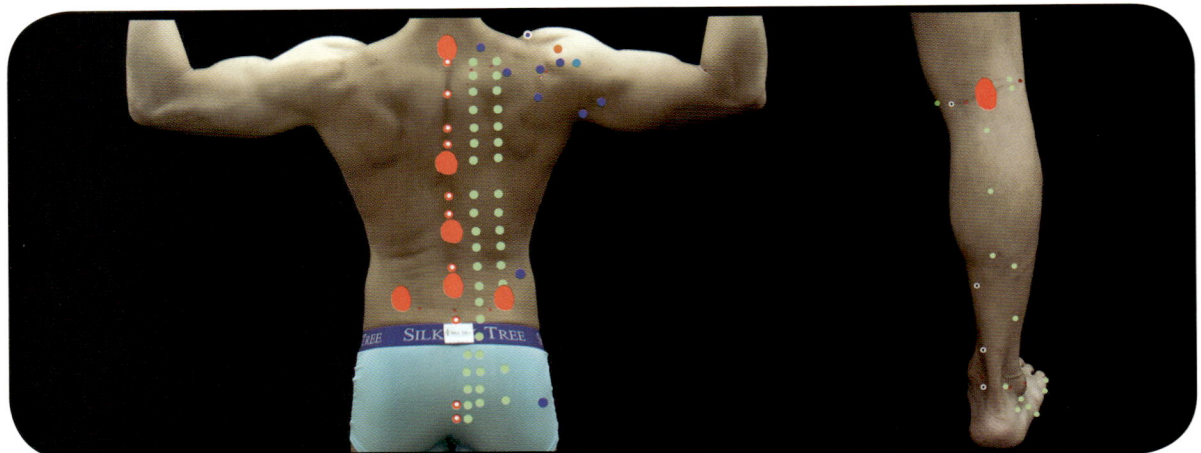

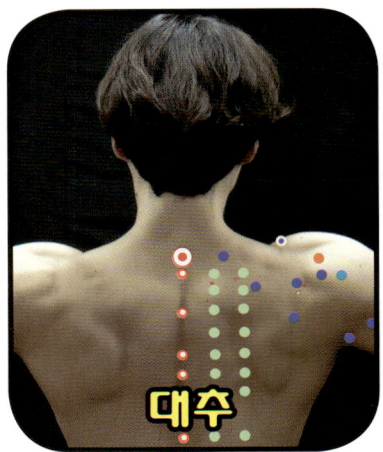
대추
제7경추와 제1흉추의 사이.

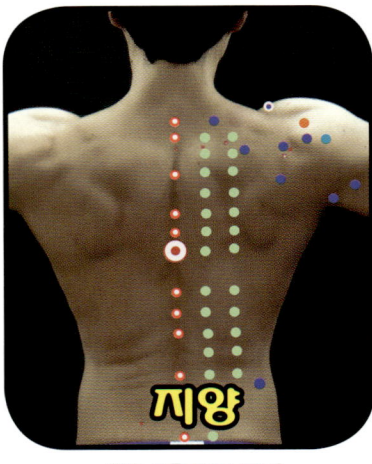
지양
제7,8흉추극돌기 사이에 있다

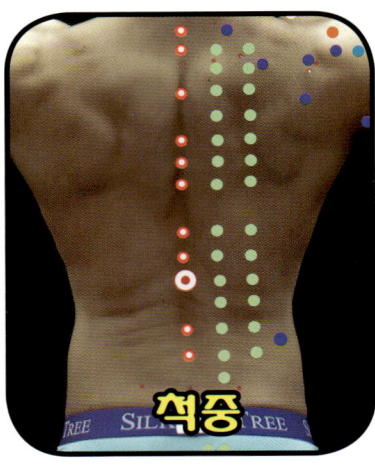
척중
제11,12흉추극돌기 사이에 있다

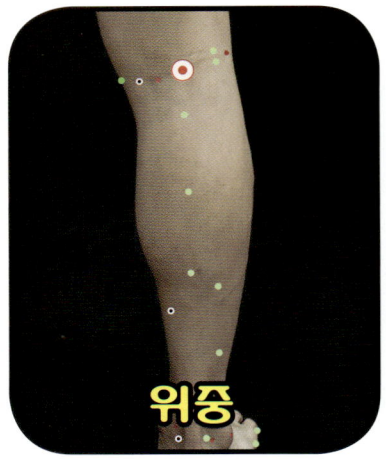
위중
위중무릎 뒤 오금주름의 중간지점 깊게 패인 곳

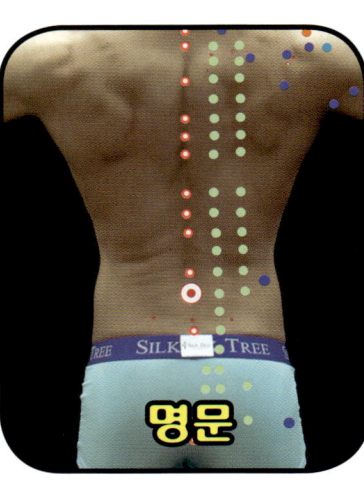
명문
제2,3 요추극돌기 사이.

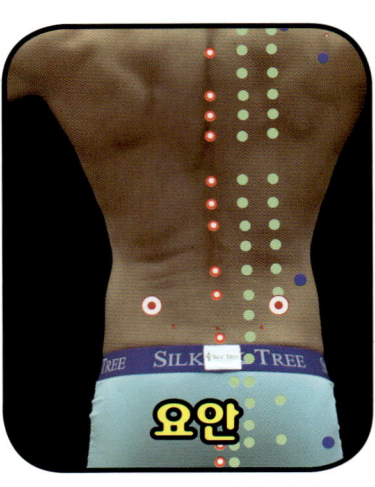
요안
제3요추극돌기의 양옆 3~4촌 함몰부.

13. 운동계통질환 (관절/팔,다리,목질환)

관절통 : 좌슬안,우슬안,음곡,위중,슬안,곡천,양릉천

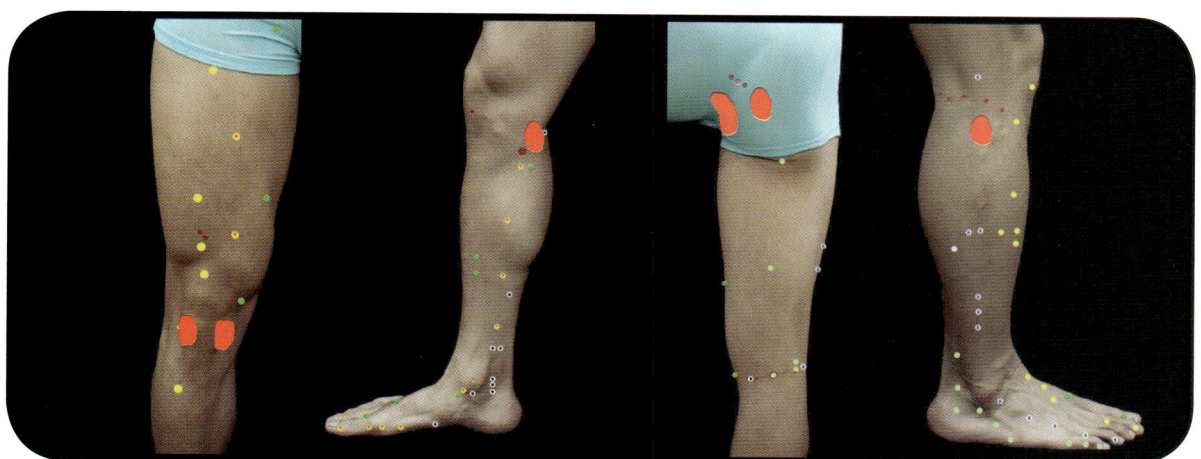

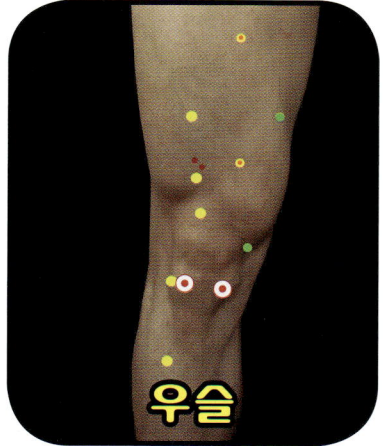

우슬
슬개골 하단의 대각선 양단 바로밑 움푹 패인 곳.

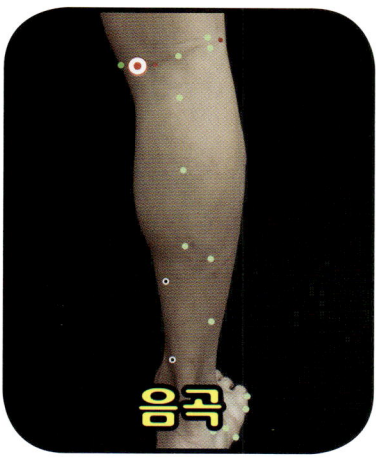

음곡
무릎을 가볍게 굽힌끝은 음곡 최대로 굽힌끝은 곡천.

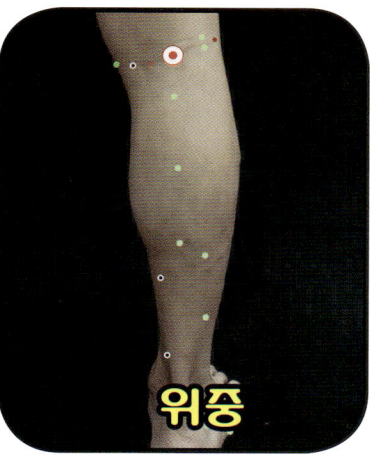

위중
위중무릎 뒤 오금주름의 중간지점 깊게 패인 곳

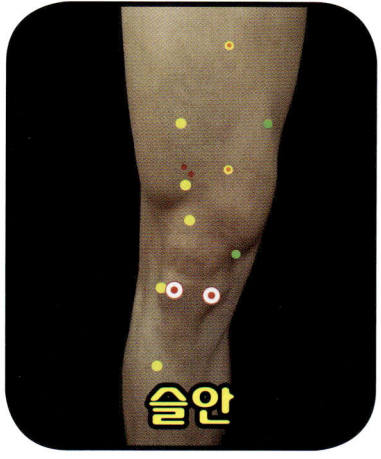

슬안
슬개골 하단의 대각선 양하단 2혈

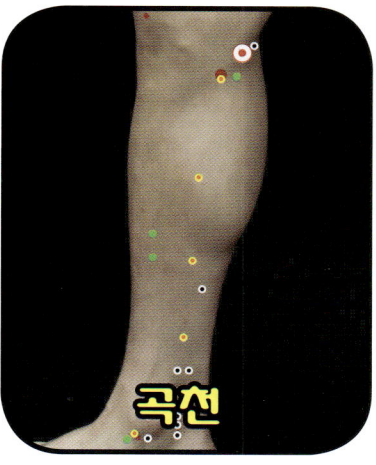

곡천
무릎을 최대로굽힌 상태에서 무릎안주름 끝의패인곳의 중앙.

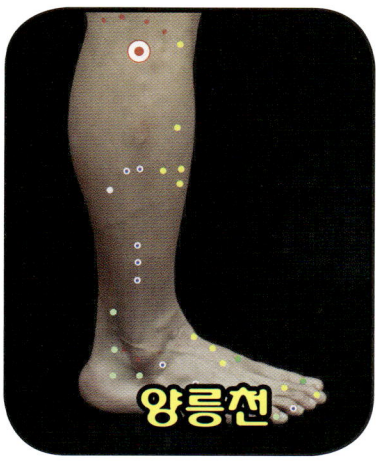

양릉천
비골소두 앞 아래, 족삼리혈 후방 1촌 윗쪽.

13. 운동계통질환 (관절/팔,다리,목질환)

낙침/목결림 : 낙침,풍지,견정(G21),외관,현종,대추

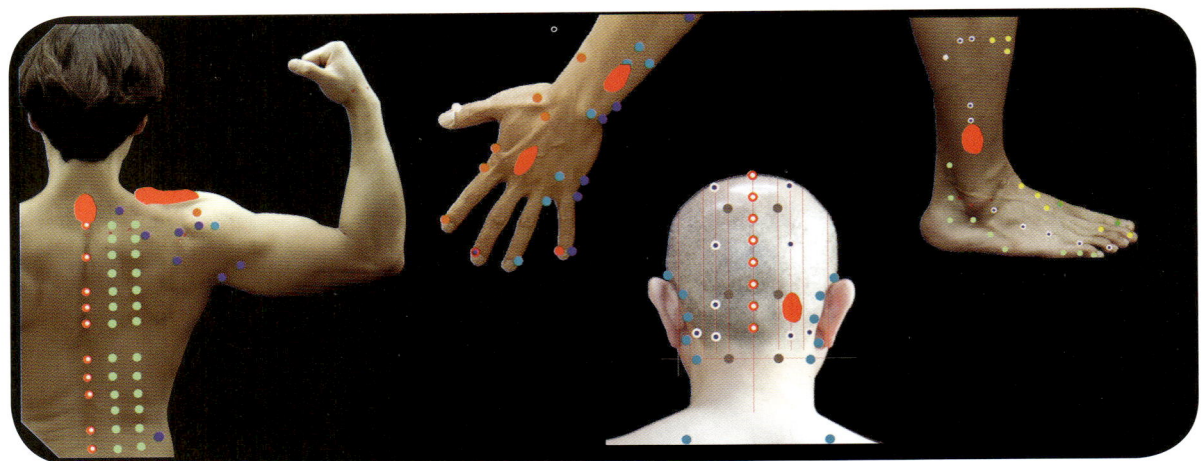

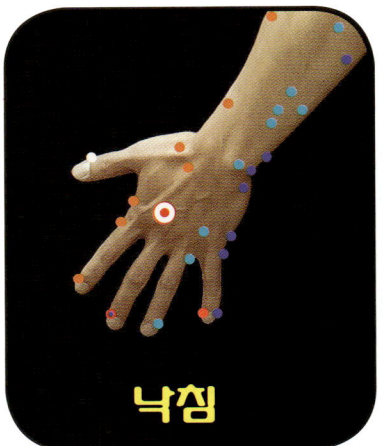

낙침
손등쪽 2,3중수골저의 사이에서 후방 0.5촌.

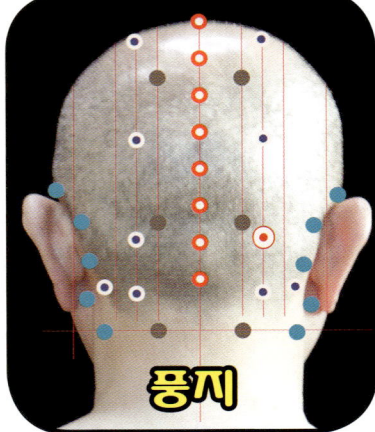

풍지
풍부와 완골사이의 바깥쪽1/3.
풍부:외후두융기밑 깊게 패인곳

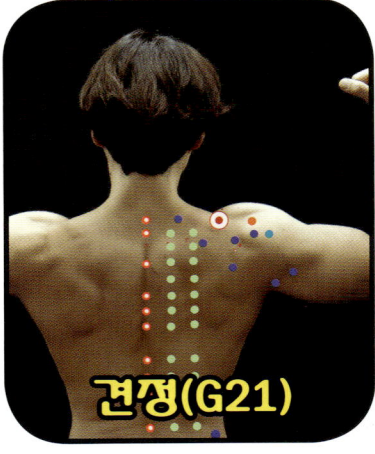

견정(G21)
제7경추극돌기 정점과 견봉각의 중앙.

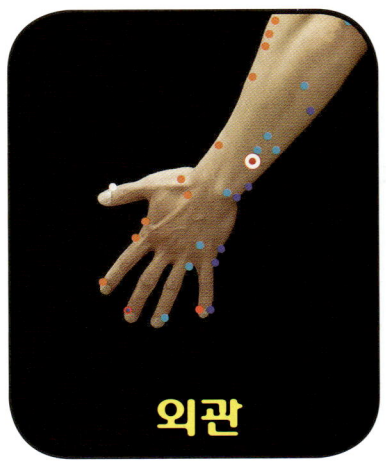

외관
양지혈 위 2촌,
척골과 요골 사이.

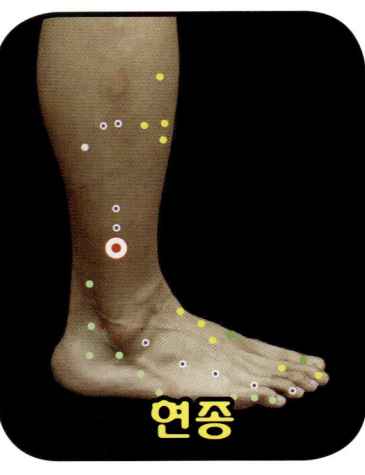

현종
외복사뼈 정점 직상방 3촌.
경골의 뒷쪽.

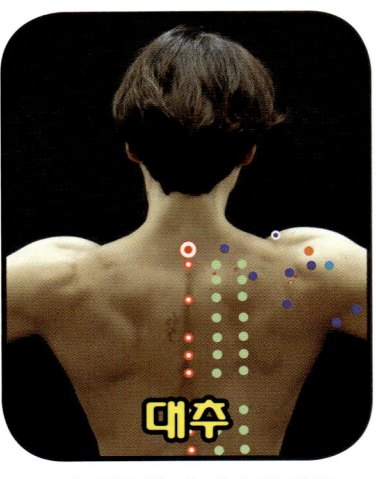

대추
제7경추와 제1흉추의 사이.

13. 운동계통질환 (관절/팔,다리,목질환)

다리 부종: 음릉천,삼음교,태계,족삼리,상구,태충,행간,대돈

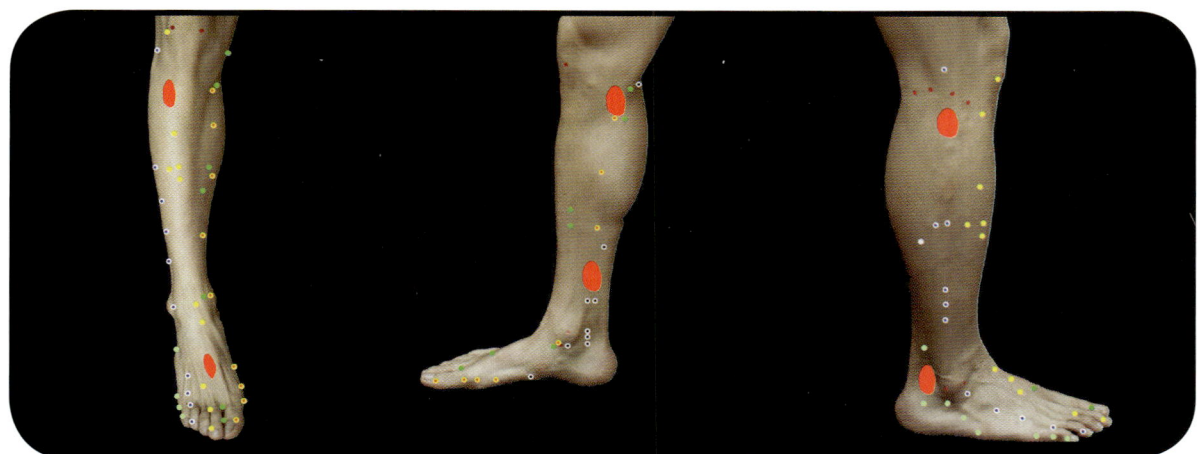

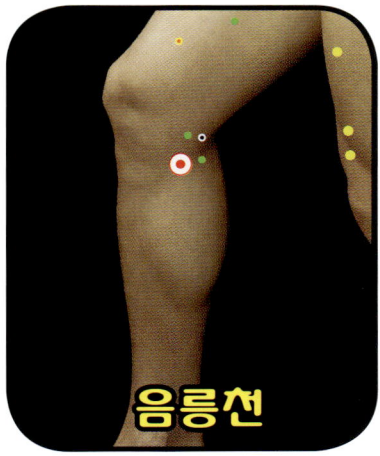

음릉천
경골내측과 바로뒤 아랫쪽.
뜸No 양릉천과 맞뚫리는 혈.

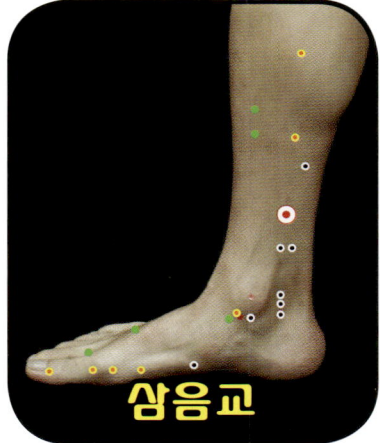

삼음교
내복사뼈 정점 상방3촌.경골과
근육의 경계.임산부 침No

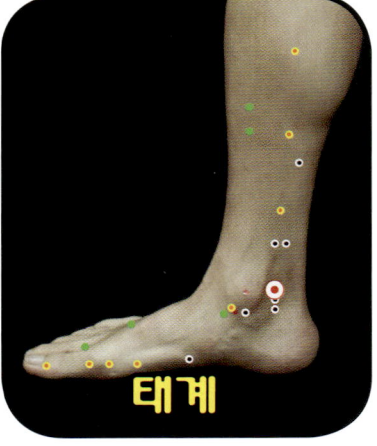

태계
내과 뒷쪽과 아킬레스건 안쪽
사이에 커다랗게 패인곳

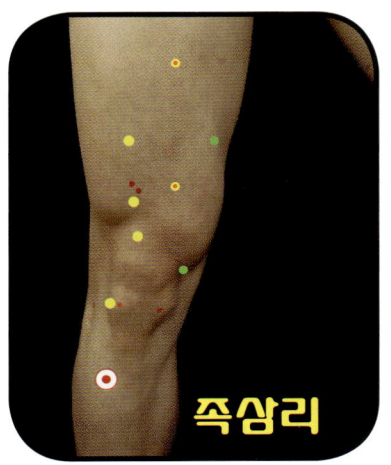

족삼리
슬개골 정점 하방 3촌에서
외측 1촌(2cm)

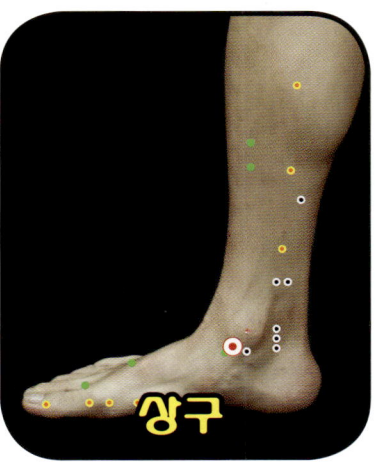

상구
내과의 앞밑쪽(둥글고 완만한
굴곡이져 있다)의 중앙.

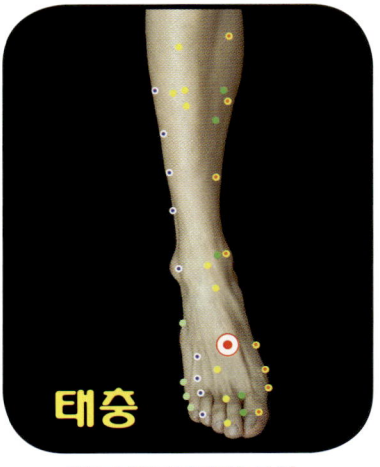

태충
제1,2중족골저의 사이.

13. 운동계통질환 (관절/팔,다리,목질환)

다리 피곤: 양릉천, 족삼리, 위중, 승산, 곤륜, 태계

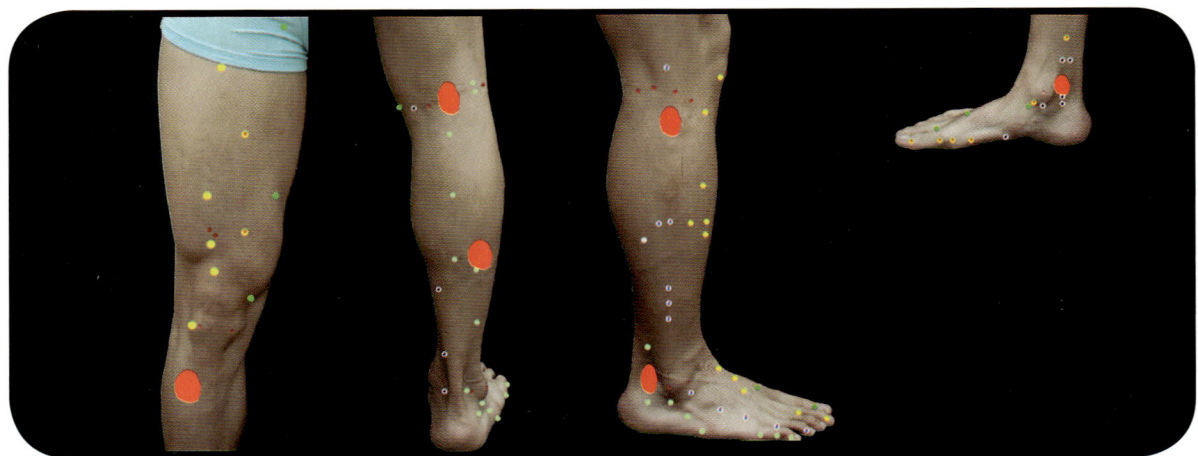

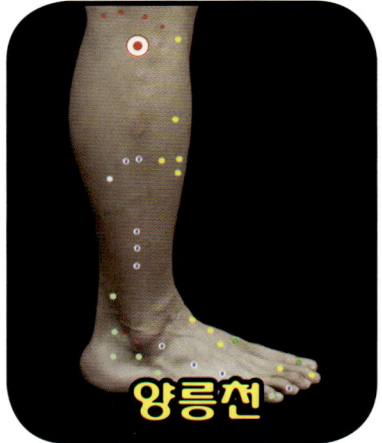

양릉천
비골소두 앞 아래, 족삼리혈 후방 1촌 윗쪽.

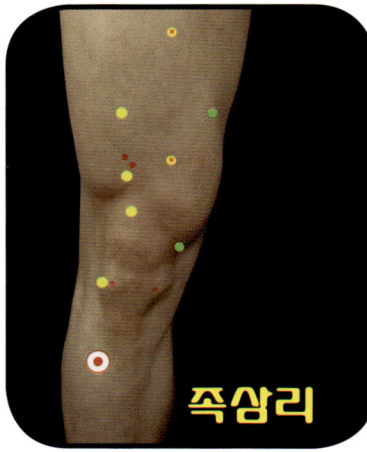

족삼리
슬개골 정점 하방 3촌에서 외측 1촌(2cm)

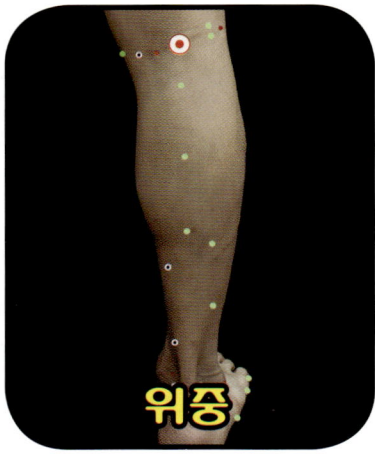

위중
위중무릎 뒤 오금주름의 중간지점 깊게 패인 곳

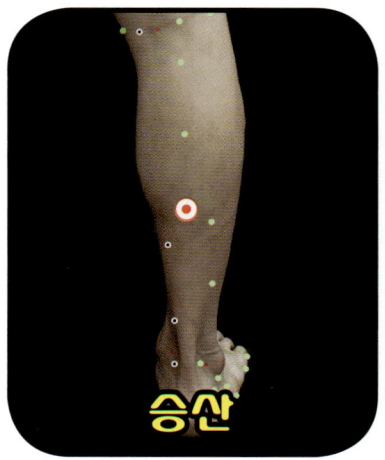

승산
위중과 아킬레스건 후면 중앙 사이에서 가운데 하방 2cm.

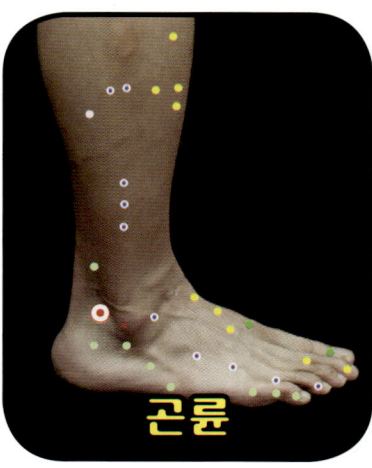

곤륜
외복사뼈 뒷쪽과 아킬레스건의 중앙.

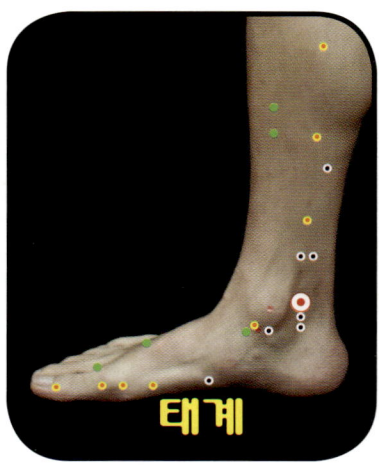

태계
내과 뒷쪽과 아킬레스건 안쪽 사이에 커다랗게 패인곳

13. 운동계통질환 (관절/팔,다리,목질환)

대퇴신경통 : 환도,풍시,거료(G29),복토,혈해,음릉천

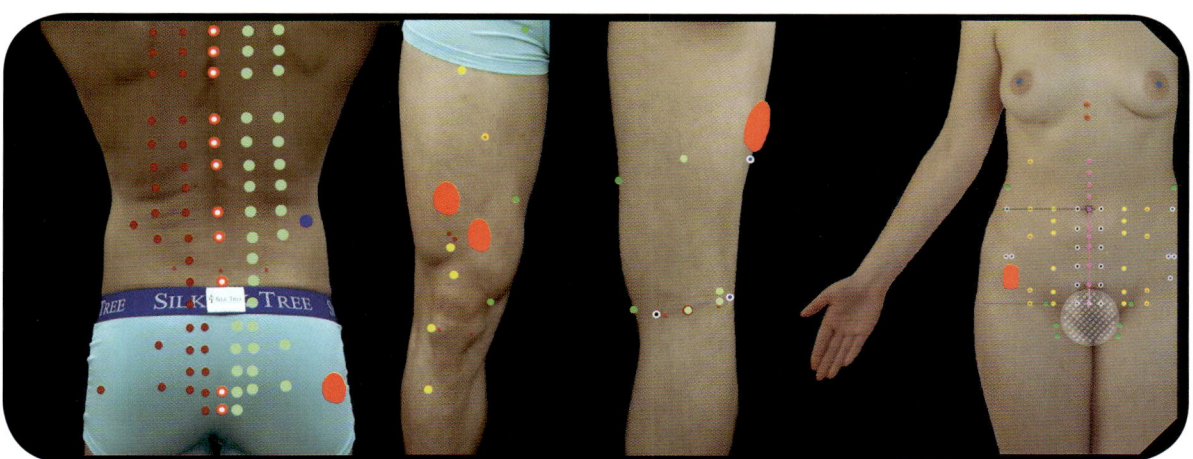

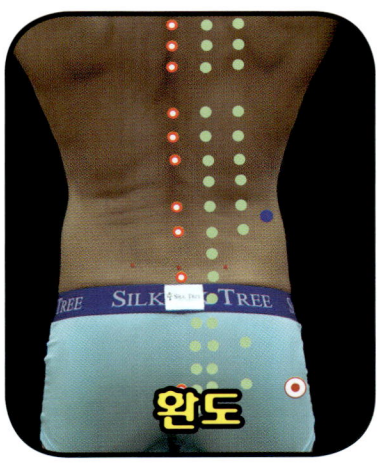

환도
대퇴골 대전자의 위끝으로부터 2cm상방

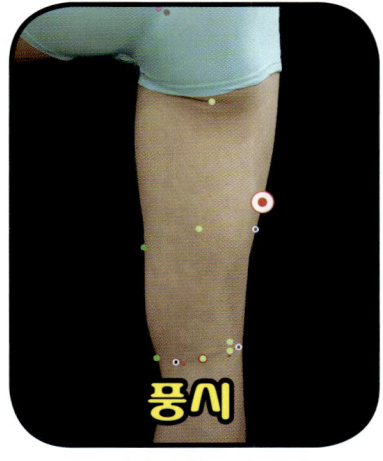

풍시
대퇴골 대전자 윗쪽과 대퇴골 하단 슬관절열극의 중앙.

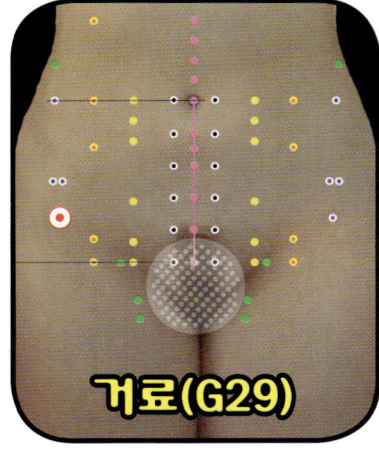

거료(G29)
상전장골극과 대퇴골 대전자 윗쪽의 중앙에 거료를 취혈한다

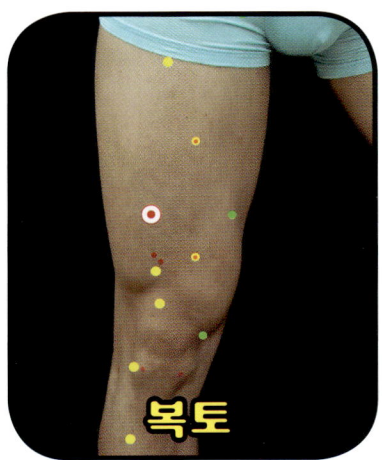

복토
상전장골극 아랫쪽과 슬개골 외상점사이의 하방1/3. 뜸No

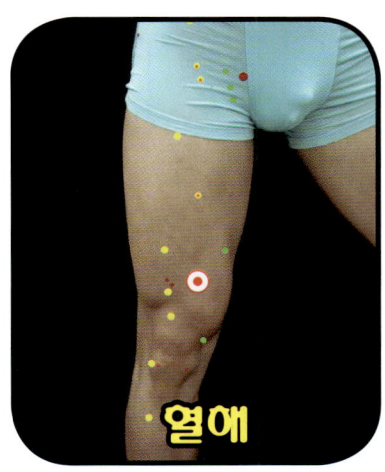

혈해
슬개골 외상점 3촌 위에있는 힘줄사이 흰살경계.

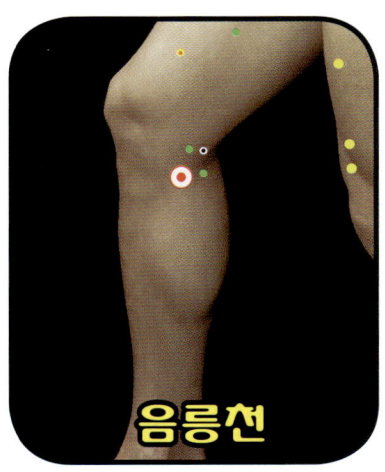

음릉천
경골내측과 바로뒤 아랫쪽. 뜸No 양릉천과 맞뚫리는 혈.

13. 운동계통질환 (관절/팔,다리,목질환)

류마티스관절염: 관원,대저,간수,삼초수,신수,지실,합곡,족삼리

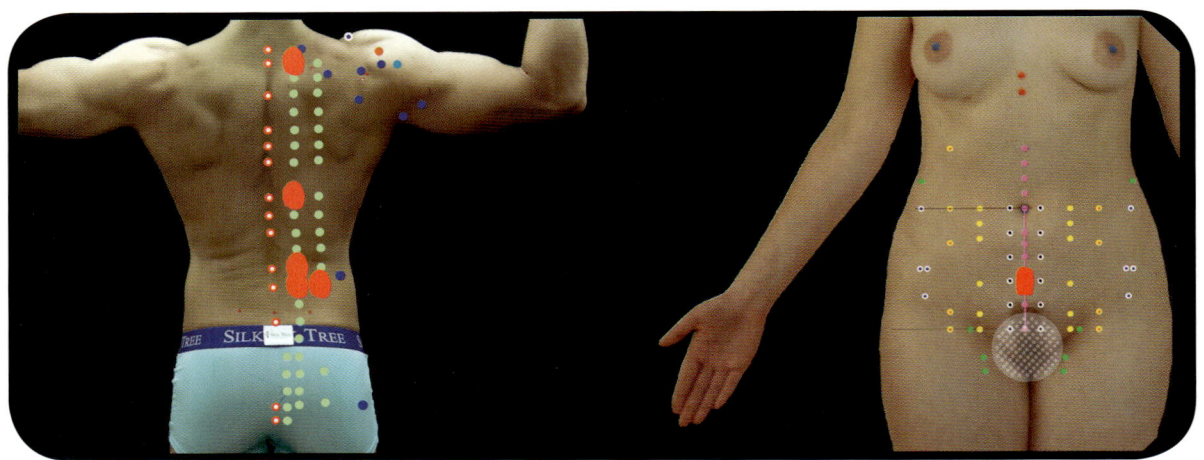

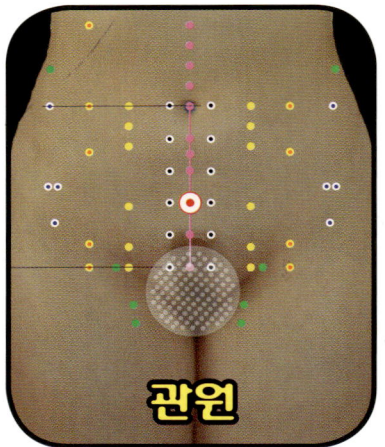

관원

배꼽아래 3촌

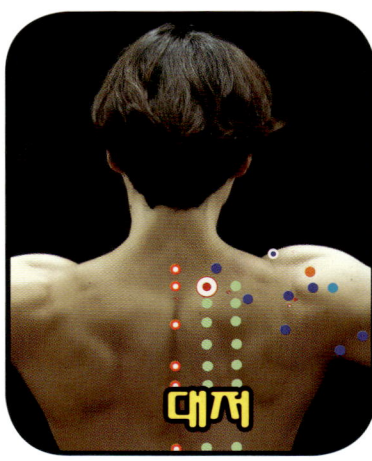

대저

배내선상에서 1,2흉추극 돌기의 사이.

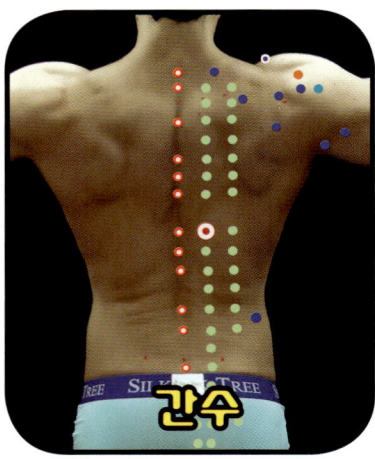

간수

배내선상에서 9,10흉추극돌기의 사이.

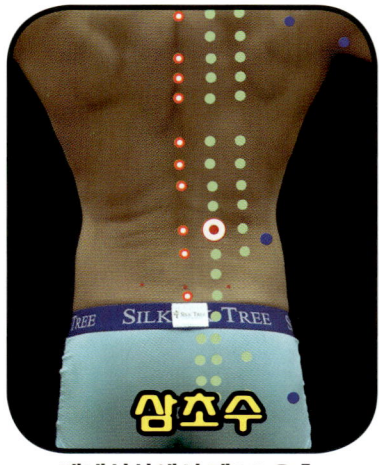

삼초수

배내선상에서 제1,2 요추 극돌기의 사이.

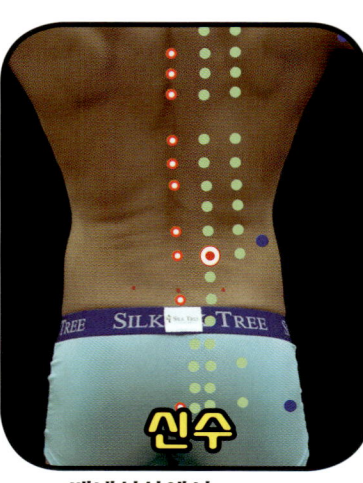

신수

배내선상에서 제2,3 요추극돌기의 사이.

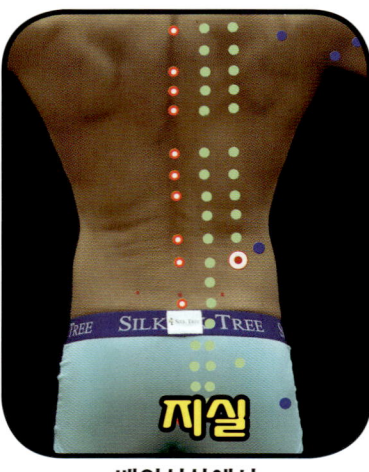

지실

배외선상에서 제2요추극돌기 밑

13. 운동계통질환 (관절/팔,다리,목질환)

만성 요통 : 신수,지실,대장수,위중,승산,위양,곤륜,양릉천

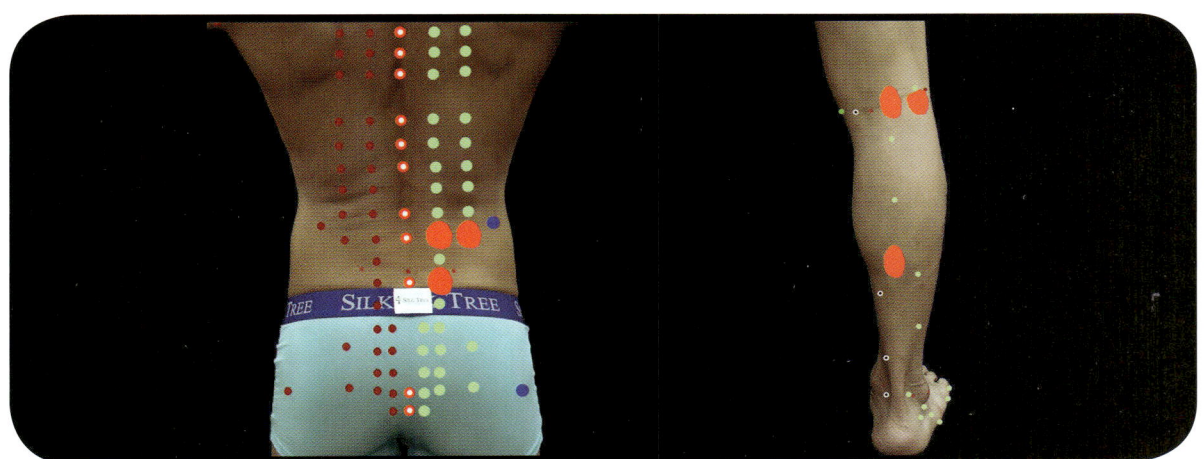

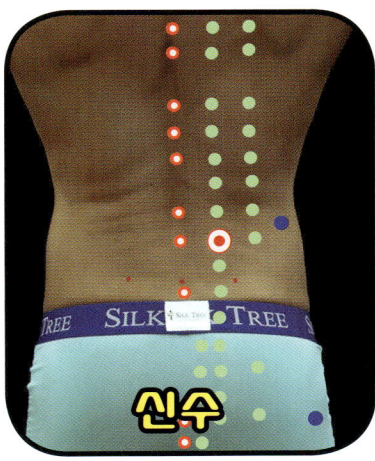

신수
배내선상에서
제2,3 요추극돌기의 사이.

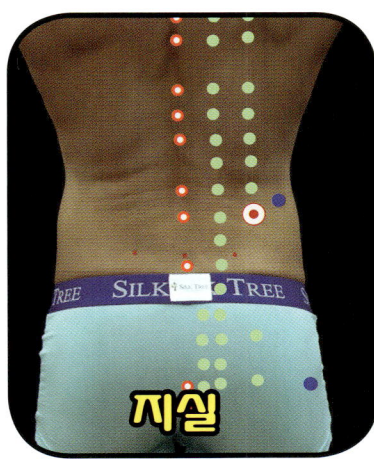

지실
배외선상에서
제2요추극돌기 밑

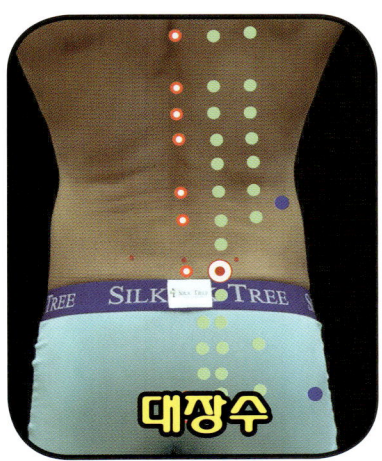

대장수
배내선상에서
제4,5요추극돌기의 사이.

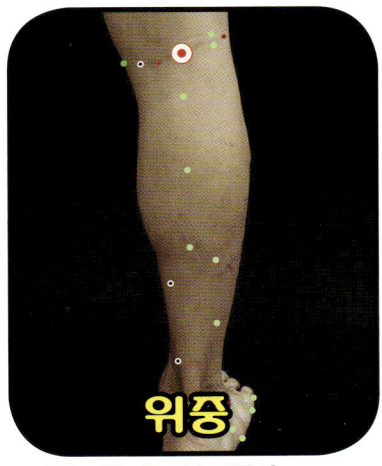

위중
위중무릎 뒤 오금주름의
중간지점 깊게 패인 곳

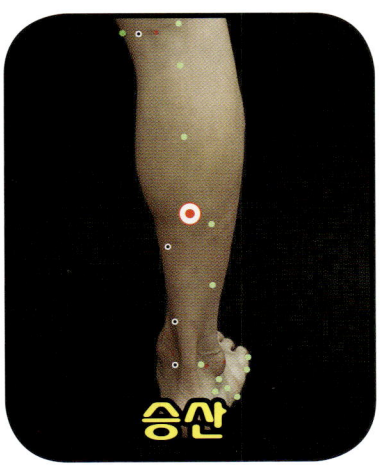

승산
위중과 아킬레스건 후면 중앙
사이에서 가운데 하방 2cm.

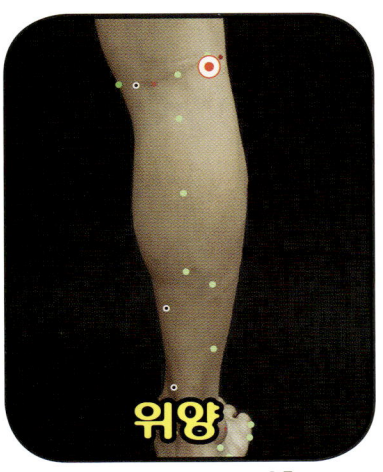

위양
위중의 바깥쪽(소지측)
2촌 두 힘줄 사이.

13. 운동계통질환 (관절/팔,다리,목질환)

목염좌 : 풍지,대추,현종,후계,낙침,아문

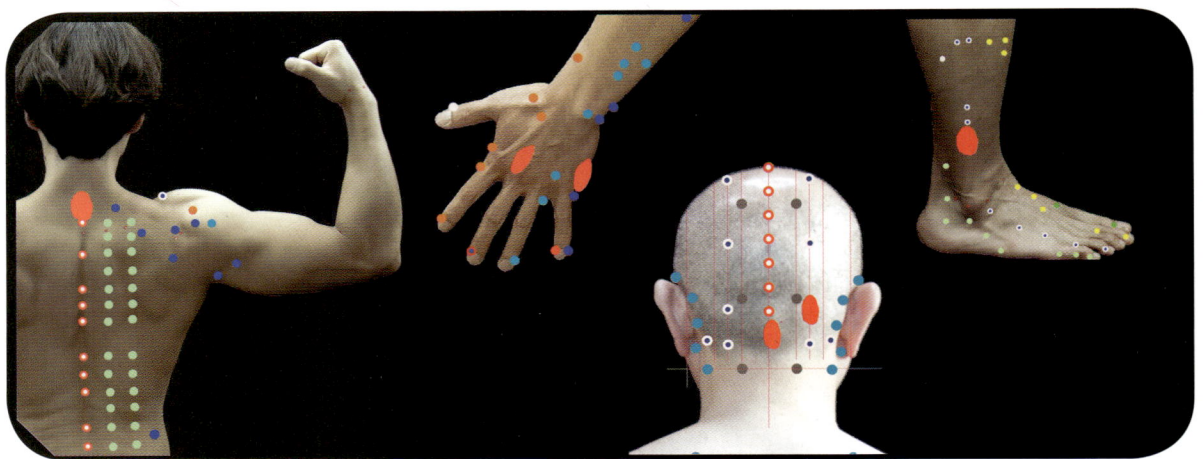

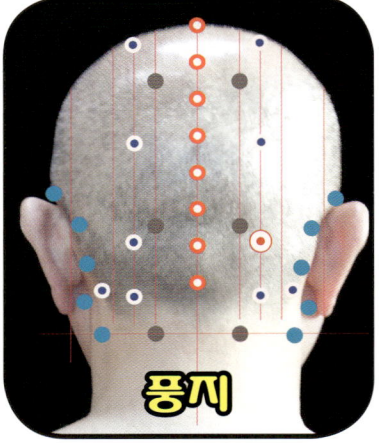

풍지
풍부와 완골사이의 바깥쪽1/3.
풍부:외후두융기밑 깊게 패인곳

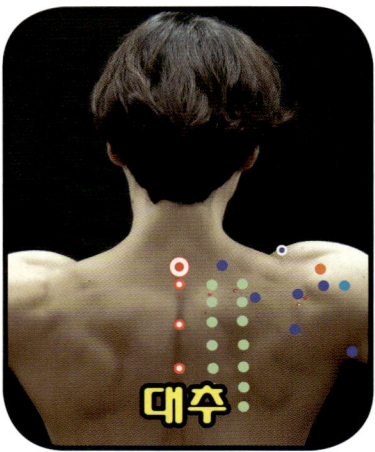

대추
제7경추와 제1흉추의 사이.

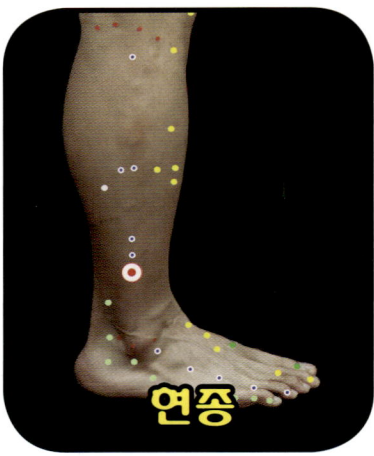

현종
외복사뼈 정점 직상방 3촌.
경골의 뒷쪽.

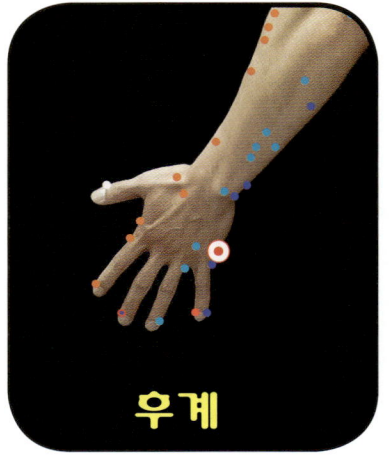

후계
주먹을 쥐면 소지측 안쪽에
두개의 주름중 손목쪽 주름끝

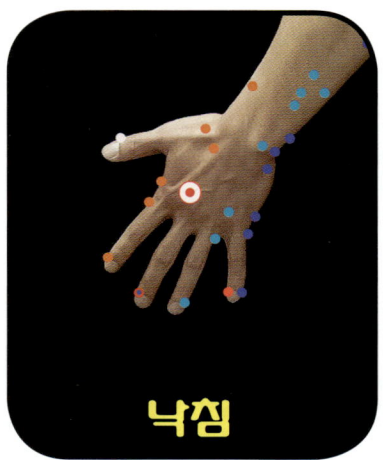

낙침
손등쪽 2,3중수골저의 사이
에서 후방 0.5촌.

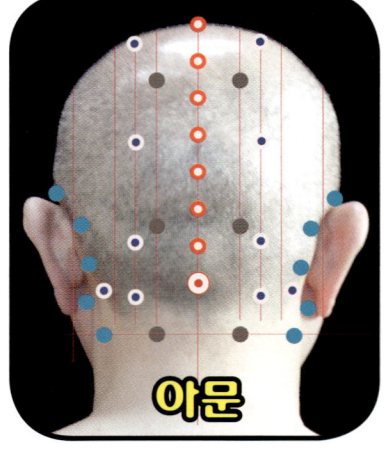

아문
정중선후발제 0.5촌 상방
패인 곳.풍부1촌 아래.뜸No

13. 운동계통질환 (관절/팔,다리,목질환)

무릎관절통(증) : 내・외슬안,족삼리,양구,양릉천,위중,음곡

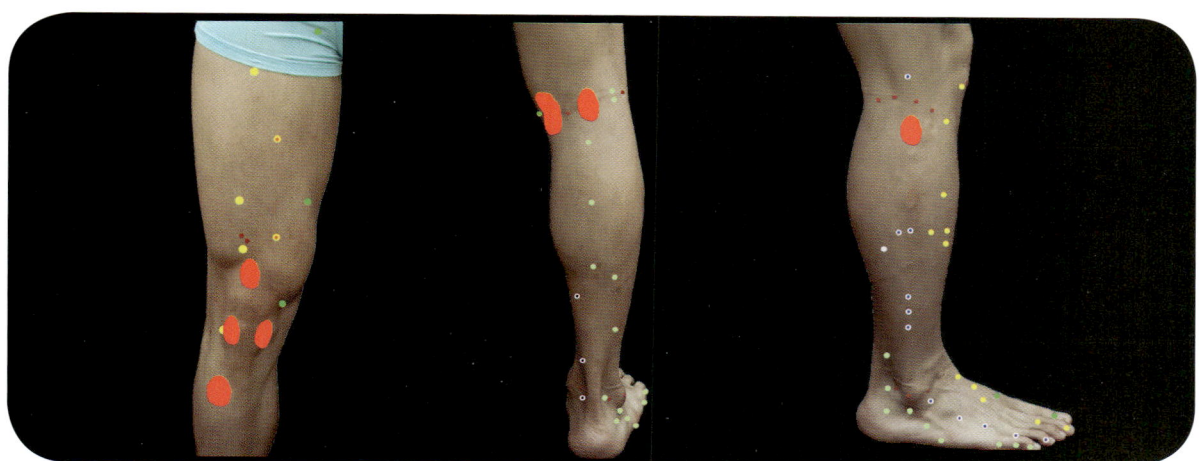

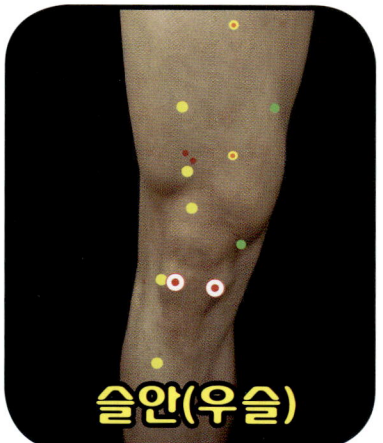

슬안(우슬)
슬개골 하단의 대각선 양단 바로밑 움푹 패인 곳.

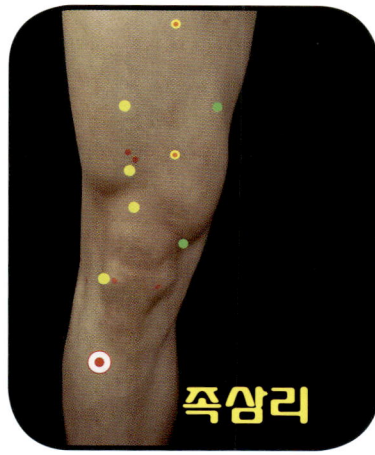

족삼리
슬개골 정점 하방 3촌에서 외측 1촌(2cm)

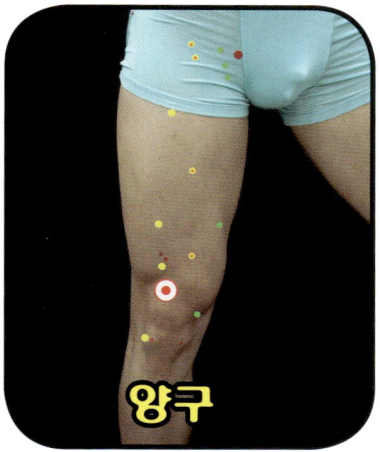

양구
음시의 사이에서 음시로부터 1/3.슬개골 외측 상방 2촌.

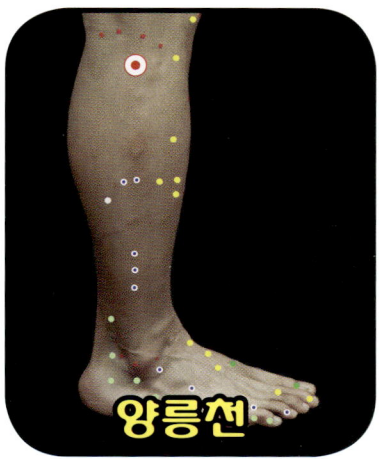

양릉천
비골소두 앞 아래, 족삼리혈 후방 1촌 윗쪽.

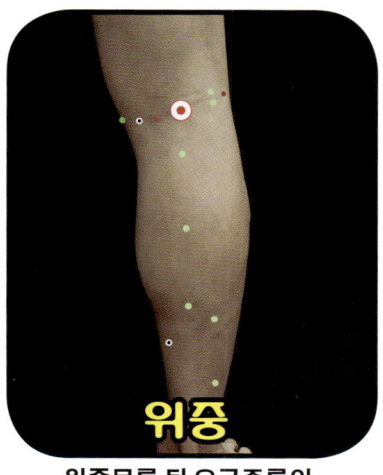

위중
위중무릎 뒤 오금주름의 중간지점 깊게 패인 곳

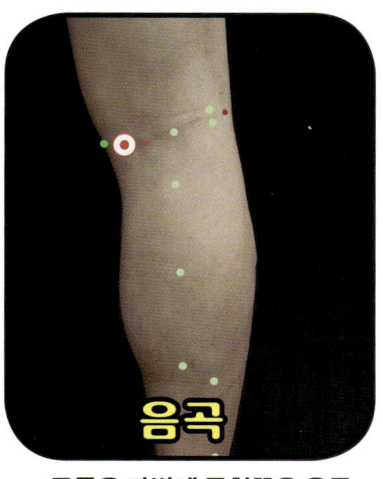

음곡
무릎을 가볍게 굽힌끝은 음곡 최대로 굽힌끝은 곡천.

13. 운동계통질환 (관절/팔,다리,목질환)

발뒤축통(증) : 복삼,신맥,수천,조해,곤륜,태계

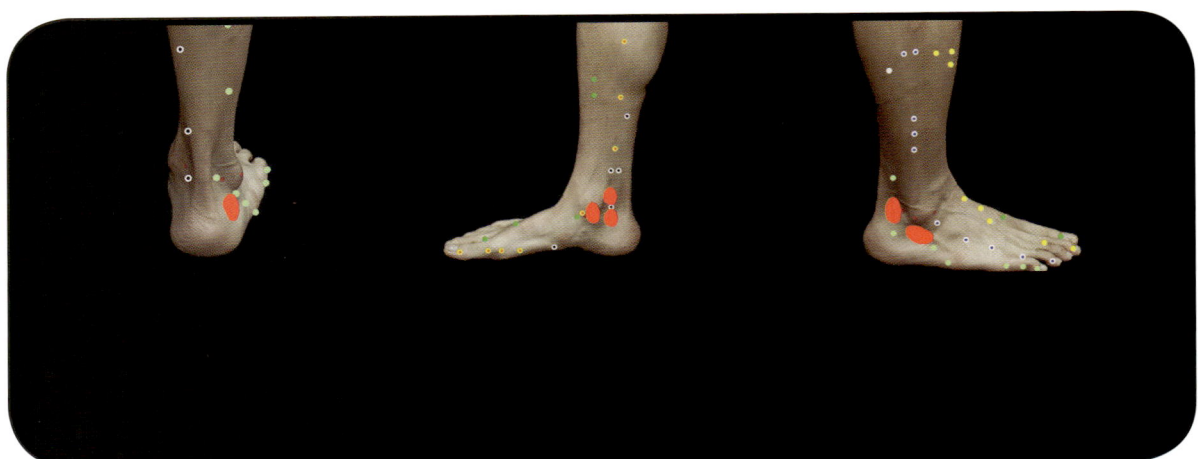

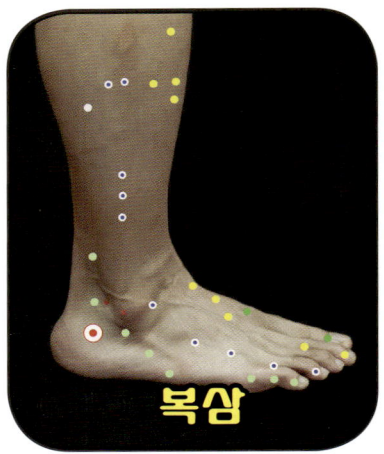

복삼

곤륜 직하방 3cm.

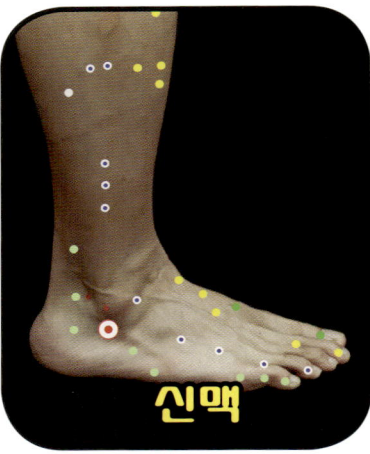

신맥

외과정점의 바로 아래 2cm의 움푹 들어간 곳.

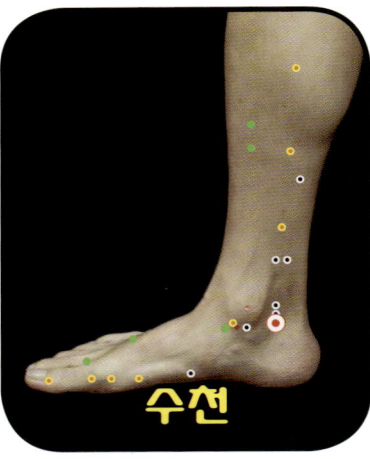

수천

태계 직하방 1 촌.

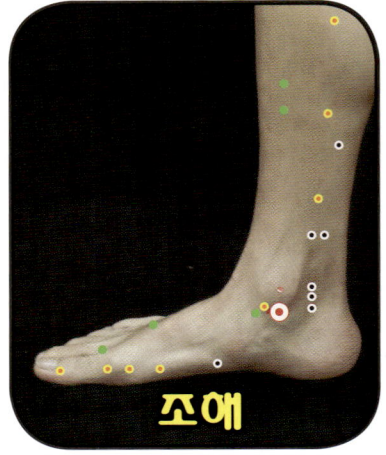

조해

내복사뼈 바로 아래 오목하게 들어간 곳

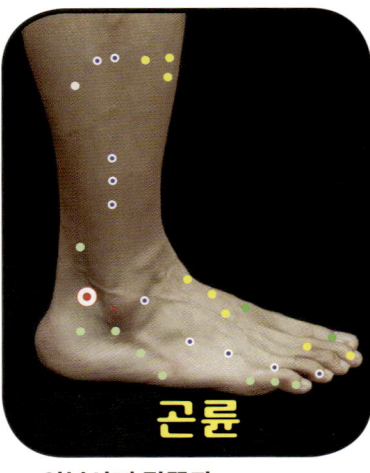

곤륜

외복사뼈 뒷쪽과 아킬레스건의 중앙.

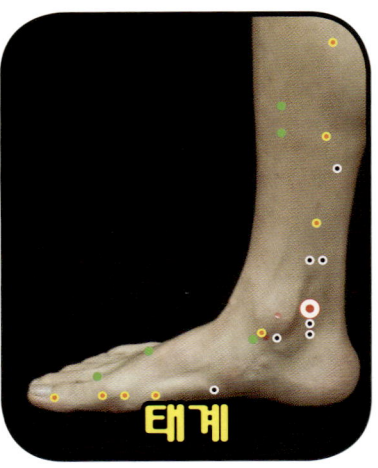

태계

내과 뒷쪽과 아킬레스건 안쪽 사이에 커다랗게 패인곳

13. 운동계통질환 (관절/팔,다리,목질환)

발목관절통 : 족삼리,해계,곤륜,태계,구허,양릉천

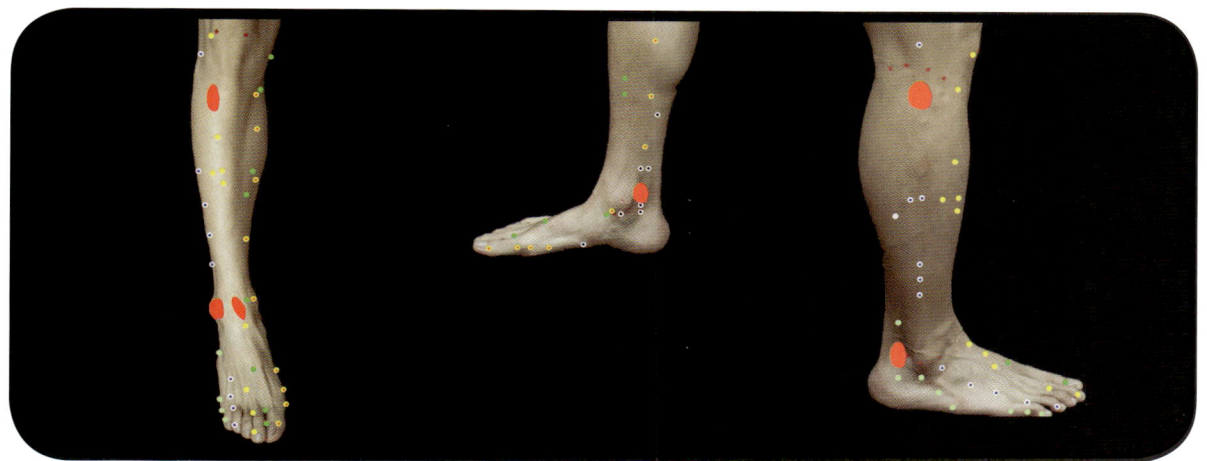

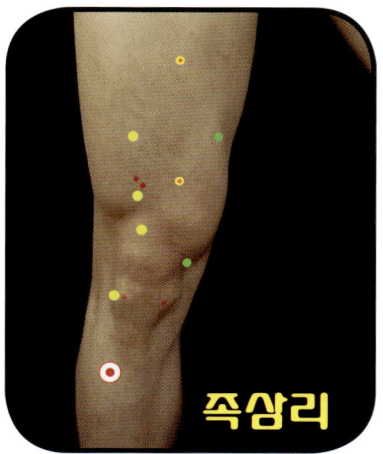

족삼리
슬개골 정점 하방 3촌에서 외측 1촌(2cm)

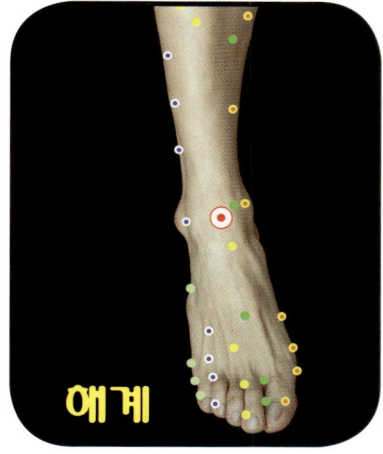

해계
외복사뼈 높이에서 장모지신근건 소지측.

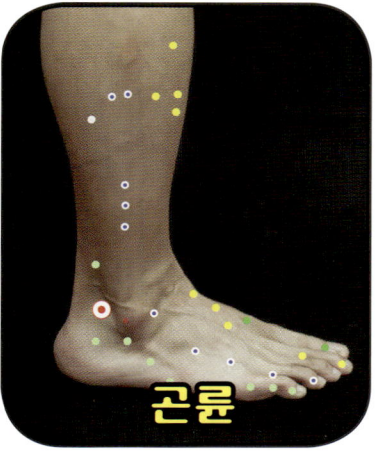

곤륜
외복사뼈 뒷쪽과 아킬레스건의 중앙.

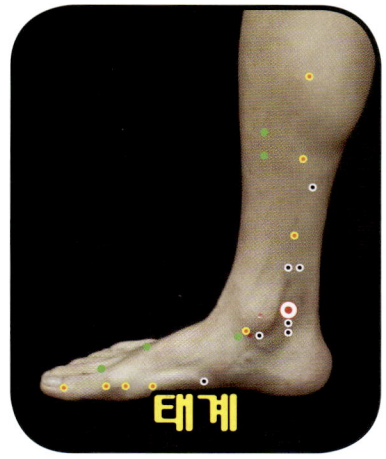

태계
내과 뒷쪽과 아킬레스건 안쪽 사이에 커다랗게 패인곳

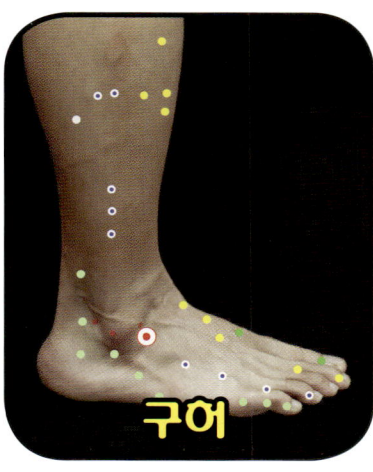

구허
바깥복사뼈의 앞밑쪽에 구허를 취혈한다.

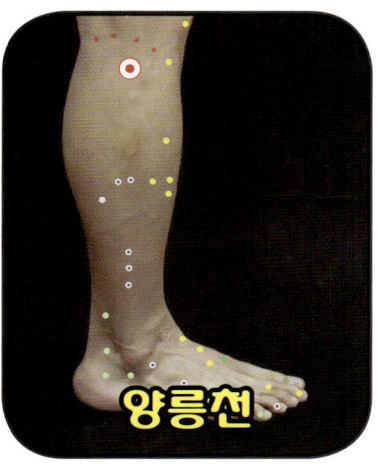

양릉천
비골소두 앞 아래, 족삼리혈 후방 1촌 윗쪽.

13. 운동계통질환 (관절/팔,다리,목질환)

비골신경마비: 환도, 양릉천, 족삼리, 상거허, 현종, 곤륜

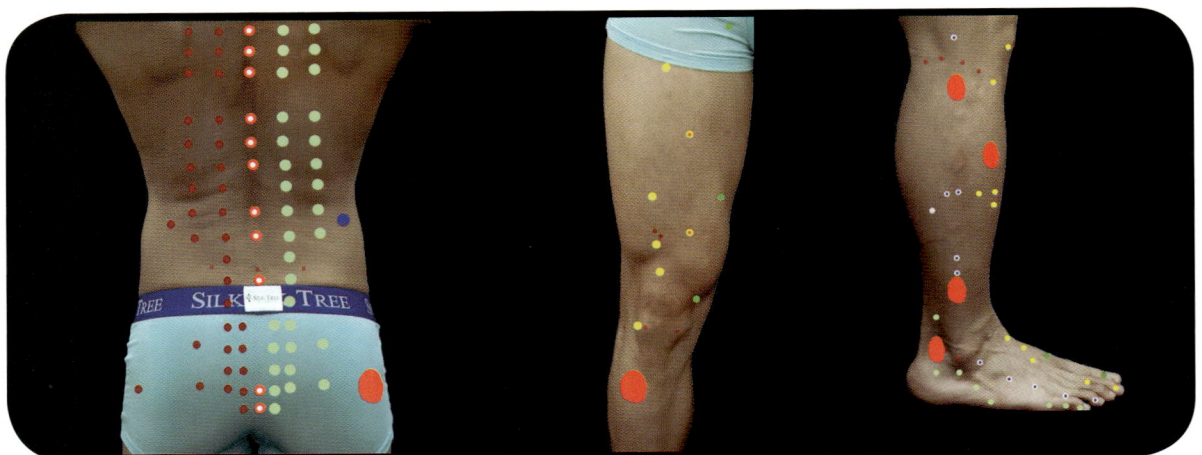

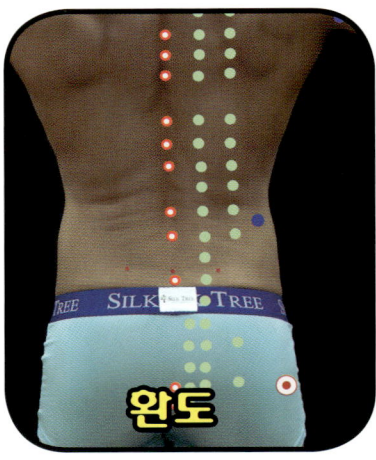

환도
대퇴골 대전자의 위끝으로부터 2cm상방

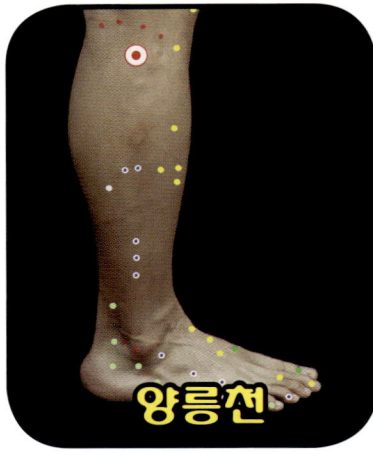

양릉천
비골소두 앞 아래, 족삼리혈 후방 1촌 윗쪽.

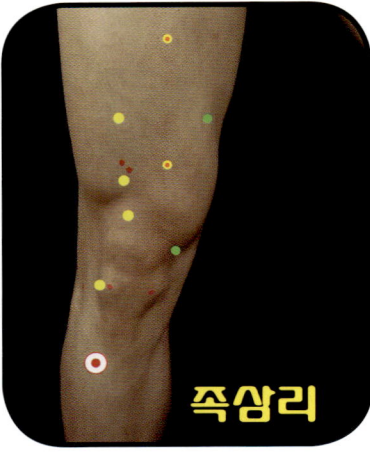

족삼리
슬개골 정점 하방 3촌에서 외측 1촌(2cm)

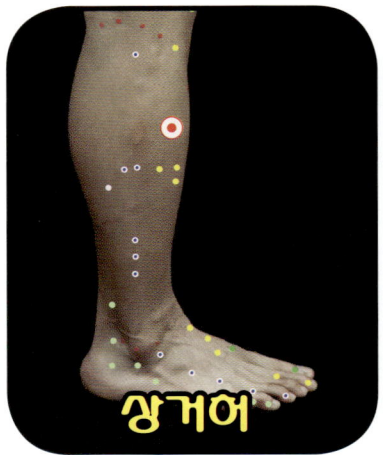

상거허
족삼리 하방 3촌. 경골 외측 1촌

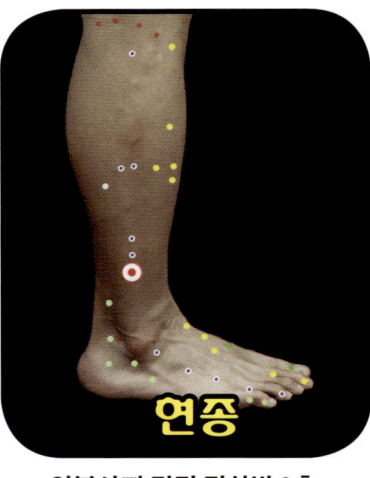

현종
외복사뼈 정점 직상방 3촌. 경골의 뒷쪽.

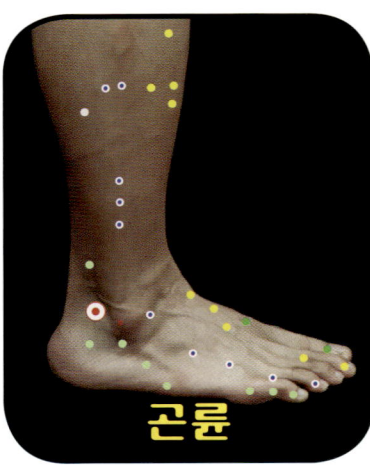

곤륜
외복사뼈 뒷쪽과 아킬레스건의 중앙.

13. 운동계통질환 (관절/팔,다리,목질환)

사경증(목이 옆으로 기울어짐): 단중,중완,풍지,천주,대추,명문,폐수,간수,신수,예풍,천돌

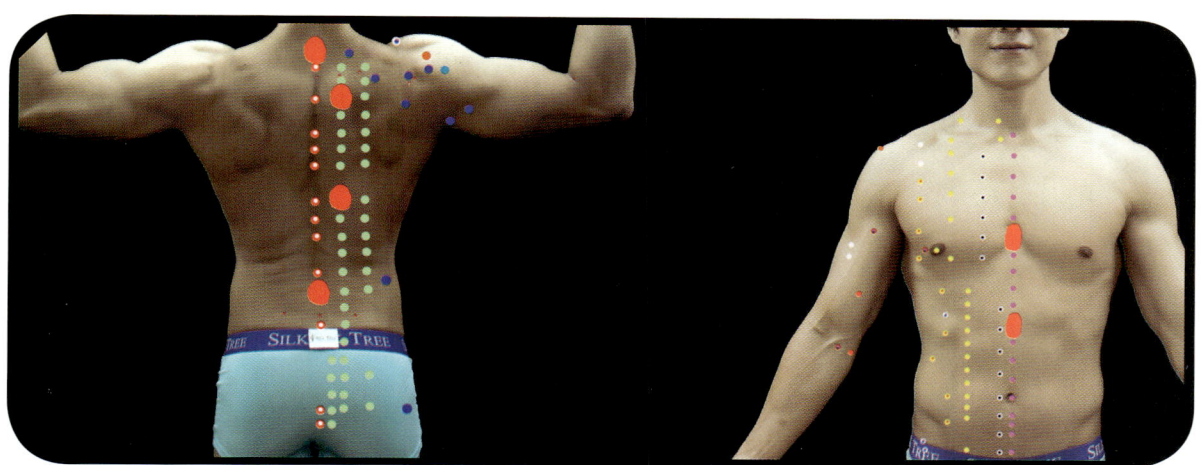

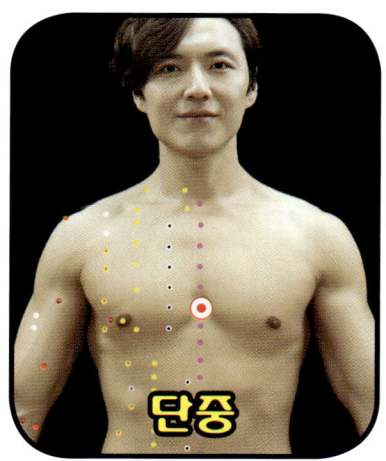

단중
양 유두 사이 중앙 약간 위.

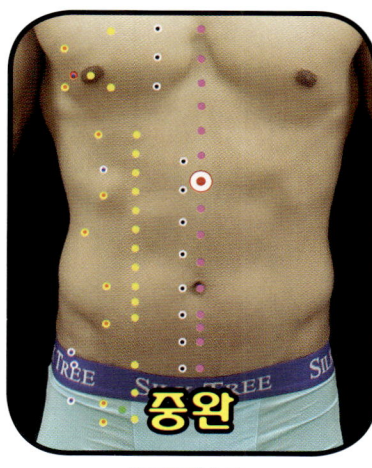

중완
배꼽위 4촌.

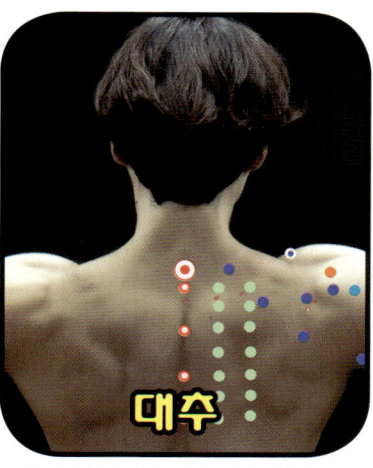

대추
제7경추와 제1흉추의 사이.

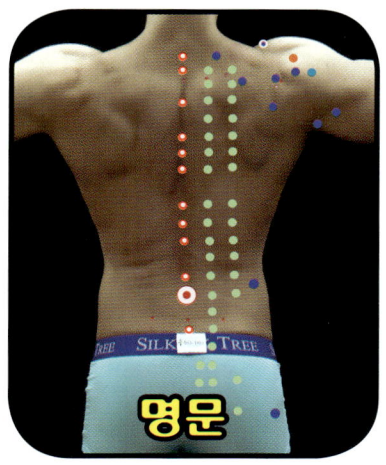

명문
제2,3 요추극돌기 사이.

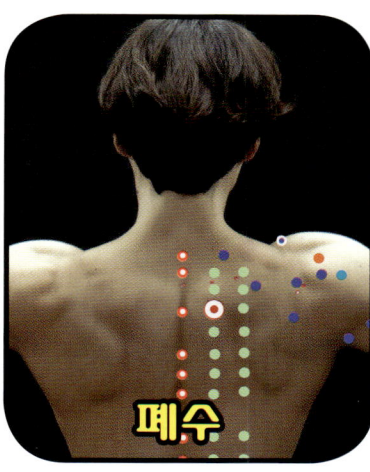

폐수
폐수 배내선상에서 3,4 흉추극돌기의 사이.

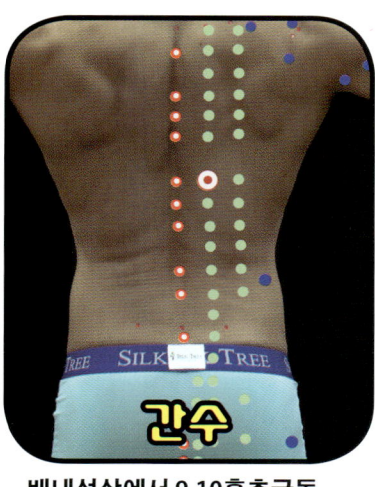

간수
배내선상에서 9,10흉추극돌기의 사이.

13. 운동계통질환 (관절/팔,다리,목질환)

사지경련 : 백회,곡지,곡택,양릉천,광명,태충

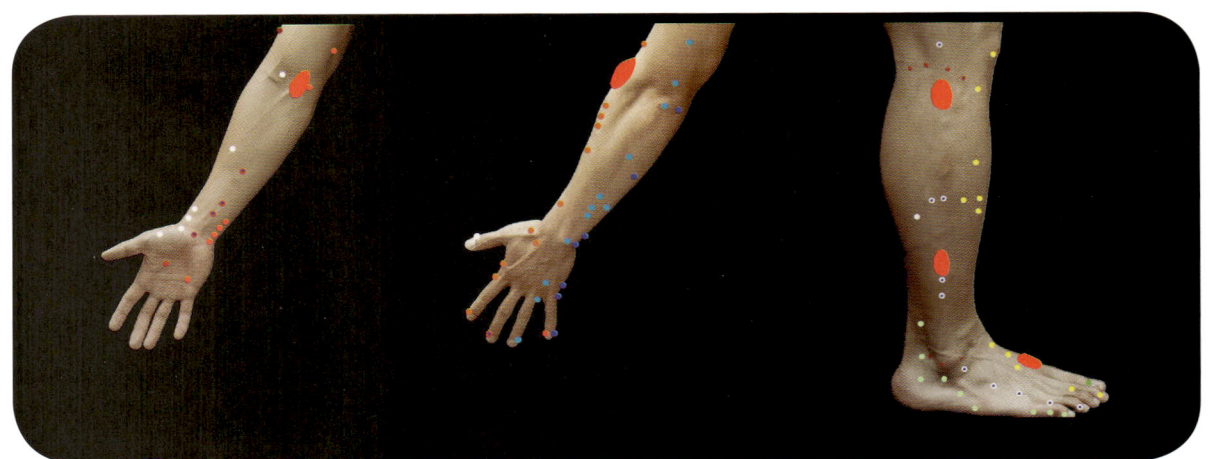

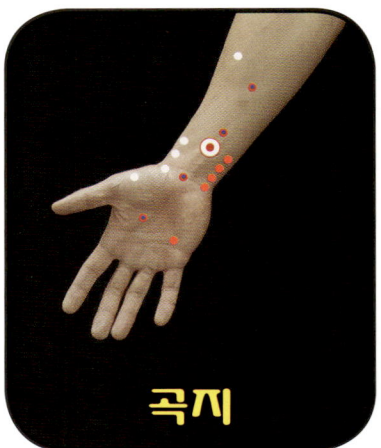
곡지
팔꿈치를 굽혔을때 바깥쪽 주름끝

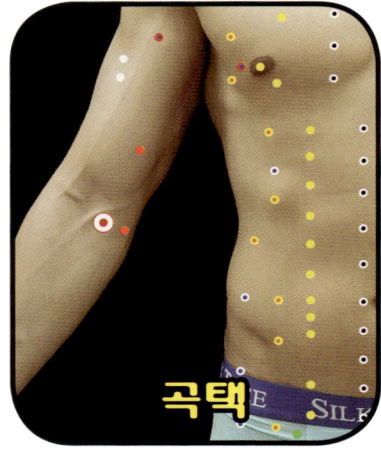
곡택
팔꿈치 주름위 소지측 패인곳

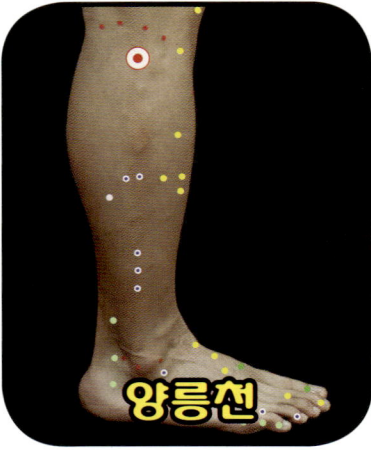
양릉천
비골소두 앞 아래, 족삼리혈 후방 1촌 윗쪽.

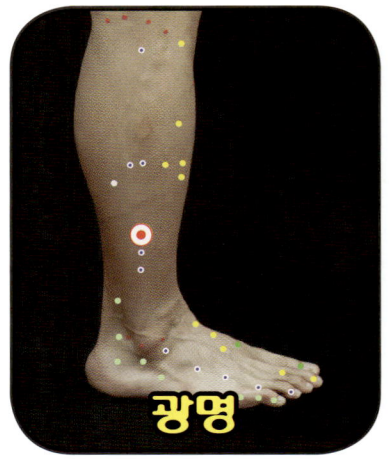
광명
비골두상연과 외과의 정점에서 1/3의 지점.

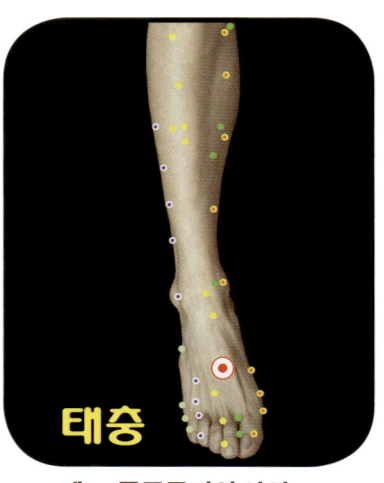
태충
제1,2중족골저의 사이.

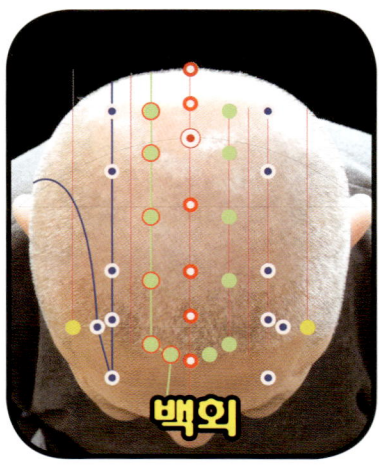
백회
이첨(귀끝)을 수직으로 올라가 정중선과 만나는 지점.

13. 운동계통질환 (관절/팔,다리,목질환)

상지근염 : 곡지.온류,편력,곡택.지구,수삼리

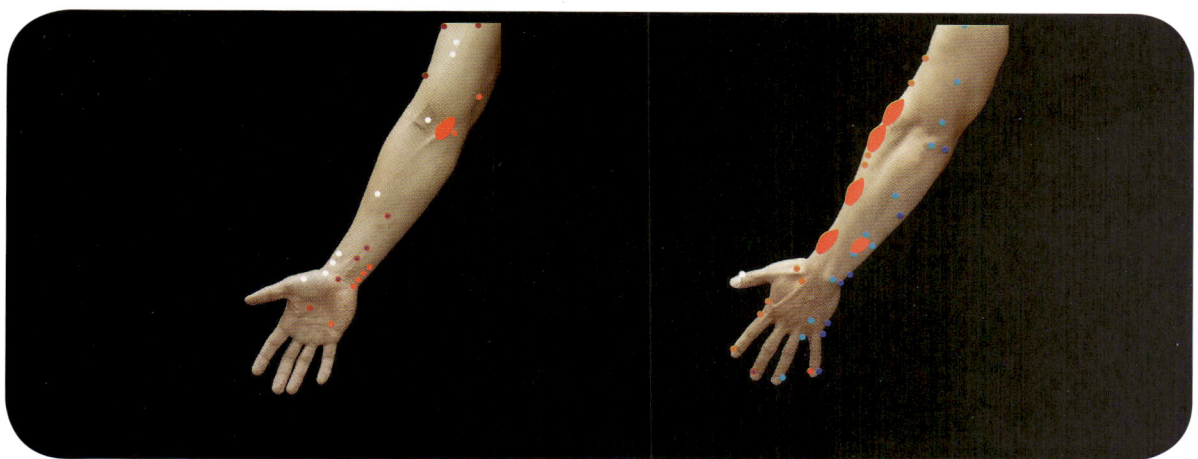

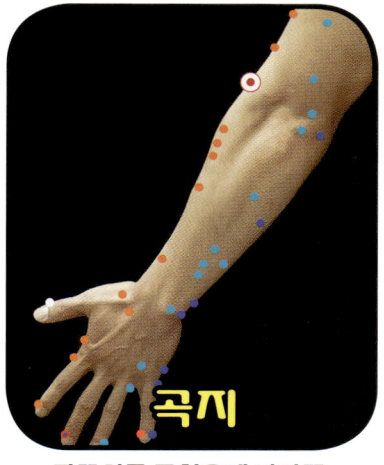
곡지
팔꿈치를 굽혔을때 바깥쪽 주름끝

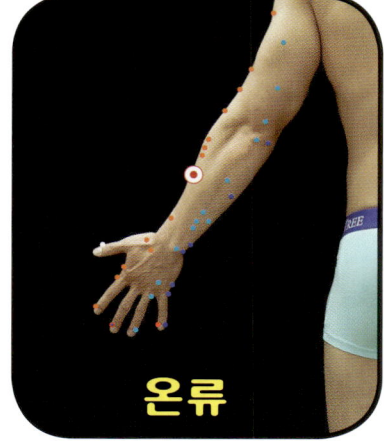
온류
곡지와 양계의 중앙에서 온류를 취혈한다.

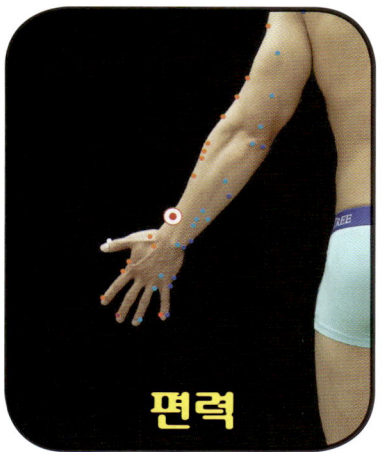
편력
양계에서 곡지쪽으로 3촌.

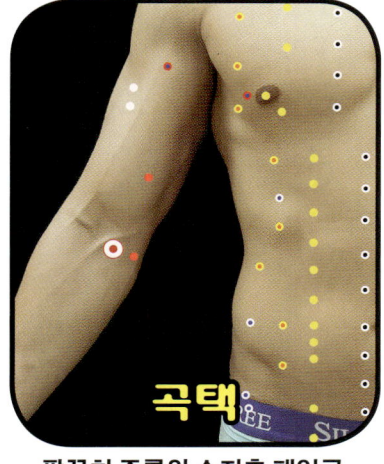
곡택
팔꿈치 주름위 소지측 패인곳

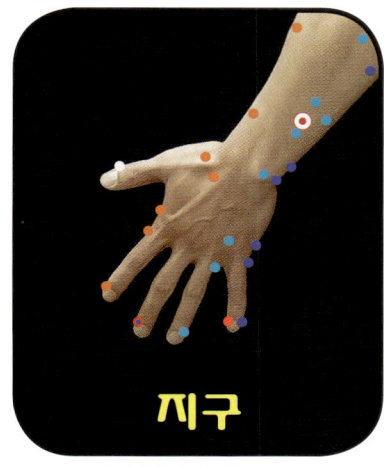
지구
양지혈 위3촌, 척골과 요골 사이

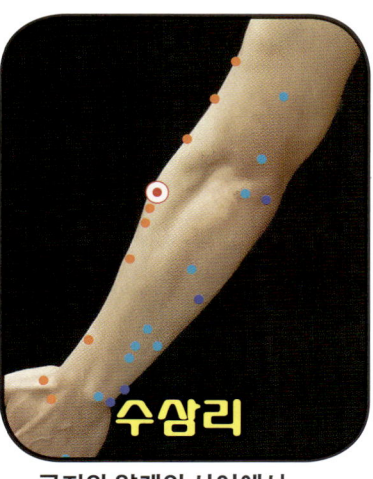
수삼리
곡지와 양계의 사이에서 곡지로부터 1/6.

13. 운동계통질환 (관절/팔,다리,목질환)

상지마비/저림 : 대추,곡원,견우,수삼리,척택,지구,내관

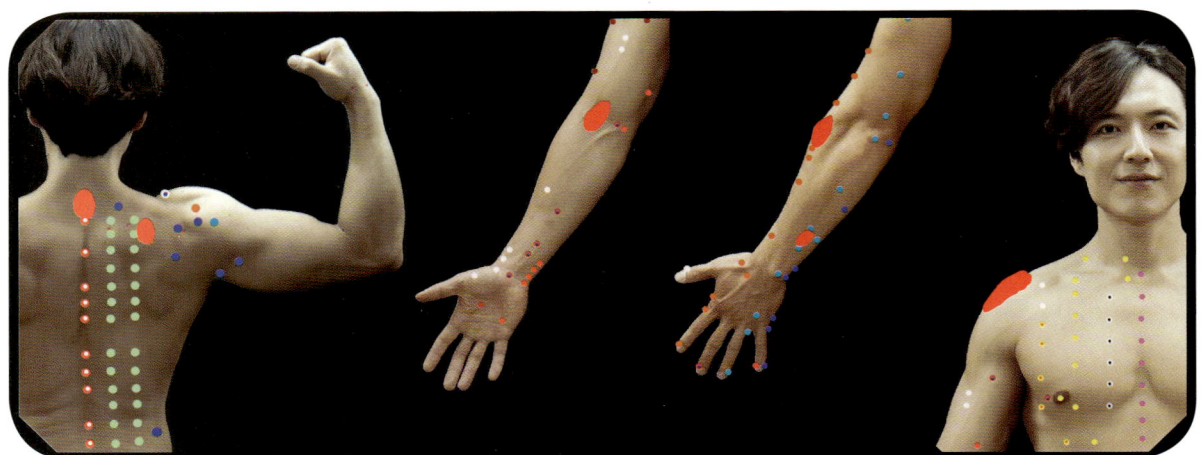

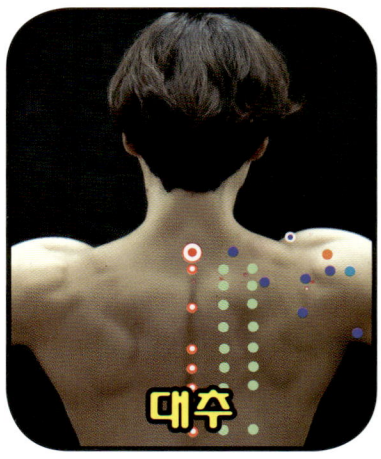

대추
제7경추와 제1흉추의 사이.

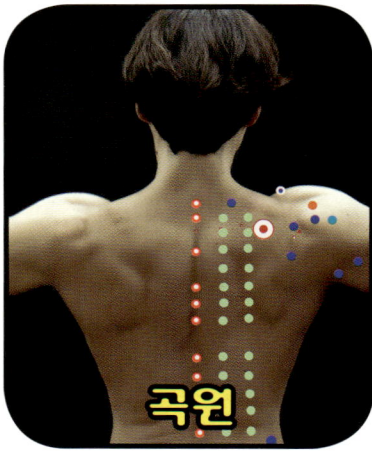

곡원
견갑골상각의 바로 밑 안쪽에 움푹 패인 곳. 누르면 찡한 압통

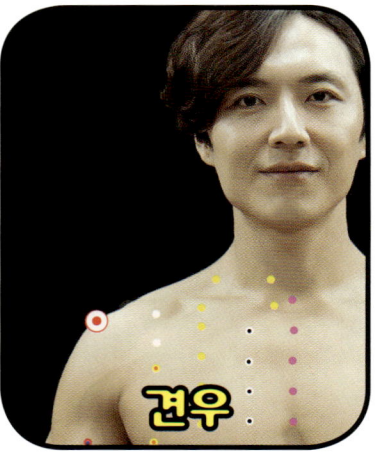

견우
견봉 바깥끝 바로 아래 패인 중심.

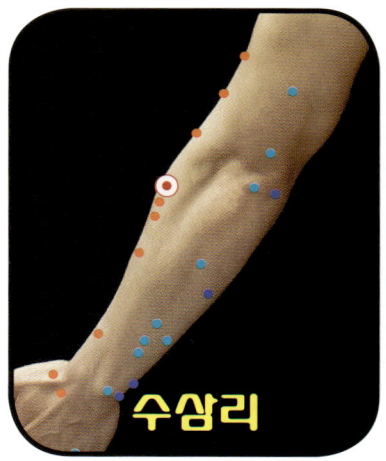

수삼리
곡지와 양계의 사이에서 곡지로부터 1/6.

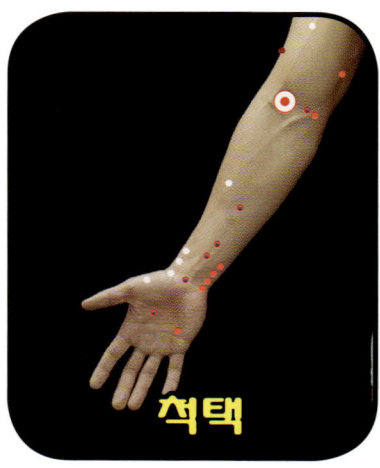

척택
손바닥을 앞으로, 팔꿈치 안주름 위 엄지측 패인 곳.

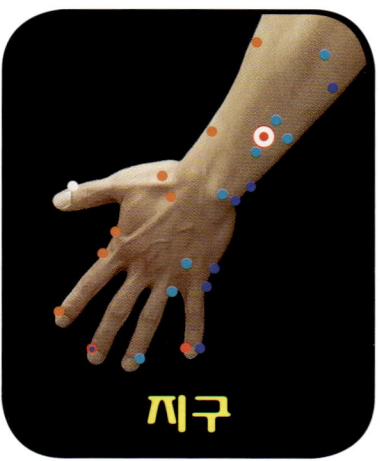

지구
양지혈 위 3촌, 척골과 요골 사이

13. 운동계통질환 (관절/팔,다리,목질환)

손가락 위축(오그라듦) : 팔사

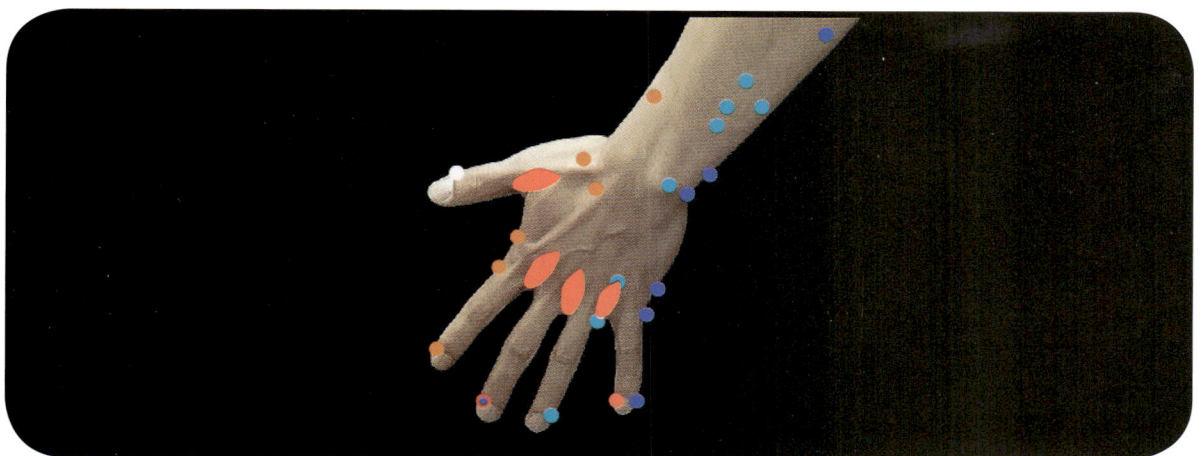

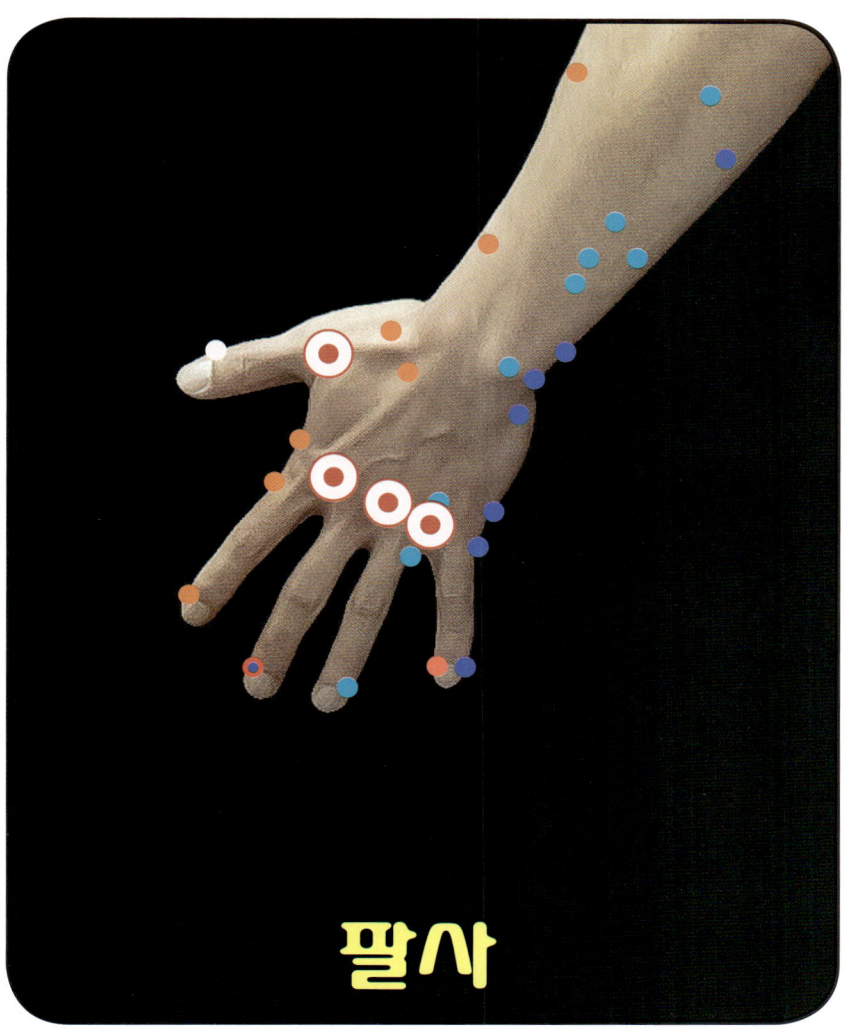

팔사

넉클포인트 사이의 앞쪽 아래

13. 운동계통질환 (관절/팔,다리,목질환)

손목관절통(손목관절증후군) : 양지,외관,곡지,양계,열결,대릉

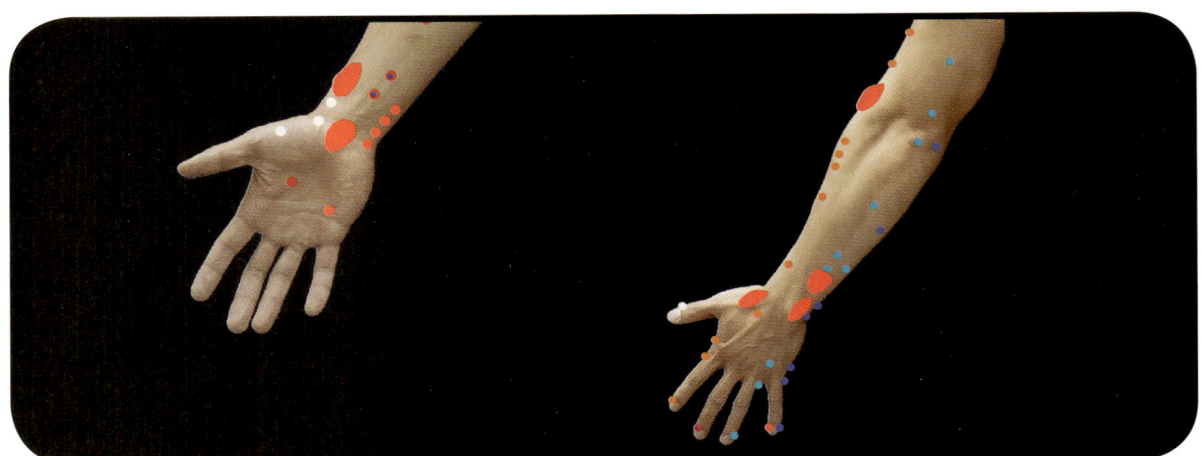

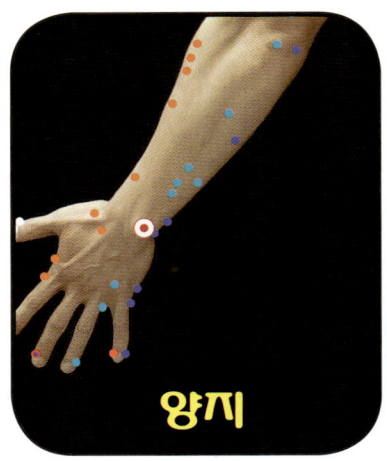

양지
손목등 척골(소지)측, 3,4지 중수골 위 움푹한 곳.

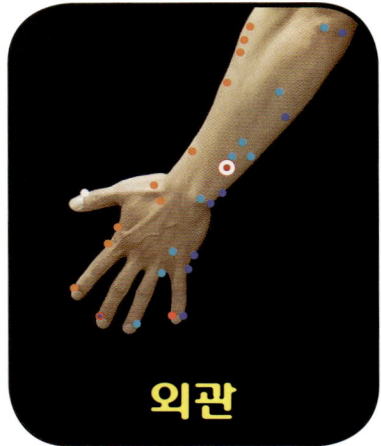

외관
양지혈 위 2촌, 척골과 요골 사이.

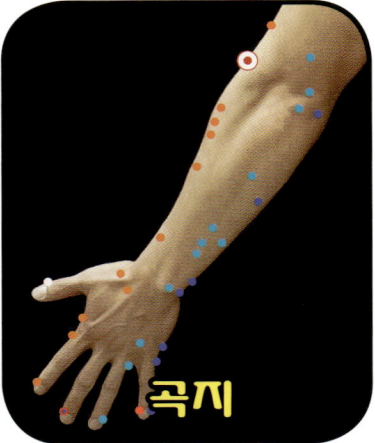

곡지
팔꿈치를 굽혔을때 바깥쪽 주름끝

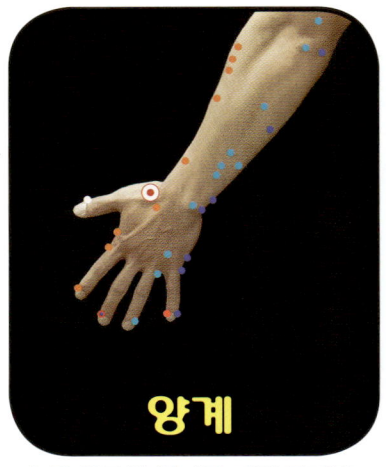

양계
손등 위로해 엄지를 펴면 두가닥 힘줄 깊이 패인 곳의 중심

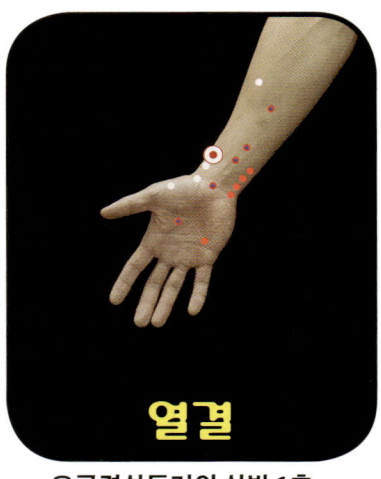

열결
요골경상돌기의 상방 1촌

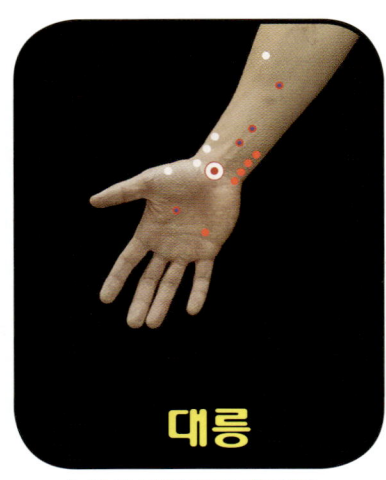

대릉
손목의 가장 굵은 횡문위 중앙의 두 힘줄의 패인곳.

13. 운동계통질환 (관절/팔,다리,목질환)

손발 끝 감각 이상증 : 견우,곡지,편력,외관,합곡,후계

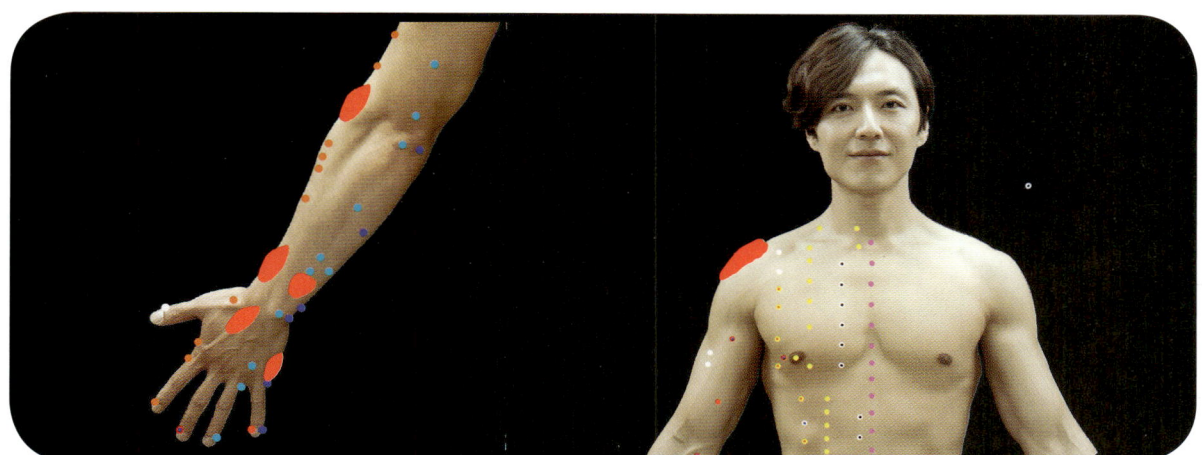

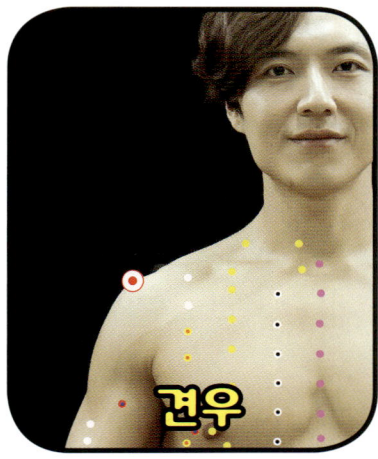

견우

견봉 바깥끝 바로 아래 패인 중심.

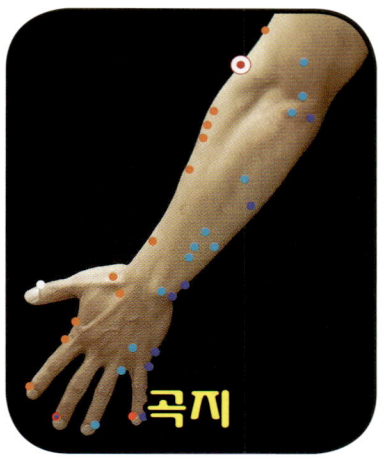

곡지

팔꿈치를 굽혔을때 바깥쪽 주름끝

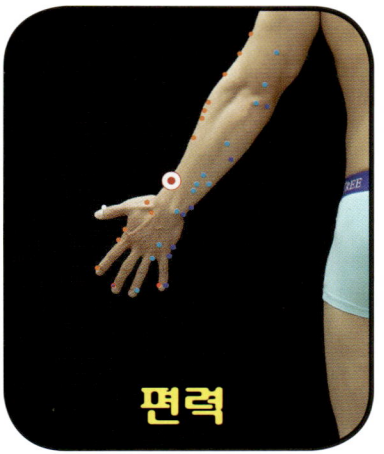

편력

양계에서 곡지쪽으로 3촌.

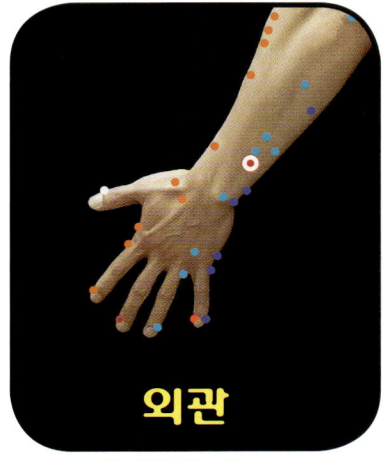

외관

양지혈 위 2촌,
척골과 요골 사이.

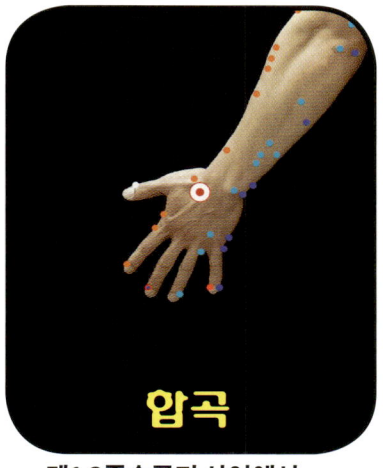

합곡

제1,2중수골저 사이에서
제2중수골저측의 뼈바로밑.

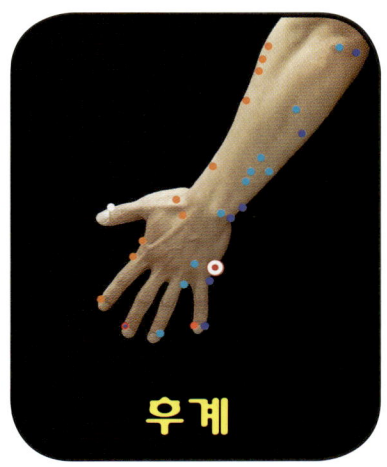

후계

주먹을 쥐면 소지측 안쪽에
두개의 주름중 손목쪽 주름끝

13. 운동계통질환 (관절/팔,다리,목질환)

슬관절통: 양구,독비,슬안,양릉천,족삼리,위중

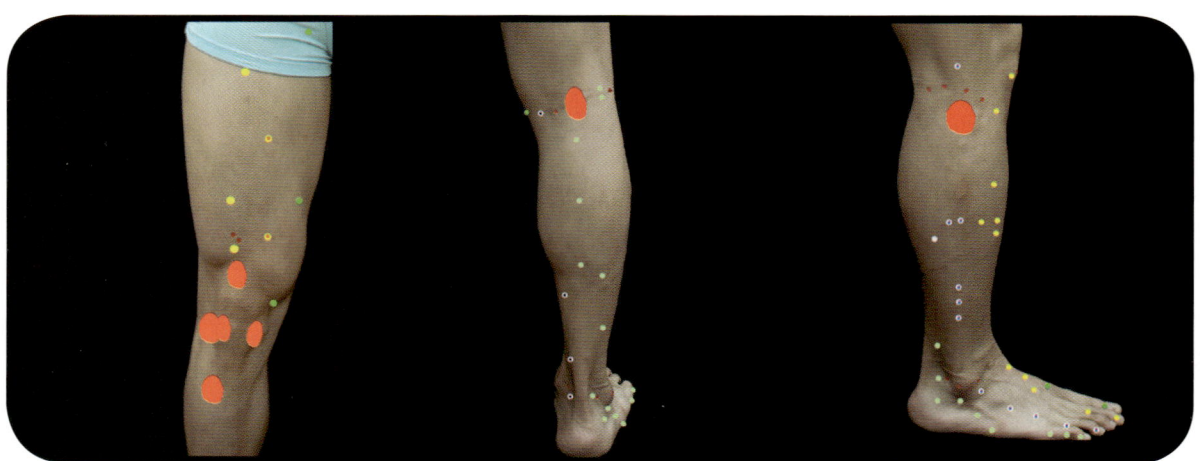

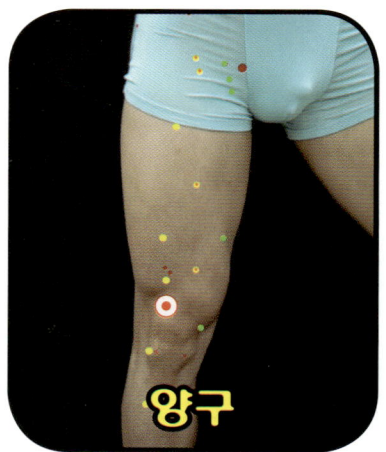

양구
음시의 사이에서 음시로부터 1/3. 슬개골 외측 상방 2촌.

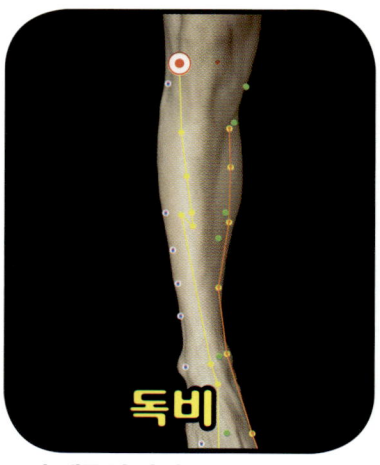

독비
슬개골첨 아래 5mm 외하방 패인곳. 외슬안밑5mm. 뜸No

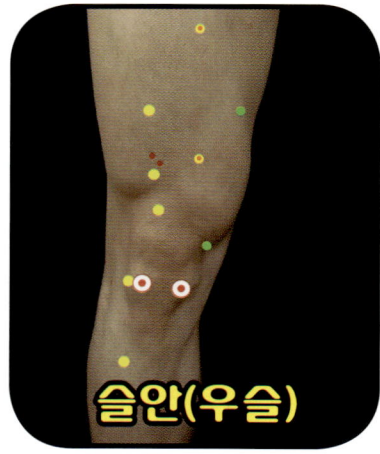

슬안(우슬)
슬개골 하단의 대각선 양단 바로밑 움푹 패인 곳.

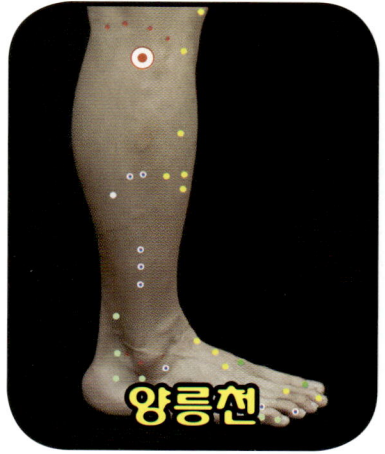

양릉천
비골소두 앞 아래, 족삼리혈 후방 1촌 윗쪽.

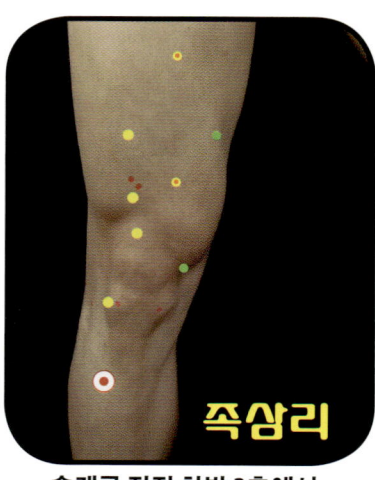

족삼리
슬개골 정점 하방 3촌에서 외측 1촌(2cm)

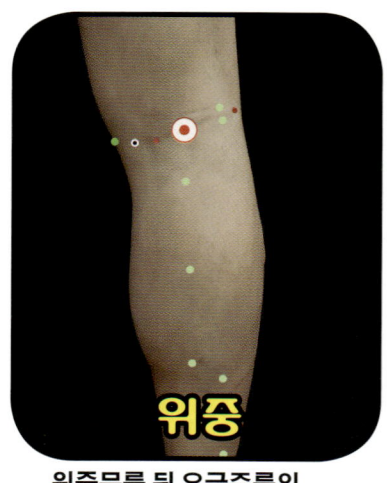

위중
위중무릎 뒤 오금주름의 중간지점 깊게 패인 곳

13. 운동계통질환 (관절/팔,다리,목질환)

아킬레스건염: 곤륜,태계,대릉,합곡,소상,부류

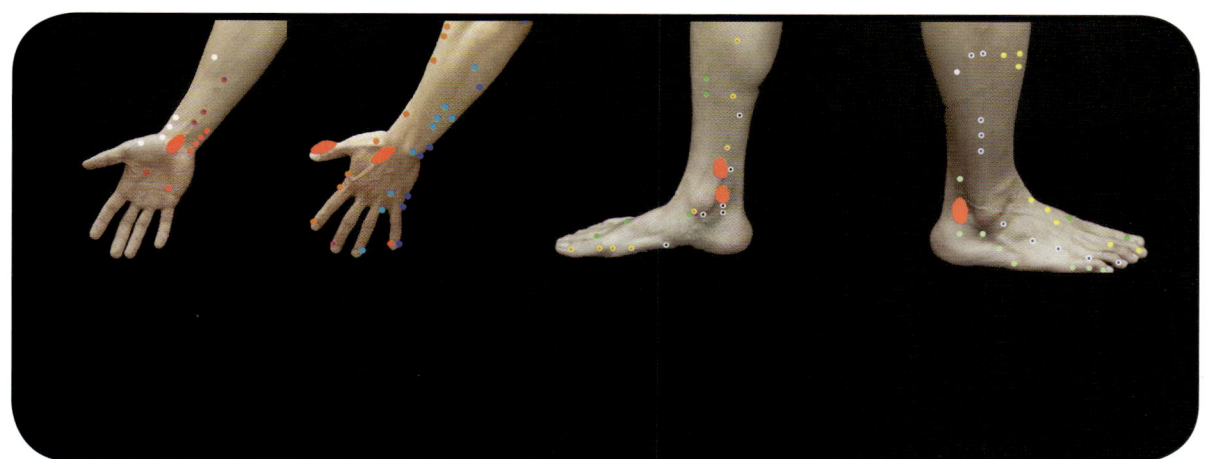

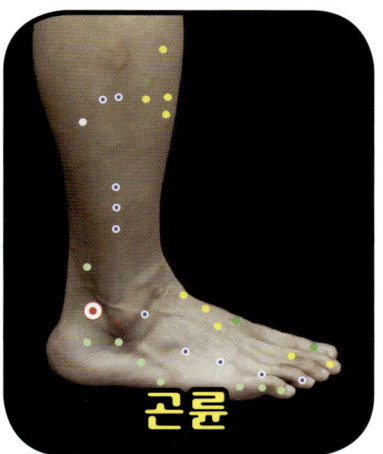

곤륜
외복사뼈 뒷쪽과
아킬레스건의 중앙.

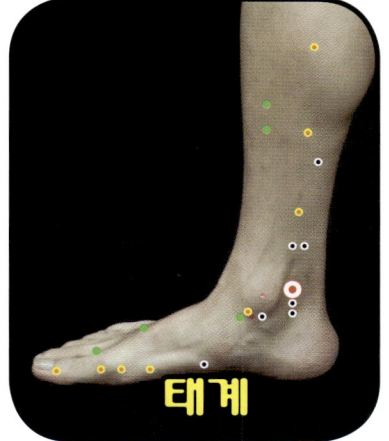

태계
내과 뒷쪽과 아킬레스건 안쪽
사이에 커다랗게 패인곳

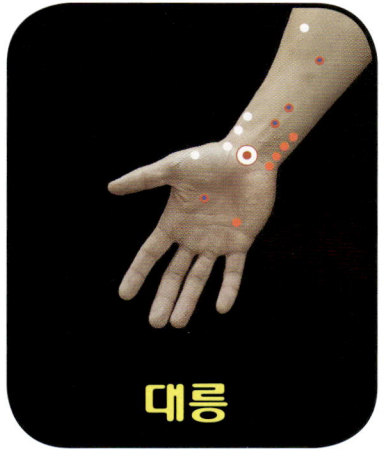

대릉
손목의 가장 굵은 횡문위
중앙의 두 힘줄의 패인곳.

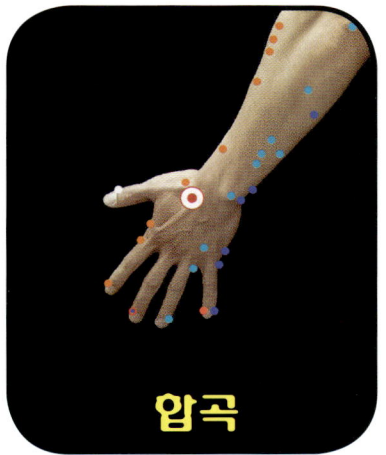

합곡
제1,2중수골저 사이에서
제2중수골저측의 뼈바로밑.

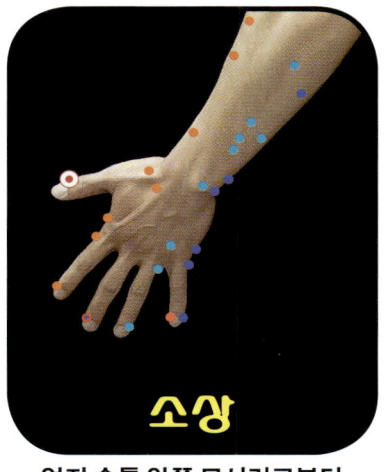

소상
엄지 손톱 안쪽 모서리로부터
상방 2~3mm

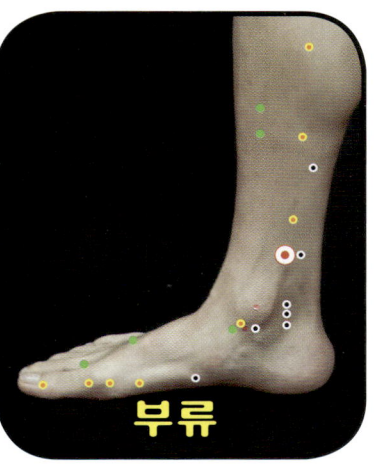

부류
태계 상방 2촌.

13. 운동계통질환 (관절/팔,다리,목질환)

엘보우(골프,테니스): 천정(TE10),곡지,수삼리,합곡,상양,주첨

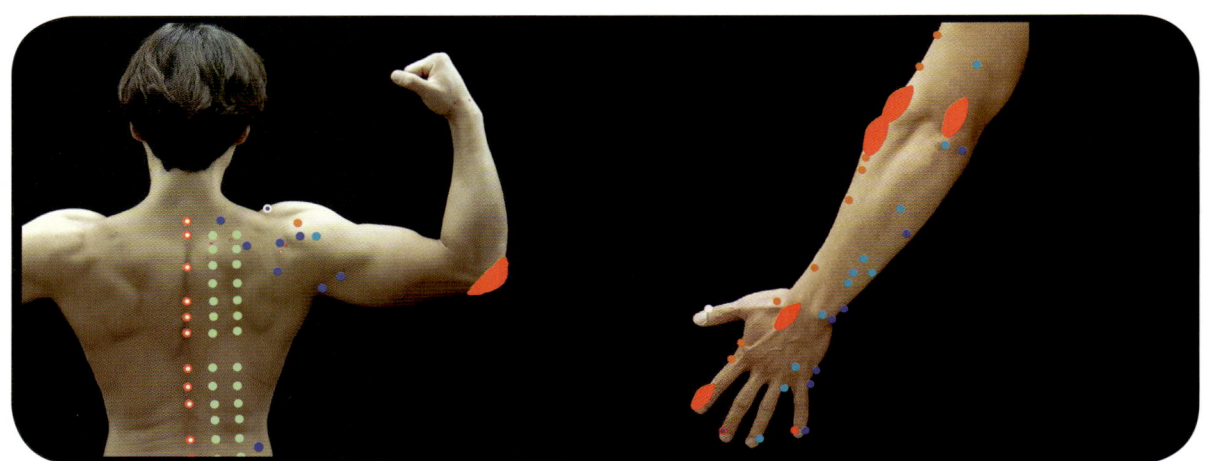

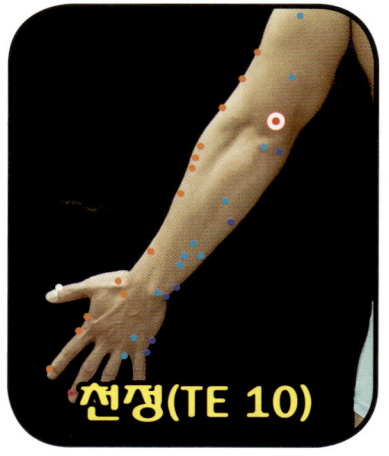

천정(TE 10)
주두 뒷쪽 위 1촌 패인곳의 중심

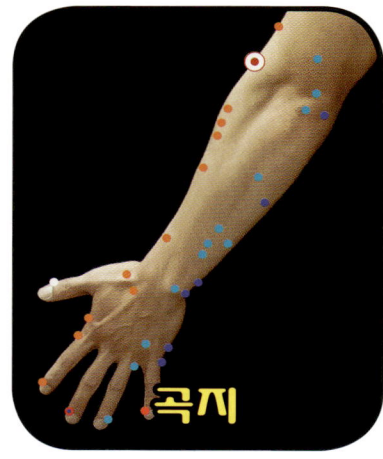

곡지
팔꿈치를 굽혔을때 바깥쪽 주름끝

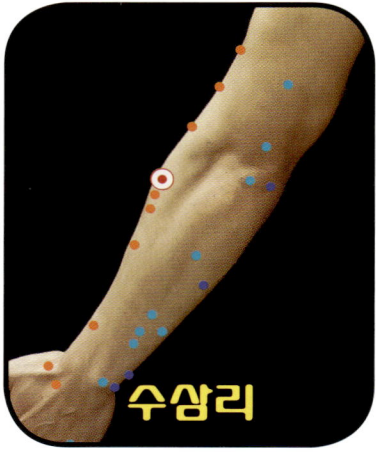

수삼리
곡지와 양계의 사이에서 곡지로부터 1/6.

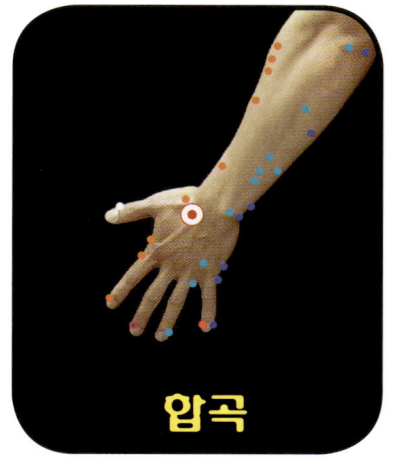

합곡
제1,2중수골저 사이에서 제2중수골저측의 뼈바로밑.

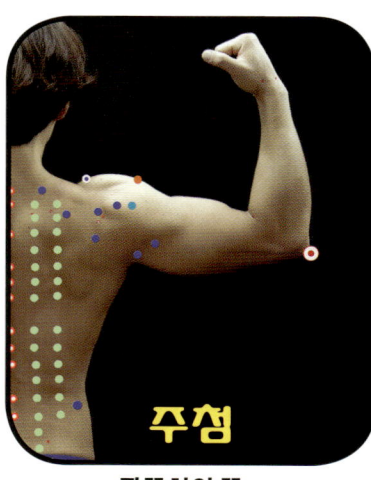

주첨
팔꿈치의 끝

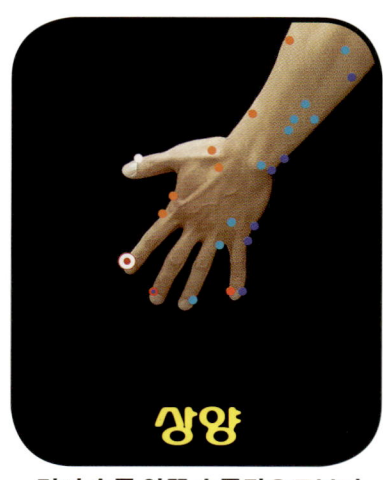

상양
검지 손톱 안쪽 손톱각으로부터 상방2~3mm

13. 운동계통질환 (관절/팔,다리,목질환)

오십견 : 고황,의희,격관,견정(SI9),견우,곡지,천종,천료,외관,중부

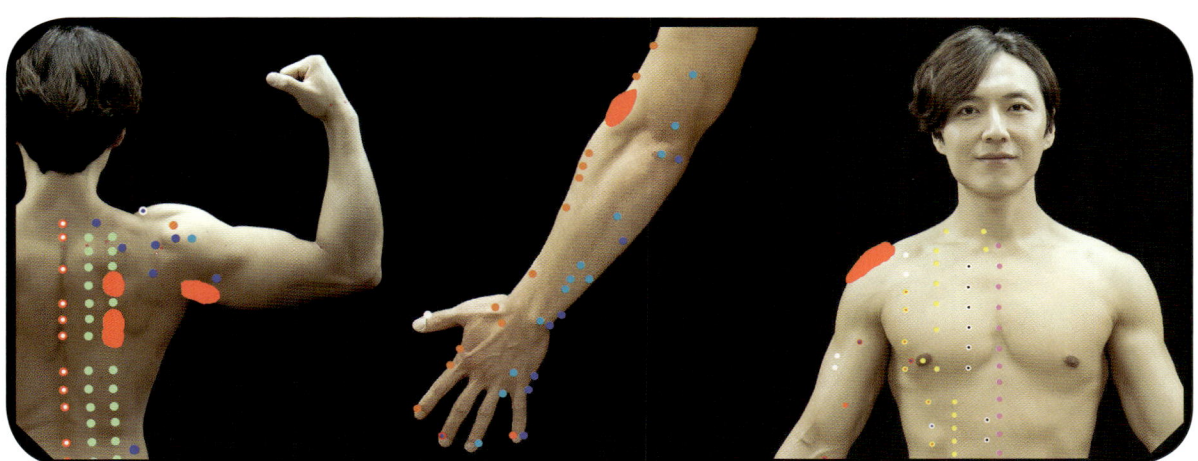

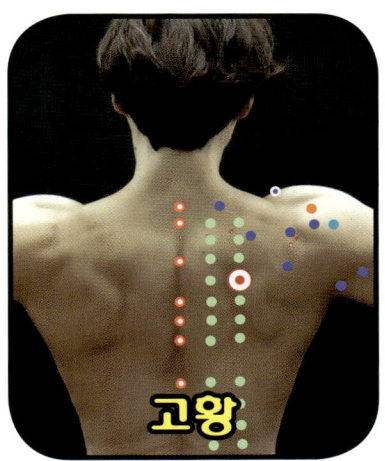

고황

배외선상에서 4흉추극돌기 밑

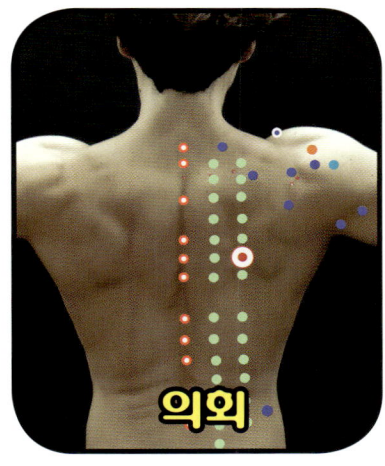

의희

배외선상에서
6흉추극돌기 밑.

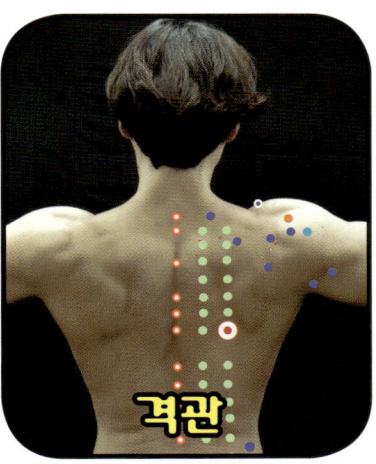

격관

배외선상에서 7흉추극돌기 밑.

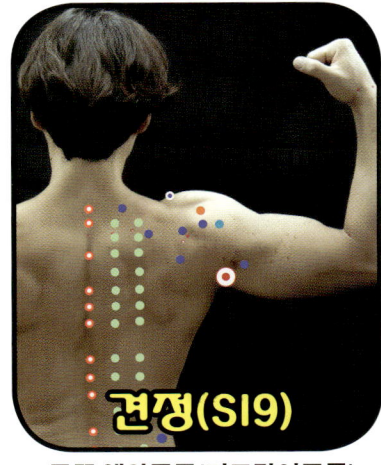

견정(SI9)

등쪽 액와종문(겨드랑이주름)
끝에서 위로 2cm

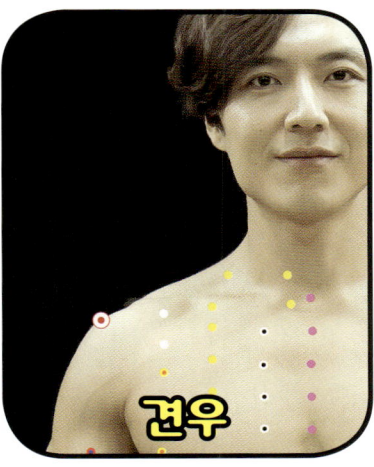

견우

견봉 바깥끝 바로 아래 패인
중심.

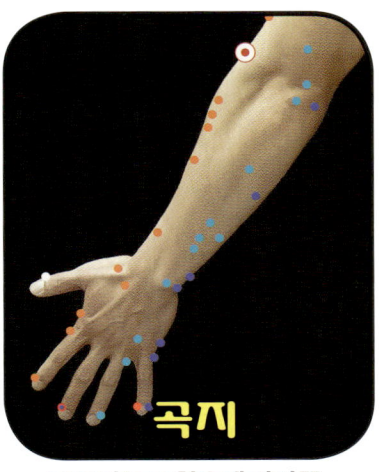

곡지

팔꿈치를 굽혔을때 바깥쪽
주름끝

13. 운동계통질환 (관절/팔, 다리, 목질환)

요통: 소료, 수구, 요통혈(손등), 후계, 위중, 승산

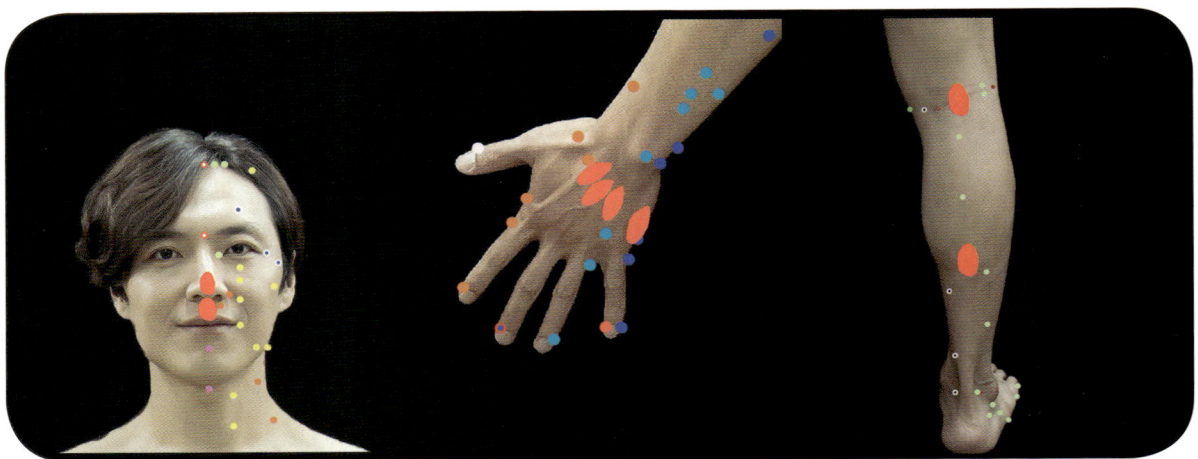

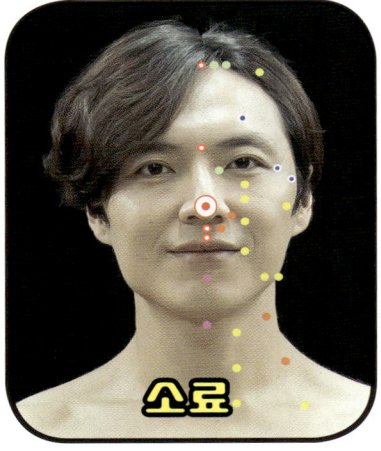

소료

코끝 최상단. 뜸No.

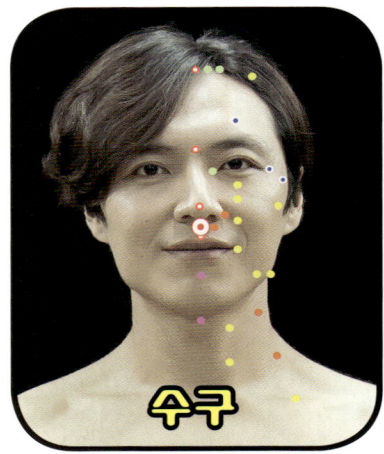

수구

인중구 상방 1/3.

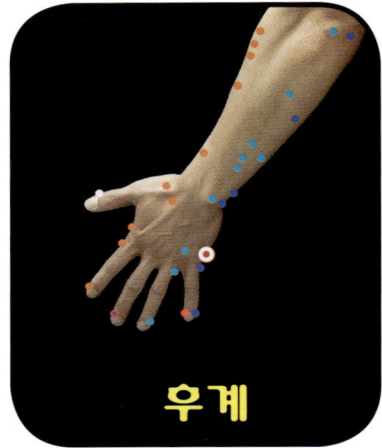

후계

주먹을 쥐면 소지측 안쪽에 두개의 주름중 손목쪽 주름끝

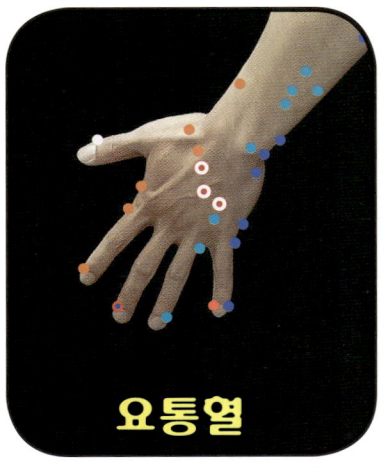

요통혈

손등의 2,3,4,5 중수골두의 사이.

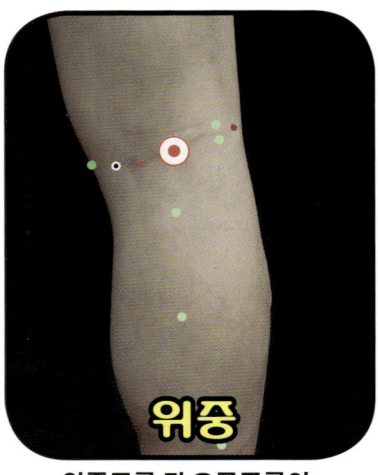

위중

위중무릎 뒤 오금주름의 중간지점 깊게 패인 곳

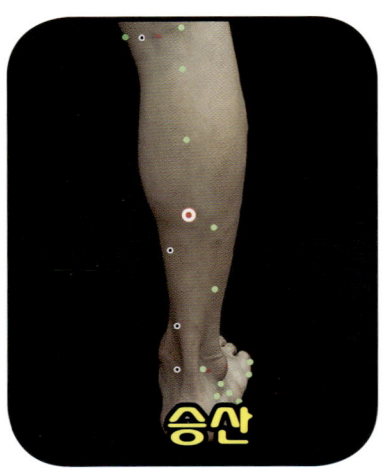

승산

위중과 아킬레스건 후면 중앙 사이에서 가운데 하방 2cm.

13. 운동계통질환 (관절/팔,다리,목질환)

장딴지 쥐(근육 경련) ; 승근,승산,외구,외과첨,곤륜,태계

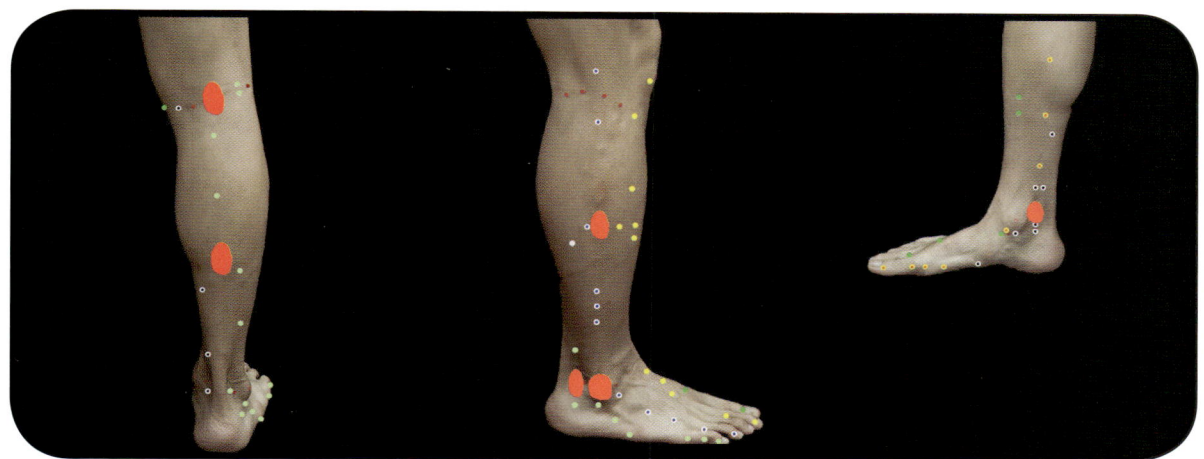

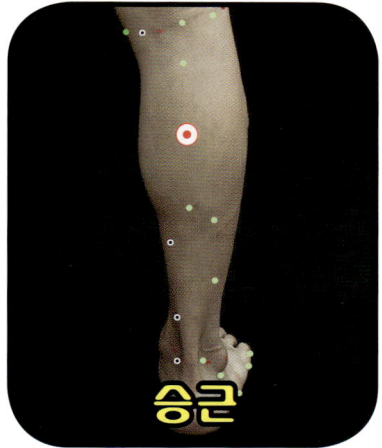

승근

위중과 아킬레스건 후면 중앙과의 사이에서 상방 1/3.

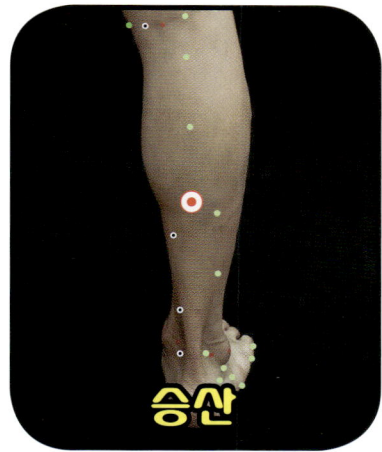

승산

위중과 아킬레스건 후면 중앙 사이에서 가운데 하방 2cm.

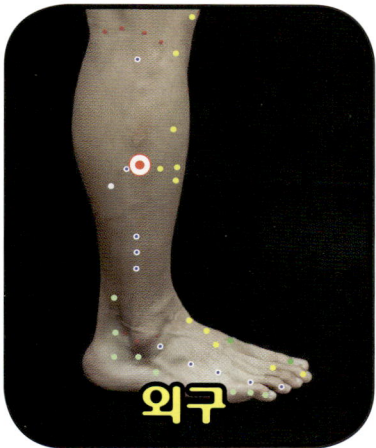

외구

비골두 윗쪽과 외과 정점의 중앙에 외구를 취혈한다.

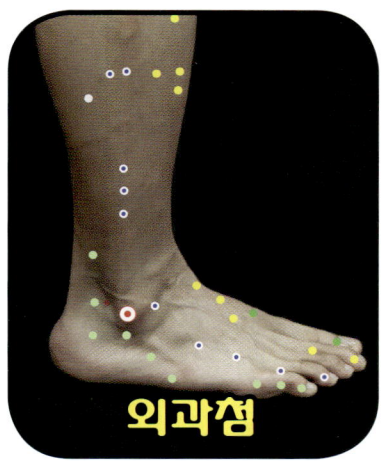

외과첨

바깥 복사뼈 중앙

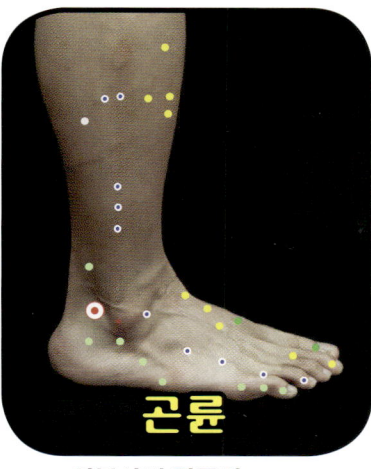

곤륜

외복사뼈 뒷쪽과 아킬레스건의 중앙.

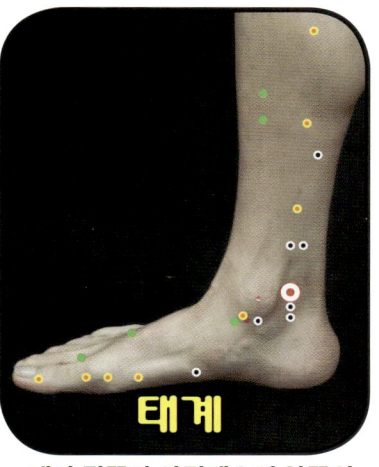

태계

내과 뒷쪽과 아킬레스건 안쪽의 사이에 커다랗게 패인곳을

13. 운동계통질환 (관절/팔,다리,목질환)

족저통(발바닥): 태백,공손,양릉천,용천,태충,복삼

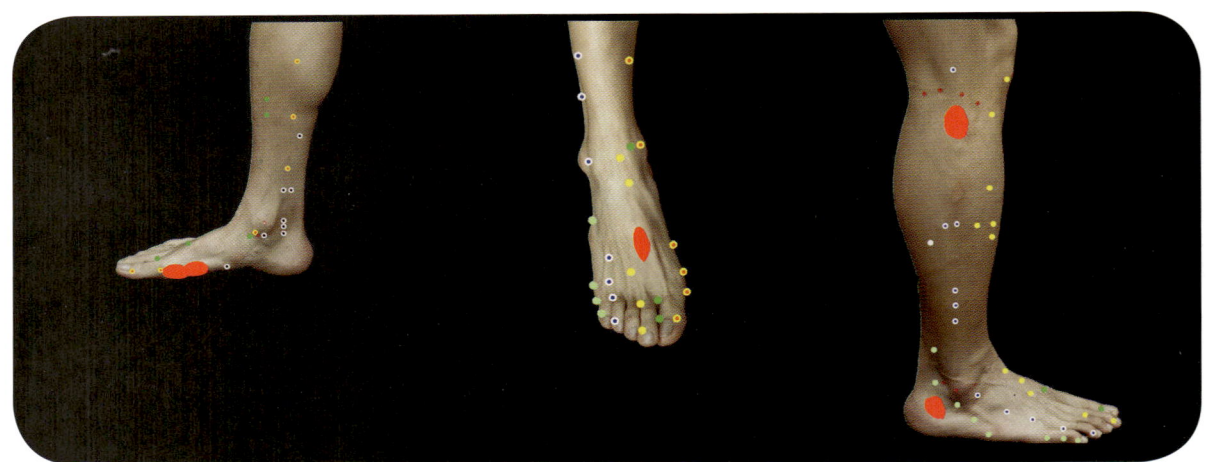

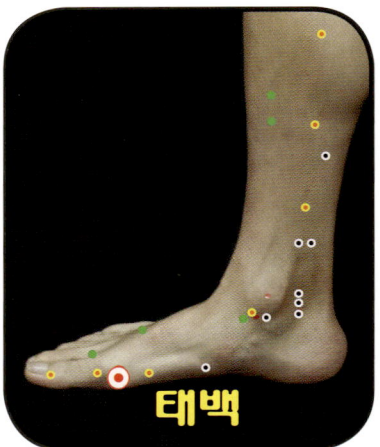

태백

제1중족골의 뼈머리(골두) 뒷쪽의 안쪽

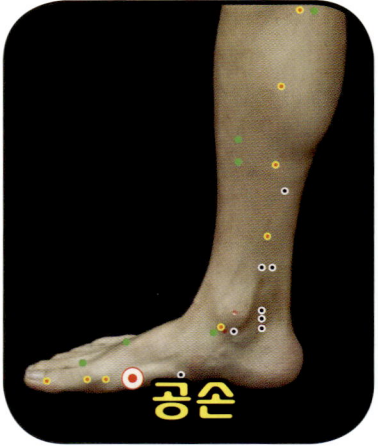

공손

제1중족골저의 내측후연 (태백)에서 후방 2cm의 곳.

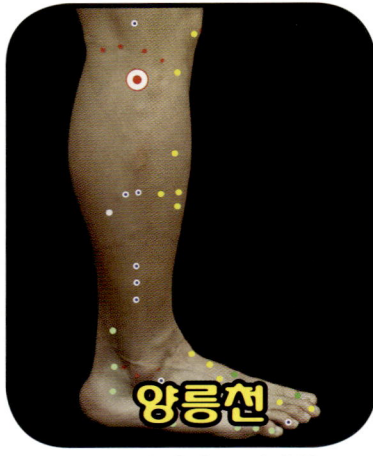

양릉천

비골소두 앞 아래, 족삼리혈 후방 1촌 윗쪽.

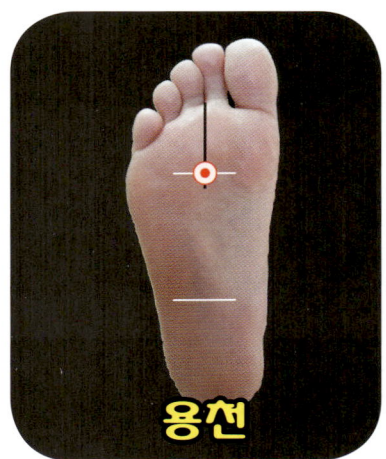

용천

2,3지사이. 발가락을 오므렸 을때 앞쪽 1/3지점 함몰된 곳

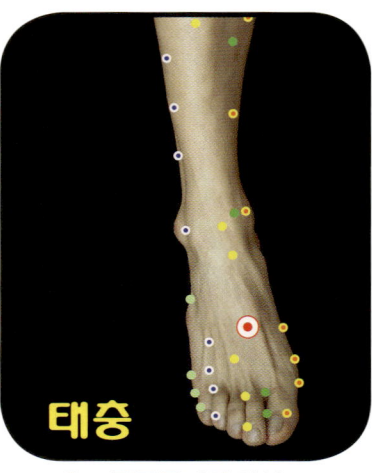

태충

제1,2중족골저의 사이.

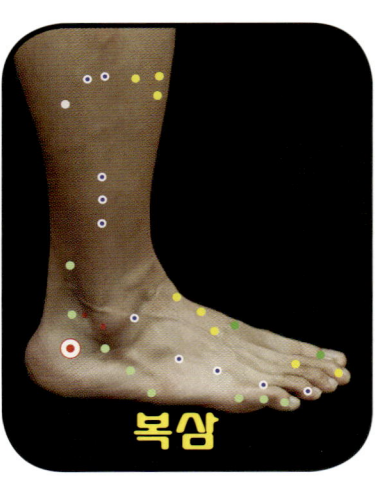

복삼

곤륜 직하방 3cm.

13. 운동계통질환 (관절/팔,다리,목질환)

좌골신경통: 요안,승부,은문,위중,위양,승산,환도,풍시,양릉천,현종,곤륜

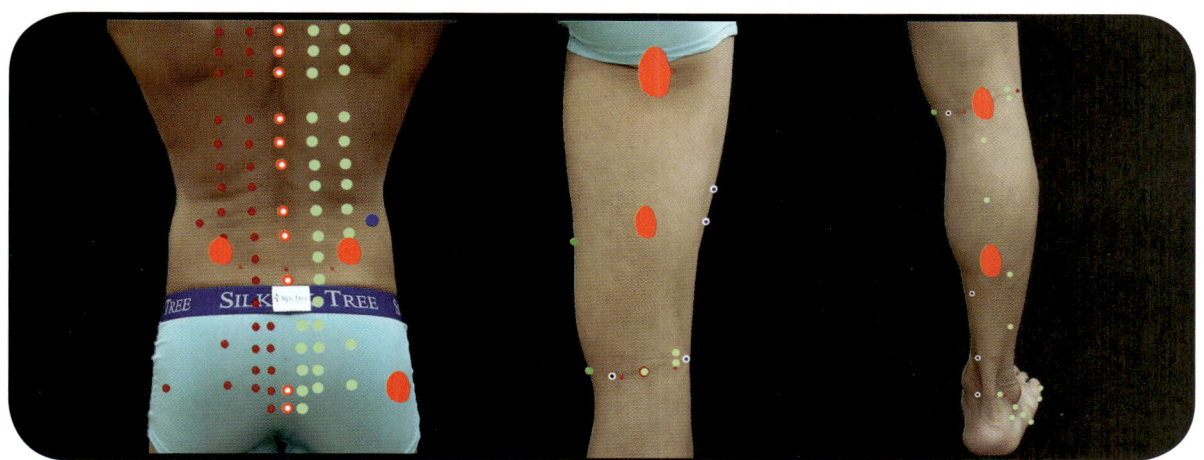

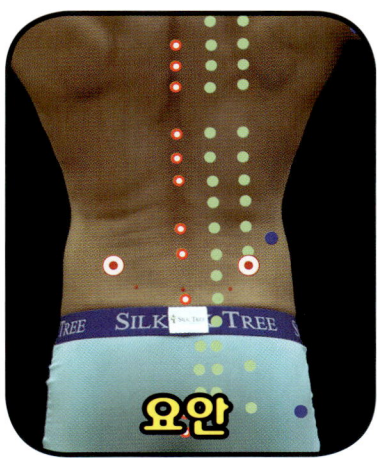

요안
제3요추극돌기의 양옆 3~4촌 함몰부.

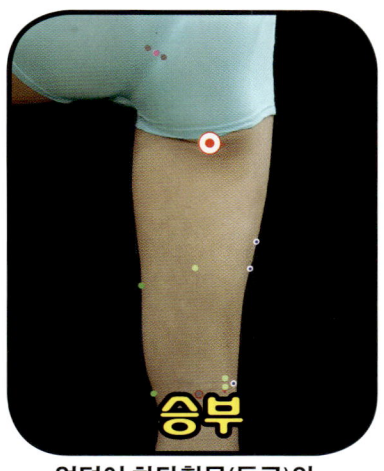

승부
엉덩이 하단횡문(둔구)의 중간.

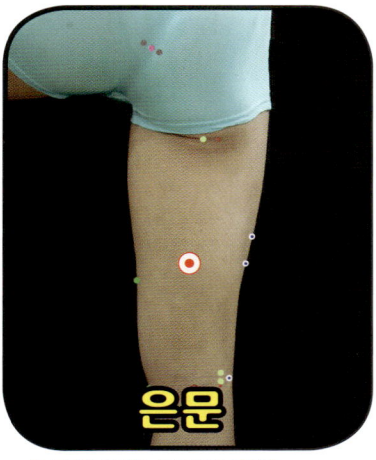

은문
승부와 위중 사이의 중앙.

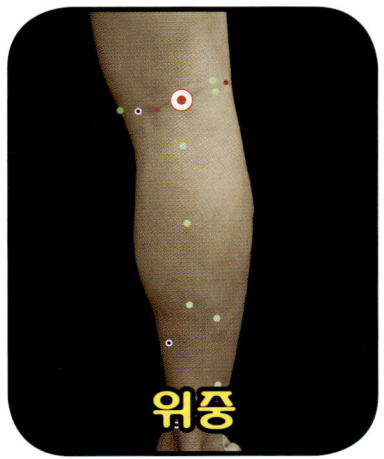

위중
위중무릎 뒤 오금주름의 중간지점 깊게 패인 곳

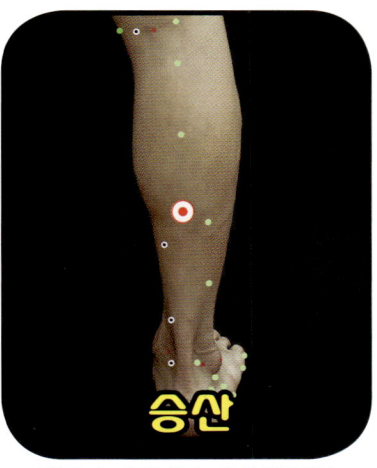

승산
위중과 아킬레스건 후면 중앙 사이에서 가운데 하방 2cm.

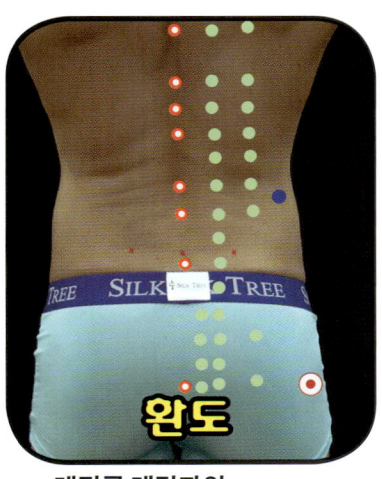

환도
대퇴골 대전자의 위끝으로부터 2cm상방

13. 운동계통질환 (관절/팔,다리,목질환)

척수염(급성): 풍지,천주,대추,척중,요양관,명문

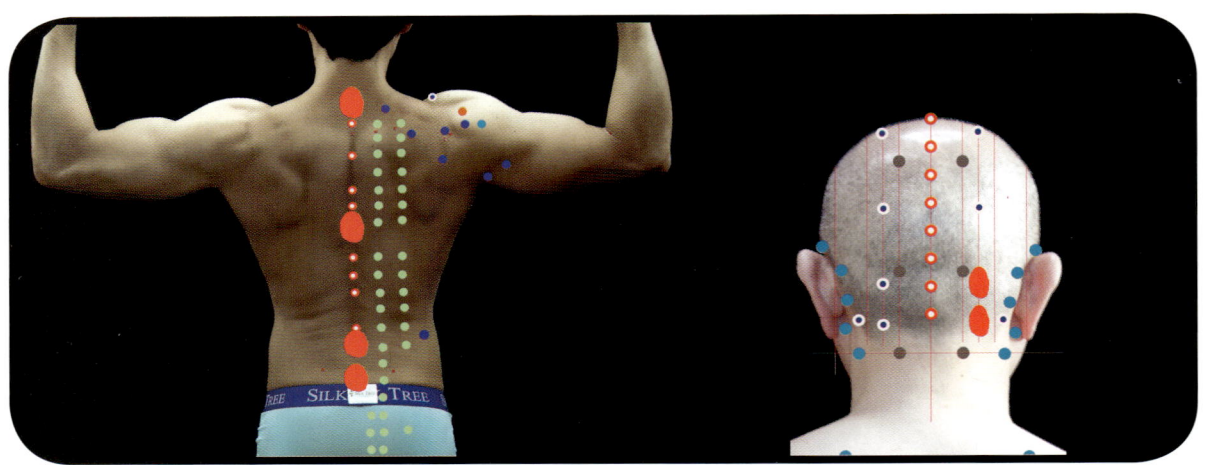

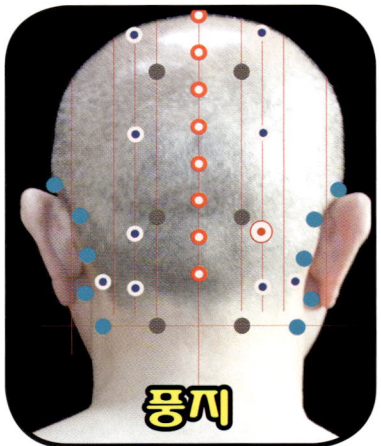

풍지

풍부와 완골사이의 바깥쪽1/3.
풍부:외후두융기밑 깊게 패인곳

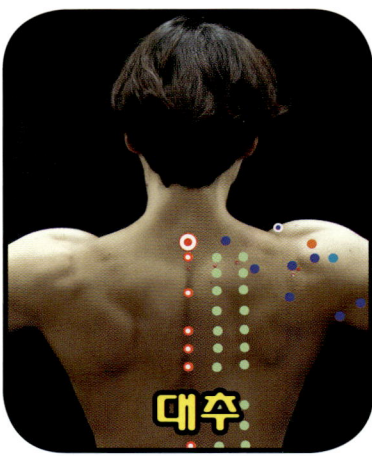

대추

제7경추와 제1흉추의 사이.

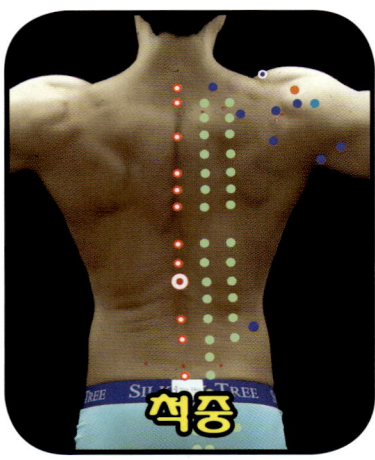

척중

제11,12흉추극돌기 사이에 있다

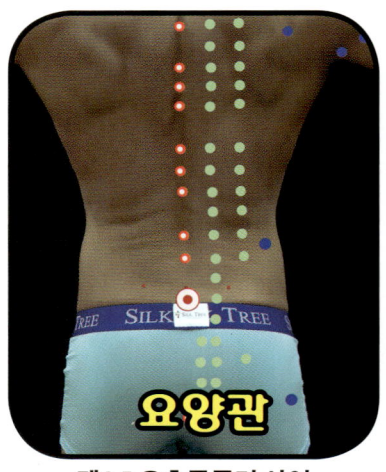

요양관

제4,5 요추극돌기 사이.

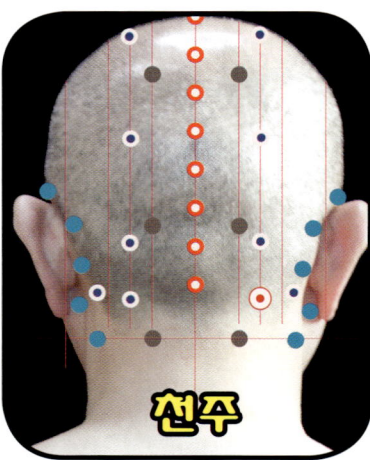

천주

천주 아문의 높이에서 바깥쪽
2cm의 증폭근의 팽융정점

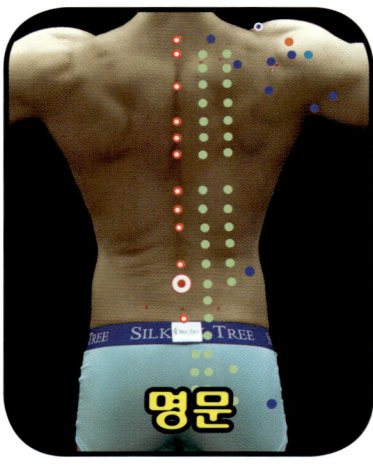

명문

제2,3 요추극돌기 사이.

13. 운동계통질환 (관절/팔,다리,목질환)

턱관절염좌: 청궁,하관,외관,합곡,족삼리,양릉천

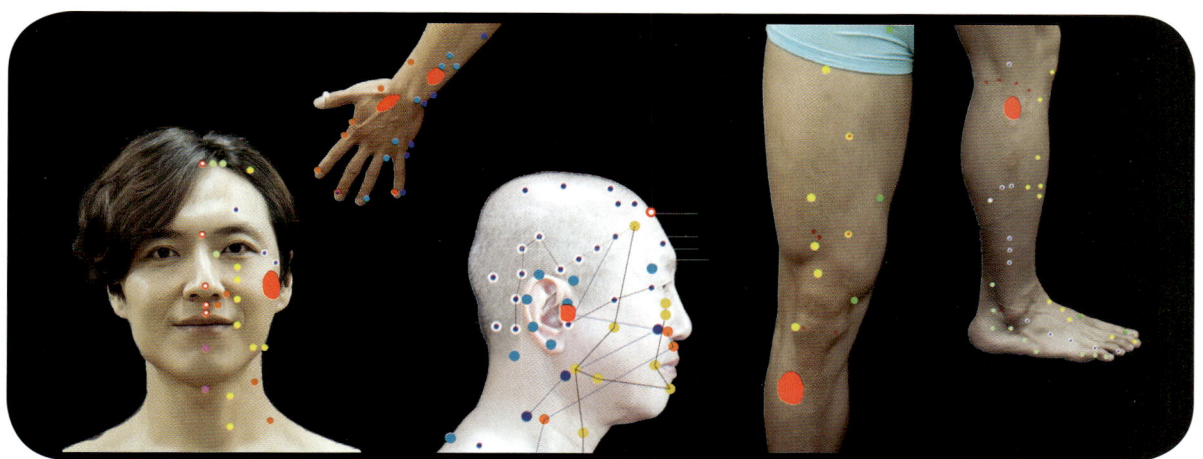

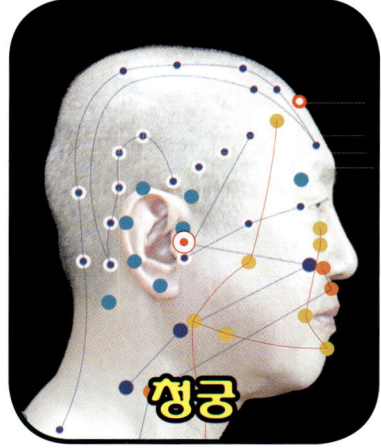

청궁
이주 바로 앞에서 입을 크게
열면 벌어져 패이는 지점.

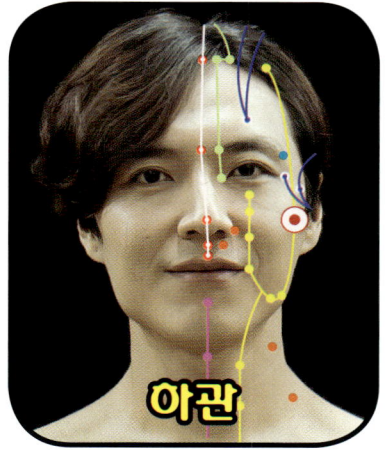

하관
청궁과 눈꼬리의 중간지점의
바로 밑인 협골궁의 밑. 뜸No

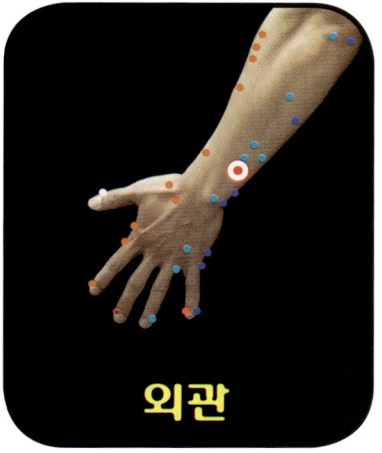

외관
양지혈 위 2촌,
척골과 요골 사이.

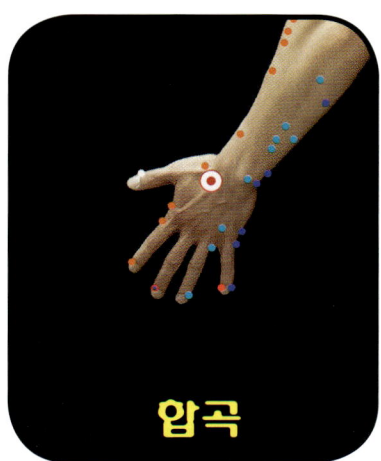

합곡
제1,2중수골저 사이에서
제2중수골저측의 뼈바로밑.

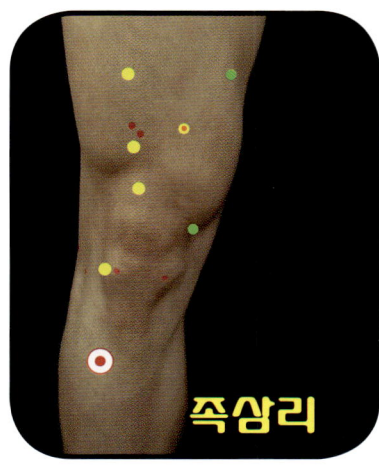

족삼리
슬개골 정점 하방 3촌에서
외측 1촌(2cm).

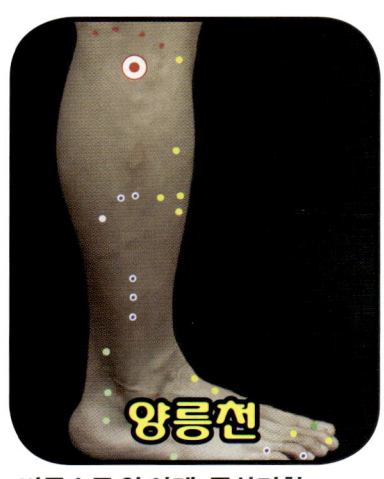

양릉천
비골소두 앞 아래, 족삼리혈
후방 1촌 윗쪽.

13. 운동계통질환 (관절/팔,다리,목질환)

팔꿈치 통(증)/주관절통 : 곡지,수삼리,합곡,천정(TE10),소해(H3),척택

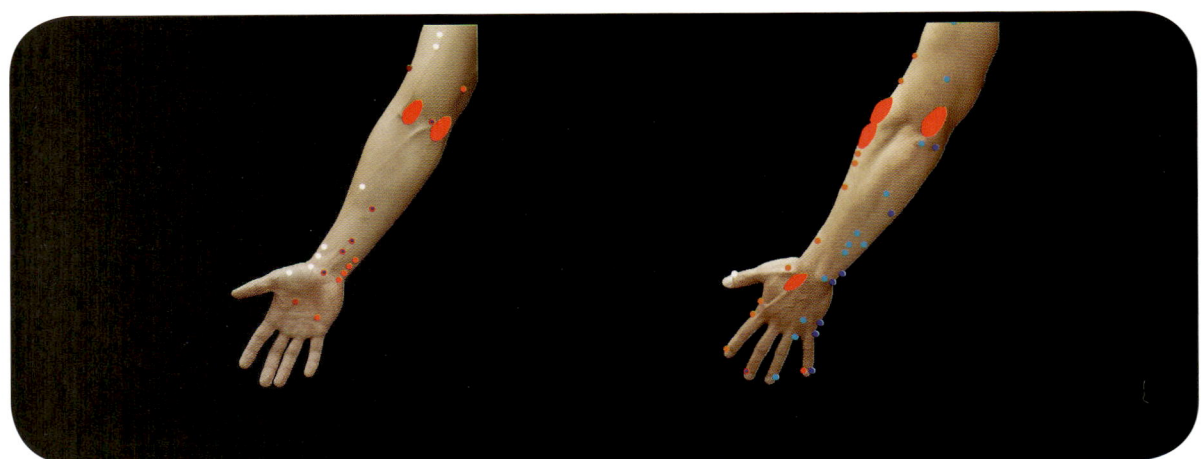

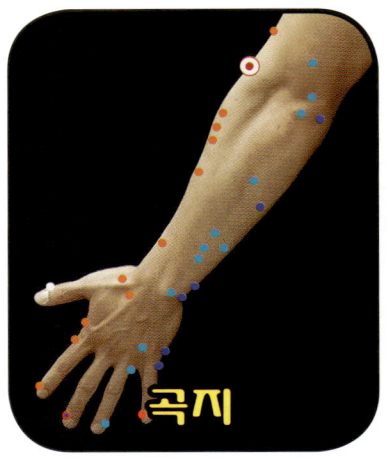

곡지
팔꿈치를 굽혔을때 바깥쪽 주름끝

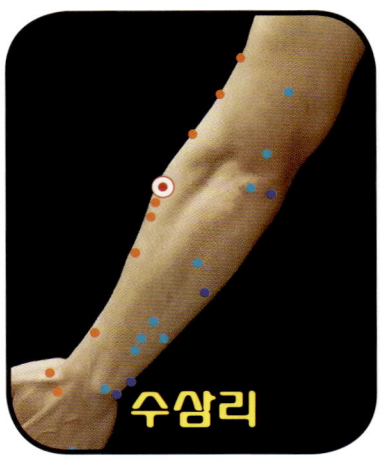

수삼리
곡지와 양계의 사이에서 곡지로부터 1/6.

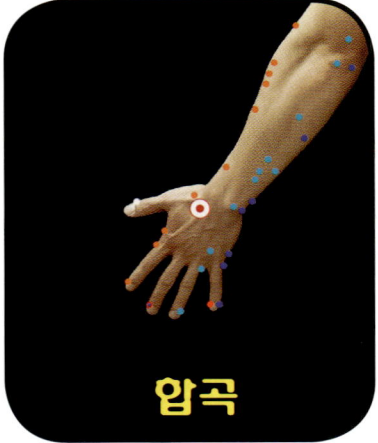

합곡
제1,2중수골저 사이에서 제2중수골저측의 뼈바로밑.

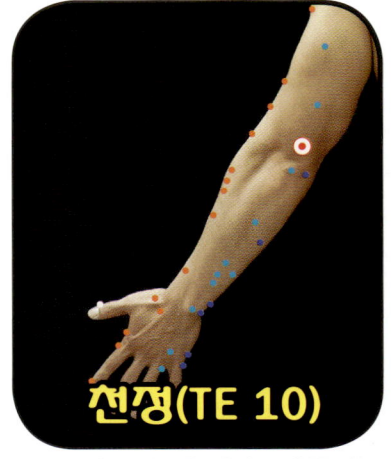

천정(TE 10)
주두 뒷쪽 위 1촌 패인곳의 중심

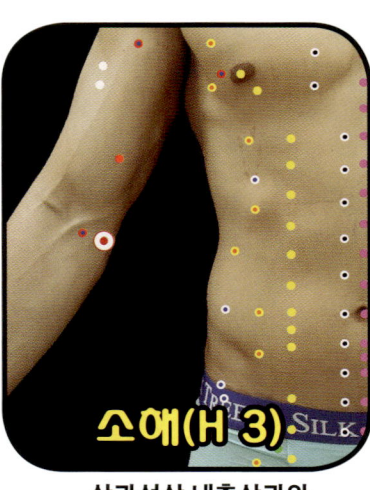

소해(H 3)
상과선상 내측상과와 팔꿈치의 중앙.

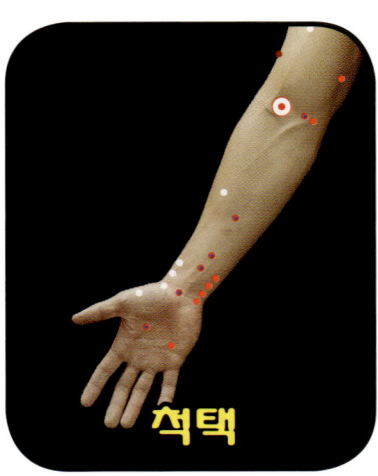

척택
손바닥을 앞으로, 팔꿈치 안주름 위 엄지측 패인 곳.

13. 운동계통질환 (관절/팔,다리,목질환)

팔신경통 : 곡택,극문,내관,노궁,곡지,수삼리

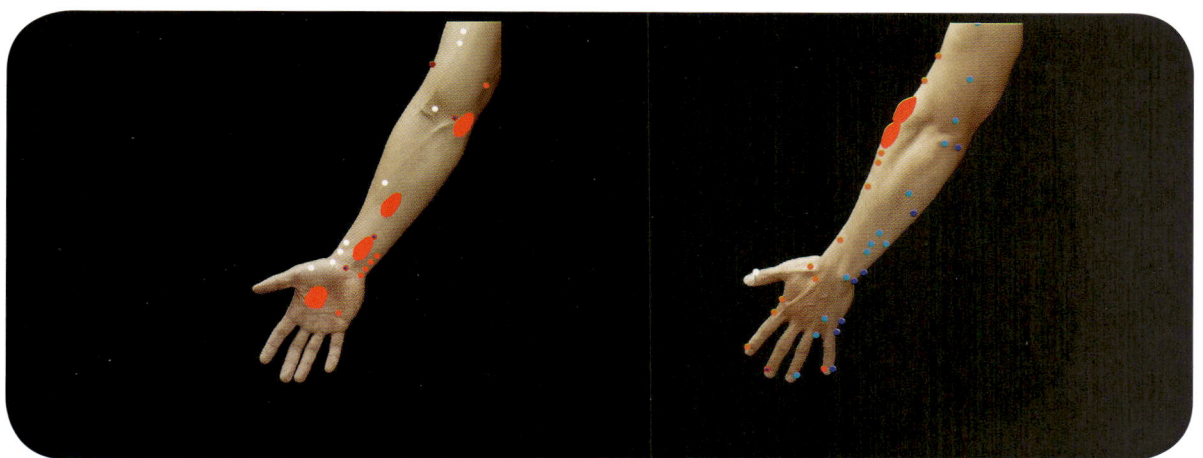

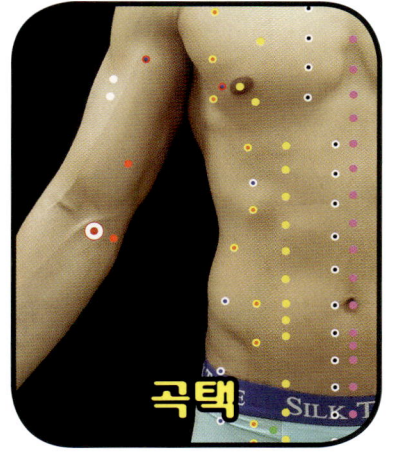

곡택

팔꿈치 주름위 소지측 패인곳

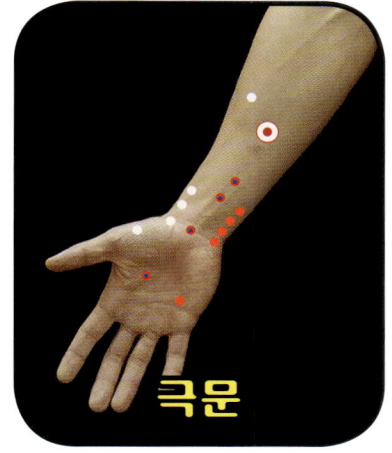

극문

곡택과 대릉의 중앙에서 대릉쪽 2cm 지점의 앞에서 두개의 힘줄 사이.

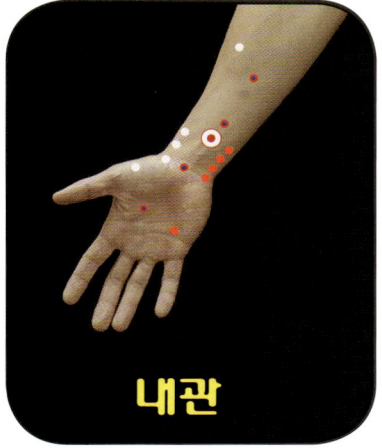

내관

곡택과 대릉 사이를 6등분하고 대릉에서 1/6지점 양건의 사이

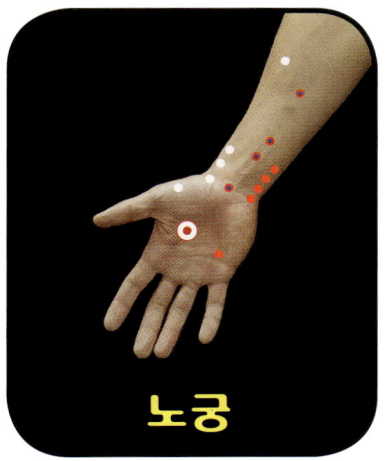

노궁

엄지 펴고 주먹을 쥤을때 중지 손톱끝이 손바닥에 닿는점

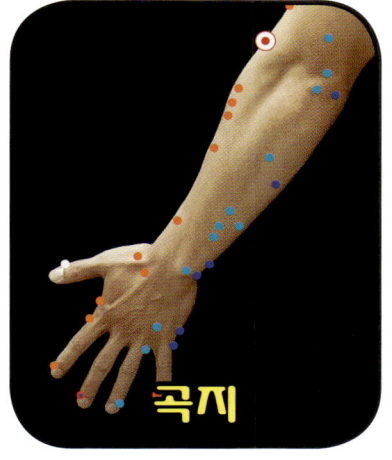

곡지

팔꿈치를 굽혔을때 바깥쪽 주름끝

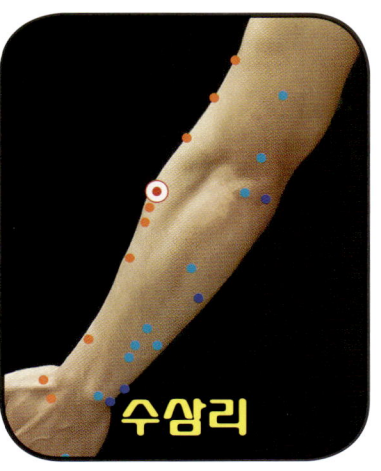

수삼리

곡지와 양계의 사이에서 곡지로부터 1/6.

13. 운동계통질환 (관절/팔,다리,목질환)

팔바깥/요골신경마비 : 견우,곡지,수삼리,편력,합곡,사독

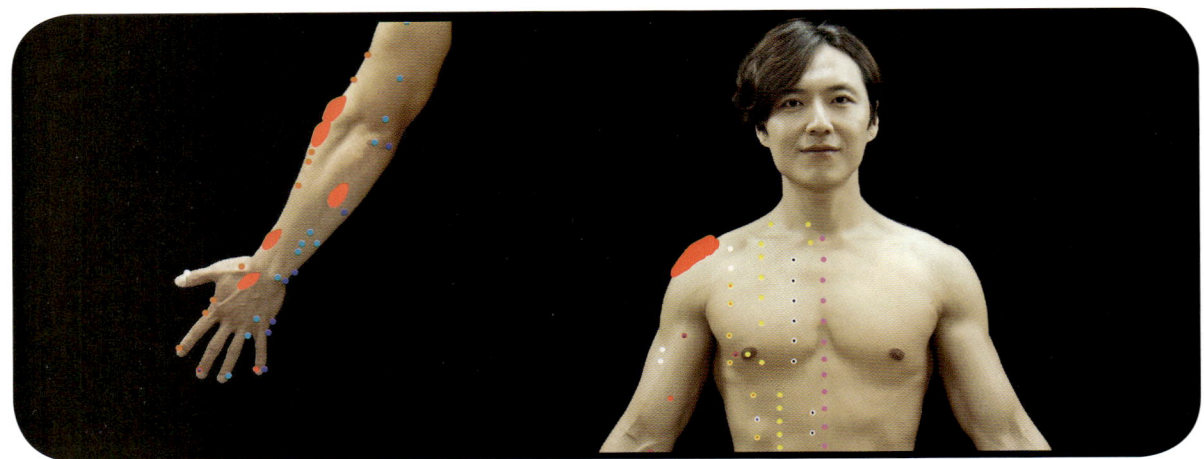

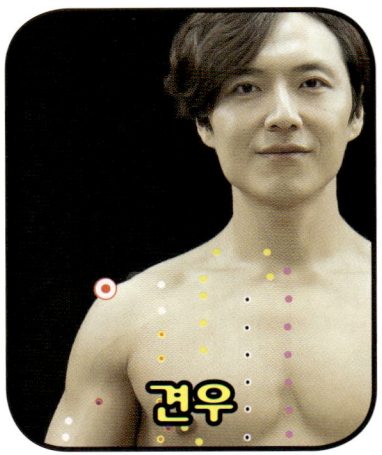

견우

견봉 바깥끝 바로 아래 패인 중심.

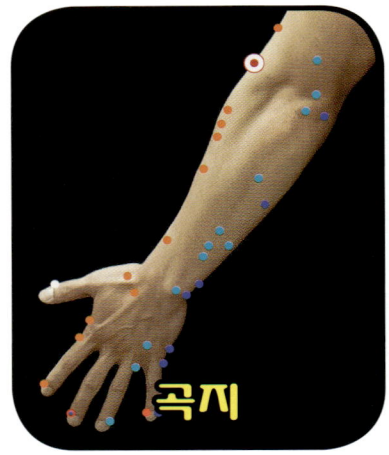

곡지

팔꿈치를 굽혔을때 바깥쪽 주름끝

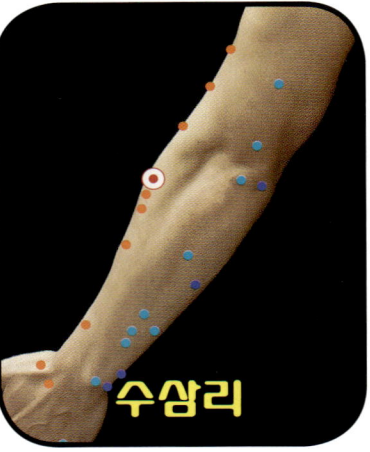

수삼리

곡지와 양계의 사이에서 곡지로부터 1/6.

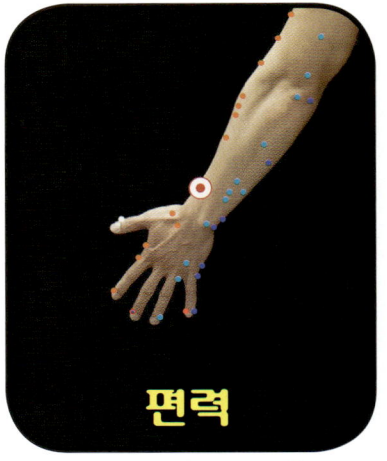

편력

양계에서 곡지쪽으로 3촌.

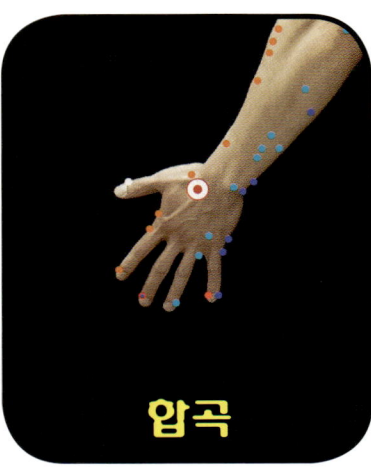

합곡

제1,2중수골저 사이에서 제2중수골저측의 뼈바로밑.

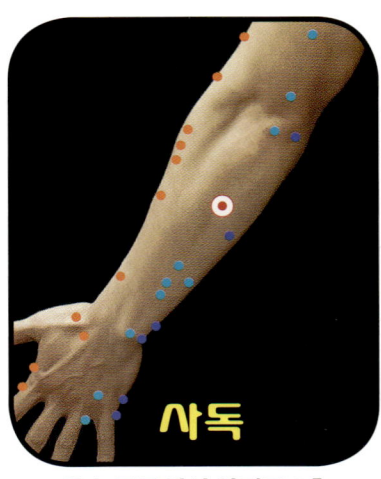

사독

肩貞 주두에서 양지로 5촌 지점에 사독을 취혈

13. 운동계통질환 (관절/팔,다리,목질환)

팔안쪽/척골신경마비 : 지정,소해(H3),통리,신문,외관,편력

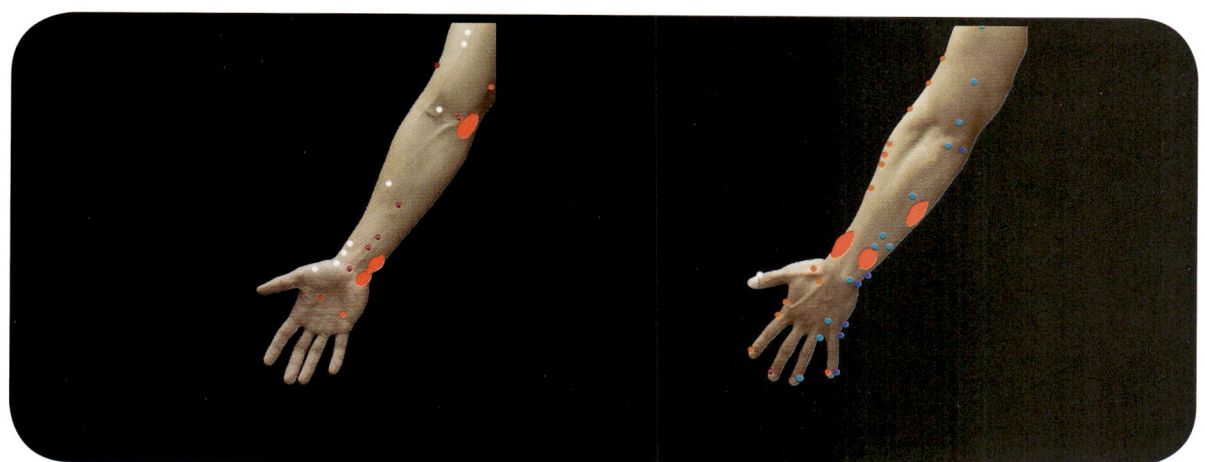

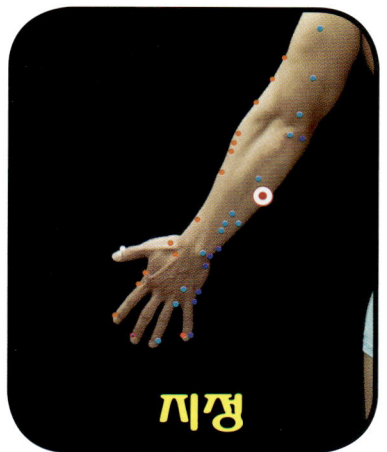

지정
소해와 양곡의 중앙 바로 밑2cm

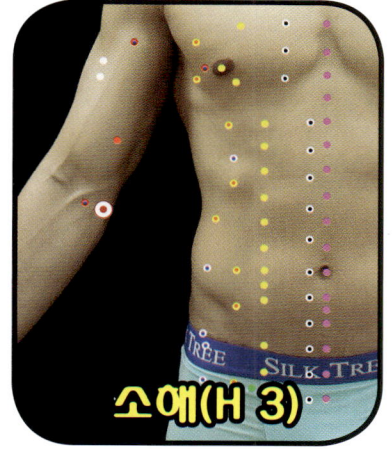

소해(H 3)
상과선상 내측상과와 팔꿈치의 중앙.

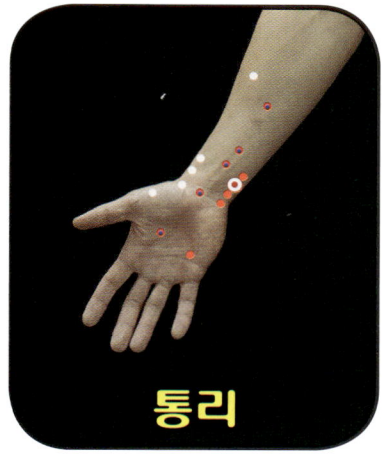

통리
손목주름위의 소지측 두 근육 사이의 신문혈 상방 2cm

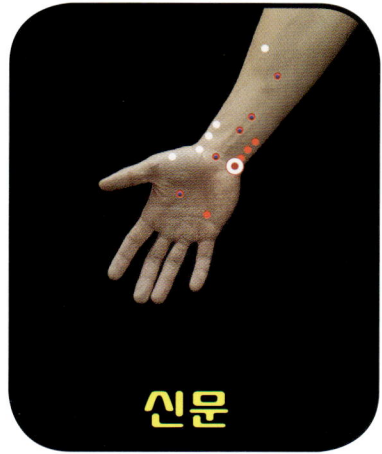

신문
손목을 뒤로 젖힐때 손목주름 위 소지측의 두 근육의 중심.

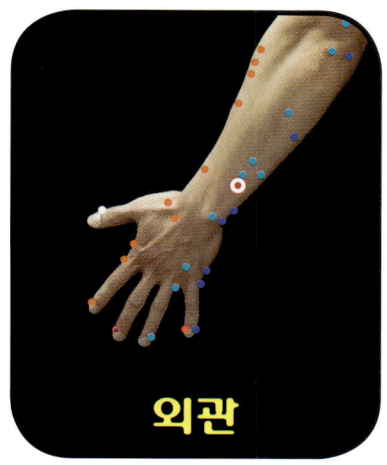

외관
양지혈 위 2촌, 척골과 요골 사이.

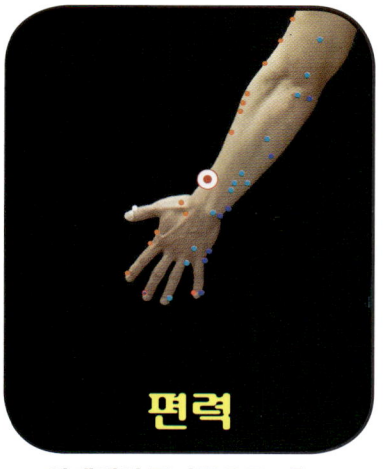

편력
양계에서 곡지쪽으로 3촌.

13. 운동계통질환 (관절/팔,다리,목질환)

하지마비/근육위축 : 환도,비관,은문,위중,승산,양릉천,현종

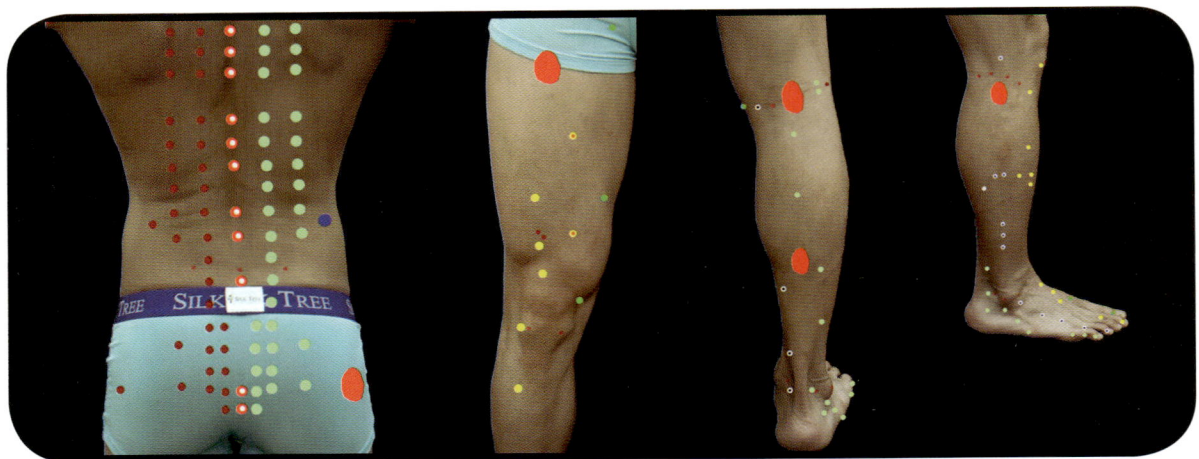

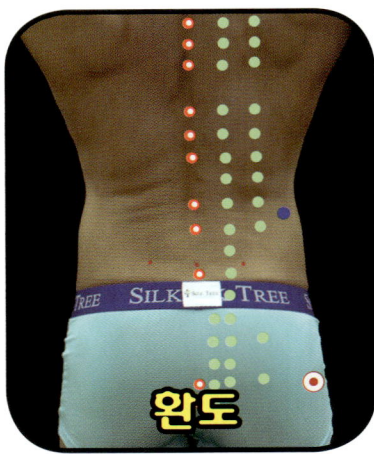

환도
대퇴골 대전자의 위끝으로부터 2cm상방

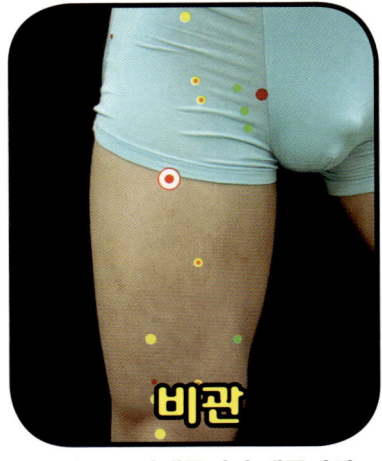

비관
상전장골극 아랫쪽과 슬개골바깥 윗쪽의 사이에서 위로부터 1/3

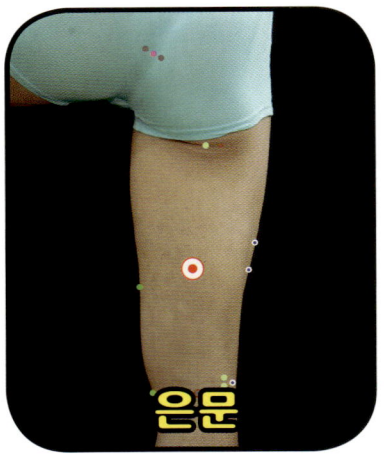

은문
승부와 위중 사이의 중앙.

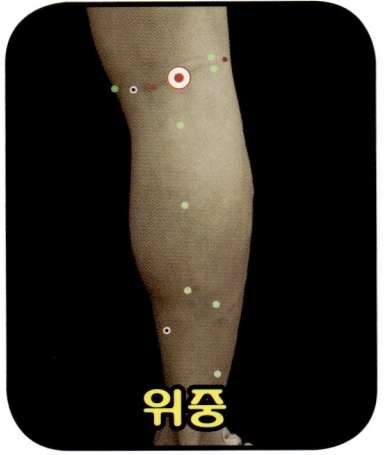

위중
위중무릎 뒤 오금주름의 중간지점 깊게 패인 곳

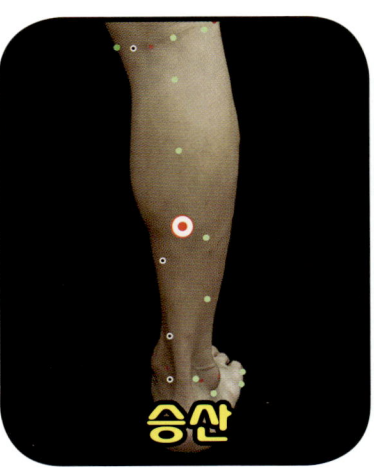

승산
위중과 아킬레스건 후면 중앙 사이에서 가운데 하방 2cm.

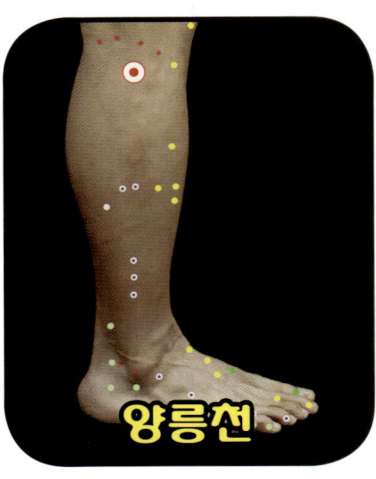

양릉천
비골소두 앞 아래, 족삼리혈 후방 1촌 윗쪽.

13. 운동계통질환 (관절/팔,다리,목질환)

하지마비/저림 : 신수,차료,질변,승부,은문,위중,승산,곤륜,환도,양릉천,비관,복토

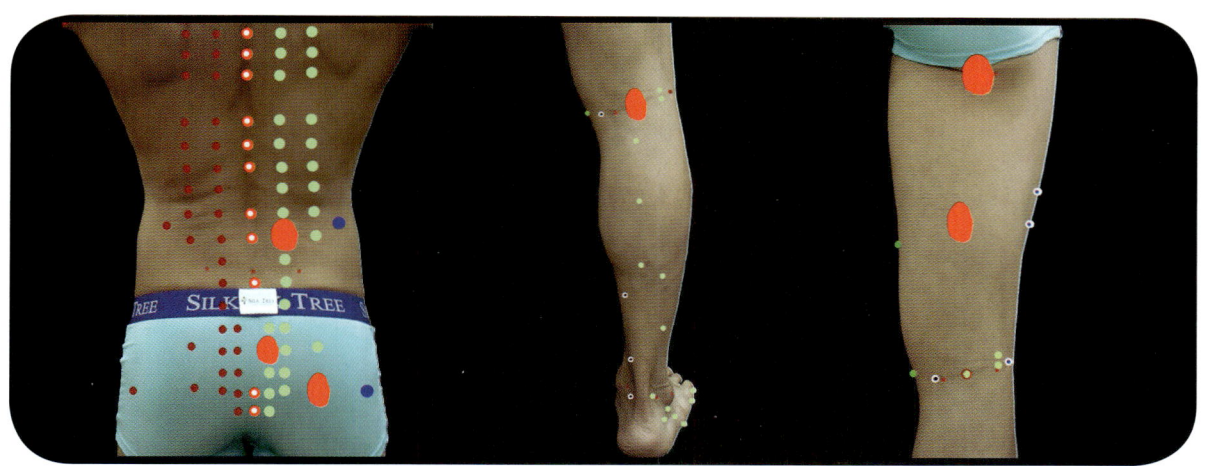

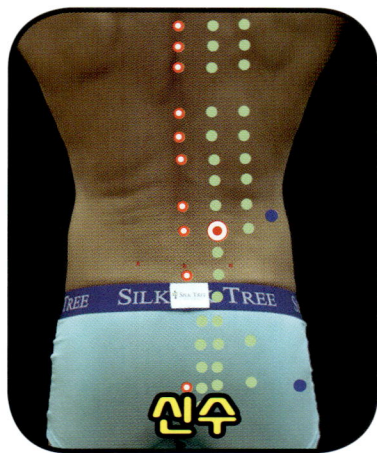

신수
배내선상에서
제2,3 요추극돌기의 사이.

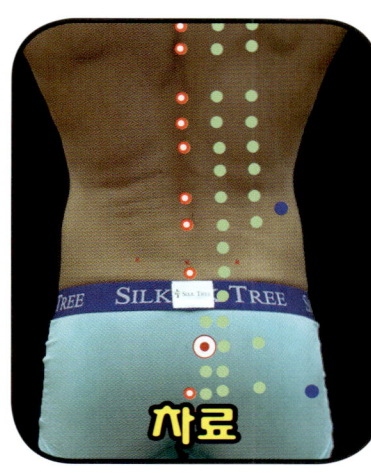

차료
방광수혈 안쪽 6푼. 엉치뼈
(천골) 두 번째 구멍.

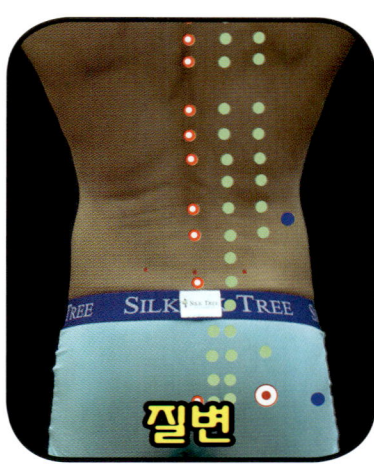

질변
배외선상에서 제20척추 밑.

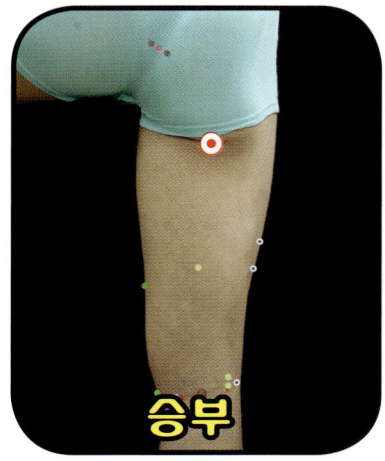

승부
엉덩이 하단횡문(둔구)의
중간.

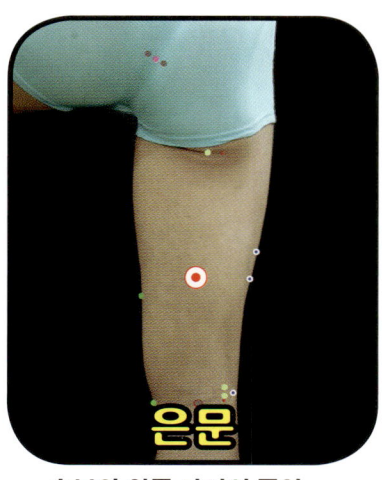

은문
승부와 위중 사이의 중앙.

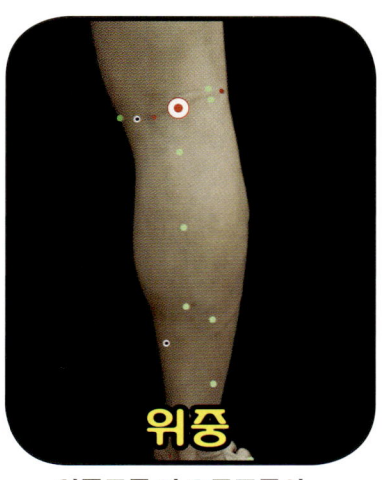

위중
위중무릎 뒤 오금주름의
중간지점 깊게 패인 곳

13. 운동계통질환 (관절/팔,다리,목질환)

허리염좌 : 소료,수구,후계,신수,대장수,위중,승산

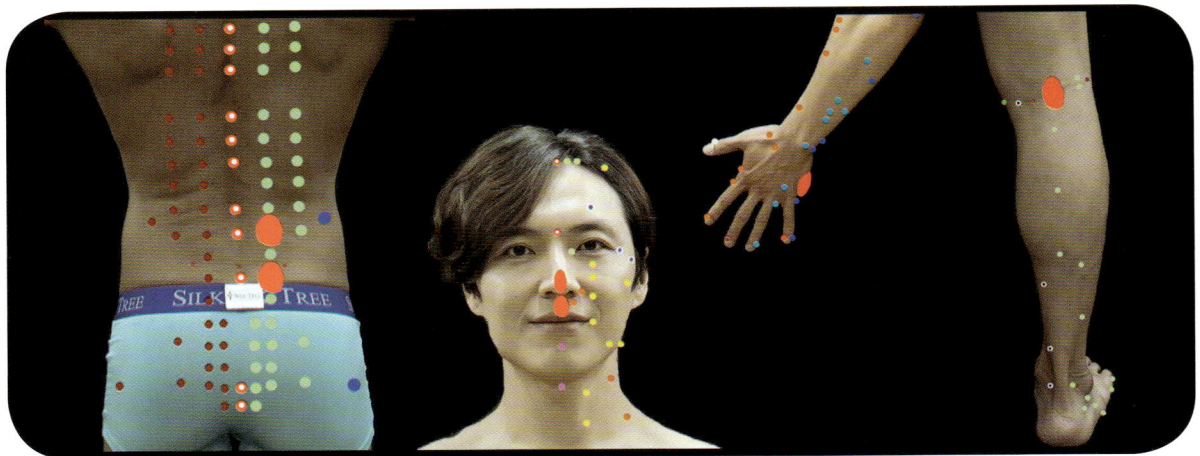

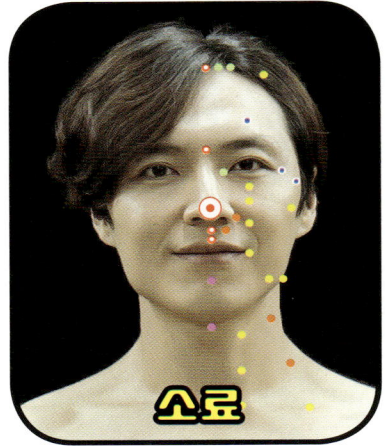

소료
코끝 최상단. 뜸No.

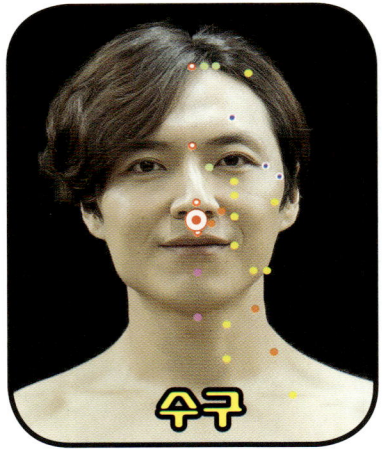

수구
인중구 상방 1/3.

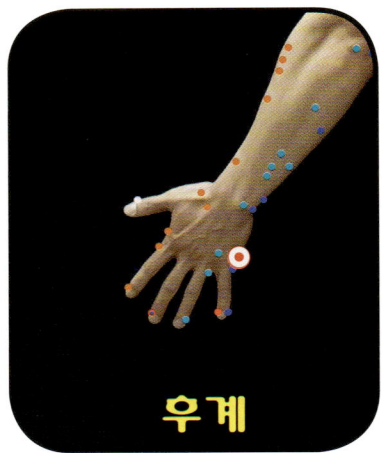

후계
주먹을 쥐면 소지측 안쪽에 두개의 주름중 손목쪽 주름끝

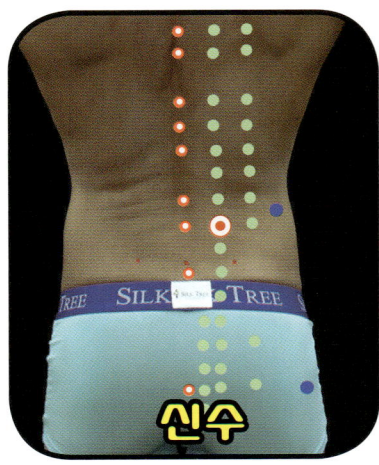

신수
배내선상에서 제2,3 요추극돌기의 사이.

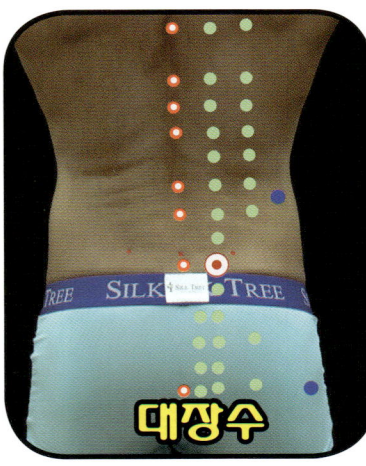

대장수
배내선상에서 제4,5요추극돌기의 사이.

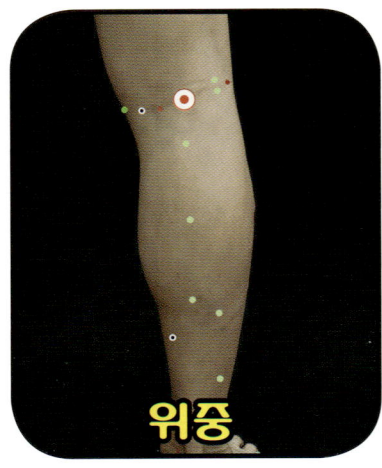

위중
위중무릎 뒤 오금주름의 중간지점 깊게 패인 곳

14

부인과 질환
(여성질환)

14. 부인과질환 (여성질환)

갱년기장애(폐경): 백회,천주,합곡,족삼리,음릉천,삼음교,태충

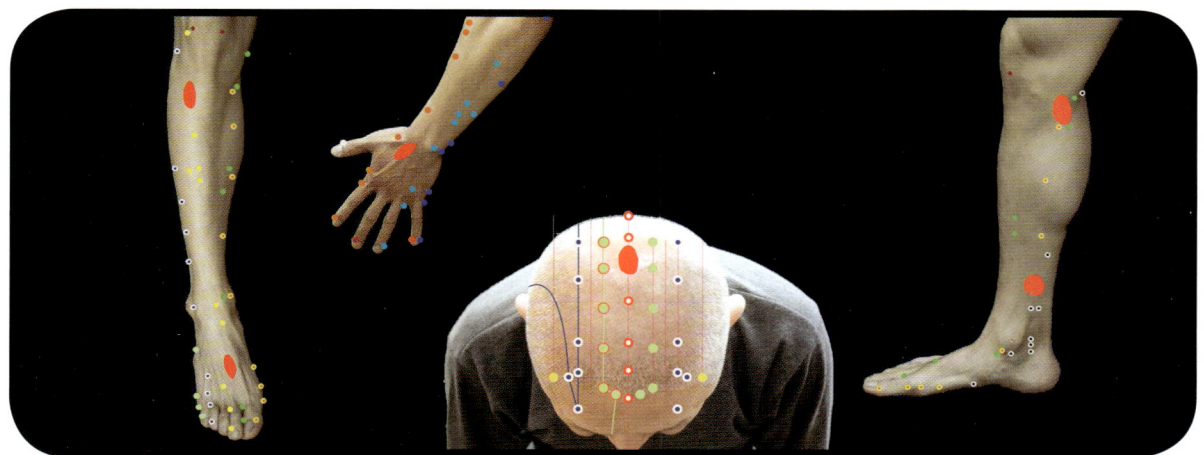

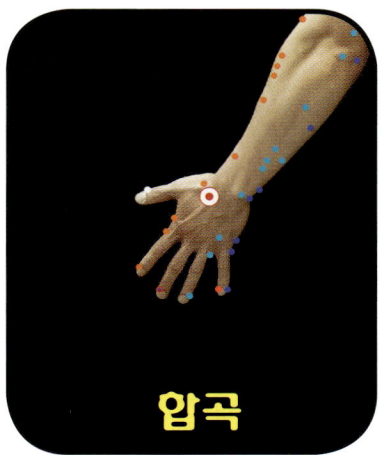

합곡
제1,2중수골저 사이에서
제2중수골저측의 뼈바로밑.

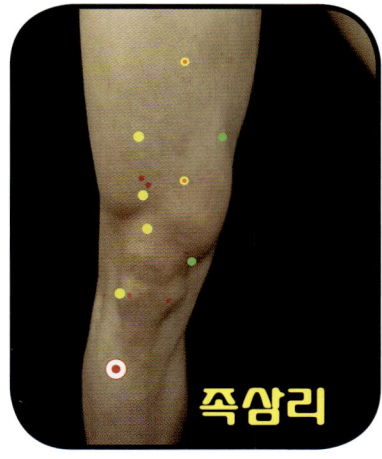

족삼리
슬개골 정점 하방 3촌에서
외측 1촌(2cm).

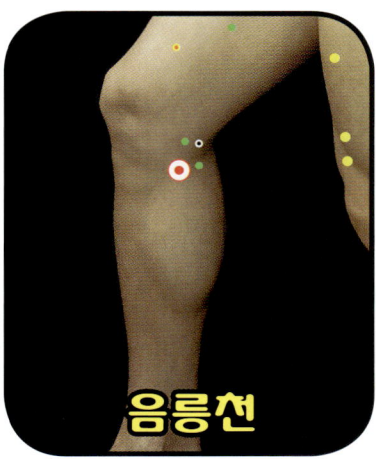

음릉천
경골내측과 바로뒤 아랫쪽.
뜸No 양릉천과 맞뚫리는 혈.

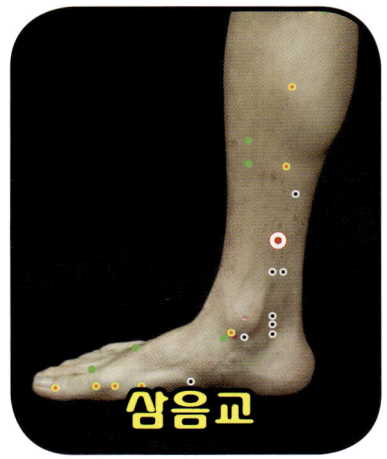

삼음교
내복사뼈 정점 상방3촌.경골과
근육의 경계.임산부 침No

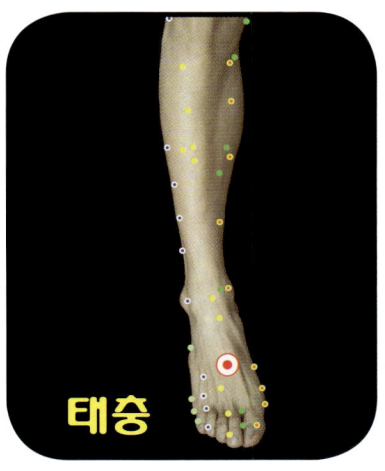

태충
제1,2중족골저의 사이.

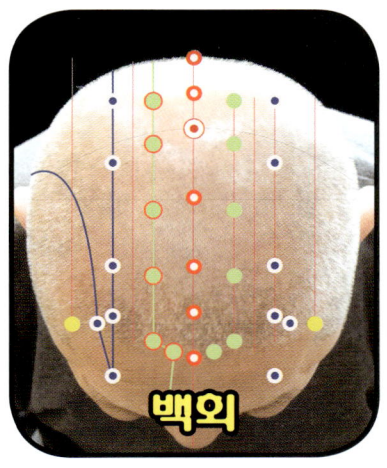

백회
이첨(귀끝)을 수직으로 올라가
정중선과 만나는 지점.

14. 부인과질환 (여성질환)

난산: 지음,지구,합곡,삼음교,공손,음교

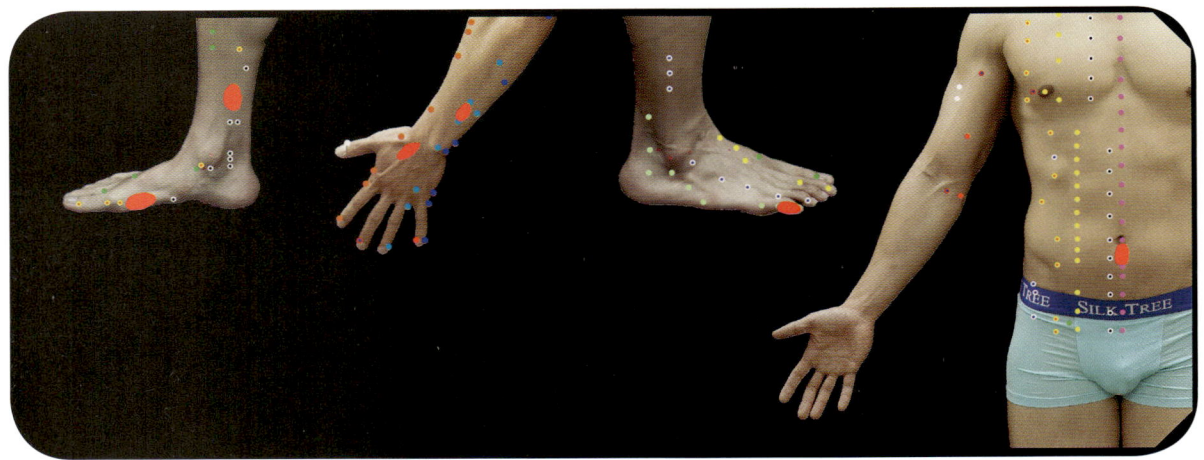

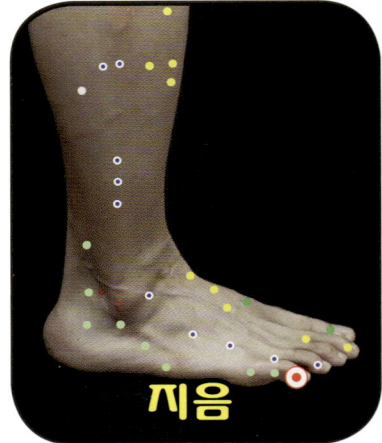

지음
5번째 발가락 발톱의 바깥쪽 모서리에서 후방 2~3mm

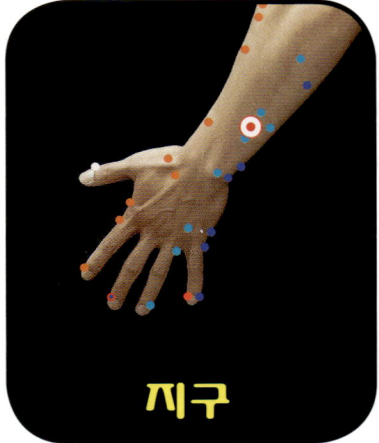

지구
양지혈 위3촌, 척골과 요골 사이

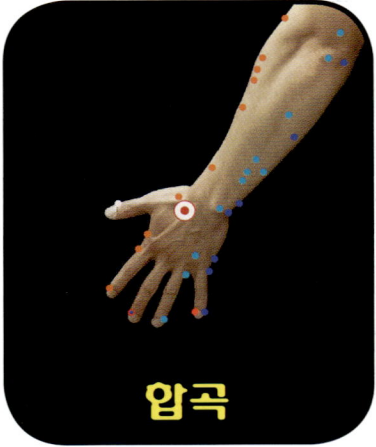

합곡
제1,2중수골저 사이에서 제2중수골저측의 뼈바로밑.

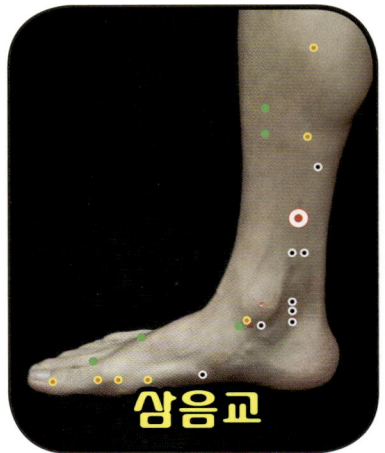

삼음교
내복사뼈 정점 상방3촌.경골과 근육의 경계.임산부 침No

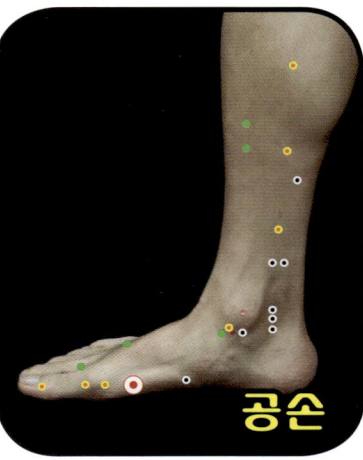

공손
제1중족골저의 내측후연 (태백)에서 후방 2cm의 곳.

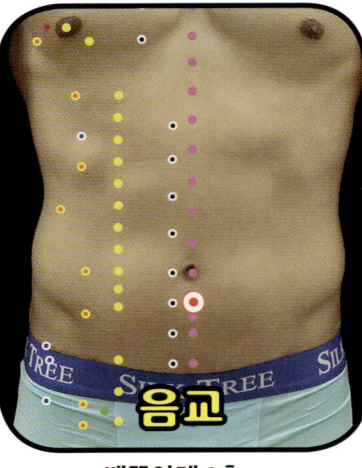

음교
배꼽아래 1촌

14. 부인과질환 (여성질환)

냉대하: 관원,중극,기해수,차료,지기,삼음교

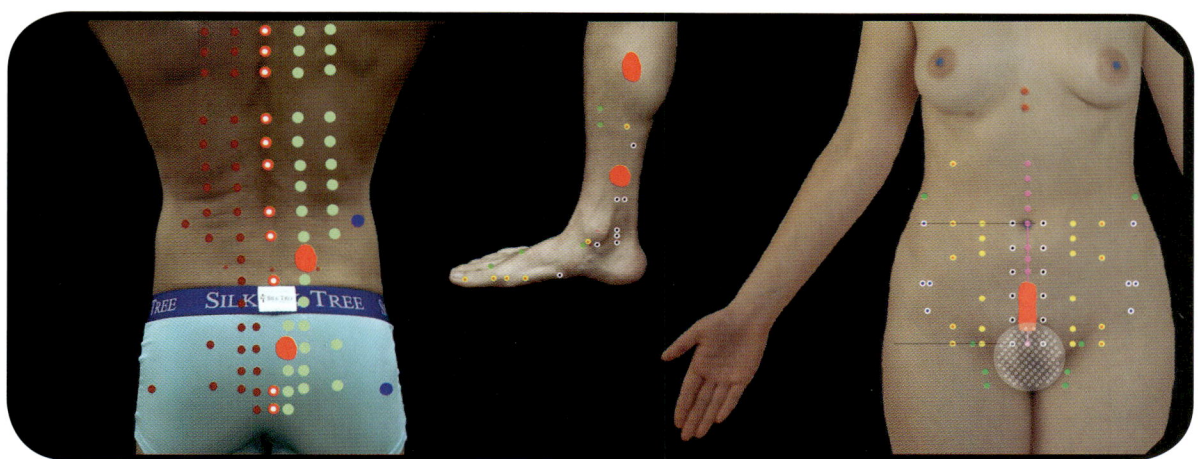

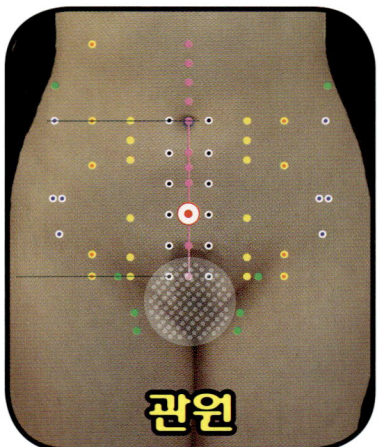

관원
배꼽아래 3촌

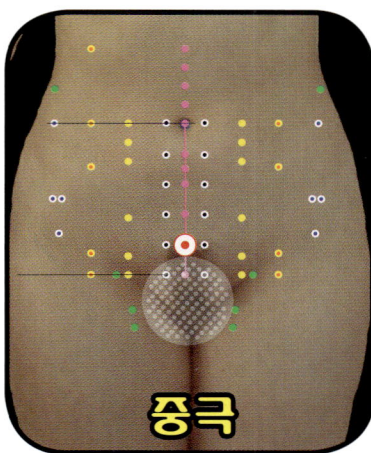

중극
배꼽아래 5촌.

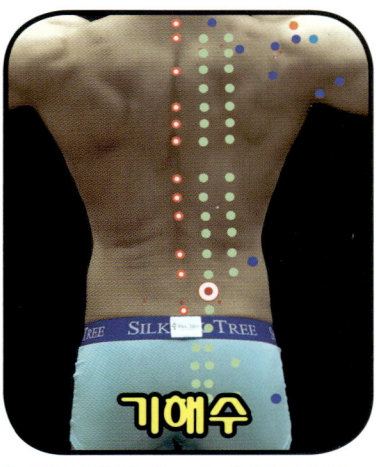

기해수
배내선상에서 제3,4요추극돌기의 사이.

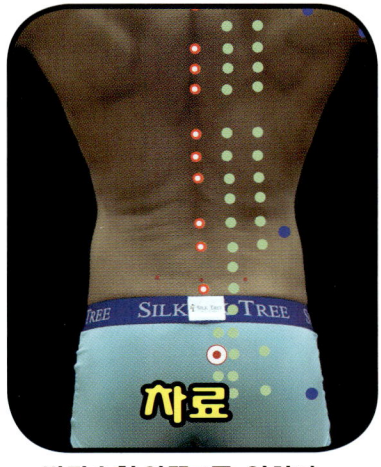

차료
방광수혈 안쪽 6푼. 엉치뼈 (천골) 두 번째 구멍.

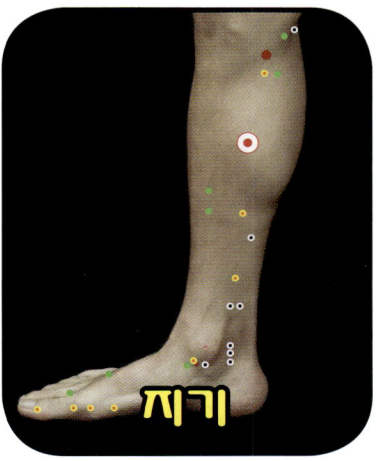

지기
음릉천과 내과정점의 사이를 4등분하고 음릉천에서 1/4

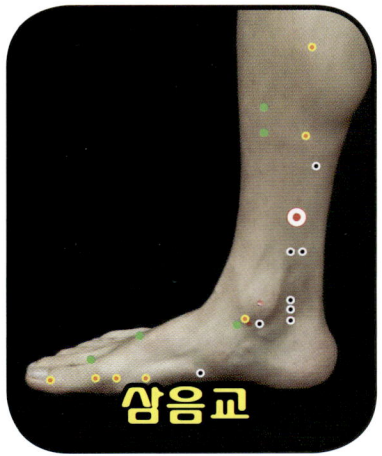

삼음교
내복사뼈 정점 상방3촌.경골과 근육의 경계.임산부 침No

14. 부인과질환 (여성질환)

불감증여성: 관원, 중극, 신문, 삼음교, 태계, 중완

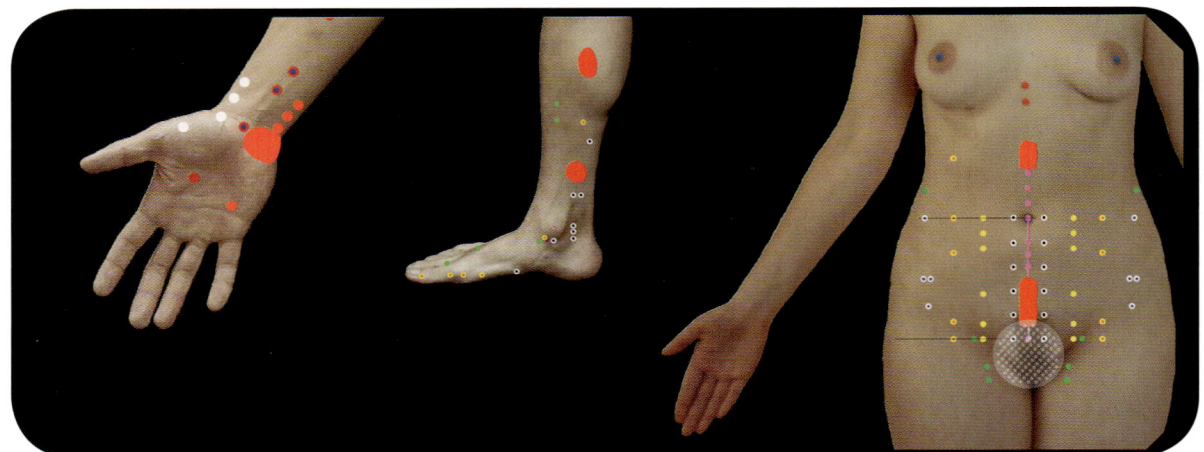

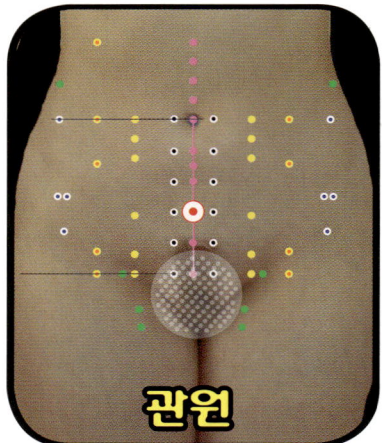

관원 — 배꼽아래 3촌

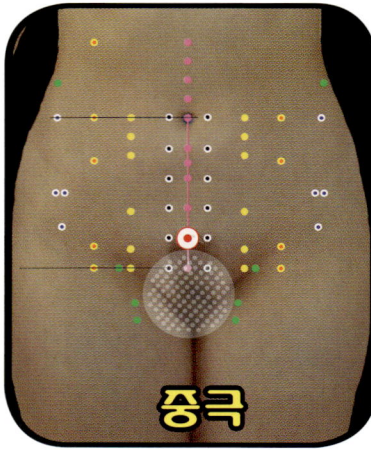

중극 — 배꼽아래 5촌.

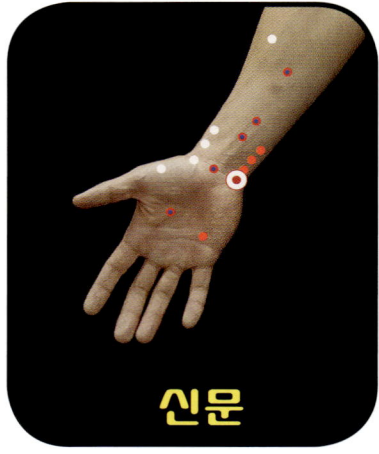

신문 — 손목을 뒤로 젖힐때 손목주름 위 소지측의 두 근육의 중심.

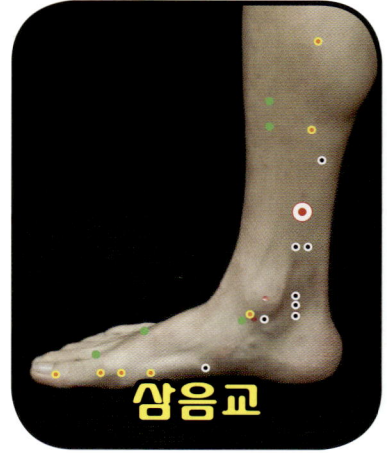

삼음교 — 내복사뼈 정점 상방3촌. 경골과 근육의 경계. 임산부 침No

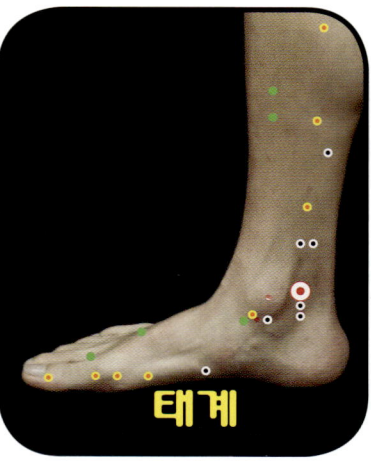

태계 — 내과 뒷쪽과 아킬레스건 안쪽 사이에 커다랗게 패인곳

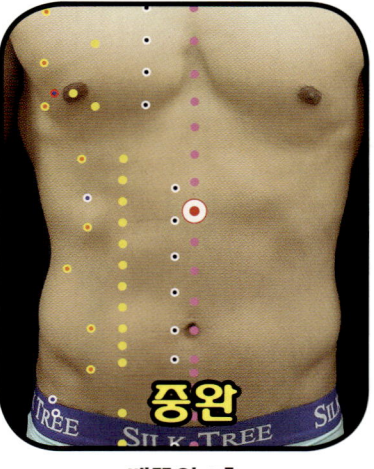

중완 — 배꼽위 4촌.

14. 부인과질환 (여성질환)

불임증: 관원,자궁(EP22),포황,신수,지기,삼음교

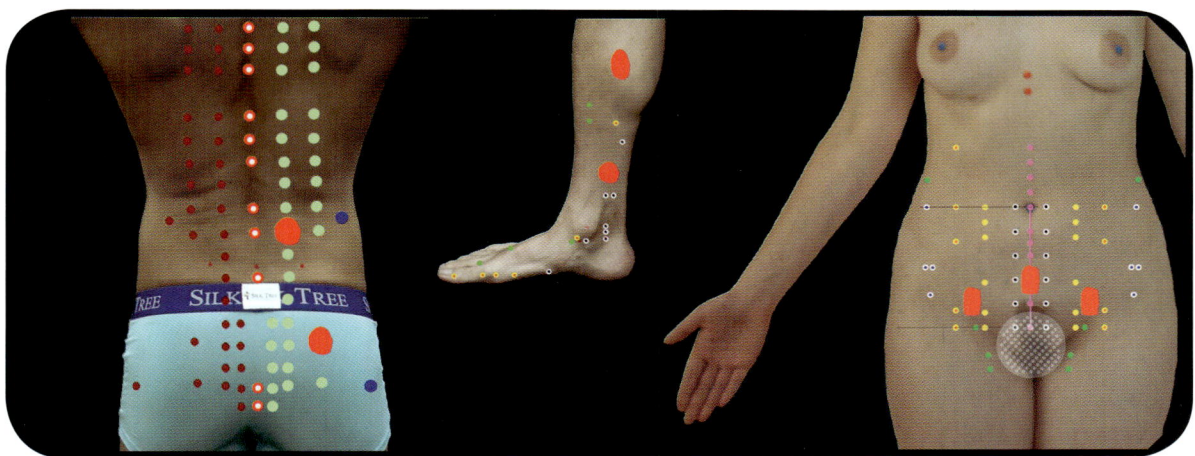

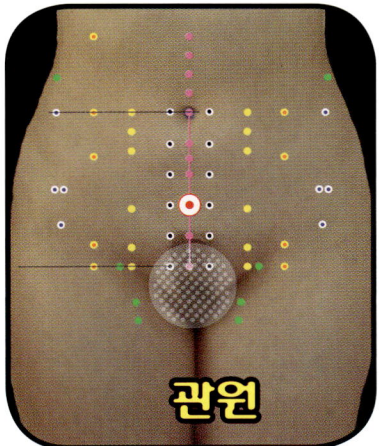

관원

배꼽아래 3촌

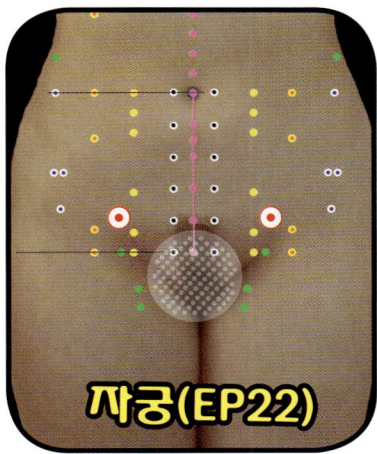

자궁(EP22)

중극혈의 양옆3촌.중극:배꼽과 곡골혈 사이의 하방 1/5.

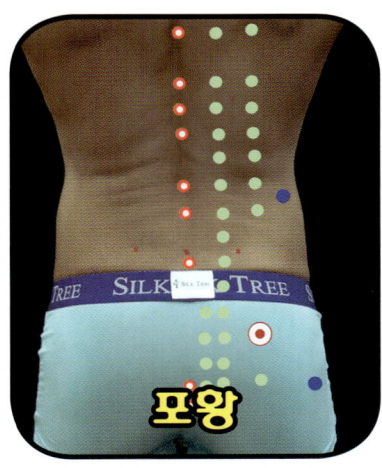

포황

배외선상에서 제19척추 밑.

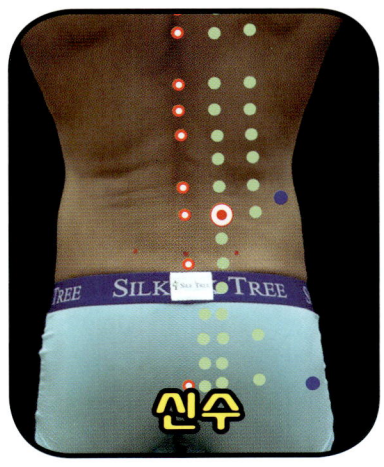

신수

배내선상에서 제2,3 요추극돌기의 사이.

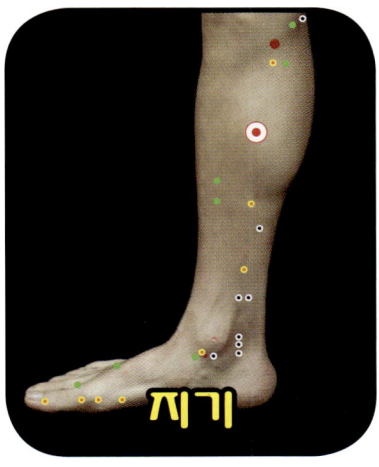

지기

음릉천과 내과정점의 사이를 4등분하고 음릉천에서1/4

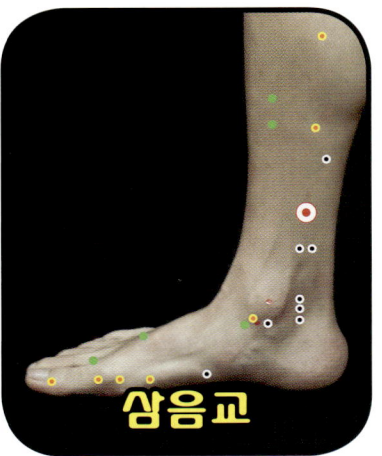

삼음교

내복사뼈 정점 상방3촌.경골과 근육의 경계.임산부 침No

14. 부인과잘환 (여성질환)

사산: 지음,삼음교,합곡,음교,중극,천추

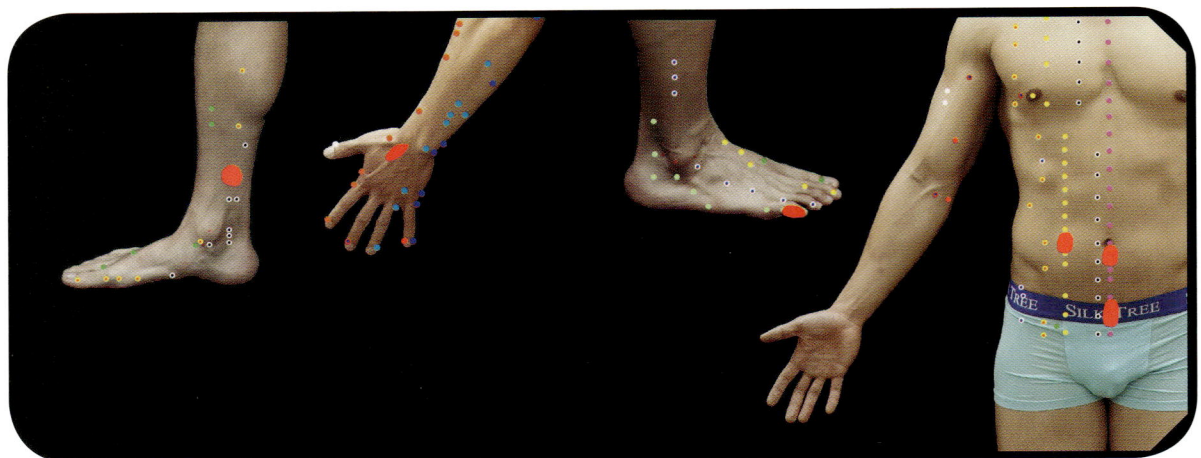

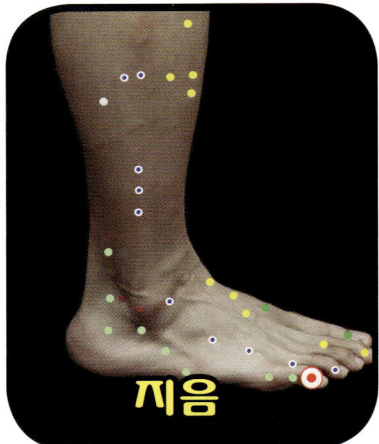

지음
5번째 발가락 발톱의 바깥쪽 모서리에서 후방 2~3mm

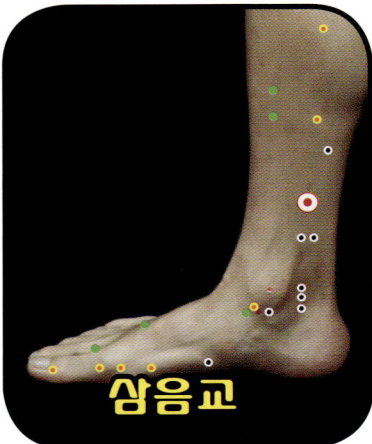

삼음교
내복사뼈 정점 상방3촌.경골과 근육의 경계.임산부 침No

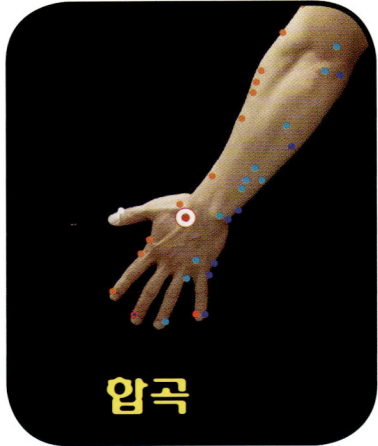

합곡
제1,2중수골저 사이에서 제2중수골저측의 뼈바로밑.

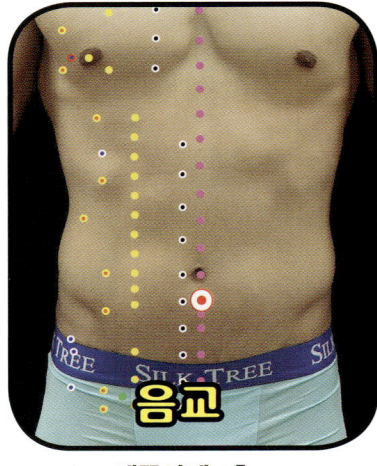

음교
배꼽아래 1촌

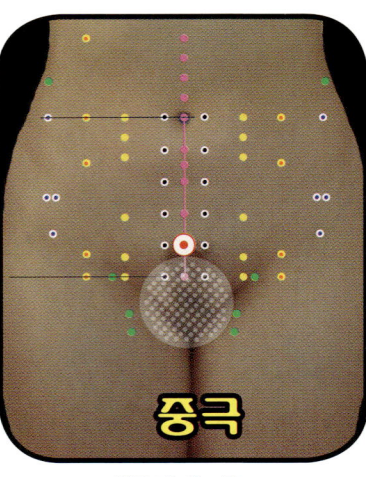

중극
배꼽아래 5촌.

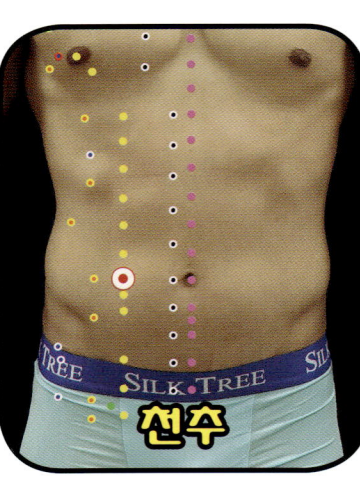

천추
복간선상에서 신궐의 높이

14. 부인과질환 (여성질환)

산후 모유분비 촉진: 단중,유근,비수,위수,족삼리,태충

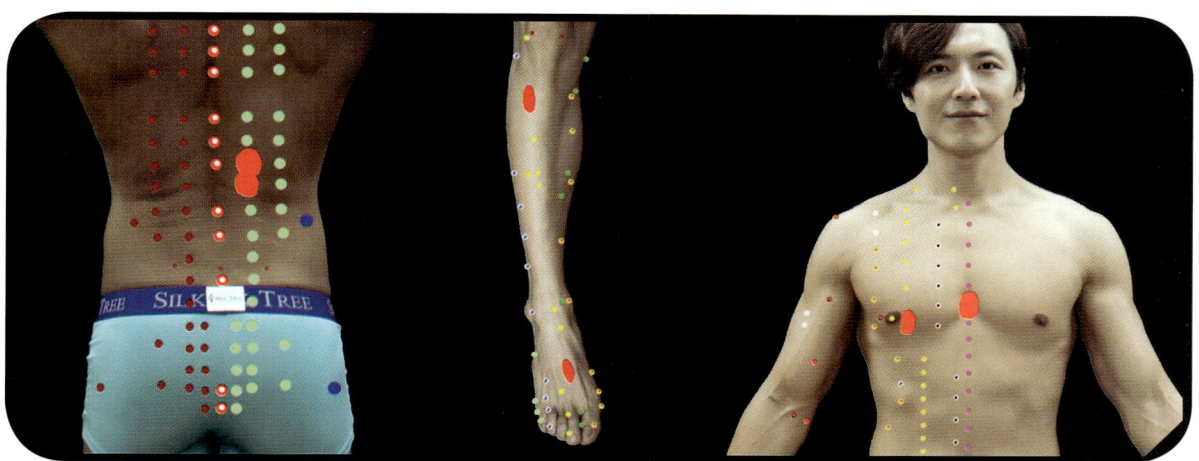

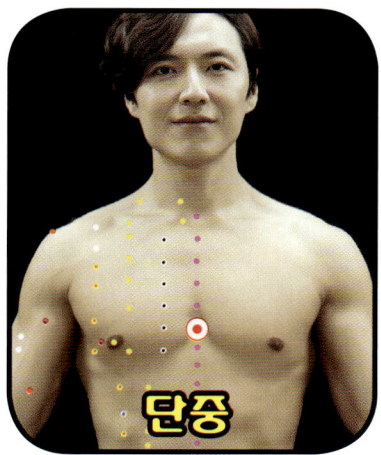

단중
양 유두 사이 중앙 약간 위.

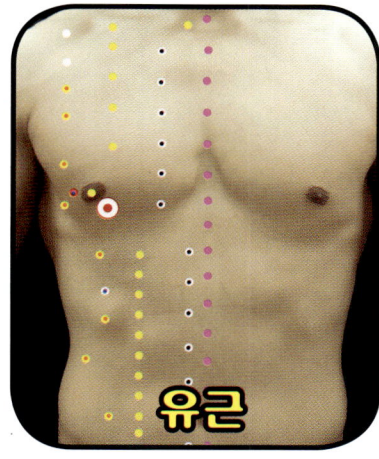

유근
흉간선상에서 제5늑간. 유중 1.6촌 아래 안쪽.

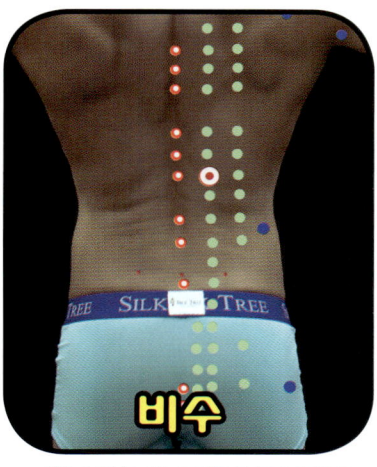

비수
배내선상 11,12흉추극돌기의 사이.

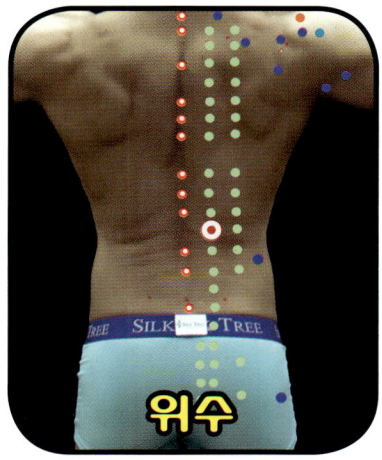

위수
배내선상에서 1요추극돌기와 12흉추극돌기 사이의 높이

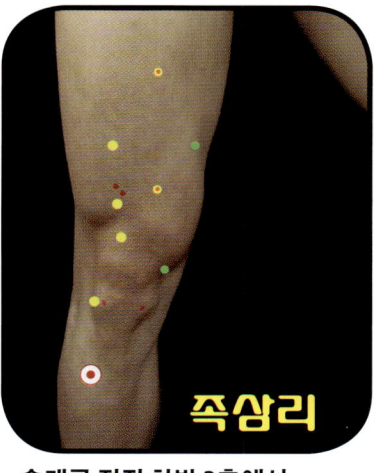

족삼리
슬개골 정점 하방 3촌에서 외측 1촌(2cm)

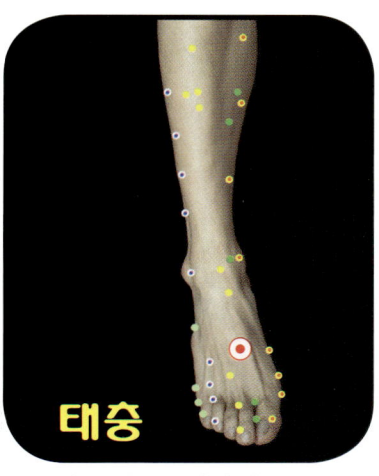

태충
제1,2중족골저의 사이.

14. 부인과질환 (여성질환)

산후 복통: 관원, 기해, 중극, 격수, 신수, 혈해, 삼음교, 족삼리, 태충

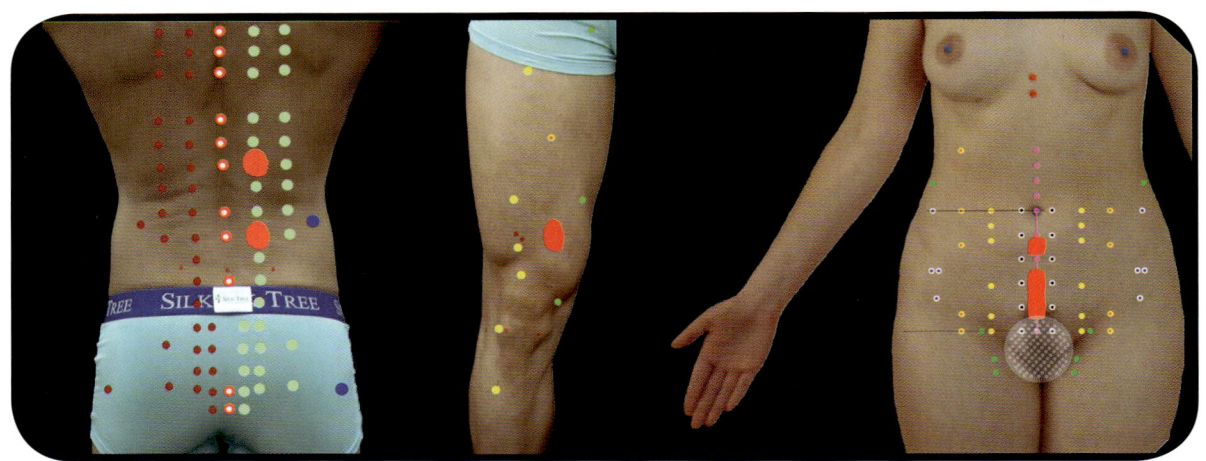

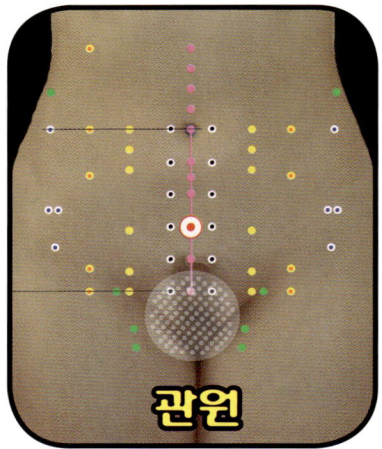

관원
배꼽아래 3촌

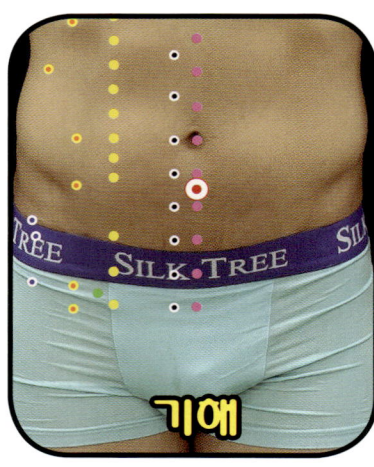

기해
배꼽아래 1.5촌

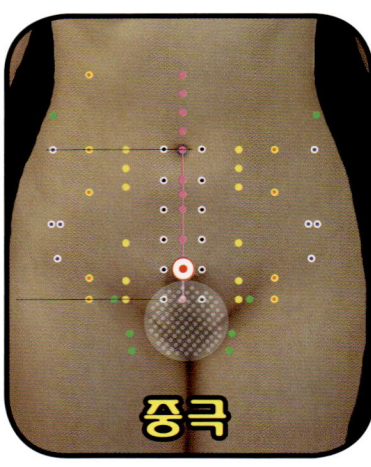

중극
배꼽아래 5촌.

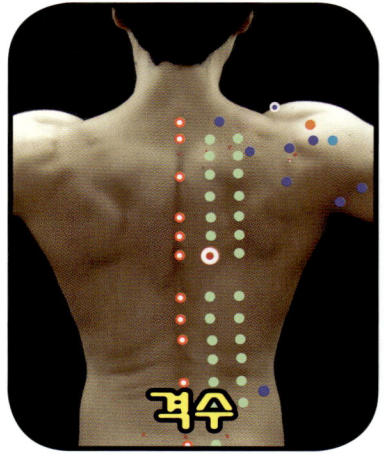

격수
배내선상에서 7,8흉추극돌기의 사이.

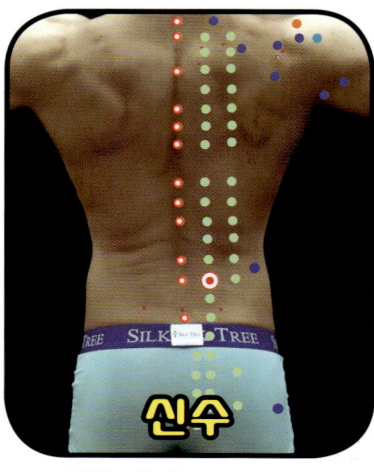

신수
배내선상에서 제2,3 요추극돌기의 사이.

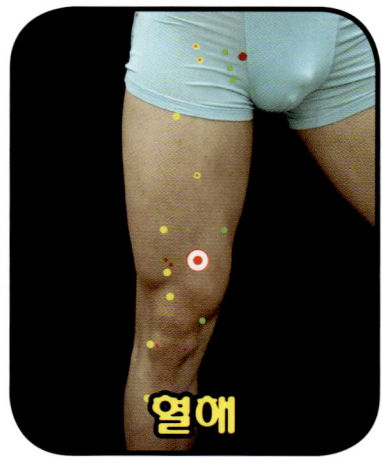

혈해
슬개골 외상점 3촌 위에있는 힘줄사이 흰살경계.

14. 부인과질환 (여성질환)

산후 어지러움: 관원, 기해, 족삼리, 삼음교, 지구, 공손

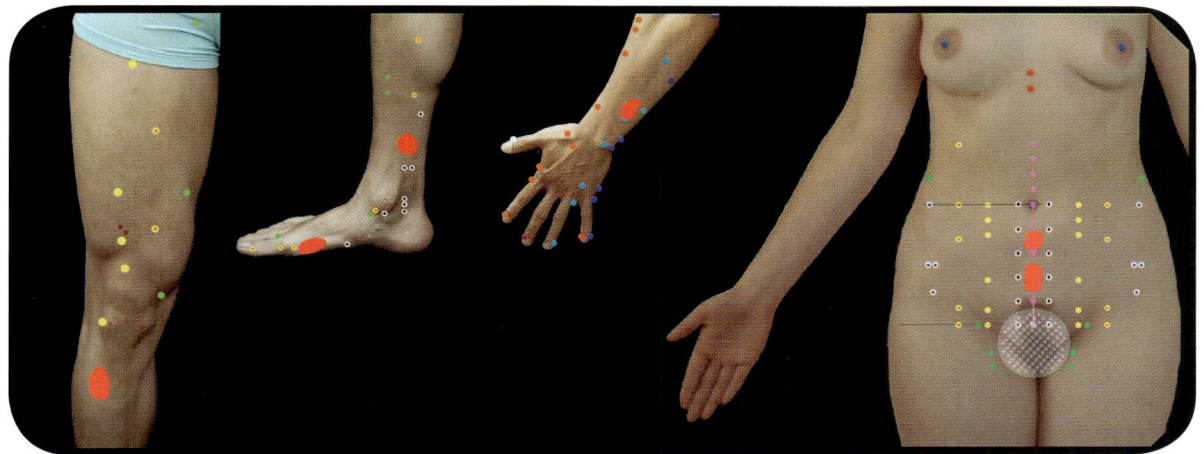

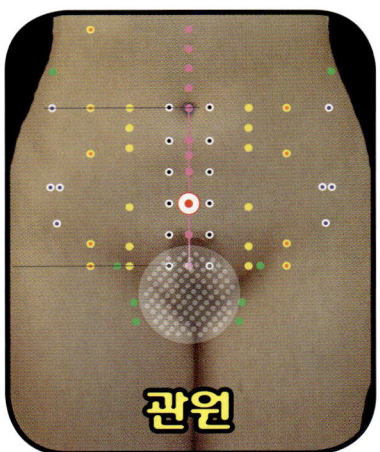

관원
배꼽아래 3촌

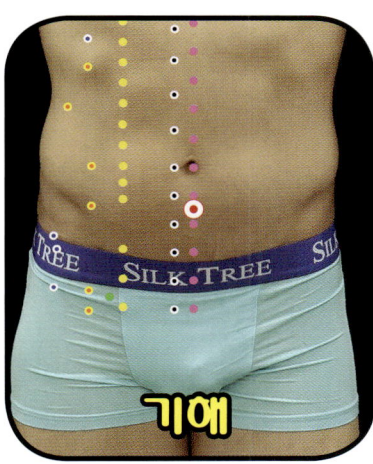

기해
배꼽아래 1.5촌

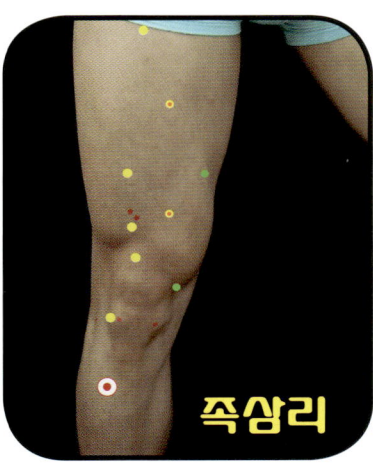

족삼리
슬개골 정점 하방 3촌에서 외측 1촌(2cm)

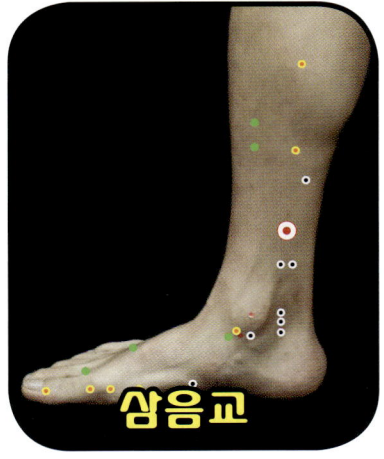

삼음교
내복사뼈 정점 상방3촌. 경골과 근육의 경계. 임산부 침No

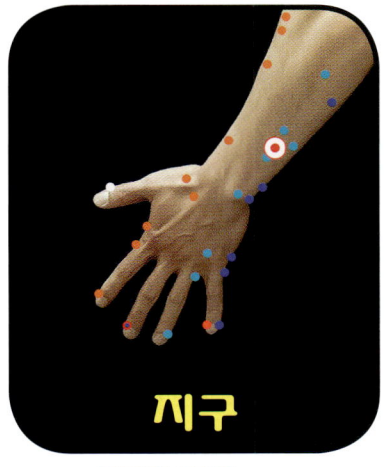

지구
양지혈 위3촌, 척골과 요골 사이

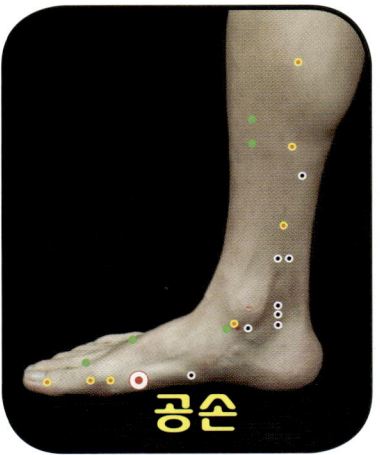

공손
제1중족골저의 내측후연 (태백)에서 후방 2cm의 곳.

14. 부인과질환 (여성질환)

산후 하혈: 혈해,대돈,삼음교,지음,태계,부류

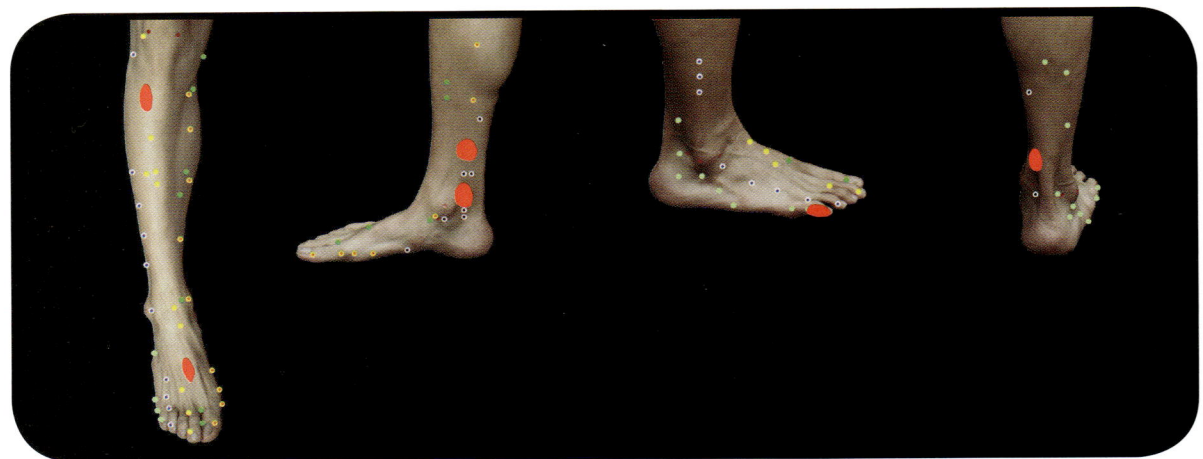

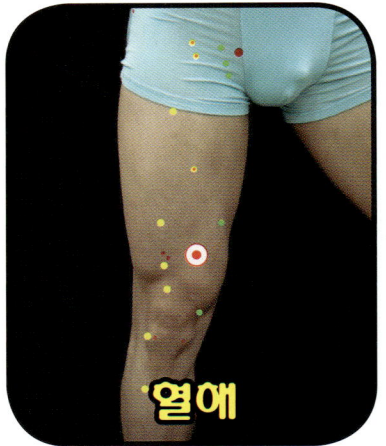

혈해

슬개골 외상점 3촌 위에있는 힘줄사이 흰살경계.

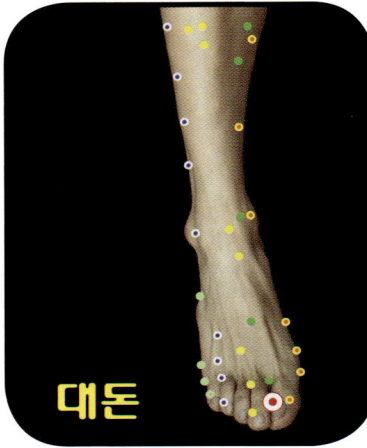

대돈

엄지발톱의 외측모서리 1푼 후방에서 대돈을 취혈한다.

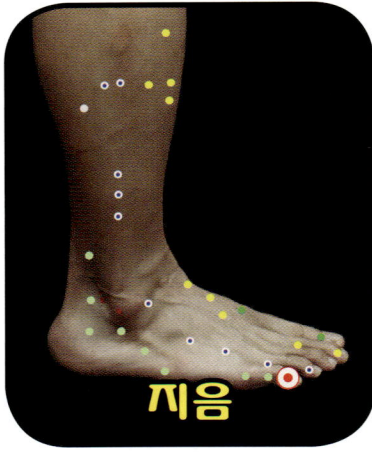

지음

5번째 발가락 발톱의 바깥쪽 모서리에서 후방 2~3mm

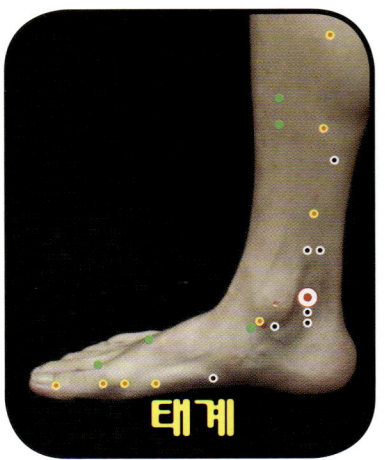

태계

내과 뒷쪽과 아킬레스건 안쪽의 사이에 커다랗게 패인곳을

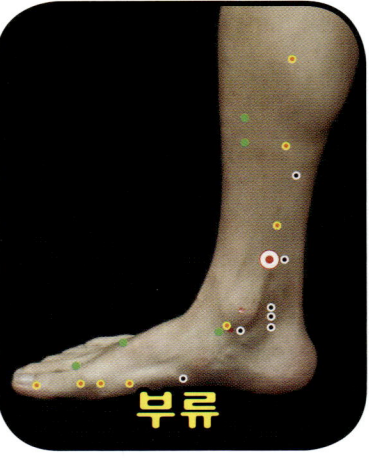

부류

태계 상방 2촌.

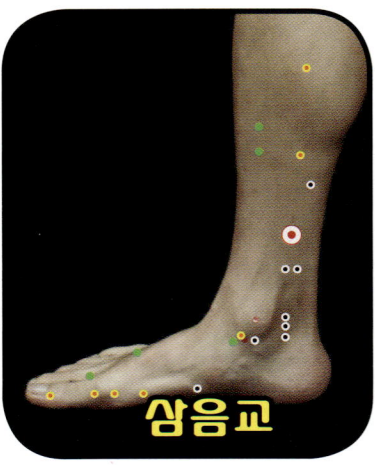

삼음교

내복사뼈 정점 상방3촌.경골과 근육의 경계.임산부 침No

14. 부인과질환 (여성질환)

살빼기: 단중, 중완, 관원, 신수, 풍륭, 삼음교

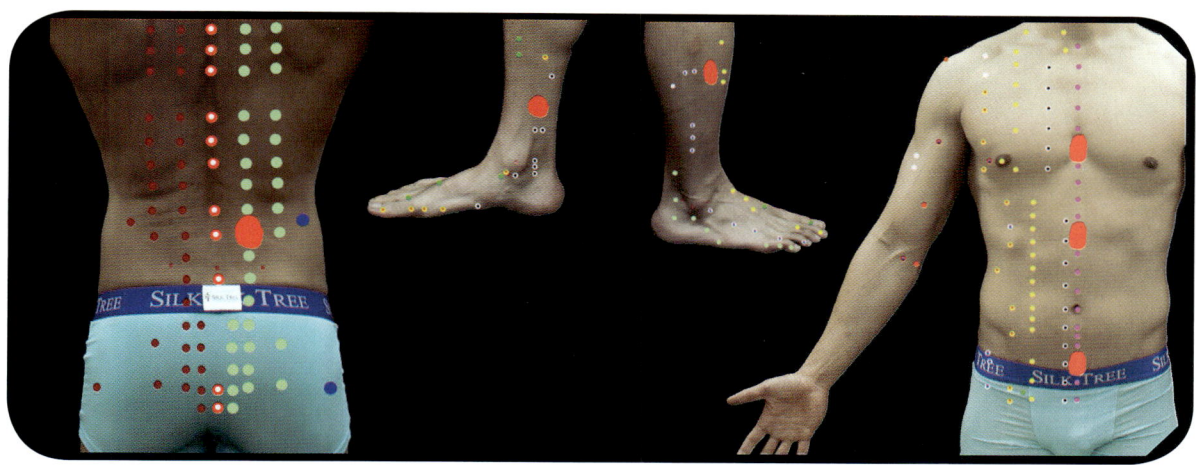

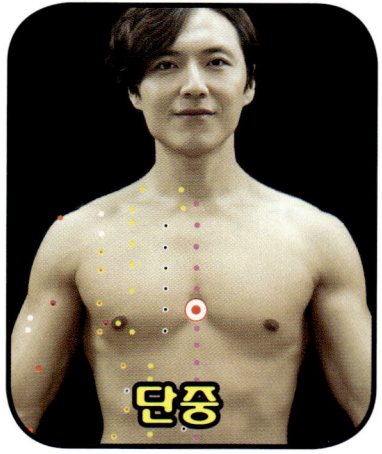

단중
양 유두 사이 중앙 약간 위.

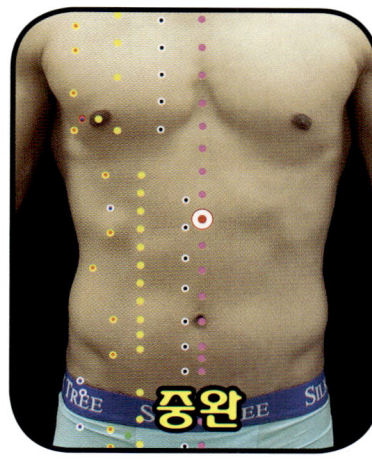

중완
배꼽위 4촌.

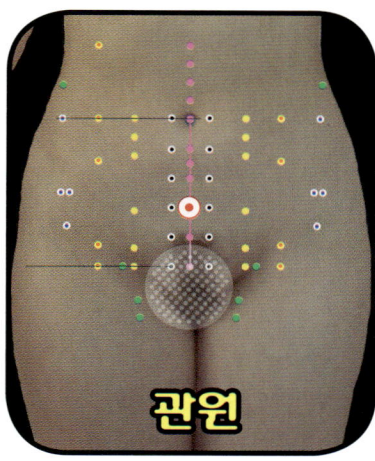

관원
배꼽아래 3촌

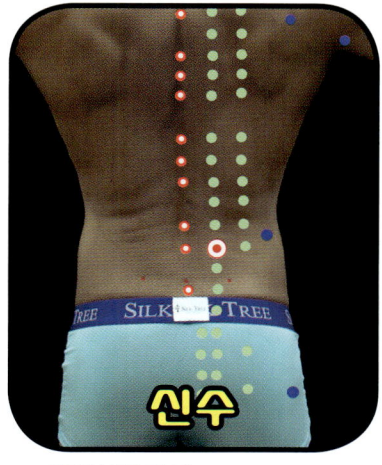

신수
배내선상에서 제2,3 요추극돌기의 사이.

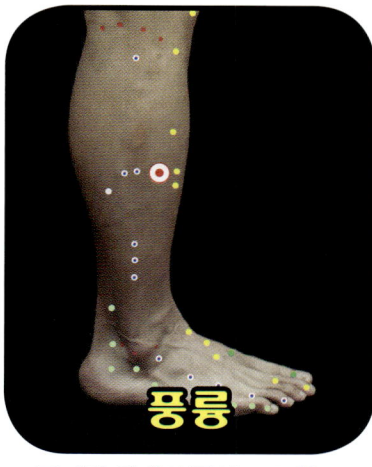

풍륭
독비와 해계의 중앙 조구혈 외측 2cm.

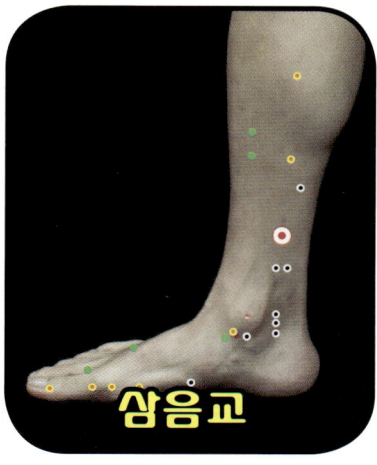

삼음교
내복사뼈 정점 상방3촌. 경골과 근육의 경계. 임산부 침No

14. 부인과질환 (여성질환)

습관성 유산: 관원, 간수, 비수, 명문, 음릉천, 삼음교

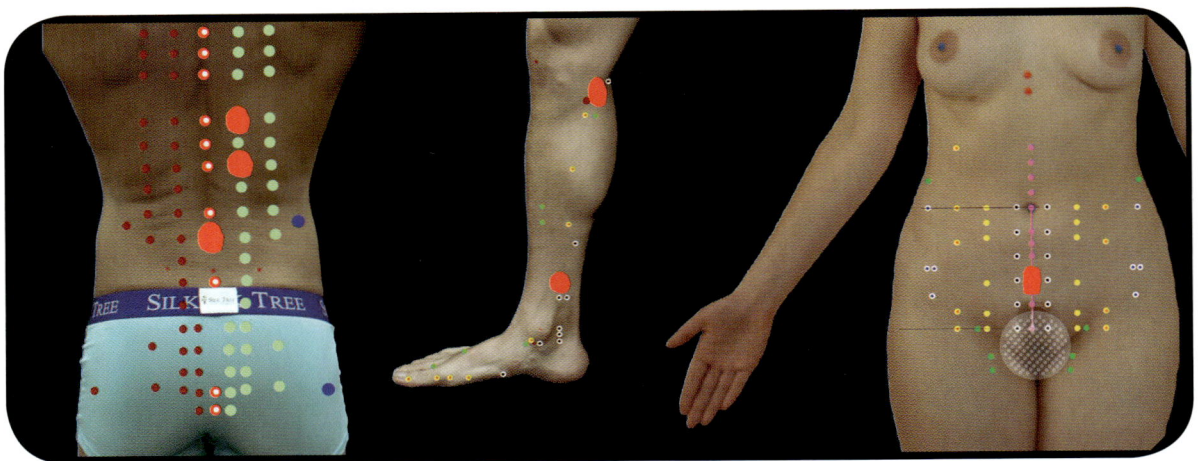

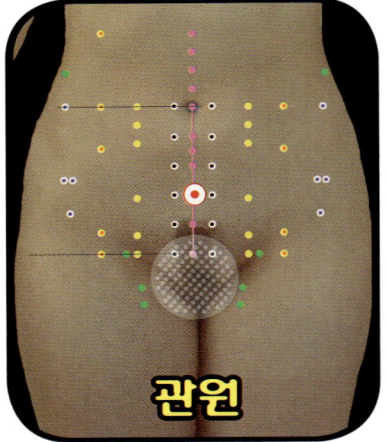

관원
배꼽아래 3촌

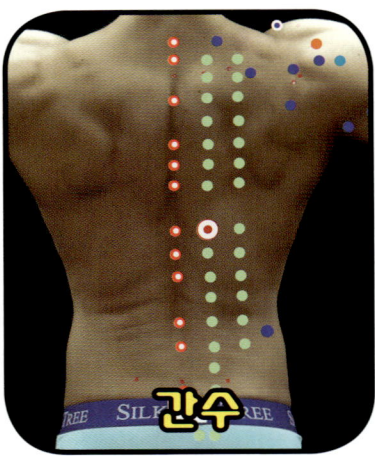

간수
배내선상에서 9,10흉추극돌기의 사이.

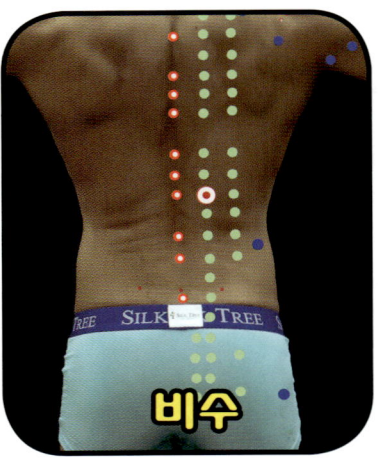

비수
배내선상 11,12흉추극돌기의 사이.

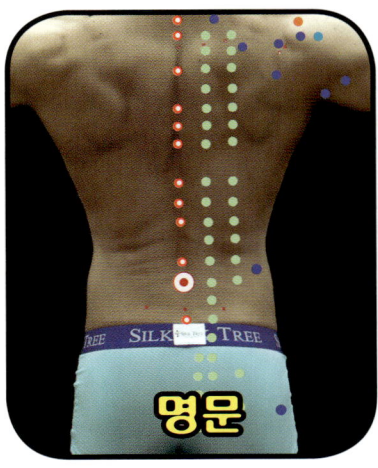

명문
제2,3 요추극돌기 사이.

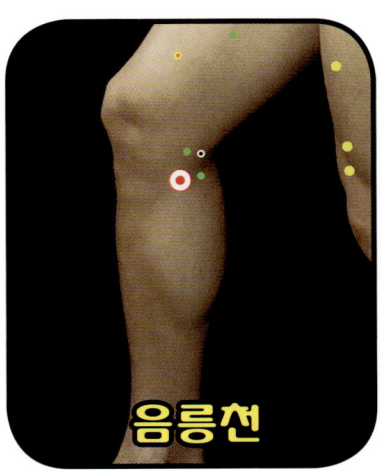

음릉천
경골내측과 바로뒤 아랫쪽.
뜸No 양릉천과 맞뚫리는 혈.

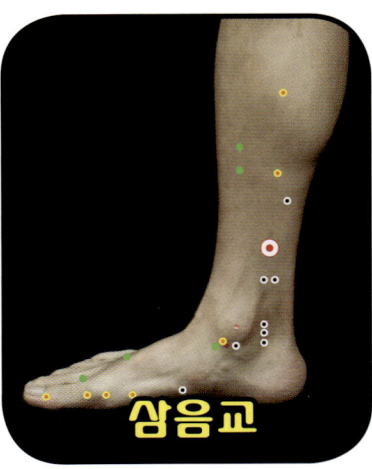

삼음교
내복사뼈 정점 상방3촌. 경골과 근육의 경계. 임산부 침No

14. 부인과질환 (여성질환)

월경과다: 기해,관원,간수,비수,은백,대돈

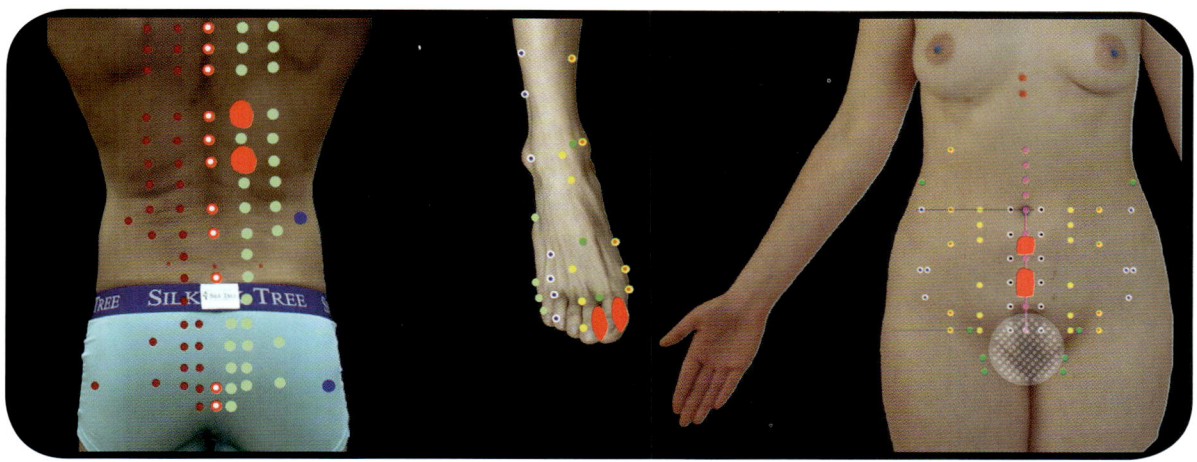

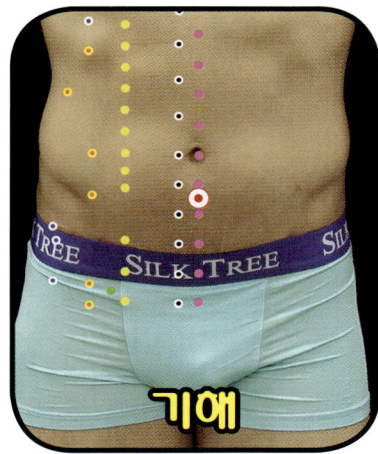

기해
배꼽아래 1.5촌

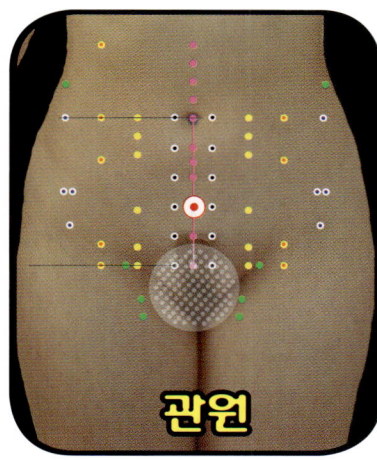

관원
배꼽아래 3촌

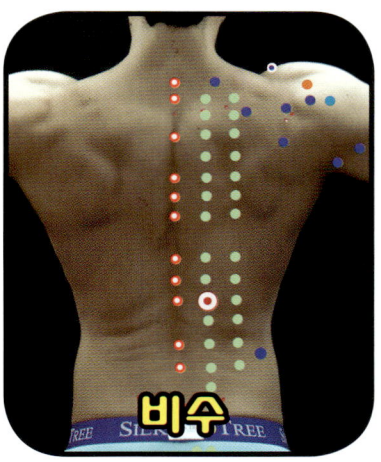

비수
배내선상 11,12흉추극돌기의 사이.

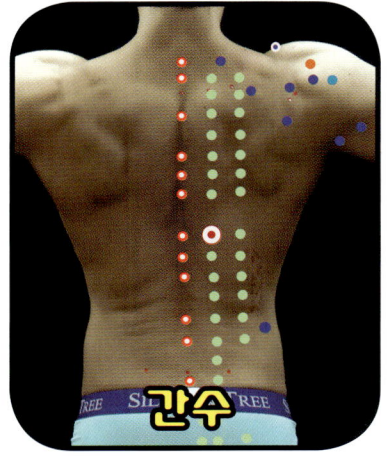

간수
배내선상에서 9,10흉추극돌기의 사이.

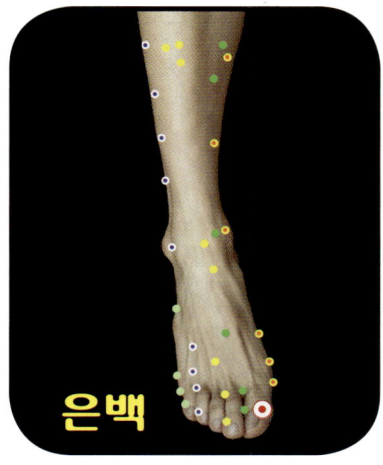

은백
엄지발가락의 내측 발톱 모서리 후방 2~3mm. 뜸No

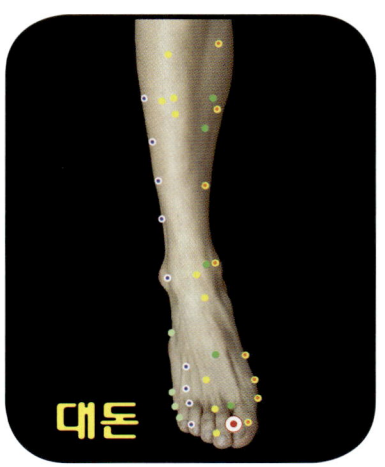

대돈
엄지발톱의 외측모서리 1푼 후방에서 대돈을 취혈한다.

14. 부인과잘환 (여성질환)

월경불순: 관원, 혈해, 삼음교, 태충, 연곡, 행간

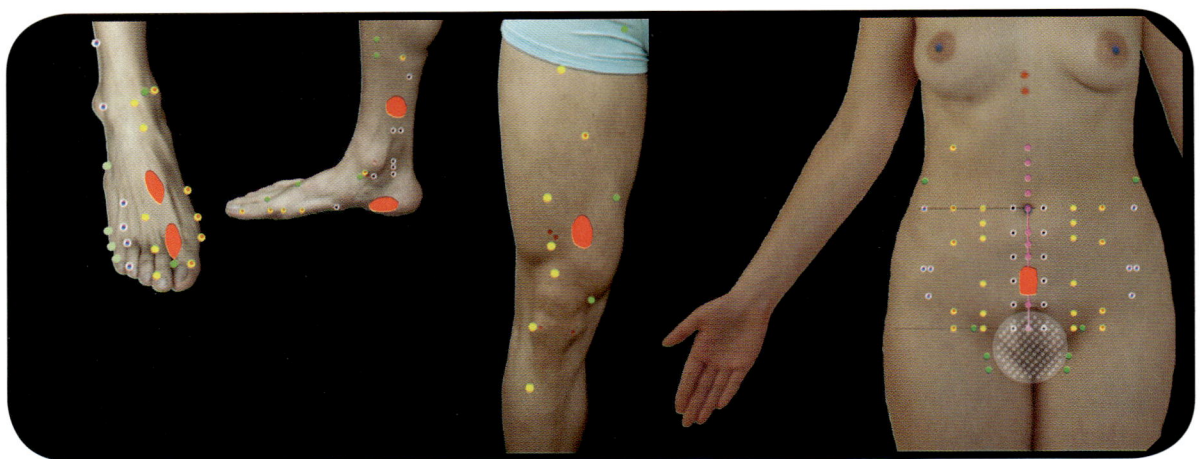

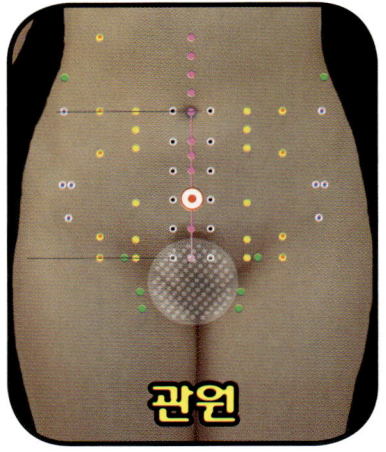

관원
배꼽아래 3촌

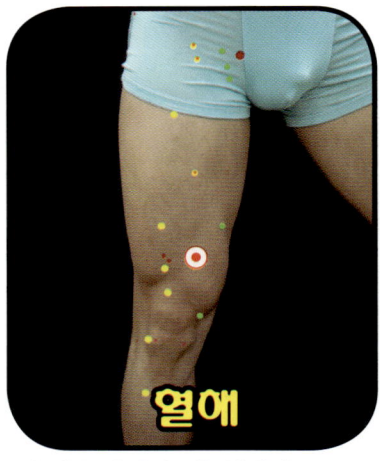

혈해
슬개골 외상점 3촌 위에있는 힘줄사이 흰살경계.

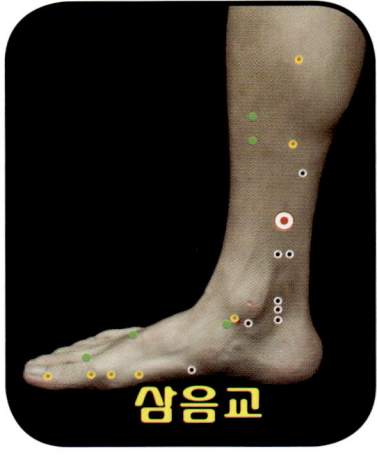

삼음교
내복사뼈 정점 상방3촌. 경골과 근육의 경계. 임산부 침No

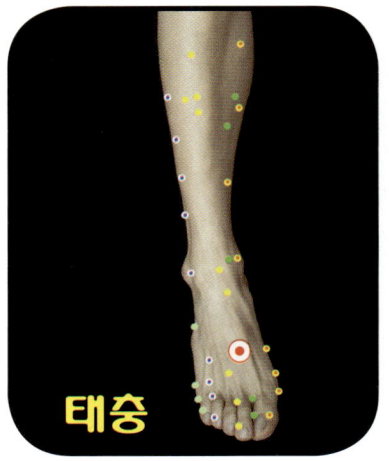

태충
제1,2중족골저의 사이.

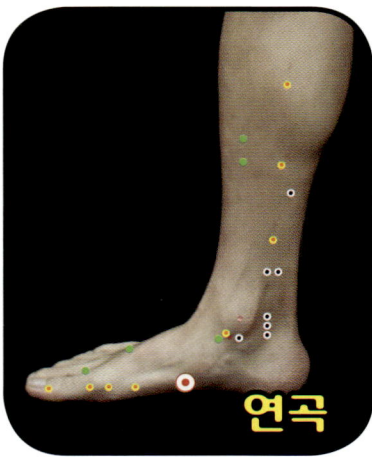

연곡
내과 앞밑 튀어나온 주상골 뒤밑. 주상골과 종골의 사이에 위치.

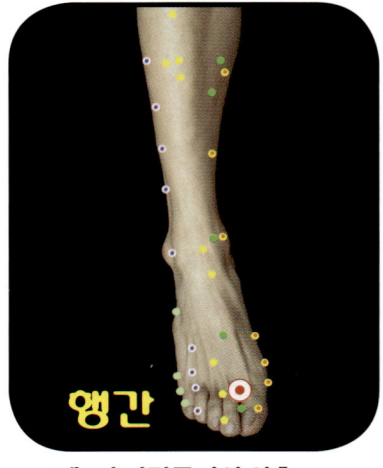

행간
제1지 기절골저의 외측.

14. 부인과질환 (여성질환)

월경통(생리통): 기해, 신수, 족삼리, 삼음교, 지기, 태충

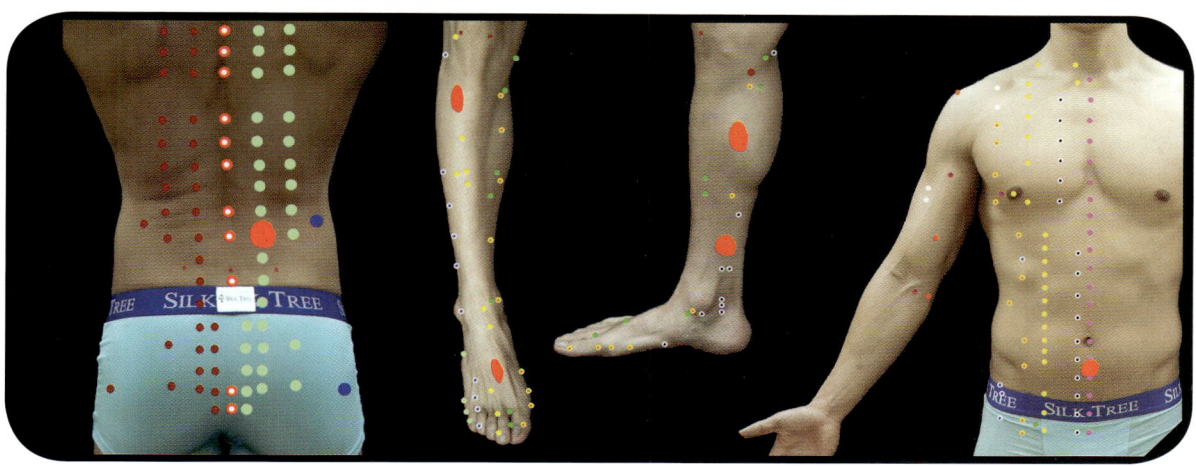

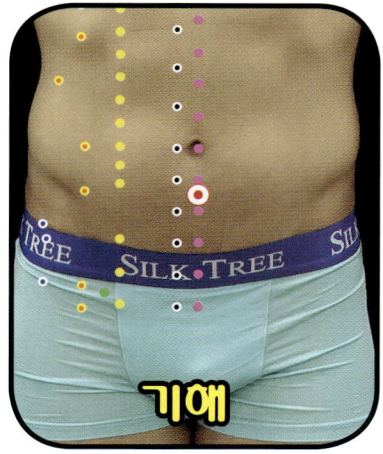

기해
배꼽아래 1.5촌

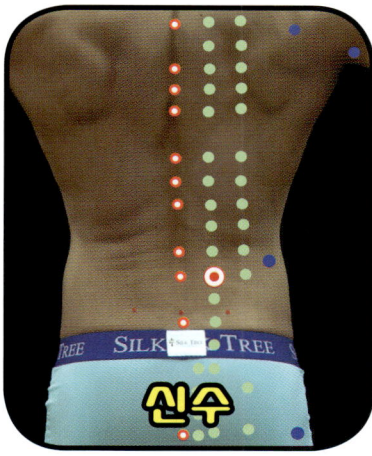

신수
배내선상에서 제2,3 요추극돌기의 사이.

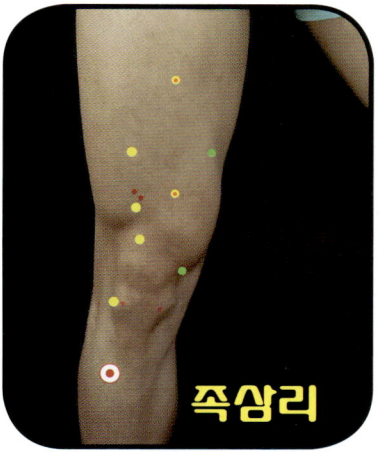

족삼리
슬개골 정점 하방 3촌에서 외측 1촌(2cm)

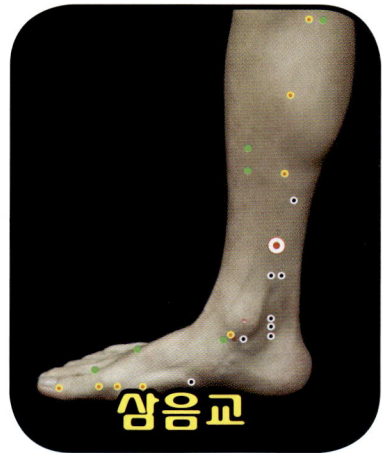

삼음교
내복사뼈 정점 상방3촌. 경골과 근육의 경계. 임산부 침No

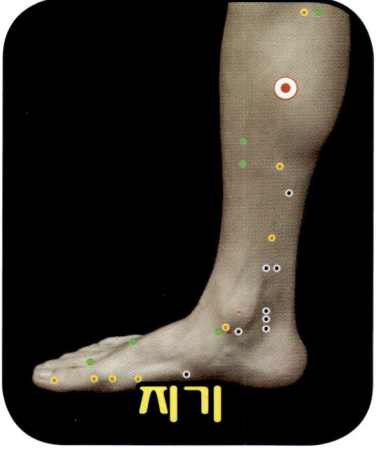

지기
음릉천과 내과정점의 사이를 4등분하고 음릉천에서 1/4

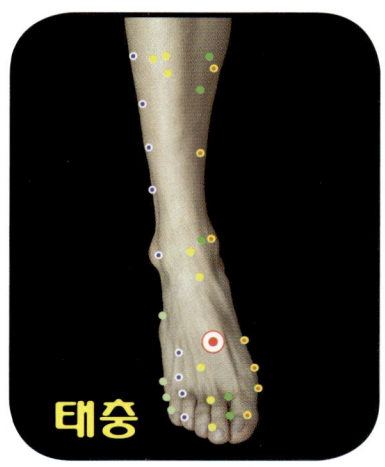

태충
제1,2중족골저의 사이.

14. 부인과질환 (여성질환)

유방통/젖몸살 : 단중, 유근, 견정(G21), 천종, 족삼리, 행간

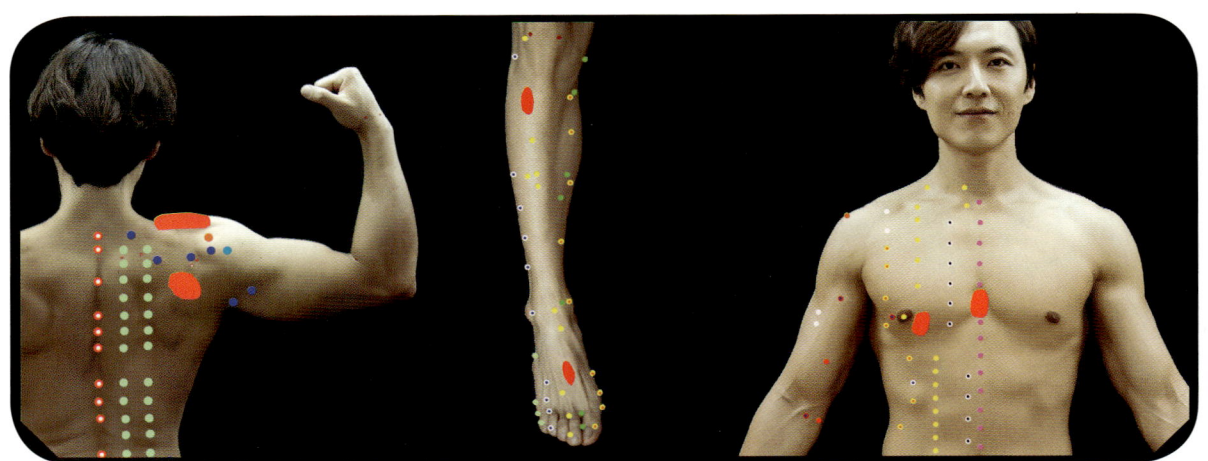

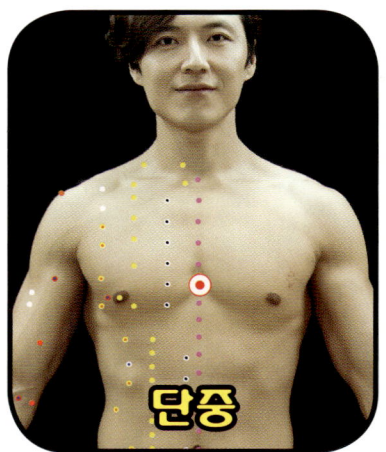

단중
양 유두 사이 중앙 약간 위.

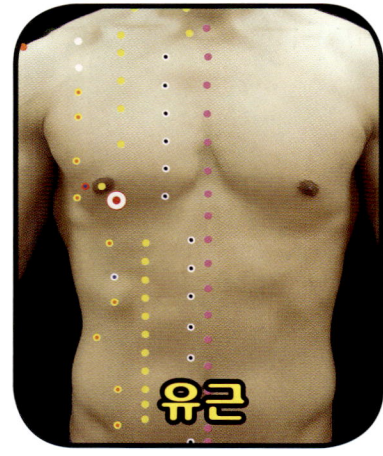

유근
흉간선상에서 제5늑간. 유중 1.6촌 아래 안쪽.

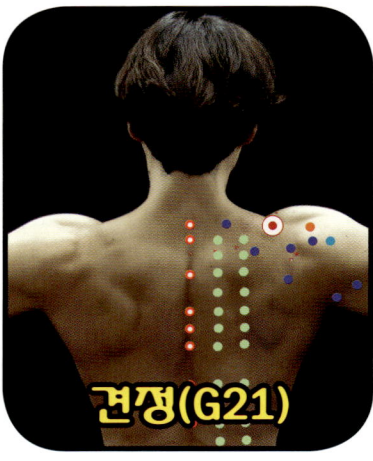

견정(G21)
제7경추극돌기 정점과 견봉각의 중앙.

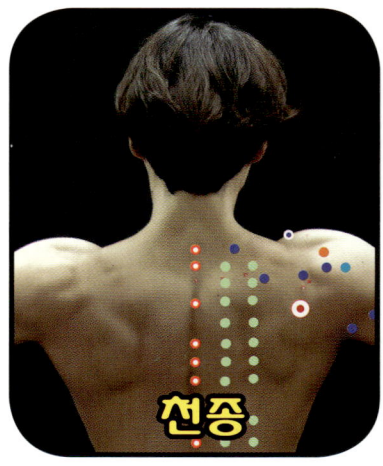

천종
제4흉추의 높이에서 견정 (SI8) 45도 각도로 선을그어 만나는 곳

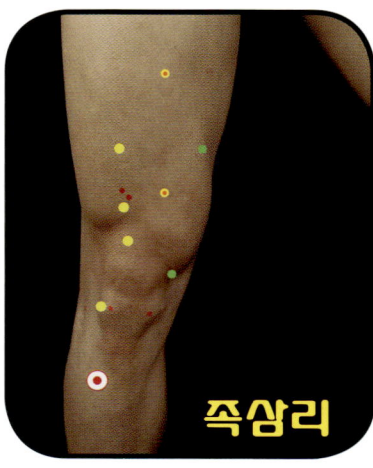

족삼리
슬개골 정점 하방 3촌에서 외측 1촌(2cm)

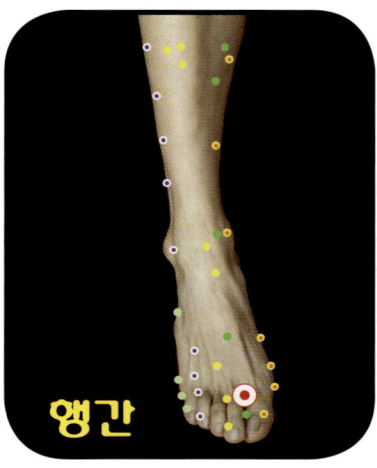

행간
제1지 기절골저의 외측.

14. 부인과질환 (여성질환)

유방확대: 단중, 중부, 천계, 신봉, 첨근, 거궐중완, 천추

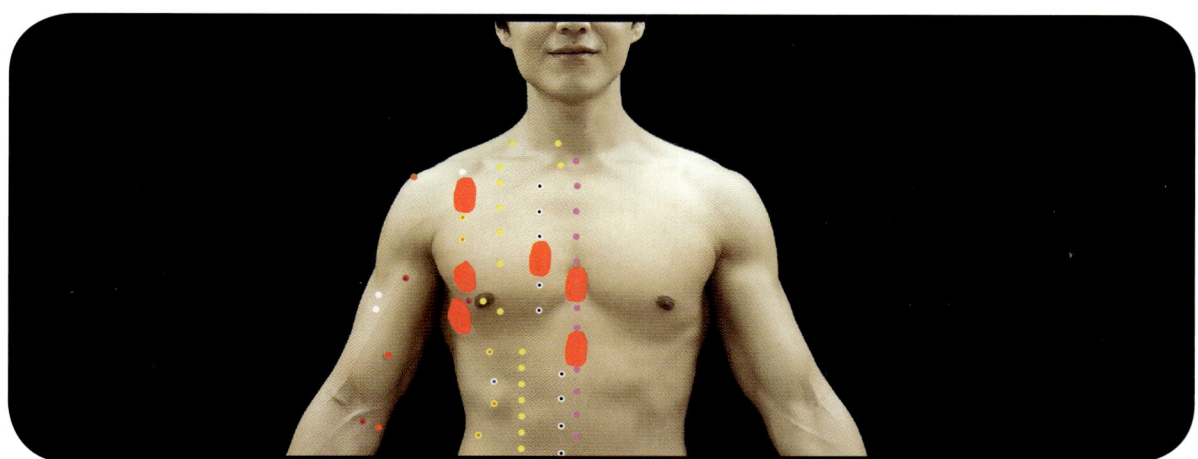

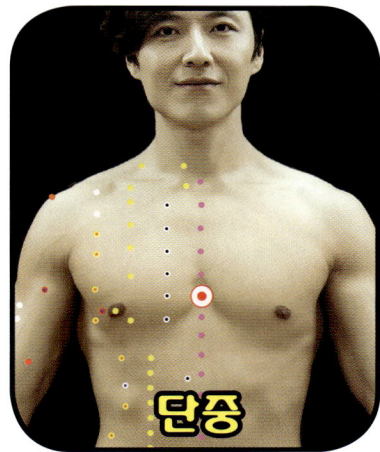

단중
양 유두 사이 중앙 약간 위.

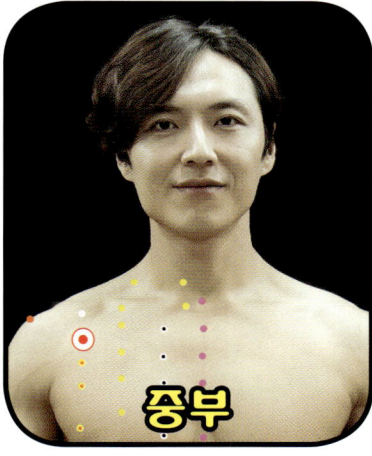

중부
흉외선상에서 오구돌기 안쪽 중앙의 높이에서 취혈

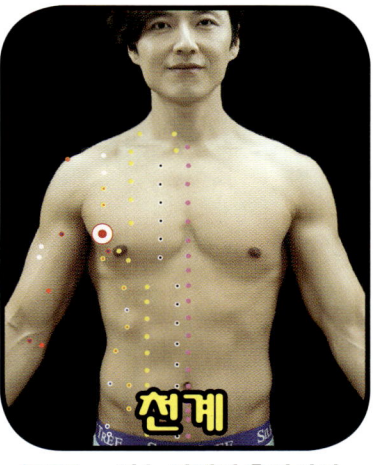

천계
유두 2cm위 높이에서 흉외선위

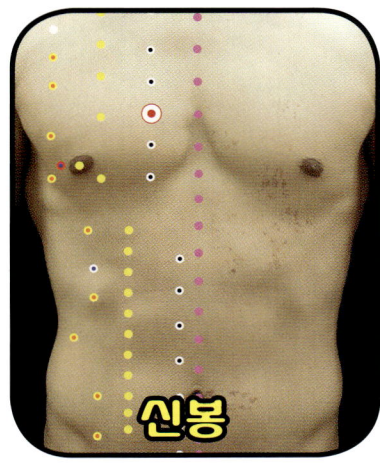

신봉
대략 유두와 같은 높이의 흉내선상에서 음푹 들어간 곳

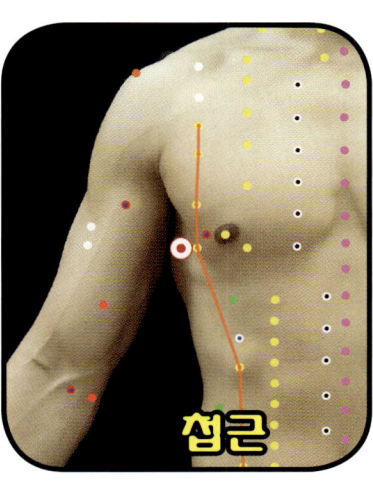

첨근
연액앞 1촌.
연액:유두 외방 4촌.

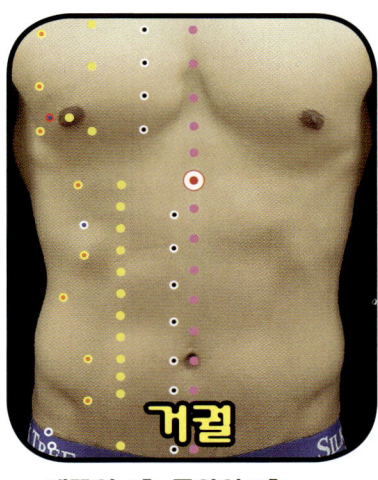

거궐
배꼽위 6촌. 중완위 2촌.

14. 부인과잘환 (여성질환)

유선염: 단중,유근,견정(G21),천종,족삼리,온류,태충,내관

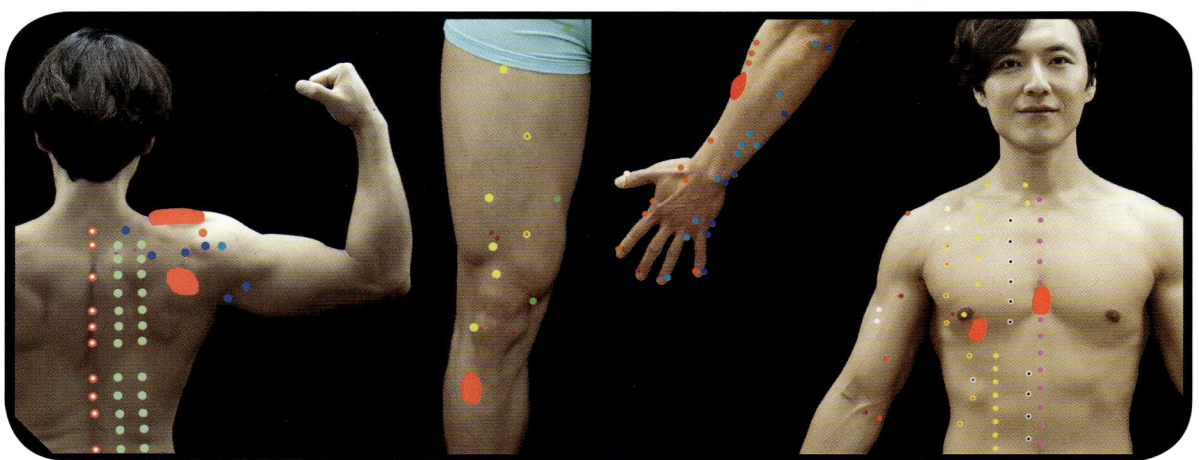

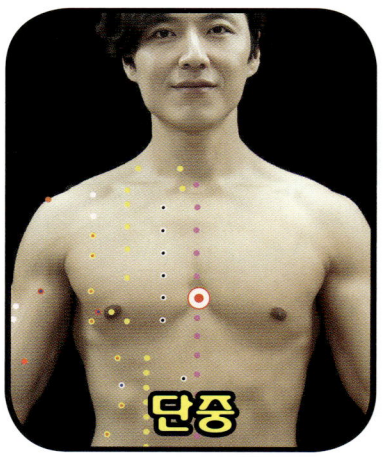

단중
양 유두 사이 중앙 약간 위.

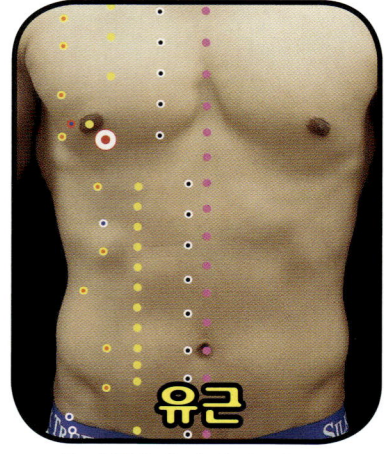

유근
흉간선상에서 제5늑간. 유중 1.6촌 아래 안쪽.

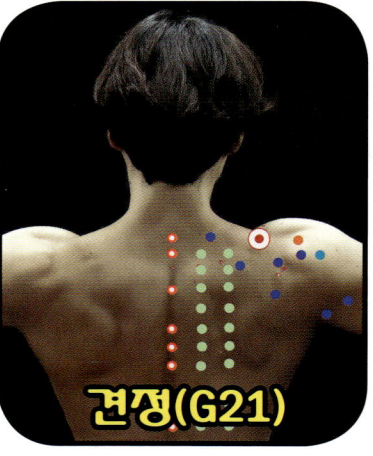

견정(G21)
제7경추극돌기 정점과 견봉각의 중앙.

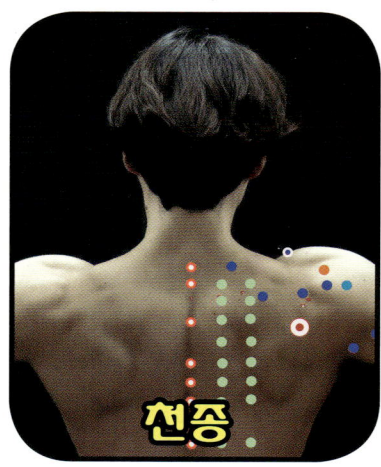

천종
제4흉추의 높이에서 견정 (SI8) 45도 각도로 선을그어 만나는 곳

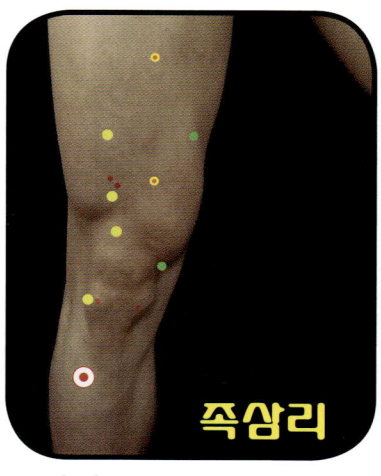

족삼리
슬개골 정점 하방 3촌에서 외측 1촌(2cm)

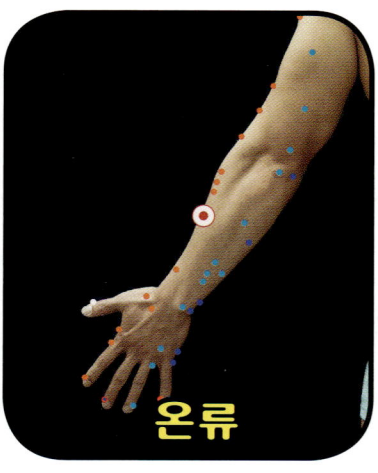

온류
곡지와 양계의 중앙에서 온류를 취혈한다.

14. 부인과질환 (여성질환)

유즙분비부족: 단중, 천계, 관원, 기혈, 곡골, 족삼리

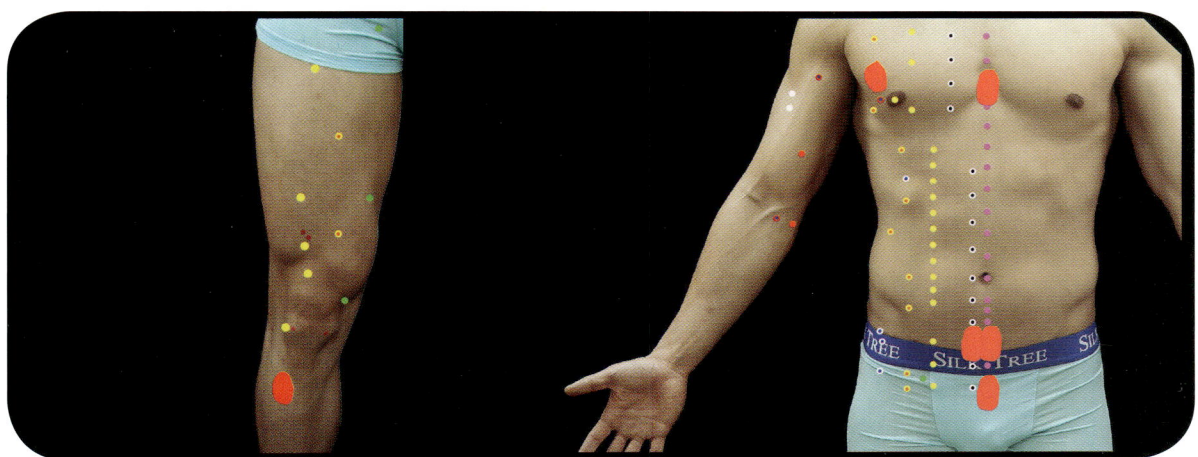

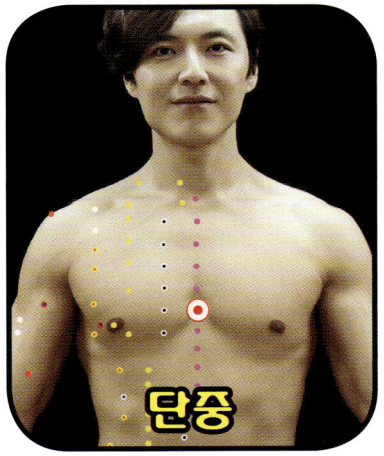

단중

양 유두 사이 중앙 약간 위.

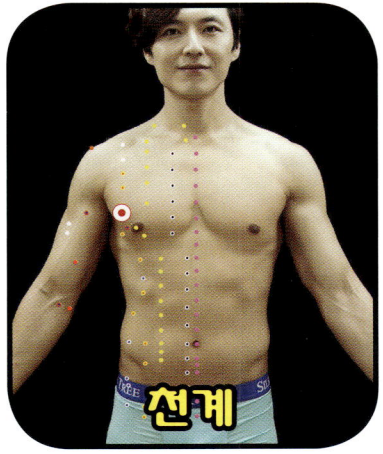

천계

유두 2cm 위 높이에서 흉외선위

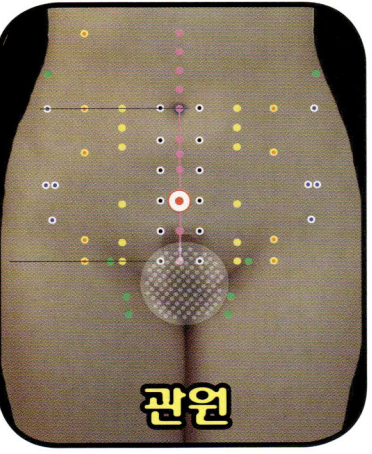

관원

배꼽아래 3촌

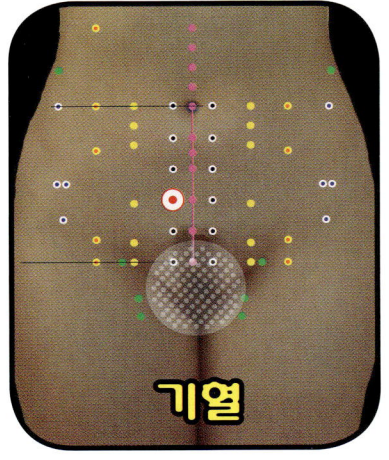

기혈

복내선상에서 횡골과 황수의 사이를 5등분하고, 횡골의 2/5

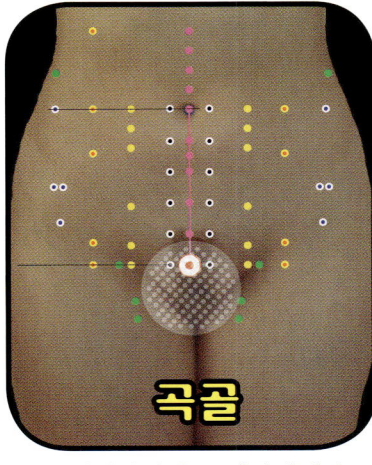

곡골

치골결합상연(음모 가장자리나 중앙)에서 패인곳의 중앙.

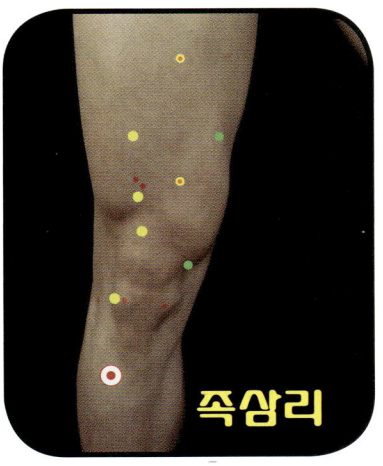

족삼리

슬개골 정점 하방 3촌에서 외측 1촌(2cm)

14. 부인과잘환 (여성질환)

임신 입덧: 중완,내관,족삼리,음릉천,태충,공손

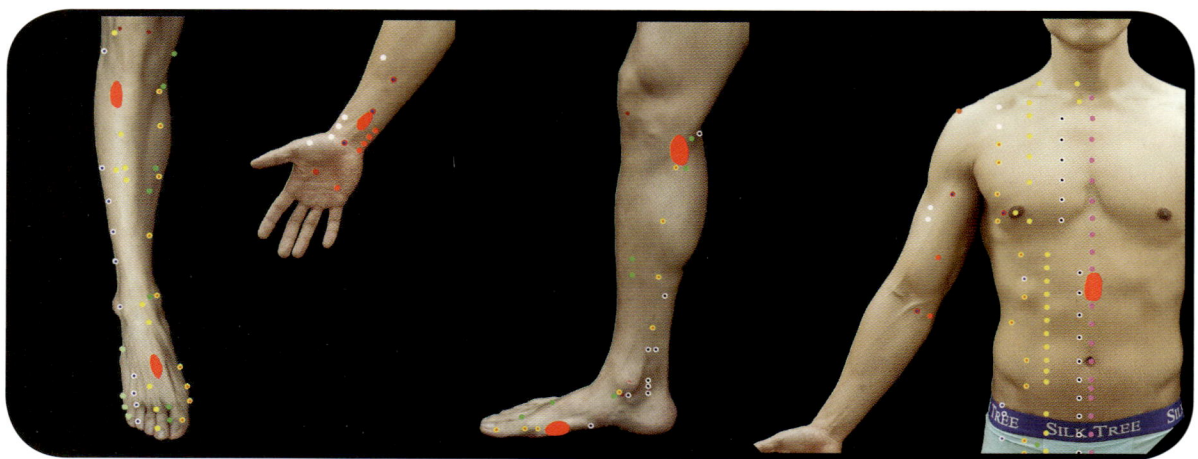

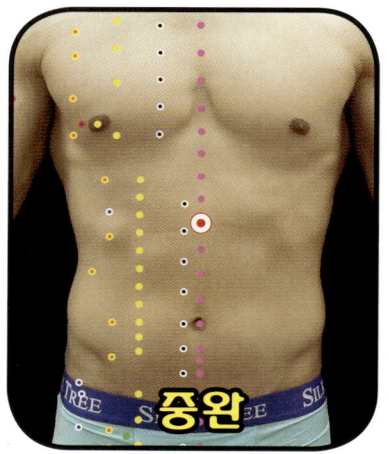

중완
배꼽위 4촌.

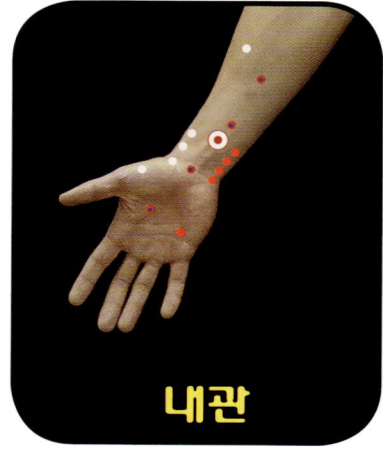

내관
곡택과 대릉 사이를 6등분하고 대릉에서 1/6지점 양건의 사이

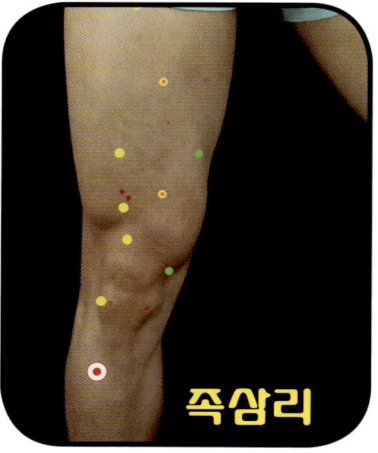

족삼리
슬개골 정점 하방 3촌에서 외측 1촌(2cm)

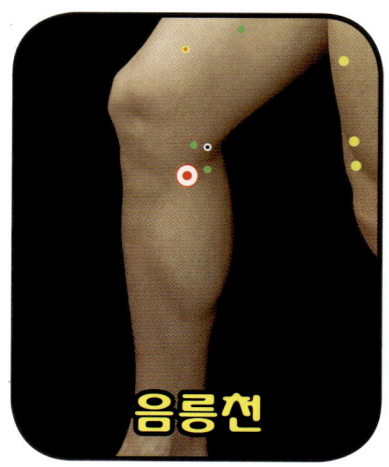

음릉천
경골내측과 바로뒤 아랫쪽. 뜸No 양릉천과 맞뚫리는 혈.

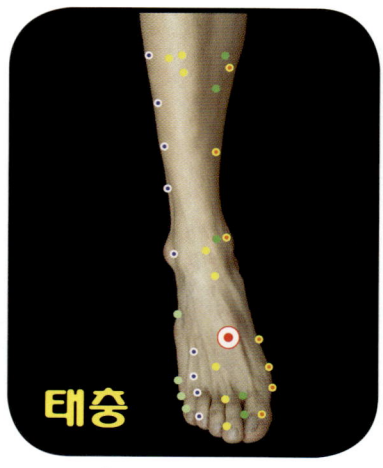

태충
제1,2중족골저의 사이.

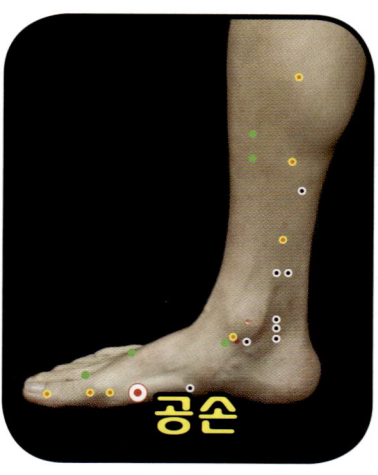

공손
제1중족골저의 내측후연 (태백)에서 후방 2cm의 곳.

14. 부인과질환 (여성질환)

자궁암: 관원, 귀래, 대추, 신수, 차료, 축빈, 삼음교

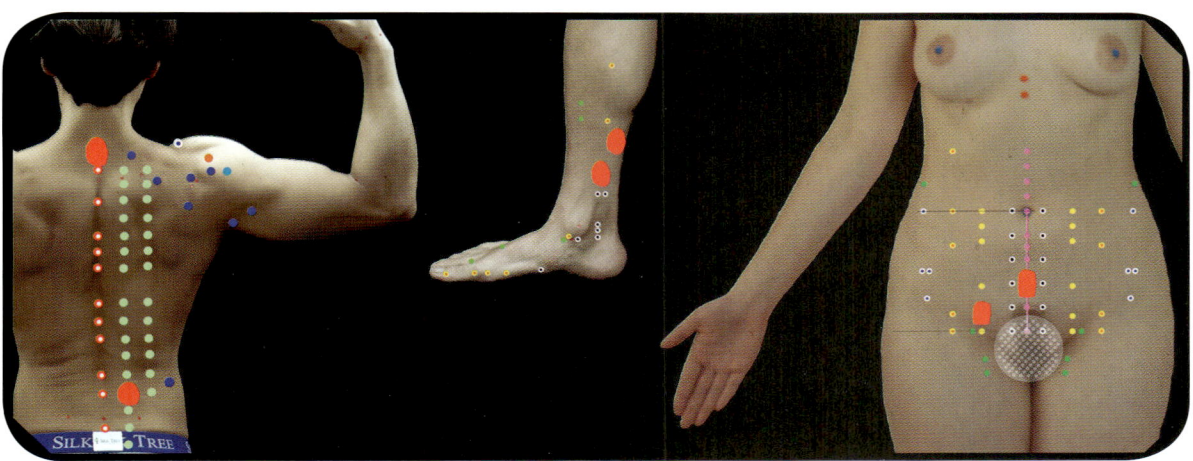

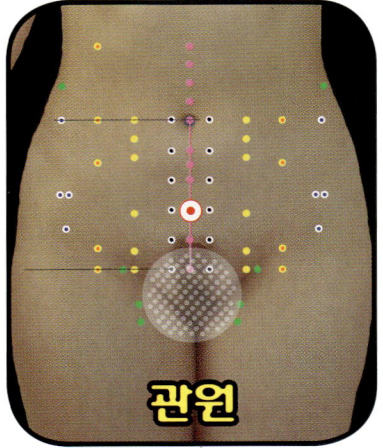

관원
배꼽아래 3촌

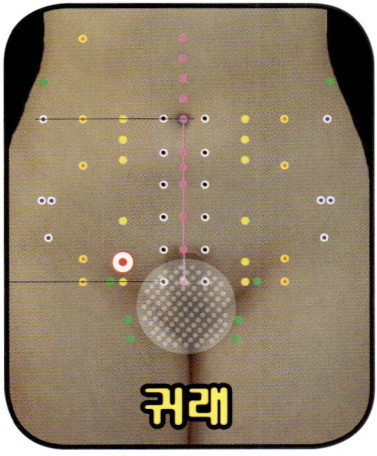

귀래
복간선상에서, 천추와 기충의
사이에서 기충으로부터 1/8

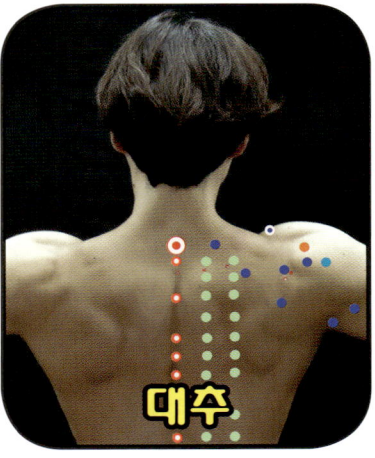

대추
제7경추와 제1흉추의 사이.

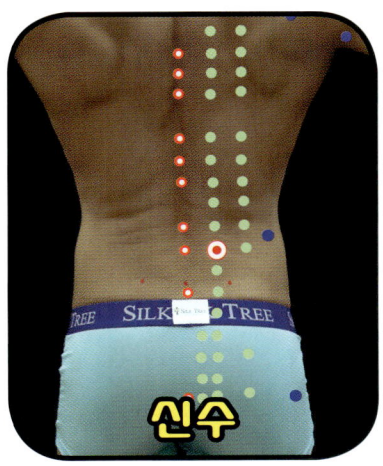

신수
배내선상에서
제2,3 요추극돌기의 사이.

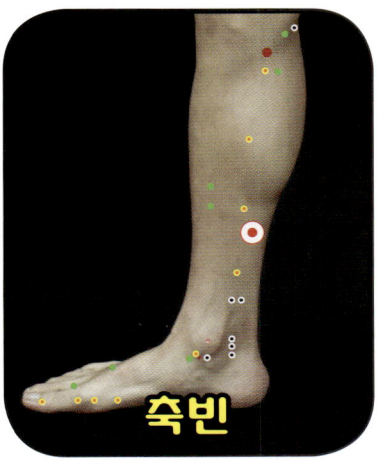

축빈
음곡과 태계의 사이를 3등분
하고 태계로부터 1/3 상방1cm

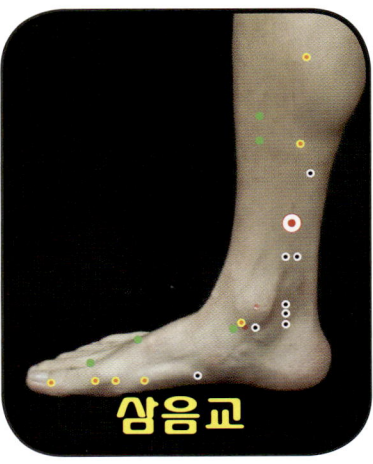

삼음교
내복사뼈 정점 상방3촌. 경골과
근육의 경계. 임산부 침No

14. 부인과질환 (여성질환)

해산통: 음릉천, 삼음교, 공손, 신수, 차료, 지음

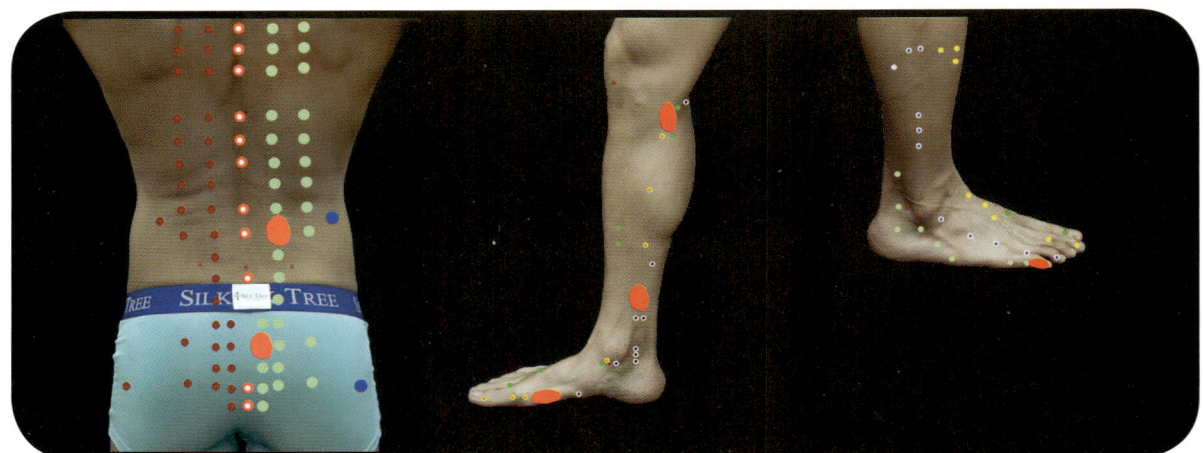

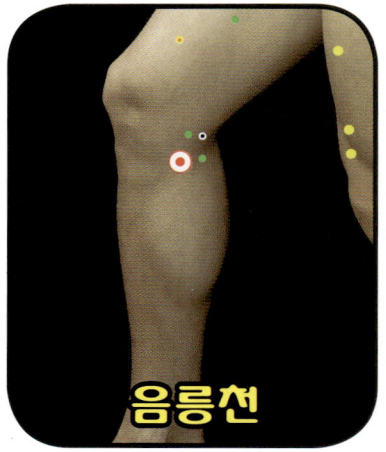

음릉천
경골내측과 바로뒤 아랫쪽.
뜸No 양릉천과 맞뚫리는 혈.

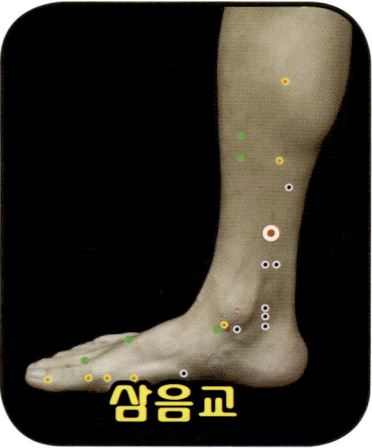

삼음교
내복사뼈 정점 상방3촌.경골과
근육의 경계.임산부 침No

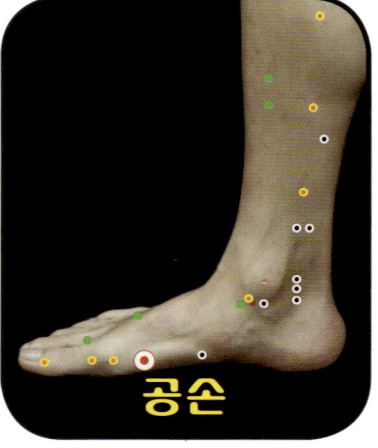

공손
제1중족골저의 내측후연
(태백)에서 후방 2cm의 곳.

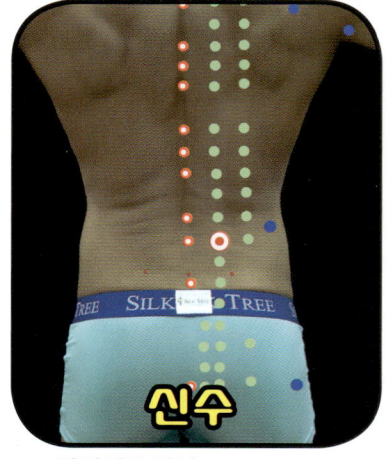

신수
배내선상에서
제2,3 요추극돌기의 사이.

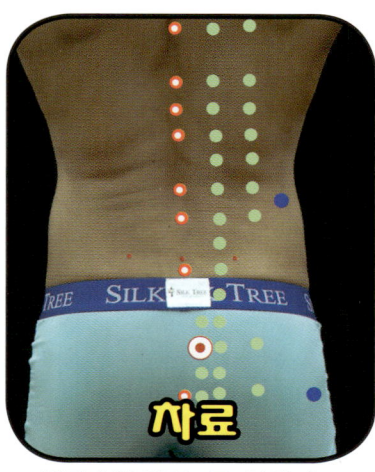

차료
방광수혈 안쪽 6푼. 엉치뼈
(천골) 두 번째 구멍.

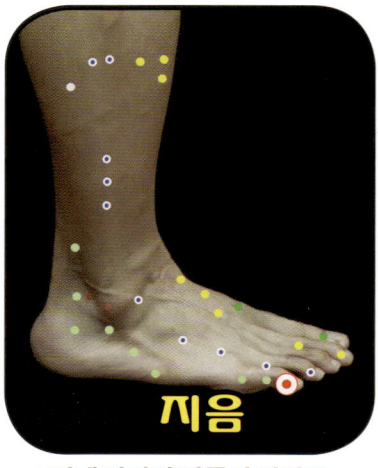

지음
5번째 발가락 발톱의 바깥쪽
모서리에서 후방 2~3mm

15

안 질환

15. 안질환

각막염: 정명, 승읍, 풍지, 광명, 족임읍, 간수

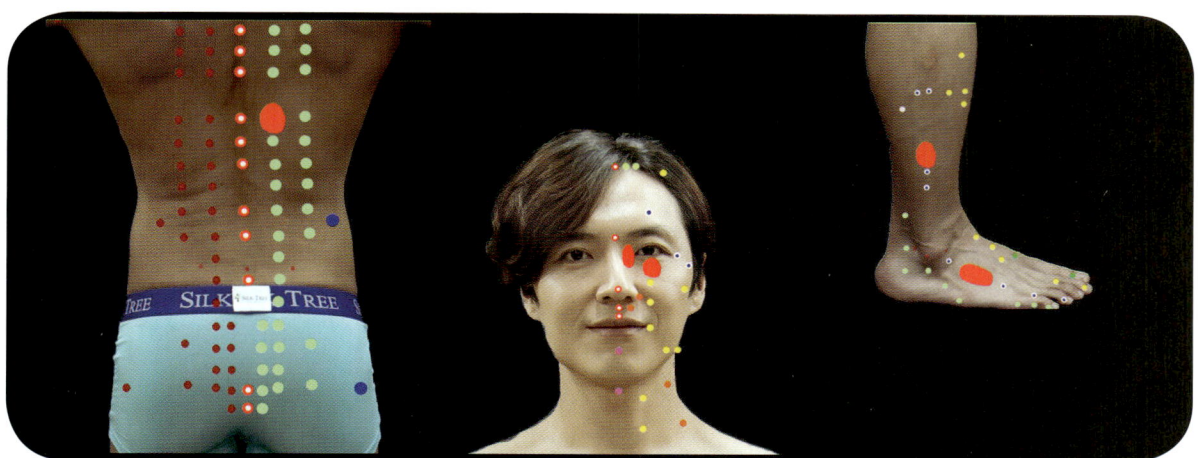

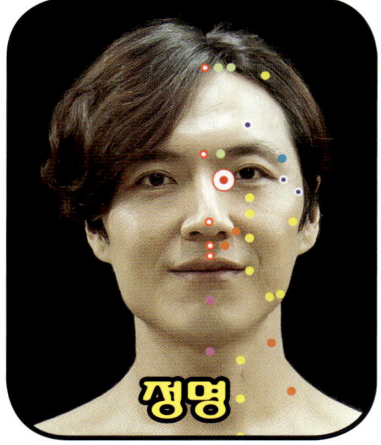

정명
내안각의 약간(2mm정도) 안쪽. 뜸No

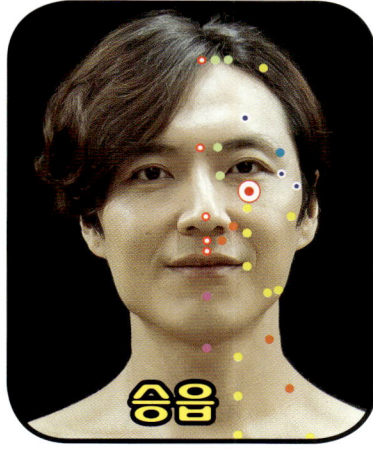

승읍
동공의 중심을 지난 수직선 상에서 안와하연. 침No

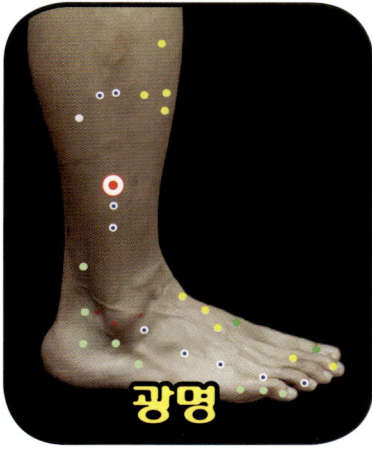

광명
비골두상연과 외과의 정점에서 1/3의 지점.

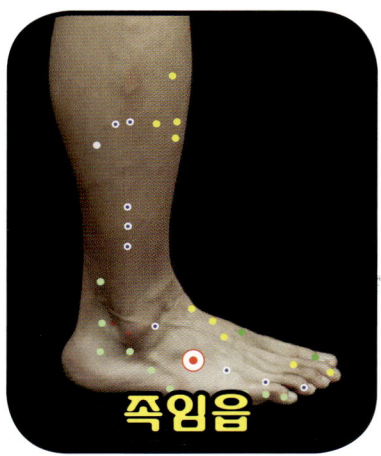

족임읍
4,5중족골저의 사이.

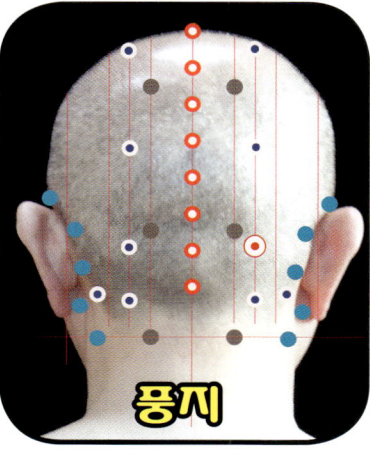

풍지
풍부와 완골사이의 바깥쪽 1/3. 풍부:외후두융기 밑 깊게 패인 곳.

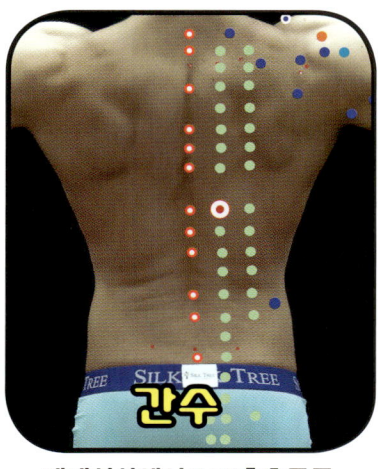

간수
배내선상에서 9,10흉추극돌기의 사이.

15. 안질환

근시: 양백,찬죽,정명,동자료,사백,사죽공,간수,광명,신수

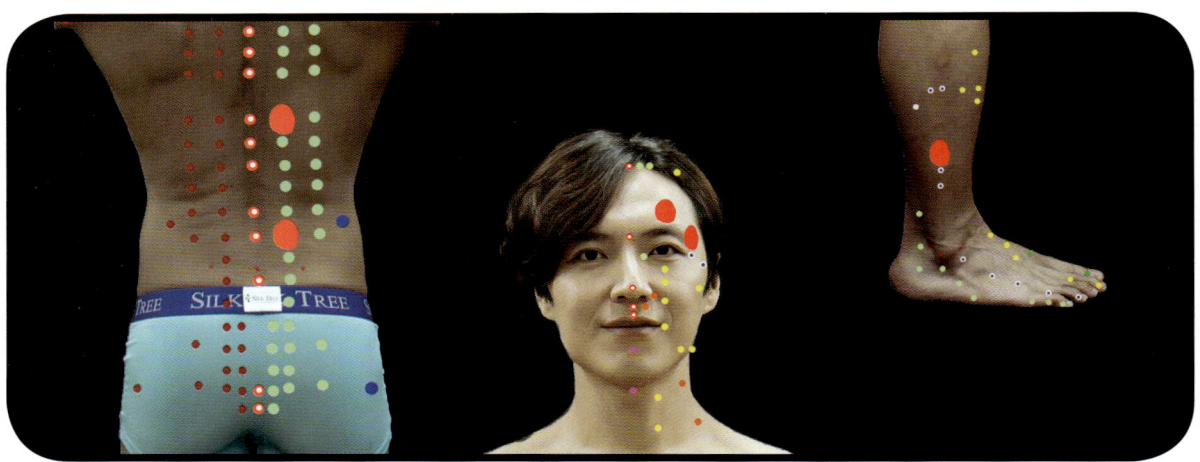

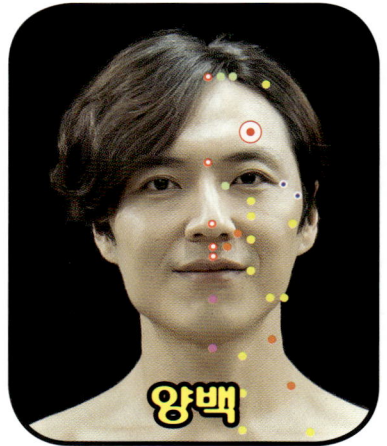

양백
동공 수직선상에서 눈썹상단 2cm 위.

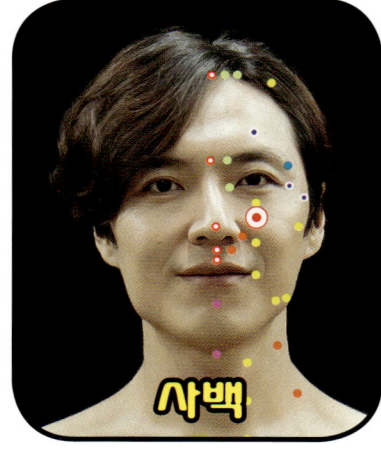

사백
승읍 하방 1cm 지점에서 사백을 취혈한다.

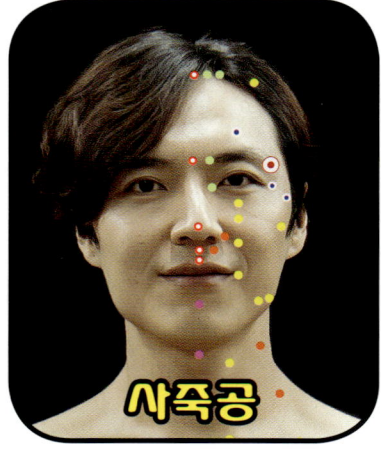

사죽공
눈 바깥 끝 바로 위에서, 눈썹의 바깥 끝.

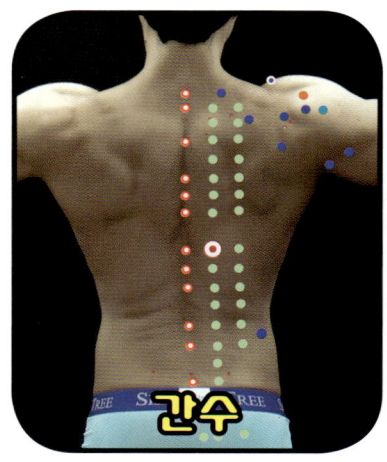

간수
배내선상에서 9,10흉추극돌기의 사이.

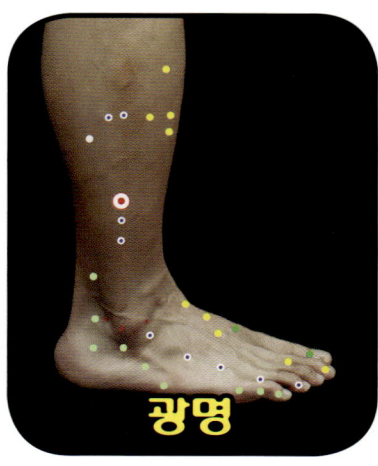

광명
비골두상연과 외과의 정점에서 1/3의 지점.

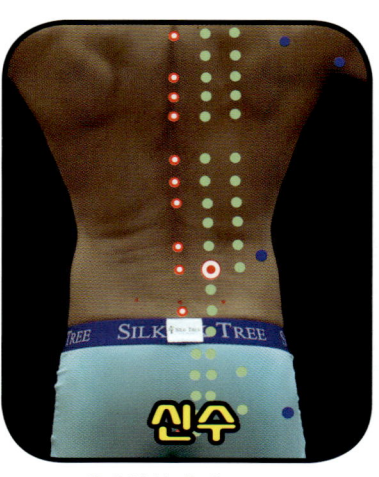

신수
배내선상에서 제2,3 요추극돌기의 사이.

15. 안질환

난시: 목창, 찬죽, 각손, 풍지, 천주, 간수

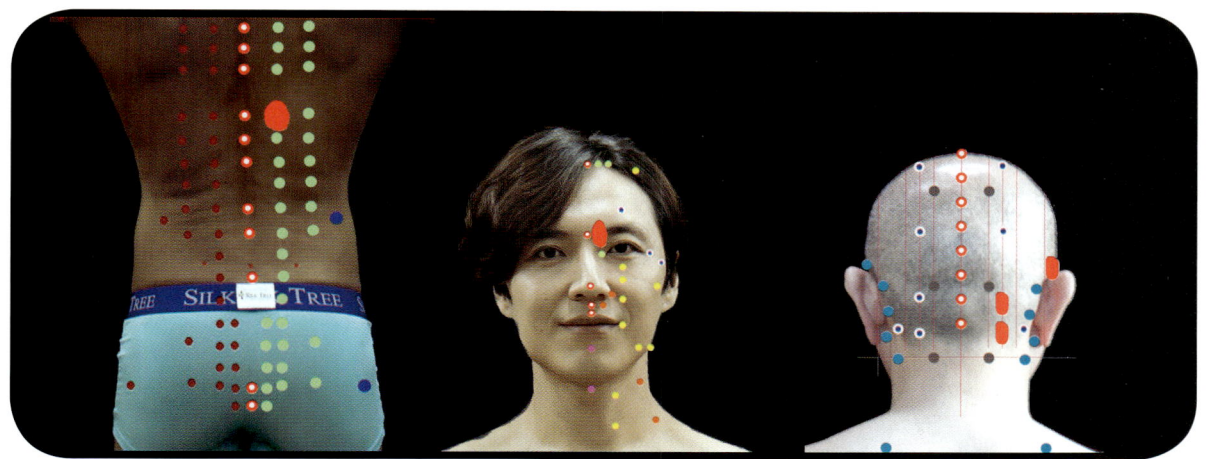

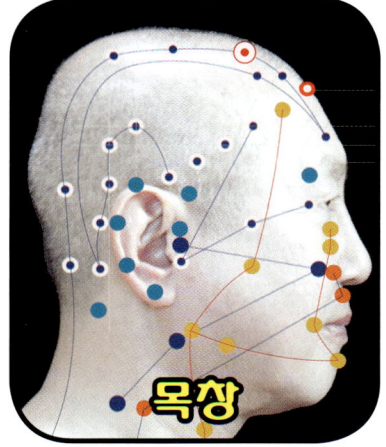

목창

두임읍혈 1촌 뒤.

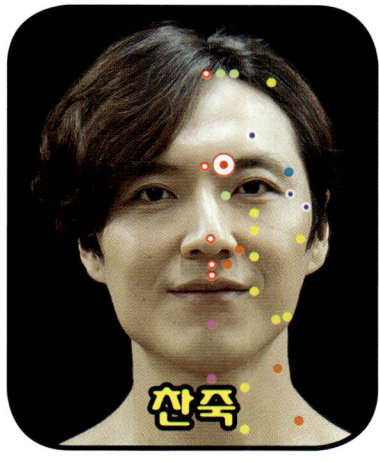

찬죽

찬죽대개 눈썹의 안쪽끝에서 취혈한다. 뜸No

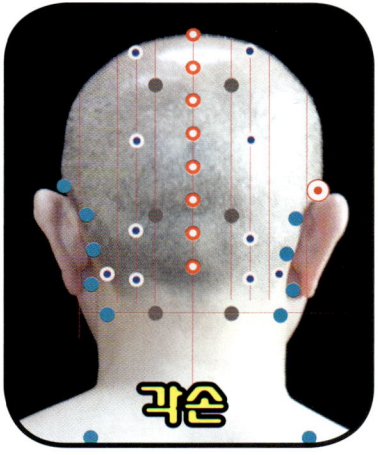

각손

귓바퀴의 최상단에 대응하는 측두부

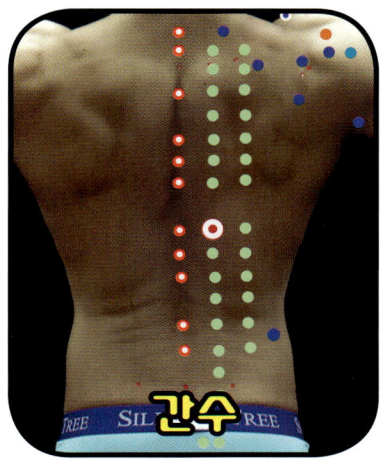

간수

배내선상에서 9,10흉추극돌기의 사이.

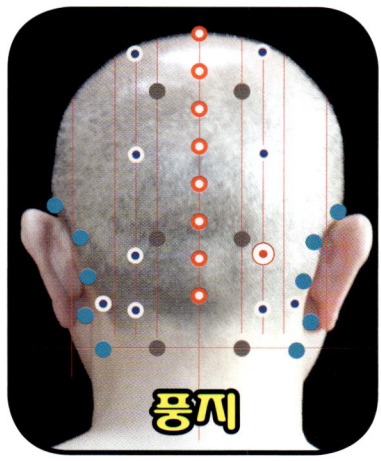

풍지

풍부와 완골사이의 바깥쪽 1/3. 풍부: 외후두융기 밑 깊게 패인 곳.

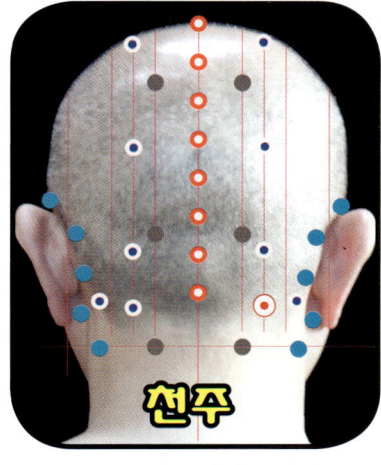

천주

천주 아문의 높이에서 바깥쪽 2cm의 증폭근의 팽융정점

15. 안질환

녹내장: 풍지,완골,어제,은백,행간,족임읍

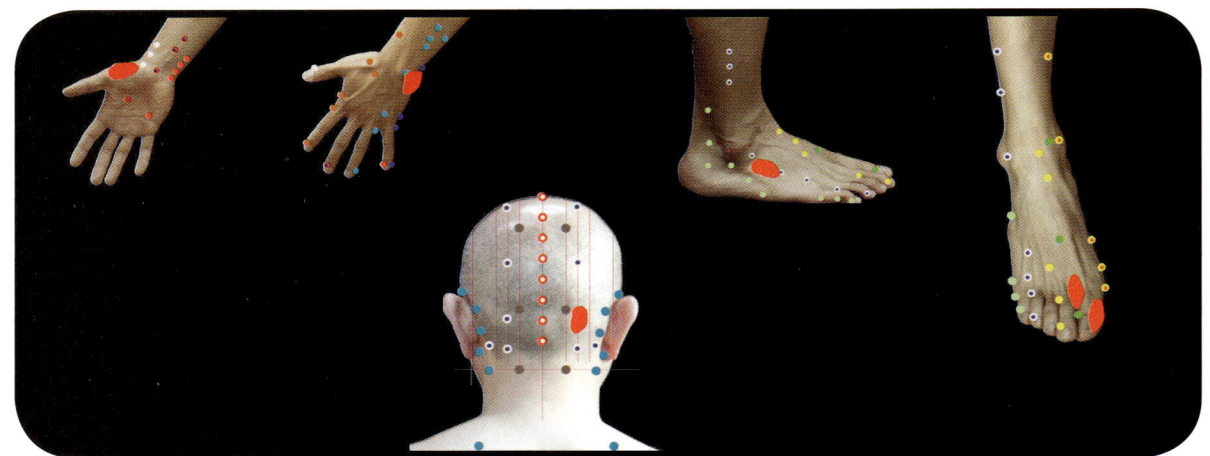

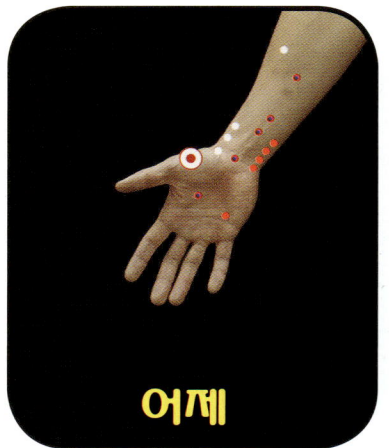

어제
제1중수골의 중앙. 손등손바닥 피부경계의 약간 손바닥쪽.

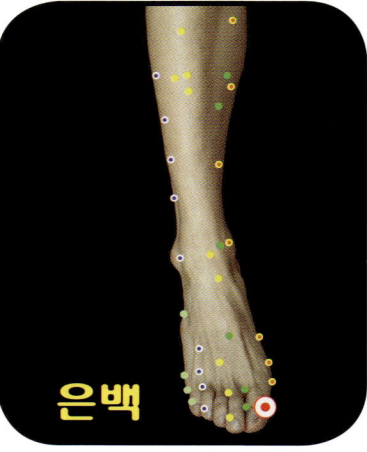

은백
엄지발가락의 내측 발톱 모서리 후방 2~3mm. 뜸No

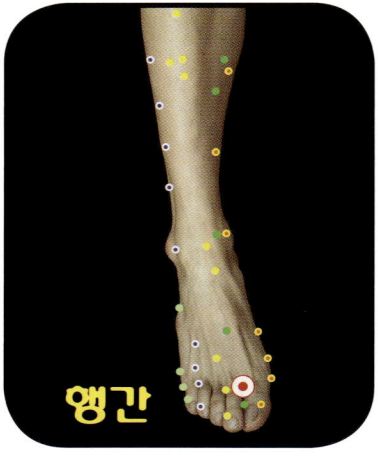

행간
제1지 기절골저의 외측.

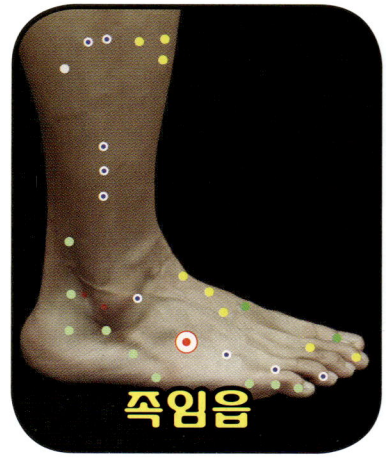

족임읍
4,5중족골저의 사이.

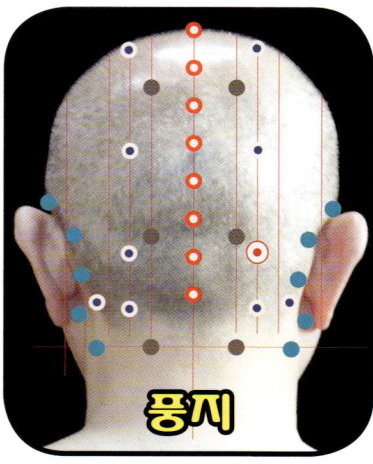

풍지
풍부와 완골사이의 바깥쪽 1/3.
풍부:외후두융기 밑 깊게 패인 곳.

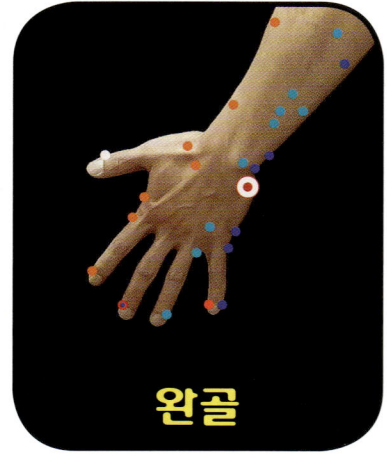

완골
제5중수골저 위 삼각골 사이의 패인 곳.

15. 안질환

눈을 아름답게: 정명, 동자료, 거료(S3), 횡골, 풍지, 천주

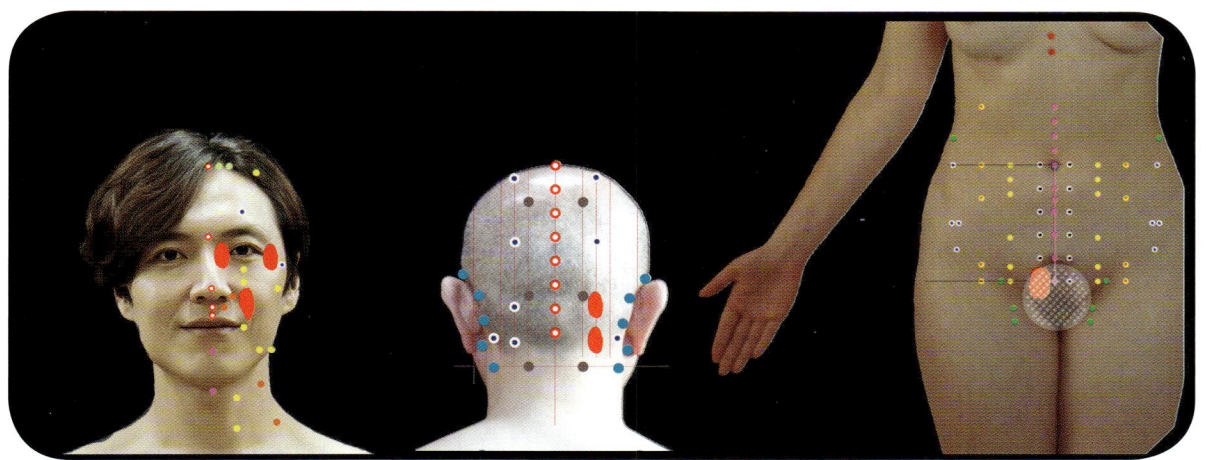

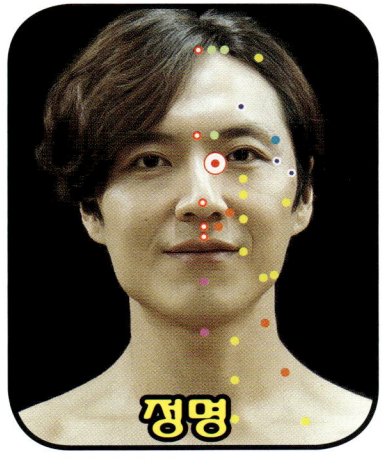

정명
내안각의 약간(2mm정도) 안쪽. 뜸No

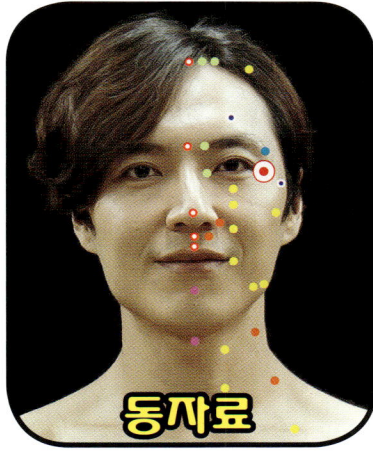

동자료
눈꼬리 1cm바깥쪽. 뜸No

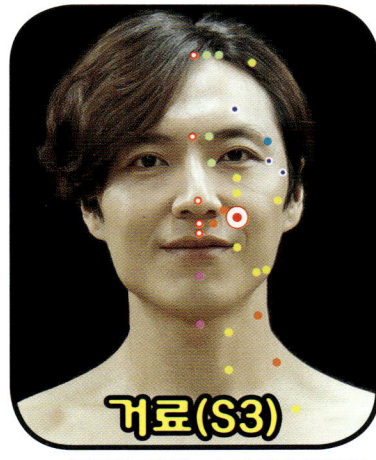

거료(S3)
코밑을 지나는 수평선과 동공의 중심을 지나는 수직선의 교차점

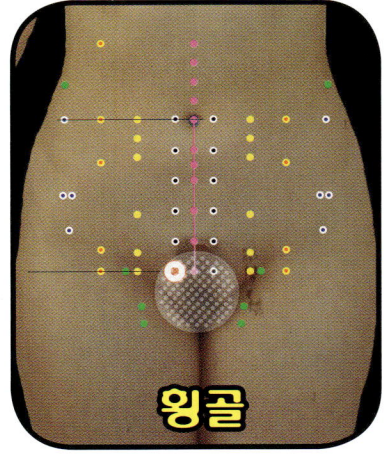

횡골
치골상연의 높이에서 복내선 위에서 횡골을 취혈한다.

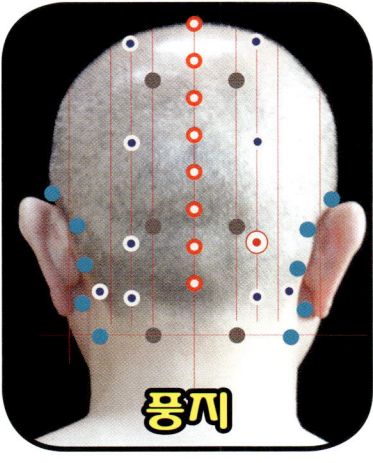

풍지
풍부와 완골사이의 바깥쪽 1/3. 풍부:외후두융기 밑 깊게 패인 곳.

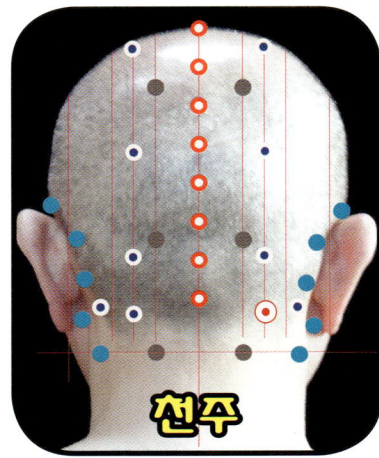

천주
천주 아문의 높이에서 바깥쪽 2cm의 증폭근의 팽융정점

15. 안질환

눈충혈(부종): 상성,태양,정명,풍지,소상,태충,협계

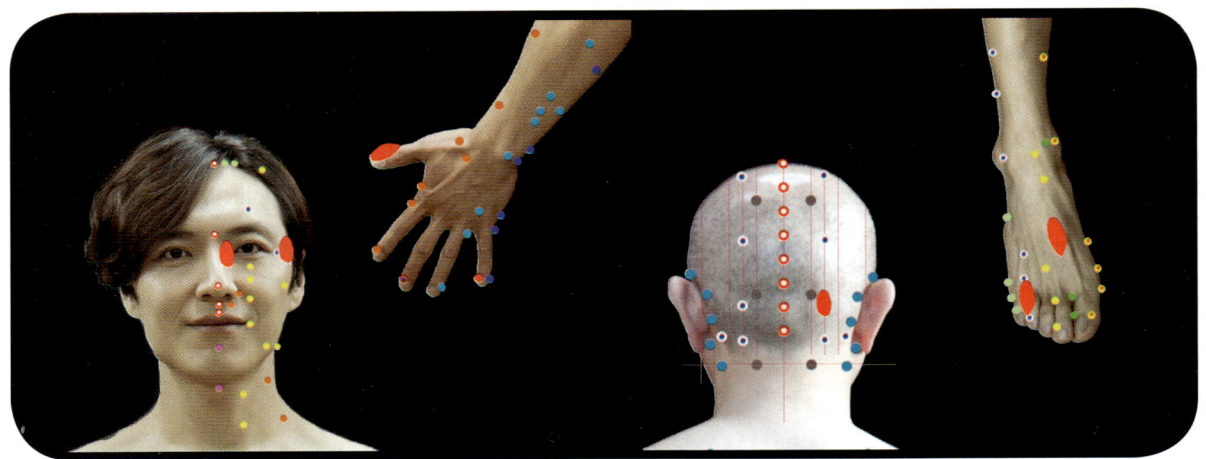

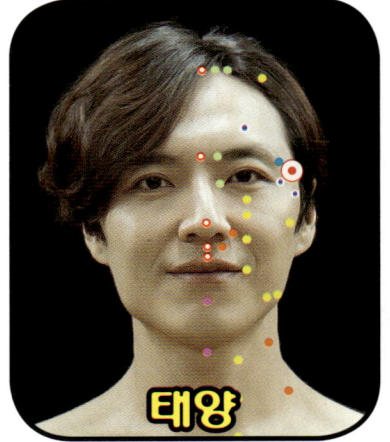

태양
눈썹 외측끝과 눈꼬리 중앙에서, 후방으로 약 1촌의 함몰부.

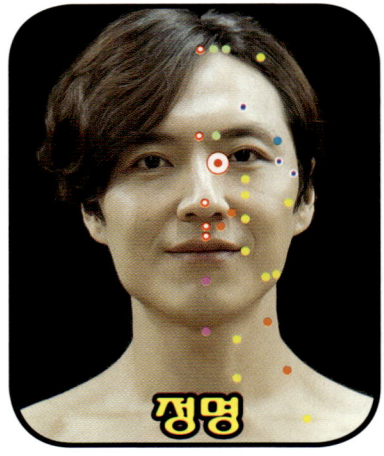

정명
내안각의 약간(2mm정도) 안쪽. 뜸No

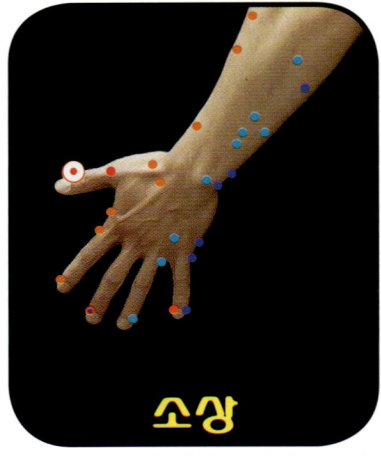

소상
엄지 손톱 안쪽 모서리로부터 상방 2~3mm

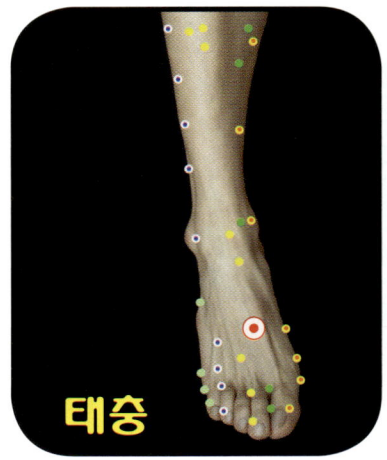

태충
제1,2중족골저의 사이.

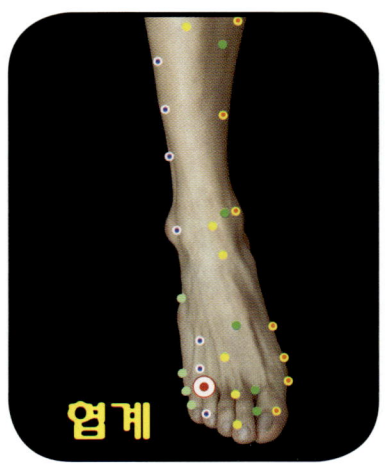

협계
제4번째 발가락의 기절골저의 외측(소지측) 앞쪽

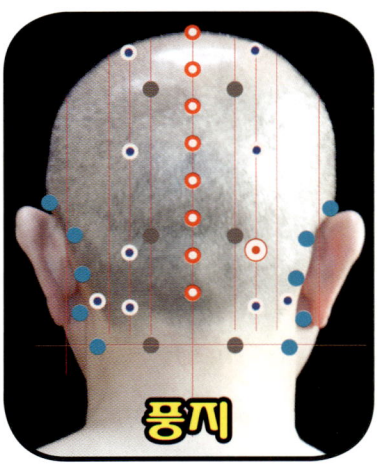

풍지
풍부와 완골사이의 바깥쪽 1/3.
풍부:외후두융기 밑 깊게 패인 곳.

15. 안질환

눈피로: 양백,동자료,사백,찬죽,사죽공,거료(S3)

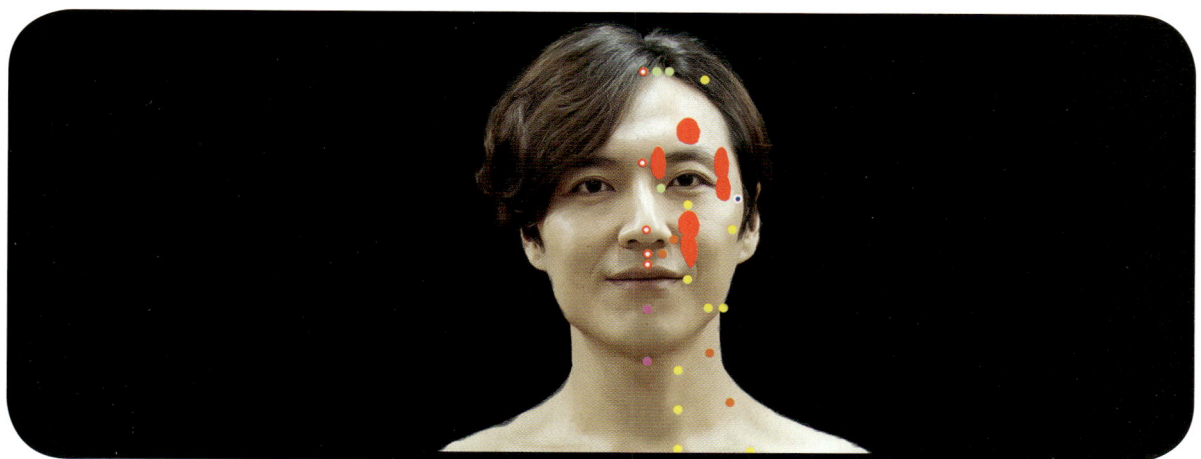

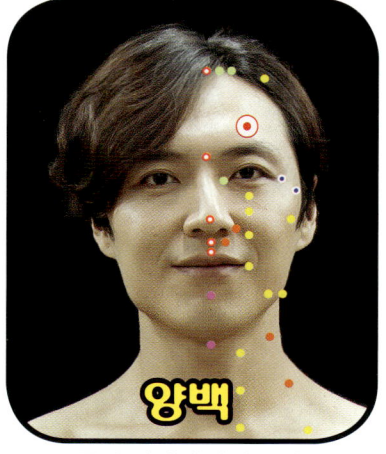

양백

동공 수직선상에서 눈썹상단 2cm 위.

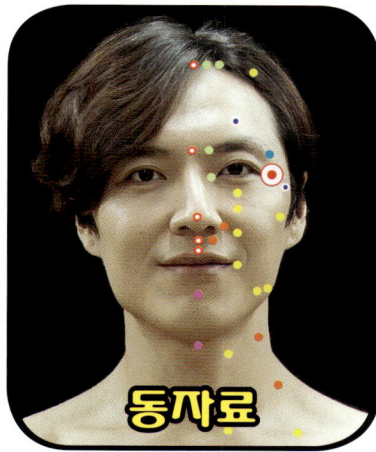

동자료

눈꼬리 1cm 바깥쪽. 뜸No

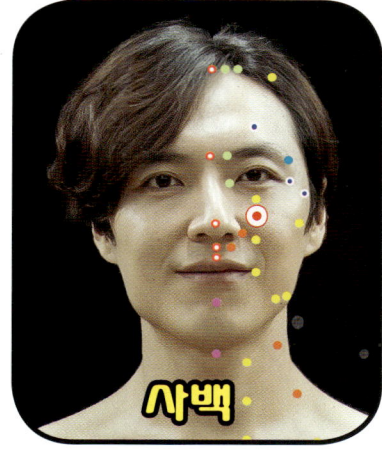

사백

승읍 하방 1cm 지점에서 사백을 취혈한다.

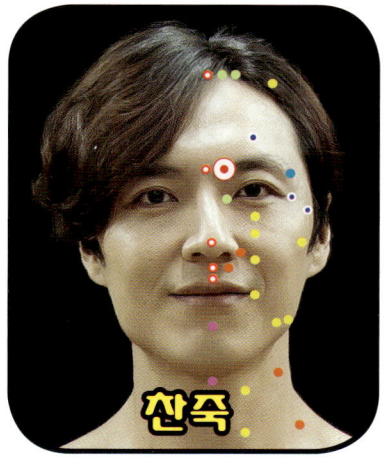

찬죽

찬죽대개 눈썹의 안쪽끝에서 취혈한다. 뜸No

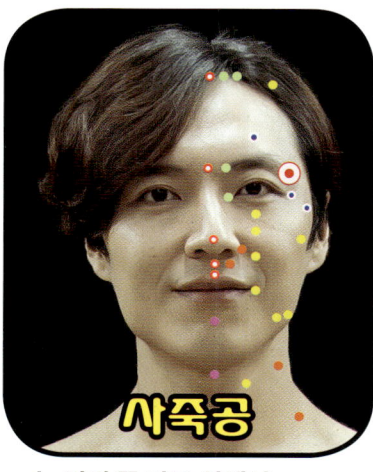

사죽공

눈 바깥 끝 바로 위에서, 눈썹의 바깥 끝.

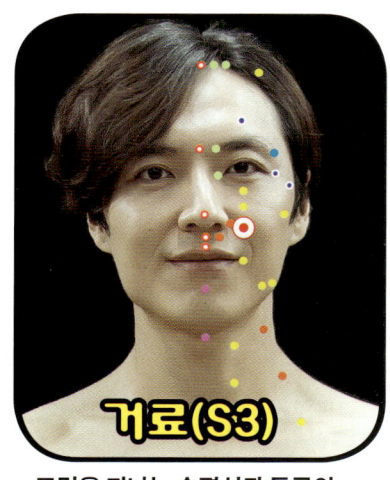

거료(S3)

코밑을 지나는 수평선과 동공의 중심을 지나는 수직선의 교차점

15. 안질환

다래끼(맥립종): 곡지,합곡,소택,내정,족삼리,삼음교

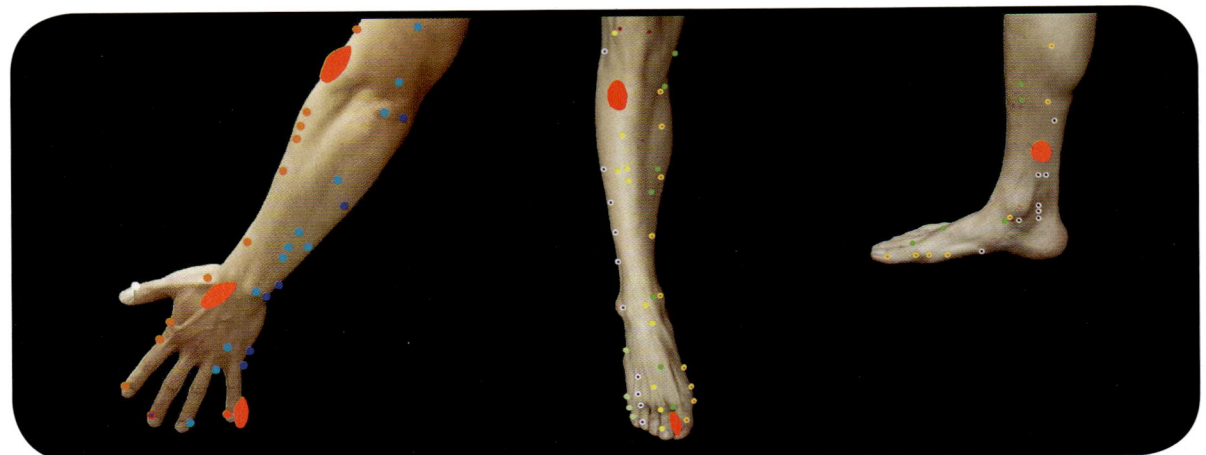

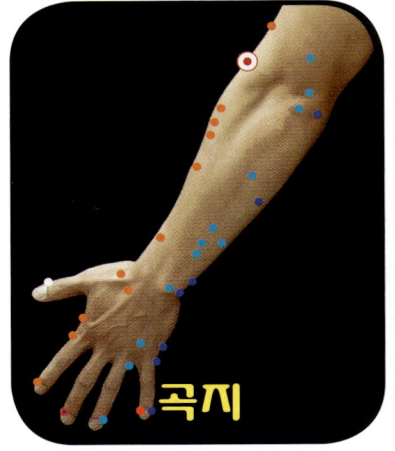

곡지
팔꿈치를 굽혔을때 바깥쪽 주름끝

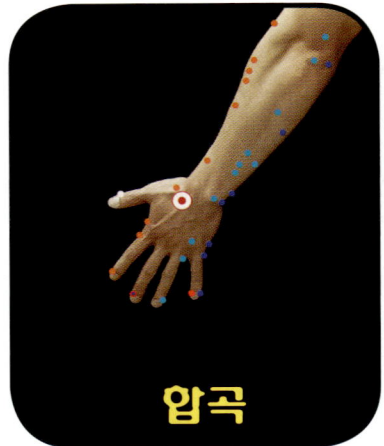

합곡
제1,2중수골저 사이에서 제2중수골저측의 뼈바로밑.

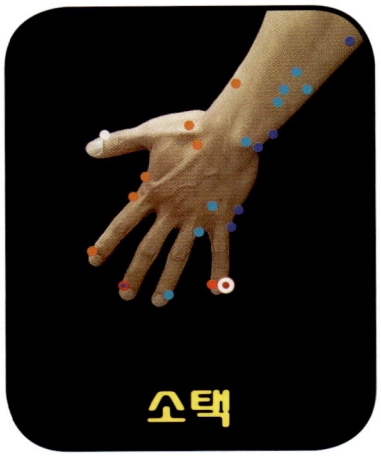

소택
새끼손가락 손톱 바깥 모서리에서 외상방 2mm.

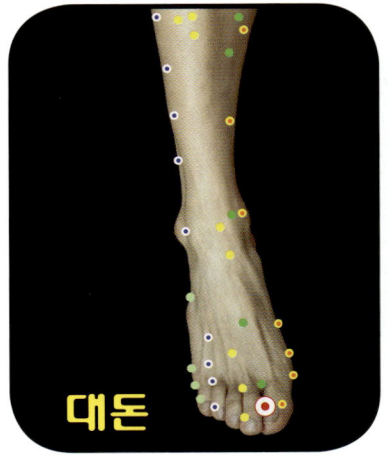

대돈
엄지발톱의 외측모서리 1푼 후방에서 대돈을 취혈한다.

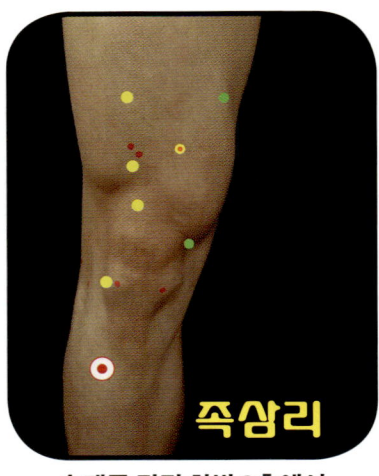

족삼리
슬개골 정점 하방 3촌에서 외측 1촌(2cm)

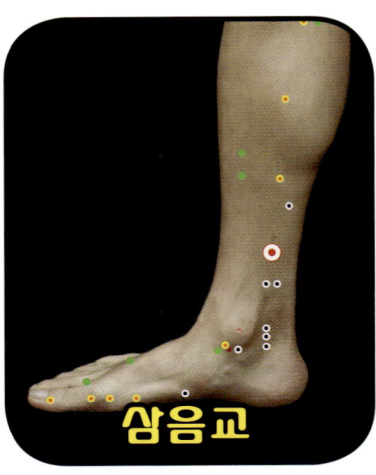

삼음교
내복사뼈 정점 상방3촌.경골과 근육의 경계.임산부 침No

15. 안질환

미릉골통(눈썹주위 뼈 통증): 양백,찬죽,사죽공,신맥,속골,어요

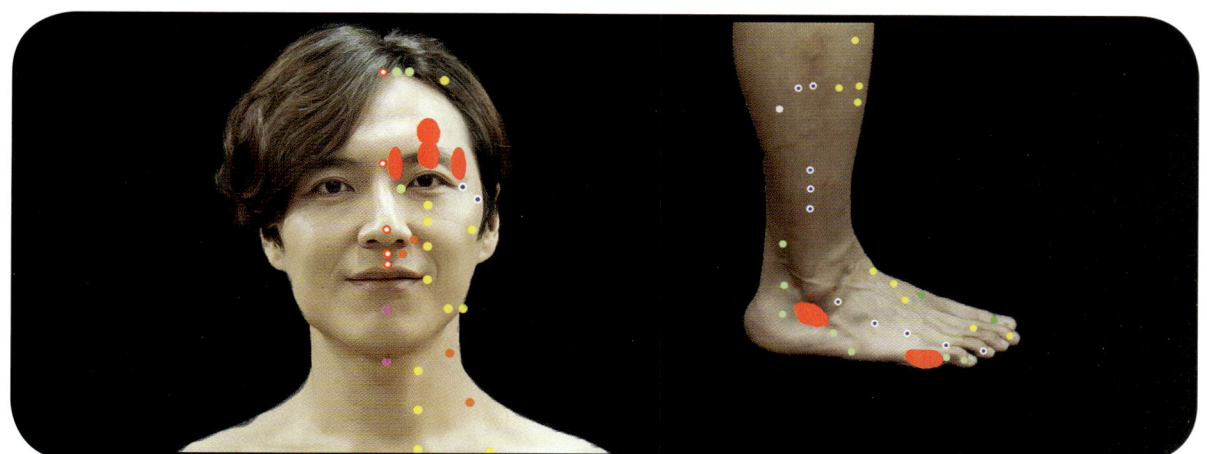

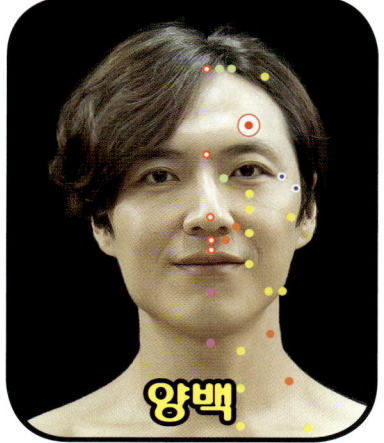

양백

동공 수직선상에서 눈썹상단 2cm 위.

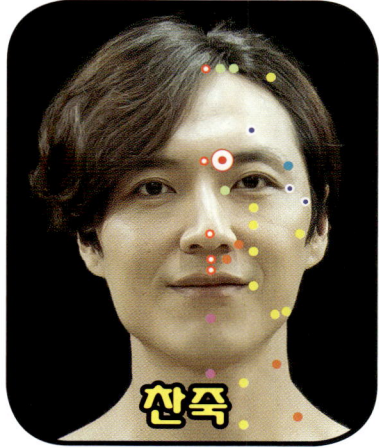

찬죽

찬죽대개 눈썹의 안쪽끝에서 취혈한다. 뜸No

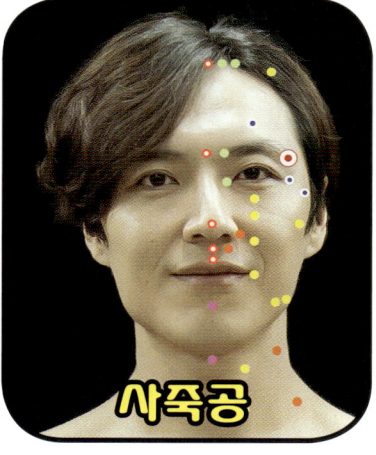

사죽공

눈 바깥 끝 바로 위에서, 눈썹의 바깥 끝.

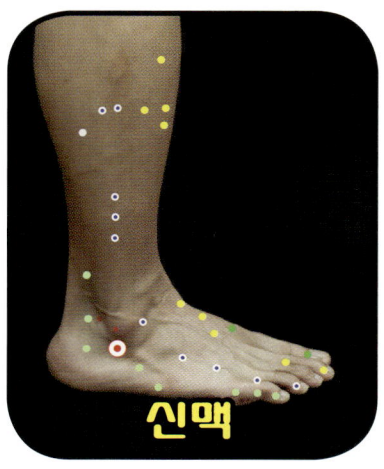

신맥

외과정점의 바로 아래 2cm의 움푹 들어간 곳.

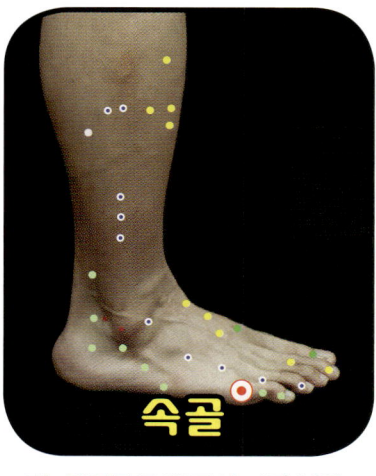

속골

제5중족골두(발폭이 가장 넓은 제5기절골저의 후방)의 뒤쪽.

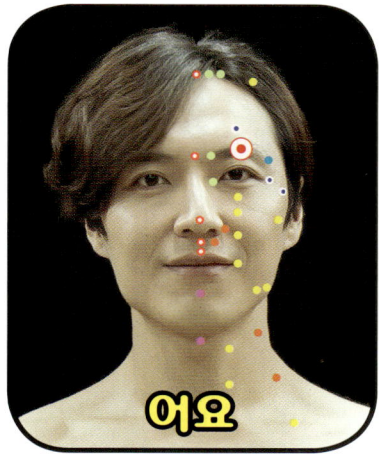

어요

눈구멍 상단의 정중앙. 눈썹 중앙에서 취혈.

15. 안질환

백내장: 양백,찬죽,동자료,정명,승읍,합곡,후계,태충

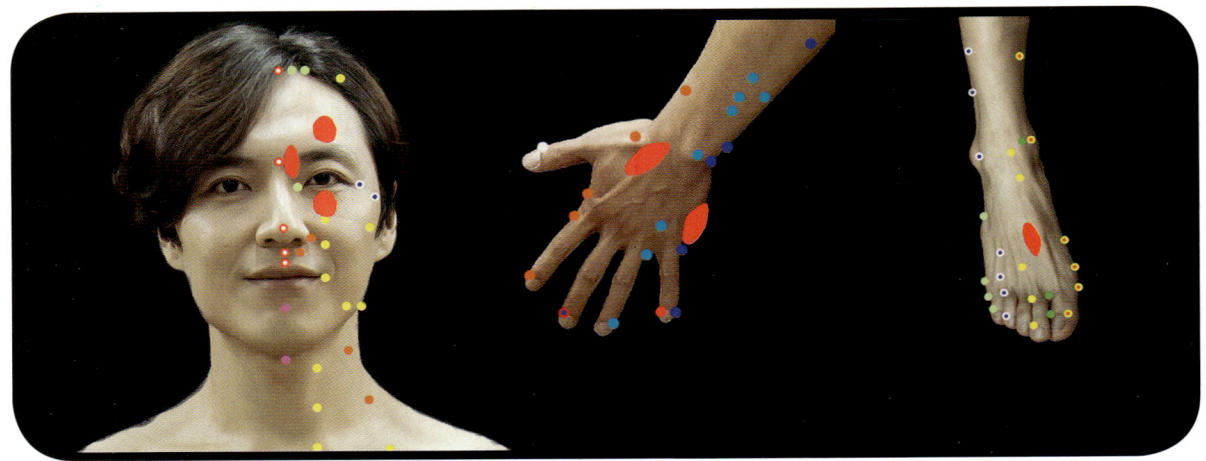

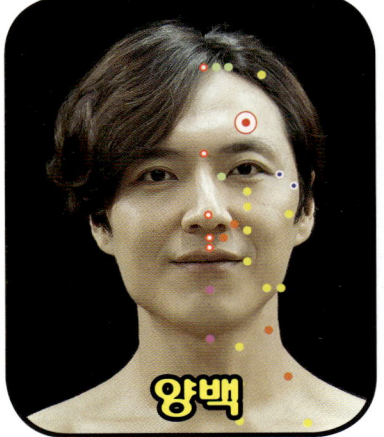

양백
동공 수직선상에서 눈썹상단 2cm 위.

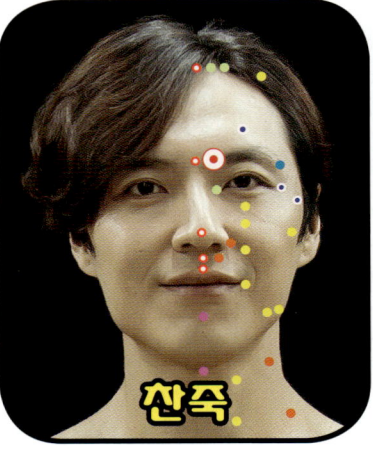

찬죽
찬죽대개 눈썹의 안쪽끝에서 취혈한다. 뜸No

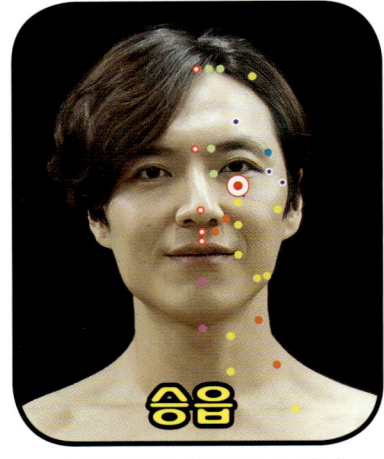

승읍
동공의 중심을 지난 수직선 상에서 안와하연. 침No

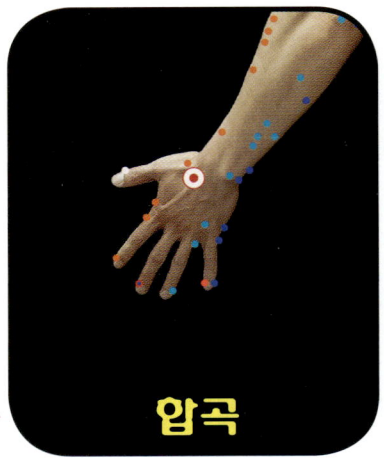

합곡
제1,2중수골저 사이에서 제2중수골저측의 뼈바로밑.

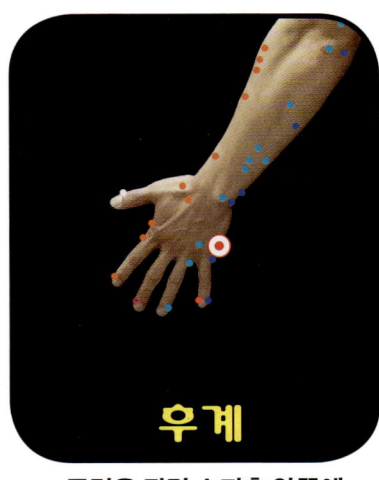

후계
주먹을 쥐면 소지측 안쪽에 두개의 주름중 손목쪽 주름끝

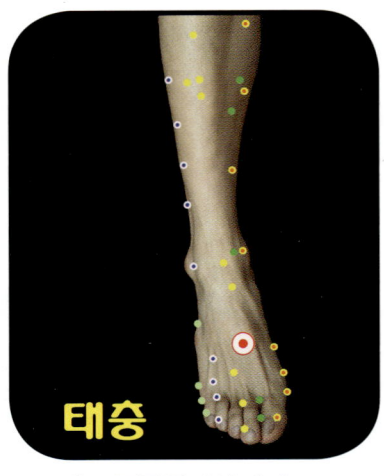

태충
제1,2중족골저의 사이.

15. 안질환

사시: 동자료, 정명, 찬죽, 풍지, 합곡, 사죽공

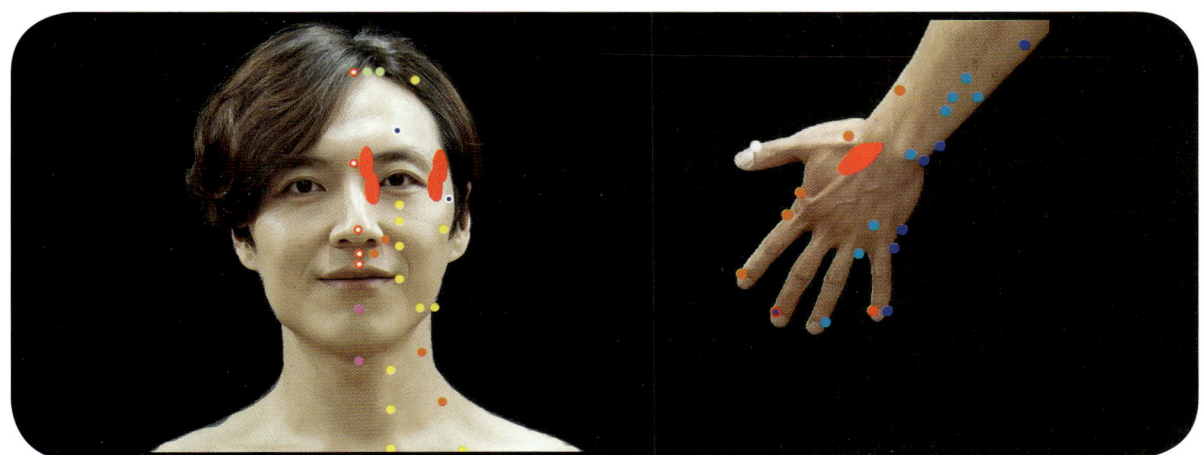

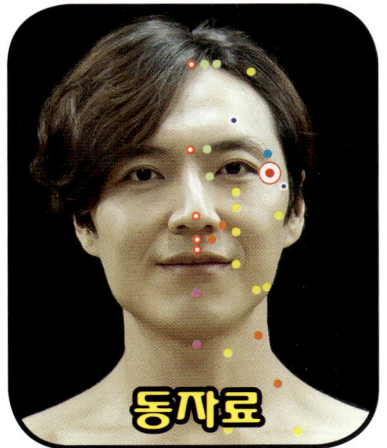

동자료

눈꼬리 1cm바깥쪽. 뜸No

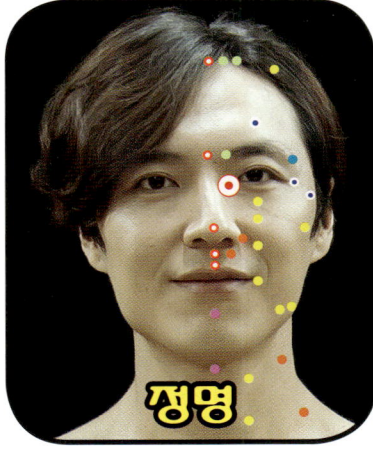

정명

내안각의 약간(2mm정도) 안쪽. 뜸No

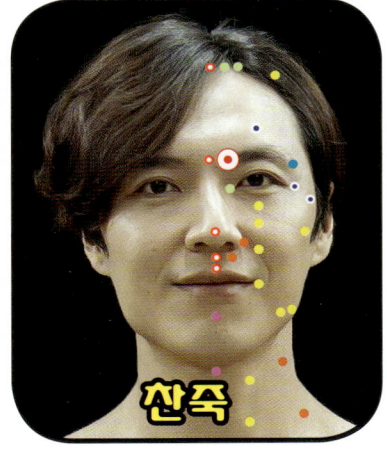

찬죽

찬죽대개 눈썹의 안쪽끝에서 취혈한다. 뜸No

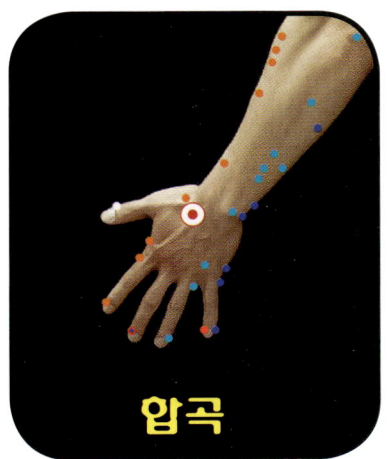

합곡

제1,2중수골저 사이에서 제2중수골저측의 뼈바로밑.

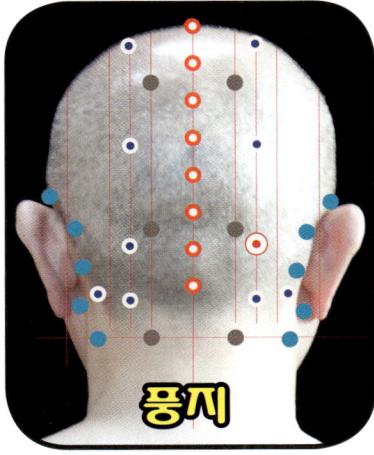

풍지

풍부와 완골사이의 바깥쪽 1/3. 풍부: 외후두융기 밑 깊게 패인 곳.

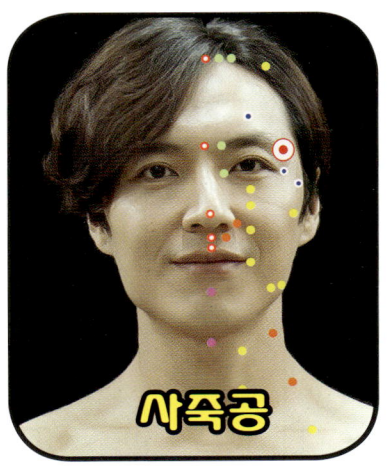

사죽공

눈 바깥 끝 바로 위에서, 눈썹의 바깥 끝.

15. 안질환

색맹(색약증): 찬죽, 풍지, 간수, 비수, 신수, 광명

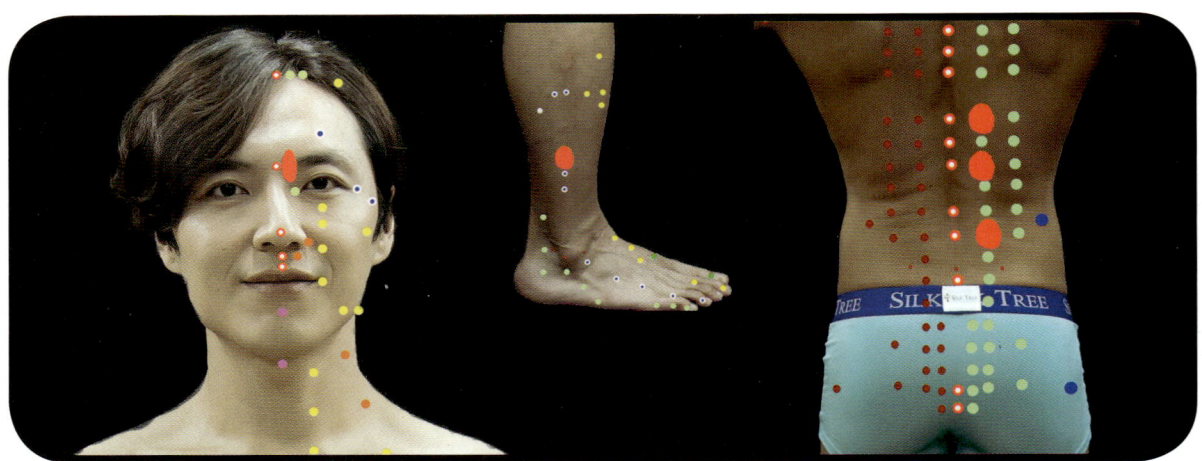

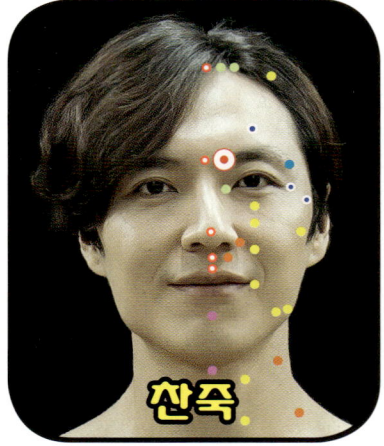
찬죽
찬죽대개 눈썹의 안쪽끝에서 취혈한다. 뜸No

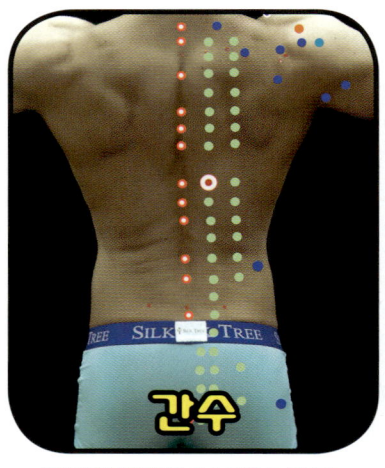
간수
배내선상에서 9,10흉추극돌기의 사이.

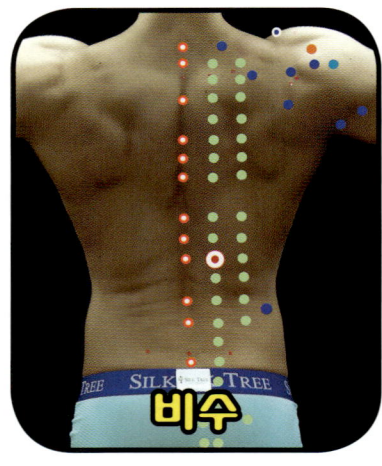
비수
배내선상 11,12흉추극돌기의 사이.

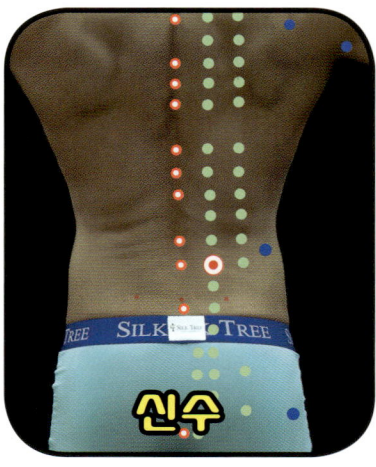
신수
배내선상에서 제2,3 요추극돌기의 사이.

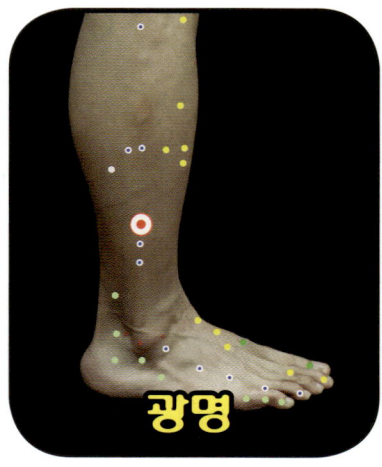
광명
비골두상연과 외과의 정점에서 1/3의 지점.

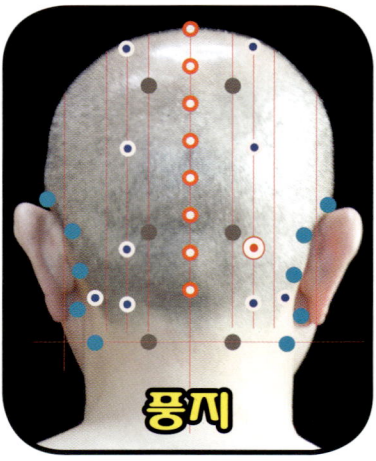
풍지
풍부와 완골사이의 바깥쪽 1/3.
풍부:외후두융기 밑 깊게 패인 곳.

15. 안질환

시신경위축: 정명, 광명, 간수, 격수, 비수, 신수.

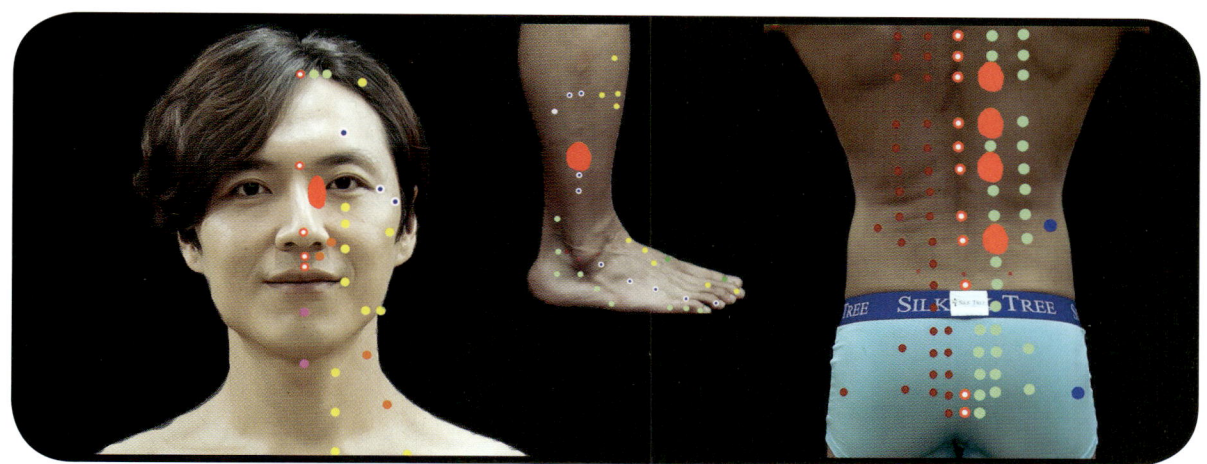

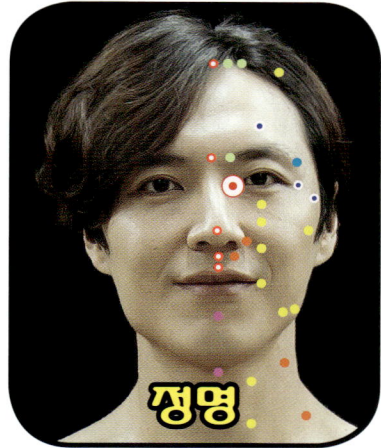

정명
내안각의 약간(2mm정도) 안쪽. 뜸No

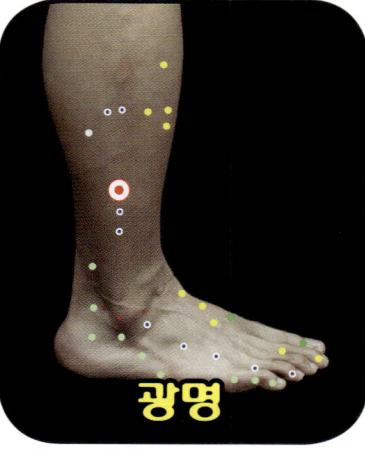

광명
비골두상연과 외과의 정점에서 1/3의 지점.

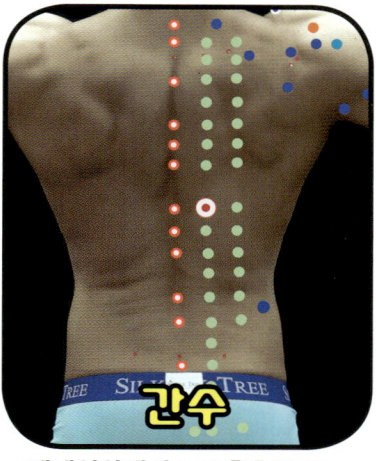

간수
배내선상에서 9,10흉추극돌기의 사이.

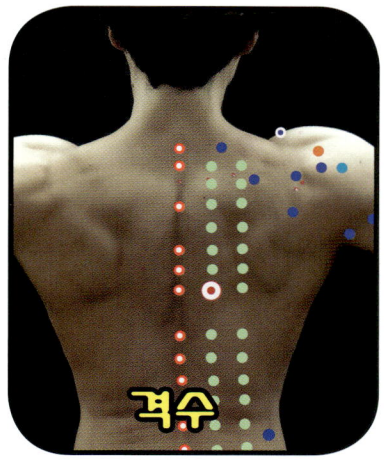

격수
배내선상에서 7,8흉추극돌기의 사이.

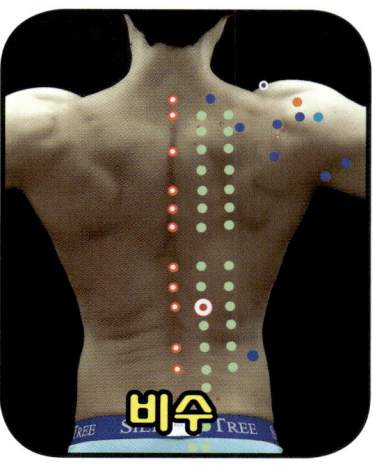

비수
배내선상 11,12흉추극돌기의 사이.

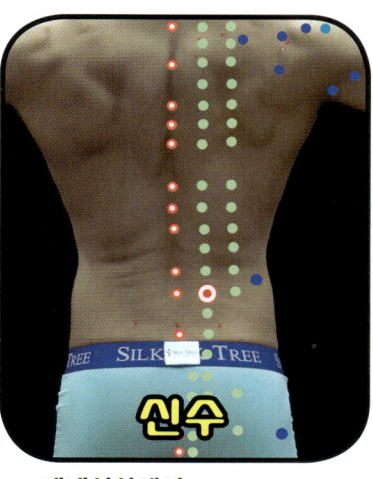

신수
배내선상에서 제2,3 요추극돌기의 사이.

15. 안질환

야맹증: 대추, 간수, 격수, 혈해, 족삼리, 중완

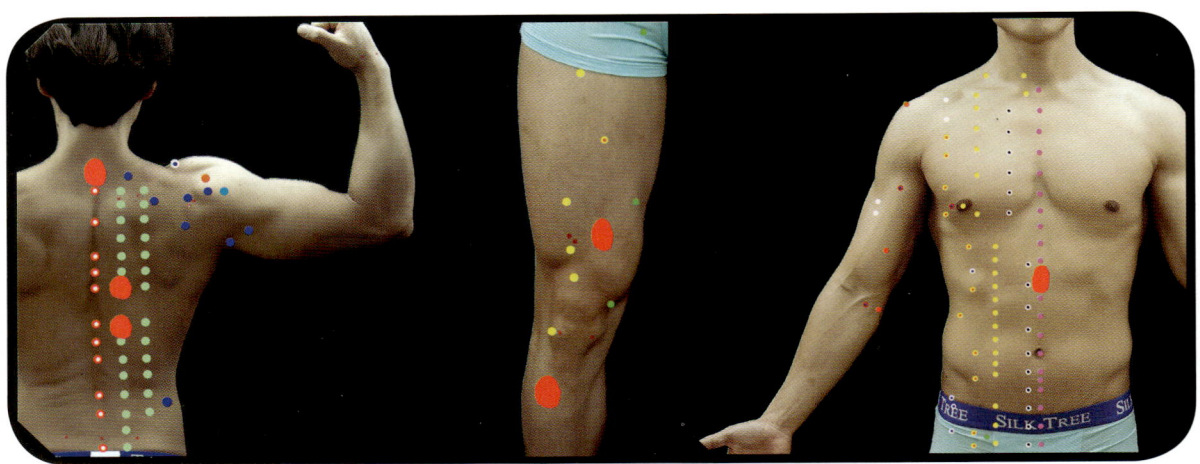

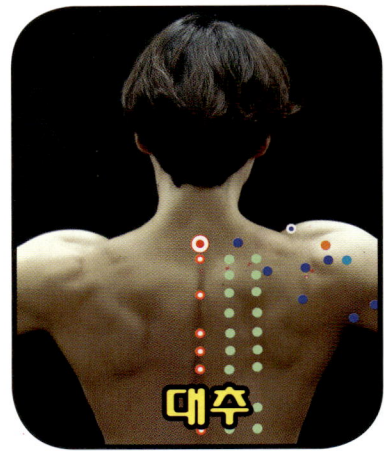

대추

제7경추와 제1흉추의 사이.

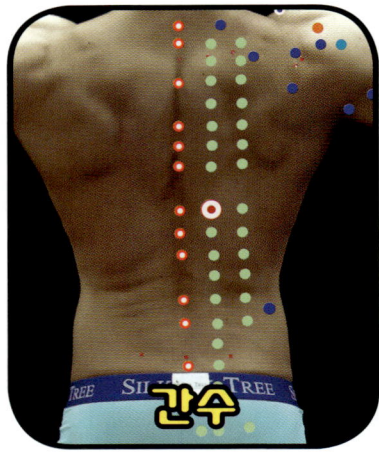

간수

배내선상에서 9,10흉추극돌기의 사이.

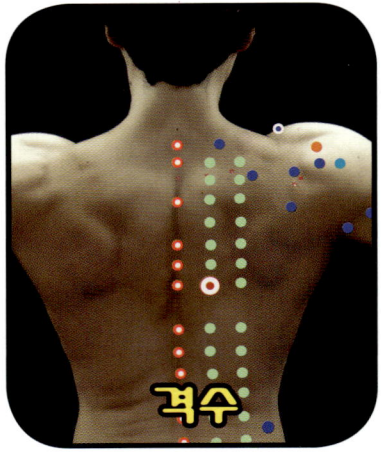

격수

배내선상에서 7,8흉추극돌기의 사이.

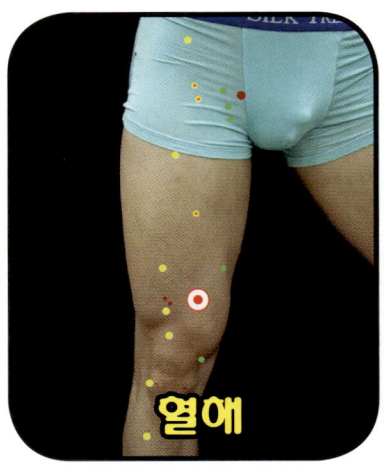

혈해

슬개골 외상점 3촌 위에있는 힘줄사이 흰살경계.

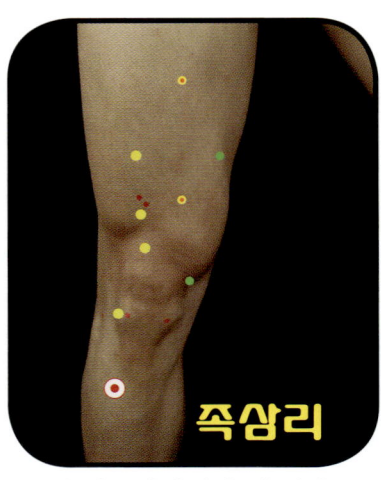

족삼리

슬개골 정점 하방 3촌에서 외측 1촌(2cm)

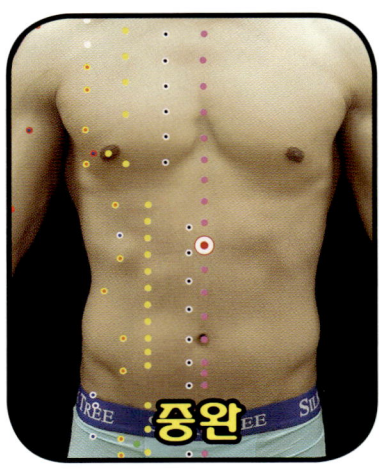

중완

배꼽위 4촌.

15. 안질환

전기성안염(컴퓨터 안염): 찬죽, 풍지, 천주, 합곡, 양로, 광명

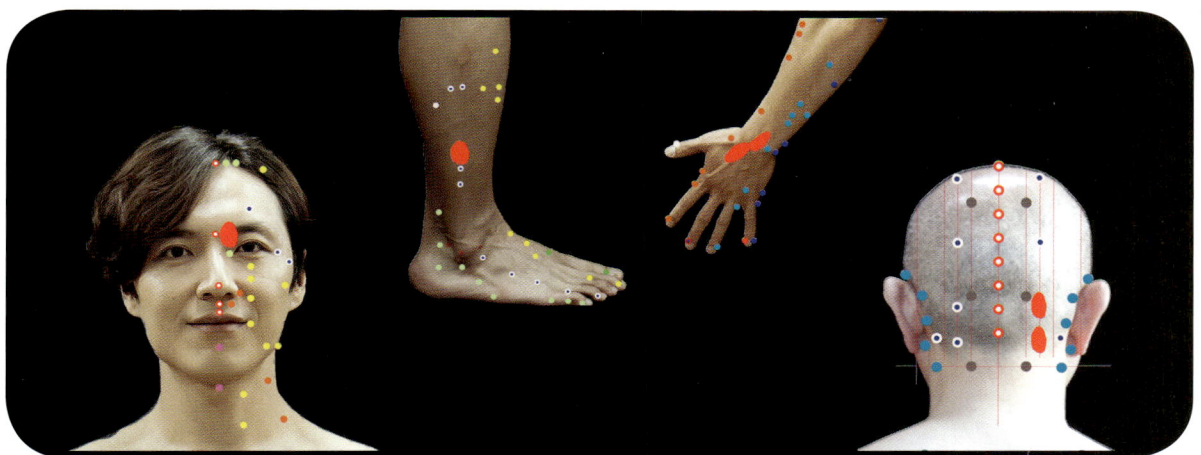

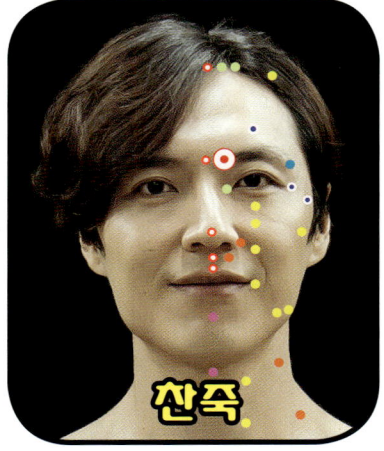

찬죽
찬죽대개 눈썹의 안쪽끝에서 취혈한다. 뜸No

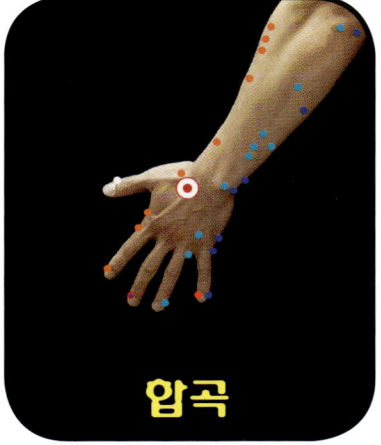

합곡
제1,2중수골저 사이에서 제2중수골저측의 뼈바로밑.

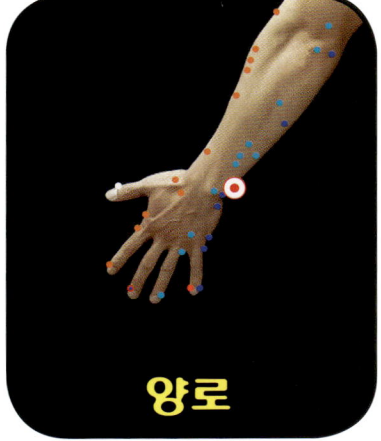

양로
척골두 바로위의 척측밑의 패인 곳.

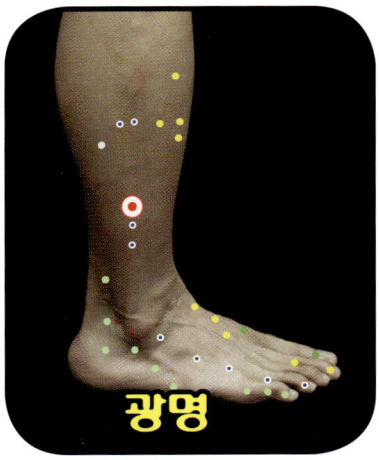

광명
비골두상연과 외과의 정점에서 1/3의 지점.

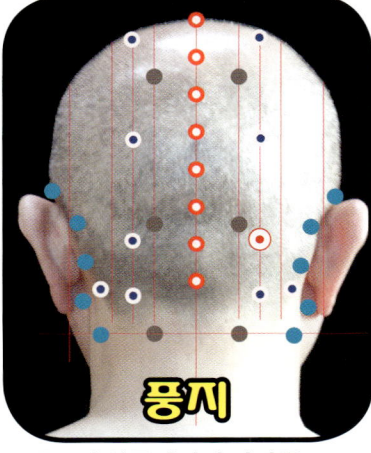

풍지
풍부와 완골사이의 바깥쪽 1/3.
풍부:외후두융기 밑 깊게 패인 곳.

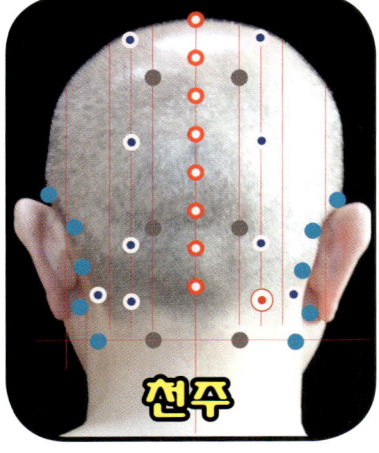

천주
천주 아문의 높이에서 바깥쪽 2cm의 증폭근의 팽융정점

16

소아 질환

16. 소아질환

경끼/놀람 : 대추, 곡지, 양릉천, 족삼리, 태충, 간수

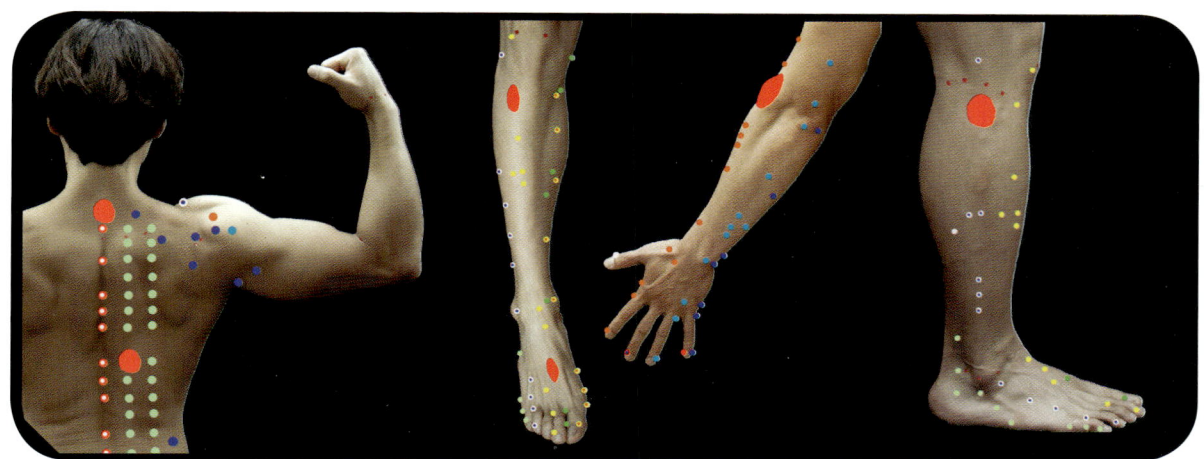

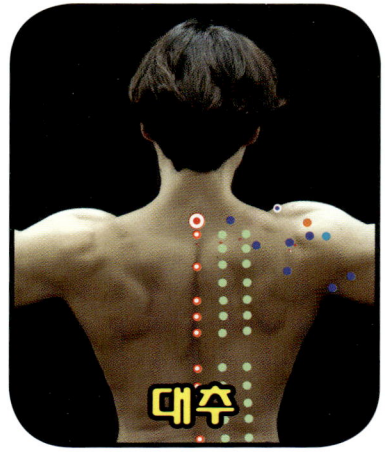

대추
제7경추와 제1흉추의 사이.

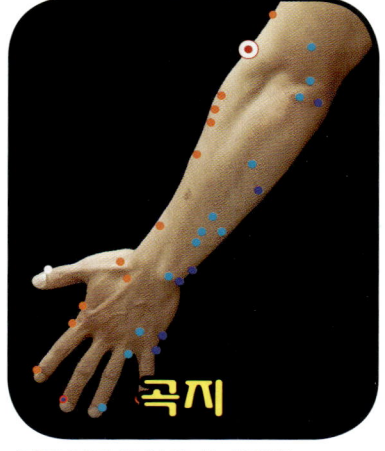

곡지
팔꿈치를 굽혔을때 바깥쪽 주름끝

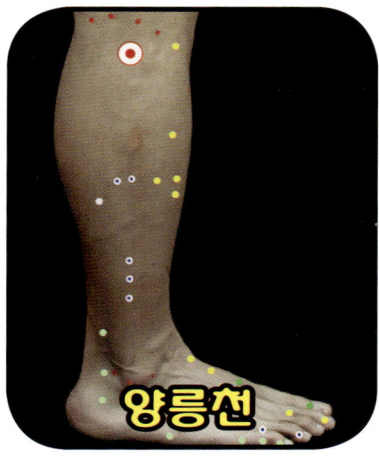

양릉천
비골소두 앞 아래, 족삼리혈 후방 1촌 윗쪽.

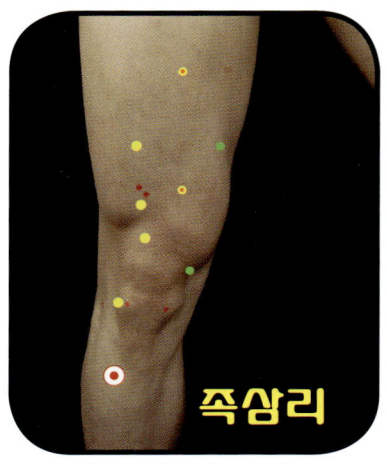

족삼리
슬개골 정점 하방 3촌에서 외측 1촌(2cm)

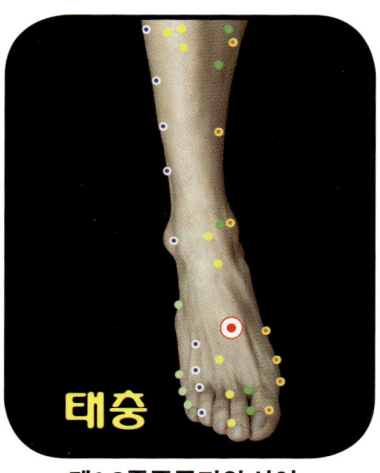

태충
제1,2중족골저의 사이.

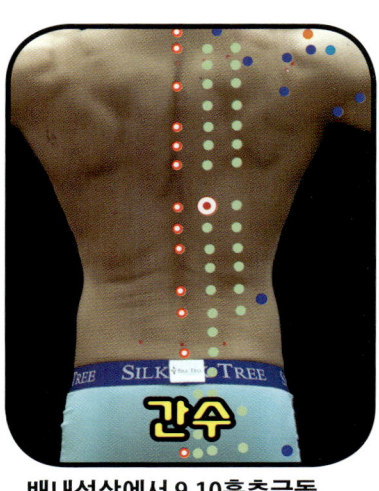

간수
배내선상에서 9,10흉추극돌기의 사이.

16. 소아질환

발육부진: 중완, 대저, 신주, 족삼리, 위수, 비수

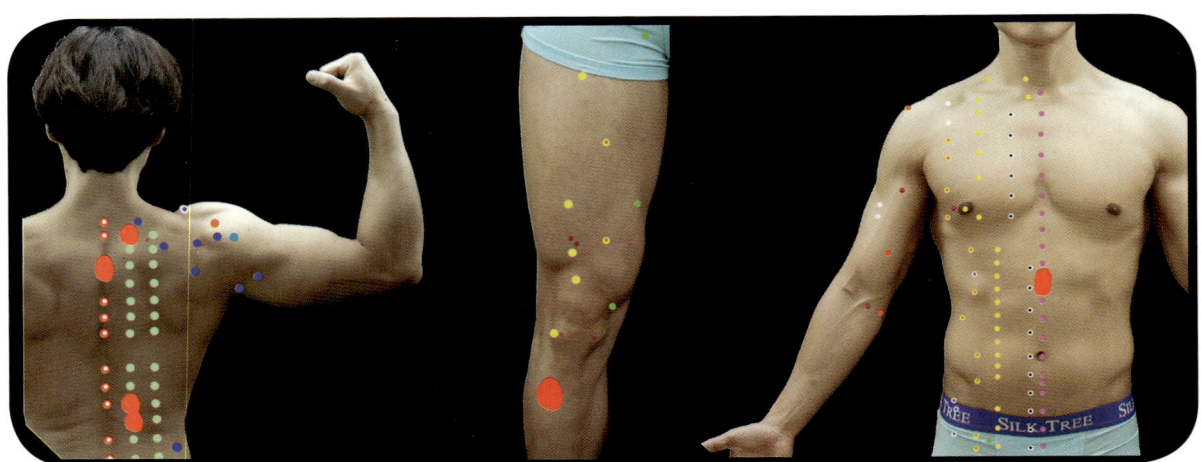

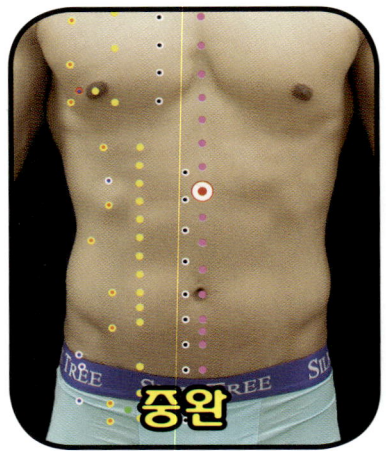

중완
배꼽위 4촌.

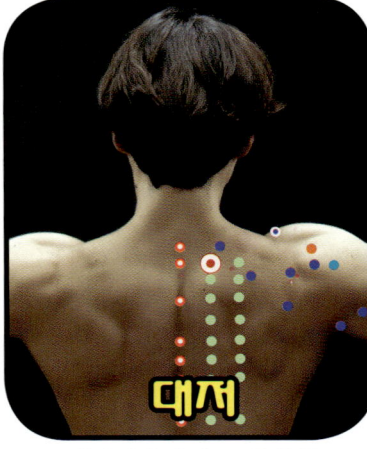

대저
배내선상에서 1,2흉추극 돌기의 사이.

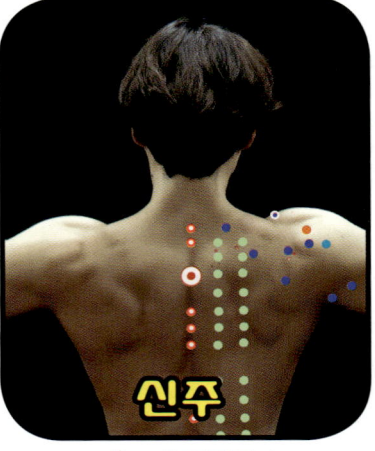

신주
제3,4흉추극돌기 사이에 있다.

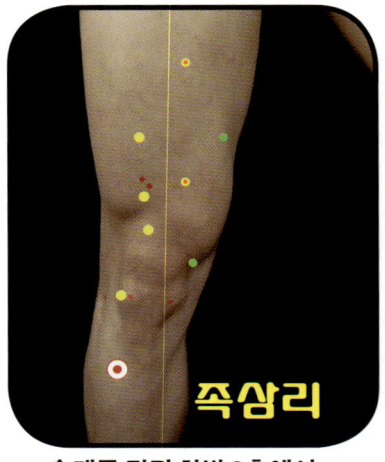

족삼리
슬개골 정점 하방 3촌에서 외측 1촌(2cm)

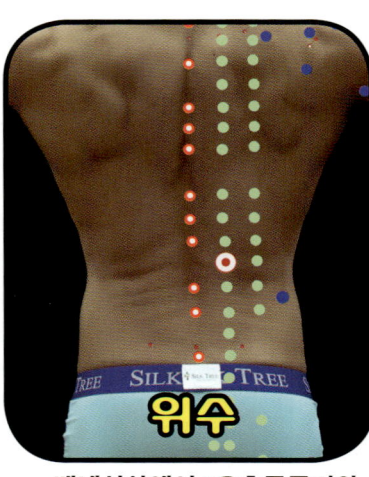

위수
배내선상에서 1요추극돌기와 12흉추극돌기 사이의 높이

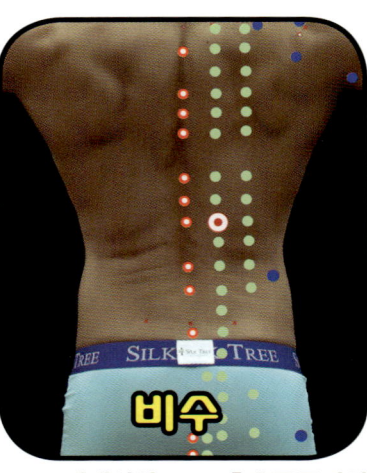

비수
배내선상 11,12흉추극돌기의 사이.

16. 소아질환

백일해: 폐수, 풍문, 신주, 척택, 열결, 풍지

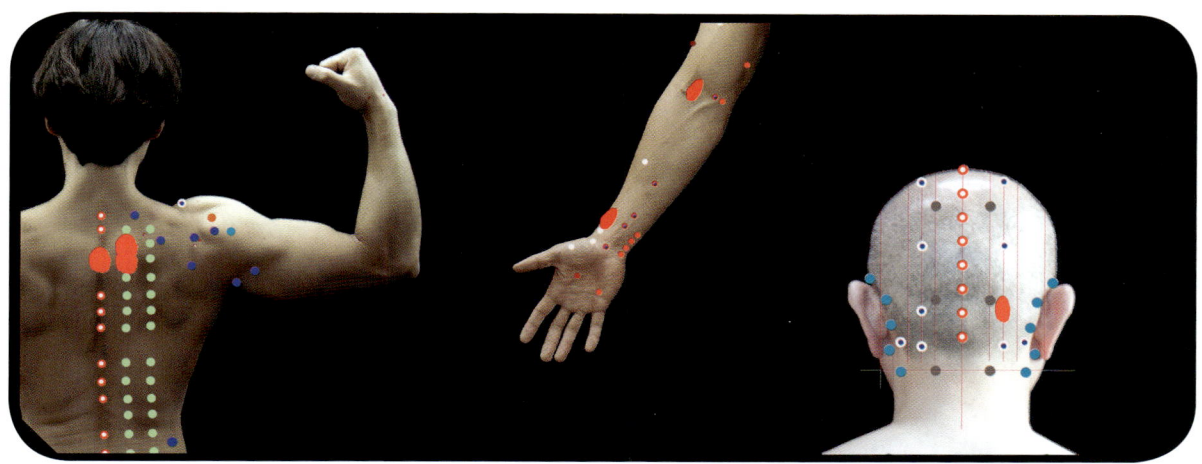

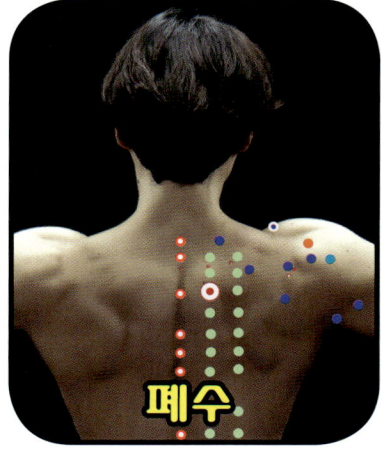

폐수
폐수 배내선상에서 3,4 흉추극돌기의 사이.

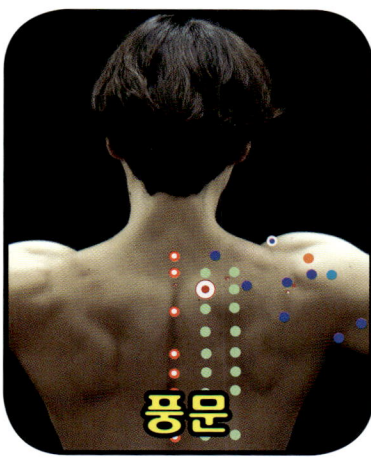

풍문
배내선상에서 2,3 흉추극돌기의 사이.

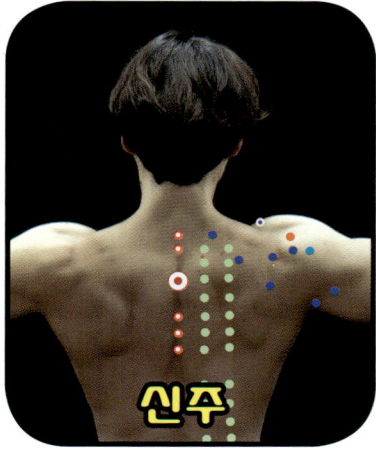

신주
제3,4흉추극돌기 사이에 있다.

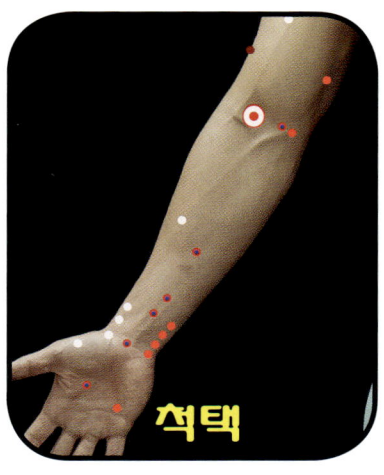

척택
손바닥을 앞으로, 팔꿈치 안주름 위 엄지측 패인 곳.

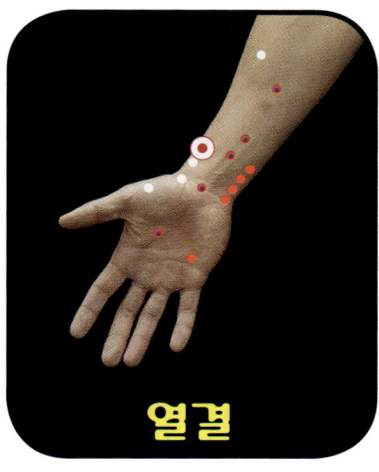

열결
요골경상돌기의 상방 1촌.

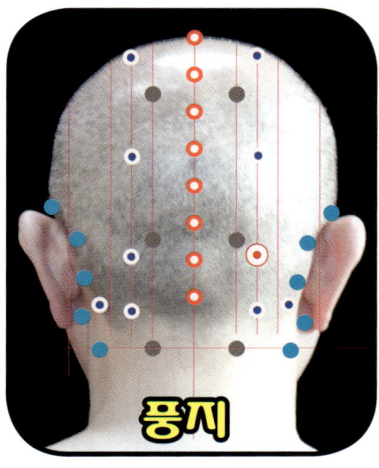

풍지
풍부와 완골사이의 바깥쪽 1/3.
풍부:외후두융기 밑 깊게 패인 곳.

16. 소아질환

소아마비: 대추, 풍문, 신주, 명문, 곡지, 합곡

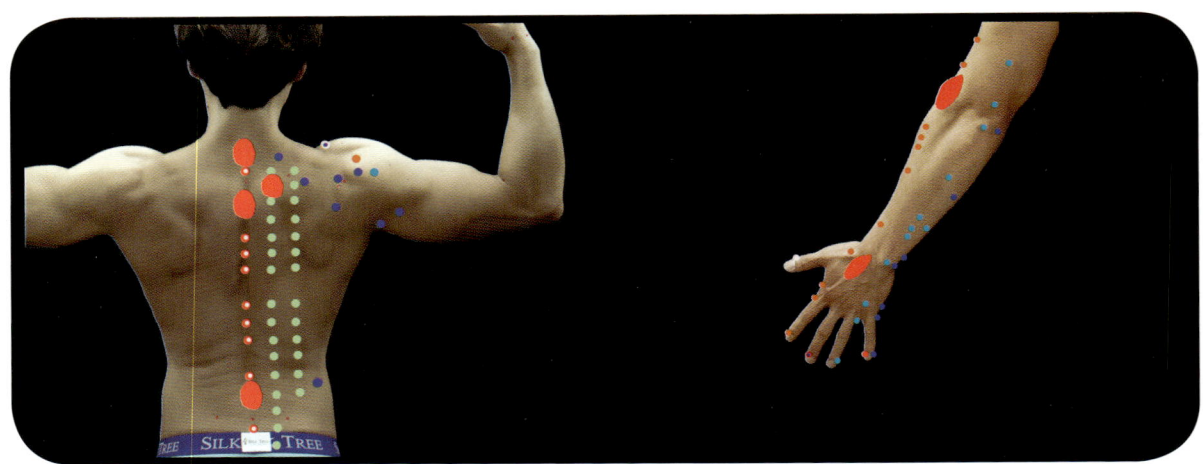

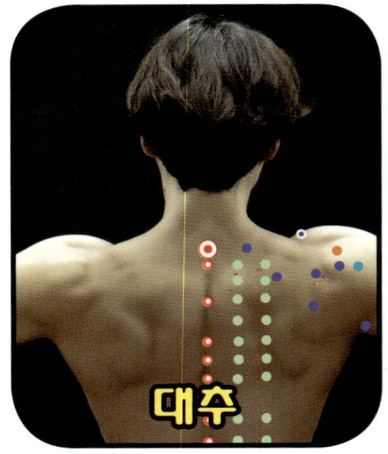

대추

제7경추와 제1흉추의 사이.

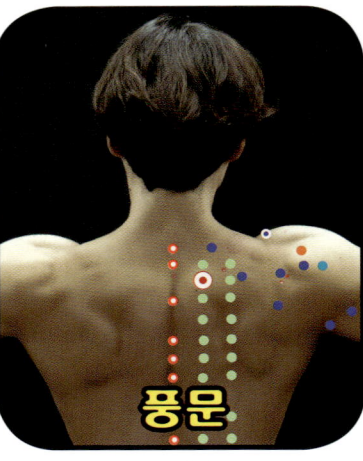

풍문

배내선상에서 2,3 흉추극돌기의 사이.

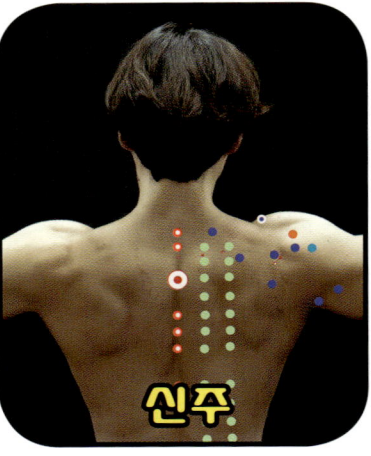

신주

제3,4흉추극돌기 사이에 있다.

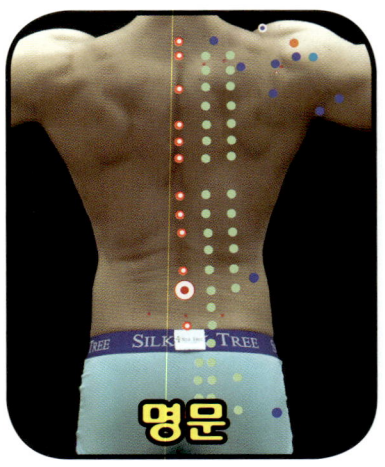

명문

제2,3 요추극돌기 사이.

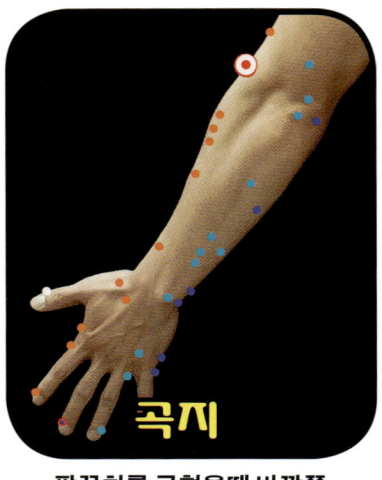

곡지

팔꿈치를 굽혔을때 바깥쪽 주름끝

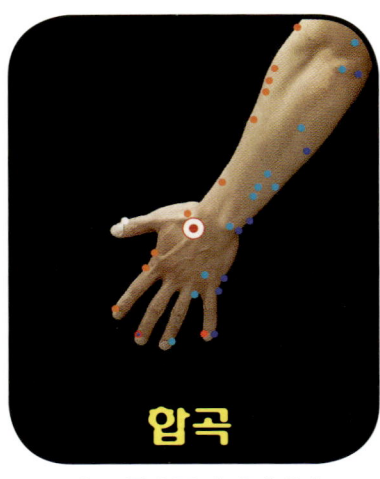

합곡

제1,2중수골저 사이에서 제2중수골저측의 뼈바로밑.

16. 소아질환

소아 밤울음: 인당, 수구, 내관, 신문, 합곡, 단중

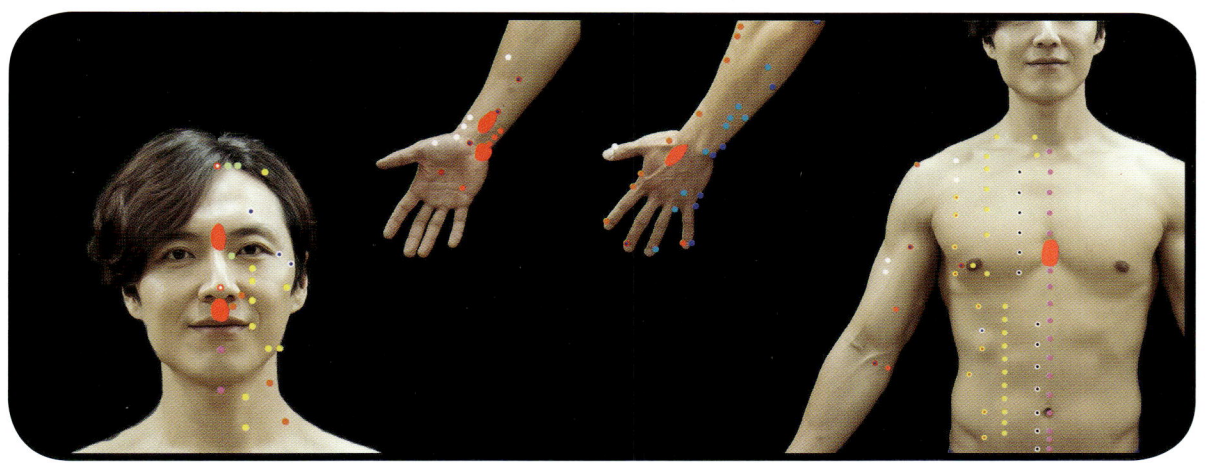

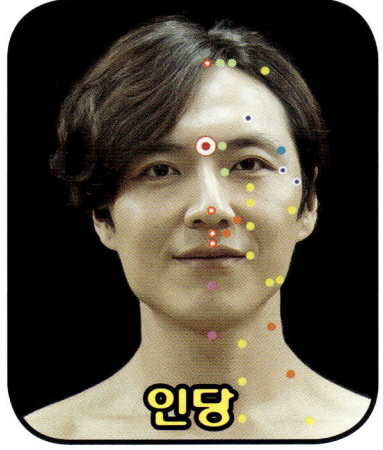

인당

양미간의 중앙.(양 눈썹 안쪽 끝의 중앙)

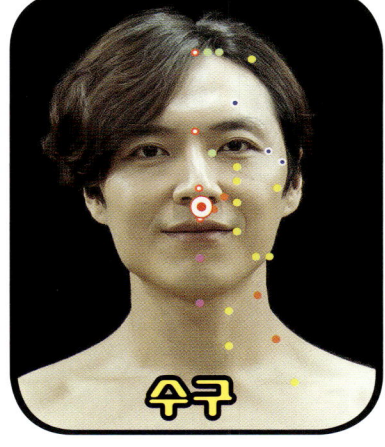

수구

인중구 상방 1/3.

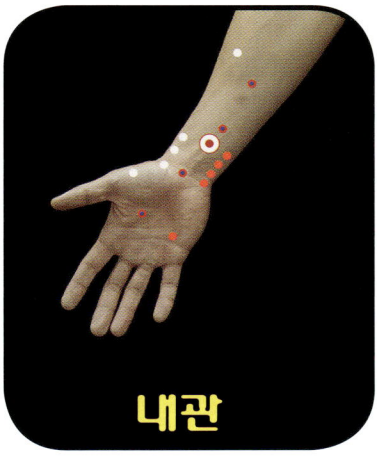

내관

곡택과 대릉 사이를 6등분하고 대릉에서 1/6지점 양건의 사이

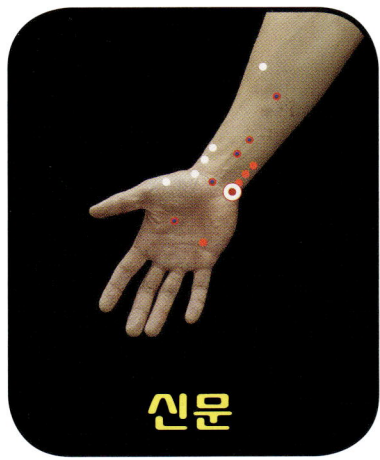

신문

손목을 뒤로 젖힐때 손목주름 위 소지측의 두 근육의 중심.

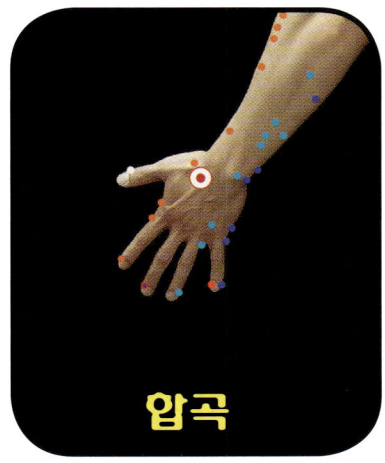

합곡

제1,2중수골저 사이에서 제2중수골저측의 뼈바로밑.

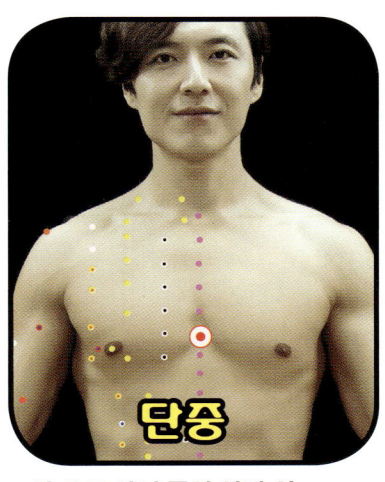

단중

양 유두 사이 중앙 약간 위.

16. 소아질환

설사: 수분,천추,대장수,족삼리,상거허,대횡

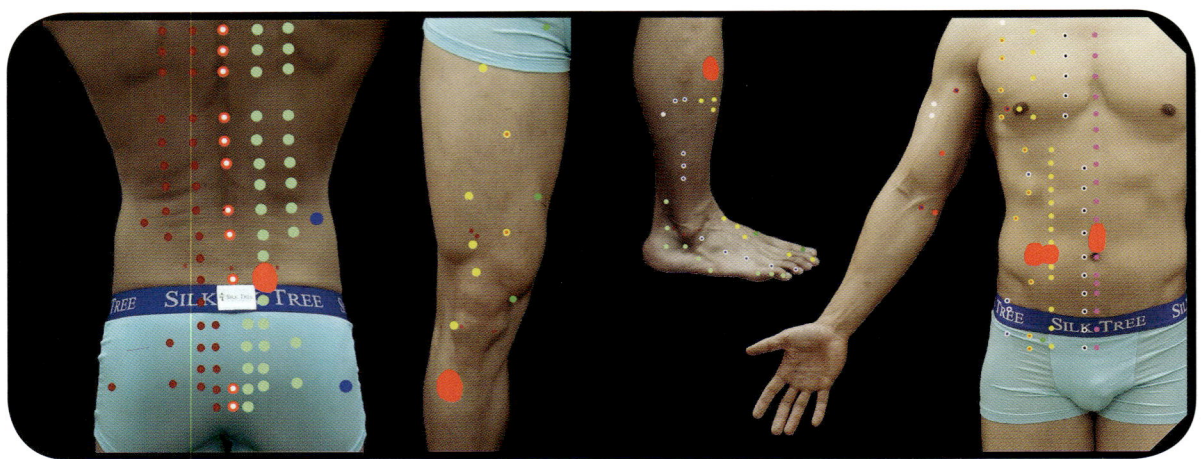

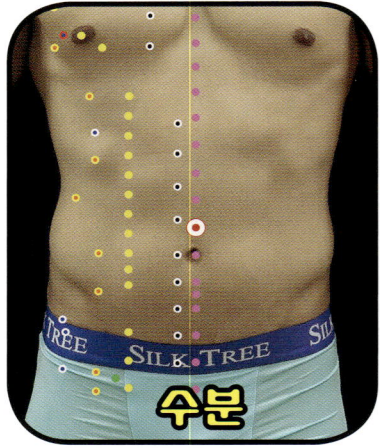

수분

배꼽 위 1촌

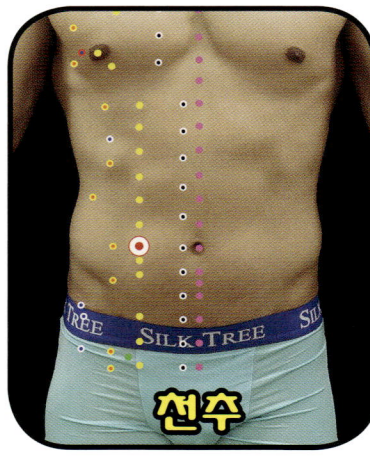

천추

복간선상에서 신궐의 높이

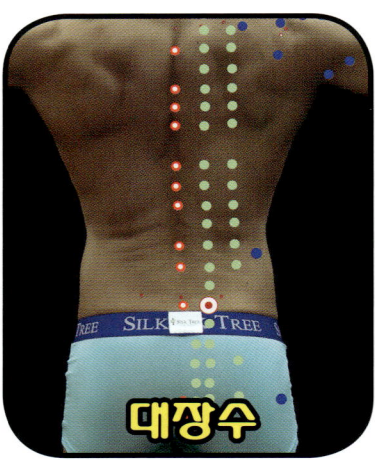

대장수

배내선상에서
제4,5요추극돌기의 사이.

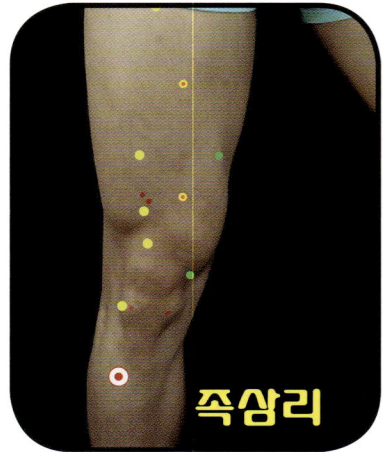

족삼리

슬개골 정점 하방 3촌에서
외측 1촌(2cm)

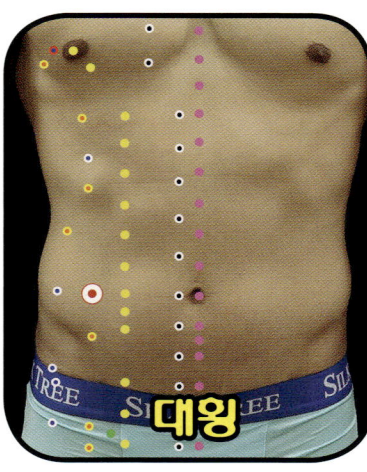

대횡

배꼽(신궐)의 높이에서
복외선상에서 취혈한다.

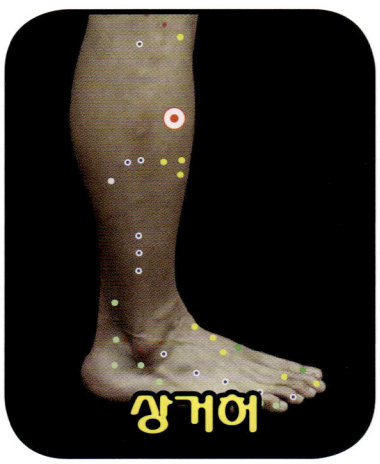

상거허

족삼리 하방 3촌.
경골 외측 1촌

16. 소아질환

소아 침흘림: 중완, 비수, 합곡, 승장, 지창, 협거

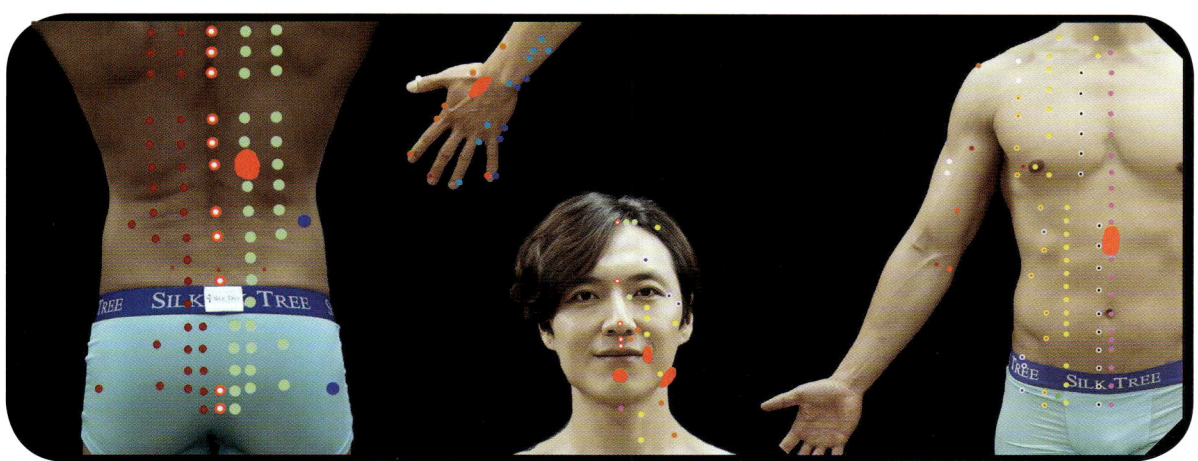

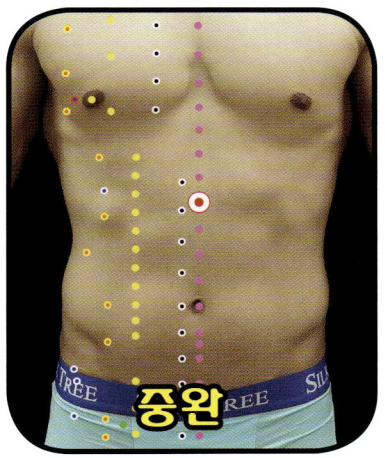

중완

배꼽위 4촌.

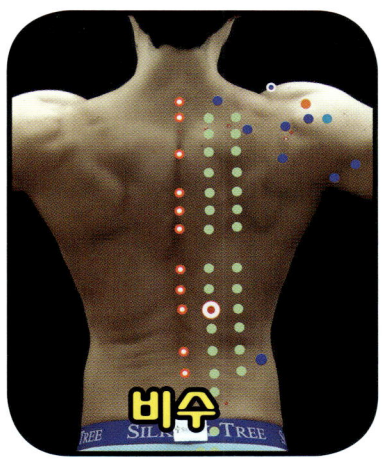

비수

배내선상 11,12흉추극돌기의 사이.

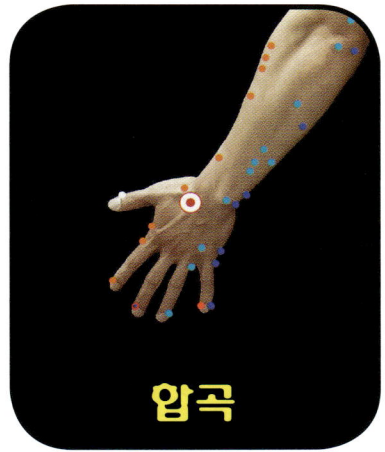

합곡

제1,2중수골저 사이에서 제2중수골저측의 뼈바로밑.

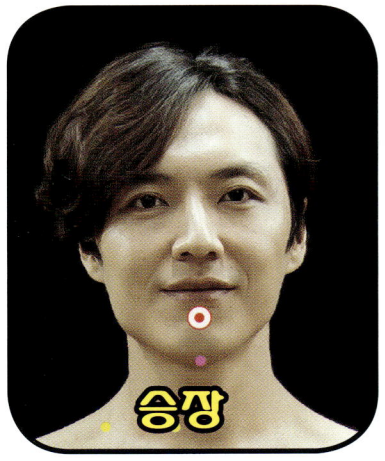

승장

아랫입술 아래 중심 패인 곳.

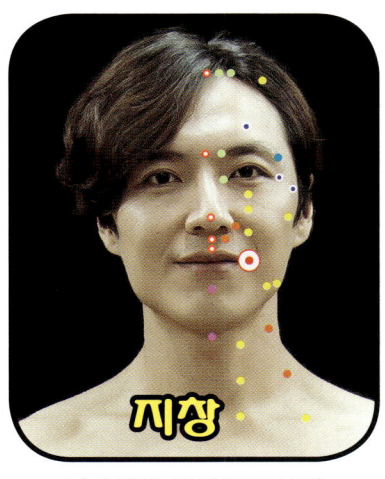

지창

입가(입술 바깥끝)로부터 바깥쪽 1cm

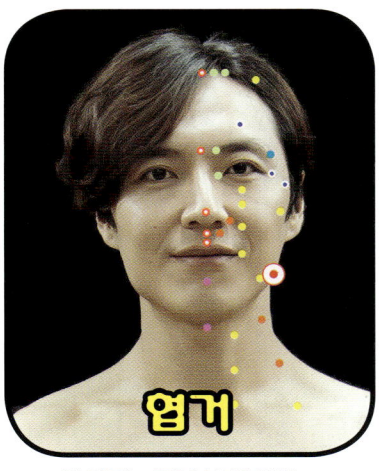

협거

하악각 2등분선 앞상방 1cm

16. 소아질환

토유: 상완, 신주, 내관, 족삼리, 중정, 신궐

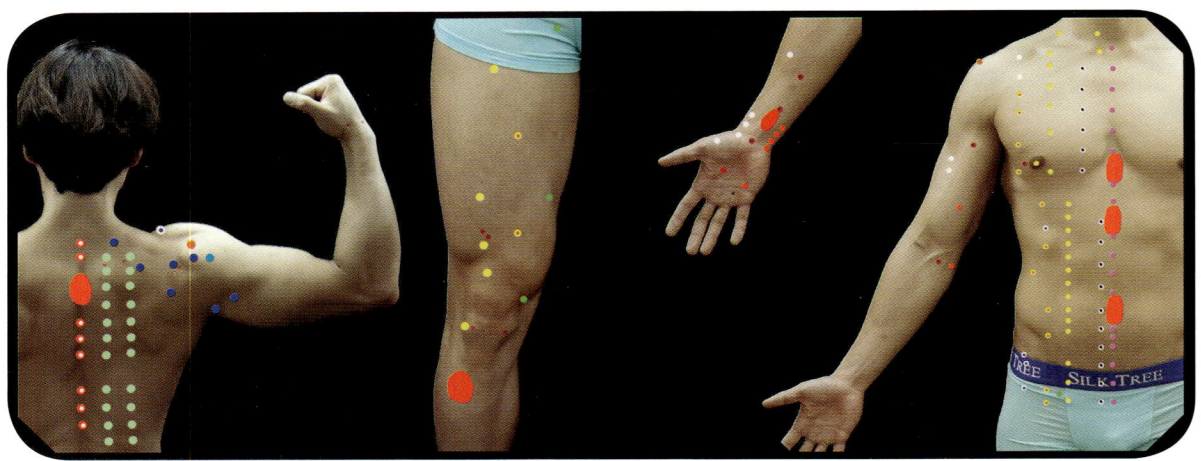

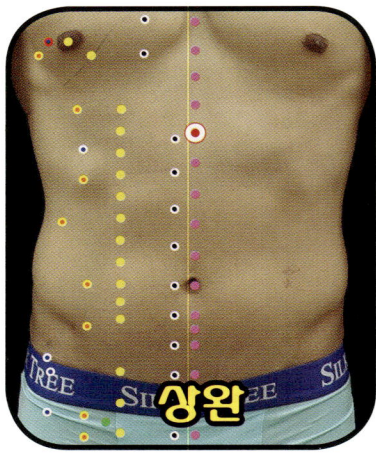

상완

배꼽위 5촌

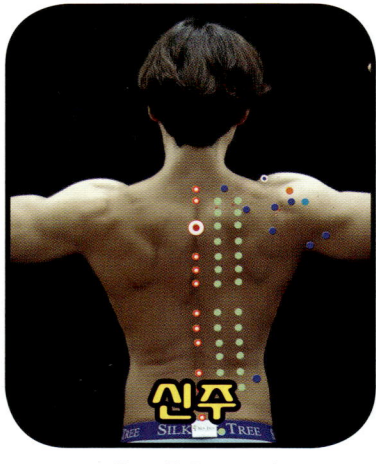

신주

제3,4흉추극돌기 사이에 있다.

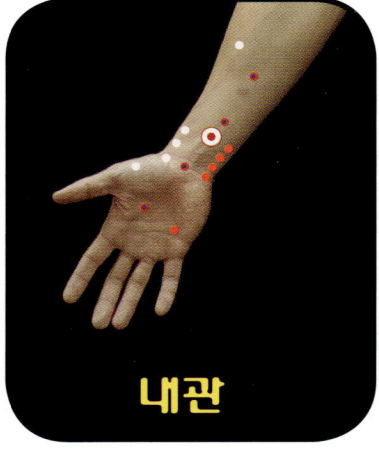

내관

곡택과 대릉 사이를 6등분하고 대릉에서 1/6지점 양건의 사이

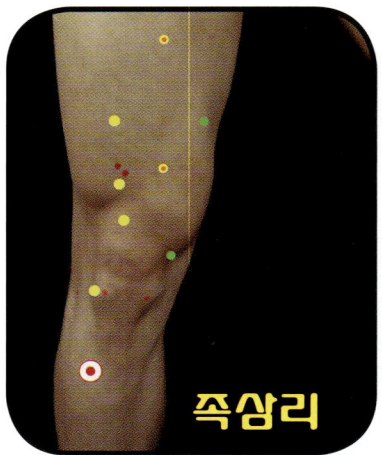

족삼리

슬개골 정점 하방 3촌에서 외측 1촌(2cm)

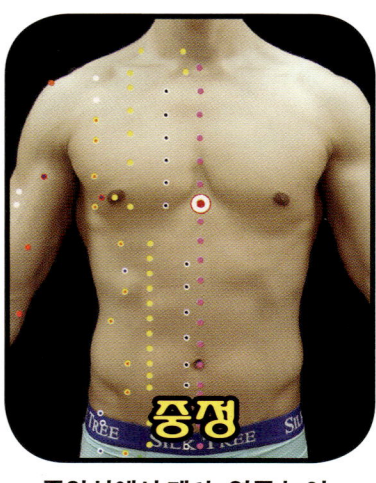

중정

중앙선에서 제6늑연골 높이 (흉골체하연 바로위)

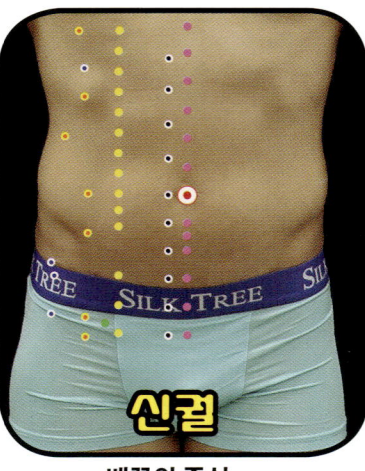

신궐

배꼽의 중심

16. 소아질환

신생아 질식: 신궐, 내관, 소료, 수구, 십선, 절골

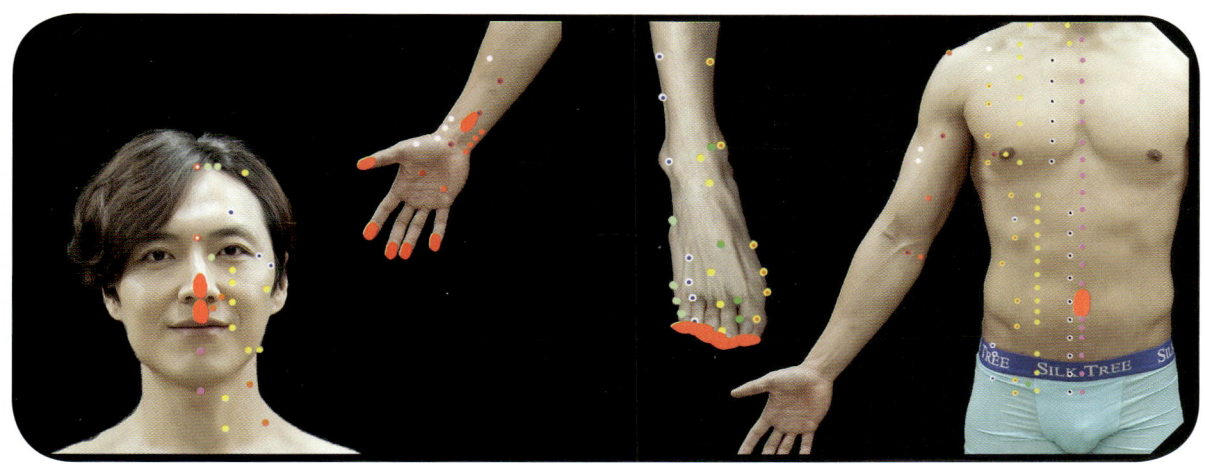

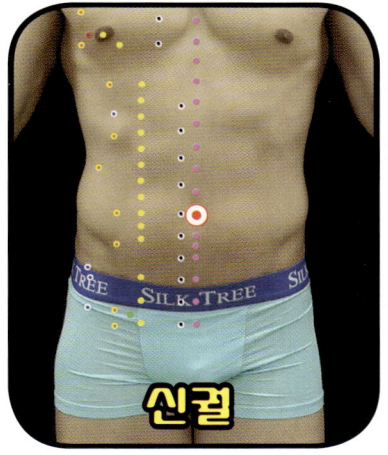

신궐

배꼽의 중심

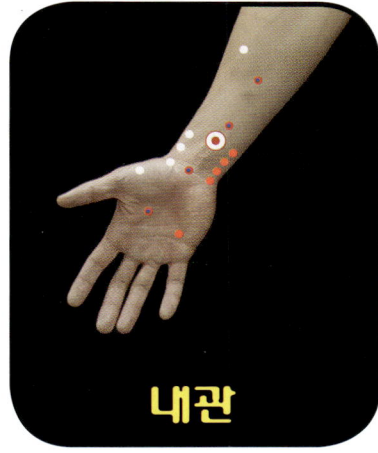

내관

곡택과 대릉 사이를 6등분하고
대릉에서 1/6지점 양건의 사이

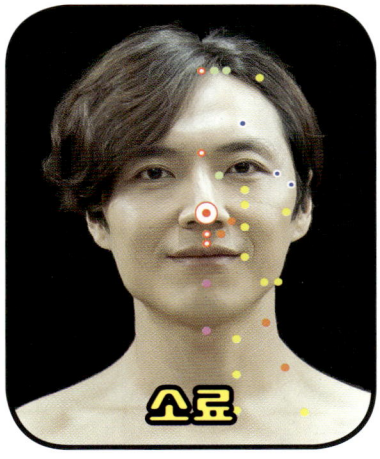

소료

코끝 최상단. 뜸No.

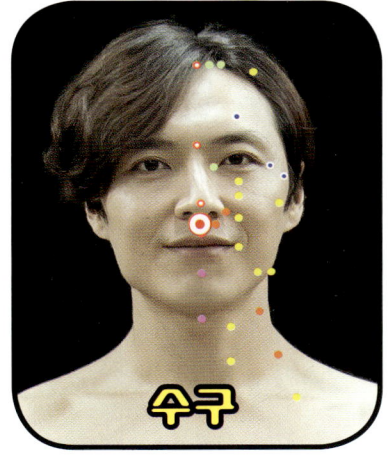

수구

인중구 상방 1/3.

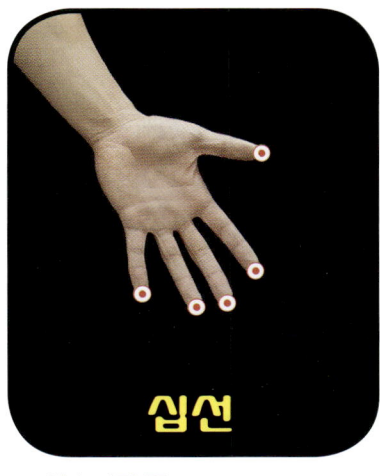

십선

열손가락 끝.
손톱으로부터 0.1촌.

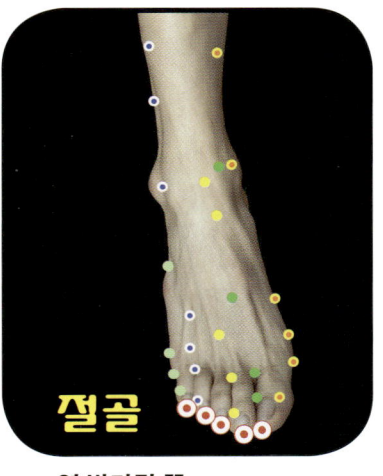

절골

열 발가락 끝.
발톱에서 0.1촌 떨어짐.

16. 소아질환

신생아 파상풍: 신궐, 연곡, 소상, 소택, 신주, 명문

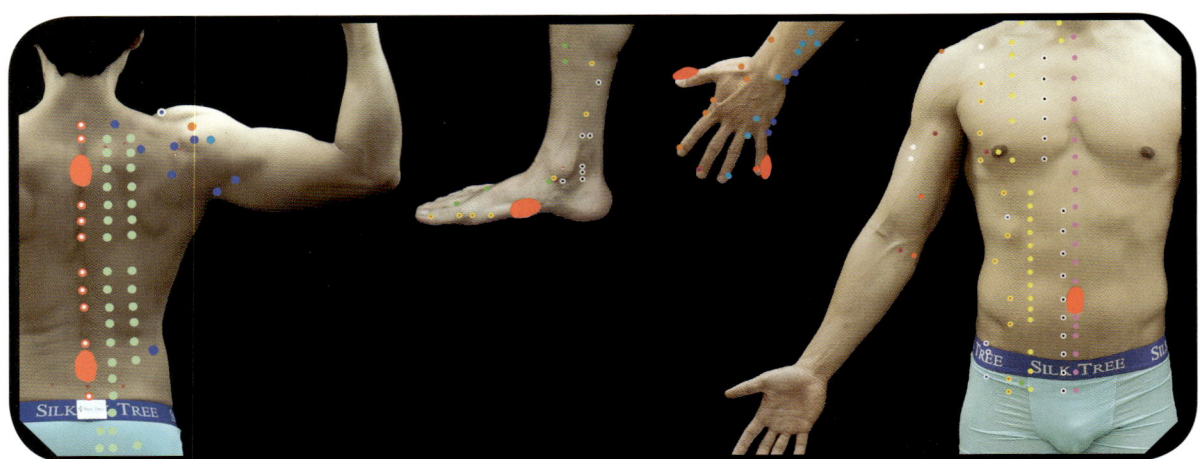

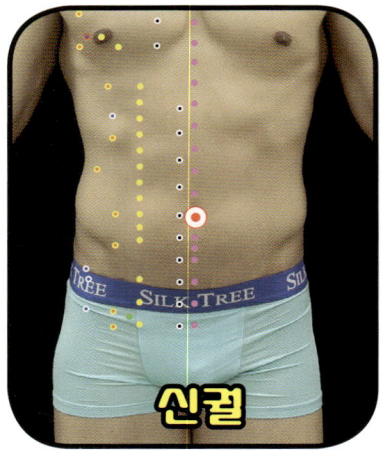

신궐

배꼽의 중심

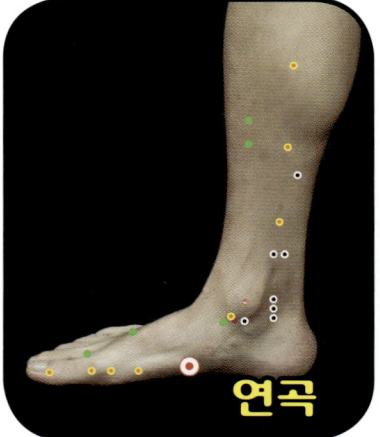

연곡

내과 앞밑 튀어나온 주상골 뒤밑.
주상골과 종골의 사이에 위치.

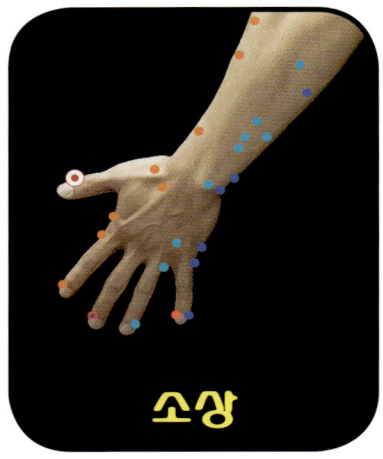

소상

엄지 손톱 안쪽 모서리로부터
상방 2~3mm

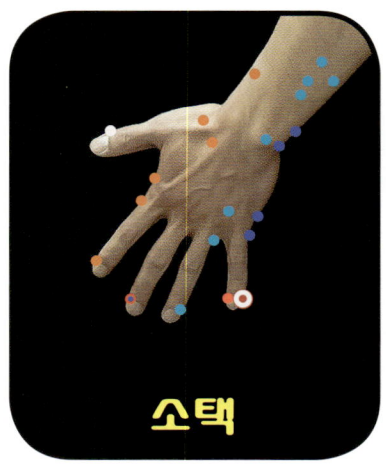

소택

새끼손가락 손톱 바깥
모서리에서 외상방 2mm.

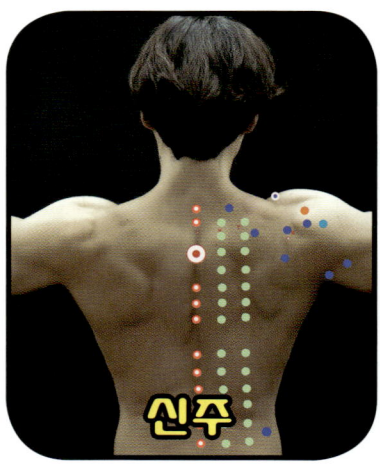

신주

제3,4흉추극돌기
사이에 있다.

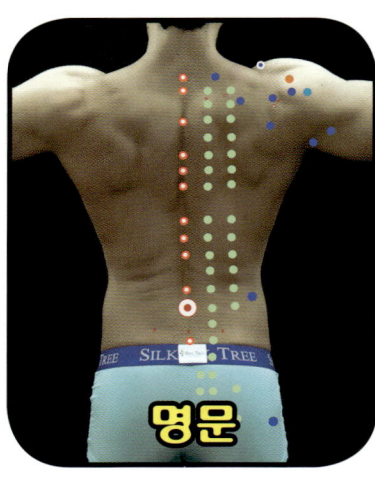

명문

제2,3 요추극돌기 사이.

16. 소아질환

애가 낮밤 못가림 (소아 밤낮 바뀜): 중완, 신주, 족삼리, 폐수, 간수, 관원수

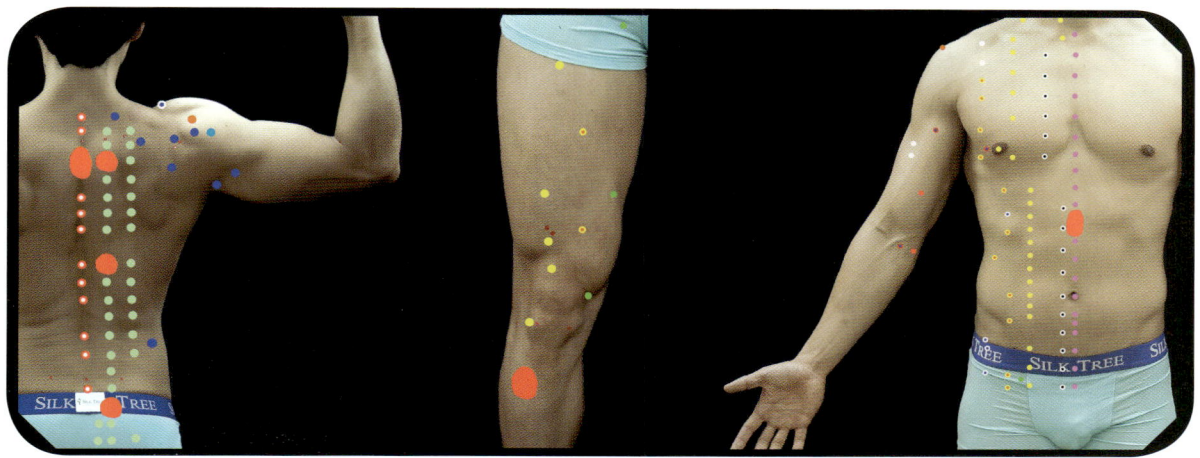

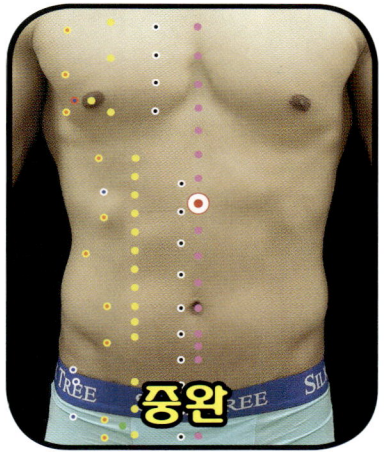
중완
배꼽위 4촌.

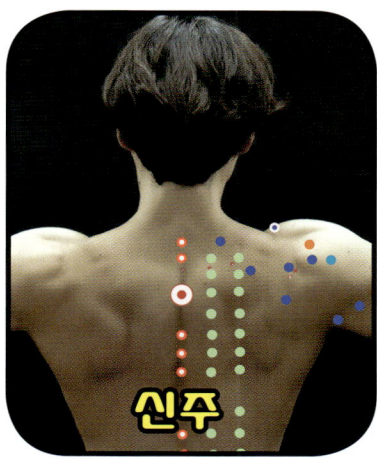
신주
제3,4흉추극돌기 사이에 있다.

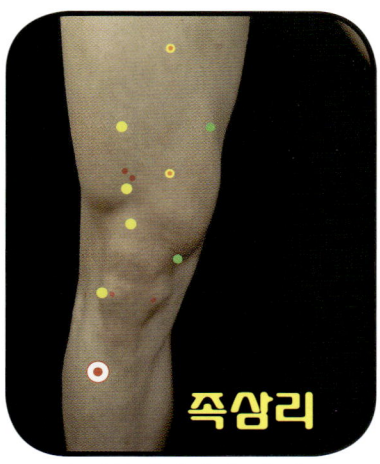
족삼리
슬개골 정점 하방 3촌에서 외측 1촌(2cm)

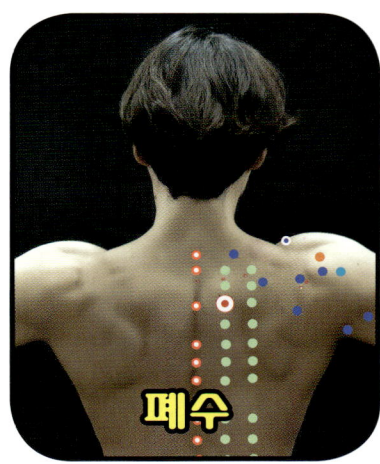
폐수
폐수 배내선상에서 3,4 흉추극돌기의 사이.

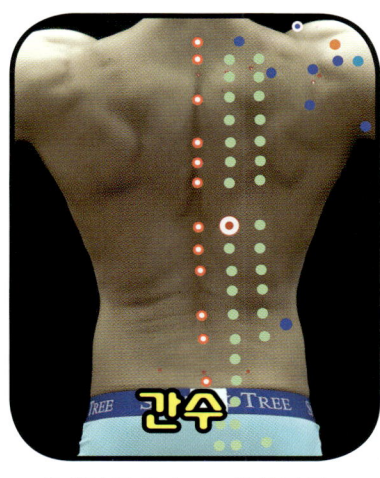
간수
배내선상에서 9,10흉추극돌기의 사이.

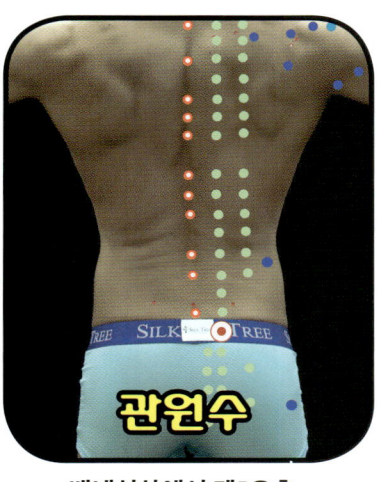
관원수
배내선상에서 제5요추 극돌기의 아래.

16. 소아질환

어린이 허약 (소아 허약): 신주, 간수, 비수, 중완, 관원, 족삼리

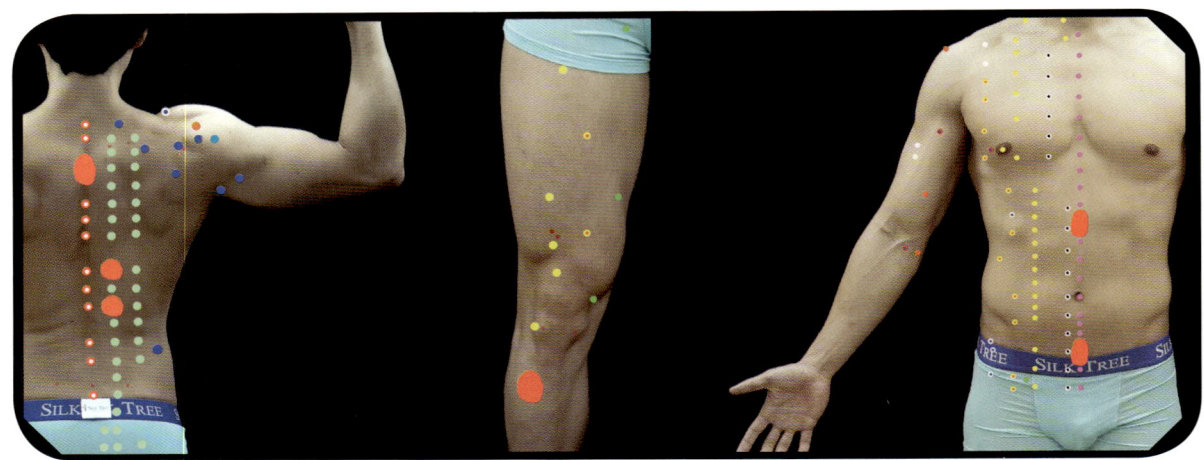

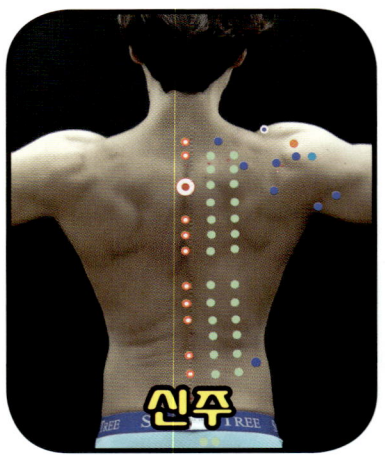

신주
제3,4흉추극돌기 사이에 있다.

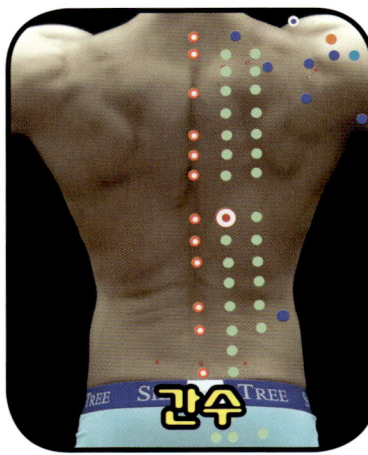

간수
배내선상에서 9,10흉추극돌기의 사이.

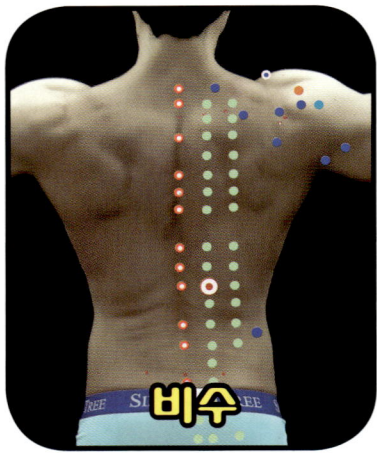

비수
배내선상 11,12흉추극돌기의 사이.

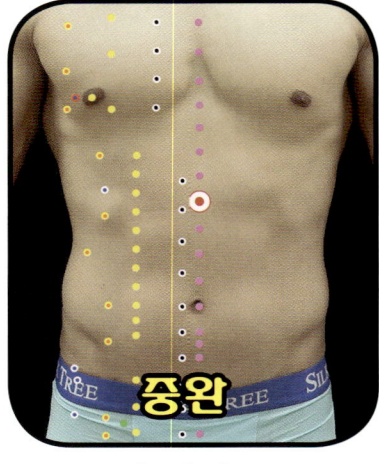

중완
배꼽위 4촌.

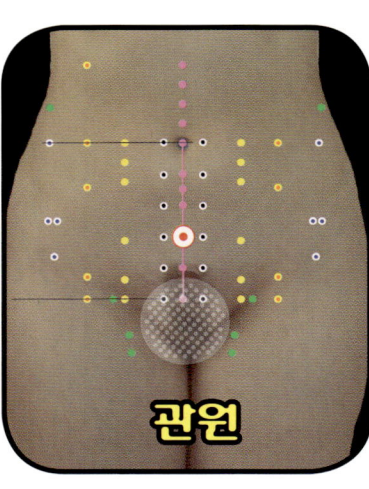

관원
배꼽아래 3촌

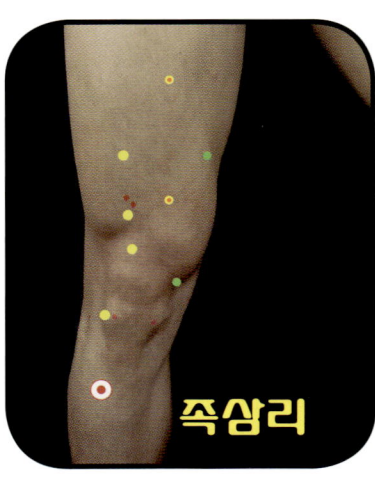

족삼리
슬개골 정점 하방 3촌에서 외측 1촌(2cm)

16. 소아질환

유뇨(우유빛 소변): 단중,신궐,중극.신수,음릉천,삼음교

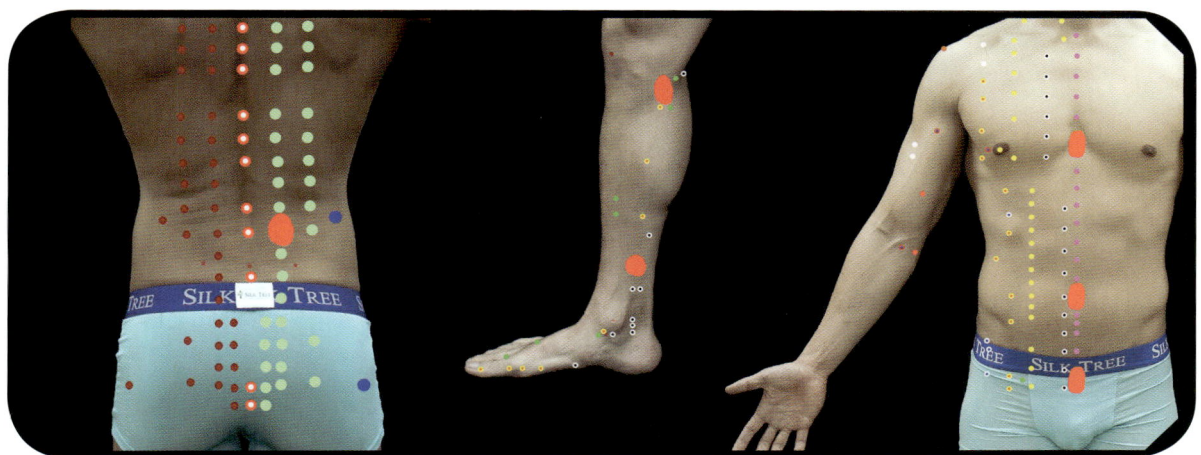

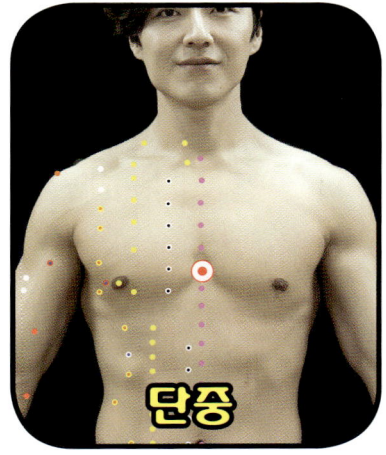

단중

양 유두 사이 중앙 약간 위.

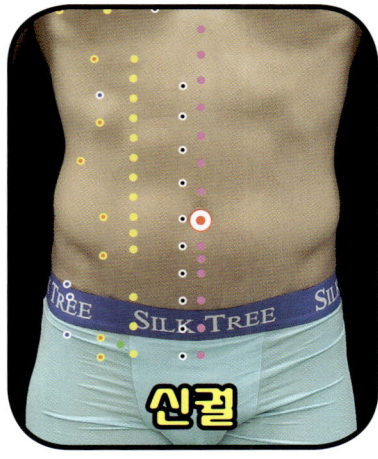

신궐

배꼽의 중심

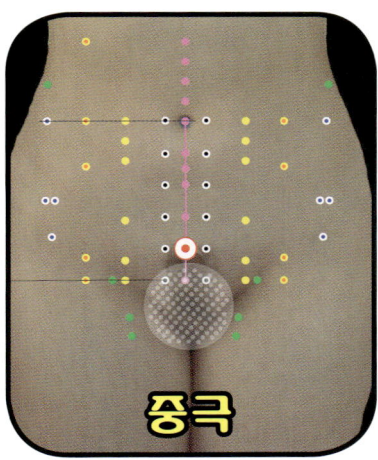

중극

배꼽아래 5촌.

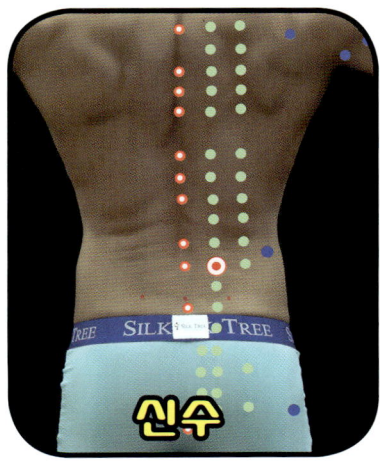

신수

배내선상에서
제2,3 요추극돌기의 사이.

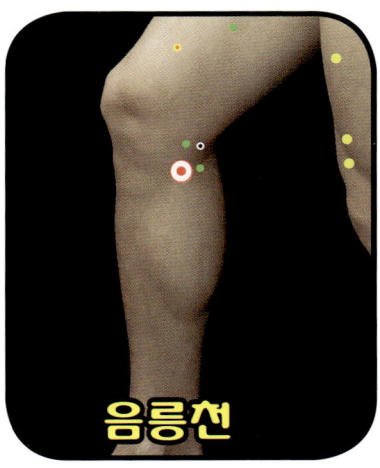

음릉천

경골내측과 바로뒤 아랫쪽.
뜸No 양릉천과 맞뚫리는 혈.

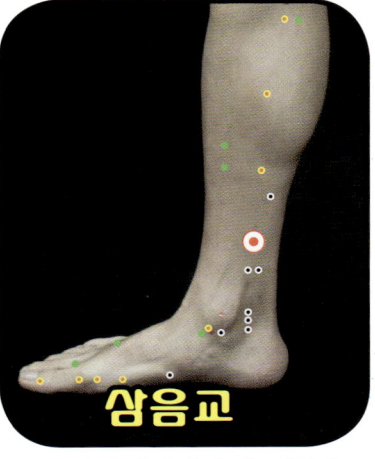

삼음교

내복사뼈 정점 상방3촌.경골과
근육의 경계.임산부 침No

16. 소아질환

(유행성) 이하선염(볼거리): 각손,예풍,협거,수삼리,외관,합곡

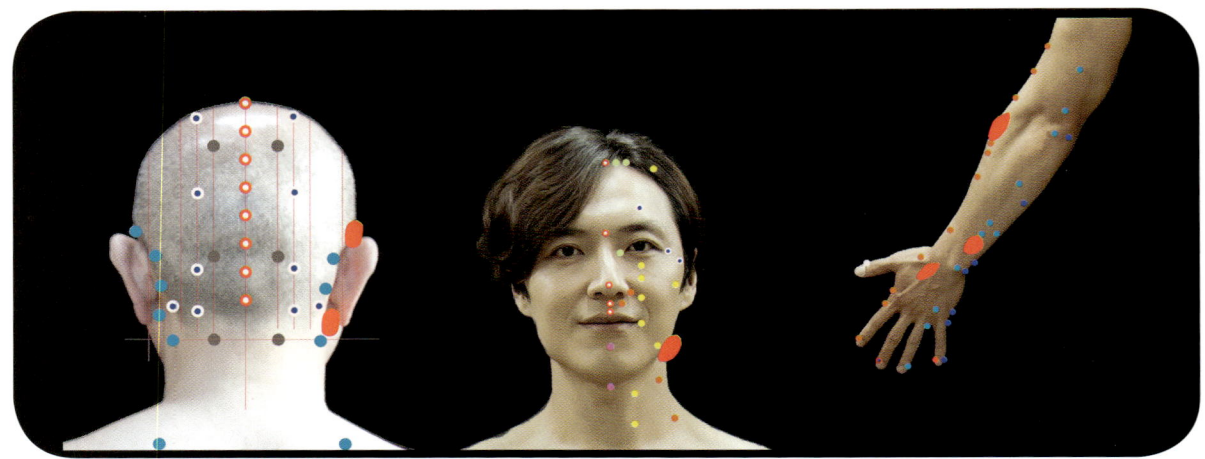

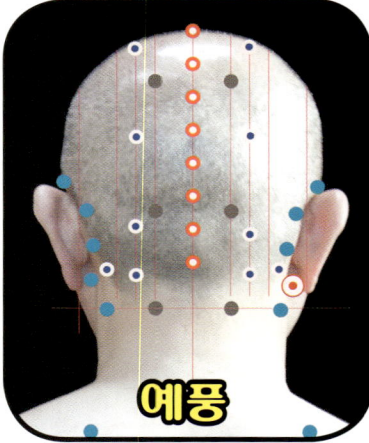

예풍
귓불과 귀뒤 유양돌기 앞끝 사이의 움푹패인 곳.

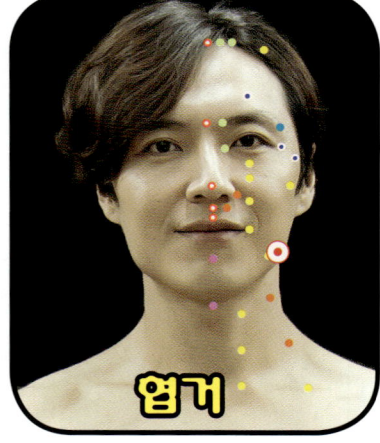

협거
하악각 2등분선 앞상방 1cm

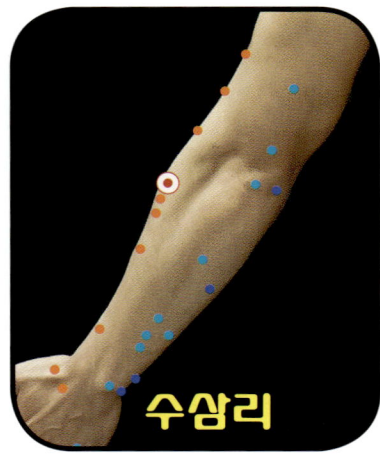

수삼리
곡지와 양계의 사이에서 곡지로부터 1/6.

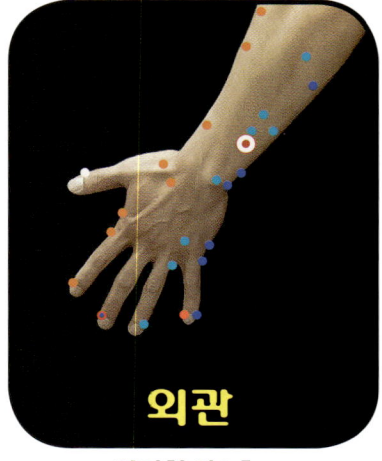

외관
양지혈 위 2촌, 척골과 요골 사이.

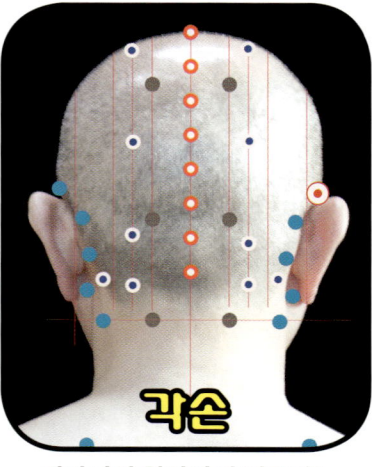

각손
귓바퀴의 최상단에 대응하는 측두부

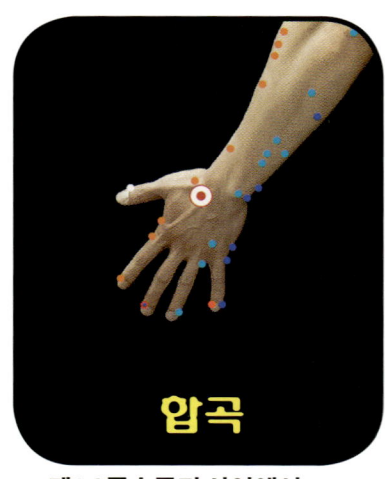

합곡
제1,2중수골저 사이에서 제2중수골저측의 뼈바로밑.

16. 소아질환

영양불량/발육부진: 중완, 대저, 신주, 족삼리, 위수, 비수

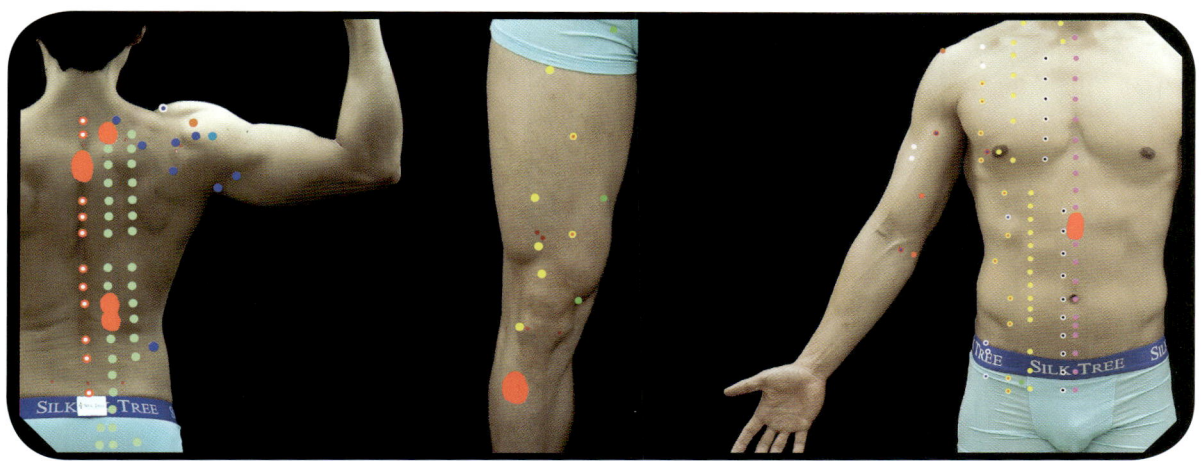

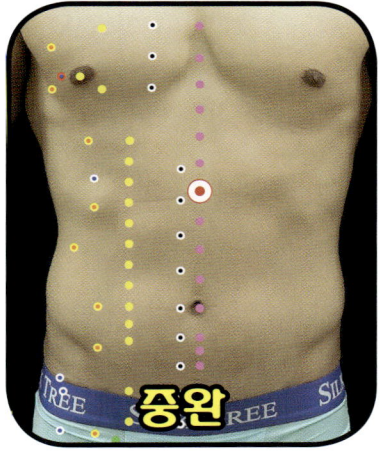

중완
배꼽위 4촌.

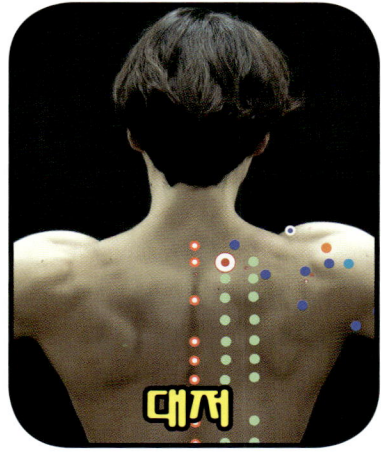

대저
배내선상에서 1,2흉추극 돌기의 사이.

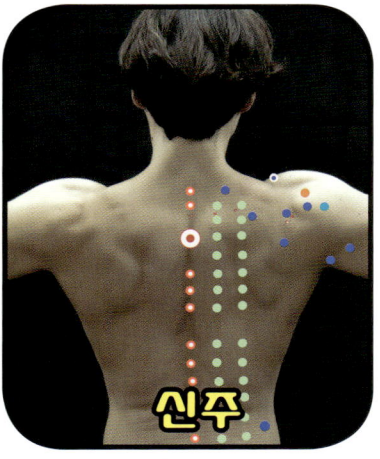

신주
제3,4흉추극돌기 사이에 있다.

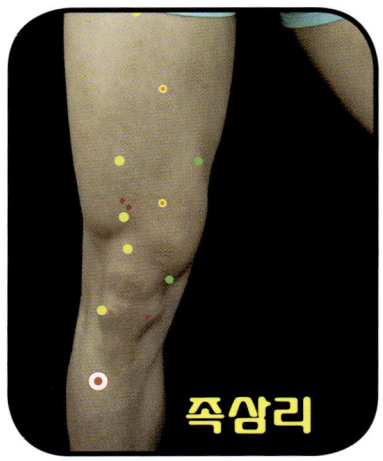

족삼리
슬개골 정점 하방 3촌에서 외측 1촌(2cm)

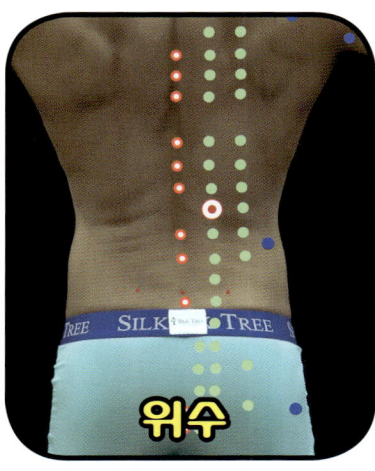

위수
배내선상에서 1요추극돌기와 12흉추극돌기 사이의 높이

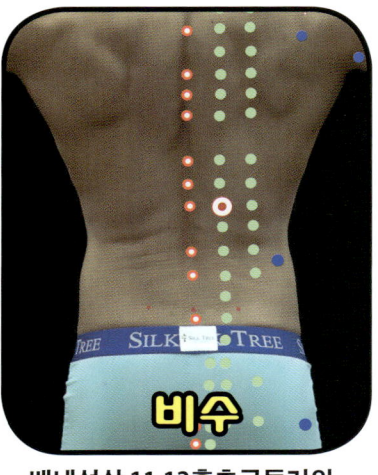

비수
배내선상 11,12흉추극돌기의 사이.

16. 소아질환

폐렴: 단중, 견정, 폐수, 곡지, 수삼리, 공최, 태연, 풍륭

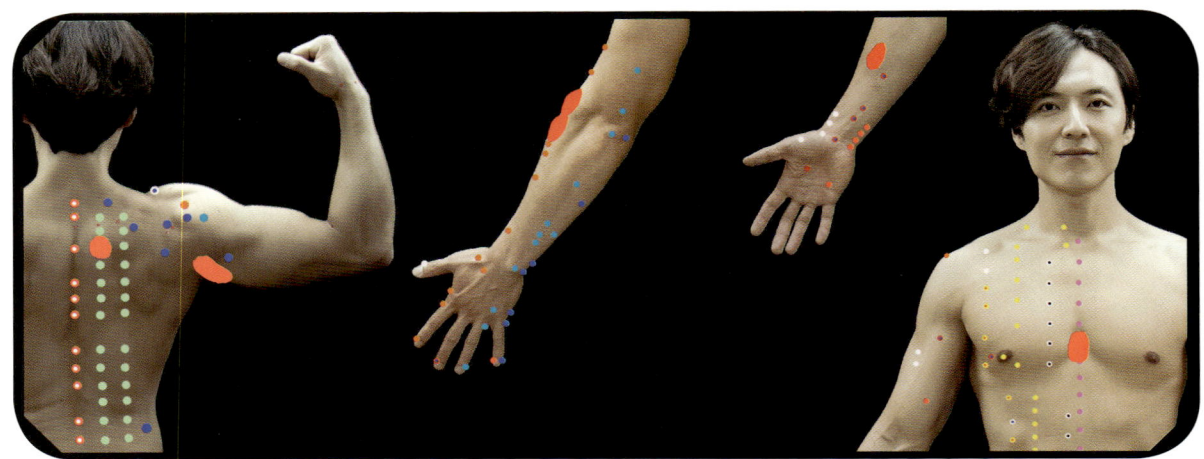

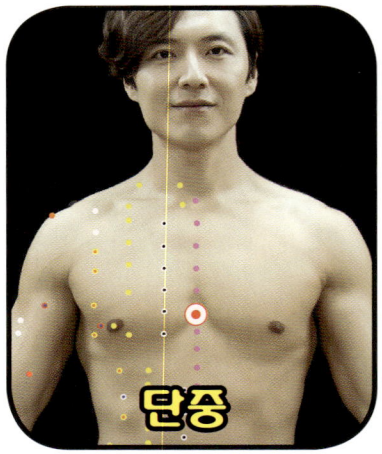

단중
양 유두 사이 중앙 약간 위.

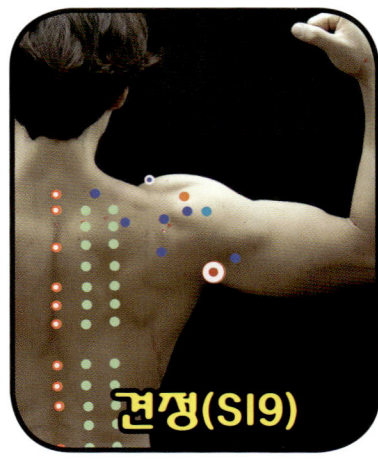

견정(SI9)
등쪽 액와종문(겨드랑이주름) 끝에서 위로 2cm

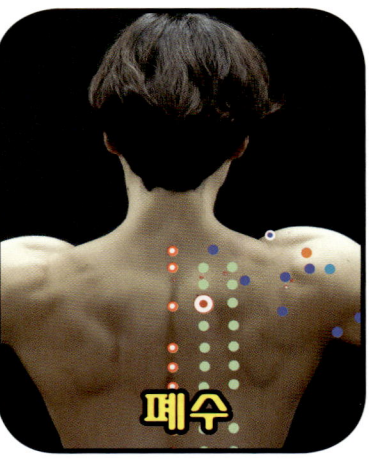

폐수
폐수 배내선상에서 3,4 흉추극돌기의 사이.

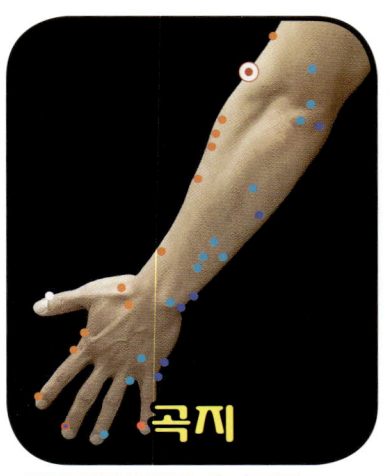

곡지
팔꿈치를 굽혔을때 바깥쪽 주름끝

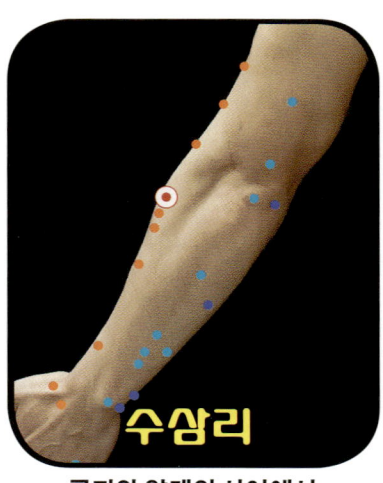

수삼리
곡지와 양계의 사이에서 곡지로부터 1/6.

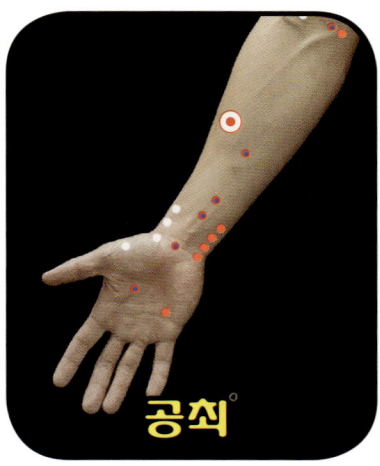

공최
태연과 척택사이. 척택에서 4/9

16. 소아질환

폐임파결핵: 중완, 풍문, 폐수, 신주, 고황, 공최

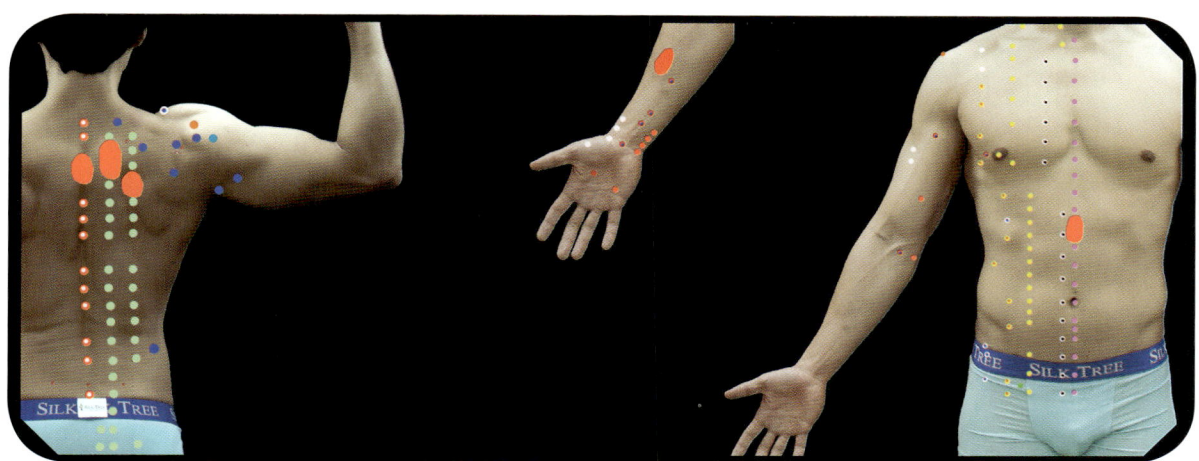

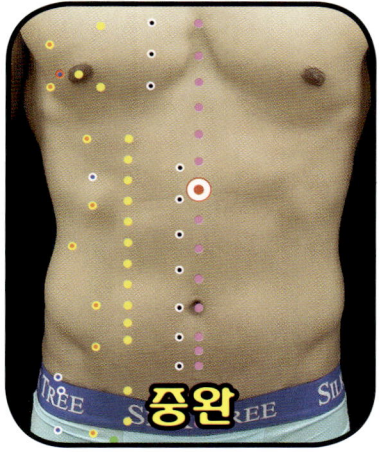

중완
배꼽위 4촌.

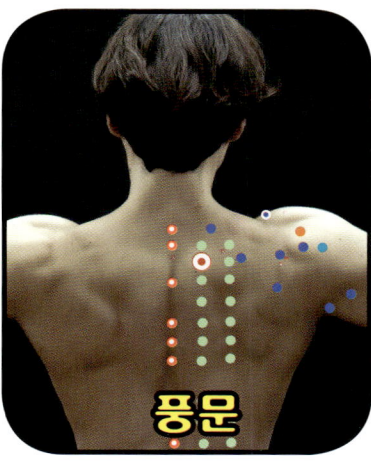

풍문
배내선상에서
2,3 흉추극돌기의 사이.

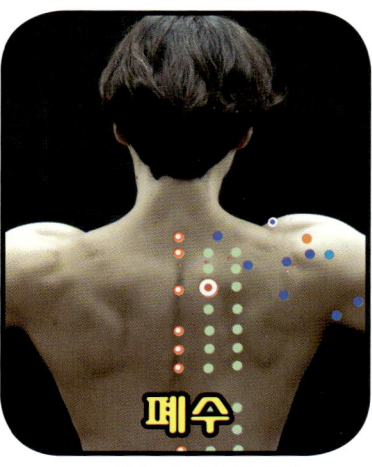

폐수
폐수 배내선상에서
3,4 흉추극돌기의 사이.

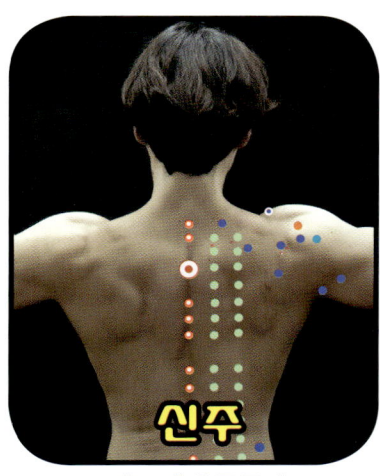

신주
제3,4흉추극돌기
사이에 있다.

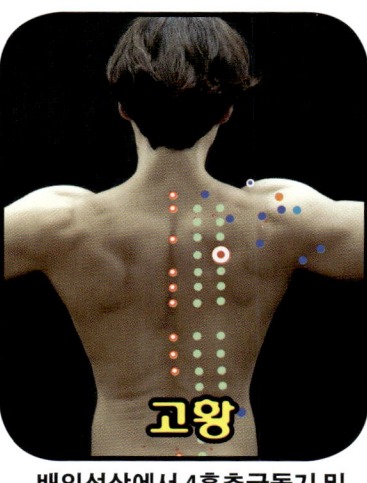

고황
배외선상에서 4흉추극돌기 밑

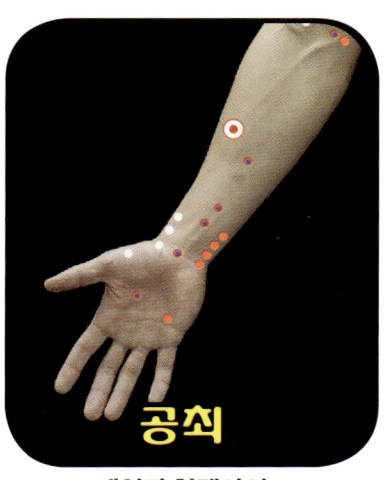

공최
태연과 척택사이.
척택에서 4/9

17 미용법

17. 미용법

무릎비만: 오추

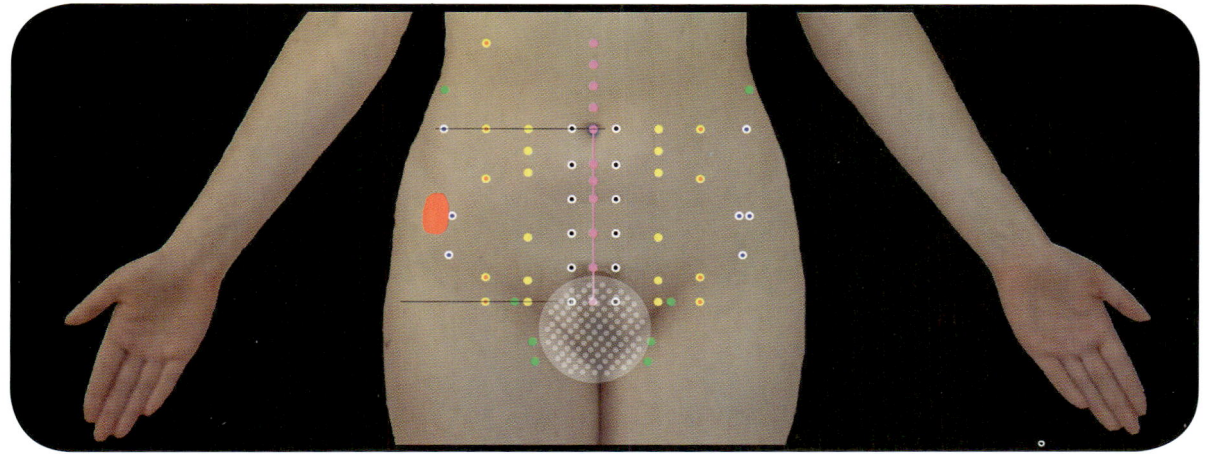

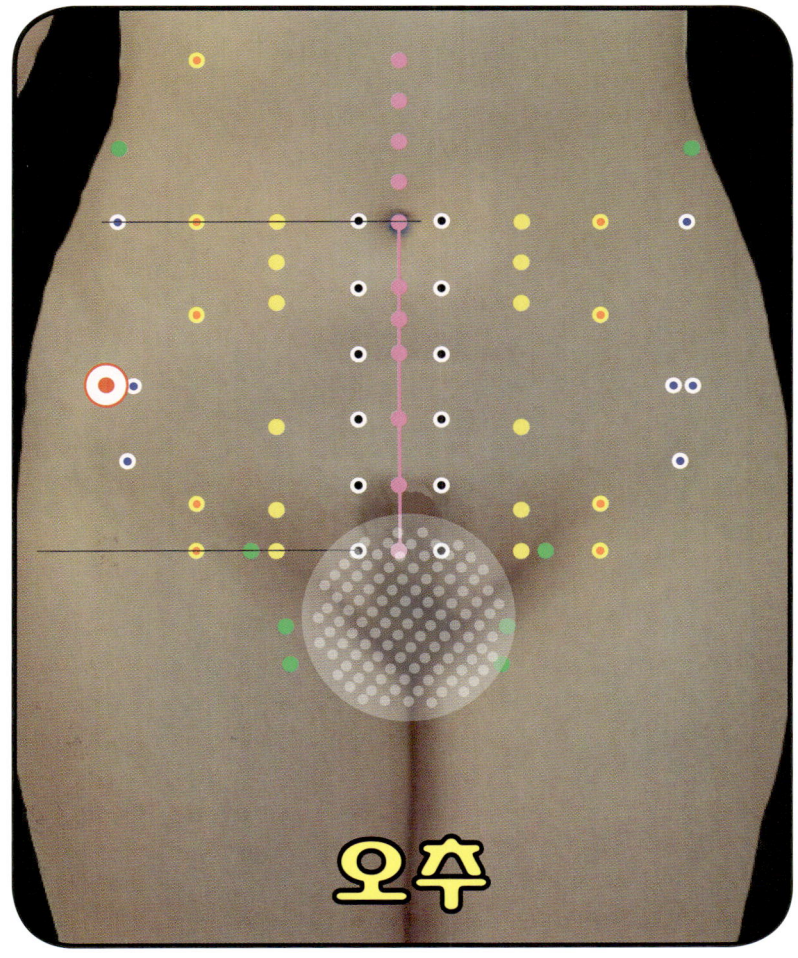

오추

장골릉 앞쪽에서
상전장골극의 윗쪽 2cm

17. 미용법

발목비만: 족삼리, 복토, 태충, 행간, 대돈, 족임읍

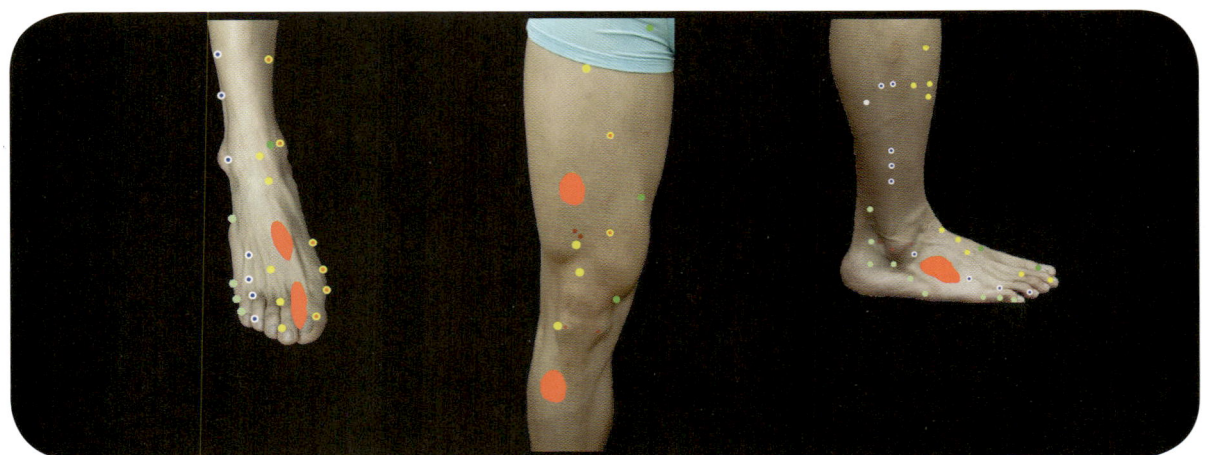

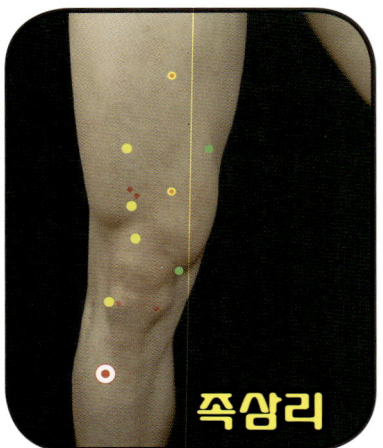

족삼리

슬개골 정점 하방 3촌에서 외측 1촌(2cm)

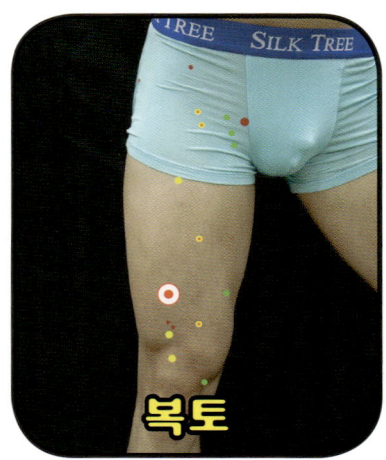

복토

상전장골극 아랫쪽과 슬개골 외상점사이의 하방1/3. 뜸No

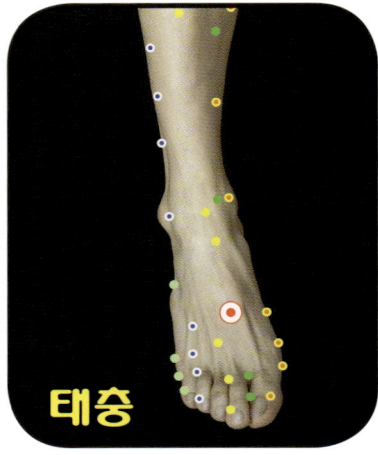

태충

제1,2중족골저의 사이.

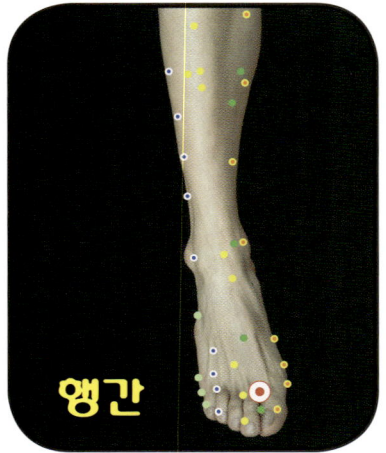

행간

제1지 기절골저의 외측.

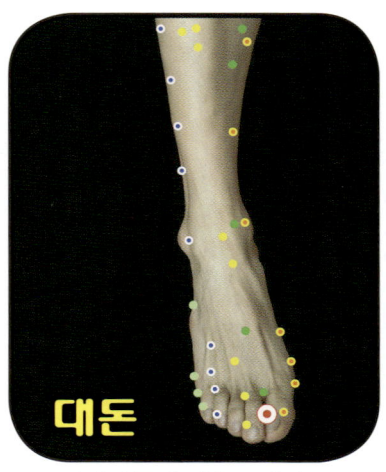

대돈

엄지발톱의 외측모서리 1푼 후방에서 대돈을 취혈한다.

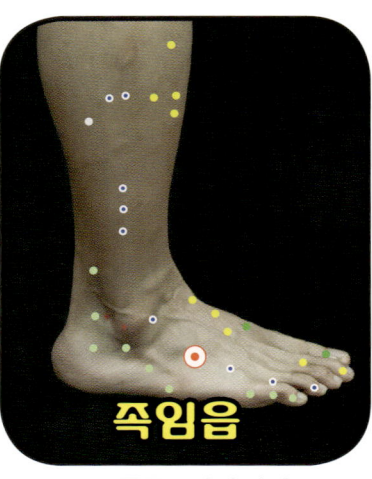

족임읍

4,5중족골저의 사이.

17. 미용법

비만(아랫배,허리,내장): 신수,질변,중완,기해,위중,삼음교

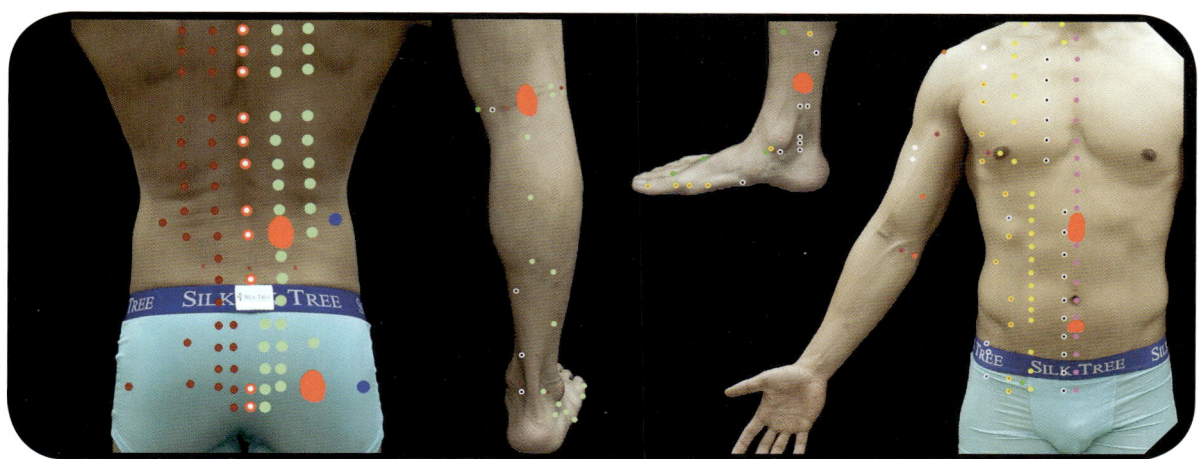

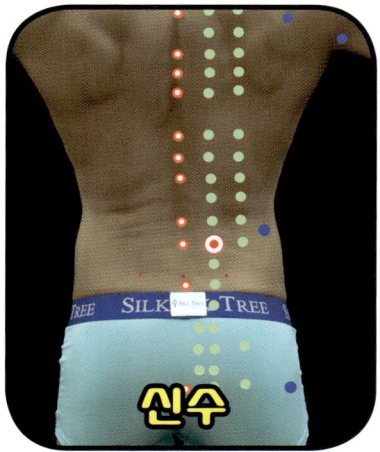

신수
배내선상에서 제2,3 요추극돌기의 사이.

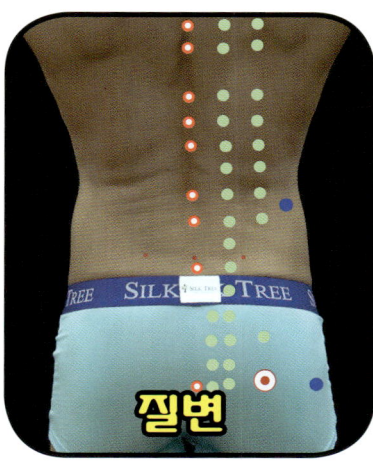

질변
배외선상에서 제20척추 밑.

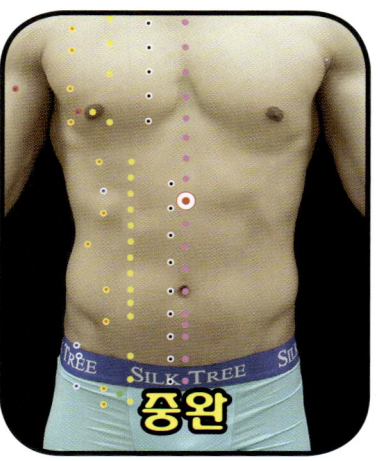

중완
배꼽위 4촌.

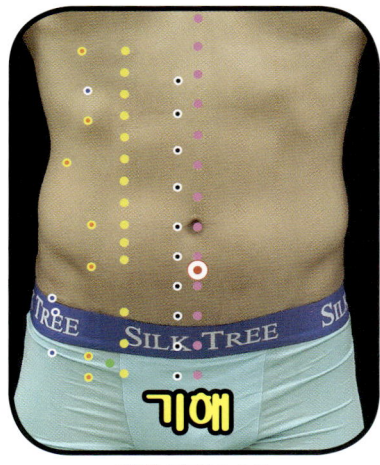

기해
배꼽아래 1.5촌

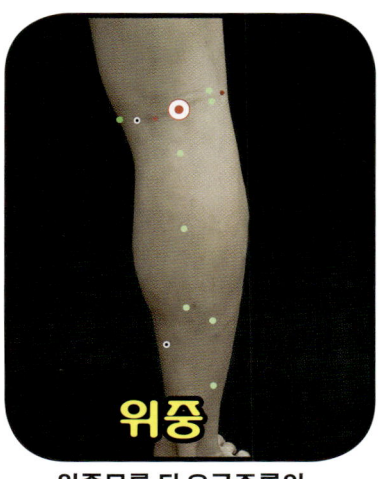

위중
위중무릎 뒤 오금주름의 중간지점 깊게 패인 곳

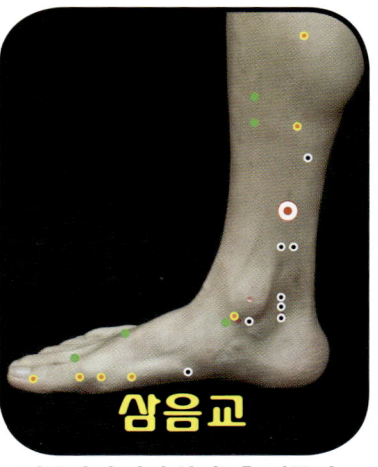

삼음교
내복사뼈 정점 상방3촌.경골과 근육의 경계.임산부 침No

17. 미용법

장단지 비만: 유도,비양,승산,위중,족삼리,족임읍

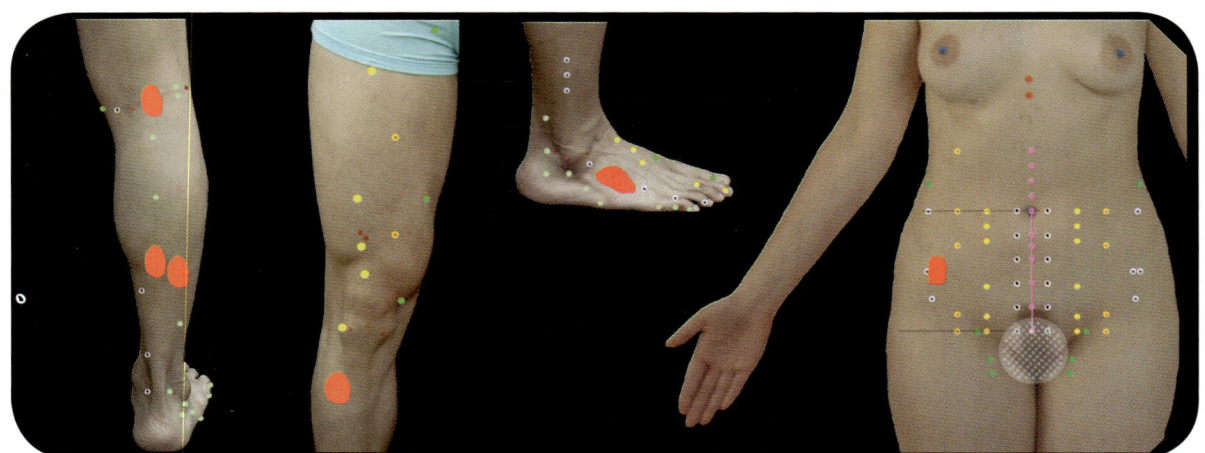

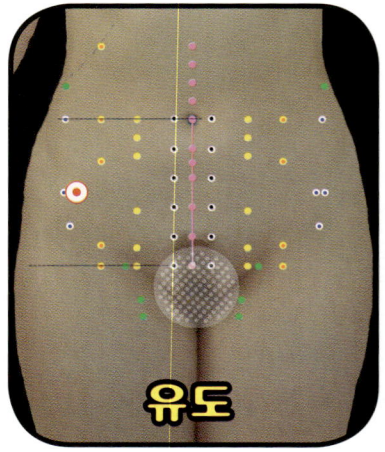

유도
오추 1cm 하방.

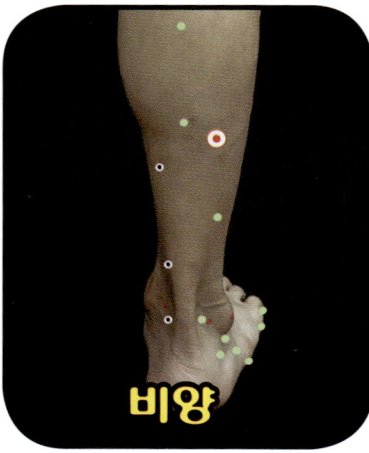

비양
위양과 곤륜 중앙에서 하방 2cm.

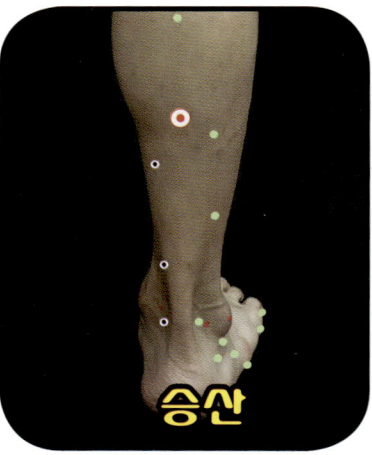

승산
위중과 아킬레스건 후면 중앙 사이에서 가운데 하방 2cm.

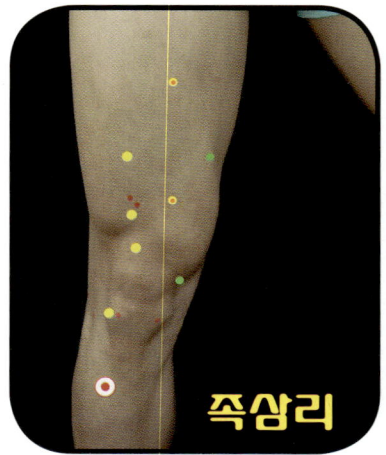

족삼리
슬개골 정점 하방 3촌에서 외측 1촌(2cm)

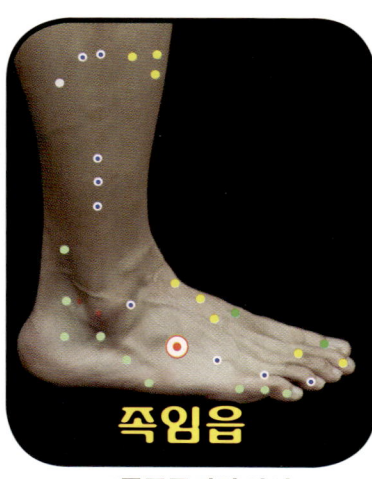

족임읍
4,5중족골저의 사이.

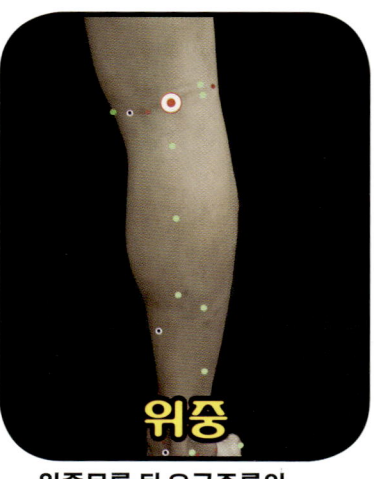

위중
위중무릎 뒤 오금주름의 중간지점 깊게 패인 곳

17. 미용법

처진 히프: 중완,대맥,기해,천추,대거,관원,신수,관원수

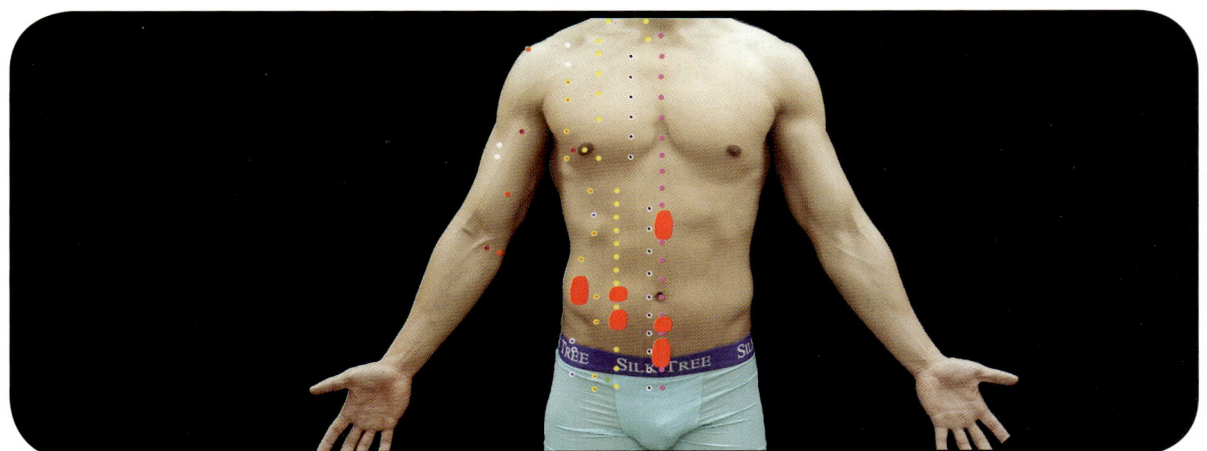

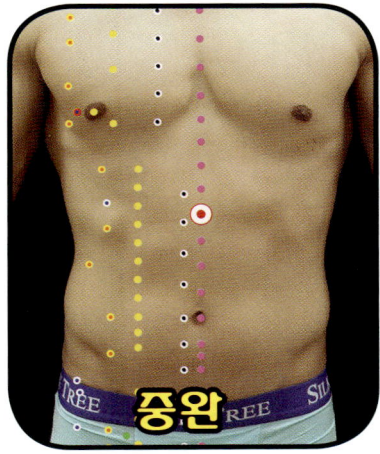
중완
배꼽위 4촌.

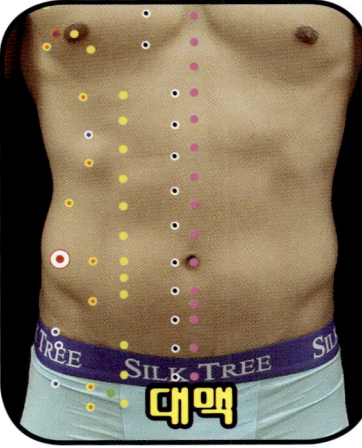
대맥
신궐의 높이에서 제11늑골선단
에있는 장문을 지나는 수직선상

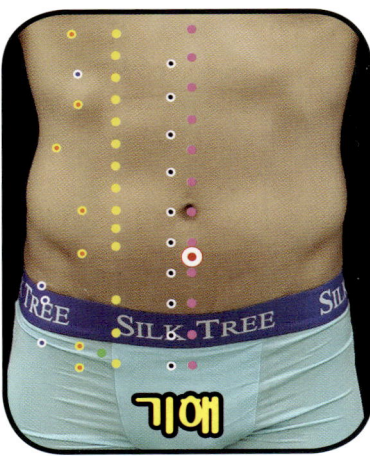
기해
배꼽아래 1.5촌

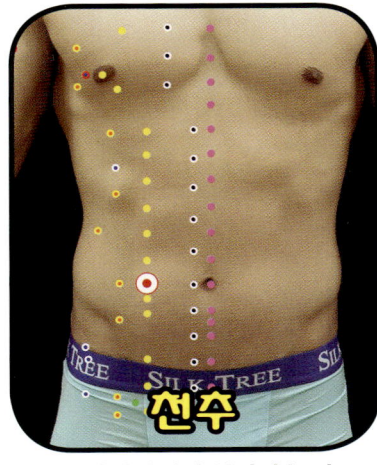
천추
복간선상에서 신궐의 높이

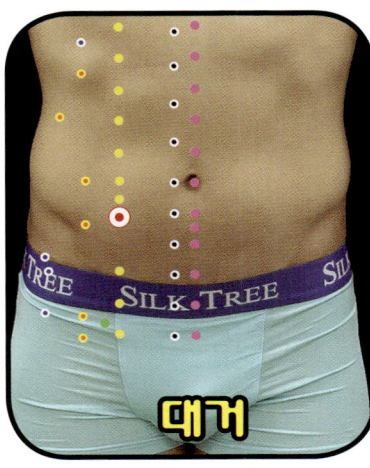
대거
복간선상에서 천추와 기충의
사이에서 천추로부터 1/4

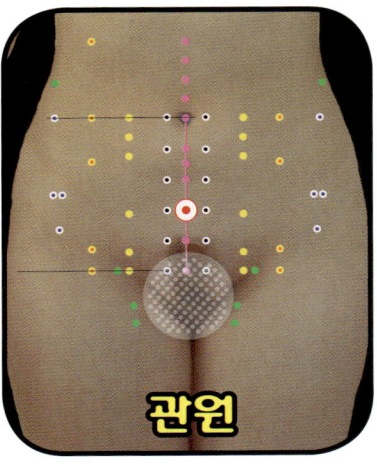
관원
배꼽아래 3촌

17. 미용법

허벅지 비만: 환도,승부,위중,승산,광명,은문

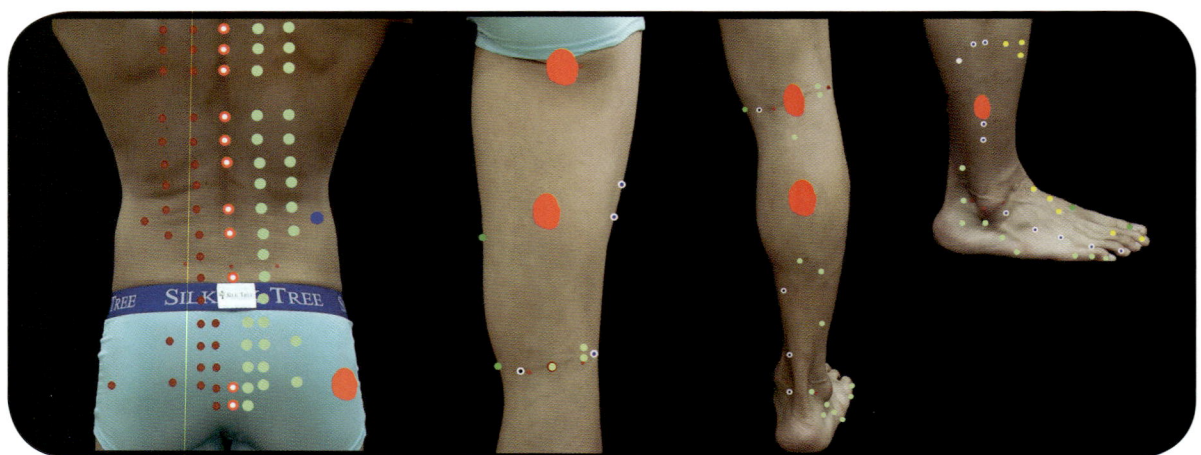

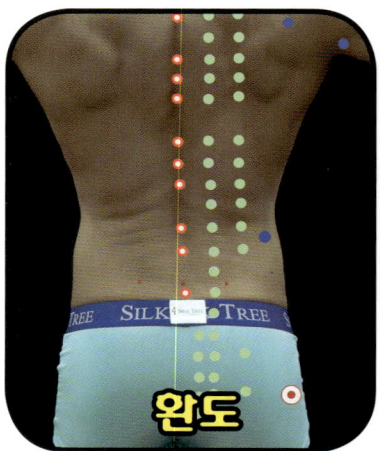

환도
대퇴골 대전자의 위끝으로부터 2cm상방

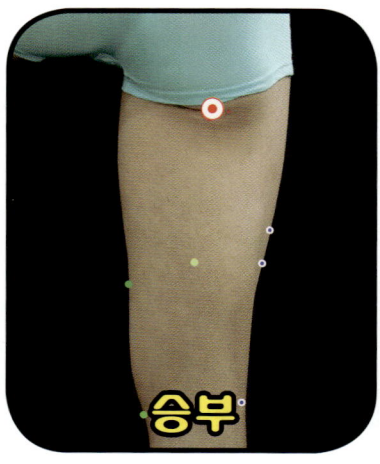

승부
엉덩이 하단횡문(둔구)의 중간.

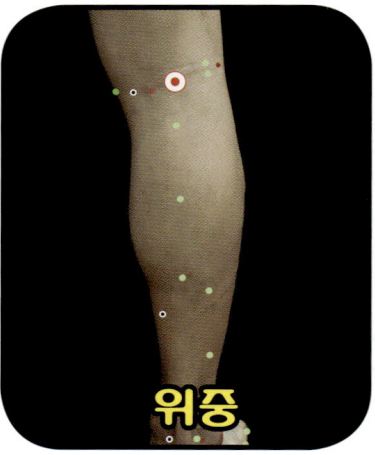

위중
위중무릎 뒤 오금주름의 중간지점 깊게 패인 곳

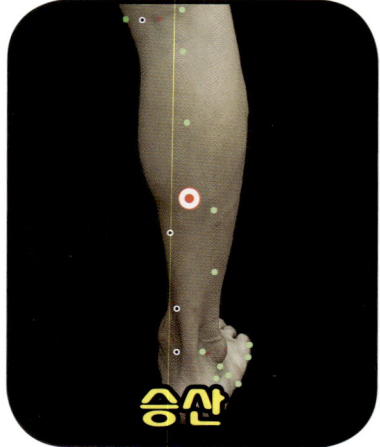

승산
위중과 아킬레스건 후면 중앙 사이에서 가운데 하방 2cm.

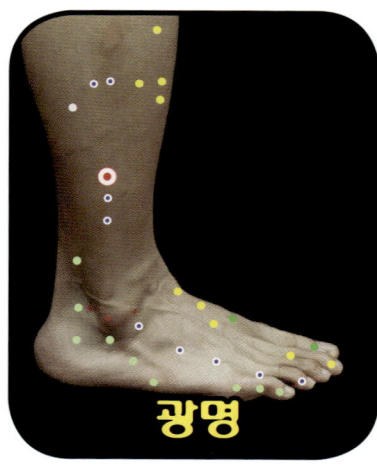

광명
비골두상연과 외과의 정점에서 1/3의 지점.

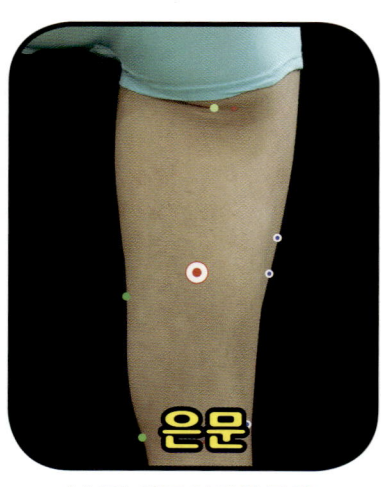

은문
승부와 위중 사이의 중앙.

18

기타 질환

18. 기타질환

갑상선기능 – 감퇴증 ; 풍지,풍문,팔수,신수,인영,족삼리,천돌,수삼리,음릉천

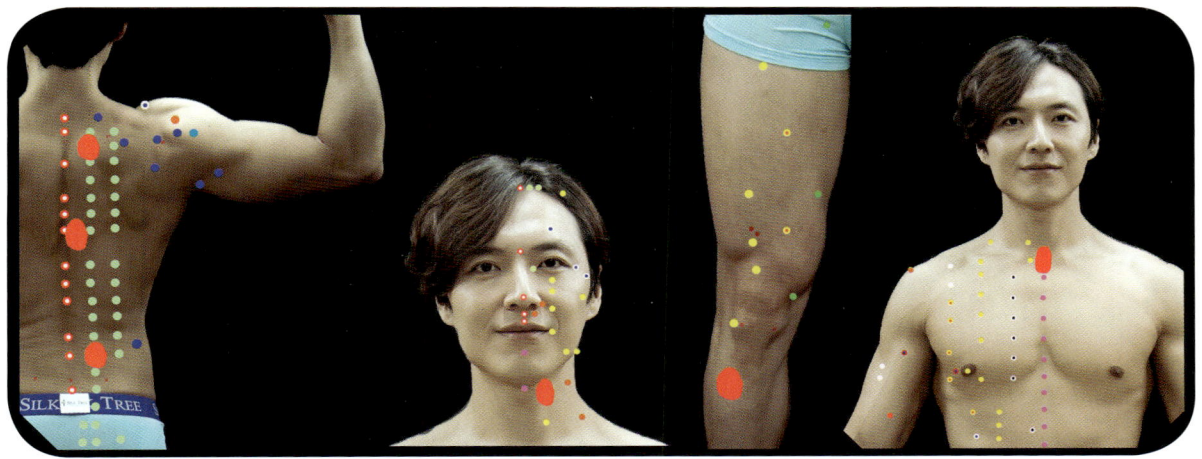

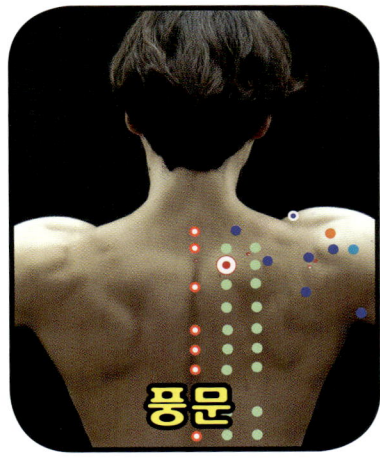

풍문

배내선상에서
2,3 흉추극돌기의 사이.

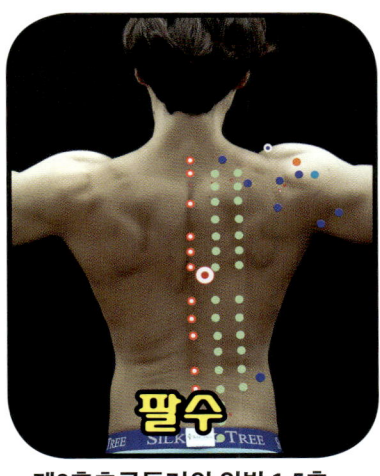

팔수

제8흉추극돌기의 외방 1.5촌

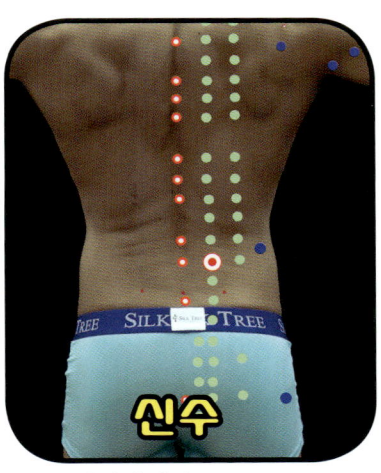

신수

배내선상에서
제2,3 요추극돌기의 사이.

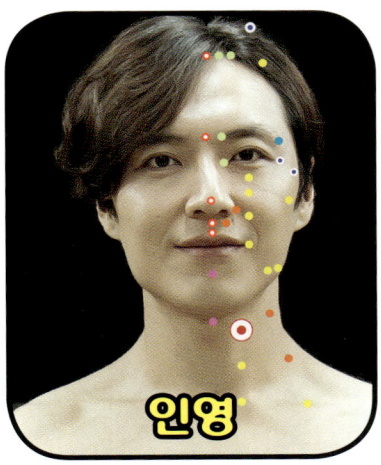

인영

목젖의 높이에서 흉쇄
유돌근의 안쪽.(맥이 뜀)뜸No

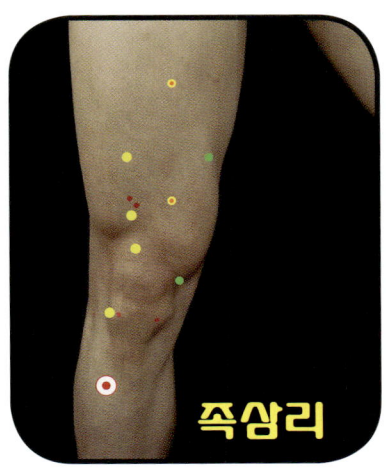

족삼리

슬개골 정점 하방 3촌에서
외측 1촌(2cm)

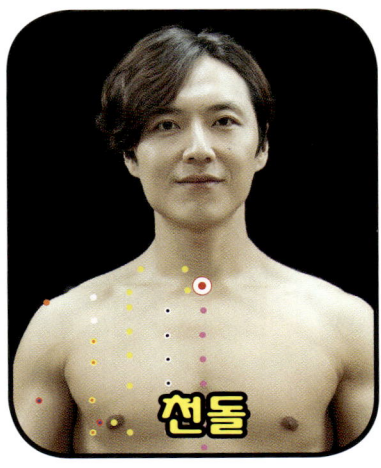

천돌

목젖 밑의 움푹 패인 곳의 중심

18. 기타질환

갑상선기능 - 항진증 : 풍지, 풍문, 팔수, 인영, 족삼리, 천돌, 수삼리, 음릉천

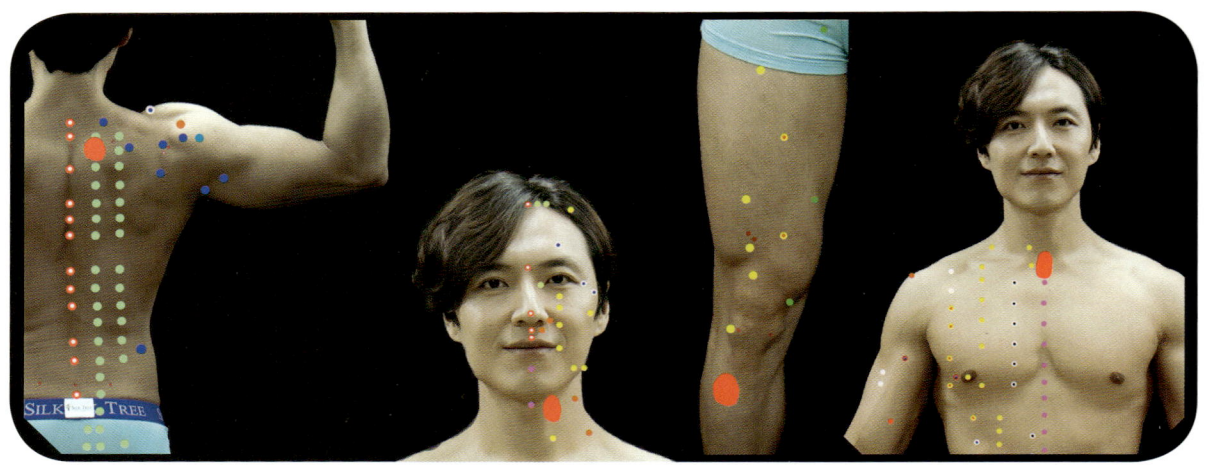

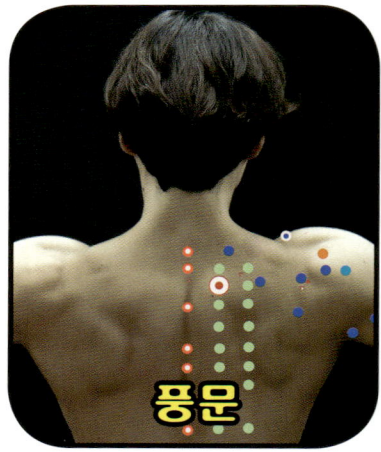

풍문
배내선상에서
2,3 흉추극돌기의 사이.

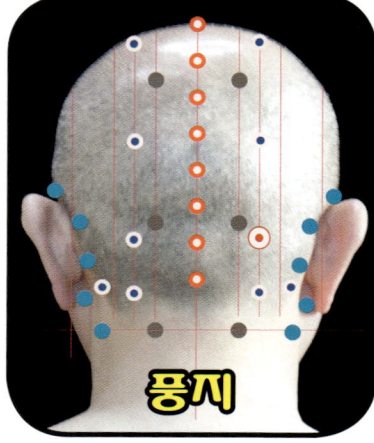

풍지
풍부와 완골사이의 바깥쪽 1/3.
풍부:외후두융기 밑 깊게 패인 곳.

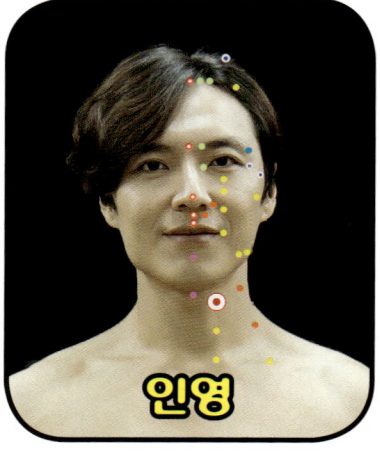

인영
목젖의 높이에서 흉쇄
유돌근의 안쪽.(맥이 뜀)뜸No

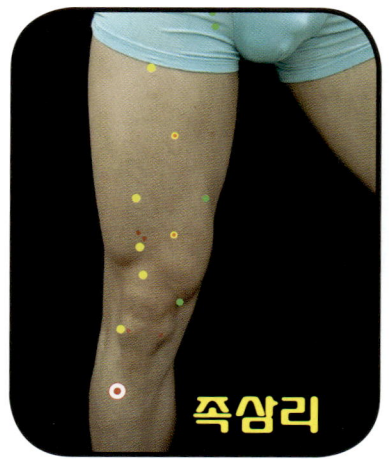

족삼리
슬개골 정점 하방 3촌에서
외측 1촌(2cm)

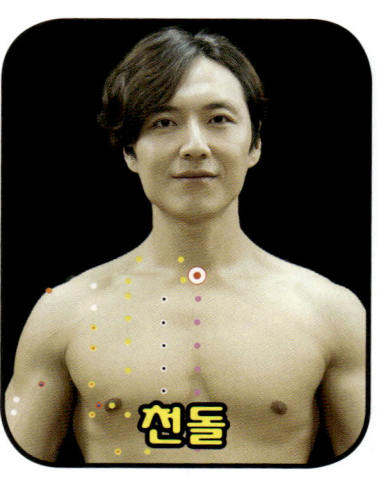

천돌
목적 밑의 움푹 패인 곳의 중심.

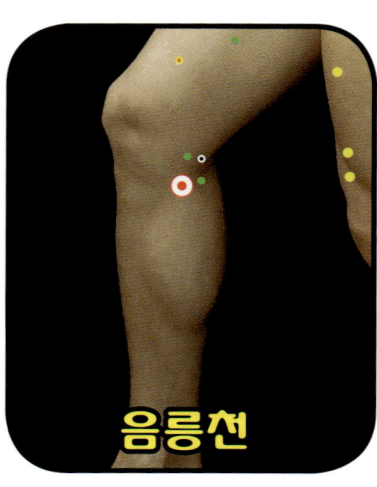

음릉천
경골내측과 바로뒤 아랫쪽.
뜸No 양릉천과 맞뚫리는 혈

18. 기타질환

갑상선종 : 천주, 풍지, 견정(G21), 곡지, 합곡, 족삼리

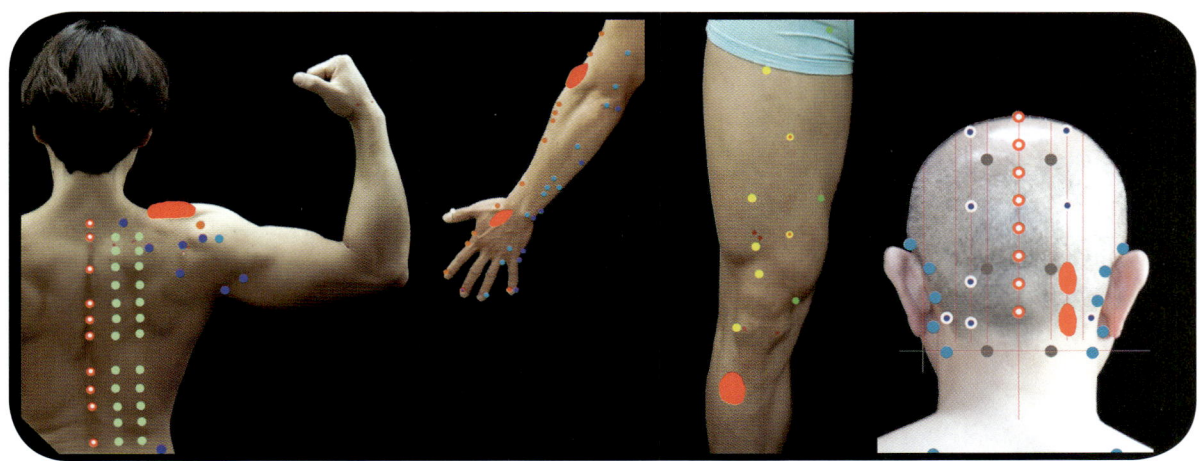

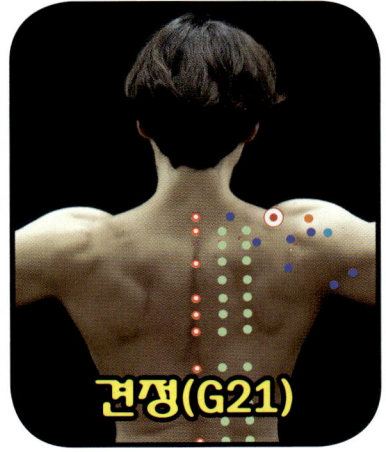

견정(G21)
제7경추극돌기 정점과 견봉각의 중앙.

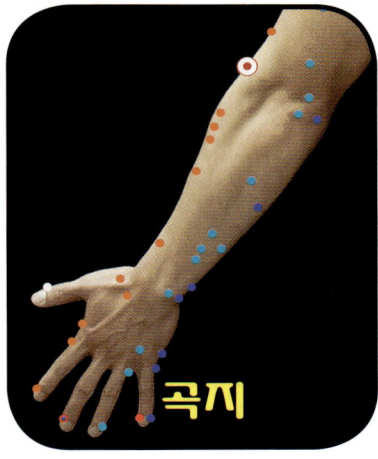

곡지
팔꿈치를 굽혔을때 바깥쪽 주름끝.

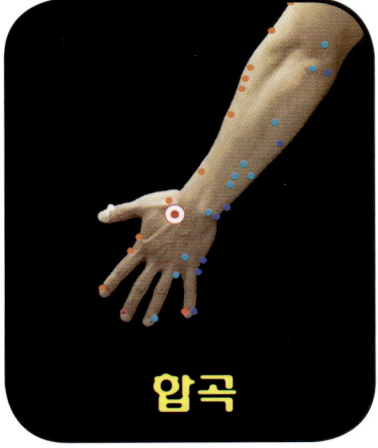

합곡
제1,2중수골저 사이에서 제2중수골저측의 뼈바로밑.

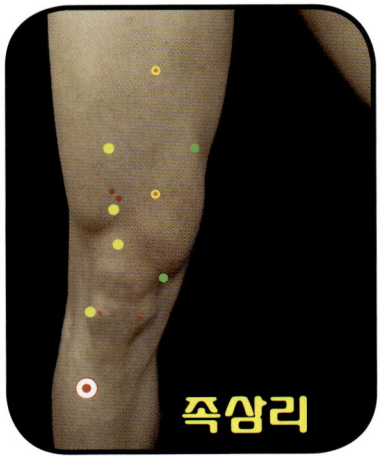

족삼리
슬개골 정점 하방 3촌에서 외측 1촌(2cm).

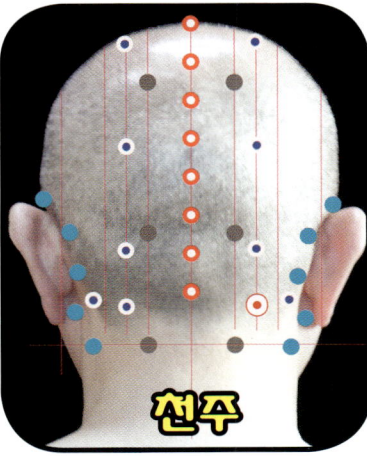

천주
천주 아문의 높이에서 바깥쪽 2cm의 증폭근의 팽융정점.

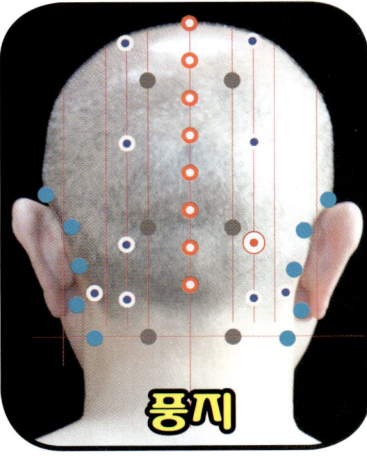

풍지
풍부와 완골사이의 바깥쪽 1/3.
풍부: 외후두융기 밑 깊게 패인 곳.

18. 기타질환

권태, 나른함: 심수,혈해,족삼리,신맥,조해,명문

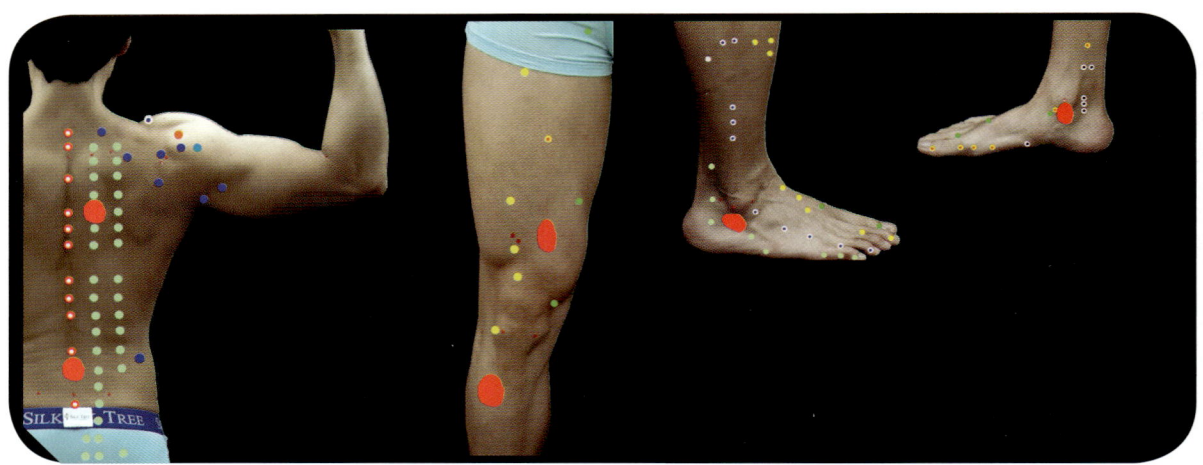

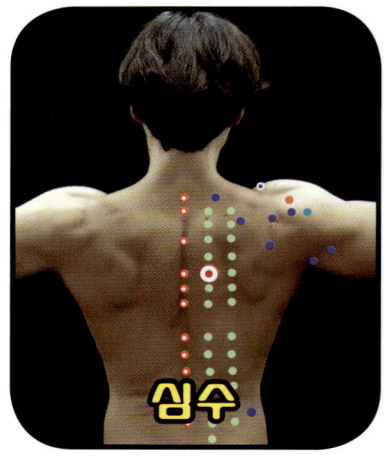

심수

배내선상에서 5,6흉추극돌기의 사이.

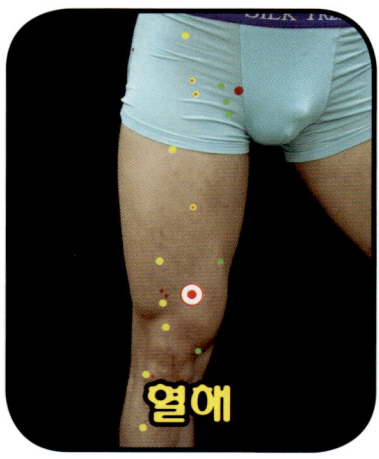

혈해

슬개골 외상점 3촌 위에있는 힘줄사이 흰살경계.

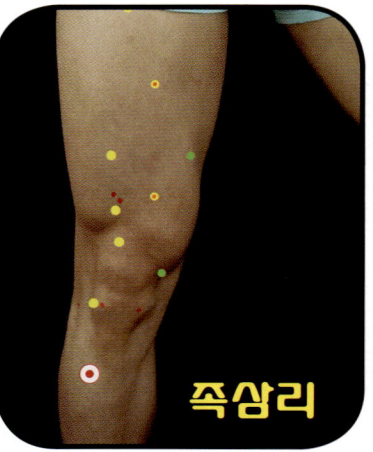

족삼리

슬개골 정점 하방 3촌에서 외측 1촌(2cm)

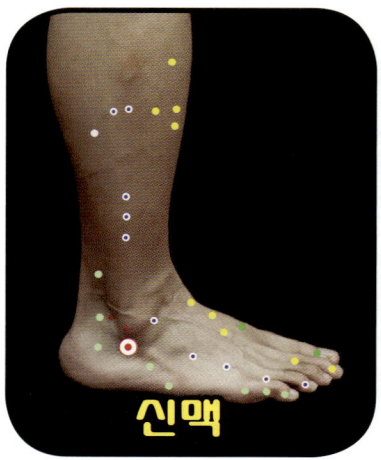

신맥

외과정점의 바로 아래 2cm의 움푹 들어간 곳.

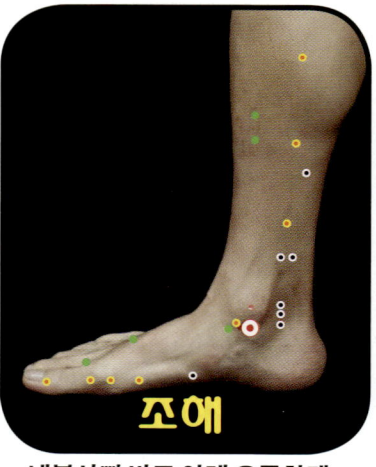

조해

내복사뼈 바로 아래 오목하게 들어간 곳

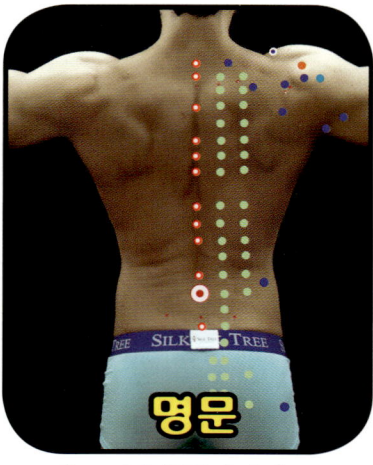

명문

제2,3 요추극돌기 사이.

18. 기타질환

근육경련/쥐: 백회,인당,대추,곡지,합곡,태충,용천

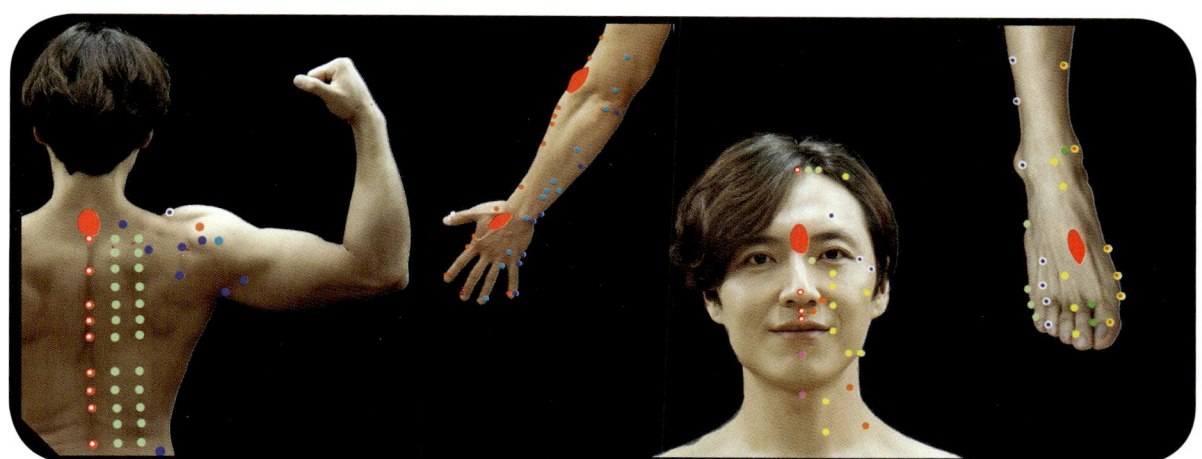

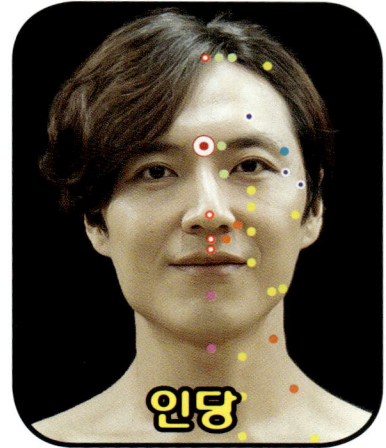

인당
양미간의 중앙.(양 눈썹 안쪽 끝의 중앙)

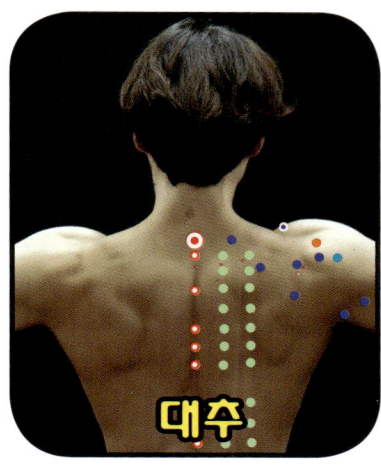

대추
제7경추와 제1흉추의 사이.

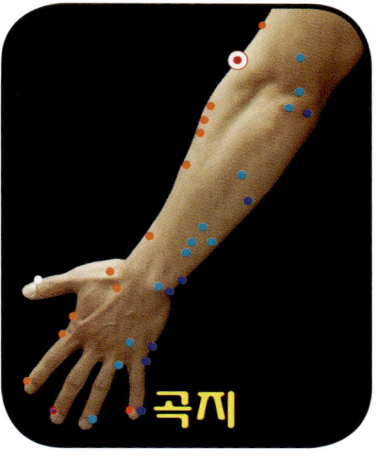

곡지
팔꿈치를 굽혔을때 바깥쪽 주름끝

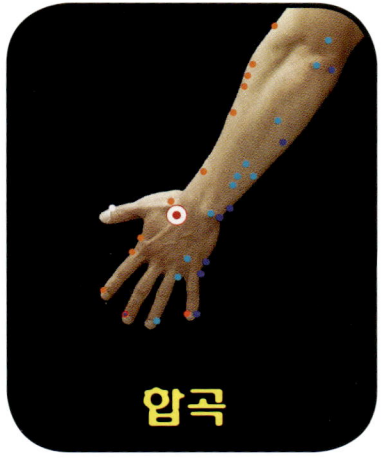

합곡
제1,2중수골저 사이에서 제2중수골저측의 뼈바로밑.

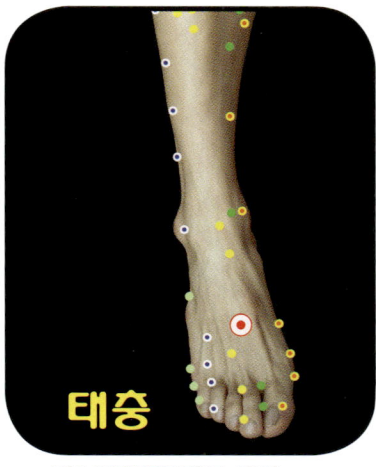

태충
제1,2중족골저의 사이.

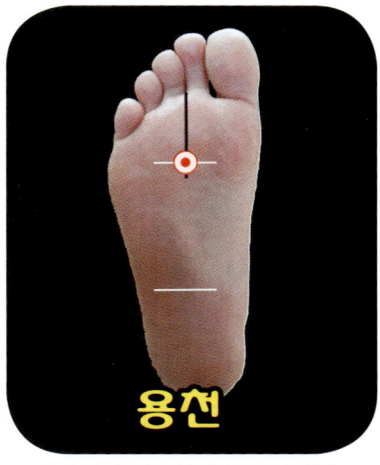

용천
2,3지사이. 발가락을 오므렸을때 앞쪽 1/3지점 함몰된 곳

18. 기타질환

근육의 노화방지: 단중,중완,관원,삼음교,승산,용천

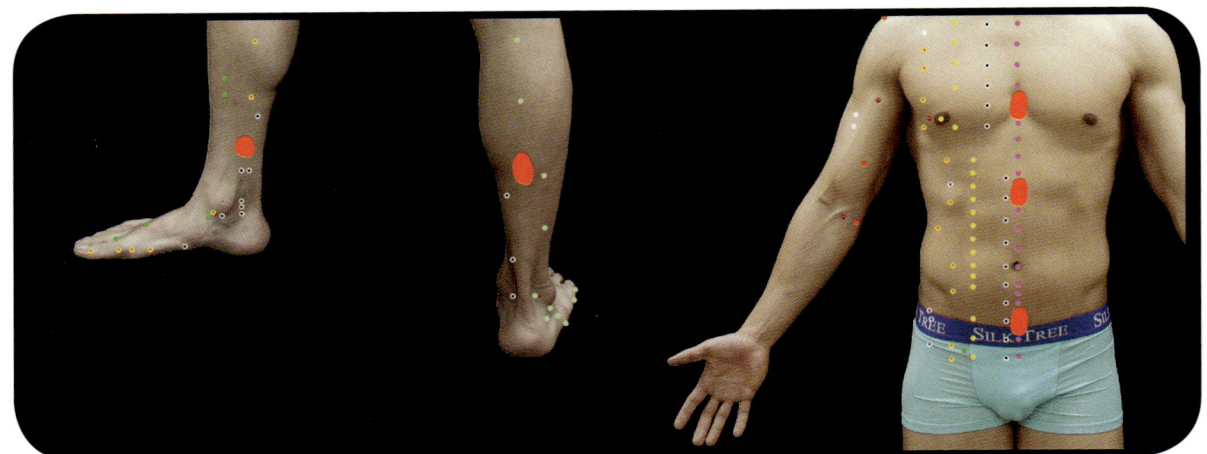

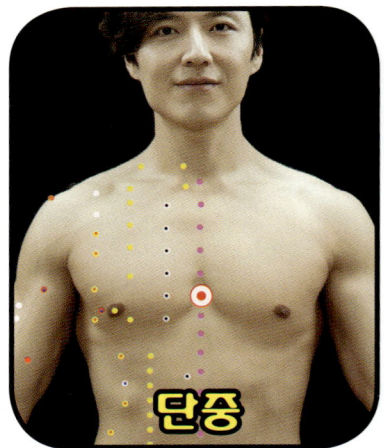

단중
양 유두 사이 중앙 약간 위.

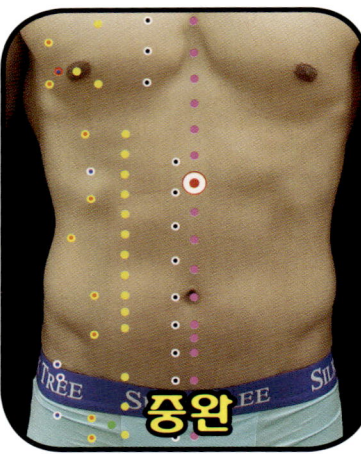

중완
배꼽위 4촌.

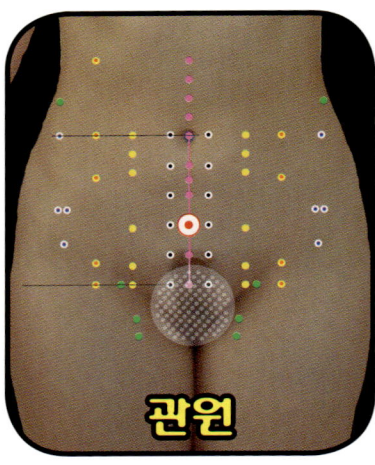

관원
배꼽아래 3촌

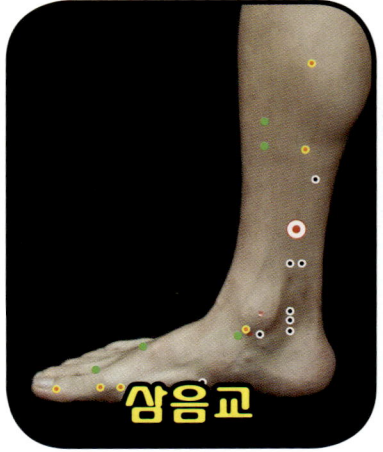

삼음교
내복사뼈 정점 상방3촌.경골과 근육의 경계.임산부 침No

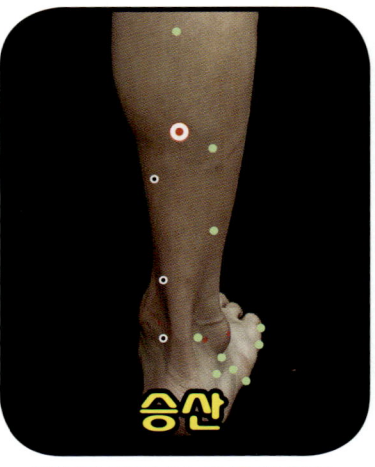

승산
위중과 아킬레스건 후면 중앙 사이에서 가운데 하방 2cm.

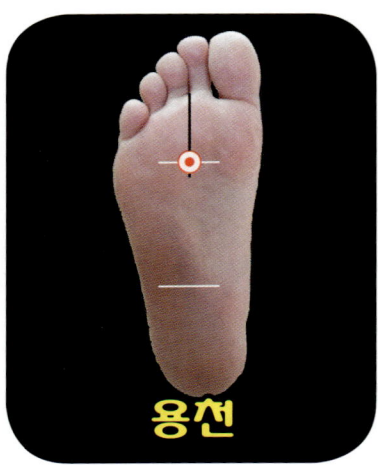

용천
2,3지사이. 발가락을 오무렸을때 앞쪽 1/3지점 함몰된 곳

18. 기타질환

금연: 영향, 곡천, 족삼리, 열결, 소상, 신문

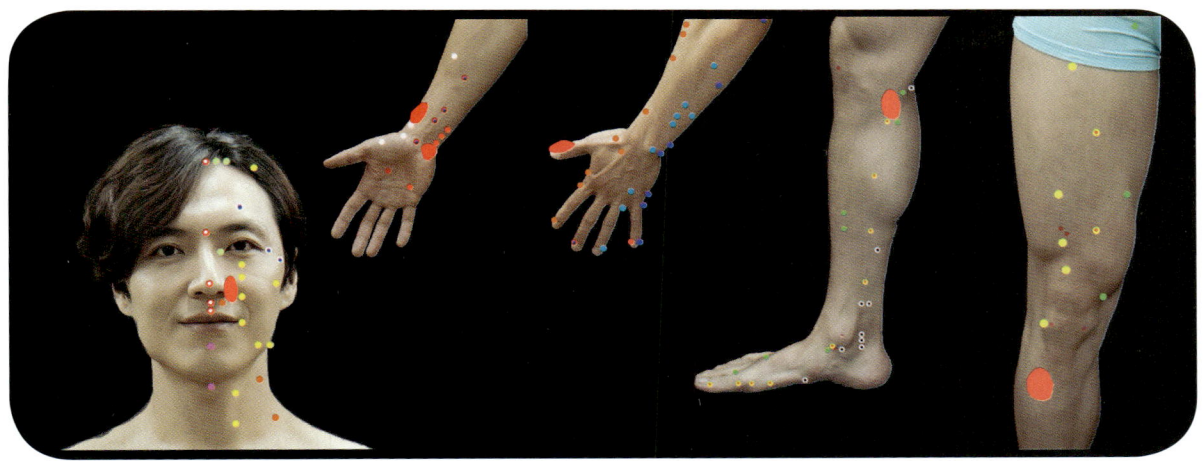

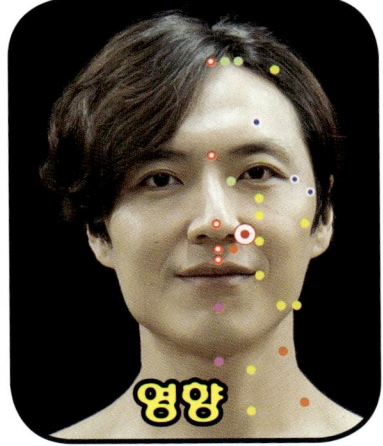

영향
코양쪽 둥근부분 바깥 돌출끝 중앙의높이. 얼굴피부 대응점

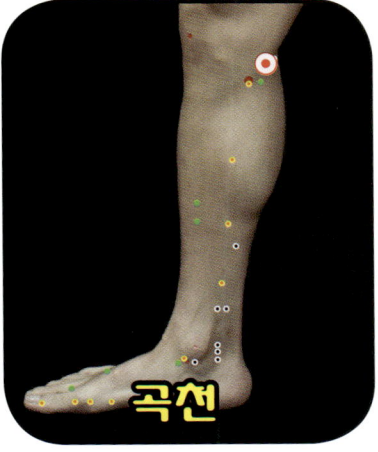

곡천
무릎을 최대로굽힌 상태에서 무릎안주름 끝의패인곳의 중앙.

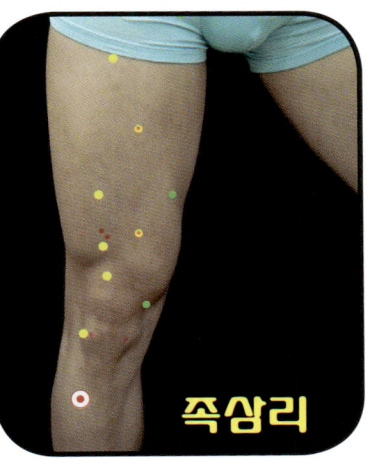

족삼리
슬개골 정점 하방 3촌에서 외측 1촌(2cm)

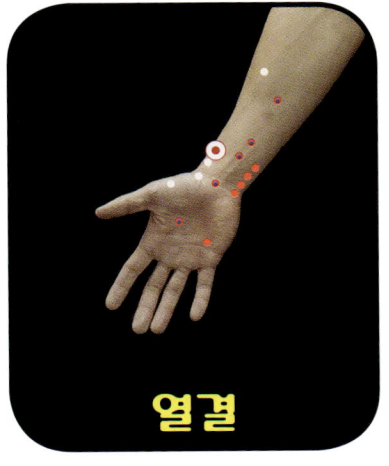

열결
요골경상돌기의 상방 1촌

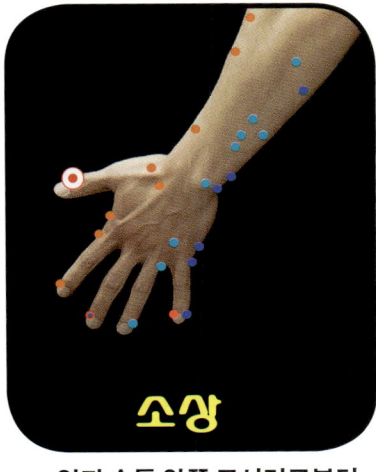

소상
엄지 손톱 안쪽 모서리로부터 상방 2~3mm

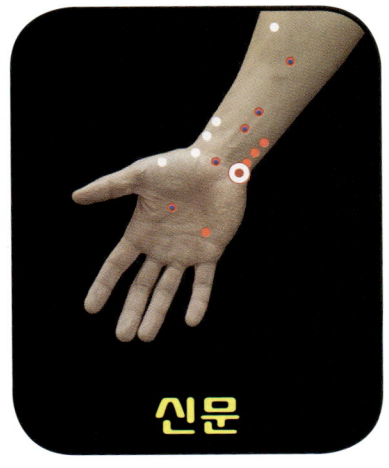

신문
손목을 뒤로 젖힐때 손목주름 위 소지측의 두 근육의 중심.

18. 기타질환

늑간신경통 : 대저, 풍문, 폐수, 심수, 격수, 간수, 담수, 단중, 신장, 보랑, 천계, 척택, 극문

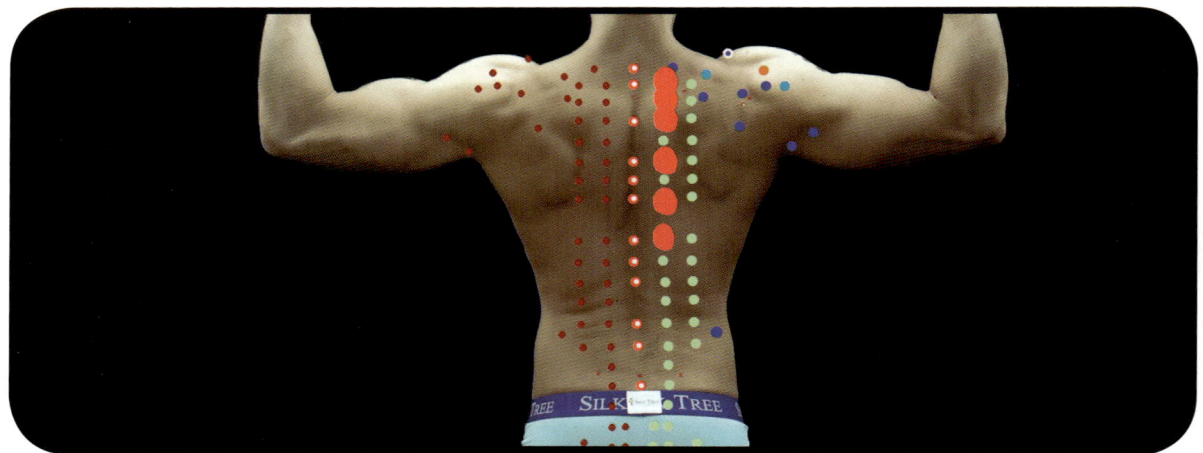

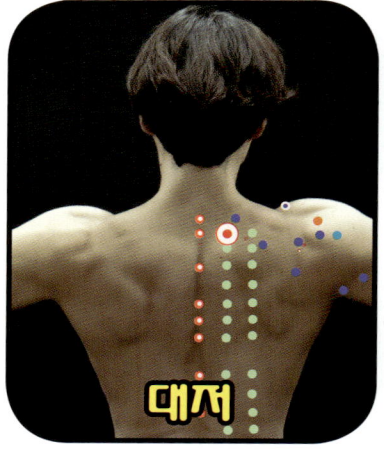

대저
배내선상에서 1,2흉추극돌기의 사이.

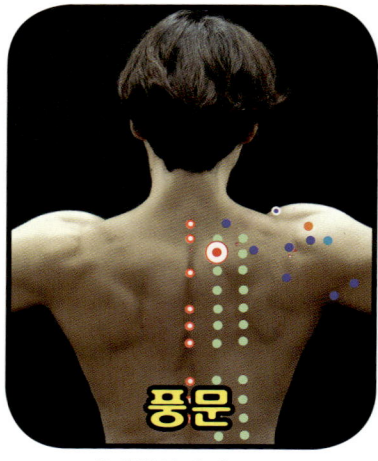

풍문
배내선상에서 2,3흉추극돌기의 사이.

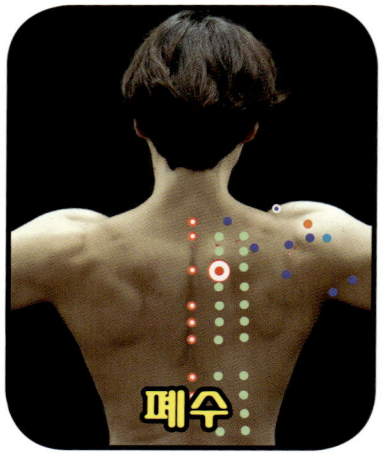

폐수
폐수 배내선상에서 3,4흉추극돌기의 사이.

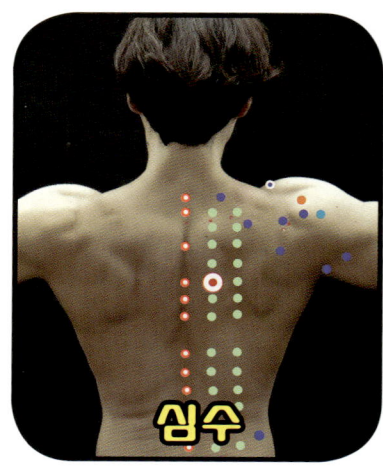

심수
배내선상에서 5,6흉추극돌기의 사이.

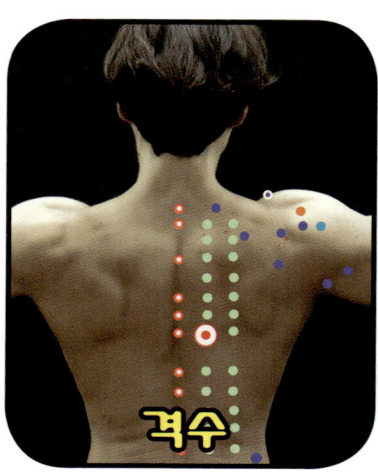

격수
배내선상에서 7,8흉추극돌기의 사이.

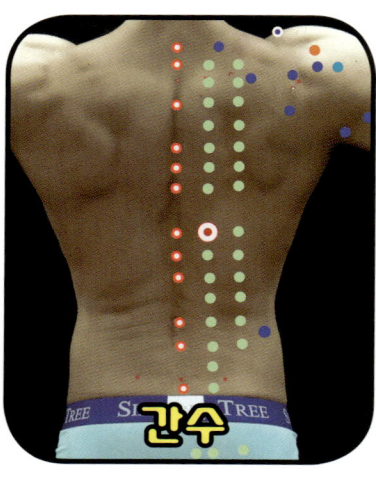

간수
배내선상에서 9,10흉추극돌기의 사이.

18. 기타질환

다발성 신경 근염(급성 감염증): 대추,내관,합곡,후계,음릉천,양릉천,위중,삼음교

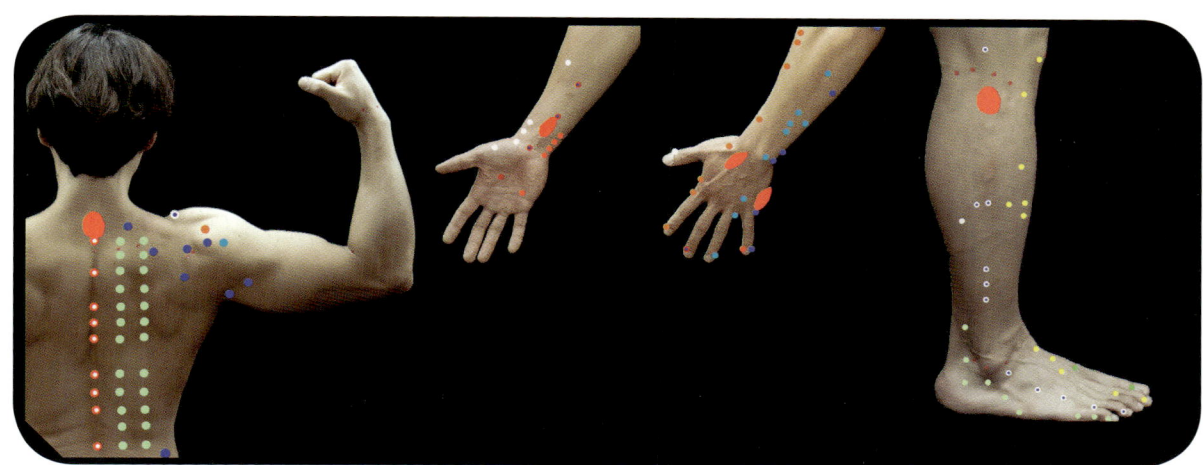

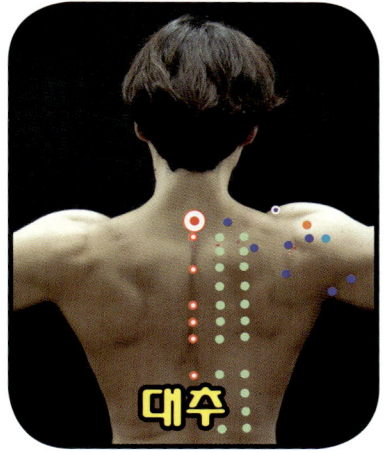

대추
제7경추와 제1흉추의 사이.

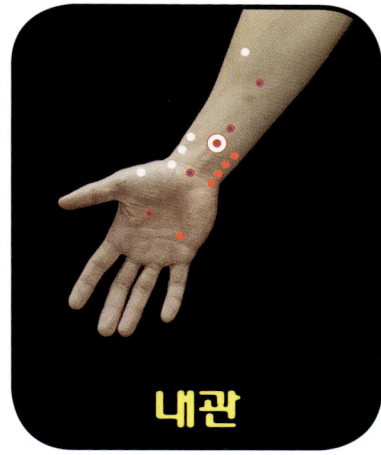

내관
곡택과 대릉 사이를 6등분하고
대릉에서 1/6지점 양건의 사이

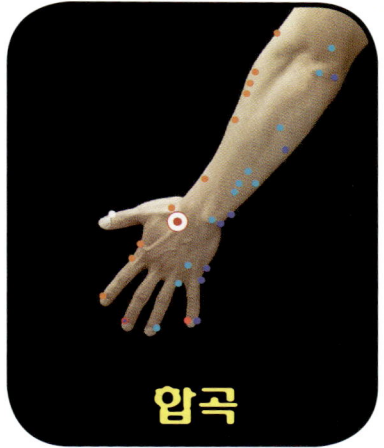

합곡
제1,2중수골저 사이에서
제2중수골저측의 뼈바로밑.

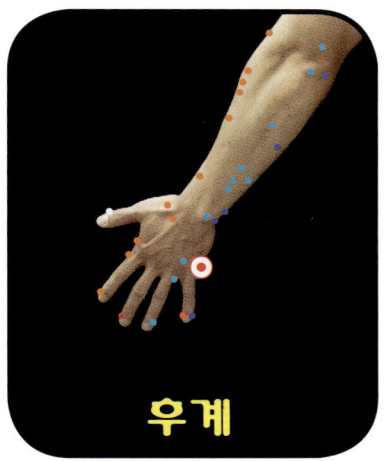

후계
주먹을 쥐면 소지측 안쪽에
두개의 주름중 손목쪽 주름끝

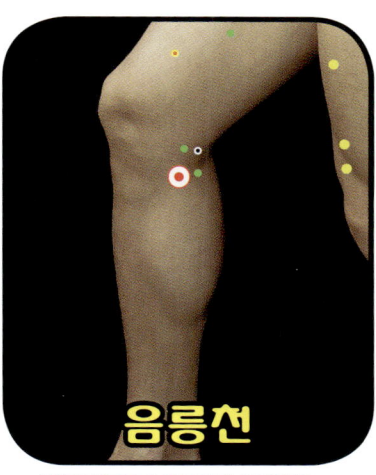

음릉천
경골내측과 바로뒤 아랫쪽.
뜸No 양릉천과 맞뚫리는 혈.

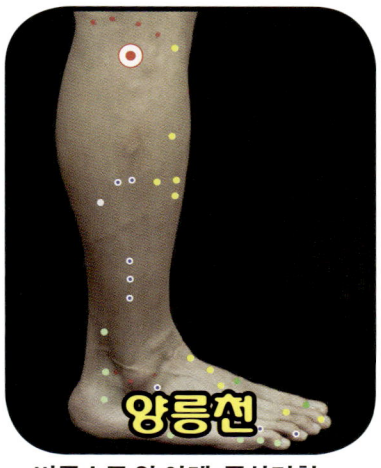

양릉천
비골소두 앞 아래, 족삼리혈
후방 1촌 윗쪽.

18. 기타질환

다한증: 신수, 통리, 합곡, 후계, 부류, 극천

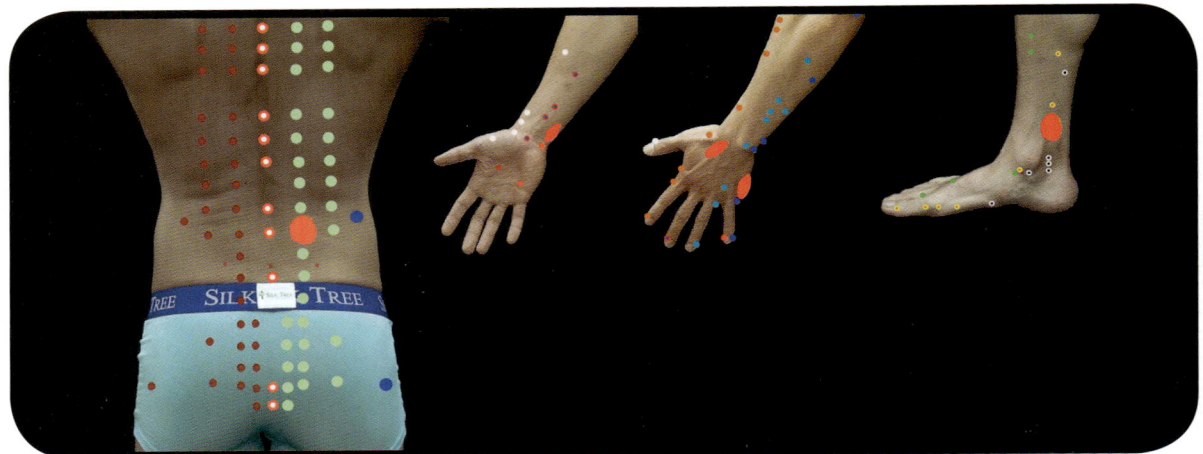

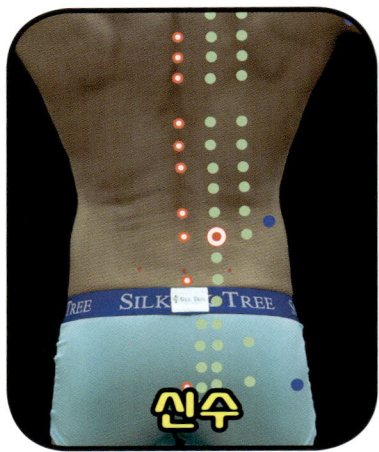

신수

배내선상에서
제2,3 요추극돌기의 사이.

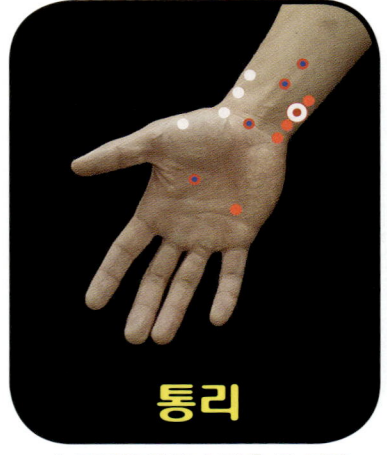

통리

손목주름위의 소지측 두 근육
사이의 신문혈 상방 2cm

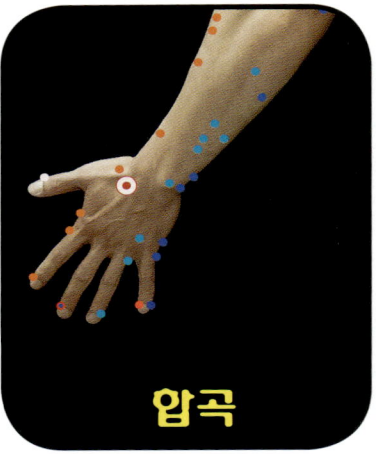

합곡

제1,2중수골저 사이에서
제2중수골저측의 뼈바로밑.

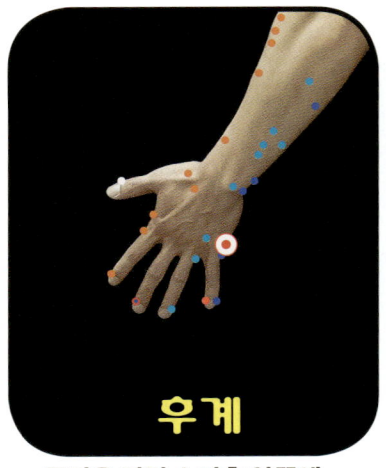

후계

주먹을 쥐면 소지측 안쪽에
두개의 주름중 손목쪽 주름끝

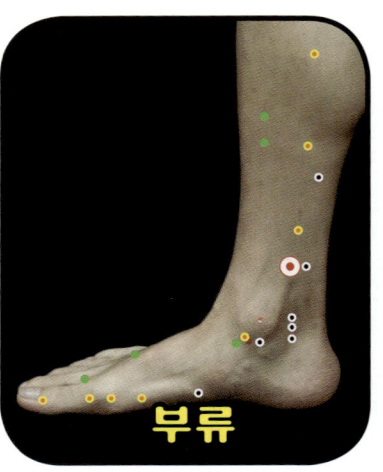

부류

태계 상방 2촌.

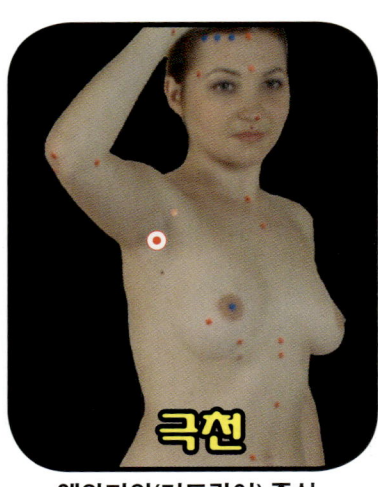

극천

액와저의(겨드랑이) 중심

18. 기타질환

당뇨병 : 비수,삼초수,황수,신수,중완,수분,기해,양지,족삼리,삼음교

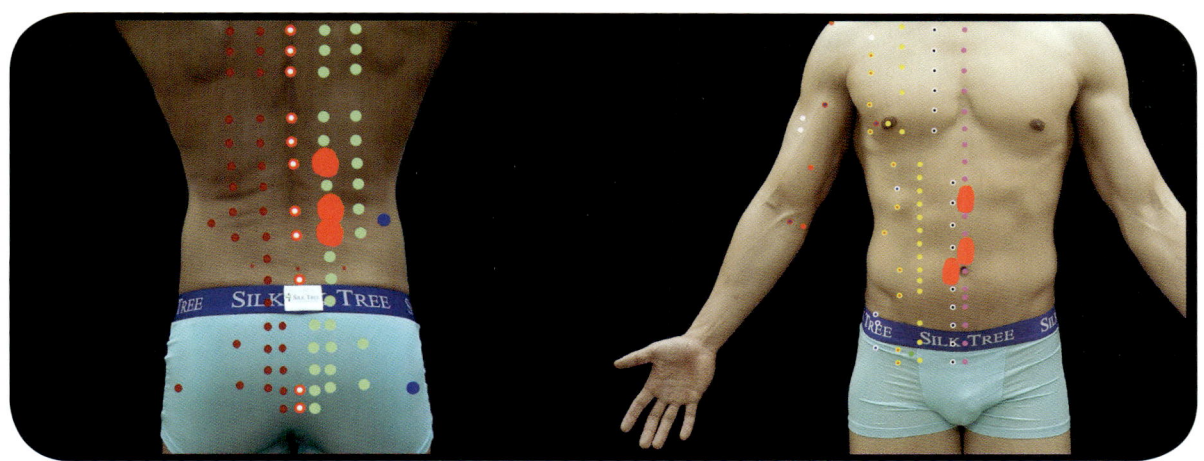

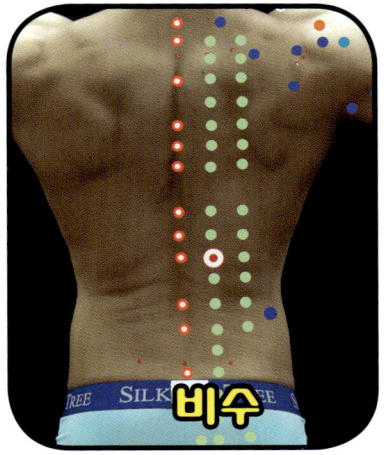

비수

배내선상 11,12흉추극돌기의 사이.

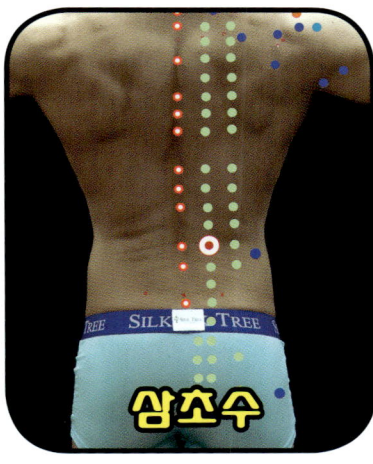

삼초수

배내선상에서 제1,2 요추 극돌기의 사이.

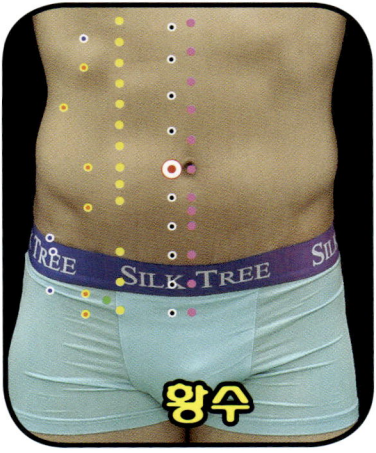

황수

복내선상에서 신궐의 높이. 신궐 좌우 1.5촌

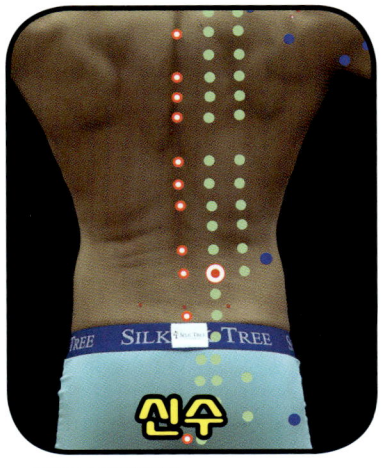

신수

배내선상에서 제2,3 요추극돌기의 사이.

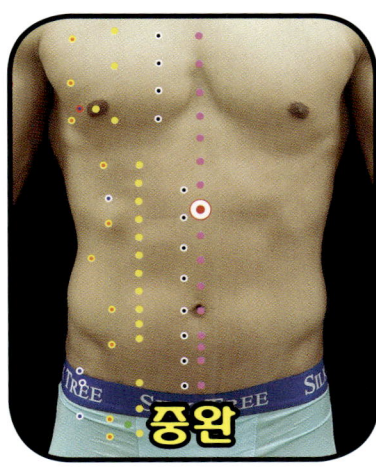

중완

배꼽위 4촌.

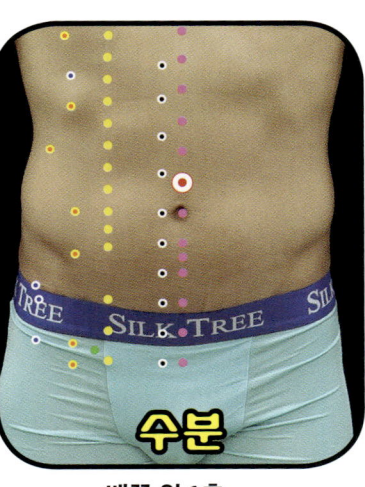

수분

배꼽 위 1촌

現代人의 동의괄사요법 (東醫刮莎療法)

경혈요법 | 긁어서 어혈 제거 | 만병의 근원 어혈 | 490가지 질병 괄사처방 총서 | 침/뜸/부항/지압법으로 응용도 가능

지은이   김두원(金斗元)
1950 서울대학교 의과대학 4년 중퇴, 고려대학교 행정대학원 졸업, 국방대학원 졸업
1968~9 제1회, 2회 대학예비고사 위원장, 예술원 사무국장, 강원대학교 사무국장,
　　　　국사편찬위원회 사무국장, 성수중학교, 경수중학교 교장.
1989 화타전자침개발, 1989 화타경혈총서 I, II 저술.
1994 편작전자침 개발, 1994 편작경혈총서 저술.
1996 라파전자침개발, 2002 YNS202-S 개발, 2002 금침비급 저술.
2003 현대침구동의보감 저술, 2008 신 현대침구동의보감 저술.
2008 경혈해부총서 저술, 2008 셀라-7 침전기자극기 개발.

1판 1쇄 인쇄   2015년 01월 15일
1판 1쇄 발행   2015년 03월 10일

펴낸곳   글로북스
펴낸이   박경준
기획·편집   햄텍코리아

등록번호   2002년 1월 8일 제15-545호
주　소   서울 마포구 서교동 444-15
전　화   02-332-4327
팩　스   02-3141-4347

※ 이책은 저작권의 보호를 받고 있습니다. 무단 전재나 복제를 금합니다.